Nutrição para o Esporte e o Exercício

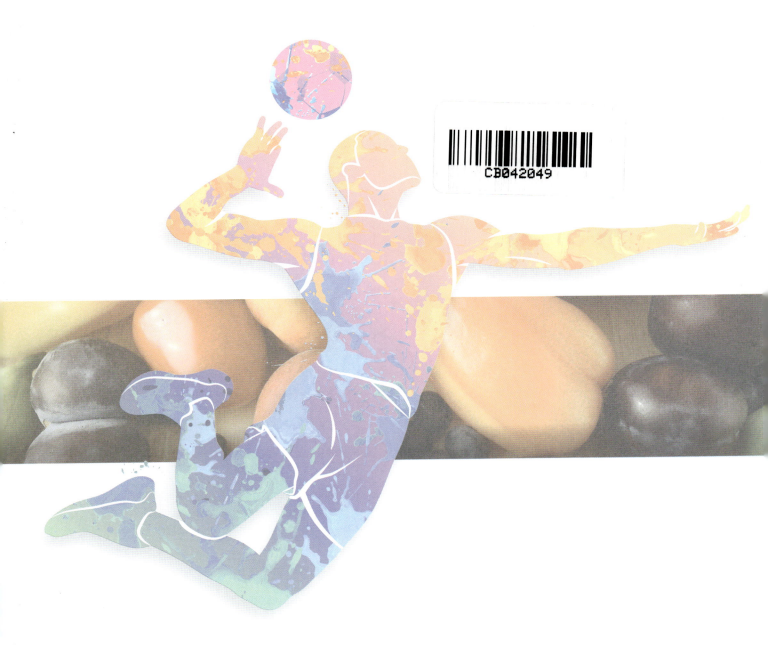

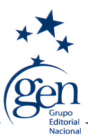

O GEN | Grupo Editorial Nacional – maior plataforma editorial brasileira no segmento científico, técnico e profissional – publica conteúdos nas áreas de ciências da saúde, exatas, humanas, jurídicas e sociais aplicadas, além de prover serviços direcionados à educação continuada e à preparação para concursos.

As editoras que integram o GEN, das mais respeitadas no mercado editorial, construíram catálogos inigualáveis, com obras decisivas para a formação acadêmica e o aperfeiçoamento de várias gerações de profissionais e estudantes, tendo se tornado sinônimo de qualidade e seriedade.

A missão do GEN e dos núcleos de conteúdo que o compõem é prover a melhor informação científica e distribuí-la de maneira flexível e conveniente, a preços justos, gerando benefícios e servindo a autores, docentes, livreiros, funcionários, colaboradores e acionistas.

Nosso comportamento ético incondicional e nossa responsabilidade social e ambiental são reforçados pela natureza educacional de nossa atividade e dão sustentabilidade ao crescimento contínuo e à rentabilidade do grupo.

Nutrição para o Esporte e o Exercício

William D. McArdle

Professor Emeritus, Department of Family,
Nutrition, and Exercise Science
Queens College of the City University of New York
Flushing, New York

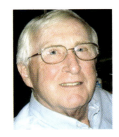

Frank I. Katch

Former Professor, Chair, and Graduate Program Director
of the Exercise, Science Department
University of Massachusetts, Amherst
Instructor and Board Member, Certificate Program in
Fitness Instruction, University of California at Los Angeles
(UCLA) Extension Los Angeles, California

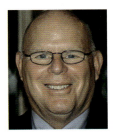

Victor L. Katch

Professor Emeritus, Department of Movement Science,
School of Kinesiology
Division of Pediatric Cardiology, C.S. Mott Children's
Hospital
University of Michigan, Ann Arbor, Michigan

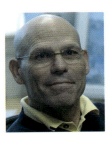

Revisão Técnica
Fernanda J. Medeiros
Professora Associada do Departamento de Nutrição Aplicada da Universidade Federal
do Estado do Rio de Janeiro (UNIRIO). Programa de Pós-Graduação em Segurança
Alimentar e Nutricional (PPGSAN-UNIRIO).

Célia Cohen
Nutricionista. Mestre e Doutora em Ciências pela Faculdade de Medicina de Ribeirão
Preto da Universidade de São Paulo (FMRP/USP). Professora Adjunta da Faculdade
de Nutrição Emília de Jesus Ferreiro da Universidade Federal Fluminense (FNEJF/UFF).

Tradução
Dilza Campos

Quinta edição

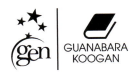

- Os autores deste livro e a editora empenharam seus melhores esforços para assegurar que as informações e os procedimentos apresentados no texto estejam em acordo com os padrões aceitos à época da publicação, *e todos os dados foram atualizados pelos autores até a data do fechamento do livro.* Entretanto, tendo em conta a evolução das ciências, as atualizações legislativas, as mudanças regulamentares governamentais e o constante fluxo de novas informações sobre os temas que constam do livro, recomendamos enfaticamente que os leitores consultem sempre outras fontes fidedignas, de modo a se certificarem de que as informações contidas no texto estão corretas e de que não houve alterações nas recomendações ou na legislação regulamentadora.

- Data do fechamento do livro: 26/03/2021

- Os autores e a editora envidaram todos os esforços no sentido de se certificarem de que a escolha e a posologia dos medicamentos apresentados neste compêndio estivessem em conformidade com as recomendações atuais e com a prática em vigor na época da publicação. Entretanto, em vista da pesquisa constante, das modificações nas normas governamentais e do fluxo contínuo de informações em relação à terapia e às reações medicamentosas, o leitor é aconselhado a checar a bula de cada fármaco para qualquer alteração nas indicações e posologias, assim como para maiores cuidados e precauções. Isso é particularmente importante quando o agente recomendado é novo ou utilizado com pouca frequência.

- Os autores e a editora se empenharam para citar adequadamente e dar o devido crédito a todos os detentores de direitos autorais de qualquer material utilizado neste livro, dispondo-se a possíveis acertos posteriores caso, inadvertida e involuntariamente, a identificação de algum deles tenha sido omitida.

- **Atendimento ao cliente: (11) 5080-0751 | faleconosco@grupogen.com.br**

- Traduzido de:
SPORTS AND EXERCISE NUTRITION, FIFTH EDITION
Copyright © 2019 Wolters Kluwer
Copyright © 1999, 2005, 2009, 2013 Lippincott Williams & Wilkins, a Wolters Kluwer business.
All rights reserved.
2001 Market Street
Philadelphia, PA 19103 USA
LWW.com
Published by arrangement with Lippincott Williams & Wilkins, Inc., USA.
Lippincott Williams & Wilkins/Wolters Kluwer Health did not participate in the translation of this title.
ISBN: 978-1-4963-7735-7

- Direitos exclusivos para a língua portuguesa
Copyright © 2021 by
EDITORA GUANABARA KOOGAN LTDA.
Uma editora integrante do GEN | Grupo Editorial Nacional
Travessa do Ouvidor, 11
Rio de Janeiro – RJ – CEP 20040-040
www.grupogen.com.br

- Reservados todos os direitos. É proibida a duplicação ou reprodução deste volume, no todo ou em parte, em quaisquer formas ou por quaisquer meios (eletrônico, mecânico, gravação, fotocópia, distribuição pela Internet ou outros), sem permissão, por escrito, do GEN | Grupo Editorial Nacional Participações S/A.

- Adaptação de Capa: Bruno Sales

- Editoração eletrônica: Anthares

- Ficha catalográfica

CIP-BRASIL. CATALOGAÇÃO NA PUBLICAÇÃO
SINDICATO NACIONAL DOS EDITORES DE LIVROS, RJ

M429n
5. ed.

Mcardle, William D.
Nutrição para o esporte e o exercício / William D. Mcardle, Frank I. Katch, Victor L. Katch ; revisão técnica Fernanda J. Medeiros, Célia Cohen ; tradução Dilza Campos. - 5. ed. - Rio de Janeiro : Guanabara Koogan, 2021.
624 p. : il. ; 28 cm.

Tradução de: Sports and exercise nutrition, fifth edition
Apêndice
Inclui bibliografia e índice
ISBN 9788527737449

1. Atletas - Nutrição. 2. Aptidão física - Aspectos nutricionais. 3. Exercícios físicos - Aspectos fisiológicos. I. Katch, Frank I. II. Katch, Victor L. III. Medeiros,Fernanda J. IV. Cohen, Célia. V. Campos, Dilza. VI. Título.

21-69342 CDD: 613.7
          CDU: 613.72

Leandra Felix da Cruz Candido - Bibliotecária - CRB-7/6135

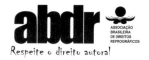

Dedicatória

Aos meus filhos (Theresa, Amy, Kevin e Jennifer) e seus cônjuges (Christian, Jeffrey, Nicole e Andrew). A todos os meus netos (Liam, Aiden, Quinn, Kelly, Kathleen [Kate], Dylan, Owen, Henry, Elizabeth, Grace, Claire, Elise, Charlotte e Sophia). Mantenham seus esquis juntos e vão para o ouro!
Dedico também a Kathleen, uma ótima esquiadora e esposa.

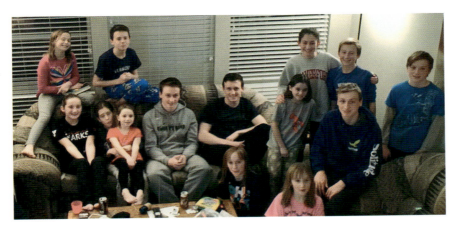

William D. McArdle

À Kerry, minha melhor amiga e esposa há 48 anos, e aos nossos filhos e suas famílias: Davi e Malia; Ellen e Sean (e meus netos James e Laura); Kevin e Kate, com a mais nova neta, Emily. Vocês tiveram êxito com distinção em suas realizações pessoais, profissionais e acadêmicas.

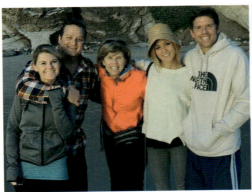 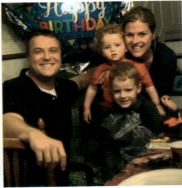

Frank I. Katch

À minha família: Heather e Jesse; Erika e Chris (e seus grandes filhos, Ryan, Cameron e Ella); Leslie e Eric (e seus filhos maravilhosos, Emery e Jude).
Aos meus mentores: Don Fleming, Albert R. Behnke e Franklin M. Henry.
Aos meus alunos de pós-graduação: Arthur Weltman, Patty Freedson, John Spring, Stan Sady, Charles Marks, Robert Moffat, Doug Ballor, Daniel Becque, Nancy Wessinger, Barbara Campanha e Karen Nau.

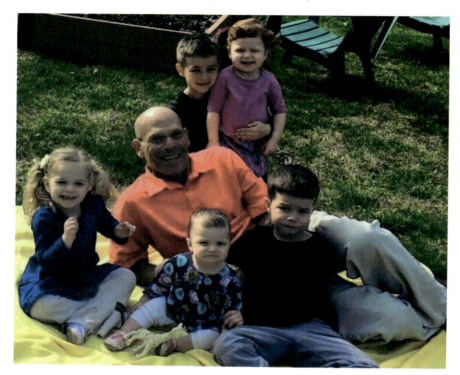

Victor L. Katch

Prefácio

Nas primeiras quatro edições de *Nutrição para o Esporte e o Exercício*, estávamos esperançosos de que os cursos de nutrição esportiva, Ciências do Exercício e Cinesiologia seriam incorporados aos currículos de Educação Física, resultando em um novo campo, o qual intitulamos de Nutrição para o Esporte e o Exercício. Atualmente, estamos satisfeitos com o fato de que essa importante área compõe um respeitável segmento acadêmico de estudo. A evolução ainda não está completa; porém, Fisiologia do Exercício e Nutrição continuam cada vez mais integradas em virtude de um conhecimento em constante expansão, com base na conexão entre esses campos de pesquisa. Atreladas a isso estão as relações claras que emergem de uma considerável pesquisa interdisciplinar, particularmente acerca de práticas nutricionais saudáveis, atividade física regular de intensidade moderada e saúde ideal para indivíduos de todas as idades e condições de aptidão. Diante disso, disciplinas relacionadas com Educação Física, Cinesiologia e Ciência Nutricional agora exigem materiais ligados à nutrição para o exercício, e esperamos que esta quinta edição contribua para esse fim. O objetivo deste livro é fornecer material introdutório para um semestre dos cursos de Ciências da Nutrição e Cinesiologia.

Organização

Como nas quatro edições anteriores, elaboramos os capítulos de modo a apresentarem sequenciamento lógico e integração entre os assuntos. Por exemplo, não se pode entender razoavelmente o consumo de carboidrato durante a atividade física sem primeiro revisar os conceitos básicos da digestão humana, bem como a composição desse nutriente e seu efeito sobre as funções corporais. Do mesmo modo, temas como recursos ergogênicos, reposição de líquidos e obtenção do "peso ideal" para a saúde geral e o bom desempenho esportivo podem ser mais bem avaliados quando se estudam bioenergésica básica, metabolismo dos nutrientes e do exercício, balanço energético e regulação da temperatura – todos abordados neste livro.

Esta quinta edição consiste em seis partes:

Parte 1: reúne informações sobre digestão, absorção e assimilação de nutrientes.

Parte 2: explica como o corpo extrai energia de nutrientes ingeridos. Enfatizamos o papel da nutrição no metabolismo energético, ou seja, como os nutrientes metabolizam e como o treinamento físico afeta esse metabolismo. Esta parte termina com a mensuração e quantificação do conteúdo energético dos alimentos, além das demandas de energia de diversas atividades físicas.

Parte 3: aborda a integração da nutrição com várias modalidades de atividade física e seu impacto na otimização do desempenho e na resposta ao treinamento. Também é discutido como tomar decisões prudentes dentro da área de nutrição para o exercício.

Parte 4: descreve mecanismos fundamentais e as adaptações para a regulação da temperatura durante o estresse induzido pelo calor, incluindo estratégias para otimizar a reposição de líquidos.

Parte 5: conta com dois capítulos sobre recursos ergogênicos farmacológicos, químicos e nutricionais, integrando os achados de pesquisas publicadas mais recentemente relacionadas com a sua eficácia e as implicações para saúde e segurança.

Parte 6: inclui três capítulos que abordam: avaliação da composição corporal na população geral e em grupos específicos de esportes; balanço energético e controle do peso; e transtornos alimentares, com foco em atletas de ambos os sexos.

Novidades na quinta edição

Os componentes do texto foram significativamente atualizados para refletir os achados demográficos atuais com relação à nutrição e às questões de saúde ligadas à atividade física. Foram incluídas as mais recentes pesquisas sobre como obter a composição corporal ideal para a saúde e como otimizar a atividade física e o desempenho esportivo, além de recomendações e diretrizes atualizadas de agências federais dos EUA e de organizações de medicina, nutrição e medicina esportiva.

Inclusões e modificações significativas

Foram acrescentadas informações importantes sobre:

- Ingestão dietética de referência e recomendações nutricionais para avaliação nutricional
- Consumo de açúcar e perfil lipídico do sangue associados a riscos à saúde
- Redução do risco de diabetes melito tipo 2
- *Dietary Guidelines for Americans*
- Necessidade de suplemento alimentar proteico com e sem treinamento de resistência para melhorar o desenvolvimento muscular

- Efeitos ergogênicos de agentes farmacológicos e químicos que supostamente melhoram o desempenho em exercícios e a qualidade do treinamento físico
- Riscos de consumir bebidas energéticas "turbinadas"
- Efeitos de intensidade, modo e duração da atividade física nas funções gastrintestinais (GI) e em distúrbios GI
- Umami como quinto sabor básico
- Consumo de carboidratos e desfechos cirúrgicos
- Prevalência do uso de suplementos alimentares por atletas
- Vegetarianos e ingestão adequada de proteínas
- Obesidade sarcopênica
- Valor calórico de produtos populares que contêm líquidos
- Estresse induzido pelo calor e orientações de exercícios para crianças e adolescentes
- Teor de glicogênio encefálico na fadiga central em atividades físicas prolongadas
- Escolhas alimentares relacionadas com saúde e doenças
- Porções alimentares e distorção do seu tamanho nas redes populares de restaurantes, incluindo os étnicos
- Carga pré-operatória de carboidratos para reduzir o estresse pós-operatório e auxiliar na recuperação e no retorno às funções normais
- Impacto financeiro associado aos riscos à saúde provocados por sobrepeso e obesidade
- Prevalência global da obesidade
- Riscos à saúde do excesso de deposição de gordura central
- Papel-chave da atividade física, da idade e do gênero na circunferência da cintura e no excesso de deposição de gordura abdominal
- Normas acerca do sobrepeso e da obesidade em todo o mundo
- Taxas de obesidade entre adultos e crianças por estado norte-americano
- Características de composição corporal dos atletas de elite de ambos os gêneros agrupadas por categoria esportiva – golfistas, jogadores de futebol americano, beisebol e basquete e outros profissionais de elite
- Papel da química encefálica nos transtornos alimentares
- Ortorexia nervosa (obsessão por alimentos saudáveis)
- Duração e qualidade do sono para o controle do peso corporal
- Exercícios para melhorar o condicionamento físico e a saúde
- Exercícios progressivos de resistência para desenvolver massa muscular e força
- Classificação e padrões de alimentos orgânicos
- Fatores antropológicos, empíricos, econômicos e psicológicos relacionados com a escolha dos alimentos
- Tempo necessário para os nutrientes atuarem na resposta ao treinamento físico
- Quantificação do potencial antioxidante dos alimentos
- Regras de rotulagem nutricional
- Bebidas e barras energéticas, esportivas e pós-nutricionais
- Efeitos da ingestão de proteínas durante atividade de resistência
- Ingestão de proteínas com o envelhecimento
- Rotulagem de suplementos
- Bebidas adoçadas com açúcar e risco de doenças
- Multivitamínicos e proteção contra infarto agudo do miocárdio
- Etnia e má nutrição
- Síndrome metabólica
- Teor de sódio de alimentos comuns
- Práticas de rotulagem de alimentos
- Transtornos alimentares *versus* alimentação desordenada
- Suplementação de vitamina D e resposta ao treinamento de resistência
- Consumo de café e cânceres agressivos
- Lista de substâncias proibidas pela Agência Mundial Antidoping (WADA)
- Peso mínimo para homens e mulheres na luta-livre, no ensino médio e no colegial
- Potencial antioxidante de alimentos comuns
- Dieta e prevenção do câncer
- Efetividade de alimentos orgânicos e correlações à saúde
- Paradoxo fome-obesidade
- Pobreza e obesidade ligadas a fome e insegurança alimentar
- Composição de nutrientes dos restaurantes de *fast-food* mais populares
- Beterraba e o dilema ergogênico
- O "livro de jogadas" da Coca-Cola® e a publicidade intencional de bebidas

Recursos pedagógicos

Cada capítulo contém inúmeros recursos pedagógicos para proporcionar melhor compreensão ao aluno. Incluímos aproximadamente 500 *links* de *sites* governamentais e não governamentais relacionados com nutrição, controle de peso, saúde geral, exercícios e treinamento físico, além de mais de 1.150 menções a artigos publicados ao longo dos capítulos.

Teste seu conhecimento

Cada capítulo começa com 10 afirmações do tipo verdadeiro ou falso sobre o assunto que será abordado. Resolver as questões antes de ler o texto ajuda os alunos a avaliar mudanças na sua compreensão depois de completar a leitura. Esse recurso também oferece a oportunidade de avaliar e corrigir as respostas, consultando o teste resolvido no fim do capítulo.

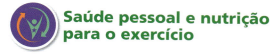
Saúde pessoal e nutrição para o exercício

Cada capítulo inclui pelo menos um estudo de caso ou tópico relacionado com saúde pessoal e nutrição para o exercício. O objetivo é levar o estudante a se engajar mais ativamente em avaliação nutricional e da saúde, controle do peso, avaliação da composição corporal, síndrome de uso excessivo (*overuse*) e recomendações sobre atividade física.

Ligações com o passado

Nos últimos dois séculos, muitos indivíduos proporcionaram grande impacto nos campos emergentes da fisiologia do exercício, da nutrição e do metabolismo energético. Por isso, um tributo às suas muitas contribuições científicas garante um vislumbre da emocionante história da investigação científica em áreas diversas. A lista impressionante inclui ganhadores do Prêmio Nobel, pesquisadores e médicos, os quais deram origem a áreas de investigação que influenciaram os campos interdisciplinares da nutrição para o exercício.

Saiba mais

Cada capítulo inclui boxes com breves resumos sobre as áreas atuais de interesse da nutrição para o exercício. Veja a seguir alguns exemplos de assuntos abordados entre os 111 boxes desse tipo contidos no livro:

- Substituição da gordura saturada por óleo vegetal, para diminuir o risco de doenças cardiovasculares
- Lipoproteínas de alta densidade (HDL) e risco de câncer
- Frutas e legumes como facilitadores do controle de peso
- Como a dieta afeta a microbiota intestinal
- Informações enganosas dos fabricantes de suplementos
- Zona de atividade de queima de gordura para otimizar a sua perda
- Como a oxidação lipídica depende da intensidade e duração do esforço
- Desafio aeróbico final
- Desafio da equação de perda de peso
- Alto consumo de refrigerante correlacionado a elevadas taxas de obesidade
- Atletas competitivos
- Sinais e sintomas da dismorfia muscular
- Vitamina D – mais importante do que se acreditava anteriormente
- Medidas da *Food and Drug Administration* (FDA), dos EUA, para proteger os consumidores contra suplementos dietéticos perigosos
- Cuidado do consumidor: cafeína em pó pode ser fatal.

Destaques

Os termos que merecem destaque estão em negrito dentro dos capítulos.

Bibliografia

Uma lista atualizada das referências mais importantes é incluída no fim de cada capítulo.

Projeto gráfico

O projeto gráfico colorido continua sendo o diferencial desta obra. Ele conta com mais de 190 figuras e foi aprimorado a fim de melhorar a clareza visual para o leitor e da projeção, seja durante apresentações em aula, seja em seminários acadêmicos.

Como usar este livro

Este Guia explica os principais recursos pedagógicos encontrados nesta quinta edição de *Nutrição para o Esporte e o Exercício*. Portanto, familiarize-se com eles para extrair o máximo de cada capítulo e estabelecer um bom fundamento na ciência da nutrição para o exercício e da bioenergética.

Linha do tempo

Descreve o precedente histórico da nutrição para o exercício, ajudando a fortalecer e alicerçar o conhecimento nesse campo. A linha do tempo destaca as contribuições de médicos e pesquisadores pioneiros, os quais descobriram novos conhecimentos fundamentais que afetaram a modernidade, originando a disciplina emergente de nutrição para o esporte e o exercício.

Ilustrações e fotografias vívidas e em cores

Melhoram o aprendizado de tópicos importantes e ampliam o impacto visual.

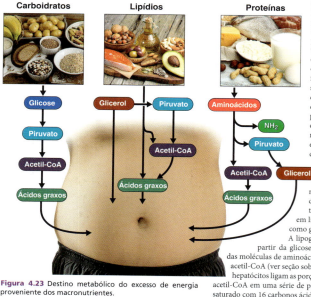

vidade física prolongada, já que os músculos ativos utilizam as cetonas como fonte de energia. Um sinal clássico do estado de cetose é o mau hálito crônico. O retorno à ingestão normal de carboidratos em geral interrompe essa condição (ingestão diária mínima de carboidratos de cerca de 100 g). Durante a atividade física, indivíduos com treinamento aeróbico utilizam as cetonas de maneira mais eficiente do que indivíduos sem treinamento.

pode ser contraproducente. A **Figura 4.23** mostra como o excesso de qualquer macronutriente é convertido em ácidos graxos, que, então, se acumulam como gordura corporal, tipicamente na área abdominal. Por exemplo, carboidratos da dieta em excesso primeiramente preenchem as reservas de glicogênio. Após isso, a liberação de insulina pelo pâncreas promove um aumento de 30 vezes no transporte de glicose para os adipócitos. A insulina promove a translocação de um conjunto latente de transportadores de glicose regulados por insulina GLUT4 do citosol do adipócito para a sua membrana plasmática. A ação do GLUT4 facilita o transporte da glicose para o citosol, para que ela seja transformada em triacilglicerol e, subsequentemente, armazenada dentro dos adipócitos. Esse processo lipogênico requer energia proveniente do ATP e é dependente das vitaminas B biotina, niacina e ácido pantotênico. O excesso de calorias provenientes das gorduras da dieta é prontamente transportado para os depósitos de gordura corporal. Após a desaminação, os resíduos de carbono dos aminoácidos em excesso também podem ser convertidos em lipídios, que serão armazenados como gordura corporal.

A lipogênese começa com carbonos a partir da glicose e com esqueletos de carbono das moléculas de aminoácidos que são metabolizados em acetil-CoA (ver seção sobre o metabolismo proteico). Os hepatócitos ligam as porções de acetato das moléculas de acetil-CoA em uma série de passos, formando o ácido graxo saturado com 16 carbonos ácido palmítico. O ácido palmítico

Figura 4.23 Destino metabólico do excesso de energia proveniente dos macronutrientes.

Teste seu conhecimento

Oferece questões do tipo verdadeiro ou falso no início de cada capítulo, para testar o atual conhecimento do estudante, possibilitando-lhe avaliar a compreensão depois de completar a leitura do texto.

Boxes

Destacam conceitos e fatos importantes que complementam o conteúdo do capítulo.

Teste seu conhecimento

Selecione verdadeiro ou falso para as 10 afirmações abaixo e confira as respostas que se encontram ao fim do capítulo. Refaça o teste após terminar de ler o capítulo; você deve acertar 100%!

	Verdadeiro	Falso
1. Os carboidratos são formados por átomos de carbono, oxigênio, nitrogênio e hidrogênio.	○	○
2. A glicose pode ser sintetizada a partir de alguns aminoácidos no corpo.	○	○
3. A principal função das fibras dietéticas é fornecer energia para o trabalho biológico.	○	○
e ativas deve compor cerca de 40% da	○	○
entam baixo risco de ganho de peso.	○	○
dios e proteínas contém a mesma	○	○
reino animal, mas alguns tipos de	○	○
snutrição energética ou de nutrientes de fontes vegetais quanto de fontes	○	○
de proteína de alta qualidade acima a muscular.	○	○
menor de gordura corporal do que as grama de massa corporal) dos homens	○	○

Captação de oxigênio e tamanho corporal

Para ajustar os efeitos das variações no tamanho corporal sobre a captação de oxigênio (*i. e.*, pessoas maiores em geral consomem mais oxigênio), os pesquisadores frequentemente expressam a captação de oxigênio em termos de massa corporal (em relação à captação de oxigênio) como mililitros de oxigênio por quilograma de massa corporal por minuto (mℓ/kg/min). Em um indivíduo com 70 quilogramas em repouso, esse valor é de cerca de 3,5 mℓ/kg/min, ou 1 equivalente metabólico (MET), ou 245 mℓ/min (captação absoluta de oxigênio). Outras maneiras de relacionar a captação de oxigênio aos aspectos do tamanho e da composição corporais incluem mililitros de oxigênio por quilograma de massa corporal livre de gordura por minuto (mℓ/kg MLG/min) e, algumas vezes, mililitros de oxigênio por centímetro quadrado de área muscular transversal por minuto (mℓ/cm^2 AMT/min).

Ligações com o passado

Prestam homenagem a cientistas e pesquisadores dos últimos dois séculos que contribuíram para uma nova compreensão sobre aspectos importantes da disciplina de nutrição para o exercício.

LIGAÇÕES COM O PASSADO

Antoine-Laurent de Lavoisier (1743-1794)

Antoine Lavoisier, um nobre francês e químico, mostrado na figura próximo a um frasco de destilação, descobriu conceitos modernos de química, metabolismo e nutrição, com aplicações para a fisiologia do exercício e para a nutrição esportiva. Suas contribuições incluem a análise e a síntese de ar, a composição dos óxidos e dos ácidos, a composição da água, a teoria da combustão, a respiração e o calor animais, a permanência do peso da matéria e das substâncias simples e a natureza imponderável do calor e seu papel na química. As contribuições mais relevantes para a nutrição esportiva dizem respeito à química respiratória e ao metabolismo energético. Lavoisier utilizou balanças de escalas precisas para a determinação do que seus contemporâneos não conseguiram explicar. Em vários experimentos clássicos, um animal em uma câmara fechada consumia o "ar eminentemente respirável", que ele chamou de oxigênio, e produzia o ar expirado, que ele chamou de "ácido cálcico aeriforme", ou dióxido de carbono. Lavoisier mudou a ciência da química de uma abordagem qualitativa, principalmente descritiva, para uma disciplina quantitativa, baseada em medidas científicas testadas, com equipamentos que ele projetou e princípios que ele mesmo descobriu.

Informações adicionais

Contêm informações relevantes acerca de pontos controversos e de interesse atual relacionados com a nutrição para o esporte e o exercício.

Informações adicionais: Dieta *versus* medicamentos para diminuir o colesterol

A *qualidade* dos alimentos pode superar a *quantidade* total de gordura na batalha para diminuir os lipídios indesejáveis no sangue. Essa dieta pode afetar positivamente o colesterol no sangue e o risco subsequente de doença cardíaca é bem conhecido, mas o conhecimento dos alimentos que exercem o maior efeito benéfico continua a evoluir. Um estudo recente examinou sistematicamente se os alimentos considerados pela FDA dos EUA (www.fda.org) para reduzir o colesterol no sangue poderiam ser incorporados à dieta de uma pessoa e produzir efeitos positivos na redução do LDL-colesterol prejudicial. Uma dieta, vegetariana, incluía alimentos para baixar o colesterol que enfatizavam nozes, feijões, esteróis vegetais, proteína de soja e grãos de fibras de alta viscosidade em dois níveis de aconselhamento (entregues em diferentes frequências). A outra dieta de baixo teor de gordura não vegetariana concentrava-se em baixas quantidades de gordura saturada. Para avaliar o poder das modificações alimentares isoladamente na redução do colesterol, 351 cidadãos canadenses com colesterol elevado foram colocados em um dos três grupos, todos designados a dietas por um período de 6 meses. As pessoas na dieta com baixo teor de gordura saturada (controle) reduziram o LDL-colesterol em 8 mg/dℓ em comparação com reduções de 24 e 26 mg/dℓ em dietas compostas por lipídios e proteínas à base de plantas – cerca de 13% a mais do que o grupo que fez dieta com pouca gordura saturada.

O efeito de redução do colesterol foi grande o suficiente para indicar que apenas as mudanças na dieta podem servir como uma alternativa às estatinas (p. ex., lovastatina, pravastatina, atorvastatina, sinvastatina, rosuvastatina), que têm efeitos colaterais no fígado e na função muscular.

A nova pesquisa desafia a noção de que simplesmente reduzir o conteúdo da dieta de gordura saturada de fontes de carne vermelha e laticínios é a estratégia médica mais eficaz para reduzir o colesterol. As evidências agora apoiam o consumo de uma dieta proveniente de fontes saudáveis de alimentos lipídicos e proteicos à base de plantas das quatro categorias a seguir com o intuito de reduzir o colesterol:

1. Margarina enriquecida com esterol de origem vegetal.
2. Amendoim e nozes.
3. Leite de soja, tofu e produtos de proteína de soja.
4. Aveia, cevada e outras fibras "pegajosas" ou viscosas.

Fonte: Jenkins DJ et al. Effect of a dietary portfolio of cholesterol-lowering foods given at 2 levels of intensity of dietary advice on serum lipids in hyperlipidemia: a randomized controlled trial. JAMA. 2011; 306:831.
Literatura relacionada: Briggs Early K, Stanley K. Position of the Academy of Nutrition and Dietetics: the role of medical nutrition therapy and registered dietitian nutritionists in the prevention and treatment of prediabetes and type 2 diabetes. J Acad Nutr Diet. 2018; 118:343.
Chainani-Wu N et al. Changes in emerging cardiac biomarkers after an intensive lifestyle intervention. Am J Cardiol. 2011; 108:498.
De Rosa S et al. Type 2 diabetes melito and cardiovascular disease: genetic and epigenetic links. Front Endocrinol (Lausanne). 2018; 9:2.
Liese AD et al. Whole-grain intake and insulin sensitivity: the Insulin Resistance Atherosclerosis Study. Am J Clin Nutr. 2003; 78:965.
Sacks FM et al. Dietary fats and cardiovascular disease: a presidential advisory from the American Heart Association. Circulation. 2017;136:e1.

Resumo

Ajuda a revisar o conteúdo e reforçar os conceitos abordados no capítulo.

Resumo

1. A digestão hidrolisa moléculas complexas em substâncias mais simples para absorção.
2. Os processos de autorregulação no trato digestivo controlam amplamente a fluidez, a homogeneização e o tempo de trânsito da mistura digestiva.
3. Alterar os alimentos fisicamente na boca facilita a deglutição e aumenta a sua acessibilidade a enzimas e outras substâncias digestivas.
4. A deglutição transfere a mistura de alimentos para o esôfago, onde a ação peristáltica a força no estômago.
5. No estômago, o ácido clorídrico e as enzimas continuam a decomposição da mistura de alimentos. Ocorre pouca absorção estomacal, exceto água, álcool e ácido acetilsalicílico.
6. A enzima alfa-amilase salivar degrada o amido em moléculas de glicose menores e dissacarídeos mais simples na boca.
7. No duodeno do intestino delgado, a amilase pancreática continua a hidrólise de carboidratos em cadeias menores de moléculas de glicose e monossacarídeos simples.
8. A ação enzimática nas superfícies da borda da escova do lúmen intestinal completa o estágio final da digestão de carboidratos em monossacarídeos simples.
9. A digestão lipídica começa na boca pela lipase lingual e pela lipase gástrica no estômago.
10. A principal quebra lipídica ocorre no intestino delgado pela ação emulsificante da bile e pela ação hidrolítica da lipase pancreática.
11. O triacilglicerol de cadeia média é rapidamente absorvido na veia hepática ligado à albumina como glicerol e ácidos graxos livres de cadeia média.
12. Uma vez absorvidos pela mucosa intestinal, os ácidos graxos de cadeia longa se transformam em triacilgliceróis.
13. Pequenas gotículas gordurosas chamadas quilomícrons movem-se de modo relativamente lento pelo sistema linfático para eventualmente desaguarem na circulação venosa sistêmica.
14. A enzima pepsina inicia a digestão proteica, com as etapas finais ocorrendo no intestino delgado sob a ação da enzima tripsina.
15. A absorção de vitaminas ocorre principalmente por difusão passiva no jejuno e íleo do intestino delgado.
16. O intestino grosso serve como o caminho final para a absorção de água e eletrólitos, incluindo o armazenamento de resíduos alimentares não digeridos (fezes).
17. O esvaziamento gástrico de bebidas com carboidratos ou água aumenta moderadamente durante atividades físicas leves e moderadas (20 a 60% do $\dot{V}O_{2max}$) em comparação com o repouso; diminui a intensidades iguais a 75% do $\dot{V}O_{2max}$ ou mais.
18. Aumentos no esvaziamento gástrico durante a atividade em esteira de intensidade moderada podem estar relacionados a aumentos na pressão intragástrica por conta da atividade contrátil do músculo abdominal.
19. O cérebro exerce uma poderosa influência nas funções do trato GI por meio de diversas conexões neuroquímicas com órgãos digestivos.
20. Atividade física frequente e de alta intensidade pode precipitar intoxicação alimentar autolimitada sintomática gastrintestinal, DRGE, hérnia hiatal, SII e gastrenterite viral.
21. Os distúrbios mais comuns do trato GI incluem constipação intestinal, diarreia, diverticulose, DRGE, SII e produção excessiva de gás.

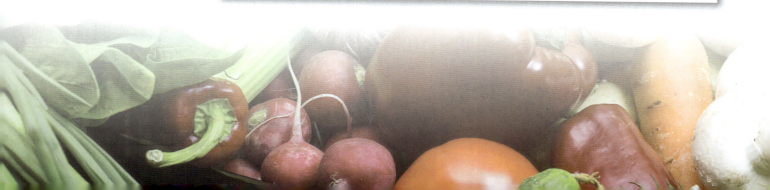

Saúde pessoal e nutrição para o exercício

Introduz os leitores em áreas específicas da avaliação nutricional e da saúde, aplicação de diretrizes dietéticas, controle de peso, composição corporal, síndrome de uso excessivo (*overuse*) e recomendações para a atividade física.

Ganhadores do Prêmio Nobel

Reconhece os ganhadores do Prêmio Nobel que contribuíram de tantas maneiras para a expansão da base de conhecimento no campo da nutrição para o esporte e o exercício. A pesquisa de cada um deles constituiu um avanço que estimulou gerações de estudiosos a se interessarem por esporte, exercício e nutrição. Com eles, temos uma dívida de gratidão que vai além de um ou dois trabalhos de pesquisa.

Esses cientistas pioneiros estimularam, em todo o mundo, estudantes e pesquisadores com obstinação e insistência em realizar experimentos devidamente projetados, usando lógica indutiva para chegar a conclusões sonoras e levantar questões que se aprofundem na expansão da área, entendendo o papel do exercício, da atividade física e da nutrição na saúde e nas doenças. Tais esforços tão inovadores deram início a linhas de investigação únicas com impacto duradouro sobre a ciência em geral e sobre a nutrição para o esporte e o exercício, em particular.

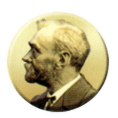

SAÚDE PESSOAL E NUTRIÇÃO PARA O EXERCÍCIO 11.1
Metabolismo e consumo do álcool

Introdução

O uso abusivo de álcool por estudantes universitários é um problema persistente, representando a principal causa de morte entre pessoas com idades de 15 a 24 anos. Nos Estados Unidos, mais de 100.000 pessoas morrem todos os anos por problemas relacionados com o álcool (principalmente em relação à direção). Propagandas têm promovido os efeitos benéficos da ingestão "moderada" de bebidas. Muitas pessoas têm usado essa justificativa para aumentar o consumo de álcool.

Existe muita confusão a respeito (1) dos efeitos metabólicos do álcool, (2) da definição de níveis de ingestão, (3) da determinação de limites seguros de ingestão e (4) do papel do álcool como um nutriente.

Química e metabolismo do álcool

Um pouco do álcool é metabolizado nas células que revestem o estômago, enquanto a maior parte do álcool é metabolizada no fígado. Cerca de 10% são eliminados diretamente por difusão nos rins e nos pulmões. De um ponto de vista estrutural, o etanol contém um grupo hidroxila (OH^-) e lembra um carboidrato. Como ele é convertido diretamente para acetilcoenzima A (CoA) durante o catabolismo, ele não passa pela glicólise, ao contrário da glicose e do glicogênio. Consequentemente, o etanol não consegue fornecer substratos para a síntese de glicose (gliconeogênese). Em termos metabólicos, o álcool é metabolizado mais como um lipídio do que como um açúcar.

A concentração de álcool varia com o tipo de bebida. Em alguns países, os valores de "*proof*" indicam sua concentração, que é igual a 2 vezes a concentração percentual. Por exemplo, uma bebida 80-*proof* contém 40% de álcool. Ao discutir o consumo de álcool, "uma dose" se refere a uma garrafa de 360 mℓ de cerveja, uma taça de 150 mℓ de vinho ou o coquetel contendo 45 mℓ de um destilado 40%. Cada uma dessas bebidas contém cerca de 18 mℓ de álcool por peso.

Metabolismo do álcool em baixas concentrações sanguíneas de álcool

Com um consumo pequeno e níveis sanguíneos também pequenos de álcool, essa substância reage com o dinucleotídeo nicotinamida adenina (NAD) no citosol das células, formando acetaldeído e NADH sob a influência da enzima dependente de zinco álcool desidrogenase. O acetaldeído é então convertido em acetil-CoA (Capítulo 4, *Papel dos Nutrientes na Bioenergética*), gerando mais NADH. A acetil-CoA entra então no ciclo do ácido cítrico; as moléculas de NADH, FADH$_2$ e trifosfato de guanosina produzidas na formação de acetaldeído e de acetil-CoA e no ciclo do ácido cítrico fornecem energia para a síntese de trifosfato de adenosina (ATP; observe a figura).

Metabolismo do álcool em altas concentrações sanguíneas de álcool

Quando os níveis de álcool no sangue aumentam por causa da alta ingestão dessa substância, a álcool desidrogenase não consegue sustentar o metabolismo de conversão de todo o álcool em acetaldeído. Nessa situação, uma via metabólica alternativa, chamada de sistema microssomal de oxidação de etanol (MEOS, do inglês *microsomal ethanol-oxidizing system*), se torna ativada. O MEOS utiliza uma quantidade considerável de energia para clivar o álcool, ao contrário da via mais simples da álcool desidrogenase que produz rapidamente energia útil na forma de ATP. Normalmente, a MEOS metaboliza fármacos e outras substâncias externas no fígado. Sob o estresse da ingestão excessiva de álcool, o fígado "registra" o álcool como uma substância para ser clivada pela MEOS. A ativação crônica do MEOS causa mais tolerância ao álcool porque uma alta ingestão de álcool aumenta proporcionalmente sua taxa de clivagem.

Em vez de formar NADH como a álcool desidrogenase (como ocorre com uma ingestão moderada de álcool), o MEOS utiliza o fosfato de dinucleotídeo nicotinamida adenina (NADPH), um componente semelhante ao NADH. Entretanto, em vez de gerar moléculas de ATP potenciais pela formação de NADH no primeiro passo da clivagem do álcool, o MEOS utiliza energia em potencial do ATP (na forma de NADPH) conforme o NADPH é convertido em NADP. O uso de vias diferentes para o catabolismo do álcool, dependendo dos níveis de ingestão, ajuda a explicar por que os alcoólatras não ganham o peso esperado com base na energia consumida na forma de álcool. O uso elevado de álcool danifica a função hepática de uma maneira que prejudica outras vias metabólicas. Esse efeito em cascata também contribui para a redução da geração de energia associada ao uso elevado de etanol. Além disso, o álcool aumenta a taxa metabólica, contribuindo ainda mais para o aumento da perda de peso dos alcoólatras.

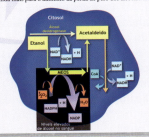

Sites relevantes

Mais de 500 *sites* relevantes, destacados em itálico no texto, direcionam o estudante a informações e recursos confiáveis.

Um exemplo excelente de uma reação de oxidação envolve a transferência de elétrons dentro das mitocôndrias, as fábricas de energia da célula (*www.mitophysiology.org/index.php/Mitochondrial_Physiology_Society*). Pesquisadores acreditam que a **aptidão mitocondrial** desempenhará um papel cada vez maior na medicina terapêutica e preventiva, com atividade física e balanço energético fornecendo a maneira mais eficiente de reduzir os riscos para a saúde relacionados com o envelhecimento, bem como para a redução das doenças degenerativas (p. ex., diabetes melito tipo 2 e doenças neurodegenerativas como Alzheimer, Parkinson e Huntington).

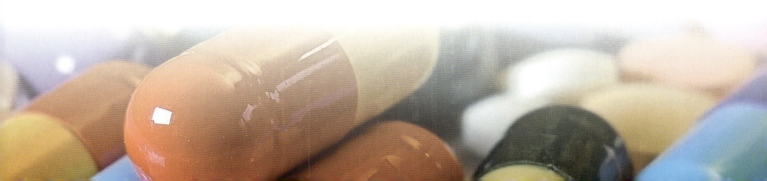

Introdução

Os alimentos são a fonte de elementos estruturais essenciais para sintetizar novos tecidos, preservar massa magra, otimizar a estrutura esquelética, reparar as células existentes, maximizar o transporte e a utilização de oxigênio, manter o balanço hidreletrolítico ideal e regular todos os processos metabólicos. A **nutrição ideal** abrange mais do que a prevenção de doenças relacionadas com deficiências nutricionais – incluindo endêmicas, como beribéri (causada por deficiência de vitaminas e aporte inadequado de tiamina [vitamina B_1]; problemas cardiovasculares e no sistema nervoso) até xeroftalmia (provocada por deficiência de vitamina A e desnutrição geral, levando a cegueira noturna, ulceração corneana e perda da visão). Ela também engloba o reconhecimento de diferenças individuais quanto à necessidade e à tolerância de nutrientes específicos e o papel da herança genética nesses fatores. Além disso, as deficiências nutricionais limítrofes (*i. e.*, menores que as necessárias para causar manifestações clínicas de doença) podem impactar negativamente a função e a estrutura corporal e, assim, a capacidade para realizar atividade física.

A nutrição ideal também constitui a base para o desempenho físico; proporciona a fonte de energia para o trabalho biológico e os nutrientes que permitirão extrair e transformar a energia potencial dos alimentos em energia cinética de movimento. Assim, não é surpreendente que, desde as Olimpíadas antigas até a atualidade, quase todas as práticas dietéticas concebíveis tenham sido utilizadas para melhorar o desempenho no exercício. Desde os primeiros Jogos Olímpicos, em 776 a.C., até a era computadorizada atual, existem registros que fornecem uma ideia do que os atletas consomem. Poetas, filósofos, escritores e médicos da Grécia e Roma antigas descreveram as diversas estratégias que os atletas adotavam visando ao preparo para as competições. Eles consumiam, por exemplo, as carnes de diversos animais (bois, cabras, touros, cervos), queijos frescos, trigo, figos secos, "misturas" especiais e bebidas alcoólicas. No entanto, nos 2.000 anos seguintes, houve pouca informação confiável sobre as preferências alimentares dos atletas de elite (com exceção dos remadores e pedestrianistas, durante o século XIX). Os Jogos Olímpicos de 1936, em Berlim (Alemanha), ofereceram uma avaliação preliminar dos alimentos consumidos por atletas de todo o mundo. Segundo o artigo de Schenk:[1]

"(...) os atletas olímpicos que competiram em Berlim priorizavam com frequência a carne, a qual ingeriam regularmente na forma de dois bifes por refeição, e, às vezes, aves, consumindo em média quase meio quilo de carne por dia (...) as refeições que precediam as competições consistiam regularmente em um a três bifes e ovos, suplementados por extratos de "sucos de carne"(...) Outros atletas enfatizavam a importância dos carboidratos (...) Os atletas olímpicos de Inglaterra, Finlândia e Holanda consumiam regularmente mingau de aveia; os americanos comiam trigo triturado ou flocos de milho (*corn flakes*) misturados ao leite; e os chilenos e italianos regalavam-se com as massas (...) os membros da equipe japonesa consumiam quase meio quilo de arroz diariamente."

Durante os Jogos Olímpicos de 2004, em Atenas, cerca de 12.000 atletas de 197 países consumiram uma quantidade descomunal de alimentos. Naquela Olimpíada, atletas de alguns países utilizaram esquemas dietéticos específicos, enquanto os de nações menos desenvolvidas escolhiam livremente o que comer, muitas vezes combinando alimentos habituais com outros novos. Provavelmente, a maioria dos atletas consumia suplementos alimentares, incluindo vitaminas e minerais; uma parcela menor talvez ingerisse estimulantes, narcóticos, anabolizantes, diuréticos, peptídios, hormônios glicoproteicos e análogos, álcool, maconha, anestésicos locais, corticosteroides, betabloqueadores, β_2-agonistas e *doping*, todos proibidos pelo Comitê Olímpico Internacional.

Na guerra contra o uso de drogas ilícitas, nos Jogos Olímpicos de Pequim, em 2008, realizaram-se aproximadamente 4.500 testes, um aumento considerável em comparação aos 2.800 realizados nas Olimpíadas de Sydney, em 2000, e aos 3.700 aplicados nos Jogos de Atenas, em 2004. Em 2012, nos Jogos de Londres, o Comitê Organizador administrou aproximadamente 5.000 testes sob a autoridade do Comitê Olímpico

Alimentação oferecida pelos Jogos Olímpicos de Londres, em 2012

Alimentar atletas, equipes e espectadores é um enorme compromisso. Por esse motivo, as preparações para os Jogos Olímpicos de Londres, em 2012, seguiram um planejamento de mais de 2 anos, a fim de garantir para os 31 estádios em que se realizaram as mais de 955 competições: o total de 160.000 trabalhadores; suprimento de 14 milhões de refeições para 23.900 atletas e comitivas, além dos 20.600 jornalistas e repórteres; e alimentação para 4.800 membros das famílias dos atletas olímpicos e paraolímpicos. Na Vila Olímpica, em termos de quantidade de alimentos, os planos incluíram:

- 25.000 pães
- 232 toneladas de batatas
- 82 toneladas de frutos do mar
- 31 toneladas de aves
- Mais de 100 toneladas de carne
- 75.000 ℓ de leite
- 19 toneladas de ovos
- 21 toneladas de queijo
- Mais de 330 toneladas de frutas e vegetais.

Fonte: Dados disponíveis em http://www.london2012.com/documents/locog-publications/food-vision.pdf/.

Internacional (10% a mais do que os realizados em Pequim, onde 20 amostras tiveram resultado positivo). Além disso, foram realizados 1.200 exames adicionais de uma subamostra de todos os atletas dos Jogos Paraolímpicos de Londres, em 2012, em cujo processo o Comitê Olímpico Britânico desempenhou importante papel.

Especialistas estimaram que o percentual de atletas pegos usando *doping* seria de 1 a 2% em relação ao número total de testes. A *World Antidoping Authority*, porém, previu que esse número estaria na casa das dezenas, uma vez que casos novos na época mostravam que os atletas estavam mais "sofisticados" nas trapaças, voltando-se para agentes "mascarados" como a furosemida, uma "pílula de água" (diurético) usada para reduzir o inchaço e a retenção hídrica por meio da excreção de água pelos rins e de sal pela urina.

Até mesmo o mundo tecnológico e inteligente da atualidade é inundado por teorias tendenciosas, desinformação e engano explícito acerca da ligação entre nutrição e desempenho físico. As medidas durante os últimos 100 anos de competições olímpicas evidenciaram melhora inegável; porém, até agora ninguém estabeleceu relação com um padrão universal entre alimento e conquistas físicas. Diante disso, os atletas julgam ter todo direito de desejar qualquer substância capaz de conferir-lhes alguma vantagem competitiva, pois a vitória garante a glória e os contratos de patrocínio de milhões de dólares. Assim, a ânsia de reduzir alguns milissegundos em uma corrida ou de acrescentar alguns centímetros a um salto acaba convencendo-os a experimentar suplementos nutricionais e inúmeras substâncias, incluindo drogas ilícitas.

A procura pelo "Santo Graal" para aprimorar o desempenho físico não se limitou às últimas décadas. Nas civilizações antigas, atletas e treinadores também tentaram aprimorar as proezas atléticas. Apesar da falta de provas concretas, eles experimentaram sistematicamente rituais espirituais e substâncias nutricionais, acreditando que o natural e o sobrenatural poderiam proporcionar-lhes alguma vantagem. Durante os últimos 25 séculos, o método científico substituiu gradativamente o dogma e a prática ritualística como abordagem mais efetiva para a vida saudável e o desempenho físico ideal. Assim, o campo emergente da nutrição para o exercício utiliza as ideias de pioneiros em medicina, anatomia, física, química, higiene, nutrição e fisiculturismo, de modo a estabelecer um enorme acervo de conhecimento.

Uma compreensão objetiva da nutrição para o exercício possibilita reconhecer a importância da alimentação adequada e avaliar de maneira crítica a validade das alegações acerca dos suplementos nutricionais e das modificações dietéticas especiais, com o intuito de melhorar o biotipo, o desempenho físico e a resposta ao treinamento físico. O conhecimento da interação de nutrição e metabolismo constitui a base para as fases de preparação, desempenho e recuperação de um exercício intenso e/ou de um treinamento. No entanto, muitos indivíduos fisicamente ativos, incluindo alguns dos melhores atletas do mundo, obtêm informações nutricionais no vestiário e por meio de artigos de revistas e jornais, propagandas, vídeos de curta-metragem com fins comerciais, parceiros de treinamento, lojas de itens saudáveis e referências de atletas bem-sucedidos, em vez de obtê-las de técnicos bem-informados e especializados, *coaches*, médicos e profissionais de aptidão física e nutrição para o exercício. Consequentemente, muitos deles dedicam períodos consideráveis e realizam muitos esforços visando acumular energia para obter o desempenho e treinamento ideais, mas deixam de alcançar as metas devido a práticas nutricionais inadequadas, contraprodutivas e, às vezes, prejudiciais.

Pensando nisso, esperamos que esta quinta edição de *Nutrição para o Esporte e o Exercício* continue a proporcionar informações científicas "de ponta", não apenas para o atleta competitivo, mas também para todas as pessoas envolvidas em atividade física regular e treinamento.

Nutrição para o exercício no futuro: um novo olhar

"E se formos ignorantes quanto ao nosso passado, se formos indiferentes à nossa história e às pessoas que tanto fizeram por nós, não estaremos sendo apenas estúpidos, mas sim grosseiros". (Da 146ª Colação de Grau do Beloit College, 12 de maio de 1996. David McCollough, agraciado com o Prêmio Pulitzer.)

A linha do tempo adiante apresenta uma visão histórica global sobre indivíduos selecionados, desde o Renascimento até o século XXI, cujos trabalhos e experiências científicas demonstraram as íntimas conexões entre medicina, fisiologia, exercício e nutrição. A seção *Ligações com o passado*, presente em cada capítulo, descreve um seleto grupo desses pioneiros. Suas importantes conquistas proporcionaram uma poderosa base lógica para alicerçar um campo de estudo de tópicos integrados, o qual denominamos **Nutrição para o Exercício**.

Alguns consideram o currículo de nutrição para o exercício (em nível acadêmico ou universitário) como uma disciplina de Nutrição; porém, acreditamos que essa designação precisa ser atualizada. Em primeiro lugar, recomendamos a mudança de "Nutrição para o Esporte" para "Nutrição para o Exercício" (ou "Nutrição para a Atividade Física"). Isso porque o termo *exercício* engloba muito mais do que *esporte*, refletindo melhor muitos homens e mulheres ativos que não são necessariamente esportistas. Além disso, um programa acadêmico deveria ter como conteúdo central algo aplicável ao número cada vez maior de indivíduos fisicamente ativos, e esse tipo de currículo não deveria ser restrito a um departamento de nutrição ou a um departamento de ciência do exercício ou de cinesiologia. Pelo contrário, tal currículo merece uma identidade específica. A tabela a seguir apresenta, para a pesquisa e o estudo, seis áreas centrais que constituem a Nutrição para o Exercício, com tópicos específicos listados dentro de cada uma.

O foco é necessariamente interdisciplinar, de modo a sintetizar o conhecimento dos campos separados, porém correlatos, da nutrição e da cinesiologia. Inúmeros segmentos existentes adotam essa abordagem. Os bioquímicos, por exemplo, não

Seis áreas centrais para a pesquisa e o estudo no campo da Nutrição para o Exercício.

Aprimoramento nutricional	Nutrição ideal *versus* nutrição ideal para o exercício Área militar Estressores ambientais Dinâmica das viagens espaciais
Saúde e longevidade	Padrões de alimentação Interações de nutrição com atividade física Mortalidade e morbidade Padrões de exercício Reprodução Epidemiologia
Equilíbrio energético e composição corporal	Determinação do metabolismo Tamanho, forma e proporção corporais Dinâmica do exercício Controle do peso/excesso de gordura
Função fisiológica máxima	Demanda de proteínas, carboidratos e lipídios Fadiga e envelhecimento Necessidade de micronutrientes Estresse oxidativo Reparo de tecidos e crescimento Efeitos relacionados com o sexo
Crescimento ótimo	Tempo de vida normal e anormal Efeitos do exercício crônico Ossos, músculos e outros tecidos Efeitos no comportamento cognitivo Interações esporte-específicas
Segurança	Alimentação disfuncional Estresse induzido pelo calor e reposição de líquidos Substâncias ergogênicas/ergolíticas Uso abusivo de nutrientes

recebem treinamento profundo como químicos ou biólogos. Na verdade, sua capacitação como bioquímicos os torna mais competentes do que os químicos ou biólogos, cujos estudos têm enfoque mais restrito. A mesma inter-relação caracteriza um biofísico, um radioastrônomo, um biólogo molecular e um geofísico.

Existem precedentes históricos para a correlação dos campos que envolvem a nutrição e o exercício. O químico Lavoisier, por exemplo, utilizou a atividade física para estudar a respiração, provavelmente sem pensar que suas descobertas teriam impacto sobre outras áreas além da química. O renomado matemático e fisiologista A.V. Hill foi agraciado com o Prêmio Nobel em fisiologia ou medicina, não por seus estudos de matemática ou fisiologia em si, mas por seu trabalho integrado com o músculo, que ajudou a desvendar segredos acerca da bioquímica da contração muscular.

Na disciplina mais abrangente da Nutrição para o Exercício, os estudantes não se especializam somente em exercício ou nutrição; em vez disso, estudam aspectos de ambos os campos. Nosso conceito de currículo acadêmico concorda com as ideias do professor Franklin Henry, promovidas no final da década de 1960.[2] Trata-se de informações incluídas coletivamente em um curso formal de instrução que merece ser frequentado pelos próprios méritos.

Nutrição para o Exercício reúne conhecimentos de Fisiologia, Bioinformática, Química, Epidemiologia, Promoção da Saúde, Fisiologia do Exercício, Medicina, Nutrição e Psicologia. Por isso, os que desejam estudá-la não precisam ser químicos, fisiologistas do exercício ou nutricionistas muito proeminentes. Seu treinamento interdisciplinar confere uma perspectiva mais ampla e apropriada para que o estudante possa avançar em sua disciplina. Por exemplo, o fisiologista renal estuda os rins como órgão isolado, a fim de determinar sua função, utilizando com frequência o exercício como estímulo estressante; o cientista especializado em exercício mensura os efeitos dele sobre a função renal, enfatizando a fisiologia do exercício muito mais do que a fisiologia renal. Em contrapartida, o nutricionista do exercício poderia investigar de que maneira a combinação de dieta e atividade física exerce impacto sobre a função renal em geral e em circunstâncias como o treinamento, na vigência de um estresse induzido pelo calor. Os estudantes dessa nova disciplina procurarão pós-graduações e interesses profissionais em novas áreas de pesquisa, como regulação metabólica da massa corporal, administração da saúde e prevenção de doenças, crescimento humano ideal, desempenho fisiológico máximo, determinação/aprimoramento nutricional e efeitos ambientais, aconselhamento de saúde pessoal, dieta, além da importância dos alimentos e suplementos em diversos aspectos da medicina esportiva. Assim, com o crescimento de novas oportunidades profissionais para os graduados em Nutrição para o Exercício, outras possibilidades de pesquisa interdisciplinar e patrocínio surgirão. A relação íntima entre consumo alimentar, controle do peso, desempenho físico e resposta ao treinamento, além da manutenção da saúde ideal, claramente justifica a criação dessa disciplina e a procura por ela. Quanto a nós, recomendamos com insistência o estabelecimento de um currículo separado para unir campos diferentes e esperamos que outros compartilhem da nossa visão.

Referências

1. Grivetti LE, Applegate EA. From Olympia to Atlanta: a cultural-historical perspective on diet and athletic training. J Nutr. 1997; 127:860S-868S.
2. Henry FM. Physical education: an academic discipline. Proceedings of the 67th Annual Meeting of the National College Physical Education Association for Men, AAHPERD, Washington DC, 1964.

Linha do tempo

Principais marcos históricos em Nutrição para o Exercício no decorrer dos anos, de 1450 a 2000

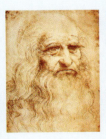

Leonardo da Vinci (1452-1519)
Mestre anatomista. Produziu desenhos extraordinários do coração e da circulação, que mostravam o ar alcançando as artérias pulmonares através dos brônquios, e não diretamente, através do coração, como ensinado pela medicina de Galeno.

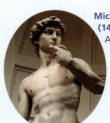

Michelangelo Buonarroti (1475-1564)
A estátua realista de "Davi" combina a anatomia científica com as proporções ideais do corpo.

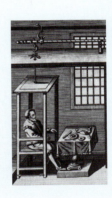

Santorio (1561-1636)
Para compreender o metabolismo, registrou com acurácia as mudanças no peso corporal durante um período de 30 anos. Publicou *De Medicina Statica Aphorismi (Aforismas Médicos)*, em 1614.

Balança de Santorio usada para determinar seu peso

1450   **1500**   **1600**

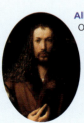

Albrecht Dürer (1471-1528)
O "Homem Quadrado" ilustrou as diferenças relacionadas com a idade nas proporções corporais.

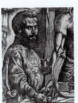

Andreas Vesalius (1514-1564)
Os incomparáveis *De Humani Corporis Fabrica* (sobre a composição corporal) e *De Fabrica* (1543), com base nas próprias dissecações, suplantaram os pronunciamentos galênicos tradicionais sobre anatomia humana.

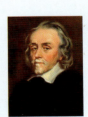

William Harvey (1578-1657)
Provou que o coração bombeava o sangue em uma única direção através de um sistema circulatório fechado.

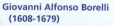
Giovanni Alfonso Borelli (1608-1679)
Utilizou modelos matemáticos para explicar a locomoção (*De Motu Animaliu*, 1680, 1681). Mostrou que os pulmões se enchiam de ar porque o volume do tórax aumentava quando o diafragma se deslocava inferiormente. Contestou a alegação galênica de que o ar esfriava o coração, ao demonstrar como a respiração, e não a circulação, tornava necessária a difusão do ar nos alvéolos.

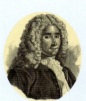
René-Antoine Fercault de Réaumur (1683-1757)
Comprovou, por experiências de regurgitação, que as secreções gástricas digerem os alimentos (*Digestion in Birds*, 1752).

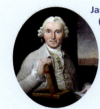
James Lind (1716-1794)
Erradicou o escorbuto ao acrescentar frutas cítricas à dieta dos marinheiros.

1620   1700   1735

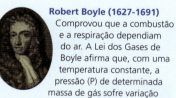
Robert Boyle (1627-1691)
Comprovou que a combustão e a respiração dependiam do ar. A Lei dos Gases de Boyle afirma que, com uma temperatura constante, a pressão (P) de determinada massa de gás sofre variação inversamente proporcional ao seu volume (V): $P_1V_1 = P_2V_2$.

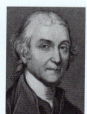
Joseph Priestley (1733-1804)
Descobriu o oxigênio ao aquecer óxido vermelho de mercúrio em um vaso fechado (*Observations on Different Kinds of Air*, 1773).

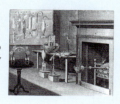
Laboratório de Priestley

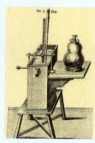
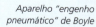
Aparelho "engenho pneumático" de Boyle

Stephen Hales (1677-1761)
Vegetable Statics (1727) descreveu como as modificações químicas ocorriam nos sólidos e nos líquidos após calcinação (oxidação durante a combustão) e como o sistema nervoso controlava a contração muscular.

Aparelho de combustão de Hales

Joseph Black (1728-1799)
Isolou o dióxido de carbono no ar produzido por fermentação (*Experiments Upon Magnesia Alba, Quickline, And Some Other Alcaline Substances*, 1756).

Lazzaro Spallanzani (1729-1799)
Provou que os tecidos do coração, do estômago e do fígado consomem oxigênio e liberam dióxido de carbono, até mesmo em seres vivos sem pulmões.

1620 — **1700** — **1735**

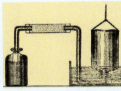

Henry Cavendish (1731-1810)
Identificou o hidrogênio produzido quando os ácidos se combinavam com metais (*On Factitious Air*, 1766). Provou que água se formava quando o "ar inflamável" (hidrogênio) era combinado com o "ar deflogisticado" (oxigênio) (*Experiments in Air*, 1784).

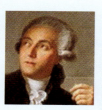

Antoine Laurent Lavoisier (1743-1794)
Quantificou os efeitos do trabalho muscular sobre o metabolismo ao medir os aumentos na captação de oxigênio, na frequência do pulso e na frequência respiratória. Provou que o ar atmosférico fornece oxigênio para a respiração animal e que o "calórico" (calor) liberado durante a respiração é, por sua vez, a fonte da combustão.

A.F. Fourcroy (1755-1809)
Demonstrou que ocorrem as mesmas proporções de nitrogênio em animais e plantas.

1740 — 1755 — 1775

Carl Wilhelm Scheele (1742-1786)
Descreveu o oxigênio ("fogo-ar") independentemente de Priestley e o "ar impuro" (ar flogisticado, denominado subsequentemente como nitrogênio) em uma experiência famosa com abelhas (*Chemical Treatise on Air and Fire*, 1777). As abelhas de Scheele sobreviveram no "fogo-ar" em um vaso fechado submerso em água calcária.

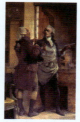

Claude Louis Berthollet (1748-1822)
Provou que os tecidos animais não contêm amônia, mas que o hidrogênio se une ao nitrogênio durante a fermentação para produzir amônia. Discordou do conceito de Lavoisier acerca da produção de calor: "A quantidade de calor liberada na oxidação incompleta de uma substância é igual à diferença entre o valor calórico total da substância e aquele dos produtos formados."

Joseph Louis Proust (1755-1826)
Formulou a "Lei das Proporções Definidas" (a constância química das substâncias possibilita a análise futura dos principais nutrientes, incluindo a avaliação metabólica pelo consumo de oxigênio).

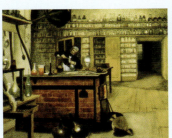

Metabolismo e Fisiologia do Século XIX
A morte prematura de Lavoisier (1794) não encerrou a pesquisa proveitosa em Nutrição e Medicina. Durante os 50 anos seguintes, os cientistas descobriram a composição química de carboidratos, lipídios e proteínas e esclareceram ainda mais a equação do equilíbrio energético.

Laboratório de química de Davey, onde ele isolou 47 elementos

François Magendie (1783-1855)
Estabeleceu a fisiologia experimental como uma ciência e fundou sua primeira revista (*Journal de Physiologie Expérimentale*). Provou que as raízes nervosas espinais anteriores controlam as atividades motoras, enquanto as posteriores controlam as funções sensoriais. Classificou os alimentos como nitrogenados ou não nitrogenados (*Précis élémentaire de Physiologie*, 1816), argumentando que são os alimentos, e não o ar, que fornecem nitrogênio aos tecidos.

1778 — **1800**

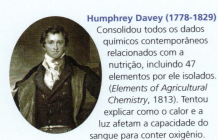

Humphrey Davey (1778-1829)
Consolidou todos os dados químicos contemporâneos relacionados com a nutrição, incluindo 47 elementos por ele isolados. (*Elements of Agricultural Chemistry*, 1813). Tentou explicar como o calor e a luz afetam a capacidade do sangue para conter oxigênio.

Joseph-Louis Gay-Lussac (1778-1850)
Provou que 20 substâncias animais e vegetais diferiam de acordo com a proporção de átomos de hidrogênio para átomos de oxigênio. Designou uma classe de compostos (sacarina) identificada posteriormente como carboidratos. Provou a equivalência do percentual de oxigênio no ar ao nível do mar e acima dele.

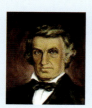

William Beaumont (1785-1853)
Explicou a digestão humana *in vitro* e *in vivo*.

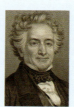

Michel Eugène Chevreul (1786-1889)
Explicou que as gorduras consistem em ácidos graxos e glicerol (*Chemical Investigations of Fat*, 1823). Cunhou o termo "margarina" e mostrou que o toucinho consiste em duas gorduras principais, as quais denominou *estearina* e *elaína*. Com Gay-Lussac, patenteou a fabricação da vela de ácido esteárico (ainda utilizada).

1778 — **1800**

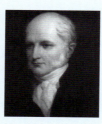

William Prout (1785-1850)
Foi o primeiro a separar as substâncias alimentares na moderna classificação de carboidratos, lipídios e proteínas. Mensurou o dióxido de carbono exalado por homens que se exercitavam até a fadiga (*Annals of Philosophy*, 2:328, 1813) e mostrou que a caminhada eleva a sua produção até um platô (anunciando o moderno conceito de permuta gasosa em condição estável). Provou que o HCl livre aparecia no suco gástrico. Foi o primeiro a preparar a ureia pura. Enalteceu o leite como alimento perfeito em *Treatise on Chemistry, Meteorology, and the Function of Digestion* (1834).

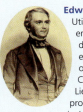

Edward Smith (1819-1874)
Utilizou a espirometria em circuito fechado para determinar o metabolismo energético durante o exercício forçado. Contestou a alegação de Liebig de que apenas a proteína funciona como fonte primária de potência muscular.

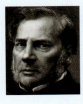

Jean Baptiste Boussingault (1802-1884)
Pai da "agricultura científica". Determinou os efeitos da ingestão de cálcio, ferro e outros nutrientes (particularmente o nitrogênio) sobre o equilíbrio energético em animais e seres humanos.

Justus von Liebig (1803-1873)
Químico importante de sua época, afirmava, sem evidências, que o exercício vigoroso realizado por seres humanos e animais exigia alta ingestão de proteínas. No entanto, as experiências de 1850 realizadas por outros pesquisadores refutaram suas asserções.

Edward Hitchcock Jr. (1828-1911)
Professor do *Amherst College*, foi o pioneiro da avaliação antropométrica do biotipo e treinamento, bem como dos testes científicos para força muscular.

1800 1820 1835

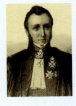

Gerardus Johannis Mulder (1802-1880)
Estabeleceu o campo da química fisiológica (*General Physiological Chemistry*, 1854). Pesquisou as substâncias albuminosas, as quais denominou como *proteínas*. Defendeu ardorosamente o papel da sociedade na promoção de uma nutrição de alta qualidade. Estabeleceu os padrões mínimos para o consumo de proteínas (trabalhadores, 120 g/dia; outros, 60 g).

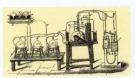

Henri Victor Regnault (1810-1878)
Desenvolveu a espirometria em circuito fechado para determinar o quociente respiratório (VCO_2/VO_2). Estabeleceu a relação entre tamanho corporal e metabolismo (produção de calor). Na imagem, uma câmara para respiração de pequenos animais.

Carl von Voit (1831-1908)
Refutou a asserção de Liebig acerca da proteína como principal fonte energética, ao demonstrar que a degradação dela não aumenta proporcionalmente com a intensidade ou a duração do exercício.

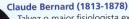

Claude Bernard (1813-1878)
Talvez o maior fisiologista experimental de todos os tempos. Suas descobertas em fisiologia reguladora ajudaram os futuros cientistas a compreender como o metabolismo e a nutrição afetam o exercício.

Eduard Pflüger (1829-1910)
Foi o primeiro a demonstrar que alterações minúsculas na pressão parcial dos gases no sangue afetam a velocidade de liberação e de transporte do oxigênio através das membranas capilares. Assim, comprovou-se que não é apenas o fluxo sanguíneo que dita como os tecidos utilizam o oxigênio.

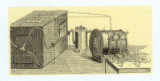

Max Joseph von Pettenkofer (1818-1901)
Aperfeiçoou o calorímetro respiratório para estudar o metabolismo humano e animal. Iniciou estudos de higiene científica (qualidade do ar e da água, composição do solo e água do solo, conteúdo em umidade das estruturas, controle da ventilação, funções da vestimenta e propagação das doenças). Descobriu a creatinina (aminoácido na urina) e fundou *Zeitschrift für Biologie* (1865, junto com Voit) e *Zeitschrift für Hygiene* (1885).

Câmara respiratória de Pettenkofer, de 1863. A imagem contém o aparelho inteiro. À direita, há um detalhe mostrando a experiência humana. O ar fresco era bombeado para dentro da câmara vedada, e o ar expirado, examinado para determinar o conteúdo de dióxido de carbono

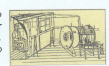

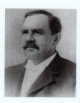

Wilbur Olin Atwater (1844-1907)
Publicou a composição química de 2.600 alimentos norte-americanos (1896), ainda utilizada nos bancos de dados modernos sobre consumo de alimento. Realizou estudos calorimétricos humanos e confirmou que a lei de conservação da energia controla a transformação da matéria no corpo humano e no mundo inanimado.

Frederick Gowland Hopkins (1861-1947)
Isolou e identificou a estrutura do aminoácido triptofano (Prêmio Nobel em 1929, em Medicina ou Fisiologia).

Russel Henry Chittenden (1856-1943)
Recuperou a atenção da comunidade científica para a necessidade de proteína animal pelo homem quando em repouso ou ao exercitar-se. Não ocorreu debilidade com ingestão inferior a 1 g de proteína por quilo de massa corporal tanto em homens normais quanto em jovens atletas (*Physiological economy in nutrition, with special references to The minimal proteid requirement of the healthy man. An experimental study*, 1897).

1835 — **1850** — **1860**

Austin Flint Jr. (1836-1915)
Autor prolífico e pesquisador em fisiologia, registrou tópicos de importância para a ciência emergente da Fisiologia do Exercício e a ciência futura da Nutrição para o Exercício. Seu compêndio de 987 páginas de cinco livros anteriores (*The physiology of man; Designed to represent the existing state of physiological science as applied to the functions of the human body*, 1877) resumiu o conhecimento acerca de exercício, circulação e nutrição das literaturas francesa, alemã, inglesa e americana.

Nathan Zuntz (1847-1920)
Elaborou o primeiro aparelho metabólico portátil para determinar a permuta respiratória em animais e seres humanos em diferentes altitudes. Provou que os carboidratos são os precursores da síntese de lipídios, e que os lipídios e carboidratos não devem ser consumidos em quantidades iguais. Zuntz produziu 430 artigos acerca de: sangue e gases sanguíneos, circulação, mecânica e química da respiração, metabolismo geral e de alimentos específicos, metabolismo energético e produção de calor, e digestão.

Max Rubner (1854-1932)
Descobriu a lei isodinâmica e os valores calóricos dos alimentos (4,1 kcal/g para as proteínas e os carboidratos; 9,3 kcal/g para os lipídios). A lei da área superficial de Rubner afirma que a produção de calor em repouso é proporcional à área superficial corporal, e que o consumo de alimento faz aumentar a produção de calor (efeito SDA).

Nutrição para o Esporte e o Exercício

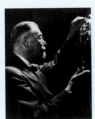

Augusto Krogh (1874-1949)
Ganhou o Prêmio Nobel de Fisiologia ou Medicina em 1920, pela descoberta do mecanismo que controla o fluxo sanguíneo capilar no músculo em repouso e ativo (em rãs). Os 300 artigos científicos publicados por Krogh relacionam a fisiologia do exercício com a nutrição e o metabolismo.

1870 — **1900**

Francis Gano Bento (1870-1957)
Realizou estudos exaustivos sobre o metabolismo energético em recém-nascidos, crianças e adolescentes em crescimento, pessoas em inanição, atletas e vegetarianos. Elaborou "quadros metabólicos padronizados" sobre sexo, idade, altura e peso, a fim de comparar o metabolismo energético em pessoas normais com o de pacientes.

Otto Fritz Meyerhof (1884-1951)
Prêmio Nobel de Fisiologia ou Medicina com A.V. Hill em 1923, por terem elucidado as características cíclicas da transformação intermediária da energia celular.

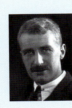

Archibald Vivian (A.V.) Hill (1886-1977)
Prêmio Nobel de Fisiologia ou Medicina com Meyerhof em 1922, pelas descobertas acerca dos eventos químicos e mecânicos na contração muscular.

Material Suplementar

Este livro conta com o seguinte material suplementar:

- Lista completa das referências bibliográficas da obra
- Respostas das questões referentes aos boxes *Saúde pessoal e nutrição para o exercício*.

O acesso ao material suplementar é gratuito. Basta que o leitor se cadastre e faça seu *login* em nosso *site* (www.grupogen.com.br), clicando em GEN-IO, no menu superior do lado direito.

O acesso ao material suplementar on-line fica disponível até seis meses após a edição do livro ser retirada do mercado.

Caso haja alguma mudança no sistema ou dificuldade de acesso, entre em contato conosco (gendigital@grupogen.com.br).

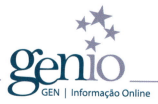

GEN-IO (GEN | Informação Online) é o ambiente virtual de aprendizagem do GEN | Grupo Editorial Nacional

Sumário

PARTE 1 — Nutrientes dos Alimentos: Estrutura, Função, Digestão, Absorção e Assimilação, 1

Capítulo 1 Macronutrientes, 2
Capítulo 2 Micronutrientes e Água, 46
Capítulo 3 Digestão e Absorção de Nutrientes, 96

PARTE 2 — Bioenergética dos Nutrientes Durante o Exercício e o Treinamento, 127

Capítulo 4 Papel dos Nutrientes na Bioenergética, 128
Capítulo 5 Metabolismo dos Macronutrientes Durante o Exercício e o Treinamento, 166
Capítulo 6 Medida da Energia nos Alimentos e Durante a Atividade Física, 186

PARTE 3 — Nutrição Ideal para a Pessoa Fisicamente Ativa, 217

Capítulo 7 Como Fazer Escolhas Nutricionais Recomendadas e Saudáveis para o Indivíduo Fisicamente Ativo, 218
Capítulo 8 Considerações Nutricionais para o Treinamento Intenso e a Competição Esportiva, 264
Capítulo 9 Como Fazer Escolhas Sábias no Supermercado, 291

PARTE 4 — Termorregulação e Balanço Hídrico durante o Estresse Térmico, 327

Capítulo 10 Atividade Física: Termorregulação, Balanço Hídrico e Reidratação, 328

PARTE 5 — Suplementos Ergogênicos, 359

Capítulo 11 Avaliação dos Suplementos Ergogênicos Farmacológicos e Químicos, 360
Capítulo 12 Avaliação dos Recursos Ergogênicos Nutricionais, 401

PARTE 6 — Composição Corporal, Controle de Peso e Transtornos Alimentares, 431

Capítulo 13 Avaliação da Composição Corporal e Observações Específicas para Esportes, 432
Capítulo 14 Balanço Energético, Atividade Física e Controle do Peso, 490
Capítulo 15 Transtornos Alimentares, 533

Apêndice A Avaliação da Ingestão Energética e de Nutrientes: Diário Alimentar de 3 Dias, 569
Apêndice B Composição Corporal Característica de Atletas de Diferentes Esportes, 578
Apêndice C Registro de Atividade Física de 3 Dias, 582

Índice Alfabético, 587

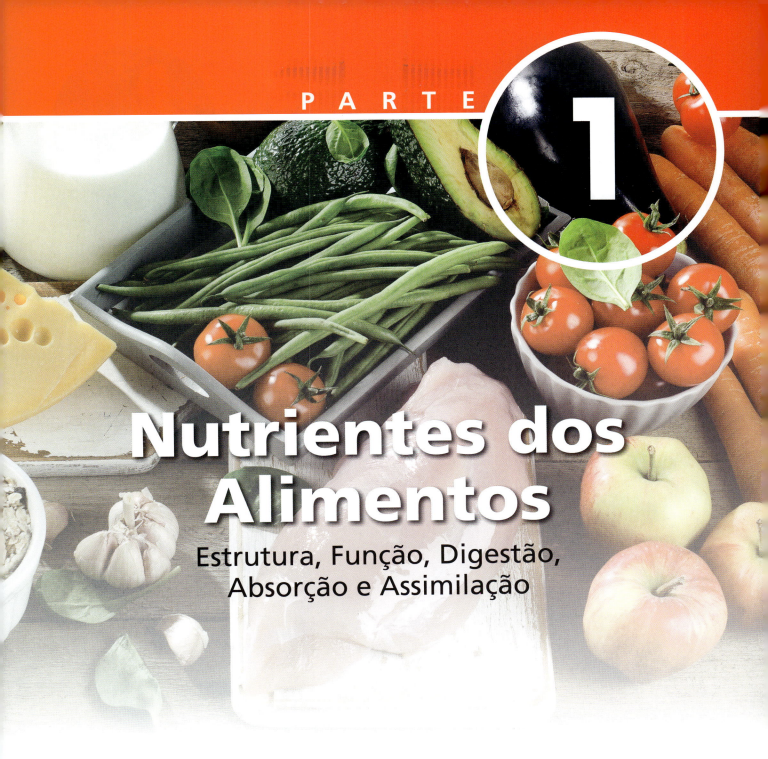

PARTE 1

Nutrientes dos Alimentos

Estrutura, Função, Digestão, Absorção e Assimilação

Capítulo 1 **Macronutrientes, 2**
Capítulo 2 **Micronutrientes e Água, 46**
Capítulo 3 **Digestão e Absorção de Nutrientes, 96**

Capítulo 1

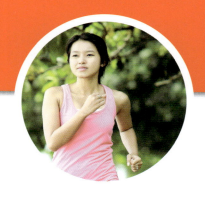

Macronutrientes

Destaques

- Átomos: elementos estruturais da natureza
- Carbono: o elemento versátil

Carboidratos
- Natureza dos carboidratos
- Tipos e fontes
- Ingestão dietética recomendada

- Papel no corpo

Lipídios
- Natureza dos lipídios
- Tipos e fontes
- Consumo lipídico recomendado
- Papel no corpo

Proteínas
- Natureza das proteínas
- Tipos e fontes
- Ingestão proteica diária recomendada
- Papel no corpo

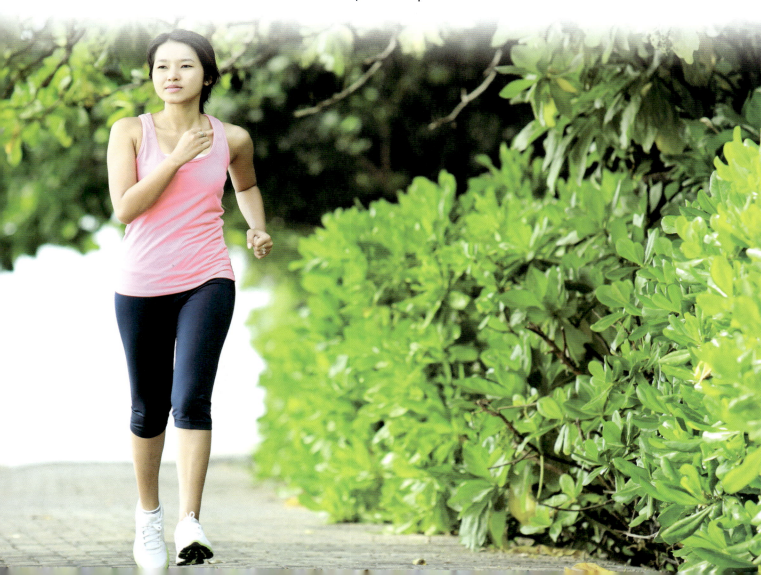

Teste seu conhecimento

Selecione verdadeiro ou falso para as 10 afirmações abaixo e confira as respostas que se encontram ao fim do capítulo. Refaça o teste após terminar de ler o capítulo; você deve acertar 100%!

		Verdadeiro	Falso
1.	Os carboidratos são formados por átomos de carbono, oxigênio, nitrogênio e hidrogênio.	○	○
2.	A glicose pode ser sintetizada a partir de alguns aminoácidos no corpo.	○	○
3.	A principal função das fibras dietéticas é fornecer energia para o trabalho biológico.	○	○
4.	A ingestão de carboidratos por pessoas fisicamente ativas deve compor cerca de 40% da ingestão calórica total.	○	○
5.	Pessoas que consomem carboidratos simples apresentam baixo risco de ganho de peso.	○	○
6.	Uma determinada quantidade de carboidratos, lipídios e proteínas contém a mesma energia.	○	○
7.	O colesterol é encontrado predominantemente no reino animal, mas alguns tipos de plantas também contêm esse derivado lipídico.	○	○
8.	Veganos apresentam um risco mais elevado de desnutrição energética ou de nutrientes do que as pessoas que consomem alimentos tanto de fontes vegetais quanto de fontes animais.	○	○
9.	Como regra geral, consumir uma quantidade extra de proteína de alta qualidade acima dos níveis recomendados facilita o ganho de massa muscular.	○	○
10.	Os homens geralmente apresentam um percentual menor de gordura corporal do que as mulheres, então a necessidade proteica (por quilograma de massa corporal) dos homens é maior do que a das mulheres.	○	○

Os nutrientes carboidratos, lipídios e proteínas fornecem a energia para manter as funções corporais durante o repouso e durante todos os tipos de atividades físicas. Além de seus papéis como combustíveis biológicos, essas três grandes substâncias **macronutrientes** ajudam a manter a integridade estrutural e funcional do organismo. Este capítulo foca na estrutura, na função e na fonte dietética de cada um dos macronutrientes.

Átomos: elementos estruturais da natureza

Dos 118 átomos ou elementos químicos distintos identificados na natureza, a massa do organismo é formada por cerca de 3% de nitrogênio, 10% de hidrogênio, 18% de carbono e 65% de oxigênio. Esses átomos desempenham um papel central na composição química dos nutrientes e servem de unidades estruturais para as substâncias biologicamente ativas do corpo. Em 2017, a União Internacional de Química Pura e Aplicada (IUPAC; https://iupac.org) proclamou oficialmente a adição desses quatro elementos e seus símbolos, juntamente com uma nova Tabela Periódica; nihônio (Nh), moscóvio (Mc), tenessino (Ts) e oganessônio (Og). Pesquisas futuras devem agora determinar se esses novos elementos contribuem de maneira positiva ou negativa para o suprimento de alimentos do mundo e quaisquer consequências para a cadeia de suprimentos de alimentos.

A união entre dois ou mais átomos forma uma molécula cujas propriedades particulares dependem de seus átomos específicos e de sua organização interna. A glicose é a glicose por causa da organização dos três tipos diferentes de átomos que constituem os 24 átomos dessa molécula, mas pode haver um arranjo ligeiramente diferente dos átomos que altera a configuração da molécula. Por exemplo, o isômero D chamado D-glicose, conhecido como dextrose, ocorre livremente por toda a natureza e serve como fonte primária de energia para os organismos vivos. Em contraste, o isômero L menos comum (L-glicose) é uma imagem espelhada ligeiramente diferente da D-glicose.

A diferença entre as formas D e L-glicose refere-se a uma variação específica no arranjo do grupo OH ou hidroxila mostrado ao longo do esqueleto da cadeia do carbono. Como os átomos ao longo da cadeia permanecem combinados em sua forma específica? O processo envolve **ligação química** – o compartilhamento de elétrons entre os átomos, como ocorre quando os átomos de hidrogênio e de oxigênio se juntam, formando uma molécula de água (ou quando os átomos se combinam para formar o grupo hidroxila OH na glicose). A força de atração entre as cargas negativas e positivas age como uma ligação, ou "cimento químico", mantendo os átomos unidos em uma molécula. Um agregado maior de matéria (uma substância) se forma quando uma ou mais moléculas se ligam quimicamente. A substância pode adotar os estados gasoso, líquido ou sólido, dependendo das forças de interação das moléculas. A alteração das forças pela remoção, transferência ou troca de elétrons libera energia, parte da qual alimenta as funções celulares – notavelmente a criação, liberação e transferência de energia necessária a cada segundo de cada dia durante a vida de uma pessoa.

Carbono: o elemento versátil

Todos os nutrientes contêm carbono, exceto a água e os sais minerais. Quase todas as substâncias dentro do corpo são formadas por compostos contendo carbono (**orgânicos**). Os átomos de carbono compartilham ligações químicas com outros átomos de carbono e com átomos de outros elementos, formando grandes moléculas com cadeias de carbono. As ligações específicas entre os átomos de carbono, hidrogênio e oxigênio formam os lipídios e os carboidratos, enquanto a adição de nitrogênio e de determinados minerais forma uma molécula de proteína. Os átomos de carbono ligados a hidrogênio, oxigênio e nitrogênio também agem como as unidades atômicas básicas para as estruturas mais refinadas do corpo, dos quais existem centenas de milhares.

CARBOIDRATOS

Natureza dos carboidratos

Todas as células vivas contêm carboidratos – uma classe de moléculas orgânicas que inclui quatro categorias de carboidratos – **monossacarídeos**, **dissacarídeos**, **oligossacarídeos** e **polissacarídeos** ("sacarídeo" deriva do grego *sakkharon*, que significa "açúcar"). Exceto a lactose e uma pequena quantidade de glicogênio proveniente de animais, as plantas são a principal fonte de carboidratos na dieta humana. Como o nome sugere, os carboidratos contêm carbono e água. A combinação dos átomos de carbono, hidrogênio e oxigênio forma uma molécula de carboidrato (açúcar) com uma fórmula geral $(CH_2O)n$, na qual *n* é igual a de 3 a 7 átomos de carbono, com ligações simples ligando-os aos átomos de hidrogênio e de oxigênio. A pesquisa nutricional se concentrou mais em carboidratos que contêm cinco e seis átomos de carbono.

A **Figura 1.1** apresenta a estrutura química da glicose, o açúcar mais comum, junto com outros carboidratos sintetizados pelas plantas durante a fotossíntese com a adição de clorofila $(C_{55}H_{72}MgN_4O_5)$, a molécula pigmentada que absorve a luz solar e usa essa energia para sintetizar carboidratos. Observe a estrutura de glicose em anel fechado. A glicose contém seis átomos de carbono, 12 de hidrogênio e seis de oxigênio, apresentando a fórmula química $C_6H_{12}O_6$. Cada átomo de carbono tem quatro sítios de ligação que podem se ligar a outros átomos, incluindo carbonos. As ligações do carbono que não são ocupadas por outros átomos de carbono permanecem "livres" para aceitar hidrogênio (com apenas um sítio de ligação), oxigênio (com dois sítios de ligação) ou uma combinação hidroxila entre oxigênio e hidrogênio (OH). A frutose e a galactose, dois outros açúcares simples, têm a mesma fórmula química da glicose, mas com ligações entre carbono e hidrogênio e carbono e oxigênio levemente diferentes. Isso faz com que a frutose, a galactose e a glicose tenham funções únicas, cada uma com suas próprias características bioquímicas distintas.

Tipos e fontes

O número de açúcares simples vinculados à molécula de carboidrato distingue cada tipo de carboidrato.

Monossacarídeos

A molécula de monossacarídeo representa a unidade básica dos carboidratos. Existem mais de 200 monossacarídeos na natureza. A quantidade de átomos de carbono em sua estrutura em anel determina a sua categoria. A palavra grega para esse número, terminada em "ose", indica que eles representam açúcares. Por exemplo, monossacarídeos com três carbonos são trioses, açúcares com quatro carbonos são tetroses, açúcares com cinco carbonos são pentoses, açúcares com seis carbonos são hexoses e açúcares com sete carbonos são heptoses. Os açúcares hexoses glicose, frutose e galactose constituem os monossacarídeos nutricionalmente mais importantes. A glicose, também conhecida como dextrose ou açúcar do sangue, ocorre naturalmente nos alimentos. A digestão de carboidratos mais complexos igualmente produz glicose. Além disso, os animais também produzem glicose a partir da **gliconeogênese**, sintetizando-a principalmente no fígado a partir de esqueletos de carbono de aminoácidos específicos e do glicerol, do piruvato e do lactato. O intestino delgado absorve a glicose, onde ela pode então desempenhar uma das seguintes funções:

- Ser utilizada diretamente pelas células para a produção de energia

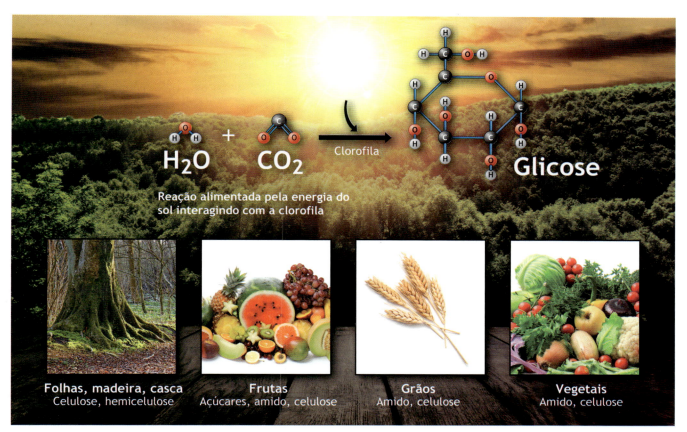

Figura 1.1 Estrutura tridimensional do anel da molécula simples de glicose de açúcar formada durante a fotossíntese quando a energia da luz solar interage com a água, o dióxido de carbono e o pigmento verde clorofila. (Adaptada, com permissão, de McArdle WD, Katch FI, Katch VL. Essentials of exercise physiology. 5. ed. Baltimore: Wolters Kluwer Health; 2016.)

- Ser armazenada como glicogênio nos músculos e no fígado para uso posterior
- Ser convertida em lipídio e armazenada para geração de energia.

A frutose (também chamada de levulose ou açúcar das frutas), o açúcar simples mais doce, ocorre em grandes quantidades nas frutas e no mel. O mel consiste em aproximadamente 75% de açúcares, dos quais glicose e frutose compreendem cerca de metade, dependendo da fonte de néctar. O mel contribui para cerca de 9% da ingestão energética média nos EUA. O intestino delgado absorve a frutose diretamente para o sangue e o fígado a converte lentamente em glicose. A galactose não ocorre abundantemente na natureza; ela forma o açúcar do leite (lactose), encontrado nas glândulas mamárias dos animais mamíferos. No corpo, a galactose é convertida em glicose para o metabolismo energético. As principais fontes alimentares de galactose incluem lactose de leite e iogurte; a galactose é menos doce que a glicose e a frutose. Embora a glicose, a frutose e a galactose compartilhem a mesma fórmula química – $C_6H_{12}O_6$ – o arranjo de átomos dentro de cada molécula permanece diferente.

Dissacarídeos e oligossacarídeos

A combinação de duas moléculas de monossacarídeos forma um dissacarídeo, ou açúcar duplo no processo químico de síntese da desidratação. Os monossacarídeos e os dissacarídeos são chamados coletivamente de açúcares ou **açúcares simples**.

Cada dissacarídeo inclui a glicose como componente principal. Os três dissacarídeos com importância nutricional incluem:

1. **Sacarose:** o dissacarídeo mais comum na dieta; é formado por partes iguais de glicose e frutose. A sacarose contribui para cerca de 25% da ingestão energética total nos EUA. A sacarose ocorre naturalmente na maioria dos alimentos que contêm carboidratos, particularmente na beterraba, na cana-de-açúcar, no açúcar mascavo, no sorgo, no xarope de bordo e no mel. O mel, mais doce do que o açúcar de cozinha por causa de seu conteúdo maior de frutose, não oferece vantagem nutricional ou como fonte energética.
2. **Lactose:** encontrada naturalmente apenas no açúcar do leite; é formada por glicose e galactose. Sendo o dissacarídeo menos doce, a lactose pode ser processada artificialmente e está presente frequentemente em refeições líquidas altamente calóricas e ricas em carboidratos. Uma porção substancial da população mundial é intolerante à lactose; esses indivíduos não têm quantidades adequadas da enzima lactase do intestino delgado, que divide a lactose em glicose e galactose durante a digestão. Essa condição dificulta a digestão do açúcar no leite e produtos lácteos; os resultados finais levam a graus variados de dor de estômago e intestino

(gases excessivos, inchaço, diarreia, cólicas, vômitos). Os alimentos que contêm lactose incluem sorvete, cremes, queijo, manteiga e todas as variedades de chocolate. Infelizmente, a Food and Drug Administration (FDA) descobriu que os chocolates feitos com açúcares de leite, mesmo os chocolates escuros promovidos como "sem lactose", continham produtos lácteos em 61% dos chocolates avaliados (www.fda.gov/ForConsumers/ConsumerUpdates/ucm433555.htm). Assim, indivíduos sensíveis ou alérgicos ao leite devem saber que mesmo os produtos de chocolate amargo são uma opção de alto risco para alimentos.

3. **Maltose:** composta por duas moléculas de glicose; ocorre na cerveja, nos cereais e nas sementes germinadas. Também chamada de açúcar do malte, a maltose exerce apenas uma pequena contribuição para o teor de carboidratos das dietas.

Os **oligossacarídeos** (*oligo* em grego significa alguns) são formados pela combinação de três a nove resíduos de monossacarídeos. As principais fontes dietéticas de oligossacarídeos são os vegetais, particularmente as leguminosas (uma categoria que inclui ervilhas, em geral feijões [feijão-roxo, feijão-branco, feijão-carioca, feijão-de-lima, grão-de-bico, broto de feijão], amendoins e lentilhas).

Açúcares fornecem sabor e doçura aos alimentos

Receptores na língua reconhecem diversos açúcares e até mesmo detectam algumas substâncias que não são carboidratos. Os açúcares variam em doçura em uma base calculada por grama. Por exemplo, a frutose é quase duas vezes mais doce do que a sacarose tanto em condições ácidas quanto em condições doces; a sacarose é 30% mais doce do que a glicose, e a lactose tem menos da metade da doçura da sacarose. Os açúcares rotineiramente adicionados em muitos alimentos aumentam sua doçura para melhorar a experiência da alimentação.

A imagem ilustra uma descrição clássica de onde ocorre a sensação de sabor na língua. Na realidade, um único botão gustativo da língua contém de 50 a 100 células receptoras, que monitoram todas as sensações gustativas. Cada célula gustativa inclui células gustativas especializadas em sua superfície arredondada ou apical na frente da língua. Alguns receptores sentem um sabor salgado, enquanto outros sentem doce, amargo e umami (um popular intensificador de sabor asiático e um dos cinco gostos básicos; ver Capítulo 3).

Polissacarídeos

O termo *polissacarídeo* se refere à ligação glicosídica de 10 a milhares de resíduos de monossacarídeos. Os polissacarídeos são classificados em categorias vegetais e animais. As células que armazenam carboidratos para energia unem moléculas de açúcares simples em formas de polissacarídeo mais complexas. Isso reduz o efeito osmótico dentro da célula que poderia ocorrer com o armazenamento de um valor energético semelhante na forma de moléculas de açúcares mais simples.

Promoção de bebidas açucaradas e tentativas de conter o entusiasmo

Não é de surpreender que a maioria das empresas de refrigerantes continue promovendo o consumo de bebidas açucaradas em todas as formas de mídia, apesar de fortes evidências de que qualquer sucesso com publicidade direcionada aumente o risco de obesidade, diabetes tipo 2, doenças cardíacas, doenças do fígado gorduroso e outros problemas de saúde consequentes. Em um estudo, os pesquisadores alimentaram adultos com idades entre 18 e 40 anos com bebidas adoçadas com xarope de milho com alto teor de frutose para fornecer em doses graduadas até 25% do total de calorias diárias por 2 semanas. Ocorreu uma relação dose-resposta para três importantes marcadores de saúde – quanto maior a dose, maior o LDL-colesterol, os triacilgliceróis após as refeições e os níveis séricos de ácido úrico.

Com base em evidências científicas acumuladas e em uma tentativa sem precedentes de reduzir o entusiasmo do público por consumir bebidas açucaradas, a cidade da Filadélfia, em junho de 2016, votou para se tornar a segunda cidade americana (Berkeley, CA, foi a primeira em 2014, seguida por San Francisco e Oakland) para impor um "imposto de refrigerante" de 1,5 centavo por 30 mℓ de bebidas com adição de açúcar e adoçadas artificialmente, apesar de uma campanha multimilionária do poderoso *lobby* de bebidas para bloqueá-la. O imposto acrescenta 18 centavos ao custo de uma lata de refrigerante, US$ 1,08 por uma embalagem de seis latas e US$ 1,02 por uma garrafa de 2 ℓ. O novo imposto se soma ao imposto sobre vendas de 8% que incide em refrigerantes, porque esses produtos são classificados como alimentos. O ímpeto do imposto da Filadélfia foi desencorajar o consumo de refrigerante para melhorar a saúde geral, porque mais de 68% dos adultos e 41% das crianças estavam com sobrepeso ou obesidade. O *lobby* do setor se opôs à legislação com base no excesso de abrangência, interferindo nas decisões pessoais sobre o que e o que não consumir.

Fonte: Ma J et al. Sugar-sweetened beverage, diet soda, and fatty liver disease in the Framingham Heart Study cohorts. J Hepatol. 2015; 63:462.

Polissacarídeos vegetais

O amido e a fibra representam os dois tipos comuns de polissacarídeos vegetais. Em plantas, o **amido** funciona como um modo de armazenamento de carboidratos e representa o tipo mais familiar de polissacarídeo vegetal. O amido aparece como grânulos grandes no citoplasma da célula e é abundante em sementes, no milho e em vários grãos que são utilizados para fazer pães, cereais, espaguete e confeitaria. Também existem grandes quantidades de amido em ervilhas, feijões, batatas e raízes, nos quais ele serve como energia futura da planta. O amido vegetal ainda é uma fonte importante de carboidratos na dieta norte-americana, contribuindo para aproximadamente 50% da ingestão total diária de carboidratos. Esse consumo diário de amido diminuiu cerca de 30% desde a virada do século XX, enquanto o consumo de açúcares simples teve um aumento correspondente de 30 a 50% da ingestão total de carboidratos. O termo **carboidrato complexo** se refere comumente ao amido dietético.

O amido existe em duas formas: a **amilose**, uma cadeia longa e reta de unidades de glicose organizada em uma espiral helicoidal, e a **amilopectina**, uma ligação monossacarídica altamente ramificada (**Figura 1.2**). A proporção relativa de cada forma de amido determina as características específicas do amido em uma espécie vegetal em particular. Por exemplo, a predominância de uma forma sobre a outra determina a "digestibilidade" do alimento contendo amido. A ramificação do polímero de amilopectina expõe uma área superficial maior para as enzimas digestivas do que os amidos cujas unidades de glicose alinham-se em cadeia. Os amidos com um teor relativamente alto de amilopectina são digeridos e absorvidos rapidamente, enquanto os amidos com alto teor de amilose apresentam uma taxa mais lenta de decomposição química durante a hidrólise. Os Capítulos 7 e 8 discutem mais sobre a importância dos diferentes tipos de carboidratos na alimentação antes, durante e após um exercício extenuante.

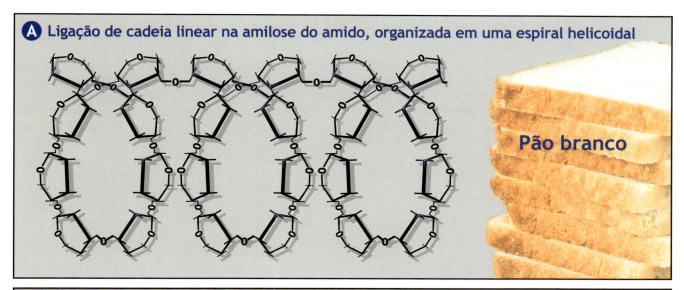

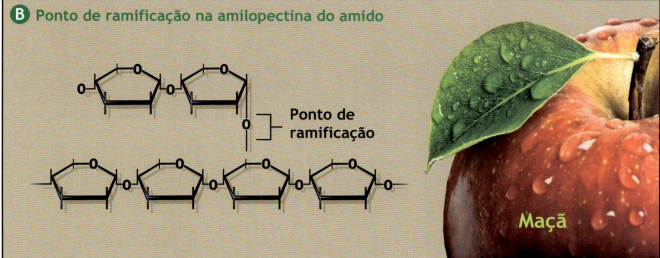

Figura 1.2 Dois tipos de amido vegetal. **A.** Ligações em cadeia linear com resíduos de glicose não ramificados (ligações glicosídicas) no amido amilose. **B.** Ponto de ramificação na molécula de amido amilopectina altamente ramificada. A estrutura da amilopectina parece linear, mas na realidade ela existe como uma espiral helicoidal.

insolúveis em água, mas que são solúveis em álcalis), pectina (forma géis com açúcares e ácidos e dá às maçãs uma textura crocante) e as ligninas não carboidratos, que dão rigidez às paredes celulares vegetais (seu teor aumenta com a maturidade da planta).

LIGAÇÕES COM O PASSADO

Justus von Liebig (1803-1873)

Depois de estudar na França com o famoso químico e físico francês Gay-Lussac (1778-1850), que foi pioneiro em estudos sobre o comportamento dos gases (p. ex., em volume constante, uma pressão ideal do gás permanece diretamente proporcional à sua temperatura absoluta (Kelvin), Justus von Liebig tornou-se professor de química na Universidade de Giessen aos 21 anos. Ele dominou a química orgânica e a química agrícola. Nos anos posteriores, suas ideias sobre os constituintes adequados dos fertilizantes foram criticadas porque os benefícios não puderam ser substanciados. Liebig criou um grande e moderno laboratório de química que atraiu numerosos estudantes que se estabeleceram com distinção em seus futuros empreendimentos. Liebig reestudou os compostos proteicos dos alcaloides e concluiu que o esforço muscular de cavalos ou humanos exigia que as proteínas funcionassem adequadamente, não apenas carboidratos e lipídios.

Bioma intestinal afeta o ganho de peso e a obesidade. A neurocientista Dra. Sandra Aamodt (www.sandraaamodt.com), em seu livro *Por que as dietas nos engordam: as consequências não intencionais de nossa obsessão com a perda de peso* (Penguin Random House, Nova York), explora a relação entre bioma – a massa intestinal de microrganismos composta por dezenas de trilhões de bactérias – e a epidemia mundial de obesidade em espiral fora de controle. Aamodt postula que a preocupação constante com repetidas crises de perda de peso por meio da dieta leva a uma recuperação desproporcional da perda de peso. O principal candidato nesse cenário é a colônia de bactérias do bioma que facilita a digestão dos alimentos. A família bacteriana do intestino humano supera em muito o número total de células humanas. O corpo apoia esses "caronas digestivos" porque as bactérias intestinais são essenciais para o processamento ideal dos alimentos. Esses micróbios residentes se enquadram em três grupos principais – *bacteroidetes*, *firmicutes* e *actinobactérias* – e degradam partes de alimentos que seriam desperdiçados. Os bacteroidetes até sintetizam a vitamina K solúvel em gordura, um dos nutrientes necessários essenciais para a coagulação do sangue, transporte de cálcio e saúde geral dos ossos. As bactérias intestinais ajudam o corpo a extrair consideravelmente mais energia dos alimentos do que as enzimas digestivas separadamente. Em um experimento, "camundongos livres de germes" sem bactérias intestinais foram criados em uma câmara de isolamento. Esses animais ingeriram 29% a mais de comida e ainda tinham 42% menos gordura do que as coortes criadas normalmente. Se os ratos livres de germes recebessem bactérias intestinais transplantadas de animais normais, ingeriram 27% *menos* comida, enquanto *aumentavam* sua gordura corporal em 60%. O transplante de camundongos isentos de germes com bioma de camundongo obeso os levou a ganhar cerca de duas vezes mais peso do que quando camundongos magros doaram seu bioma.

Os tipos de bactérias intestinais comuns na obesidade facilitam o ganho de peso, fornecendo uma digestão mais completa de alimentos que contêm carboidratos ricos em carboidratos complexos (p. ex., celulose, xilana, pectina) para aumentar a

Em comparação ao amido, a **fibra**, frequentemente chamada de "nutriente" não anunciado, é classificada como um polissacarídeo estrutural não amido, o que inclui a celulose, que é a molécula orgânica mais abundante do planeta. Os materiais fibrosos, que não têm nutrientes ou calorias disponíveis, resistem à hidrólise pelas enzimas digestivas humanas, embora uma parte deles seja fermentada pela ação das bactérias intestinais e acabe participando das reações metabólicas após a absorção intestinal. *As fibras com paredes espessas das células e células alongadas com extremidades afiladas existem apenas nas plantas; elas constituem a estrutura das folhas, dos troncos, das raízes, das sementes e dos revestimentos das frutas.* As fibras variam grandemente em relação às suas características físicas e químicas e em relação à sua função fisiológica. Elas estão localizadas principalmente dentro da parede celular como celulose, gomas (substâncias dissolvidas ou dispersas na água e que dão um efeito gelatinoso ou de espessamento), hemicelulose (unidades de açúcar contendo cinco ou seis carbonos e que são energia disponível do corpo. Eles também suprimem a lipoproteína lipase que limita como os adipócitos retiram lipídios do sangue circulante para aumentar o armazenamento de gordura. Tais descobertas apoiam a ideia de que o que habita o intestino pode predeterminar profundamente o resultado final do sobrepeso e obesidade, independentemente de culpar os indivíduos com sobrepeso e obesidade por sua condição infeliz.

Implicações para a saúde. As fibras dietéticas têm recebido atenção considerável pelos pesquisadores e pela imprensa em geral, principalmente por causa de estudos epidemiológicos que relacionam um alto teor de ingestão de fibras (particularmente grãos integrais e feijões) com menor ocorrência de males como obesidade, resistência à insulina, inflamação sistêmica, síndrome metabólica, diabetes tipo 2, hiperlipidemia, hipertensão, distúrbios intestinais (desde a constipação intestinal até a síndrome do intestino irritável), doença cardíaca e risco geral de morte. O consumo de fibra, principalmente produtos feitos com grãos integrais, também se associa a menor risco geral de mortalidade e menor mortalidade por doenças cardiovasculares, acidente vascular encefálico (AVE) e câncer, particularmente câncer colorretal em homens. A dieta ocidental, rica em alimentos de origem animal sem fibras e pobre em fibras vegetais naturais, que são perdidas durante processos de refinamento, contribui para os níveis maiores de distúrbios intestinais quando comparados a países que consomem um tipo de dieta mais primitiva, com carboidratos não refinados e complexos. Por exemplo, a dieta norte-americana típica contém uma ingestão diária de fibras entre 12 e 15 g. Ao contrário, o teor de fibras nas dietas africanas e indianas varia entre 40 e 150 g/dia.

A fibra retém uma quantidade considerável de água e então dá volume aos resíduos alimentares no intestino grosso. Isso frequentemente aumenta o peso e o volume fecais de 40 a 100%. As fibras dietéticas podem ajudar a função gastrintestinal das seguintes maneiras:

- Exercendo uma ação de atrito sobre as células na parede intestinal
- Ligando-se e diluindo substâncias químicas perigosas ou inibindo sua atividade
- Encurtando o tempo de trânsito necessário para que os resíduos alimentares (e, possivelmente, materiais carcinogênicos) passem através do trato digestivo.

O efeito protetor potencial das fibras sobre as taxas e o risco de câncer de cólon permanece um tópico sem conclusão, mas amplamente debatido. O aumento da ingestão de fibras reduz modestamente os níveis séricos de colesterol, particularmente as fibras mucilaginosas **solúveis em água** (que se dissolvem em água), como a pectina e a goma guar nas preparações com aveia (aveia em flocos, farelo de aveia e farinha de aveia), legumes, cevada, arroz integral, ervilhas, cenoura, plantago e várias frutas (todas elas ricas em vários fitoquímicos e antioxidantes).

Após serem consumidas, as bactérias fermentam as fibras no cólon, onde são metabolizadas em subprodutos chamados de pré-bióticos, que alimentam as bactérias intestinais, mantendo o cólon saudável. Em pacientes com diabetes tipo 2, uma ingestão diária de fibras (50 g; 25 g solúveis e 25 g insolúveis) acima do recomendado pela American Diabetes Association (24 g; 8 g solúveis e 16 g insolúveis) aumentou o controle glicêmico, diminuiu a hiperinsulinemia e diminuiu as concentrações lipídicas plasmáticas. Um cereal de aveia rico em fibras alterou favoravelmente o tamanho e a quantidade de partículas de colesterol do tipo lipoproteínas de baixa densidade (LDL) em homens de meia-idade e idosos sem alterar adversamente as concentrações sanguíneas de triglicerídeos ou do colesterol do tipo lipoproteína de alta densidade (HDL). O aumento da ingestão dietética diária de fibra do tipo goma guar reduziu os níveis de colesterol pela diminuição do componente LDL do perfil lipídico. Os fabricantes de cereais à base de aveia dos EUA agora têm a possibilidade de declarar que seus produtos podem reduzir os riscos de doenças cardíacas, desde que a declaração também aconselhe que o indivíduo adote "dietas com baixos níveis de gordura saturada e de colesterol". Por outro lado, as fibras **insolúveis em água** – a fibra contida no farelo de trigo e nos produtos que contêm trigo integral – falharam em diminuir o colesterol.

Como as fibras dietéticas afetam favoravelmente os níveis séricos de colesterol ainda não é conhecido, embora vários mecanismos possam estar envolvidos. Talvez os indivíduos que consomem níveis mais elevados de fibras na dieta também tenham estilos de vida em geral mais saudáveis, incluindo maior participação em atividades físicas diárias, menor consumo de cigarros e dieta mais saudável. Adicionar fibras na dieta também substitui as escolhas alimentares que são ricas em colesterol e em gorduras saturadas. Fibras solúveis em água podem prejudicar a absorção do colesterol ou reduzir o metabolismo do colesterol no intestino. Essas ações limitariam a lipogênese hepática (menos glicose como substrato e menos insulina como ativador), ao mesmo tempo que facilitariam a excreção do colesterol existente ligado às fibras fecais. A proteção contra doenças cardíacas e obesidade pode estar relacionada com o papel regulatório das fibras dietéticas sobre a redução da secreção de insulina, já que elas diminuem a taxa de absorção de nutrientes no intestino delgado após a refeição. Em aproximadamente 69.000 enfermeiras de meia-idade, cada aumento diário de 5 g em cereais com fibras (½ xícara de cereal em farelo ou flocos contendo 4 g de fibras) foi traduzido em uma diminuição de 37% no risco coronariano. As fibras dietéticas também contêm micronutrientes, particularmente o magnésio, que reduz o risco de diabetes tipo 2. O magnésio possivelmente aumenta a sensibilidade do corpo à insulina, reduzindo a produção de insulina para cada unidade de aumento nos níveis de açúcar sanguíneo.

Para um indivíduo, a estratégia ideal obteria essas fibras diversas a partir dos alimentos na dieta diária, e não a partir de suplementos fibrosos. Os benefícios gerais para a saúde do aumento da fibra podem vir de outros componentes nas fontes de alimentos. A obtenção de fibras pelos alimentos, não pelos suplementos comprados em farmácia, garante a ingestão adicional de outros nutrientes importantes. O Capítulo 9 destaca que a lei de rótulos nutricionais dos EUA requer que os alimentos industrializados listem o seu teor de fibras. Exemplos de alimentos comuns com alto teor de fibras incluem 2/3 de xícara de arroz integral (3 g); ½ xícara de cenoura cozida (3 g); uma xícara de cereal Wheaties® (3 g), farinha de aveia (4 g) e farelo de trigo (5 g); um pão pita integral (5 g); ½ toranja (6 g);

10 **Parte 1** • Nutrientes dos Alimentos: Estrutura, Função, Digestão, Absorção e Assimilação

e uma xícara de aveia Cracklin® (6 g), lentilhas (7 g) e Raisin Bran® (7 g). Meia xícara dos farelos de cereais ricos em fibras (Fiber One® e All-Bran Extra Fiber®) contém entre 14 e 15 g.

A **Tabela 1.1** lista a ingestão diária de fibras por idade e sexo e o teor total de fibras em grãos comuns e produtos derivados deles, além de oleaginosas e sementes, vegetais e legumes,

TABELA 1.1

Consumo diário recomendado de fibra por idade e sexo e fontes de fibra total (g) em grãos comuns e produtos de grãos, nozes e sementes, vegetais e leguminosas, frutas e produtos de panificação.

Consumo diário de fibra recomendado (g) por idade	
Crianças: 1 a 3 anos	19
Crianças: 4 a 8 anos	25
Meninos: 9 a 13 anos	31
Meninos: 14 a 18 anos	38
Meninas: 9 a 18 anos	26
Homens: 19 a 50 anos	38
Homens: 51 anos ou mais	30
Mulheres: 19 a 50 anos	25
Mulheres: 51 anos ou mais	21

Alimento	Medida	Fibra/porção		Alimento	Medida	Fibra/porção
Grãos				Espiga de milho	1	3,2
Farelo de aveia	1 xícara	16,4		Brócolis cru	1 xícara	2,9
Farinha branca refinada, branqueada	1 xícara	3,4		Feijão-preto	2 cols. sopa	2,5
Espaguete, trigo integral	1 xícara	5,0		Feijão-verde, cru ou cozido	1 xícara	2,5
Penne, trigo integral	1 xícara	10,0		Alcachofra	2 cols. sopa	2,3
Bolinho de farelo	1	4,0		Cenoura	1	2,3
Farinha de trigo de integral	1 xícara	15,1		Batata assada	1	2,3
Germe de trigo torrado	1 xícara	15,6		Tomate cru	1	1,8
Cuscuz	1 xícara	8,7		Cebolas fatiadas, cruas	1 xícara	1,8
Pipoca	1 xícara	1,3		Lentilhas salteadas	2 cols. sopa	1,1
Farelo de arroz	2 cols. sopa	21,7		*Chilli* com feijão	2 cols. sopa	0,9
Painço	1 xícara	17,0				
Grãos de milho	1 xícara	4,5		**Frutas**		
Cevada cozida, inteira	1 xícara	4,6		Abacate	1	22,9
Triguilho	1 xícara	25,6		Baga-de-logan fresca	1 xícara	9,3
Farinha de centeio escura	1 xícara	17,7		Pera Bartlett	1	4,6
Arroz selvagem	1 xícara	4,0		Figo	2	4,1
Cereais integrais	1/2 xícara	8,5		Amora	1 xícara	3,9
Cevada	1 xícara	31,8		Morango fresco	1 xícara	3,9
Aveia cozida	1 xícara	4,1		Maçã crua	1	3,5
Grape Nuts (trigo e cevada)	1 xícara	10,0		Laranja-baía	1	3,4
Macarrão cozido enriquecido	1 xícara	2,2		Toranja, gomos, fresca	1	3,0
Arroz branco	2 cols. sopa	1,5		Banana	1	2,3
Amêndoas secas	2 cols. sopa	3,5		Abacaxi, pedaços	1 xícara	2,3
Manteiga de amendoim	1 col. sopa	1,0		Uva Thompson sem sementes	1 xícara	1,9
Macadâmia seca	2 cols. sopa	1,5		Pêssego fresco	1	1,5
Granola com baixo teor de gordura	1 xícara	4,5		Ameixa pequena	1	0,6
Cheerios®	1 xícara	5,0				
				Assados		
Nozes e sementes				Pão de trigo integral	Fatia	2,3
Sementes de abóbora assadas, sem sal	2 cols. sopa	10,2		*Waffle* caseiro	1	1,1
				Torta de abóbora	Fatia	5,4
Castanhas assadas	2 cols. sopa	3,7		Pão de aveia	Fatia	1,0
Amendoins secos, sem sal	2 cols. sopa	3,5		Pão francês	Fatia	0,7
Sementes de girassol secas	2 cols. sopa	2,0		Pão doce com creme, simples	1	0,7
Nozes picadas, pretas	2 cols. sopa	1,6		Barrinha de figo	1	0,6
				Biscoito caseiro de chocolate	1	0,2
Legumes e leguminosas				Pão branco	Fatia	0,6
Feijão-carioca seco, cozido	1 xícara	19,5		Pão de centeio escuro	Fatia	1,7
Feijão-de-lima fresco, cozido	1 xícara	16,0		Pão de centeio	Fatia	1,9
Feijão-fradinho cozido	1 xícara	12,2		Pão de sete grãos	Fatia	1,7
Legumes mistos (milho, cenoura, feijão)	1 xícara	7,2				

Dados do United States Department of Agriculture (https://ndb.nal.usda.gov/ndb/search/list).

frutas e alimentos assados. Indivíduos que sofrem de constipação intestinal frequente – definida como três ou menos movimentos intestinais espontâneos por semana – devem aumentar a sua ingestão diária de fibras. As cascas dos grãos e dos legumes e as peles e cascas de frutas e vegetais contém um teor relativamente alto de fibras. Adicionar os resíduos da polpa das frutas e vegetais em seus sucos aumenta o teor de fibras de biscoitos, pães e outros pratos preparados em casa. Recomenda-se uma ingestão de fibras de 14 g por dia para cada 1.000 kcal consumidas, o que significa aproximadamente 25 g/dia para mulheres e 38 g/dia para homens.

A **Figura 1.3** apresenta um cardápio diário de 2.200 kcal que inclui 31 g de fibras (21 g de fibras insolúveis). Nessa refeição nutritiva, o percentual calórico referente aos lipídios contribui para 30% (gorduras saturadas, 10%), as proteínas para 16% e os carboidratos para 54% da ingestão calórica total. Cada aumento de 10 g de fibras totais em uma dieta com teor de fibras abaixo da média reduz o risco coronariano em cerca de 20%. Cinco porções diárias de frutas e vegetais combinadas com 6 a 11 porções de grãos (particularmente de grãos integrais) garante a ingestão dietética de fibras nos níveis recomendados (ver Capítulo 7 para obter informações a respeito do tamanho real das porções, que é menor do que o tamanho das porções típicas ingeridas pelos norte-americanos).

Os grãos integrais fornecem uma vantagem nutricional sobre os grãos refinados, porque eles contém mais fibras, vitaminas, minerais e vários fitoquímicos, todos os quais impactam favoravelmente o estado de saúde. A ingestão excessiva de fibras (particularmente alimentos ricos em fibras com cascas de grãos e, portanto, com grandes quantidades de fitatos) não é recomendada para indivíduos com níveis nutricionais marginais. Esses compostos geralmente prejudicam a absorção intestinal de cálcio e fósforo e do ferro mineral.

Polissacarídeos animais

O **glicogênio**, o polissacarídeo de reserva encontrado no músculo e no fígado dos animais, é formado por um polímero de polissacarídeo ramificado e com formato irregular semelhante à amilopectina nos amidos vegetais. Essa macromolécula, sintetizada a partir da glicose durante a **glicogênese**, varia de algumas centenas a milhares de moléculas de glicose unidas como uma cadeia de salsichas, com alguns pontos de ramificação para a inserção de ligações adicionais de glicose. A **Figura 1.4** mostra que a síntese do glicogênio nos estágios 1 a 4 ocorre pela adição de unidades individuais de glicose a um polímero preexistente de glicogênio.

O limite superior do corpo para armazenamento de glicogênio é em média de cerca de 15 g/kg de massa corporal, equivalente a 1.050 g para um homem de 70 kg de tamanho médio e 840 g para uma mulher típica de 56 kg. A **Figura 1.5** ilustra que um indivíduo típico com 80 kg armazena aproximadamente 500 g de carboidratos. Entre eles, a maior reserva de 400 g existe como glicogênio muscular; entre 90 e 110 g, como glicogênio hepático (a maior concentração, representando entre 3 e 7% do peso do fígado); e apenas 2 a 3 g como glicose sanguínea. Cada grama de glicogênio ou de

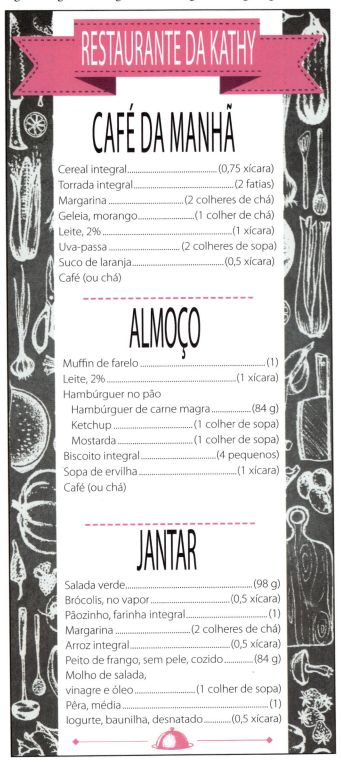

Figura 1.3 Exemplo de menu para café da manhã, almoço e jantar (2.200 kcal) contendo 31 gramas de fibra alimentar. O conteúdo total de colesterol da dieta contém menos de 200 miligramas e o cálcio total é igual a 1.242 miligramas.

glicose contém cerca de 4 kcal de energia, então um indivíduo típico armazena entre 1.500 e 2.000 kcal de energia na forma de carboidratos – energia suficiente para uma corrida de 32 km em alta intensidade, ao longo de Manhattan, além de mais 10 km de ruas laterais ao longo do percurso.

Dinâmica do glicogênio. Vários fatores determinam a taxa e a quantidade de degradação do glicogênio e de sua síntese subsequente. O glicogênio muscular age como a *principal fonte* de energia proveniente de carboidratos para os músculos ativos durante a atividade física. Ao contrário do glicogênio muscular, o glicogênio hepático é convertido em glicose sob o controle de uma **enzima fosfatase** específica para ser transportada para o sangue até os músculos em atividade. A **glicogenólise** por meio da reconversão de glicogênio em glicose descreve esse processo; ela fornece um suprimento rápido de glicose extramuscular. A depleção do glicogênio hepático e muscular, tanto por meio de uma restrição dietética quanto de uma atividade física intensa, estimula a síntese de glicose a partir de componentes estruturais de outros nutrientes, principalmente aminoácidos, por meio das vias metabólicas gliconeogênicas.

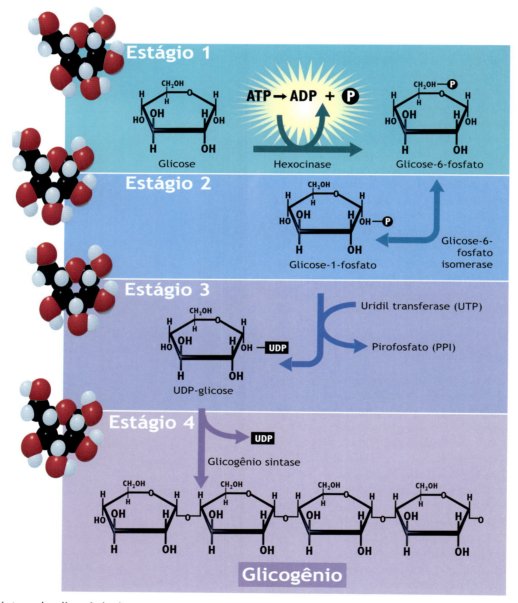

Figura 1.4 A síntese de glicogênio é um processo com quatro passos. Estágio 1: adenosina trifosfato (ATP) doa um fosfato para a glicose, formando glicose 6-fosfato. Essa reação envolve a enzima hexoquinase. Estágio 2: a glicose 6-fosfato é isomerizada em glicose 1-fosfato pela enzima glicose 6-fosfato isomerase. Estágio 3: a enzima uridil transferase reage à uridila trifosfato (UTP) com a glicose 1-fosfato, formando glicose uridila difosfato (UDP) (um fosfato é liberado quando UTP → UDP). Estágio 4: a UDP-glicose é ligada em uma extremidade de uma cadeia de glicogênio já existente. Isso forma uma nova ligação (conhecida como ligação glicosídica) entre as unidades adjacentes de glicose, com a liberação concomitante de UDP. Para cada unidade de glicose adicionada, 2 moles são convertidos em adenosina difosfato e fosfato.

Capítulo 1 • Macronutrientes 13

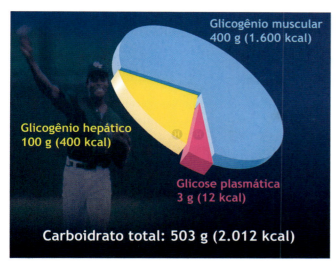

Figura 1.5 Distribuição da energia proveniente de carboidratos para um homem médio com 80 kg.

> **Conversões importantes de carboidratos**
>
> *Glicogênese:* síntese de glicogênio a partir da glicose (glicose → glicogênio)
> *Gliconeogênese:* síntese de glicose, principalmente de componentes estruturais de nutrientes que não sejam carboidratos (proteína → glicose)
> *Glicogenólise:* formação de glicose a partir do glicogênio (glicogênio → glicose)

Os hormônios controlam os níveis de glicose circulante no sangue e desempenham um papel importante na regulação das reservas de glicogênio no fígado e no músculo. O aumento dos níveis de glicose no sangue faz com que as células beta do pâncreas secretem **insulina** adicional, forçando os tecidos periféricos a captarem o excesso de glicose. Esse mecanismo de retroalimentação inibe a secreção adicional de insulina, mantendo os níveis sanguíneos de glicose em uma concentração fisiológica adequada. Ao contrário, quando a glicose sanguínea cai abaixo da faixa normal, as células alfa do pâncreas secretam imediatamente o **glucagon** oposto à insulina, para normalizar os níveis sanguíneos de glicose. Esse hormônio "antagonista da insulina" estimula a glicogenólise e a gliconeogênese hepáticas para aumentar a concentração de glicose no sangue. O corpo armazena comparativamente pouco glicogênio, de modo que a dieta afeta profundamente sua quantidade disponível. Por exemplo, um jejum de 24 horas ou uma dieta isocalórica com poucos carboidratos reduz grandemente as reservas de glicogênio. Ao contrário, a manutenção de uma dieta isocalórica rica em carboidratos por muitos dias aumenta as reservas de carboidratos do corpo até um nível quase duas vezes maior do que uma dieta balanceada.

Ingestão dietética recomendada

A **Figura 1.6** ilustra o teor de carboidratos em alimentos selecionados. Fontes ricas em carboidratos incluem cereais, biscoitos, doces, pães, nozes e a maioria dos alimentos à base de plantas. Porções secas desses alimentos existem praticamente como carboidrato puro. Isso as torna uma fonte de alimento leve na forma desidratada durante caminhadas ou trilhas longas quando um indivíduo deve transportar seu suprimento de alimentos durante a atividade.

Em uma escala mundial, os carboidratos representam a fonte energética mais prevalente. Na África, por exemplo, aproximadamente 82% da ingestão energética total provêm dos carboidratos em Ruanda e Burundi, 80% na República Democrática do Congo e 77% em Gana e Malawi, enquanto em países caribenhos esses valores alcançam 65%. *Os carboidratos contribuem para entre 40 e 50% das calorias totais na dieta norte-americana típica.* Para o indivíduo sedentário com 70 kg, isso significa uma ingestão diária de carboidratos de cerca de 300 g. Para os indivíduos que participam de atividade física regular, os carboidratos devem fornecer cerca de 60% (400 a 600 g) do total energético diário, predominantemente como frutas, grãos e vegetais não refinados e ricos em fibras. Essa quantidade reabastece, em uma embalagem rica em nutrientes, uma quantidade de carboidrato para alimentar a atividade física em níveis de intensidade aumentados. Durante o treinamento moderado a intenso (p. ex., corrida de resistência, natação, caminhada, ciclismo), a ingestão de carboidratos deve aumentar para 70% do total de calorias consumidas no equilíbrio energético.

Um norte-americano típico consome cerca de 50% dos carboidratos na forma de açúcares simples (32 a 46 kg de açúcar refinado por ano), predominantemente como açúcar refinado, mel, xarope de milho rico em frutose (HFCS; do inglês *high-fructose corn syrup*) e todos os outros edulcorantes calóricos. Para colocar o consumo anual de açúcar em perspectiva – há mais de 200 anos, em 1816, quando o ex-governador da Virgínia, secretário de Estado e secretário de Guerra James Monroe (1758-1825) derrotou Rufus King (1755-1827, embaixador na Grã-Bretanha e um dos signatários da Constituição dos EUA) nas eleições presidenciais dos EUA e Indiana foi admitida como o 19º estado, a ingestão anual de açúcares simples era em média de apenas 1,8 kg para cada pessoa que morava nos relativamente novos EUA!

O consumo excessivo de açúcares adicionados, principalmente a sacarose, *causa* cáries e contribui para diabetes, obesidade, gota e até doença coronariana. A substituição da sacarose pela frutose, um monossacarídeo quase 80% mais doce do que o açúcar refinado, fornece uma doçura igual, porém com menos calorias, mas não sem outras consequências possivelmente desacompanhadas. O Capítulo 8 discute o uso de frutose antes dos exercícios.

Um pouco de confusão a respeito dos carboidratos dietéticos

Nutricionistas se preocupam a respeito dos efeitos negativos da dieta típica que apresenta uma alta **carga glicêmica** – um

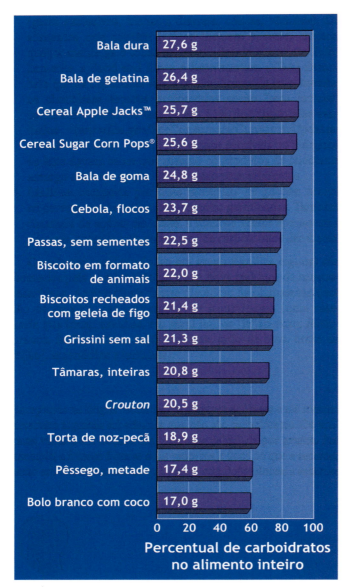

Figura 1.6 Porcentagem de carboidratos em alimentos comumente servidos. O número em cada barra exibe o número de gramas de carboidrato por 28,4 g de alimento.

índice que incorpora tanto a quantidade de carboidratos quanto o índice glicêmico (ver Capítulo 8) – sobre a variedade de doenças de risco, particularmente entre indivíduos sedentários. O consumo frequente e excessivo de tipos de carboidratos que são absorvidos mais rapidamente (*i. e.*, aqueles com maior índice glicêmico) pode alterar o perfil metabólico e aumentar o risco de doenças, particularmente em pessoas com excesso de gordura corporal. Por exemplo, a ingestão de uma refeição rica em carboidratos e com pouca gordura reduz a degradação de lipídios e aumenta a síntese dessa substância de modo mais pronunciado em homens com sobrepeso do que em homens eutróficos. Mulheres com ingestão elevada dos carboidratos com as maiores cargas glicêmicas (e não a quantidade total de carboidratos consumidos) apresentaram cerca de 2 vezes maior propensão a desenvolverem doença cardíaca do que as mulheres que ingeriram as menores cargas glicêmicas.

Más notícias para pessoas com diabetes ou pré-diabetes

Os padrões dietéticos de mulheres acompanhadas por 6 anos revelaram que aquelas que consumiam uma dieta com muito amido e altamente glicêmica (*i. e.*, batatas e arroz branco processado e com poucas fibras, macarrão regular e pão de forma, além de refrigerantes não dietéticos) apresentaram uma taxa de diabetes 2,5 vezes maior do que as mulheres que consumiram menos alimentos desse tipo e mais cereais integrais, frutas e vegetais ricos em fibras. As participantes que se tornaram diabéticas desenvolveram diabetes tipo 2, o tipo mais comum dessa doença relatado em 2017, afetando mais de 9,3% dos indivíduos nos EUA, ou mais de 29,1 milhões de adultos. Além disso, mais de 86 milhões de americanos têm "pré-diabetes" com base nos níveis de glicose no sangue em jejum ou A1c. Com uma retirada padrão de sangue geralmente de uma veia do braço no cotovelo, o A1c testa o *status* de uma forma de hemoglobina glicada ou revestida com açúcar, geralmente chamada de glico-hemoglobina. Esta avaliação revela o nível médio de glicose no sangue durante um período anterior de 2 a 3 meses, em contraste com a medição diária de açúcar no sangue com um medidor de glicose. O intervalo normal para A1c não diabético varia entre 4 e 5,6%; valores entre 5,7 e 6,4% aumentam o risco de desenvolver diabetes total. Desde 2014, mais de 15 milhões de visitas ao departamento de emergência foram relatadas entre adultos com diabetes com 18 anos ou mais. Em janeiro de 2017, mais de 1 em cada 10 adultos acima de 20 anos tem diabetes, com cerca de 1,4 milhão de novos casos de diabetes diagnosticados nos EUA anualmente.

Três fatores podem produzir níveis elevados de glicose no sangue no diabetes tipo 2:

1. Diminuição do efeito da insulina nos tecidos periféricos (**resistência à insulina**).
2. Produção inadequada de insulina pelo pâncreas para o controle do açúcar sanguíneo (**deficiência relativa de insulina**).
3. O efeito combinado dos dois fatores anteriores.

A **Figura 1.7** ilustra os níveis de glicose sanguínea utilizados para a classificação dos indivíduos como normais, pré-diabéticos e diabéticos tipo 2. A insulina, produzida pelo pâncreas, facilita a transferência da glicose do sangue para as quase 40 trilhões de células do organismo. Falha na produção de insulina resulta em diabetes tipo 1. No diabetes tipo 2, o pâncreas produz pouca ou nenhuma insulina e/ou o pâncreas produz insulina, mas o corpo perde sua capacidade de responder normalmente à insulina (chamada resistência à insulina). As pessoas têm pré-diabetes se os níveis sanguíneos de glicemia em jejum se encontram entre 100 e 125 mg/dℓ. Essa condição é classificada como diabetes tipo 2 se a glicemia aumentar, o que acontece em quase 95% de todos os casos de diabetes. Os valores de corte de glicose sanguínea variam se o sangue foi testado após um jejum de 12 horas (glicemia em

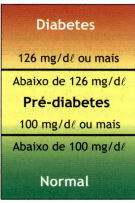

Figura 1.7 Classificação para diabetes normal, pré-diabetes e diabetes tipo 2 com base nos níveis de glicose no sangue em um teste de glicemia em jejum ou em um teste oral de tolerância à glicose.

jejum) ou duas horas após o consumo de uma bebida rica em glicose (teste de tolerância oral à glicose). Uma recomendação prudente de muitas organizações médicas e de saúde em todo o mundo estimula os indivíduos a reduzirem sua ingestão diária de açúcar de adição a apenas 100 calorias (6,5 colheres de chá ou 25 g) para mulheres e 150 calorias (9,5 colheres de chá ou 38 g) para homens.

A resistência à insulina/insulinemia induzida pela dieta frequentemente precede as manifestações da **síndrome metabólica**, que é definida quando um indivíduo apresenta três ou mais dos critérios indicados na **Tabela 1.2** e que agora atinge mais de um em cada três norte-americanos. Em essência, a síndrome reflete a ocorrência conjunta de quatro fatores agrupados: (1) prejuízo no metabolismo de glicose e de insulina; (2) sobrepeso e distribuição de gordura abdominal; (3) dislipidemia moderada e (4) hipertensão.

Indivíduos com síndrome metabólica apresentam um alto risco de infarto do miocárdio, AVE, efeitos danosos às paredes arteriais com formação acelerada de placas, diabetes e mortalidade por todas as causas, independentemente de sexo ou etnia. Estimativas indicam que a prevalência de síndrome metabólica corrigida pela idade nos EUA é de cerca de 35%, alcançando 47% entre adultos acima de 60 anos. Para esse último grupo etário, mais de 50% das mulheres e hispânicos exibiram a síndrome. O percentual aumenta com a idade e com níveis baixos de aptidão cardiovascular e é particularmente elevado entre mexicanos que moram nos EUA e afro-americanos e entre crianças e adolescentes obesos. Em todo o mundo, diferenças genéticas individuais, idade e sexo, hábitos alimentares, níveis de inatividade física e excesso de desnutrição influenciam coletivamente a prevalência da síndrome metabólica e seus componentes prejudiciais.

Consumo de café e risco de diabetes

Um ponto-chave do Dietary Guidelines Advisory Committee de 2015 (http://health.gov/dietaryguidelines/committee/)

Fatores de risco para diabetes tipo 2

Nove fatores predisponentes para maior risco de diabetes (www.diabetes.niddk.nih.gov/dm/pubs/riskfortype2/):

1. 45 anos de idade ou mais.
2. Sobrepeso ou obesidade (o fator de risco mais forte, pois aproximadamente 80% das pessoas com diabetes tipo 2 estão com sobrepeso ou obesos).
3. Afro-americano, hispânico/latino-americano, asiático-americano, ilhéu do Pacífico ou nativo americano.
4. Pai, irmão ou irmã com diabetes.
5. Pressão arterial sistólica acima de 140 e pressão diastólica superior a 90 mmHg.
6. Triacilgliceróis excedem 250 mg/dℓ.
7. Altos níveis de gordura visceral e gordura armazenada nos músculos e fígado (intimamente ligada à resistência à insulina).
8. Diabetes durante a gravidez ou deu à luz um bebê com peso superior a 4 kg.
9. Fisicamente inativo na maior parte da semana.

TABELA 1.2
Identificação clínica da síndrome metabólica

Fator de risco	Nível definido
Obesidade abdominal* (circunferência da cintura)** Homens Mulheres	> 102 cm (> 40 pol) > 88 cm (> 35 pol)
Triacilgliceróis	≥ 150 mg/dℓ
HDL-colesterol Homens Mulheres	< 40 mg/dℓ < 50 mg/dℓ
Pressão sanguínea	≥ 130/≥ 85 mmHg
Glicemia de jejum	≥ 110 mg/dℓ

*O excesso de peso e a obesidade associam-se à resistência à insulina e à síndrome metabólica. A obesidade abdominal se correlaciona mais com os fatores de risco metabólico do que com um elevado índice de massa corporal (IMC). A simples medida da circunferência da cintura é recomendada para identificar o componente de peso corporal da síndrome metabólica. **Alguns pacientes do sexo masculino podem desenvolver múltiplos fatores de risco metabólico quando a circunferência da cintura é marginalmente aumentada, por exemplo, 94 a 102 cm (37 a 40 pol). Esses pacientes podem ter forte contribuição genética para a resistência à insulina e devem se beneficiar de mudanças nos hábitos de vida, semelhantes aos homens com aumento categórico na circunferência da cintura. HDL: lipoproteína de alta densidade.

concluiu que beber três a cinco xícaras de café por dia (até cerca de 400 mg de cafeína) associa-se a um risco mínimo à saúde. Eles também observaram estudos observacionais indicando que a ingestão de café está relacionada a um risco menor de diabetes tipo 2, melhora na sensibilidade à insulina e risco reduzido de doenças cardiovasculares, incluindo níveis de placa arterial – uma combinação de LDL-colesterol e a resposta do corpo a ele. O mecanismo de proteção pode não ser a cafeína no café, mas poderosos antioxidantes ou compostos de polifenóis (p. ex., vitaminas C e E, carotenoides) que ajudam a proteger as células dos danos causados pelos radicais livres e outros compostos bioativos de micronutrientes que afetam positivamente o estado geral de saúde.

Nem todos os carboidratos são fisiologicamente iguais

As taxas de digestão das diferentes fontes de carboidratos possivelmente explicam a ligação entre ingestão de carboidratos e diabetes. Amidos processados com baixos teores de fibras (e açúcares simples) são digeridos rapidamente e entram na corrente sanguínea em uma taxa relativamente rápida (índice glicêmico elevado), enquanto os carboidratos complexos não refinados ou com altos teores de fibras, que apresentam liberação mais lenta, minimizam a liberação de açúcar no sangue. O aumento elevado nos níveis sanguíneos de glicose com a ingestão de amidos processados e refinados *aumenta* a demanda de insulina, *estimula* a superprodução de insulina pelo pâncreas, acentuando a hiperinsulinemia, *aumenta* as concentrações plasmáticas de triglicerídeos e *estimula* a síntese de gordura. O consumo desses alimentos por períodos prolongados pode, por fim, reduzir a sensibilidade do corpo à insulina (*i. e.*, células se tornam mais resistentes à insulina), necessitando, desse modo, de quantidades progressivamente mais elevadas de insulina para o controle dos níveis sanguíneos de açúcar. *O diabetes tipo 2 ocorre quando o pâncreas não produz insulina suficiente para regular os níveis sanguíneos de glicose.* Ao contrário, as dietas com carboidratos pouco glicêmicos e ricos em fibras tendem cumprir três objetivos:

1. Diminuir os níveis de glicose sanguínea e a resposta insulínica após a alimentação.
2. Melhorar o perfil lipídico do sangue.
3. Aumentar a sensibilidade à insulina.

O consumo regular de alimentos com alto índice glicêmico aumenta o risco cardiovascular, porque a glicose no sangue elevada crônica precipita danos oxidativos e inflamações que elevam a pressão sanguínea, estimulando a formação de coágulos e reduzindo o fluxo sanguíneo. Para os pacientes com diabetes tipo 1, que necessitam de insulina exógena, o consumo de alimentos com baixos índices glicêmicos promove adaptações fisiológicas mais favoráveis relacionadas aos seguintes fatores:

- Controle glicêmico
- Concentrações de HDL-colesterol
- Níveis séricos de leptina

- Gasto energético em repouso
- Ingestão voluntária de alimentos
- Balanço nitrogenado.

A nova geração de sensores de glicose no sangue em miniatura, portáteis e controlados por microprocessador, implantados logo abaixo da pele na região abdominal, registra continuamente os níveis de açúcar no sangue, permitindo que o paciente e o médico tomem melhores decisões sobre os padrões diários de consumo de alimentos para controle glicêmico.

Papel simples do açúcar na obesidade

Cerca de 25% da população norte-americana produz insulina em excesso por causa do consumo de carboidratos que são absorvidos rapidamente. O ganho de peso/gordura ocorre em indivíduos resistentes à insulina porque quantidades anormais de insulina promovem a entrada de glicose nas células e facilitam a conversão de glicose em triglicerídeos no fígado, que, então, são acumulados como gordura corporal no tecido adiposo.

O pico de insulina em resposta ao aumento elevado nos níveis sanguíneos de glicose após a ingestão de carboidratos com índices glicêmicos elevados diminui anormalmente a glicemia. Chamado **hipoglicemia de rebote** ou hiperglicemia pós-hipoglicêmica, este fenômeno dispara sinais de fome que fazem com que o indivíduo coma além do necessário. Esse cenário repetitivo de hiperglicemia seguida por hipoglicemia exerce seus efeitos mais profundos sobre indivíduos obesos e sedentários, que apresentam as maiores resistências à insulina e, consequentemente, os maiores picos de insulina em resposta à glicemia. Para as pessoas fisicamente ativas, a atividade física regular com intensidade baixa ou moderada produz os seguintes efeitos benéficos: exerce uma influência forte sobre o controle de peso; estimula a oxidação de ácidos graxos plasmáticos, diminuindo a disponibilidade de ácidos graxos para o fígado e anulando qualquer aumento nos níveis plasmáticos de lipoproteína de densidade muito baixa (VLDL) e de triglicerídeos; e aumenta a sensibilidade à insulina, reduzindo a necessidade de insulina para uma dada captação de glicose.

Para reduzir os riscos de diabetes tipo 2 e obesidade, o consumo de carboidratos complexos não refinados e que são absorvidos lentamente reduz flutuações de açúcar sanguíneo. Se arroz, macarrão e pão ainda forem as fontes escolhidas de carboidratos, deverão ser consumidos em suas formas não refinadas, como arroz integral e macarrões e pães feitos com farinha integral. A mesma modificação dietética beneficia indivíduos envolvidos em treinamentos físicos intensos e em competições de *endurance*. Suas ingestões diárias de carboidratos devem se aproximar de 800 g (8 a 10 g/kg de massa corporal; ver Capítulo 7).

Papel no corpo

Os carboidratos têm quatro funções importantes relacionadas com o metabolismo energético e a realização de exercícios.

1. É fonte de energia. Os carboidratos agem principalmente como um substrato energético, particularmente durante atividade física intensa. A energia derivada a partir da glicose sanguínea e da hidrólise do glicogênio hepático e muscular funciona, em última análise, para abastecer energeticamente os elementos contráteis do músculo e para outros tipos de trabalho biológico mais "silencioso" (p. ex., transmissão neural, digestão, produção hormonal, formação de novas células).

Os carboidratos apresentam uso e depleção mais dramáticos durante o exercício extenuante e o treinamento intenso quando comparados com o lipídio e a proteína. Para as pessoas fisicamente ativas, a ingestão diária de carboidratos mantém as reservas relativamente limitadas de glicogênio do corpo. Ao contrário, quando se excede a capacidade celular de armazenar glicogênio, são disparados a conversão e o armazenamento das calorias dietéticas provenientes dos carboidratos em excesso na forma de lipídio.

2. Afeta a mistura de substratos metabólicos e poupa proteína. A disponibilidade de carboidratos afeta a mistura de substratos metabólicos catabolizados para obtenção de energia. Após quase 2 dias de jejum, os níveis sanguíneos de glicose diminuem 35%, mas não alcançam níveis menores do que esse durante a abstinência adicional de alimentos. Ao mesmo tempo, os níveis de ácidos graxos e corpos cetônicos (acetoacetato e beta-hidroxibutirato, subprodutos da hidrólise incompleta do lipídio) circulantes aumentam rapidamente, com aumentos dramáticos das cetonas plasmáticas após 7 dias de jejum.

A ingestão adequada de carboidratos preserva as proteínas teciduais. Normalmente, as proteínas desempenham papéis vitais na manutenção tecidual, em seu reparo e crescimento e, em um grau menor, agem como uma fonte energética. As reservas de glicogênio são depletadas rapidamente durante as seguintes condições:

Novo hormônio trata o diabetes – acaso ao resgate!

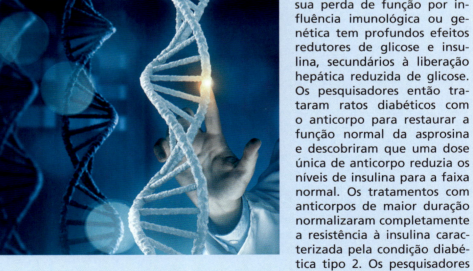

Os geneticistas médicos da Baylor College of Medicine, no Texas, haviam previamente identificado dois pacientes com um raro mistério genético chamado síndrome progeroide neonatal ou NPS, caracterizados por dificuldades alimentares, características craniofaciais distintas e baixos níveis de acúmulo de gordura corporal. A maioria dos bebês com essa condição morre antes do primeiro aniversário, mas alguns sobrevivem até o início da idade adulta. O objetivo dos pesquisadores era entender a causa desse distúrbio genético. Eles aplicaram técnicas de sequenciamento genético de exoma completo para determinar todas as regiões gênicas que se traduzem ou se expressam como proteínas. O que eles descobriram foi nada menos que espetacular – um novo hormônio que eles chamaram de asprosina (www.ncbi.nlm.nih.gov/pubmed/27087445) que controlava a liberação de glicose no fígado. Eles argumentaram que essa proteína poderia impactar o tratamento do diabetes tipo 2 porque uma série de hormônios regulam com precisão os níveis de glicose no plasma para modular a função cerebral e a sobrevivência durante períodos de semifome e jejum. Eles levantaram a hipótese de que a falta de equilíbrio hormonal excelente na ausência de asprosina prejudicaria profundamente a regulação da glicose e da insulina.

Eles descobriram ainda que pacientes com obesidade/diabetes tinham níveis acima do normal de asprosina. Para combater esses efeitos, os pesquisadores desenvolveram um novo anticorpo para neutralizar a asprosina em um processo chamado sequestro imunológico. A asprosina, secretada pelas células adiposas brancas, circula em níveis mínimos para recrutamento no fígado, onde ativa a via da proteína G-cAMP-PKA para liberar rapidamente a glicose para a circulação. Humanos e camundongos com resistência à insulina mostram asprosina plasmática patologicamente elevada, mas sua perda de função por influência imunológica ou genética tem profundos efeitos redutores de glicose e insulina, secundários à liberação hepática reduzida de glicose. Os pesquisadores então trataram ratos diabéticos com o anticorpo para restaurar a função normal da asprosina e descobriram que uma dose única de anticorpo reduzia os níveis de insulina para a faixa normal. Os tratamentos com anticorpos de maior duração normalizaram completamente a resistência à insulina caracterizada pela condição diabética tipo 2. Os pesquisadores concluíram: "A descoberta da asprosina representa um hormônio proteico glicogênico, e transformá-lo em alvo terapêutico pode ser benéfico no diabetes tipo II e na síndrome metabólica".

Fontes: Greenhill C. Liver: asprosin – new hormone involved in hepatic glucose release. Nat Rev Endocrinol. 2016; 12:312.
Romere C et al. Asprosin, a fasting-induced glucogenic protein hormone. Cell. 2016; 65:566.

SAÚDE PESSOAL E NUTRIÇÃO PARA O EXERCÍCIO 1.1

Exercício para diabéticos tipo 2 | Algumas recomendações do senso comum

A atividade física continua sendo um componente importante de um plano de tratamento para diabetes tipo 2. Manter a aptidão essencial ao longo da vida fornece um controle mais otimizado dos níveis de glicose no sangue, o que é fundamental para minimizar as complicações a longo prazo (p. ex., neuropatia e doença renal) desse distúrbio. Os diabéticos tipo 2 têm níveis elevados de glicose devido à produção inadequada de insulina ou à resistência do corpo à insulina que produz. As boas notícias sobre a adição de atividade física regular significam que os músculos ativos podem absorver glicose do sangue sem depender de insulina, que por sua vez mantém a glicose no sangue dentro de um intervalo mais normal.

Tornar-se mais ativo fisicamente fornece ao diabético tipo 2 benefícios significativos relacionados à saúde:

- Otimiza o perfil lipídico do sangue
- Reduz a pressão sanguínea
- Controla melhor o peso corporal
- Fortalece e mantém a massa muscular
- Mantém ou melhora a estrutura óssea
- Mantém ou melhora o nível geral de condicionamento físico
- Melhora o humor e reduz o estresse
- Proporciona melhores padrões de sono.

Antes de começar

Muitos diabéticos tipo 2 têm fatores de risco subjacentes adicionais; portanto, os indivíduos devem consultar seu médico antes de aumentar o nível de atividade física ou iniciar um programa de exercícios. Monitore a glicose no sangue antes e depois da atividade com um monitor de glicose no sangue, mantenha a hidratação durante a atividade e tenha um lanche de carboidratos disponível para combater um nível baixo de glicose no sangue.

Componentes do programa de atividade física

Um programa de atividade física bem equilibrado deve abordar os seguintes componentes da aptidão física – condicionamento aeróbico, treinamento de força e flexibilidade. Os exercícios aeróbicos incluem:

- Caminhada, trote/corrida
- Tênis, dança aeróbica e vídeos de ginástica associados
- Voltas de natação ou diferentes modos de hidroginástica (também trote aquático no lugar com movimentos rápidos de braço e perna), ciclismo.

Treinamento aeróbico

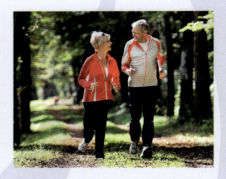

Procure realizar pelo menos 30 minutos de exercício aeróbico contínuo na maioria dos dias da semana. Se 30 minutos parecer assustador, divida a atividade em intervalos de 10 minutos e aumente gradualmente até atingir a meta de 30 minutos. Existem várias opções para aumentar o gasto de energia dentro do tempo alocado às rotinas diárias. A consideração importante envolve determinar quando e como fazer alterações com comportamentos alternativos de atividade. Consulte o Capítulo 14 para obter sugestões práticas sobre como aumentar a atividade física diária por meio de modificações nas tarefas físicas diárias.

Treinamento de força

Incorpore o treinamento de força na rotina de exercícios para melhorar a função muscular e a saúde geral dos ossos. Isso é particularmente importante para os diabéticos tipo 2, pois os músculos ativos usam glicose no sangue como energia, o que facilita a regulação da glicose no sangue. Exercite-se por 20 a 30 minutos 2 ou 3 vezes/semana. Selecione pelo menos oito exercícios diferentes que trabalhem os principais grupos musculares do corpo. Faça duas séries de 8 a 12 repetições de cada exercício; adicione resistência adicional quando 12 repetições do exercício puderem ser concluídas com boa forma e fadiga mínima.

Treinamento de flexibilidade

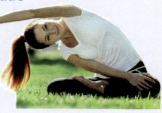

O treinamento de flexibilidade deve incluir alongamentos leves antes e alongamentos mais concentrados e direcionados após a atividade.

1. Jejum e semijejum.
2. Redução da ingestão energética e dietas hipoglicídicas.
3. Atividade física extenuante prolongada.

A redução das reservas de glicogênio e dos níveis plasmáticos de glicose promove a síntese de glicose a partir tanto de proteínas (aminoácidos) quanto do complexo glicerol do lipídio (triglicerídeo). Essa conversão gliconeogênica fornece uma opção metabólica para aumentar a disponibilidade de carboidratos (e manter a glicemia) com as reservas de glicogênio depletadas. Entretanto, o preço que é pago é a diminuição dos componentes proteicos do corpo, particularmente a proteína muscular. Em casos extremos, a gliconeogênese reduz a massa de tecido magro e produz uma carga de solutos para os rins, que devem excretar subprodutos contendo nitrogênio da degradação das proteínas.

3. Atua como substrato metabólico e previne a cetose.

Componentes do catabolismo de carboidratos agem como substratos "preferenciais" para o catabolismo de lipídios. O metabolismo insuficiente de carboidratos – seja por causa de limitações no transporte de glicose para as células (como ocorre no diabetes por causa de pouca produção de insulina ou resistência à insulina), seja pela depleção de glicogênio por motivo de dieta inadequada, particularmente dietas pobres em carboidratos, ou atividade física prolongada – aumenta a mobilização de gordura ao custo da sua oxidação. Isso produz uma degradação incompleta do lipídio e o acúmulo de subprodutos chamados **corpos cetônicos** que consistem em três moléculas solúveis em água (principalmente o acetoacetato, o beta-hidroxibutirato e a acetona) produzido pelo fígado a partir de ácidos graxos. A formação excessiva de corpos cetônicos aumenta a acidez dos líquidos corporais, uma condição perigosa chamada de acidose, ou cetose em

relação à degradação de lipídio. O Capítulo 5 aprofunda a discussão a respeito dos carboidratos como iniciadores do catabolismo de lipídios.

4. É fonte energética do sistema nervoso central.

O sistema nervoso central precisa de carboidratos para funcionar otimamente e conta quase exclusivamente com a glicose como sua fonte energética. No diabetes não controlado, durante o jejum ou durante uma ingestão crônica reduzida em carboidratos, o cérebro se adapta após cerca de 8 dias e passa a metabolizar quantidades relativamente grandes de lipídio (na forma de corpos cetônicos) como fonte alternativa de energia. O cérebro requer cerca de 130 gramas de glicose, por dia ou cerca de 153 gramas por hora. Sob condições cetóticas, o cérebro requer um pouco menos de glicose, ou cerca de 120 gramas por dia. Também ocorrem adaptações nos músculos esqueléticos durante dietas crônicas pobres em carboidrato e ricas em lipídio, quando eles aumentam o uso de lipídio durante a atividade física, poupando o glicogênio muscular.

A glicogenólise hepática mantém os níveis normais de glicose sanguínea durante o repouso e a atividade física, em geral, na faixa de 100 mg/dℓ (5,5 mM). Em atividades físicas intensas e prolongadas, os níveis sanguíneos de glicose diminuem até níveis abaixo do normal porque ocorre depleção do glicogênio hepático e os músculos ativos continuam a utilizar a fonte de glicose sanguínea disponível. Os sintomas de níveis anormalmente baixos de glicose sanguínea, ou **hipoglicemia**, incluem fraqueza, fome e tontura. A redução da glicemia acaba prejudicando a realização do exercício e explica parcialmente a fadiga "central" associada ao exercício prolongado. A hipoglicemia profunda e prolongada (p. ex., induzida por uma superdosagem de insulina exógena) pode provocar perda de consciência e danos cerebrais irreversíveis.

Resumo

1. Os átomos fornecem os elementos básicos de toda a matéria e desempenham o papel principal na composição de nutrientes alimentares e substâncias biologicamente ativas.

2. Carbono, hidrogênio, oxigênio e nitrogênio servem como unidades estruturais primárias das substâncias biologicamente ativas do corpo. Combinações específicas de carbono com oxigênio e hidrogênio formam carboidratos e lipídios. As proteínas consistem em combinações únicas de carbono, oxigênio e hidrogênio, com nitrogênio e minerais.

3. Açúcares simples consistem em cadeias de três a sete átomos de carbono, com hidrogênio e oxigênio na proporção de 2:1. A glicose, o açúcar simples mais comum, contém uma cadeia de seis carbonos em diferentes formas com a fórmula $C_6H_{12}O_6$.

4. Os três tipos de carboidratos incluem monossacarídeos (açúcares glicose e frutose), dissacarídeos (combinações de dois monossacarídeos – sacarose, lactose e maltose) e oligossacarídeos (três a nove resíduos de glicose). Polissacarídeos que contêm 10 ou mais açúcares simples formam amido e fibras nas plantas e glicogênio, o grande polímero de glicose multirramificado em animais.

5. A glicogenólise reconverte glicogênio em glicose, enquanto a gliconeogênese sintetiza glicose predominantemente a partir dos esqueletos de carbono dos aminoácidos.

6. As duas configurações básicas de amido são amilose, consistindo em uma cadeia longa e reta de unidades de glicose e amilopectina, construída a partir de uma ligação monossacarídica altamente ramificada.

7. A "digestibilidade" de um alimento contendo amido depende da predominância de uma forma de amido ou de outra.

8. A fibra, um polissacarídeo estrutural não amido da planta, resiste às enzimas digestivas humanas.

9. As fibras alimentares hidrossolúveis e insolúveis em água conferem benefícios à saúde para o funcionamento gastrintestinal e reduzem os riscos de doenças cardiovasculares.

10. A proteção contra doenças cardíacas e obesidade provavelmente está relacionada ao papel regulador das fibras alimentares na redução favorável da secreção de insulina, diminuindo a absorção de nutrientes no intestino delgado após uma refeição.

11. Os norte-americanos normalmente consomem 40 a 50% do total de calorias como carboidratos, enquanto em muitos países africanos os valores de consumo variam de 77 a 82%.

12. Maior ingestão de açúcar em doces (açúcares simples) ocorre comumente na população com possíveis efeitos nocivos à regulação da glicose-insulina, doenças cardiovasculares e obesidade.

13. Homens e mulheres fisicamente ativos devem consumir cerca de 60% das calorias diárias como carboidratos (400 a 600 g), predominantemente na forma complexa não refinada.

14. Durante um treinamento intenso e atividades físicas prolongadas, a ingestão de carboidratos deve aumentar para 70% do total de calorias ou 8 a 10 g/kg de peso corporal.

15. O consumo frequente e excessivo de carboidratos com alto índice glicêmico pode alterar o perfil metabólico e aumentar o risco de síndrome metabólica da obesidade, resistência à insulina, intolerância à glicose, dislipidemia e hipertensão.

16. O diabetes tipo 2, a forma mais comum da doença, afeta mais de 9,3% das pessoas nos EUA ou mais de 29 milhões de adultos norte-americanos.

17. Mais de 86 milhões de adultos norte-americanos têm pré-diabetes, uma condição definida pela tolerância prejudicada à glicose ou glicemia de jejum alterada, colocando-os em maior risco de desenvolver diabetes.

18. Os carboidratos armazenados em quantidade limitada no fígado e nos músculos (1) servem como uma importante fonte de energia, (2) reposição de proteínas por energia, (3) funcionam como um *primer* metabólico para o metabolismo lipídico e (4) fornecem combustível para o sistema nervoso central.

19. Uma dieta deficiente em carboidratos esgota rapidamente o glicogênio muscular e hepático. Isso afeta profundamente a capacidade de intenso esforço anaeróbico e exercícios aeróbicos de longa duração.

20. A depleção de glicogênio por intermédio de dieta inadequada (dietas com pouco carboidrato ou atividade física prolongada) causa aumento da mobilização lipídica e subsequente oxidação.

21. A decomposição lipídica incompleta e o acúmulo de subprodutos formam cetonas que consistem em três moléculas solúveis em água (principalmente acetoacetato, beta-hidroxibutirato, acetona).

LIPÍDIOS

Natureza dos lipídios

Lipídios (do grego *lipos*, que significa gordura), o termo genérico para um grupo heterogêneo de compostos, incluem óleos, gorduras, ceras e compostos relacionados. Os óleos são líquidos à temperatura ambiente, enquanto as gorduras permanecem sólidas. Uma molécula lipídica contém os mesmos elementos estruturais dos carboidratos, exceto pelo fato de que a ligação entre os átomos é marcadamente diferente entre eles. Especificamente, a taxa de hidrogênio para oxigênio nos lipídios excede consideravelmente aquela dos carboidratos. Por exemplo, a fórmula $C_{57}H_{110}O_6$ descreve o lipídio comum estearina, com uma taxa de H:O de 18,3:1; para os carboidratos, a taxa é de 2:1. Aproximadamente 98% dos lipídios dietéticos existem na forma de triglicerídeos, enquanto cerca de 90% da gordura total do organismo encontra-se em depósitos de tecido adiposo nos tecidos subcutâneos.

Tipos e fontes

As plantas e os animais contêm lipídios em longas cadeias de hidrocarbonetos. Os lipídios geralmente são gordurosos ao toque e são insolúveis em água e solúveis nos solventes orgânicos éter, clorofórmio e benzeno. De acordo com uma classificação comum, os lipídios pertencem a um dos três tipos principais: **lipídios simples**, **lipídios compostos** e **lipídios derivados**. A Tabela 1.3 lista a classificação geral para os lipídios com exemplos específicos de cada tipo.

Lipídios simples

Os lipídios simples, ou "gorduras neutras", consistem principalmente em **triglicerídeos**, o lipídio mais abundante no corpo – eles constituem a principal forma de armazenamento de gordura nas células adiposas. Essa molécula é formada por dois agrupamentos diferentes de átomos. Um grupo, o **glicerol**, é formado por uma molécula de álcool com três carbonos que, por si só, não se qualifica como um lipídio por causa de sua alta solubilidade em água. Três grupos de átomos de carbono em cadeia, em geral em número par, chamados de **ácidos graxos**, estão ligados à molécula de glicerol. Os ácidos graxos são formados por cadeias de hidrocarbonetos lineares com quatro a até mais de 20 átomos de carbono por cadeia, embora cadeias com comprimentos entre 16 e 18 carbonos prevaleçam.

TABELA 1.3
Classificação geral de lipídios.

Tipo de lipídio	Exemplo
I. Lipídios simples	
Gorduras neutras	Triglicerídeos (triacilgliceróis)
Ceras	Cera de abelha
II. Lipídios compostos	
Fosfolipídios	Lecitinas, cefalinas, lipossitóis,
Glicolipídios	Cerebrosídios, gangliosídios
Lipoproteínas	Quilomícrons, VLDL, LDL, HDL
III. Lipídios derivados	
Ácidos graxos	Ácido palmítico, ácido oleico, ácido esteárico, ácido linoleico
Esteroides	Colesterol, ergosterol, cortisol, ácidos biliares, vitamina D, estrógenos, progesterona e andrógenos
Hidrocarbonetos	Terpenos

VLDL: lipoproteína de muito baixa densidade; LDL: lipoproteína de baixa densidade; HDL: lipoproteína de alta densidade.

Três moléculas de água são formadas quando glicerol e ácidos graxos se unem na síntese (**condensação**) da molécula de triglicerídeo. Ao contrário, durante a hidrólise, quando a molécula de lipídio é clivada em seus constituintes pela ação das **enzimas lipases**, três moléculas de água são inseridas no ponto em que a molécula se divide. A **Figura 1.8** ilustra a estrutura básica das moléculas de **ácidos graxos saturados** e **insaturados**. Todos os alimentos contendo lipídios consistem em uma mistura de diferentes proporções de ácidos graxos saturados e ácidos graxos insaturados. Os ácidos graxos são nomeados desse modo porque uma molécula de ácido orgânico (COOH) forma parte de sua estrutura química.

Ácidos graxos saturados

Um ácido graxo saturado contém apenas ligações covalentes simples entre os átomos de carbono; todas as ligações restantes são realizadas com hidrogênio. Esse tipo de ligação química compartilha pares de elétrons entre átomos. Em um ácido graxo saturado, todas as ligações restantes se ligam ao hidrogênio. A molécula de ácido graxo é chamada de saturada porque ela tem tantos átomos de hidrogênio quanto é quimicamente possível.

Os ácidos graxos saturados encontram-se principalmente em carne bovina e de cordeiro (cerca de 50 a 52% de ácidos graxos saturados), porco (40%), frango e gema de ovo (36%), e em laticínios, como creme de leite, leite, manteiga (62% de ácidos graxos saturados) e queijo (p. ex., *cream cheese* contém 5,7 g de gordura saturada por 28 g ou 20%; queijo azul, 19%; queijo feta, 15%; e queijo *cottage* com 2% de gordura do leite, menos de 1%). Os ácidos graxos saturados do reino vegetal incluem os óleos de coco e de palma (são líquidos à temperatura ambiente porque dispõem de cadeias curtas de ácidos graxos), gordura vegetal e margarina hidrogenada;

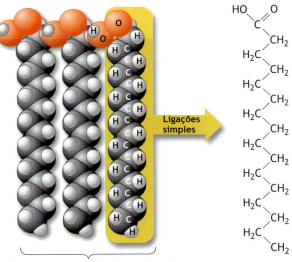

A Sem ligações duplas; as cadeias de ácidos graxos ficam próximas
Ácido graxo saturado

Átomos de carbono ligados por ligações simples permitem a organização próxima dessas cadeias de ácidos graxos

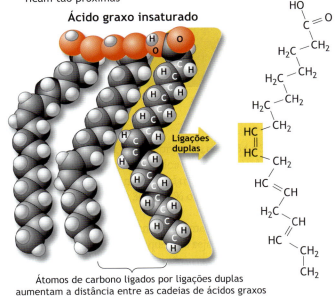

B Ligações duplas presentes; as cadeias de ácidos graxos não ficam tão próximas
Ácido graxo insaturado

Átomos de carbono ligados por ligações duplas aumentam a distância entre as cadeias de ácidos graxos

Figura 1.8 A presença ou ausência de ligações duplas entre os átomos de carbono identifica a principal diferença estrutural entre os ácidos graxos saturados e insaturados. **A.** O ácido palmítico dos ácidos graxos saturados não possui ligações duplas em sua cadeia de carbono e contém o número máximo de átomos de hidrogênio. Sem ligações duplas, as três cadeias saturadas de ácidos graxos se encaixam juntas para formar uma gordura "dura". **B.** As três ligações duplas no ácido linoleico, um ácido graxo insaturado, reduzem o número de átomos de hidrogênio ao longo da cadeia do carbono. A inserção de ligações duplas na cadeia do carbono impede a estreita associação dos ácidos graxos; isso produz uma gordura "mais macia" ou um óleo. (Adaptada, com permissão, de McArdle WD, Katch FI, Katch VL. Essentials of exercise physiology. 5. ed. Baltimore: Wolters Kluwer Health; 2016.)

Gordura saturada reavaliada: o debate desejável/indesejável continua

A ciência recente sobre gordura saturada na dieta mudou na direção oposta às recomendações atuais do USDA. Cientistas de Cambridge e Harvard, avaliando as evidências disponíveis, concluíram que a ingestão de gordura saturada não causa doenças cardíacas, embora possa aumentar moderadamente o LDL-colesterol "ruim". Outra metanálise publicada chegou à mesma conclusão. Tais descobertas são contrárias a recomendações de longa data do United States Department of Agriculture (USDA), National Institutes of Health (NIH) e American Heart Association (AHA); essas grandes e prestigiadas organizações gastaram bilhões promovendo que os indivíduos reduzam significativamente a alta ingestão de gorduras saturadas para combater um caleidoscópio de riscos à saúde. Será que limitar a ingestão de carboidratos, particularmente em formas altamente processadas, leva a maiores benefícios à saúde, incluindo controle de peso, do que reduzir a ingestão de lipídios?

---

bolos, tortas e biscoitos preparados comercialmente também contêm quantidades variáveis desses ácidos graxos. Como comparação, o óleo de coco contém mais de 90% de gordura saturada, enquanto o óleo de palma tem uma proporção aproximada de 1:1 de gorduras saturadas para insaturadas. Em termos de escolhas alimentares, substitua os óleos de palma e coco por óleos poli-insaturados (p. ex., milho, soja, açafrão, girassol, semente de algodão) e óleo de oliva, canola ou gergelim monoinsaturado. Outra recomendação é evitar produtos assados e fritos preparados com óleos vegetais "parcialmente hidrogenados" (endurecidos), pois esses óleos contêm gorduras *trans* – potencialmente ligadas à doença cardíaca acelerada decorrente da formação da placa arterial e do LDL-colesterol maior que o desejável (a FDA proibiu a gordura *trans*; ver boxe Gorduras *trans*: o fim de uma era com benefícios de saúde desejáveis).

Ácidos graxos insaturados

Os ácidos graxos insaturados contêm uma ou mais ligações duplas ao longo da cadeia principal de carbono. Cada ligação dupla reduz a quantidade de sítios potenciais de ligação com

---

Gorduras *trans*: o fim de uma era com benefícios de saúde desejáveis

Em 16 de junho de 2015, a Food and Drug Administration (FDA) proibiu os óleos parcialmente hidrogenados (PHO), a principal fonte alimentar de gordura trans produzida industrialmente nos alimentos processados. Substâncias artificiais de gordura *trans* foram apontadas no início dos anos 1940 como uma alternativa saudável à manteiga e à banha. As gorduras *trans* geralmente estão presentes em produtos assados, incluindo biscoitos embalados, crostas de torta e biscoitos, salgadinhos típicos (p. ex., batata, tortilha e salgadinhos de milho), alimentos fritos (rosquinhas, cobertura e frango frito), massa refrigerada, pipoca de micro-ondas e cremes não duros e margarinas em bastão.

Essa forma lipídica, que não é mais "geralmente reconhecida como segura" (GRAS), desapareceu do suprimento de alimentos dos EUA desde junho de 2018. Isso é consistente com as ações da Letônia, Áustria, Hungria e Dinamarca, países que já proibiram ou limitaram lipídios totais em seu suprimento de alimentos para menos de 2%. Como um bônus adicional, o ácido linoleico, o principal ácido graxo poli-insaturado encontrado em óleo vegetal, nozes e sementes, está associado a um risco 9% menor de doença cardíaca coronariana e a 13% menos risco de mortalidade por doença cardíaca coronária em uma relação de dose-resposta. Muitos dos maiores restaurantes já eliminaram gorduras *trans* de seus itens de menu (p. ex., Taco Bell, Chick-fil-A, Dunkin Donuts e McDonald's). A FDA estimava, em 2017, que 80% das gorduras *trans* já haviam desaparecido dos alimentos nos EUA. Em 1 de janeiro de 2010, a cidade de Tiburon, Califórnia, tornou-se a primeira cidade do estado a proibir restaurantes de usar gorduras *trans* na preparação de alimentos. A FDA estima que a proibição economizará cerca de US $ 140 bilhões nas próximas duas décadas em custos relacionados à saúde. Existe uma necessidade urgente de pesquisa em todo o mundo para estabelecer limites ao consumo de gordura *trans*.

Fontes: Li H et al. Plasma trans-fatty acids levels and mortality: a cohort study based on 1999-2000 National Health and Nutrition Examination Survey (NHANES). Lipids Health Dis. 2017; 16:176. Sloop GD et al. Perspective: interesterified triglycerides, the recent increase in deaths from heart disease, and elevated blood viscosity. Ther Adv Cardiovasc Dis. 2018; 12:23. Wilczek MM et al. Trans-fatty acids and cardiovascular disease: urgent need for legislation. Cardiology. 2017; 138:254.

o hidrogênio; portanto, a molécula permanece insaturada em relação ao hidrogênio. Um **ácido graxo monoinsaturado** contém uma ligação dupla ao longo da cadeia de carbono. Exemplos incluem óleo de canola, azeite de oliva (77% de ácidos graxos monoinsaturados), óleo de amendoim e óleo de amêndoas, nozes-pecã e abacate. Um **ácido graxo poli-insaturado** contém duas ou mais ligações duplas ao longo da cadeia de carbono; exemplos incluem óleos de cártamo, girassol, soja e milho.

Os ácidos graxos provenientes de fontes vegetais, geralmente insaturados, tendem a se liquefazer à temperatura ambiente. Lipídios com ácidos graxos mais longos (mais carbonos na cadeia) e mais saturados permanecem sólidos à temperatura ambiente, enquanto aqueles com ácidos graxos mais curtos e mais insaturados permanecem moles. Os óleos são líquidos e contêm ácidos graxos insaturados. A **hidrogenação** transforma óleos em compostos semissólidos. Esse processo químico borbulha hidrogênio líquido no óleo vegetal, reduzindo as ligações duplas nos ácidos graxos insaturados e transformando-as em ligações simples, capturando mais átomos de hidrogênio nas cadeias de carbono. Isso gera uma gordura mais firme, porque a adição do hidrogênio às cadeias de carbono aumenta a temperatura de derretimento do lipídio. Os óleos hidrogenados se comportam como uma gordura saturada. As gorduras hidrogenadas mais comuns incluem substitutos de banha e a margarina.

Formação do triglicerídeo

A **Figura 1.9** (*parte superior*) ilustra a sequência de reações na síntese de triglicerídeos, um processo chamado de **esterificação**. A parte inferior da figura resume esse vínculo. Inicialmente, um substrato de ácido graxo ligado à coenzima A (CoA) forma um acil graxo-CoA, que é transferido ao glicerol (na forma de glicerol 3-fosfato). Nas reações subsequentes, dois acil graxos-CoA adicionais são ligados ao esqueleto de glicerol conforme a molécula de triglicerídeo é formada. A síntese de triglicerídeos aumenta após uma refeição pelos seguintes motivos:

1. Aumento dos níveis sanguíneos de ácidos graxos e glicose provenientes da absorção dos alimentos.
2. Um nível relativamente alto de insulina circulante, que facilita a síntese de triglicerídeos.

Manteiga *versus* margarina: um risco para a saúde nos ácidos graxos *trans*.

Não é possível distinguir entre manteiga e margarina pelo seu teor calórico, mas sua composição de ácidos graxos é bastante diferente. A manteiga contém cerca de 62% de ácidos graxos saturados (que elevam dramaticamente o LDL-colesterol) em comparação com os 20% da margarina. Durante sua manufatura, a margarina e outras gorduras vegetais, como óleos de milho, soja e girassol insaturados, tornam-se parcialmente hidrogenados. Esse processo reorganiza a estrutura química do óleo originalmente poli-insaturado. O lipídio permanece duro (saturado), mas não tão duro quanto a manteiga. Um ácido graxo insaturado *trans* é formado na margarina quando os átomos de hidrogênio localizados na cadeia de carbono reestruturada se movem de sua posição *cis* natural para o lado oposto da ligação dupla que separa os dois átomos de carbono (posição *trans*). Ácidos graxos *trans* têm estrutura muito parecida com a maior parte dos ácidos graxos insaturados, enquanto os hidrogênios opostos na cadeia de carbono trazem propriedades físicas semelhantes aos ácidos graxos saturados. Entre 17 e 25% dos ácidos graxos da margarina encontram-se na forma de ácidos graxos insaturados *trans*, ao contrário da manteiga, com 7%. Em anos anterior, muitos alimentos encontrados em redes de *fast-food* populares continham níveis consideravelmente altos de gorduras *trans*. Uma porção de batatas fritas podia conter até 3,6 g de gordura *trans*, já um *donut* ou um

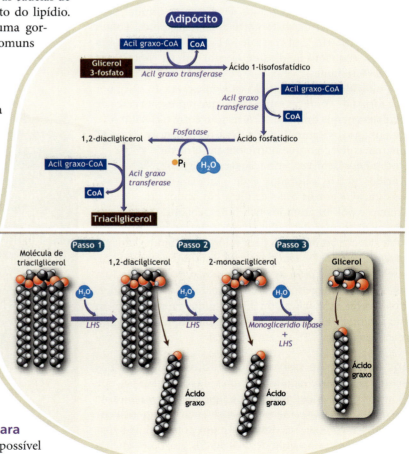

Figura 1.9 *Parte superior*: a formação de triacilglicerol nos adipócitos e no tecido muscular envolve múltiplas reações (síntese da desidratação) que ligam três moléculas de ácidos graxos a um único esqueleto de glicerol. *Parte inferior*: resumo desta ligação. (Reproduzida, com permissão, de McArdle W, Katch FI, Katch VL. Exercise physiology energy, nutrition, and human performance. 8. ed. Baltimore: Lippincott Williams & Wilkins; 2015.)

bolo inglês podia ter até 4,3 g. Os óleos vegetais líquidos normalmente não têm ácidos graxos *trans*, mas algumas vezes eles são adicionados para aumentar o prazo de validade do óleo. A margarina, formada por óleo vegetal, não contém colesterol; por sua vez, a manteiga é formada a partir de leite e contém entre 11 e 15 mg de colesterol a cada colher de chá.

Uma dieta rica em margarina e em alimentos assados comerciais, além de alimentos fritos preparados com óleos vegetais hidrogenados (espessados), aumenta o LDL-colesterol, assim como uma dieta rica em ácidos graxos saturados. Ao contrário das gorduras saturadas, os óleos hidrogenados diminuem a concentração do HDL-colesterol benéfico e afetam negativamente marcadores de inflamação e de disfunção endotelial. Os ácidos graxos *trans* também aumentam os níveis plasmáticos de triglicerídeos e podem prejudicar a flexibilidade e o funcionamento das paredes arteriais. Um estudo prospectivo com mais de 84.204 mulheres de meia-idade saudáveis demonstrou que dietas ricas em ácidos graxos *trans* promovem resistência à insulina, elevando o diabetes tipo 2.

Lipídios na dieta. A **Figura 1.10** mostra a contribuição percentual aproximada de grupos de alimentos comuns para o teor lipídico total da dieta norte-americana típica. Fontes vegetais contribuem com cerca de 34% para a ingestão diária de lipídios, enquanto lipídios de origem animal contribuem com os 66% restantes.

Um indivíduo típico dos EUA consome cerca de 22 kg por ano na forma de gorduras saturadas, o que representa cerca de 15% de sua energia diária total. A relação entre o consumo de ácidos graxos saturados e o risco de doenças coronarianas fez com que nutricionistas e médicos recomendassem a substituição da maior parte dos ácidos graxos saturados e de praticamente todos os ácidos graxos *trans* na dieta por ácidos graxos mono e poli-insaturados não hidrogenados. O consumo de ambas as formas de ácidos graxos insaturados diminui o risco de doença coronariana para valores até menores do que os níveis normais. De um ponto de vista de saúde pública, aconselha-se que as pessoas consumam não mais do que 10% de sua ingestão energética total como ácidos graxos saturados. Isso para cerca de 250 kcal, ou 25 a 30 g/dia para um homem adulto jovem, e para manter toda a ingestão lipídica em valores menores do que 30% da energia total.

Óleos de peixe (e peixe) são saudáveis. Estudos dos perfis de saúde dos esquimós inuítes da Groenlândia, que consomem grandes quantidades de lipídios provenientes de peixes, focas e baleias e ainda assim apresentam baixa incidência de doença coronariana, indicaram um potencial de benefícios diversos para a saúde de dois ácidos graxos essenciais poli-insaturados de cadeia longa. Esses óleos, o ácido eicosapentaenoico (EPA) e o ácido docosa-hexaenoico (DHA), pertencem à família **ômega-3** de ácidos graxos. Essas substâncias são encontradas principalmente nos óleos de mariscos, em arenque, salmão, sardinha, anchovas que se alimentam em águas profundas, além de cavala e mamíferos marinhos (**Figura 1.11**). Para aqueles que não consomem peixes, as

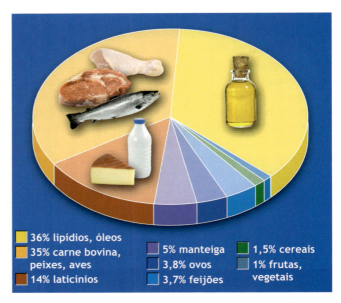

Figura 1.10 Contribuição dos principais grupos alimentares para o conteúdo lipídico da dieta norte-americana típica. (Reproduzida, com permissão, de McArdle WD, Katch FI, Katch VL. Essentials of exercise physiology. 5. ed. Baltimore: Wolters Kluwer Health; 2016.)

- 36% lipídios, óleos
- 35% carne bovina, peixes, aves
- 14% laticínios
- 5% manteiga
- 3,8% ovos
- 3,7% feijões
- 1,5% cereais
- 1% frutas, vegetais

Peixe	Ômega-3
Arenque (Atlântico)	1,8
Salmão (rei)	1,7
Salmão (rosa/enlatado)	1,4
Salmão (rosa/cozido)	1,2
Cavalinha (Atlântico)	1,1
Truta (arco-íris)	1,0
Malacanthidae	0,9
Peixe-espada	0,7
Atum (enlatado, branco)	0,7
Linguado	0,5
Halibute	0,5
Paloco	0,5
Cavalinha (rei)	0,4
Bagre	0,2
Hadoque	0,2
Tilápia	0,2

Figura 1.11 Conteúdo de ácidos graxos ômega-3 de vários tipos de peixes (gramas por porção cozida de 85 g).

fontes vegetais de ácido alfalinolênico, outro óleo ômega-3 e precursor de EPA e DHA, incluem vegetais folhosos verde-escuros e linhaça, cânhamo, canola, soja e óleo de nozes; seres humanos convertem uma quantidade relativamente pequena destes em EPA e DHA.

A ingestão regular de peixes (2 vezes/semana ou 227 a 340 g de frutos do mar/semana) e de óleo de peixe (com um nível diário mínimo de 250 mg de DHA/EPA) exerce múltiplos efeitos fisiológicos que protegem contra doença coronariana. DHA e EPA podem oferecer proteção nas seguintes áreas:

1. Perfil lipídico (particularmente os níveis plasmáticos de triglicerídeos).
2. Risco global de doença cardíaca (particularmente o risco de fibrilação ventricular e de morte súbita.
3. Risco de doenças inflamatórias (para os fumantes).
4. Doença pulmonar obstrutiva crônica (especialmente para os fumantes).
5. Doenças crônicas relacionadas com obesidade (p. ex., diabetes).

Os óleos de peixe ômega-3, particularmente o DHA, também se mostraram benéficos para o tratamento de vários transtornos psicológicos e reduziram o risco de desenvolvimento de doença de Alzheimer e de demências de início tardio, mas se mostraram ineficientes no alentecimento do declínio físico e mental de pacientes idosos com doença de Alzheimer. A ingestão de ácidos graxos de peixe e de alimentos marinhos provavelmente não reduz o risco de câncer. Vários estudos recentes levantam questionamentos a respeito do benefício dos suplementos contendo óleo de peixe e de frutos do mar para todas as pessoas, particularmente para aquelas com doença arterial coronariana documentada.

Vários mecanismos explicam como a ingestão de peixe – com seus nutrientes cardioprotetores adicionais, que incluem selênio, vários antioxidantes naturais e proteínas não presentes no óleo de peixe – protege contra a morte causada pela doença cardiovascular. O peixe pode agir como um agente antitrombogênico das seguintes maneiras:

1. Previne a formação de coágulos sanguíneos nas paredes arteriais
2. Inibe o crescimento da placa aterosclerótica
3. Reduz a pressão de pulso e a resistência vascular total (aumenta a complacência arterial)
4. Estimula o óxido nítrico derivado do endotélio para facilitar a perfusão do miocárdio
5. Reduz o triacilglicerol, o que pode proteger contra o risco de doença cardíaca coronária.

O benefício cardioprotetor mais poderoso do peixe e seus óleos está relacionado com os seus efeitos antiarrítmicos no tecido miocárdico. Essa proteção contra as arritmias ventriculares ocorre por causa dos efeitos que os ácidos graxos n-3 dietéticos exercem sobre o teor respectivo de ácidos graxos n-3 nas membranas celulares do miocárdio. Sob estresse fisiológico grave (p. ex., ataque isquêmico por causa de uma redução no fluxo sanguíneo miocárdico), os ácidos graxos n-3 na membrana celular são liberados e protegem localmente o miocárdio contra o desenvolvimento e a propagação de um ritmo cardíaco acelerado ou taquicardia, o que frequentemente causa parada cardíaca e morte súbita.

Longevidade e níveis de gordura poli-insaturada. Um estudo sueco com mais de 4.000 homens e mulheres de meia-idade mostrou que o tipo de lipídio consumido pode ser mais importante para a longevidade do que a ingestão total de gordura. O estudo revelou que níveis mais altos de EPA e DHA, os ácidos graxos ômega-3 primários no peixe e no óleo de peixe, se associam a menor risco de morte por todas as causas. Mulheres com níveis sanguíneos mais altos desses lipídios apresentaram menor risco de doença cardiovascular, enquanto homens com maiores níveis de ácido linoleico, o componente principal da maioria dos óleos vegetais, tinham 41% menos chances de morrer de todas as causas do que os homens com níveis mais baixos. Tais descobertas apoiam os benefícios da ingestão de gorduras poli-insaturadas encontradas em peixes, óleos vegetais não tropicais e nozes em substituição aos alimentos ricos em gorduras saturadas.

A **Figura 1.12** lista o teor de ácidos graxos saturados, monoinsaturados e poli-insaturados em várias fontes de lipídios dietéticos. Todas os lipídios contêm uma mistura de cada tipo de ácido graxo, embora diferentes ácidos graxos predominem em determinadas fontes lipídicas. Nos alimentos, o ácido alfalinolênico é o principal ácido graxo ômega-3; o ácido linoleico é o principal ácido graxo ômega-6; e o ácido oleico é o principal ácido graxo ômega-9. Esses ácidos graxos fornecem componentes para estruturas corporais vitais, desempenham papéis importantes na função imunológica e na visão, ajudam a formar e a manter a integridade das membranas plasmáticas

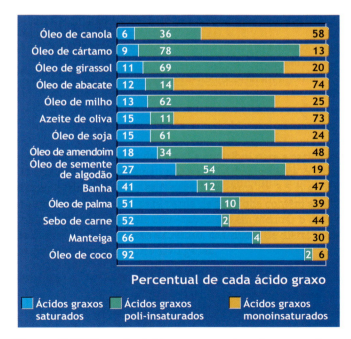

Figura 1.12 Teor de ácidos graxos saturados, monoinsaturados e poli-insaturados em lipídios e óleos comuns em gramas por 100 g.

e produzem compostos semelhantes a hormônios chamados de eicosanoides. Curiosamente, o ácido linoleico encontrado em óleo vegetal, nozes e sementes associa-se a um risco 9% menor de doença cardíaca coronária e 13% menor mortalidade por doença cardíaca coronária em uma relação dose-resposta.

Somente a ingestão alimentar pode fornecer ácidos graxos poli-insaturados ômega-3 e ômega-6 abundantes na maioria dos óleos vegetais, exceto os tropicais. O papel deles como precursores de outros ácidos graxos inibe sua síntese e eles são chamados de **ácidos graxos essenciais**. Cerca de 1 a 2% da ingestão energética total deve ser feita por meio do ácido linoleico. Para uma ingestão de 2.500 kcal, isso corresponde a uma colher de sopa de óleo vegetal por dia. Maionese, óleos de cozinha, molhos de salada, grãos integrais, vegetais e outros alimentos fornecem facilmente essa quantidade. Peixes gordurosos (salmão, atum ou sardinha) ou óleos de canola, soja, cártamo, girassol, gergelim e linhaça são as melhores fontes de ácido alfalinolênico ou seus ácidos graxos ômega-3 relacionados, EPA e DHA.

Lipídios compostos

Os lipídios compostos são formados por uma molécula de triglicerídeos combinada com outras substâncias químicas e representam cerca de 10% das gorduras totais do corpo. Um grupo de triglicerídeos modificados, os **fosfolipídios**, contém uma ou mais moléculas de ácidos graxos combinadas com um grupo contendo fósforo e com uma base nitrogenada. Esses lipídios são formados em todas as células, embora o fígado sintetize a maior parte deles. A porção contendo fósforo dos fosfolipídios dentro da bicamada da membrana plasmática atrai a água (é **hidrofílica**), enquanto a porção lipídica repele a água (é **hidrofóbica**). Assim, os fosfolipídios interagem com água e lipídios, efetuando as quatro funções a seguir:

1. Modular os movimentos de líquidos através das membranas celulares.
2. Manter a integridade estrutural das células.
3. Desempenhar um papel importante na coagulação sanguínea.
4. Fornecer integridade estrutural para a bainha de isolamento que recobre as fibras nervosas.

A **lecitina**, o fosfolipídio distribuído mais amplamente nas fontes alimentares (fígado, gema de ovo, gérmen de trigo, nozes e soja), age no transporte e no uso de ácidos graxos e de colesterol. A lecitina não é classificada como um nutriente essencial porque o corpo produz as quantidades necessárias dela.

Outros lipídios compostos incluem os **glicolipídios** (ácidos graxos ligados a carboidrato e nitrogênio) e as **lipoproteínas** solúveis em água (formadas principalmente no fígado, quando proteínas são unidas a triglicerídeos ou fosfolipídios). *As lipoproteínas fornecem o principal modo de transporte de lipídios no sangue.* Se os lipídios sanguíneos não se ligassem à proteína, eles literalmente flutuariam, como a nata no leite fresco não homogeneizado.

Colesterol ligado a lipoproteínas de alta e de baixa densidade

A **Figura 1.13** ilustra a dinâmica geral do colesterol dietético e das lipoproteínas, incluindo seu transporte entre o intestino delgado, o fígado e os tecidos periféricos. Existem quatro tipos de lipoproteínas de acordo com sua densidade gravitacional. Os **quilomícrons** (do grego *chylo*, que significa fluido leitoso, e mícron, referente a partículas pequenas) são formados quando gotículas lipídicas emulsificadas, incluindo triglicerídeos de cadeia longa, fosfolipídios e ácidos graxos livres, deixam o intestino e entram na vasculatura linfática, a rede altamente especializada de ductos coletores e capilares que trabalham em conjunto com o sistema vascular geral. Em condições normais, o fígado metaboliza os quilomícrons e os envia para armazenamento no tecido adiposo. Os quilomícrons também transportam as vitaminas lipossolúveis A, D, E e K.

O fígado e o intestino delgado produzem a partícula lipoproteína complexa **HDL** ou lipoproteína de alta densidade. Essa substância proteica múltipla consiste no maior percentual de proteína (cerca de 50%) e o menor teor de lipídio total (cerca de 20%) e de colesterol (cerca de 20%) em comparação com as outras lipoproteínas. A degradação de **VLDL** (lipoproteína de muito baixa densidade) produz **LDL** (lipoproteína de baixa densidade). A VLDL, formada no fígado a partir de lipídios, carboidratos, álcool e colesterol, contém o maior percentual de lipídios (95%), dos quais cerca de 60% consistem em triglicerídeos. A VLDL transporta triglicerídeos para os músculos e para o tecido adiposo. A ação da enzima **lipase lipoproteica** (LPL; controlada pelo gene *LPL* e expressa no coração, no músculo e no tecido adiposo) produz uma molécula de LDL mais densa, porque agora ela contém menos lipídios. LDL e VLDL têm mais componentes lipídicos do que proteicos.

Colesterol "ruim". Entre as lipoproteínas, a LDL, com maior afinidade pelas células da parede arterial, normalmente carrega entre 60 e 80% do colesterol sérico total. A LDL transporta colesterol para o tecido arterial, onde a LDL é oxidada e participa da proliferação das células musculares lisas e de outras mudanças desfavoráveis que danificam e estreitam as artérias. De acordo com os US Centers for Disease Control and Prevention, cerca de um terço dos adultos tem níveis elevados de LDL, embora um terço deles controle esses níveis. Três fatores impactam as concentrações séricas de LDL:

1. Atividade física aeróbica regular.
2. Acúmulo de gordura visceral.
3. Composição de macronutrientes da dieta.

Colesterol "bom". Ao contrário da LDL, a HDL protege contra doenças cardiovasculares. A HDL age como um varredor no **transporte reverso de colesterol**, removendo colesterol da parede arterial. Ela então é levada para o fígado para que seja incorporada nos sais biliares e seja subsequentemente excretada pelo trato gastrintestinal.

As quantidades de LDL- e HDL-colesterol e suas taxas específicas (p. ex., HDL ÷ colesterol total), além de suas subfrações,

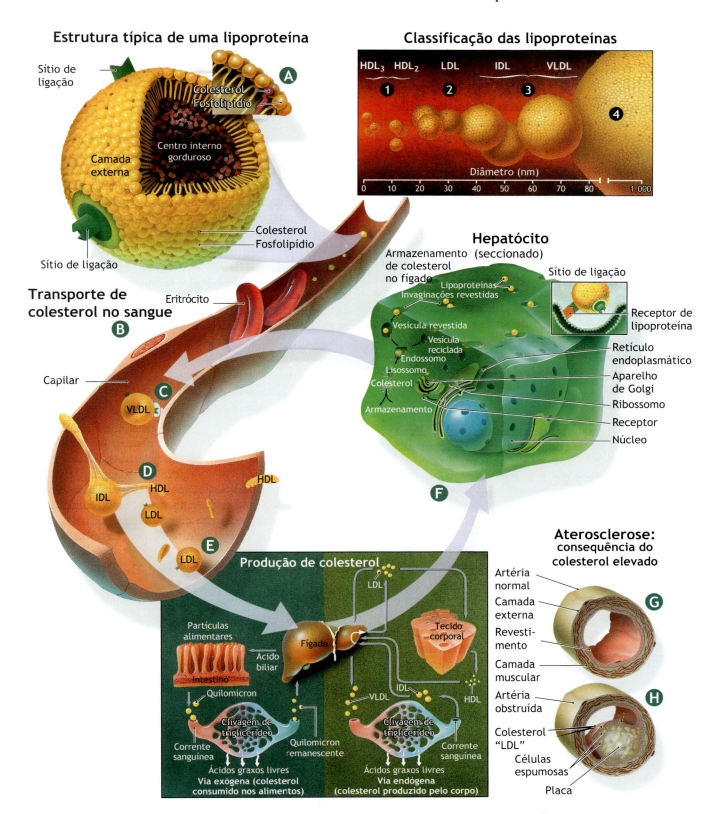

Figura 1.13 Dinâmica do colesterol no corpo. **A.** As lipoproteínas combinam partículas de lipídios e proteínas que transportam colesterol por todo o corpo. **B.** As lipoproteínas transportam o colesterol pela corrente sanguínea. **C.** As partículas grandes de VLDL se ligam ao revestimento capilar para extração do núcleo do colesterol. **D.** Partículas menores de IDL permanecem no sangue para transporte ao fígado para remoção. **E.** A LDL permanece no sangue e viaja para o fígado para remoção. **F.** Um excesso de colesterol reduz o número de receptores de lipoproteínas na superfície das células do fígado. **G.** Com níveis normais de colesterol no sangue, as paredes arteriais permanecem lisas e escorregadias. **H.** Níveis elevados de colesterol no sangue concentram o colesterol nas paredes arteriais, reduzindo, assim, o fluxo sanguíneo. (Adaptada, com permissão, de McArdle WD, Katch FI, Katch VL. Essentials of exercise physiology. 5. ed. Baltimore: Wolters Kluwer Health, 2016.)

> ### Lipoproteínas de alta densidade e risco de câncer
>
> Metanálise de 24 ensaios clínicos randomizados relatou que, para cada aumento de 10 mg/dℓ no HDL-colesterol, o risco de câncer diminuiu 36%, com a relação se tornando ainda mais forte após o ajuste para dados demográficos e outros fatores de risco de câncer. Os pesquisadores especularam que a HDL pode exibir efeitos anti-inflamatórios e antioxidantes que reduzem o risco de câncer ou exercem efeitos benéficos no sistema imunológico que destroem células anormais com potencial para crescimento de tumores. Mudanças no estilo de vida saudável que aumentam os níveis de HDL (consumir uma dieta nutritiva, aumentar a atividade física regular, manter um peso corporal saudável e não fumar) também reduzem o risco de doenças crônicas associadas ao maior risco de câncer.
>
>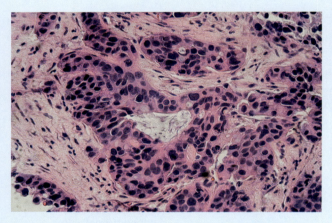
>
> Fontes: Kant AK, Graubard BI. A prospective study of frequency of eating restaurant prepared meals and subsequent 9-year risk of all-cause and cardiometabolic mortality in US adults. PLoS One. 2018; 13:e0191584.
> van Capelleveen JC et al. Association of high-density lipoprotein-cholesterol versus apolipoprotein A-1 with risk of coronary heart disease: the European prospective investigation into cancer-norfolk prospective population study, the atherosclerosis risk in communities study, and the women's health study. J Am Heart Assoc. 2017; 6;8.

fornecem indicadores mais significativos a respeito do risco de doença arterial coronariana do que o colesterol total sozinho. Exercício aeróbico regular e abstinência do tabagismo aumentam o HDL-colesterol, diminuem o LDL-colesterol e alteram favoravelmente a taxa LDL/HDL normalmente expressa como HDL/LDL.

Lipídios derivados

Os lipídios derivados são formados a partir dos lipídios simples e compostos. Ao contrário das gorduras neutras e dos fosfolipídios com cadeias de hidrocarbonetos, os lipídios derivados contêm anéis de hidrocarbonetos. O **colesterol**, *o lipídio derivado mais amplamente conhecido, existe apenas no tecido animal*. A estrutura química dessa molécula orgânica ($C_{27}H_{46}O$) fornece o esqueleto para a síntese de todos os compostos esteroides do corpo (p. ex., sais biliares, vitamina D, hormônios sexuais e hormônios adrenocorticais). O colesterol não contém ácidos graxos, mas compartilha algumas das características físicas e químicas dos lipídios. De um ponto de vista dietético, o colesterol é considerado um lipídio. Em seu estado puro, essa substância branca e cristalina não tem sabor ou odor.

O colesterol, distribuído amplamente na membrana plasmática de todas as células, é obtido tanto pela dieta (**colesterol exógeno**) quanto pela síntese celular (**colesterol endógeno**). Mesmo que o indivíduo teoricamente pudesse manter uma dieta "livre de colesterol", a síntese de colesterol endógeno varia entre 0,5 e 2,0 g/dia. Mais colesterol endógeno é formado quando é consumida uma dieta rica em ácidos graxos saturados, que facilitam a síntese de colesterol no fígado. O fígado sintetiza cerca de 70% do colesterol corporal, enquanto outros tecidos – incluindo as paredes das artérias e os intestinos – também o sintetizam. A taxa de síntese endógena em geral satisfaz as necessidades do corpo; portanto, reduzir intensamente a ingestão de colesterol, exceto em mulheres grávidas e crianças, provavelmente não causa problemas.

Funções do colesterol

O colesterol participa de muitas funções corporais complexas, incluindo a síntese de membranas plasmáticas, e age como precursor na síntese de vitamina D e de hormônios da glândula suprarrenal, bem como dos hormônios sexuais estrógenos, andrógenos e progesterona. O colesterol fornece um componente crucial para a síntese de sais biliares, que emulsificam os lipídios durante a digestão; durante o desenvolvimento fetal, ajuda a formar tecidos, órgãos e estruturas corporais.

A **Tabela 1.4** apresenta o teor de colesterol por porção de alimentos comuns provenientes de carne e de laticínios. A gema dos ovos constitui uma fonte rica de colesterol, bem como as carnes vermelhas e as vísceras (fígado, rim e miolos). Os mariscos, particularmente o camarão, e os laticínios (sorvete, queijo cremoso, manteiga e leite integral) contêm quantidades baixas a moderadas de colesterol. Alimentos de origem vegetal (p. ex., vegetais folhosos, raiz, amido) *não* contêm colesterol.

Níveis de colesterol sérico e doença cardiovascular

Níveis indesejáveis de colesterol sérico total e da molécula LDL, rica em colesterol, preveem doença arterial coronariana. O perigo se torna maior quando combinado com quatro outros fatores de risco para doenças cardiovasculares: tabagismo, sedentarismo, obesidade e hipertensão arterial não tratada.

Existe uma relação contínua e gradual entre colesterol sérico e morte por doença arterial coronariana. As notícias encorajadoras para pessoas de todas as idades indicam que a diminuição

TABELA 1.4

Teor de colesterol em alimentos comuns.

Alimento	Quantidade	Colesterol (mg)
Carne		
Miolo, frito	6 cols. sopa	1.696
Fígado de galinha	6 cols. sopa	537
Caviar	6 cols. sopa	497
Bife de fígado frito	6 cols. sopa	410
Costeletas de porco assadas	12 cols. sopa	198
Camarão cozido	6 cols. sopa	166
Atum	1 lata	93
Peito de frango, frito, sem pele	6 cols. sopa	91
Linguado defumado	6 cols. sopa	86
Costeleta de cordeiro, grelhada	1	84
Abalone, frito	6 cols. sopa	80
Hambúrguer	6 cols. sopa	75
Corned beef	6 cols. sopa	73
Frango ou peru, carne branca	6 cols. sopa	70
Lagosta cozida	6 cols. sopa	61
Mexilhão	6 cols. sopa	57
Taco, carne bovina	1	57
Peixe-espada, grelhado	6 cols. sopa	50
Fatias de *bacon*	3	36
Salsicha de cachorro-quente, porco	1	29
	1	27
Salsicha de cachorro-quente bovina	Normal	13
Batatas fritas		

Alimento	Quantidade	Colesterol (mg)
Laticínios		
Salada de ovo	1 xícara	629
Creme inglês, assado	1 xícara	213
Gema de ovo	1 grande	211
Sorvete, baunilha	1 xícara	153
Gemada	1 xícara	149
Sorvete, cremoso	1 xícara	88
Pizza de queijo	1 fatia	47
Leite integral	1 xícara	34
Queijo *cottage*	1 xícara	34
Queijo *cheddar*	3 cols. sopa	30
Leite com baixo teor de gordura, 2%	1 xícara	18
Milk shake de chocolate	1 xícara	13
Manteiga	1 col. sopa	11
Queijo *cottage*, baixo teor de gordura, 1%	1 xícara	10
Iogurte desnatado com frutas	1 xícara	10
Leitelho (> 1% de gordura)	1 xícara	9
Leite desnatado	1 xícara	5
Maionese	1 col. sopa	5

dos níveis de colesterol parece oferecer uma proteção prudente contra a doença cardiovascular. Para aqueles com doença cardiovascular, o fluxo de sangue coronariano melhora em 6 meses ou menos quando terapias dietética e farmacológica diminuem agressivamente os níveis de colesterol sanguíneo total e de LDL-colesterol. O efeito reduz a isquemia do miocárdio durante a vida diária. Os medicamentos com estatina chamados estatinas (p. ex., atorvastatina, lovastatina, pravastatina) podem reduzir os níveis de colesterol em até 60 mg/dℓ. Estudos com animais mostram que uma dieta rica em colesterol e em ácidos graxos saturados aumenta os níveis de colesterol sérico em animais "suscetíveis". Essa combinação dietética acaba por produzir **aterosclerose**, um processo degenerativo que forma depósitos de **placas** ricas em colesterol no revestimento interno das artérias médias e grandes, estreitando-as e, por fim, fechando-as. Em seres humanos, o colesterol dietético eleva a taxa de colesterol total para o HDL-colesterol, impactando o perfil de risco de colesterol. A redução da ingestão de ácidos graxos saturados e de colesterol geralmente diminui o colesterol sérico, embora para a maior parte das pessoas esse efeito seja modesto. De modo semelhante, o aumento da ingestão dietética de ácidos graxos monoinsaturados e poli-insaturados também diminui o colesterol sanguíneo. A **Tabela 1.5** apresenta as recomendações da American Heart Association (AHA; www.americanheart.org) para os níveis de triglicerídeos, colesterol total e as subfrações LDL e HDL.

Consumo lipídico recomendado

Nos EUA, o lipídio da dieta representa entre 34 e 38% da ingestão calórica total. A maioria dos profissionais de saúde recomenda que os lipídios não excedam 30% do conteúdo total de energia da dieta. Desses 30%, 70% devem conter ácidos graxos insaturados.

Para o colesterol alimentar, a American Heart Association (www.aha.org) recomenda que não sejam consumidos mais de 300 mg de colesterol diariamente, uma ingestão equivalente a cerca de 100 mg por 1.000 kcal de alimento ou cerca de 300 mg para a pessoa comum. O homem americano médio consome mais que o dobro dessa quantidade.

Novas diretrizes dos EUA elevam os limites do colesterol na dieta

O Dietary Guidelines Advisory Committee (www.health.gov/dietaryguidelines/committee/) reavaliou suas recomendações anteriores para a ingestão de colesterol na dieta, recomendando que os limites de colesterol na dieta sejam removidos das *Diretrizes Dietéticas para Americanos*. Isso representa uma reversão das limitações do colesterol que circulam amplamente desde a década de 1960. Isso não quer dizer que o nível de colesterol no sangue não seja importante como indicador de risco à saúde. Em vez disso, as evidências científicas indicam

TABELA 1.5

Recomendações e classificações da American Heart Association para colesterol total e HDL- e LDL-colesterol e triacilglicerol.

Categoria	
Nível de colesterol total	
≥240	Colesterol alto no sangue. Uma pessoa com esse nível tem mais que o dobro do risco de doença cardíaca do que alguém com colesterol abaixo de 200
200 a 239	Limítrofe alto
≤200	Nível desejável que coloca a pessoa em menor risco de doença cardíaca. Um nível de colesterol de 200 ou mais aumenta o risco
Nível de HDL-colesterol	
<40	Baixo HDL-colesterol. Um importante fator de risco para doenças cardíacas
40 a 59	Níveis mais altos de HDL são melhores
≥60	Alto HDL-colesterol. Um HDL-colesterol de 60 mg/dℓ e superior é considerado protetor contra doenças cardíacas
Nível de LDL-colesterol	
>190	Muito alto; terapias medicamentosas para baixar o colesterol, mesmo que não haja doenças cardíacas nem fatores de risco
160 a 189	Alto; terapias medicamentosas para baixar o colesterol, mesmo que não haja doença cardíaca, mas dois ou mais fatores de risco estejam presentes
130 a 159	Limítrofe alto; terapias medicamentosas para baixar o colesterol se houver doença cardíaca
100 a 129	Perto do ideal; o médico pode considerar terapias medicamentosas para baixar o colesterol, além de modificações na dieta, se houver doença cardíaca
<100	Ótimo; nenhuma terapia é necessária
Nível de triacilglicerol	
<150	Normal
150 a 199	Limítrofe alto
200 a 499	Alto
≥500	Muito alto

Todos os níveis em mg/dℓ. Em homens com menos de 35 anos e mulheres na pré-menopausa com níveis de LDL-colesterol de 190 a 219 mg/dℓ, a terapia medicamentosa deve ser adiada, exceto em pacientes de alto risco, como aqueles com diabetes. HDL: lipoproteína de alta densidade; LDL: lipoproteína de baixa densidade.

que apenas cerca de 20% do nível de colesterol no sangue de um indivíduo provém da ingestão alimentar. O fígado produz o restante do colesterol do corpo.

Consumo de lipídios com moderação

Na busca de obter boa saúde e desempenho ideal dos exercícios, a prática prudente recomenda cozinhar e consumir lipídios derivados principalmente de fontes vegetais, enfatizando os ácidos graxos insaturados. Essa abordagem, no entanto, pode ser muito simplista porque a ingestão total de lipídios, incluindo a ingestão de ácidos graxos insaturados, constitui risco de diabetes e doenças cardíacas. Também existem preocupações sobre a associação de dietas ricas em gordura com câncer de ovário, cólon, endometrial e outros.

A **Tabela 1.6** lista exemplos de conteúdo de ácidos graxos saturados, monoinsaturados e poli-insaturados de várias fontes lipídicas da dieta. Todos os lipídios contêm uma mistura de cada tipo de ácido graxo, mas diferentes ácidos graxos predominam em certos alimentos. Vários ácidos graxos poli-insaturados, principalmente o ácido linoleico presente nos óleos de cozinha e para temperar saladas, devem ser consumidos porque servem como precursores dos ácidos graxos essenciais que o corpo não consegue sintetizar. Os seres humanos requerem cerca de 1 a 2% da ingestão total de energia do ácido linoleico, um ácido graxo ômega-6. As melhores fontes de ácido alfalinolênico ou um de seus ácidos graxos ômega-3 relacionados, EPA e DHA, incluem salmão de água fria, atum ou sardinha; óleos de canola, soja, cártamo, girassol e gergelim; e linho.

Contribuição energética dos lipídios durante a atividade física

Dois fatores regulam a contribuição lipídica para os requisitos de energia da atividade física:

- Liberação de ácidos graxos de triacilgliceróis em locais de armazenamento de gordura
- Entrega na circulação para o tecido muscular como ácidos graxos livres (AGL) ligados à albumina sanguínea.

Os triacilgliceróis armazenados na célula muscular também contribuem para o metabolismo energético do exercício. A **Figura 1.14** ilustra que a captação ativa de AGL muscular aumenta durante as horas 1 e 4 de atividade moderada. Na primeira hora, lipídios incluindo lipídios intramusculares fornecem cerca de 50% da energia; na terceira hora, o lipídio contribui com até 70% da necessidade total de energia. *Com maior dependência do catabolismo lipídico (p. ex., com depleção*

TABELA 1.6

Exemplos de alimentos ricos em ácidos graxos saturados, alimentos ricos em ácidos graxos monoinsaturados e poli-insaturados e na proporção de ácidos graxos poli-insaturados para ácidos graxos saturados (P/S) de gorduras e óleos comuns.

Alta saturação	%	Óleo de amendoim	48
Óleo de coco	91	Castanha-de-caju torrada	42
Óleo de palmiste	82	Manteiga de amendoim	39
Manteiga	68	Mortadela	39
Cream cheese	57	Carne cozida	33
Coco	56	Cordeiro assado	32
Molho holandês	54	Vitela assada	26
Azeite de dendê	51		
Half & half*	45	**Alto poli-insaturado**	**%**
Queijo Velveeta	43	Óleo de cártamo	77
Queijo mussarela	41	Óleo de girassol	72
Sorvete de baunilha	38	Óleo de milho	58
Cheesecake	32	Nozes secas	51
Barra de amêndoa e chocolate	29	Sementes de girassol	47
		Margarina, óleo de milho	45
Baixo saturado	**%**	Óleo de canola	32
Pipoca	0	Sementes de sésamo	31
Bala dura	0	Sementes de abóbora	31
Iogurte desnatado	2	Tofu	27
Pipoca doce	3	Banha	11
Leite desnatado	4	Manteiga	6
Barrinha de chocolate	4	Óleo de coco	2
Bolachas Graham	5		
Peito de frango assado	6	**Relação P/S, gorduras e óleos**	
Panquecas	8	Óleo de coco	0,2/1,0
Queijo *cottage*, 1%	8	Azeite de dendê	0,2/1,0
Leite, chocolate, 1%	9	Manteiga	0,1/1,0
Carne seca	9	Azeite	0,6/1,0
Chocolate com hortelã	10	Banha	0,3/1,0
		Óleo de canola	5,3/1,0
Alta monoinsaturada	**%**	Óleo de amendoim	1,9/1,0
Azeitonas pretas	80	Óleo de soja	2,5/1,0
Azeite	75	Óleo de gergelim	3,0/1,0
Óleo de amêndoa	70	Margarina, 100% óleo de milho	2,5/1,0
Óleo de canola	61	Óleo de semente de algodão	2,0/1,0
Amêndoas secas	52	Maionese	3,7/1,0
Abacates	51	Óleo de cártamo	13,3/1,0

*Mistura de leite e creme de leite vendida em embalagem longa-vida.

de carboidratos), a intensidade do exercício diminui para um nível governado pela capacidade do corpo de mobilizar e oxidar lipídios.

Papel no corpo

As importantes funções dos lipídios no corpo incluem: ser fonte e reserva energética, proteger os órgãos vitais, promover isolamento térmico, servir de meio de transporte para vitaminas lipossolúveis e suprimir a fome.

Fonte e reserva energética

Os lipídios são a fonte de energia celular ideal por três motivos: (1) cada molécula carrega uma quantidade grande de energia por unidade de peso; (2) são facilmente transportados e armazenados; e (3) constituem uma fonte energética pronta.

O lipídio pode fornecer 80 a 90% das necessidades de energia do corpo em indivíduos bem nutridos em repouso. O maior número de átomos de hidrogênio do lipídio significa que 1 g de lipídio puro contém cerca de 9 kcal de energia, mais do que o dobro da energia disponível em 1 g de carboidrato ou proteína.

Aproximadamente 15% da massa corporal para homens e 25% para mulheres consiste em lipídios. A **Figura 1.15** ilustra o conteúdo total de massa e energia de lipídios em um homem adulto jovem de 80 kg. A quantidade de lipídio no triacilglicerol do tecido adiposo se traduz em cerca de 108.000 kcal. A maior parte dessa energia permanece disponível para a atividade física, que forneceria a energia equivalente para uma pessoa correr/andar por toda a extensão de Long Island, NY, oito vezes, começando para leste a partir do cais no porto de Nova York até Montauk Point (aproximadamente 190 km de ida ou 1.500 km no total)!

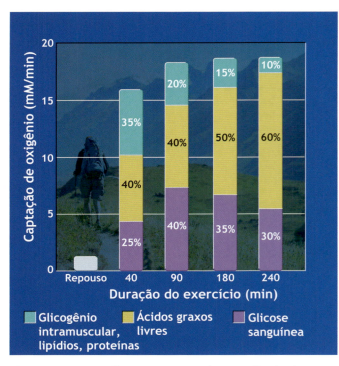

Figura 1.14 Contribuição percentual generalizada do metabolismo de macronutrientes relacionada à captação de oxigênio no músculo da perna durante exercícios prolongados.

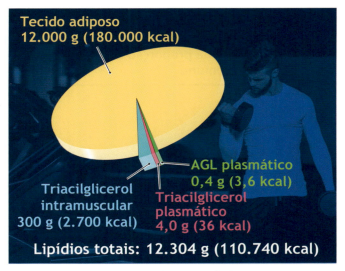

Figura 1.15 Distribuição da quantidade e energia armazenada como lipídio em um adulto jovem médio de 80 kg. AGL: ácido graxo livre. (Adaptada, com permissão, de McArdle WD, Katch FI, Katch VL. *Essentials of Exercise Physiology*. 5th Ed. Baltimore: Wolters Kluwer Health, 2016.)

Essa execução pressupõe um gasto energético teórico de cerca de 62,5 kcal/km.

Compare isso com a reserva limitada de 2.000 kcal de glicogênio armazenado que forneceria energia suficiente para uma corrida de 32 km. Visto de uma perspectiva diferente, as reservas de energia do corpo a partir de carboidratos podem funcionar intensamente por apenas 1,6 h, mas as reservas lipídicas duram 75 vezes mais, ou cerca de 120 horas! Como foi o caso dos carboidratos, o lipídio como combustível "poupa" a proteína para realizar suas importantes funções de síntese e reparo de tecidos anabólicos.

Proteção dos órgãos vitais e promoção de isolamento térmico

Até 4% da gordura do corpo protege contra traumatismo de órgãos vitais – coração, pulmões, fígado, rins, baço, encéfalo e medula espinal. Essa função de proteção crucial entra em jogo quando o corpo cai contra uma superfície dura ou macia (ou absorve um golpe externo) para manter a estabilidade do órgão interno.

Infelizmente, esse efeito protetor não ocorre por traumatismo repetido e contundente na região da cabeça e do pescoço. Os principais culpados – lesões por acidentes de carro e traumatismo craniano repetido em boxe, futebol e futebol americano – fazem com que o encéfalo mostrado em rosa se desloque violentamente enquanto acelera e desacelera no líquido cefalorraquidiano dentro do crânio. Isso cria forças concussivas e de cisalhamento, lesionando axônios e vasos sanguíneos, análogo a uma bola quicando descontroladamente dentro de uma caixa rígida sem amortecimento suficiente contra traumatismos repetidos. Indivíduos que sofreram traumatismo craniano repetido (concussões) infelizmente desenvolvem encefalopatia traumática crônica (ETC), uma doença cerebral neurodegenerativa fatal precedida por confusão, dores de cabeça graves, perda de memória, depressão e julgamento prejudicado. Em um estudo pioneiro sobre o cérebro de ex-jogadores da NFL, a ETC esteve presente em 110 de 111 cérebros de ex-jogadores falecidos. Nenhum teste atual pode avaliar a ETC em pessoas vivas (Mez et al., 2017).

As gorduras armazenadas logo abaixo da pele na camada de gordura subcutânea fornecem isolamento, determinando a capacidade de tolerar a exposição ao frio extremo. Essa camada isolante de gordura corporal provavelmente oferece pouca proteção, exceto para mergulhadores do fundo do mar, nadadores de alto mar, mergulhadoras Ama do Japão ou outros indivíduos expostos a ambientes extremamente frios (ver Capítulo 10). Por outro lado, o excesso de gordura corporal dificulta a regulação da temperatura durante o estresse térmico, principalmente a atividade física sustentada no ar, quando a produção de calor do corpo pode aumentar 20 vezes acima do metabolismo em repouso. Nesse caso, o isolamento da gordura subcutânea retarda o fluxo de calor do corpo.

Informações adicionais: Dieta *versus* medicamentos para diminuir o colesterol

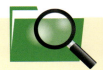

A *qualidade* dos alimentos pode superar a *quantidade* total de gordura na batalha para diminuir os lipídios indesejáveis no sangue. Essa dieta pode afetar positivamente o colesterol no sangue e o risco subsequente de doença cardíaca é bem conhecido, mas o conhecimento dos alimentos que exercem o maior efeito benéfico continua a evoluir. Um estudo recente examinou sistematicamente se os alimentos considerados pela FDA dos EUA (www.fda.org) para reduzir o colesterol no sangue poderiam ser incorporados à dieta de uma pessoa e produzir efeitos positivos na redução do LDL-colesterol prejudicial. Uma dieta, vegetariana, incluía alimentos para baixar o colesterol que enfatizavam nozes, feijões, esteróis vegetais, proteína de soja e grãos de fibras de alta viscosidade em dois níveis de aconselhamento (entregues em diferentes frequências). A outra dieta de baixo teor de gordura não vegetariana concentrava-se em baixas quantidades de gordura saturada. Para avaliar o poder das modificações alimentares isoladamente na redução do colesterol, 351 cidadãos canadenses com colesterol elevado foram colocados em um dos três grupos, todos designados a dietas por um período de 6 meses. As pessoas na dieta com baixo teor de gordura saturada (controle) reduziram o LDL-colesterol em 8 mg/dℓ em comparação com reduções de 24 e 26 mg/dℓ em dietas compostas por lipídios e proteínas à base de plantas – cerca de 13% a mais do que o grupo que fez dieta com pouca gordura saturada.

O efeito de redução do colesterol foi grande o suficiente para indicar que apenas as mudanças na dieta podem servir como uma alternativa às estatinas (p. ex., lovastatina, pravastatina, atorvastatina, sinvastatina, rosuvastatina), que têm efeitos colaterais no fígado e na função muscular.

A nova pesquisa desafia a noção de que simplesmente reduzir o conteúdo da dieta de gordura saturada de fontes de carne vermelha e laticínios é a estratégia médica mais eficaz para reduzir o colesterol. As evidências agora apoiam o consumo de uma dieta proveniente de fontes saudáveis de alimentos lipídicos e proteicos à base de plantas das quatro categorias a seguir com o intuito de reduzir o colesterol:

1. Margarina enriquecida com esterol de origem vegetal.
2. Amendoim e nozes.
3. Leite de soja, tofu e produtos de proteína de soja.
4. Aveia, cevada e outras fibras "pegajosas" ou viscosas.

Fonte: Jenkins DJ et al. Effect of a dietary portfolio of cholesterol-lowering foods given at 2 levels of intensity of dietary advice on serum lipids in hyperlipidemia: a randomized controlled diet. JAMA. 2011; 306:831.

Literatura relacionada: Briggs Early K, Stanley K. Position of the Academy of Nutrition and Dietetics: the role of medical nutrition therapy and registered dietitian nutritionists in the prevention and treatment of prediabetes and type 2 diabetes. J Acad Nutr Diet. 2018; 118:343.

Chainani-Wu N et al. Changes in emerging cardiac biomarkers after an intensive lifestyle intervention. Am J Cardiol. 2011; 108:498.

De Rosa S et al. Type 2 diabetes melito and cardiovascular disease: genetic and epigenetic links. Front Endocrinol (Lausanne). 2018; 9:2.

Liese AD et al. Whole-grain intake and insulin sensitivity: the Insulin Resistance Atherosclerosis Study. Am J Clin Nutr. 2003; 78:965.

Sacks FM et al. Dietary fats and cardiovascular disease: a presidential advisory from the American Heart Association. Circulation. 2017;136:e1.

Transporte de vitaminas e supressão da fome

Cerca de 20 g/dia de lipídios na dieta servem como um importante veículo de transporte para as vitaminas A, D, E e K solúveis em gordura. A redução voluntária de lipídios diminui concomitantemente esses níveis de vitamina e pode levar a deficiência de vitamina. Além disso, o lipídio da dieta atrasa o aparecimento de "dores de fome" e contribui para a saciedade ou sensação de plenitude após as refeições, porque o esvaziamento do lipídio do estômago leva cerca de 3,5 h após a ingestão. Assim, dietas para perda de peso que contêm alguns lipídios às vezes são mais bem-sucedidas em atenuar o desejo de comer do que as dietas extremas, chamadas de dietas livres de gordura, que são muito divulgadas.

Resumo

1. Os lipídios, à semelhança dos carboidratos, contêm átomos de carbono, hidrogênio e oxigênio, mas com uma proporção mais alta de hidrogênio para oxigênio.
2. Os lipídios sintetizados por plantas e animais são agrupados em uma dessas três categorias: (1) lipídios simples (glicerol + 3 ácidos graxos); (2) lipídios compostos (fosfolipídios, glicolipídios e lipoproteínas) formados por lipídios simples combinados com outros produtos químicos; e (3) lipídios derivados como colesterol, sintetizados a partir de lipídios simples e compostos.
3. Os ácidos graxos saturados contêm tantos átomos de hidrogênio quanto for possível quimicamente; assim, "saturado" descreve essa molécula em relação ao hidrogênio.
4. Os ácidos graxos saturados existem principalmente em carne animal, gema de ovo, gorduras lácteas e queijo.
5. A ingestão alimentar rica em ácidos graxos saturados eleva o colesterol no sangue e promove doenças cardíacas nas coronárias.
6. Os ácidos graxos insaturados contêm menos átomos de hidrogênio ligados à cadeia de carbono. Em vez disso, ligações duplas conectam átomos de carbono e o ácido graxo existe como monoinsaturado ou poli-insaturado em relação ao hidrogênio. A proteção contra doenças cardíacas ocorre devido ao aumento da proporção de ácidos graxos insaturados da dieta.
7. Os ácidos graxos *trans* da dieta aumentam significativamente o risco de diabetes tipo 2.
8. O benefício cardioprotetor mais poderoso dos óleos de peixe está relacionado ao seu efeito antiarrítmico no tecido do miocárdio, que provavelmente fornece proteção contra arritmias ventriculares e morte súbita.
9. A redução do colesterol no sangue, especialmente o realizado pelo LDL-colesterol, reduz o risco de doença cardíaca coronária.
10. Atualmente, o lipídio da dieta fornece cerca de 36% da ingestão total de energia. Recomenda-se um nível de 30% ou menos para lipídios na dieta, dos quais 70 a 80% devem consistir em ácidos graxos insaturados.
11. Os lipídios fornecem a maior reserva de nutrientes de energia potencial para o trabalho biológico. Eles também protegem órgãos vitais, fornecem isolamento contra o frio e transportam as vitaminas lipossolúveis A, D, E e K.
12. Consumir uma dieta para baixar o colesterol de fontes saudáveis de alimentos lipídicos e proteicos à base de plantas representa a estratégia médica mais eficaz para baixar o colesterol.

PROTEÍNAS

Natureza das proteínas

O corpo de um adulto de tamanho médio contém entre 10 e 12 kg de proteína, principalmente no músculo esquelético. O equivalente calórico para essa massa de proteína varia entre 18.160 e 21.792 kcal (1 kg = 454 g de proteína, 1 g de proteína = 4 kcal; assim, $454 \times 4 = 1.816$ kcal $\times 10$ kg $= 18.160$ kcal). Estruturalmente, as proteínas se assemelham a carboidratos e lipídios, pois contêm átomos de carbono, oxigênio e hidrogênio. Eles diferem porque também contêm nitrogênio (aproximadamente 16% da molécula) junto com enxofre e, ocasionalmente, fósforo, cobalto e ferro.

Assim como o glicogênio é formado a partir de muitas subunidades simples de glicose ligadas, a molécula de proteína é um polímero formado por **aminoácidos**, que são seus constituintes básicos e são organizados em conjuntos repetitivos complexos. As **ligações peptídicas** unem os aminoácidos em cadeias que adquirem formatos e combinações químicas diversos. O hidrogênio da cadeia lateral de um aminoácido se combina com o grupo hidroxila da extremidade contendo ácido carboxílico de outro aminoácido. Dois aminoácidos unidos produzem um **dipeptídio**, a ligação entre três aminoácidos produz um **tripeptídio** e assim por diante. A combinação de mais de 50 aminoácidos forma uma proteína **polipeptídica** da qual os seres humanos podem sintetizar cerca de 80 mil tipos diferentes. Um polipeptídio pode conter uma configuração linear de até mil aminoácidos. Enquanto células isoladas contêm milhares de moléculas de proteína diferentes, o corpo contém aproximadamente 50 mil compostos contendo proteínas diferentes. As funções e propriedades bioquímicas de cada proteína dependem do sequenciamento de seus aminoácidos específicos. Por exemplo, três aminoácidos formam o *hormônio liberador de tireotrofina*, enquanto a proteína muscular miosina é formada pela ligação de 4.500 unidades de aminoácido.

Dos 20 aminoácidos diferentes exigidos pelo organismo, cada um contém um grupo amina com carga positiva em uma extremidade e um grupo ácido orgânico com carga negativa na outra extremidade. O grupo amina combina 2 átomos de hidrogênio ligados ao nitrogênio (NH_2). O grupo ácido orgânico, tecnicamente denominado grupo ácido carboxílico, une 1 átomo de carbono, 2 átomos de oxigênio e 1 átomo de hidrogênio; é simbolizado quimicamente como COOH. O restante da molécula de aminoácidos contém uma **cadeia lateral** específica para cada aminoácido. *A estrutura exclusiva da cadeia* *lateral determina as características particulares do aminoácido. A* Figura 1.16 *mostra as quatro características comuns de todos os aminoácidos.*

Aminoácidos essenciais e não essenciais

Dezenas de milhares dos mesmos aminoácidos podem combinar-se em um único composto de proteína. Dos diferentes aminoácidos, o corpo não pode sintetizar oito (nove, em bebês) a uma taxa suficiente para impedir o comprometimento da função celular normal. Estes compõem os **aminoácidos** indispensáveis ou **essenciais**, porque devem ser ingeridos pré-formados nos alimentos. O corpo também sintetiza cistina a partir de metionina, e tirosina a partir de fenilalanina. Os bebês não podem sintetizar histidina. Os adultos podem produzir arginina, mas para os jovens esse também é um aminoácido essencial.

O corpo fabrica os 12 **aminoácidos não essenciais** restantes. Isso não significa que eles não sejam importantes; pelo contrário, eles se formam a partir de compostos já existentes a uma taxa que atende às demandas de crescimento normal e reparo tecidual.

Os nove aminoácidos essenciais e as fontes alimentares comuns

1. **Histidina** (leite materno, soja, peixe, peitos de frango, carne bovina, gérmen de trigo).
2. **Leucina** (clara de ovo, soja, algas, espirulina).
3. **Lisina** (frango, peru, atum).
4. **Isoleucina** (clara de ovo, soja, algas, espirulina, peru).
5. **Metionina** (clara de ovo, peixe, frango).
6. **Fenilalanina** (carne de porco, carne, cordeiro, vitela, peixe).
7. **Treonina** (agrião, alga marinha, espirulina, carne de caça, peru, peixe).
8. **Triptofano** (peixe gorduroso, carne de caça, algas, espirulina, proteína isolada de soja, espinafre, clara de ovo).
9. **Valina** (clara de ovo, carne de caça, algas, espirulina, proteína isolada de soja, agrião).

Felizmente, animais e plantas fabricam proteínas que contêm aminoácidos essenciais. *Nenhuma vantagem fisiológica ou de saúde vem de um aminoácido derivado de um animal em comparação com o mesmo aminoácido derivado de origem vegetal.* As plantas sintetizam proteínas e, portanto, aminoácidos, incorporando nitrogênio do solo junto com carbono, oxigênio e hidrogênio do ar e da água. Por outro lado, os animais não possuem uma ampla capacidade de síntese proteica; eles obtêm grande parte de suas proteínas de fontes ingeridas.

Para uma vida saudável, consumir uma variedade de alimentos de plantas ou animais, ou uma combinação de ambos, pode fornecer todos os aminoácidos necessários ou essenciais. Alguns alimentos podem não conter todos os aminoácidos essenciais de que o corpo necessita, exigindo, assim, o consumo de uma ampla variedade de alimentos de várias fontes. Por exemplo, a desnutrição proteica pode ocorrer se um indivíduo consumir alimentos de apenas uma fonte alimentar, apesar da adequação de um alimento específico como recurso energético.

Tipos e fontes

Fontes alimentares que contêm todos os aminoácidos essenciais incluem ovos, leite, carne, nozes, peixe e aves. Entre todas as fontes de alimentos, os ovos fornecem a mistura ideal de aminoácidos essenciais; portanto, os ovos recebem a mais alta qualidade de 100 para proteínas em comparação com outros alimentos. A Tabela 1.7 mostra as fontes comuns de proteína na dieta. Atualmente, quase dois terços da proteína da dieta nos EUA vêm de fontes animais, enquanto há um século o consumo de proteínas provinha igualmente de plantas e animais. A dependência de fontes animais de proteína na dieta é responsável pela alta ingestão atual de colesterol e ácidos graxos saturados.

O **"valor biológico"** ou a classificação de proteínas dos alimentos refere-se à sua integridade para fornecer aminoácidos essenciais. As fontes de proteína animal têm alto valor biológico. Comer uma variedade de grãos, frutas e vegetais, cada um fornecendo uma qualidade e quantidade diferentes de aminoácidos, contribui com todos os aminoácidos essenciais necessários.

Abordagem vegetariana à nutrição saudável

Ingerir vários alimentos vegetais (grãos, frutas e vegetais) fornece todos os aminoácidos essenciais, sendo que cada um desses alimentos fornece uma quantidade e uma qualidade diferente de aminoácidos. Os grãos e os legumes fornecem um excelente teor de proteínas. Uma exceção pode ser a proteína de soja isolada e bem-processada, chamada proteína texturizada de soja, cuja qualidade proteica equivale a algumas proteínas animais. Os grãos não têm o aminoácido lisina, enquanto as leguminosas contêm lisina, mas não o aminoácido essencial contendo enxofre metionina, encontrado abundantemente nos grãos. Tortilhas com feijão, arroz com feijão, arroz com lentilha,

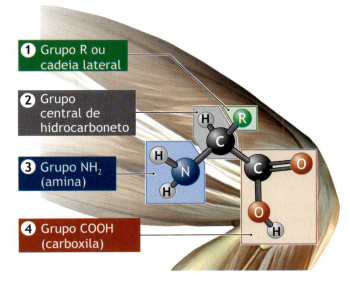

Figura 1.16 Quatro características comuns dos aminoácidos. (Adaptada, com permissão, de McArdle WD, Katch FI, Katch VL. Essentials of exercise physiology. 5. ed. Baltimore: Wolters Kluwer Health; 2016.)

TABELA 1.7

Classificação das fontes comuns de proteínas na dieta.

Comida	Classificação de proteínas
Ovos	100
Peixe	70
Carne magra	69
Leite de vaca	60
Arroz castanho	57
Arroz branco	56
Soja	47
Brewer's hash*	45
Trigo integral	44
Amendoim	43
Feijões secos	34
Batata ágata	34

*O prato é composto de batatas assadas, pimentas em conserva e salsichas saborosas. Tudo é envolto em um molho de cerveja-queijo serrano e servido com dois ovos fritos.

arroz com ervilhas e amendoim com trigo (pão), que servem como bases alimentares em muitas culturas, contêm todos os aminoácidos essenciais provenientes do reino vegetal. De acordo com a American Dietetic Association (www.eatright.org), "dietas vegetarianas/veganas adequadamente planejadas são saudáveis, nutricionalmente adequadas e podem fornecer benefícios para a prevenção e o tratamento de algumas doenças. Dietas vegetarianas/veganas bem-planejadas são adequadas para indivíduos em todos os estágios do ciclo de vida, incluindo gestação, lactação, primeira infância, infância e adolescência, e para os atletas".

Veganos

Veganos consomem nutrientes de apenas duas fontes: plantas e suplementos alimentares. Quase 10% dos americanos (6,1 a 10,8 milhões) se consideram "quase" vegetarianos, embora os verdadeiros veganos, aproximadamente 1,6 milhão de pessoas, representem 1,9 a 3,4% da população adulta dos EUA. A Índia tem a maior porcentagem de indivíduos considerados vegetarianos (40%), seguida por Suécia (10%), Israel (8%), Brasil (7,6%), Taiwan (7,5%) e Alemanha (7,4%). Na Índia, por exemplo, restaurantes em todo o país promovem suas ofertas de alimentos como "não vegetarianos", "vegetarianos" ou "vegetarianos puros", e o país tem a menor taxa de consumo de carne do mundo. Vários grupos espirituais ao redor do mundo adotam a abordagem vegetariana. Muitos desses grupos, originários da Índia antiga (como budismo, hinduísmo e jainismo), endossam a não violência em relação a todos os seres vivos, evitando, assim, a matança de animais. Budistas e hindus defendem práticas vegetarianas em conformidade, variando de 30 a 40%. Os membros da Igreja Adventista do Sétimo Dia, cofundada em 1863 pelo defensor do vegetariano,

ex-capitão do mar, defensor da temperança e abolicionista Joseph Bates (1792-1872), fortemente influenciado pelo pastor batista William Miller (1782-1849) e pela influente autora e advogada cristã Ellen Gould White (1827-1915), também adotam práticas veganas/vegetarianas.

Muitos atletas consomem dietas que consistem predominantemente de alimentos à base de plantas. Variações de uma verdadeira dieta vegana permitem ao atleta mais liberdade nas escolhas de refeições. Por exemplo, uma dieta **lactovegetariana** inclui leite e produtos lácteos como sorvete, queijo e iogurte. A abordagem lactovegetariana aumenta a ingestão de cálcio, fósforo e vitamina B_{12}, que é produzida por bactérias no trato digestivo dos animais. Uma dieta ovolactovegetariana inclui ovos na dieta. Boas fontes de ferro sem carne incluem cereais prontos para consumo, soja e fécula cozida (farinha fina ou farinha de grãos de cereais ou amido); cereais e gérmen de trigo contêm uma concentração relativamente alta de zinco.

Dois terços da população do mundo subsistem em dietas amplamente baseadas em vegetais, com pouca dependência de alimentos de origem animal. Dietas bem equilibradas à base de plantas fornecem carboidratos abundantes, incluindo lipídios e proteínas suficientes, macronutrientes cruciais a atividades físicas intensas. As cinco características a seguir descrevem dietas à base de plantas:

- Nível geralmente baixo ou sem colesterol
- Relativamente rica em fibras
- Relativamente rica em proteínas vegetais
- Nível relativamente baixo de ácidos graxos saturados e relativamente alto de ácidos graxos insaturados
- Relativamente rica em fontes de frutas e vegetais de vitaminas antioxidantes e fitoquímicos.

Os vegetarianos consomem proteína suficiente?

No maior estudo desse tipo, as diferenças no perfil de nutrientes foram comparadas entre não vegetarianos, semivegetarianos, pescovegetarianos, ovolactovegetarianos e vegetarianos estritos. Participaram 71.751 indivíduos com idade média de 59 anos. Os não vegetarianos tiveram as menores doses de proteínas vegetais, fibras, betacaroteno e magnésio e as maiores doses de ácidos graxos saturados, *trans*, araquidônicos e docosa-hexaenoicos em comparação com os que seguem os padrões alimentares vegetarianos. Os vegetarianos tiveram a menor ingestão calórica, mas sua ingestão diária total de proteínas ocorreu dentro de 5% da ingestão de grupos não vegetarianos. Todos os grupos excederam a ingestão de proteínas recomendada, com média superior a 70 g/dia, quase o dobro do valor recomendado.

Pescovegetarianos com menor risco de câncer colorretal do que vegetarianos estritos. Entre todos os tipos de mais de 71 mil vegetarianos, 22% da coorte experimentaram menor risco de câncer colorretal do que os não vegetarianos. Surpreendentemente, os pescovegetarianos – aqueles que também consomem peixe regularmente – tiveram 43% menos probabilidade de contrair esse tipo de câncer, um valor significativamente menor que a redução de risco de 16% em veganos verdadeiros.

Diversidade nutricional é a chave. A diversidade nutricional continua sendo a chave para todas as dietas à base de plantas. Por exemplo, uma dieta baseada em vegetais fornece todos os aminoácidos essenciais se a dose recomendada (RDA) para proteínas contiver uma variedade de alimentos derivados de grãos, legumes e vegetais de folhas verdes. Um atleta de 70 kg, por exemplo, pode obter todas as suas necessidades de proteína (56 g de proteína) de aproximadamente 1,25 xícara de feijão, 0,25 xícara de sementes ou nozes, 4 fatias de pão integral, 2 xícaras de legumes (1 xícara de vegetais verdes e folhosos) e 2,5 xícaras de fontes de grãos (arroz integral, aveia, trigo partido).

Vegetarianos e benefícios para a saúde. Ensaios clínicos controlados geralmente concluem que a substituição de proteína animal por proteína vegetal diminui a pressão sanguínea, os níveis plasmáticos de homocisteína, triacilglicerol, colesterol total e LDL-colesterol oxidado prejudicial, sem reduzir o HDL-colesterol benéfico. Por exemplo, o consumo diário de apenas 20 gramas de proteína de soja em vez de proteína animal por 6 semanas modifica favoravelmente os perfis lipídicos do sangue. A genisteína, um componente da soja, também pode oferecer proteção contra o câncer de mama.

A **Figura 1.17** mostra a contribuição dos vários grupos de alimentos no teor proteico da dieta norte-americana. De longe, a maior ingestão proteica vem de fontes animais, com apenas 30% derivados de fontes vegetais.

Ingestão proteica diária recomendada

Apesar das crenças de muitos treinadores, instrutores e atletas, nenhum benefício advém do consumo excessivo de proteínas. A ingestão de proteínas que excede três vezes o nível recomendado não aumenta a capacidade de atividade física durante treinamento intensivo ou desempenho esportivo subsequente. Para os atletas, a massa muscular não aumenta simplesmente pela ingestão de alimentos ricos em proteínas. Se a síntese de tecido magro resultasse de toda a ingestão extra de proteína consumida pelo atleta típico, a massa muscular aumentaria tremendamente. Por exemplo, comer 100 g extras ou 400 kcal de proteína diariamente se traduziria em um aumento diário

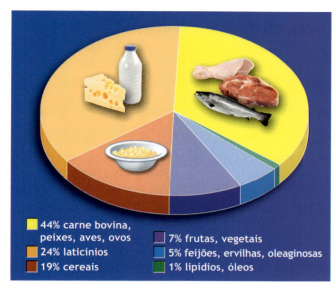

Figura 1.17 Contribuição das principais fontes de alimentos para o teor de proteínas da dieta norte-americana típica.

de 500 g na massa muscular. Isso obviamente não acontece. Proteínas dietéticas adicionais, após a desaminação, fornecem energia ou são recicladas como componentes de outras moléculas, incluindo a gordura corporal armazenada. A ingestão de proteínas na dieta substancialmente acima dos valores recomendados pode ser prejudicial porque a quebra excessiva de proteínas prejudica a função hepática e renal da produção e eliminação de ureia e outros solutos. Outra desvantagem da ingestão excessiva de proteínas diz respeito à deposição de gordura corporal, geralmente na região do tronco. Uma vez que o tecido adiposo armazena excesso de gordura, torna-se extremamente difícil "livrar-se da gordura". Um atleta que aumenta o excesso de proteína por semanas e meses ganha peso, mas esse ganho provavelmente será o peso da gordura, e não o desejado no peso corporal magro.

A **Tabela 1.8** lista os requisitos de proteína recomendados para homens e mulheres adolescentes e adultos. Em média, 0,83 g de proteína por kg de massa corporal representa a ingestão diária recomendada. Para determinar a necessidade de proteínas para homens e mulheres com idades entre 18 e 65 anos, multiplique a massa corporal em kg por 0,83. Para um homem de 90 kg, a necessidade total de proteína é igual

TABELA 1.8
Requisitos de proteína recomendados para homens e mulheres adolescentes e adultos.

Quantidade recomendada	Homem Adolescente	Homem Adulto	Mulher Adolescente	Mulher Adulto
Gramas de proteína por kg de peso corporal	0,9	0,8	0,9	0,8
Gramas de proteína por dia, com base no peso médio	59,0	56,0	50,0	44,0

O peso médio é baseado em uma "referência" homem e mulher. Para adolescentes (de 14 a 18 anos), o peso médio é igual a 65,8 kg para homens jovens e 55,7 kg para mulheres jovens. Para homens adultos, o peso médio é igual a 70 kg; para mulheres adultas, o peso médio é igual a 56,8 kg.

a 75 g (90 × 0,83). O requisito de proteína vale mesmo para pessoas com sobrepeso; inclui uma reserva de cerca de 25% para explicar as diferenças individuais nos requisitos de proteína para cerca de 98% da população. Geralmente, o envelhecimento diminui a necessidade de proteínas e a quantidade dos aminoácidos essenciais necessários. Por outro lado, a proteína necessária para bebês e crianças em crescimento é igual de 2,0 a 4,0 g por kg de massa corporal para facilitar o crescimento e o desenvolvimento. Durante a gravidez, as mulheres devem aumentar sua ingestão diária de proteínas em 20 g/dia, e as nutrizes devem aumentar a ingestão em 10 g/dia. *Um aumento de 10% no requisito calculado de proteína, particularmente para uma dieta vegetariana, é recomendável por conta do efeito da fibra alimentar na redução da digestibilidade de muitas fontes de proteína à base de plantas.* Estresse externo, doença e inflamação e lesões de natureza geral também aumentam as necessidades de proteínas.

Ingestão de proteínas e envelhecimento

Adultos mais velhos, normalmente em risco de perda gradual de massa muscular, força e função muscular, conhecida como **sarcopenia**, podem exigir maior ingestão de proteínas e uma distribuição mais uniforme dessa ingestão ao longo do dia, começando com o café da manhã. A sarcopenia afeta 15% das pessoas com mais de 65 anos, e 50% das pessoas com mais de 80 anos têm uma perda de 30% de massa muscular. Aproximadamente um terço dos adultos acima de 50 anos não cumprem a RDA para proteína, com mulheres na faixa mais baixa. Hoje, especialistas afirmam que os adultos mais velhos devem consumir entre 0,45 e 0,68 g de proteína por quilo de peso corporal, ou 68 a 102 g/dia para uma pessoa de 70 kg, com ênfase na melhora da ingestão com a refeição do café da manhã. Boas fontes de proteína incluem cortes mais magros de carne vermelha (p. ex., bife magro, ponta de lombo, filémignon), aves (p. ex., peitos de frango sem pele), peixe magro (p. ex., linguado, bacalhau, pargo, robalo, perca; peixes com mais gordura incluem salmão, atum, truta) e alimentos à base de plantas, principalmente legumes (p. ex., feijão-vermelho, feijão-branco, grão-de-bico e grão de soja, lentilhas, ervilhas, amendoins). Um exemplo específico listado na **Tabela 1.9** inclui as quantidades para 1 xícara de carne.

Ingestão dietética recomendada

A **RDA** (do inglês *recommended dietary allowance*) de proteínas, vitaminas e minerais representa um padrão flexível de ingestão de nutrientes que é expresso como média diária. Essas diretrizes foram desenvolvidas inicialmente em maio de 1942 pelo Food and Nutrition Board, do National Research Council/National Academy of Science (www.nas.edu/iom), para avaliar e planejar a adequação nutricional de grupos, não de indivíduos. Os valores atuais de RDA representam a ingestão flexível e segura para evitar deficiências nutricionais em praticamente todos os indivíduos saudáveis. As recomendações de RDA incluíam 19 nutrientes, a

TABELA 1.9

Quantidade de proteínas equivalentes a 1 xícara de carne.

Alimento	Quantidade (g)
Queijo ricota	28
Queijo *cottage* (baixo teor de gordura)	28
Peito de frango (assado)	26
Soja	22
Salmão	22
Sardinhas (enlatadas)	21
Lentilhas	18
Grão-de-bico	15
Iogurte	12

ingestão energética e a **Ingestão Dietética Diária Estimada como Segura e Adequada** (**ESADDI**; do inglês, *Estimated Safe and Adequate Daily Dietary Intakes*) para sete vitaminas e minerais adicionais, além de três eletrólitos. As ESADDI devem ser vistas como mais experimentais e evolutivas do que a RDA. As recomendações de ESADDI para alguns micronutrientes essenciais (p. ex., vitaminas biotina e ácido pantotênico e os oligoelementos cobre, manganês, flúor, selênio, cromo e molibdênio) requereram dados científicos suficientes para formular uma faixa de ingestão considerada adequada e segura, mas ainda foram insuficientes para uma RDA única e precisa. Qualquer ingestão dentro dessa faixa é considerada aceitável para a manutenção das funções fisiológicas adequadas e suficiente para evitar sub ou superexposição. Não existe RDA ou ESADDI para sódio, potássio e cloreto; em vez disso, as recomendações se referem a uma quantidade mínima para a saúde.

Nós enfatizamos que a RDA reflete uma avaliação contínua com base nos dados disponíveis para as necessidades nutricionais de uma *população* ao longo de um período prolongado. Necessidades individuais específicas podem ser determinadas apenas com base em medidas laboratoriais. Ocorre desnutrição com semanas, meses e até mesmo anos acumulados de ingestão inadequada dos nutrientes. Uma pessoa que consome regularmente uma dieta contendo nutrientes abaixo dos padrões de RDA pode não se tornar desnutrida. Em vez disso, a RDA representa uma declaração probabilística para a nutrição adequada; conforme o nutriente é ingerido abaixo da RDA, a probabilidade estatística de desnutrição aumenta para aquele indivíduo. A chance aumenta progressivamente quanto menor for a ingestão do nutriente. No Capítulo 2, será discutida a **ingestão dietética de referência**, que representa o conjunto atual de padrões para as ingestões recomendadas de nutrientes e de outros componentes alimentares.

Consuma menos carne vermelha para uma dieta mais saudável

Cinco motivos para reduzir a quantidade de carne vermelha consumida na dieta:

1. O consumo de carne vermelha está diretamente relacionado com a incidência de mortalidade total e doenças cardíacas e acidentes vasculares encefálicos, diabetes tipo 2 e alguns tipos de câncer, principalmente colorretal e de mama, na adolescência e na idade adulta.
2. A taxa de mortalidade foi reduzida para quase 10% ao se comer menos da metade de uma porção de carne vermelha diariamente. As carnes com os mais fortes vínculos com o câncer incluem as processadas com adição de nitritos e nitratos (p. ex., *bacon* curado, defumado ou salgado, presunto, linguiça, salsicha e embutidos).
3. O risco de câncer colorretal pode estar relacionado com altos níveis de conservantes de nitrito em carnes processadas e nitrosaminas formadas em alguns vegetais.
4. No exame *post mortem*, quase todos os animais, incluindo aves domésticas, contêm algum tipo de antibiótico em seus tecidos, o que pode contribuir para a ineficácia desses fármacos no combate a infecções humanas.

Fontes: Grosso G et al. Health risk factors associated with meat, fruit and vegetable consumption in cohort studies: a comprehensive meta-analysis. PLoS One. 2017; 12(8):e0183787.
White MC et al. Prevalence of modifiable cancer risk factors among U.S. adults aged 18-44 years. Am J Prev Med. 2017; 53(3S1):S14.

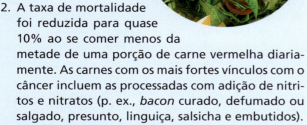

Requisitos de proteína para pessoas fisicamente ativas

Uma discussão sobre os requisitos de proteína deve incluir a suposição de ingestão adequada de energia para atender às necessidades adicionais de atividade física. *Se a ingestão de energia cair abaixo da energia total gasta durante o treinamento intenso, mesmo a ingestão aumentada de proteína acima dos valores recomendados pode não manter o equilíbrio de nitrogênio.* Isso é verdade porque uma quantidade desproporcional de proteína na dieta é catabolizada para equilibrar um déficit de energia em vez de aumentar a manutenção dos tecidos e o desenvolvimento muscular.

A prática comum entre levantadores de peso, fisiculturistas e outros atletas de força que consomem líquidos, pós ou pílulas feitas de proteína pré-digerida representa um desperdício de dinheiro e pode ser contraproducente para alcançar o resultado pretendido. Por exemplo, muitas preparações contêm proteínas pré-digeridas em aminoácidos simples por meio de ação química realizada em laboratório. Os aminoácidos simples não são absorvidos mais facilmente ou facilitam o crescimento muscular em comparação com os aminoácidos encontrados nos alimentos. O intestino delgado absorve aminoácidos rapidamente quando faz parte de moléculas mais complexas de dipeptídios e tripeptídios nos alimentos. O trato intestinal lida com proteínas efetivamente em sua forma mais complexa. Por outro lado, uma solução concentrada de aminoácidos atrai água para o intestino delgado, o que, em indivíduos suscetíveis, pode causar irritação, cãibras e diarreia. Vale ressaltar que, nos EUA, os produtos vendidos no comércio interestadual para prevenção ou tratamento de doenças ou condições (p. ex., extratos de proteínas projetados para "curar" a perda de massa muscular ou "acumular" massa muscular deficiente) estão sujeitos a regulamentos federais e tal comércio pode ser considerado crime.

Quanto a um requisito ideal de proteína, os pesquisadores debateram a necessidade de advogar um requisito de proteína *maior* que o normal para três grupos de atletas, conforme a seguir:

1. Crescimento e amadurecimento de atletas adolescentes.
2. Atletas envolvidos em treinamento de resistência (para melhorar o crescimento muscular) e programas de treinamento de resistência (para combater o aumento da quebra de proteínas por energia).
3. Lutadores, jogadores de futebol e outras categorias esportivas em que os participantes são submetidos a traumatismos musculares recorrentes.

A ingestão inadequada de proteínas pode reduzir os componentes proteicos do corpo, principalmente do músculo, com desempenho concomitante prejudicado. Se os atletas precisarem de proteína adicional, mais do que provavelmente o aumento da ingestão de alimentos compensaria o aumento do gasto de energia do treinamento. No entanto, isso pode não ocorrer em atletas com maus hábitos nutricionais ou que voluntariamente restringem o consumo de alimentos (dieta) e reduzem o consumo de energia para obter uma vantagem competitiva.

Os atletas precisam de mais proteína? Grande parte da compreensão atual da dinâmica das proteínas e da atividade física vem de estudos que expandem o método clássico de determinação da quebra de proteínas por meio da excreção de ureia. A produção de CO_2 "marcado" a partir de aminoácidos, injetados ou ingeridos, aumenta durante a atividade física em proporção à taxa metabólica. À medida que o nível de esforço aumenta, a concentração de ureia no plasma também aumenta, juntamente com um aumento dramático na excreção de nitrogênio no suor, sem alterar substancialmente a excreção urinária de nitrogênio. O mecanismo do suor ajuda a excretar nitrogênio produzido a partir da quebra de proteínas durante a atividade física. Além disso, a oxidação plasmática e de aminoácidos intracelulares aumenta significativamente durante a atividade moderada, independentemente de alterações na produção de ureia. O uso de proteínas para energia atinge seu nível mais alto quando os indivíduos se exercitam em um estado de depleção de glicogênio. Isso enfatiza o importante papel do carboidrato como um poupador de proteínas, o que significa que a disponibilidade de carboidratos afeta a demanda de "reservas" de proteínas durante a atividade física. A quebra de proteínas e a gliconeogênese associada, sem dúvida, tornam-se fatores importantes na atividade de resistência e treinamento intenso frequente quando as reservas de glicogênio diminuem. Comer uma dieta rica em carboidratos com ingestão adequada de energia preserva as proteínas musculares durante um treinamento intenso por períodos prolongados.

Recomendamos que os atletas que treinam intensamente diariamente consumam entre 1,2 e 1,8 g de proteína por kg de massa corporal, e não mais de 2,0 g por kg de massa corporal. Essa ingestão de proteínas está dentro da faixa tipicamente consumida por homens e mulheres fisicamente ativos, evitando a necessidade de consumir suplementos proteicos vendidos sem receita. Com a ingestão adequada de proteínas, consumir fontes animais adicionais de proteína *não* facilita a força muscular ou o ganho de tamanho com o treinamento resistido, em comparação com a ingestão de proteínas de fontes vegetais.

A infeliz realidade para indivíduos que consomem quantidades significativas de proteína em "excesso" na forma de pós e líquidos está relacionada ao fato de que um excesso de ingestão de proteínas se converte em carboidratos ou lipídios. Portanto, em vez de usar a proteína extra em processos anabólicos para aumentar a massa muscular, como muitos entusiastas do esporte acreditam, muito do excesso simplesmente é adicionado ao conteúdo total de gordura corporal da pessoa!

Papel no corpo

Plasma sanguíneo, tecidos viscerais e músculo representam as três maiores fontes de proteína corporal. Não existem "reservatórios" corporais para esse macronutriente. Todas as proteínas contribuem para as estruturas teciduais ou agem como constituintes importantes de sistemas metabólicos, de transporte e hormonais. As proteínas constituem entre 12 e 15% da massa corporal, mas o teor proteico de células diferentes varia consideravelmente. Por exemplo, uma célula do cérebro consiste em apenas cerca de 10% de proteínas, enquanto eritrócitos e células musculares têm proteínas em até 20% de seu peso total. O teor proteico do músculo esquelético representa cerca de 65% da proteína corporal total. Essa quantidade pode aumentar um pouco com o treinamento físico proposital, dependendo da natureza dos regimes de treinamento, duração, tipo de exercício e outros fatores relacionados, incluindo hidratação adequada e refeições bem equilibradas, para fornecer nutrição celular ideal.

Os aminoácidos fornecem os principais constituintes para a síntese dos vários tecidos corporais e também incorporam nitrogênio em:

- Compostos de RNA e DNA
- Carreadores coenzimáticos de elétrons NAD^+ e FAD (ver Capítulo 5)
- Componentes heme dos compostos de ligação de oxigênio hemoglobina e mioglobina
- Hormônios catecolamínicos epinefrina e norepinefrina.

A incorporação de nitrogênio ao neurotransmissor da serotonina (5-hidroxitriptamina ou 5-HT) foi isolada pela primeira vez a partir do triptofano e nomeada em 1948 pelo influente bioquímico americano Maurice Rapport et al. (1919-2011; www.nytimes.com/2011/09/03/health/03rapport.html) para determinar a estrutura molecular da serotonina (J Biol Chem. 1948; 176: 1243).

Regulação metabólica e fisiológica

Os aminoácidos ativam vitaminas que desempenham papéis centrais em regulações metabólicas e fisiológicas. O **anabolismo** se refere aos processos de síntese tecidual; as necessidades de aminoácidos para o anabolismo podem variar consideravelmente. Por exemplo, o anabolismo tecidual contribui para cerca de um terço da ingestão proteica durante o crescimento acelerado de recém-nascidos e crianças. Conforme as taxas de crescimento diminuem, também diminui o percentual de proteínas retidas para processos anabólicos. Uma vez que o indivíduo alcança o tamanho corporal ótimo e o seu crescimento estabiliza, ainda ocorre um *turnover* contínuo dos componentes proteicos existentes no tecido.

As proteínas agem como os principais constituintes das membranas plasmáticas e do material celular interno. Proteínas nos núcleos celulares, chamadas de nucleoproteínas, "supervisionam" a síntese proteica celular e a transmissão das características hereditárias. **Proteínas estruturais** colágenas formam pelos, pele, unhas, ossos, tendões e ligamentos. Outra classificação, das **proteínas globulares**, abrange cerca de 2.000 enzimas diferentes que modulam a taxa de reações químicas e regulam o catabolismo de gorduras, carboidratos e proteínas para a geração de energia. O plasma sanguíneo também contém as proteínas especializadas trombina, fibrina e fibrinogênio, necessárias para a coagulação sanguínea. Dentro dos eritrócitos, o composto que carreia oxigênio, chamado de hemoglobina, contém uma grande proteína globina que envolve e protege uma molécula heme.

Equilíbrio acidobásico

As proteínas desempenham um papel na regulação ácido-base dos líquidos corporais. Tampões neutralizam o excesso de metabólitos ácidos formados durante a atividade física. As proteínas estruturais actina e miosina são essenciais para a ação muscular; essas proteínas deslizam umas sobre as outras quando os músculos encurtam e se alongam durante o movimento. Mesmo em idosos, as estruturas do corpo contendo proteínas sofrem *turnover* de modo regular; as dinâmicas proteicas normais requerem ingestão proteica adequada simplesmente para substituir os aminoácidos que são degradados continuamente nesse processo de renovação. Em geral, as proteínas de origem animal tendem a formar ácido no intestino, o que promove a inflamação renal e a função renal reduzida. Por outro lado, os alimentos à base de plantas tendem a formar bases e ser anti-inflamatórios. Estudos a curto prazo indicaram que a substituição de proteínas animais por proteínas vegetais (p. ex., soja) se associa a menos hiperfiltração e vazamento de proteínas, retardando a deterioração da função renal. Os resultados de um estudo de 6 meses, randomizado, duplo-cego, controlado por placebo, de proteína de soja *versus* proteína láctea, revelaram que o consumo de soja integral preservou a função renal em comparação com a proteína láctea (leite) em indivíduos com função renal deprimida. Resultados semelhantes foram relatados em diabéticos.

Dinâmica do metabolismo das proteínas

A proteína da dieta fornece principalmente aminoácidos para vários processos anabólicos. Além disso, ocorre algum catabolismo de proteínas para energia. Em pessoas bem nutridas em repouso, a quebra de proteínas contribui entre 2 e 5% da necessidade total de energia do corpo. Durante o **catabolismo**, a proteína primeiro se degrada em seus componentes de aminoácidos. No fígado, a molécula de aminoácidos degrada e perde seu nitrogênio (grupo amina) por **desaminação**. Esse nitrogênio "liberado" forma amônia (NH_3), que depois é incorporada ao produto final ureia (H_2NCONH_2), isolada pela primeira vez na urina em 1727 pelo famoso botânico e médico holandês Herman Boerhaave (1668-1738) na Universidade de Leiden. Esse "cientista pesquisador" pioneiro europeu (eleito na Academia Francesa de Ciências e na Royal Society de Londres) defendeu o ensino de metodologias clínicas a outros médicos na prática médica e foi o primeiro a incorporar medições de termômetro na prática clínica (www.dwc.knaw.nl/wp-content/HSSN/2002-3-Knoef-Herman%20Boerhaave.pdf).

O restante composto desaminado de carbono não excretado pelos rins segue uma das três rotas: (1) síntese de um novo aminoácido; (2) conversão em carboidrato ou lipídio; ou (3) catabolismo direto para a formação de energia.

A ureia formada na desaminação (inclusive alguma amônia) deixa o corpo como solução na urina. O catabolismo proteico excessivo promove perda de líquidos, porque a ureia deve ser dissolvida em água para ser excretada.

Transaminação

Nos músculos, enzimas facilitam a remoção do nitrogênio de alguns aminoácidos e, subsequentemente, passam esse nitrogênio para outros compostos nas reações bioquímicas de **transaminação** (Figura 1.18). Um grupo amino é deslocado de um aminoácido doador para um ácido aceptor (cetoácido) para formar um novo aminoácido. Uma enzima transferase específica acelera a reação de transaminação. Isso permite a formação de aminoácidos a partir de compostos orgânicos que originalmente não contêm nitrogênio e que são formados no metabolismo (p. ex., piruvato). Tanto na desaminação quanto na transaminação, o esqueleto de carbono resultante do resíduo de aminoácido não nitrogenado é degradado ainda mais durante o metabolismo energético.

Destino dos aminoácidos após a remoção do nitrogênio

A Figura 1.19 mostra a semelhança das fontes de carbono dos aminoácidos e as principais vias metabólicas adotadas pelos esqueletos de carbono desaminados. Após a desaminação, os esqueletos de carbono restantes dos alfacetoácidos piruvato, oxaloacetato ou alfacetoglutarato seguem uma das três seguintes rotas bioquímicas:

- Gliconeogênese: 18 dos 20 aminoácidos agem como fonte de síntese de glicose
- Fonte de energia: os esqueletos de carbono são oxidados para a geração de energia porque eles formam intermediários do metabolismo do ciclo do ácido cítrico ou moléculas relacionadas
- Síntese de lipídios: todos os aminoácidos fornecem uma fonte potencial de acetil-CoA, que serve como substrato para a síntese de ácidos graxos.

Balanço nitrogenado

O **balanço nitrogenado** ocorre quando a ingestão de nitrogênio a partir das proteínas é igual à excreção de nitrogênio. No **balanço nitrogenado positivo**, a ingestão de nitrogênio excede sua excreção, com proteínas adicionais sendo utilizadas para a síntese de novos tecidos. O balanço nitrogenado positivo ocorre em crianças em fase de crescimento, durante a gestação, durante a recuperação de algumas doenças e durante o treinamento com exercícios de resistência, em que as células musculares sobrecarregadas promovem a síntese de proteínas. O corpo não desenvolve uma reserva proteica como faz com os depósitos de lipídio no tecido adiposo ou de carboidratos na forma de glicogênio hepático e muscular. Indivíduos que consomem quantidades adequadas de proteína têm maior teor de proteínas musculares e hepáticas do que indivíduos que se alimentam de uma dieta com níveis de proteínas abaixo do necessário. Além disso, a marcação das proteínas pela ingestão de proteínas com um

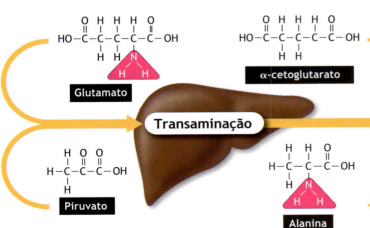

Figura 1.18 O processo bioquímico de transaminação fornece síntese intramuscular de aminoácidos de fontes não proteicas. Um grupo amina de um grupo doador é transferido para um ácido aceitador que não contém nitrogênio para formar um novo aminoácido.

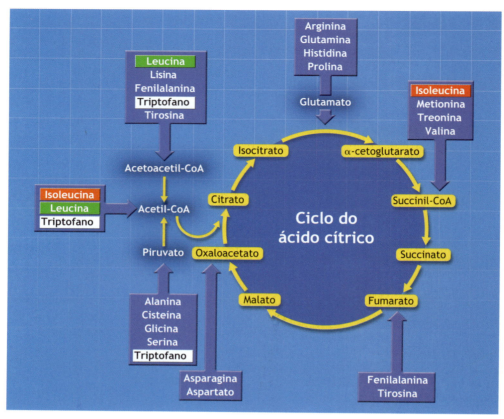

Figura 1.19 Principais vias metabólicas para aminoácidos após a remoção do grupo nitrogênio por desaminação ou transaminação. Após a remoção do seu grupo amina, todos os aminoácidos formam intermediários reativos do ciclo do ácido cítrico ou compostos relacionados. Algumas moléculas de aminoácidos maiores (p. ex., leucina, triptofano e isoleucina – de cores verde, branca e vermelha, respectivamente) geram compostos contendo carbono que entram nas vias metabólicas em diferentes locais.

ou mais de seus átomos de carbono "marcados" mostrou que algumas proteínas são recrutadas para o metabolismo energético. Outras proteínas em tecidos neurais e conjuntivos permanecem relativamente "fixas" como constituintes celulares; elas não podem ser mobilizadas sem prejudicar funções teciduais.

Uma excreção de nitrogênio maior do que a ingestão (**balanço nitrogenado negativo**) é indicativa de que a proteína está sendo utilizada para a geração de energia e que há uma possível diminuição das reservas de aminoácido, principalmente no músculo esquelético. Um balanço nitrogenado negativo ocorre mesmo quando a ingestão proteica excede os padrões recomendados se o corpo cataboliza a proteína, porque ele não tem outras fontes de nutrientes na dieta. Por exemplo, uma pessoa envolvida em treinamento árduo pode consumir proteína adequada ou em excesso e ainda assim ser deficiente em energia proveniente de catabolismo de carboidratos ou lipídios (p. ex., balanço energético negativo). Nesse cenário, a proteína se torna a principal fonte energética. Isso gera um balanço nitrogenado negativo que reduz a massa de tecido magro corporal. O papel de poupar proteínas que os lipídios e os carboidratos dietéticos têm, discutido anteriormente, torna-se importante durante períodos de crescimento tecidual e de necessidades de geração de energia muito altas durante um treinamento intenso. O

jejum prolongado produz os maiores balanços nitrogenados negativos. *As dietas muito restritivas, ou dietas com redução na ingestão de carboidratos e/ou energia, depletam as reservas de glicogênio, o que pode provocar uma deficiência proteica com perda concomitante de massa magra.*

Ciclo alanina-glicose

Algumas proteínas do corpo não são prontamente metabolizadas para energia, mas as proteínas musculares são mais lábeis. Aminoácidos participam do metabolismo energético quando a demanda energética para a atividade física aumenta.

Pesquisadores acreditam que a alanina satisfaça *indiretamente* as demandas energéticas da atividade física. O músculo esquelético ativo sintetiza a alanina por transaminação a partir do intermediário de glicose piruvato (com nitrogênio derivado parcialmente do aminoácido leucina). A alanina é desaminada após deixar o músculo e entrar no fígado. A gliconeogênese então converte o restante do esqueleto de carbono da alanina em glicose, que, então, entra no sangue para ser utilizada pelo músculo ativo. O fragmento de carbono residual do aminoácido que formou a alanina então é oxidado para a geração de energia dentro da célula muscular. Após 4 horas de exercício leve contínuo, a geração hepática de glicose derivada de

SAÚDE PESSOAL E NUTRIÇÃO PARA O EXERCÍCIO 1.2

Hiperlipidemia em adultos

Os dados a seguir foram obtidos em um executivo de 58 anos sem exame físico anual em 5 anos. Ele ganhou peso e agora está preocupado com seu estado de saúde.

Histórico médico

Sem histórico de doenças crônicas ou grande hospitalização. Ele não toma medicamentos ou suplementos alimentares e não tem alergias alimentares conhecidas.

História de família

O pai do paciente morreu de ataque cardíaco aos 61 anos; seu irmão mais novo passou por uma cirurgia de ponte de safena tripla e seu tio tem diabetes tipo 2. Sua mãe, fisicamente inativa durante a maior parte de sua vida adulta, é classificada como obesa com altos níveis séricos de colesterol e triacilglicerol.

História social

O paciente está acima do peso desde o ensino médio. Ele ganhou 15 quilos durante o último ano, que atribui ao seu trabalho e mudanças nos padrões alimentares, comendo fora com mais frequência. O paciente quer melhorar sua dieta, mas não sabe o que fazer. Ele normalmente come apenas duas refeições por dia, com pelo menos uma refeição consumida em um restaurante e vários lanches intercalados. Ele bebe três a cinco xícaras de café durante o dia e duas a três bebidas alcoólicas todas as noites. Ele também fuma um maço de cigarros diariamente e relata alto estresse no trabalho e em casa (dois filhos adolescentes). O paciente declara que tem poucas oportunidades para atividades de exercício ou lazer, de acordo com sua programação atual.

Exame físico/antropométrico/dados laboratoriais

- Pressão arterial: 155/95 mmHg
- Altura: 182,9 cm
- Peso corporal: 111,1 kg
- Índice de massa corporal (IMC): 33,2
- Circunferência abdominal: 104 cm
- Dados laboratoriais:
  - Colesterol total sem jejum: 267 mg/dℓ
  - HDL-c: 34 mg/dℓ
  - LDL-c: 141 mg/dℓ
  - Glicemia: 124 mg/dℓ
- Ingestão dietética de recordatório de comida 24 h
  - Calorias: 3.001 kcal
  - Proteína: 110 g (14,7% do total de quilocalorias)
  - Lipídios: 121 g (36,3% do total de quilocalorias)
  - Carboidratos: 368 g (49% do total de quilocalorias)
  - Ácidos graxos saturados: 18% do total de quilocalorias
  - Ácidos graxos monoinsaturados (MUFA): 7% do total de quilocalorias
  - Colesterol: 390 mg/dℓ
  - Fibra: 10 g
  - Ácido fólico: 200 μg
- Impressões gerais: homem excessivamente gordo com possível síndrome metabólica

Perguntas sobre o caso

1. Forneça uma avaliação geral do estado de saúde do paciente.
2. Quais outros testes de laboratório podem ser realizados?
3. Interprete o perfil lipídico do sangue com base na história do paciente, no exame físico e nos dados laboratoriais.
4. Forneça três recomendações para melhorar a adequação da dieta e o perfil de atividade física do paciente.
5. Recomende o "melhor" plano alimentar de 1 mês para o paciente.
6. Que curso de ação o paciente deve adotar para melhorar seu perfil lipídico no sangue?

---

alanina contribui para cerca de 45% da liberação total de glicose pelo fígado. *Durante a atividade física prolongada, o ciclo alanina-glicose gera entre 10 e 15% das necessidades energéticas totais do exercício.* A prática regular de exercícios aumenta a síntese hepática de glicose a partir de esqueletos de carbono de compostos não glicídicos. Isso facilita a homeostase da glicose sanguínea durante atividades físicas prolongadas. Os Capítulos 5 e 7 discutem o papel das proteínas como fonte energética durante o exercício e as necessidades proteicas das pessoas fisicamente ativas.

Resumo

1. As proteínas diferem quimicamente dos lipídios e carboidratos porque contêm nitrogênio, além de enxofre, fósforo e ferro.

2. As proteínas se formam a partir de subunidades chamadas aminoácidos.

3. O corpo requer 20 aminoácidos diferentes, cada um contendo um radical amino (NH_2) e um radical ácido orgânico chamado grupo carboxila (COOH).

4. Os aminoácidos contêm uma cadeia lateral que define as características químicas particulares do aminoácido.

5. Um número imensurável de estruturas proteicas pode se formar devido às diversas combinações possíveis para os 20 aminoácidos diferentes.

6. O corpo não pode sintetizar 8 dos 20 aminoácidos. Esses aminoácidos essenciais devem ser consumidos na dieta.

7. As células animais e vegetais contêm proteínas. Proteínas com todos os aminoácidos essenciais são chamadas proteínas completas (de alta qualidade); as outras são chamadas de proteínas incompletas (qualidade inferior). Exemplos de proteínas completas de alta qualidade incluem proteínas animais em ovos, leite, queijo, carne, peixe e aves.

8. As dietas de muitas pessoas fisicamente ativas e atletas competitivos consistem predominantemente em nutrientes vegetais. O consumo de vários alimentos vegetais fornece todos os aminoácidos essenciais, porque cada fonte contém uma qualidade e quantidade diferentes.

9. As proteínas fornecem os alicerces para a síntese de material celular durante processos anabólicos. Os aminoácidos também contribuem com seus "esqueletos de carbono" para o metabolismo energético.

10. A RDA, a quantidade recomendada para ingestão de nutrientes, representa um nível liberal, porém seguro, para atender às necessidades nutricionais de praticamente todas as pessoas saudáveis. Para adultos, a RDA de proteína é igual a 0,83 g/kg de massa corporal.

11. As proteínas dos tecidos nervoso e conjuntivo geralmente não participam do metabolismo energético. No entanto, o aminoácido alanina desempenha um papel fundamental no fornecimento de combustível de carboidratos via gliconeogênese na atividade física prolongada.

12. Na atividade física extenuante de longa duração, o ciclo alanina-glicose é responsável por até 40 a 50% da liberação de glicose no fígado.

13. O catabolismo proteico acelera durante a atividade física porque as reservas de carboidratos se esgotam. Indivíduos que treinam vigorosamente de maneira consistente devem manter níveis ideais de glicogênio muscular e hepático para minimizar a perda de tecido magro e a deterioração do desempenho.

14. O treinamento regular de atividade física aumenta a capacidade do fígado de sintetizar glicose a partir dos esqueletos de carbono de compostos não carboidratos.

Teste seu conhecimento | Respostas

1. **Falso.** Os carboidratos não contêm nitrogênio, apenas átomos de carbono, oxigênio e hidrogênio. As proteínas são o único macronutriente que contém nitrogênio.

2. **Verdadeiro.** A glicose pode ser formada por gliconeogênese, um processo que sintetiza glicose (principalmente no fígado) a partir de esqueletos de carbono de aminoácidos específicos, incluindo os compostos não proteicos glicerol, piruvato e lactato.

3. **Falso.** As fibras existem exclusivamente nos vegetais; elas compõem a estrutura de folhas, raízes, troncos, sementes e revestimentos das frutas. As fibras não podem ser absorvidas pelo corpo e utilizadas para a geração de energia por causa de sua resistência às enzimas digestivas. As fibras retêm uma quantidade consideravelmente grande de água conforme passam através do trato digestivo, dando, assim, volume aos resíduos alimentares no intestino grosso e aumentando frequentemente o peso e o volume fecais em 40 a 100%, ajudando na função gastrintestinal.

4. **Falso.** Para pessoas que praticam exercícios regularmente, os carboidratos devem fornecer cerca de 60% das calorias diárias totais (400 a 600 g), predominantemente como vegetais, grãos e frutas ricos em fibras e não refinados.

5. **Falso.** Cerca de 25% da população produz insulina em excesso em resposta à ingestão de carboidratos absorvidos rapidamente (com alto índice glicêmico). Esses indivíduos resistentes à insulina aumentam seu risco de obesidade se continuarem consumindo esse tipo de dieta. O ganho de peso ocorre porque quantidades anormais de insulina (1) promovem a entrada de glicose nas células e (2) facilitam a conversão hepática de glicose em triglicerídeo, que é então armazenado como gordura corporal no tecido adiposo. Além disso, o excesso de calorias, independentemente da fonte dietética, contribui para a obesidade.

6. **Falso.** Carboidratos e proteínas contêm 4 kcal/g. Por sua vez, cada grama de lipídio contém mais que o dobro dessa quantidade, 9 kcal.

7. **Falso.** O colesterol, o lipídio derivado mais amplamente conhecido, existe apenas nos tecidos animais; ele nunca é encontrado em vegetais.

8. **Verdadeiro.** Os vegetarianos verdadeiros, ou veganos, consomem nutrientes de apenas duas fontes, o reino vegetal e os suplementos dietéticos. Isso põe os veganos em um risco um pouco mais elevado de ingestão energética e de nutrientes inadequada, uma vez que eliminaram carne e laticínios da dieta, aumentando a dependência de alimentos relativamente pobres em energia, qualidade proteica e alguns micronutrientes. A diversidade nutricional é o ponto-chave para esses homens e mulheres. Por exemplo, uma dieta vegana fornece todos os aminoácidos essenciais se 60% da ingestão de proteínas vierem de grãos, 35% de leguminosas e 5% de vegetais verdes folhosos. A vitamina B_{12}, encontrada apenas no reino animal, deve ser obtida na forma de suplemento.

9. **Falso.** Para os atletas, a massa muscular não aumenta simplesmente pela ingestão de alimentos ricos em proteína ou de misturas especiais de aminoácidos. Se ocorresse síntese de tecido magro por causa da proteína adicional, a massa muscular aumentaria tremendamente nos indivíduos em uma dieta ocidental típica. Por exemplo, consumir 100 g adicionais (400 kcal) de proteína por dia resultaria teoricamente em um aumento diário de 500 g de massa muscular. Obviamente isso não acontece. Um programa de treinamento de resistência adequado combinado com uma dieta bem balanceada aumenta a massa muscular. A proteína dietética excessiva é utilizada diretamente para energia ou é reciclada como componente de outras moléculas, incluindo o lipídio armazenado nos depósitos subcutâneos de tecido adiposo.

10. **Falso.** Em média, 0,83 g de proteína por kg de massa corporal representa a ingestão dietética recomendada tanto para homens quanto para mulheres. Para um homem de 90 kg, as necessidades proteicas diárias são de 75 g ($90 \times 0{,}83$), enquanto uma mulher de 50 kg requer 41,5 g ($50 \times 0{,}83$). A RDA proteica se mantém até mesmo para indivíduos com sobrepeso; ela inclui uma reserva de cerca de 25% para levar em conta diferenças individuais nas necessidades proteicas em cerca de 98% da população.

Bibliografia

American College of Sports Medicine and Academy of Nutrition and Dietetics, Dietitians of Canada. Nutrition and athletic performance. Med Sci Sports Exerc. 2016; 45:543.

Asgary S et al. Functional food and cardiovascular disease prevention and treatment: a review. J Am Coll Nutr. 2018; 1:27.

Behrouz V et al. Effects of probiotic and prebiotic supplementation on leptin, adiponectin, and glycemic parameters in non-alcoholic fatty liver disease: a randomized clinical trial. Middle East J Dig Dis. 2017; 9:150.

Bone JL et al. Manipulation of muscle creatine and glycogen changes dual x-ray absorptiometry estimates of body composition. Med Sci Sports Exerc. 2017; 49:1029.

Bhupathiraju SN et al. Changes in coffee intake and subsequent risk of type 2 diabetes: three large cohorts of US men and women. Diabetologia. 2014; 57:1346.

Deane CS et al. "Nutraceuticals" in relation to human skeletal muscle and exercise. Am J Physiol Endocrinol Metab. 2017; 312:E282.

Demer LL et al. Steroid hormone vitamin D: implications for cardiovascular disease. Circ Res. 2018; 122:1576.

Dietary Guidelines for Americans 2015-2020. 8th ed. Disponível em: www.health.gov/dietaryguidelines/2015/guidelines/.

Gökcen BB, Şanlier N. Coffee consumption and disease correlations. Crit Rev Food Sci Nutr. 2017; 30:1.

Holwerda AM et al. Daily resistance-type exercise stimulates overall muscle protein synthesis rates in vivo in young males. J Appl Physiol (1985). 2018; 124:66.

Hew-Butler T et al. Exercise-associated hyponatremia: 2017 Update. Front Med (Lausanne). 2017; 4:21.

Jäger R et al. International Society of Sports Nutrition Position Stand: protein and exercise. J Int Soc Sports Nutr. 2017; 14:20.

Kenney K et al. Dementia after moderate-severe traumatic brain injury: coexistence of multiple proteinopathies. J Neuropathol Exp Neurol. 2018; 77:50.

Kalea AZ et al. Nutriepigenetics and cardiovascular disease. Curr Opin Clin Nutr Metab Care. 2018; 21:252.

Kerksick CM et al. International society of sports nutrition position stand: nutrient timing. J Int Soc Sports Nutr 2017;14:33.

Khanji MY et al. Lifestyle advice and interventions for cardiovascular risk reduction: a systematic review of guidelines. Int J Cardiol. 2018; 263:142.

Kollia N et al. Determinants of healthy ageing and its relation to 10-year cardiovascular disease incidence: the ATTICA study. Cent Eur J Public Health. 2018; 26:3.

Larsen SC et al. Habitual coffee consumption and changes in measures of adiposity: a comprehensive study of longitudinal associations. Int J Obes (Lond). 2018; 42:880.

Melina V et al. Position of the Academy of Nutrition and Dietetics: Vegetarian diets. J Acad Nutr Diet. 2016; 116:1970.

Mez J et al. Clinicopathological evaluation of chronic traumatic encephalopathy in players of American Football. JAMA. 2017; 318-60.

Noakes TD. Waterlogged: the serious problem of overhydration in endurance sports. Champaign: Human Kinetics; 2012.

Park HY et al. The effect of additional carbohydrate supplements for 7 days after prolonged interval exercise on exercise performance and energy metabolism during submaximal exercise in team-sports athletes. J Exerc Nutr Biochem. 2018; 22:29.

Phillips SM et al. Changes in body composition and performance with supplemental HMB-FA+ATP. J Strength Cond Res. 2017; 31(5):e71-e72.

Sanlier N et al. Consumption of green coffee and the risk of chronic diseases. Crit Rev Food Sci Nutr. 2018; 6:1.

Schäffer C, Messner P. Carb loading takes proteins on a ride. J Biol Chem. 2018; 293:5374.

Scott JM, Deuster PA. Ketones and human performance. J Spec Oper Med. 2017; 17:112. Review.

Shah NS et al. Dietary patterns and long-term survival: a retrospective study of healthy primary care patients. Am J Med. 2018; 131:48.

Tomcik KA et al. Effects of creatine and carbohydrate loading on cycling time trial performance. Med Sci Sports Exerc. 2018; 50:141.

Torrens SL et al. Carbohydrate dependence during prolonged simulated cycling time trials. Eur J Appl Physiol. 2016; 116:781.

van den Brandt PA. Coffee or tea? A prospective cohort study on the associations of coffee and tea intake with overall and cause-specific mortality in men versus women. Eur J Epidemiol. 2018; 33:183.

Wang DD, Hu FB. Dietary fat and risk of cardiovascular disease: recent controversies and advances. Annu Rev Nutr. 2017; 37:423.

Capítulo 2

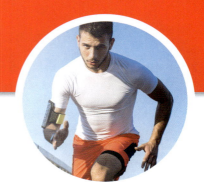

Micronutrientes e Água

Destaques

Vitaminas
- Natureza das vitaminas
- Classificação
- Papel no corpo
- Definição das necessidades nutricionais
- Além do colesterol: homocisteína e doença arterial coronariana

Minerais
- Natureza dos minerais
- Tipos, fontes e funções
- Papel no corpo
- Cálcio
- A força muscular está relacionada com a densidade óssea?
- Fósforo
- Magnésio

- Ferro
- Sódio, potássio e cloro

Água
- Teor de água corporal
- Funções
- Balanço hídrico: ingestão *versus* excreção
- Requerimentos hídricos durante atividade física

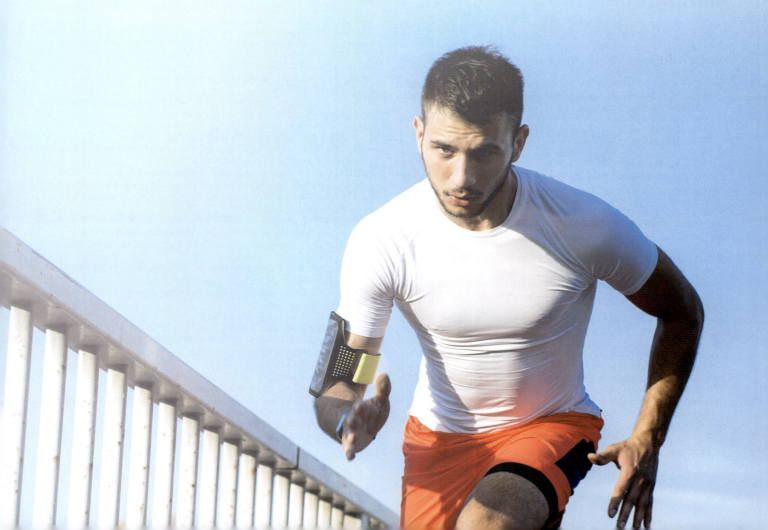

Teste seu conhecimento

Selecione verdadeiro ou falso para as dez afirmações abaixo, então confira as respostas no fim do capítulo. Refaça o teste após terminar de ler o capítulo; você deve acertar 100%!

	Verdadeiro	Falso
1. A suplementação de vitaminas acima da ingestão dietética recomendada (RDA) não melhora o desempenho físico.	○	○
2. De um ponto de vista de sobrevivência, os alimentos são mais importantes do que a água.	○	○
3. Alcançar a ingestão recomendada dos "principais" minerais é mais crucial para a saúde do que alcançar a ingestão recomendada dos minerais "traços".	○	○
4. Os vegetais são uma fonte de minerais melhor do que as fontes animais.	○	○
5. Adultos sedentários requerem cerca de 3,785 ℓ de água por dia para manter as funções corporais ótimas.	○	○
6. A única abordagem importante no estilo de vida para a redução da pressão arterial é diminuir a ingestão dietética de sódio.	○	○
7. Nenhuma das 13 vitaminas necessárias para o corpo é tóxica se consumida em excesso.	○	○
8. Um sintoma marcante da anemia ferropriva é a presença de ossos moles e quebradiços.	○	○
9. A bicicleta ergométrica é um dos melhores exercícios para a promoção da saúde óssea.	○	○
10. Abordagens farmacológicas para o tratamento da hipertensão arterial sistêmica são consideravelmente mais efetivas do que as abordagens dietéticas.	○	○

Todos os processos metabólicos requerem um controle regulatório preciso para misturar delicadamente os nutrientes no meio aquoso das quase 40 trilhões de células espalhadas entre os diversos órgãos e tipos celulares do corpo. Com significado importante nesse contexto, encontram-se os **micronutrientes** – pequenas quantidades de vitaminas e minerais que facilitam a transferência energética e a síntese tecidual. Por exemplo, esta pequena quantidade de vitaminas e minerais, cerca de 350 g, representa apenas 0,038% da ingestão anual total de alimentos de um adulto de porte médio, que é de aproximadamente 910 kg. Isso significa que um homem de porte médio consome cerca de 11,4 vezes seu peso corporal de 80 kg anualmente (e quase 13 vezes para uma mulher com peso corporal médio de 70 kg). Com uma nutrição adequada composta por várias fontes alimentares, o indivíduo fisicamente ativo ou o atleta *não* precisa consumir suplementos vitamínicos e minerais; em geral, essas práticas se mostram um desperdício fisiológico e econômico. Neste capítulo, será discutido como o consumo excessivo de alguns micronutrientes impacta negativamente a saúde e a segurança.

VITAMINAS

Natureza das vitaminas

As vitaminas alcançaram importância séculos antes de serem isoladas e classificadas pelos cientistas. Durante a Era de Ouro Grega, o médico grego Hipócrates (460-377 a.C.) defendia a ingestão de fígado para curar a cegueira noturna. Ele não sabia o motivo para a cura, mas agora nós sabemos que a vitamina A, que ajuda a evitar a cegueira noturna, existe em abundância nesse órgão. Em 1897, o médico militar holandês Christiaan Eijkman (1858-1930; dividiu o prêmio Nobel de Fisiologia ou Medicina de 1929 com sir Frederick Hopkins pela descoberta da vitamina antineurítica, vitamina B_1 [tiamina]); enquanto estava em missão na ilha indonésia de Java, tornou-se notório pela observação de que a ingestão regular de arroz polido sem a casca externa causava a doença rara chamada de beribéri em frangos, enquanto a adição de arroz não polido rico em tiamina na dieta curava a doença.

Conforme Eijkman destacou na sua apresentação da cerimônia do prêmio Nobel sobre um dos experimentos que ele supervisionou:

> Como resultado dessa pesquisa, conduzida com perseverança e proficiência admiráveis, minha teoria baseada nos experimentos com frangos foi confirmada. A pesquisa cobriu não menos do que 101 prisões com quase 300.000 detentos. Resumidamente, a proporção de casos de beribéri nas prisões em que o arroz polido era utilizado na dieta foi cerca de 300 vezes maior do que naquelas que utilizavam arroz integral.

No início do século XIX, a adição de laranjas e limões à dieta diária dos marinheiros britânicos durante suas viagens abriu o caminho para a erradicação do escorbuto. Essa doença se devia à subsistência baseada em alimentos desidratados durante meses seguidos, mas era essencialmente "curada" por causa dos efeitos protetores da vitamina C (ácido ascórbico) contida nessas frutas fornecidas durante as explorações marítimas (ver Boxe "Ligações com o passado: James Lind [1716-1794]" sobre essa importante descoberta em 1747 por James Lind, médico escocês da Marinha Real Britânica). Essa doença, caracterizada por dores articulares graves, fraqueza e mal-estar generalizados, problemas nas gengivas com queda de dentes e petéquias generalizadas na superfície corporal, causava morte súbita e violenta pelo rompimento de algum vaso sanguíneo importante enquanto os marinheiros deitavam em seus aposentos fracos demais para realizar até mesmo as tarefas mais banais do navio! Durante centenas de anos, mais marinheiros morreram de escorbuto do que de todas as outras doenças somadas, incluindo as mortes provenientes de combates, tempestades, desastres e naufrágios. A maioria das espécies animais sintetiza o ácido ascórbico, exceto os seres humanos, que possuem uma mutação genética, além de porquinhos-da-índia, morcegos frugívoros, alguns primatas e mamíferos voadores da África, Ásia, Austrália e Oriente Médio, que também não conseguem sintetizar esse composto. Desse modo, essas espécies devem consumir vitamina C em suas dietas para evitar os efeitos debilitantes dessa deficiência nutricional com consequências capazes de causar a morte.

A descoberta formal das vitaminas, inicialmente chamadas de "aminas vitais", baseada em experimentos realizados pelo químico polonês Kazimierz (anglicizado Casimir) Funk (1884-1967, que também determinou a estrutura molecular da tiamina), revelou que elas são substâncias orgânicas necessárias para o corpo em quantidades muito pequenas para o crescimento, o desenvolvimento e a sobrevivência. As vitaminas não possuem uma estrutura química particular em comum e frequentemente são consideradas **nutrientes acessórios** porque não fornecem energia nem contribuem significativamente para a massa corporal. Exceto pela vitamina D, o corpo não consegue produzir vitaminas; desse modo, os alimentos ou suplementos devem fornecê-las.

Alguns alimentos contêm uma quantidade abundante de vitaminas. Por exemplo, as verduras e as raízes das plantas produzem vitaminas durante a fotossíntese. Os animais obtêm vitaminas a partir das plantas, das sementes, dos grãos e das frutas que eles comem ou a partir da carne de outros animais que consumiram previamente esses alimentos. Várias vitaminas, principalmente as vitaminas A e D, a niacina e o ácido fólico, tornam-se ativas a partir de um precursor inativo ou **provitamina**. Os **carotenos**, as provitaminas mais conhecidas, formam os pigmentos amarelos e amarelo-alaranjados precursores da vitamina A que dão cor a alguns vegetais (p. ex., cenouras, abóbora e milho) e frutas (p. ex., damascos e pêssegos).

Classificação

Foram isoladas, analisadas, classificadas e sintetizadas 13 vitaminas diferentes e estabelecidos níveis de ingestão dietética recomendada (RDI) para elas. As vitaminas são classificadas como **lipossolúveis** ou **hidrossolúveis**. As lipossolúveis são A, D, E e K; as hidrossolúveis são a C e as vitaminas do complexo B (vitamina B_6 [piridoxina], vitamina B_1 [tiamina], vitamina B_2 [riboflavina], niacina [ácido nicotínico], ácido pantotênico, biotina, ácido fólico e vitamina B_{12} [cobalamina]).

Vitaminas lipossolúveis

As vitaminas lipossolúveis são dissolvidas e armazenadas no tecido adiposo corporal, e não há necessidade de consumi-las diariamente. Décadas podem se passar até que os sintomas de deficiência de uma vitamina lipossolúvel apareçam. A ingestão dietética de lipídios constitui a fonte de vitaminas lipossolúveis. O fígado armazena as vitaminas A e D, enquanto a vitamina E é distribuída pelo tecido adiposo corporal.

Vitamina D – Mais importante do que se acreditava anteriormente

A deficiência de vitamina D (definida como níveis sanguíneos inferiores a 20 ng/mℓ) está correlacionada ao risco de osteoartrite no joelho. A vitamina D também desempenha um papel na prevenção de câncer de cólon em indivíduos que nunca tiveram essa doença e também pode aumentar a sobrevivência daqueles diagnosticados com essa malignidade. A vitamina D, intimamente relacionada com a função imunológica, ativa as células T que combatem doenças. A figura neste boxe mostra a configuração estrutural da vitamina D.

Fontes: Fuchs MA et al. Predicted vitamin D status and colon cancer recurrence and mortality in CALGB 89803 (Alliance). Ann Oncol. 2017; 28:1359.
Ogino S et al. Plasma 25-hydroxy vitamin D and colorrectal cancer risk according to tumor immunity status. Gut. 2016; 65:296.
Bellan M et al. Role of vitamin D in rheumatoid arthritis. Adv Exp Med Biol. 2017; 996:155.

O fígado armazena pequenas quantidades de vitamina K proveniente do consumo de ameixas, abacate, kiwi, figo, uvas, entre outros alimentos. As vitaminas lipossolúveis são transportadas como parte das lipoproteínas na linfa até o fígado para serem distribuídas pelos vários tecidos. O consumo de uma dieta verdadeiramente "livre de gordura" poderia certamente acelerar o desenvolvimento de deficiência de vitamina lipossolúvel em algumas pessoas.

As vitaminas lipossolúveis não devem ser consumidas em excesso sem supervisão médica. Reações tóxicas provenientes da ingestão excessiva de vitaminas lipossolúveis geralmente ocorrem em valores de ingestão muitas vezes menores do que a ingestão necessária das vitaminas hidrossolúveis. Por exemplo, um excesso diário moderado a grande de vitamina A (como retinol, mas não na sua forma caroteno) e vitamina D produz efeitos tóxicos sérios que podem causar danos nervosos. As crianças são particularmente suscetíveis; o excesso de vitamina D (ingestão superior a 10.000 UI diários ou níveis sanguíneos maiores do que 50 ng/mℓ), por exemplo, pode causar depósitos excessivos de cálcio e aumentar o risco de danos renais e cardíacos. O consumo de vitamina A em quantidades superiores aos valores recomendados (RDA de 700 µg/dia para mulheres e 900 µg/dia para homens) pode predispor a fraturas ósseas posteriormente durante a vida. Além disso, o consumo de doses elevadas dessa vitamina no início da gestação está associado a um risco mais elevado de defeitos congênitos. Em crianças pequenas, uma grande toxicidade causada pela vitamina A ou mesmo uma toxicidade subclínica nos tecidos corporais (condição chamada de **hipervitaminose A**) pode causar: irritabilidade, abaulamento ósseo, perda de peso, pele seca e coceira. Nos adultos, os sintomas podem incluir: náuseas, dor de cabeça, sonolência, perda de cabelo, diarreia e perda de cálcio dos ossos, causando osteoporose e aumentando o risco de fraturas.

O excesso de vitamina A inibe as células que produzem novos ossos, estimula as células que degradam o osso existente e afeta negativamente a ação da vitamina D, que ajuda a manter os níveis corporais de cálcio normais e que participa da regulação de até 2.000 genes. A interrupção da ingestão excessiva de vitamina A reverte esses efeitos adversos. As "superdosagens" das vitaminas E e K são raras, porém sua toxicidade pode incluir icterícia, anemia e hiperbilirrubinemia em crianças; e a ingestão acima dos níveis recomendados não traz benefícios para a saúde. A **Tabela 2.1** resume as fontes alimentares das vitaminas lipossolúveis, suas principais funções e seus sintomas de deficiência em adultos saudáveis.

Vitaminas hidrossolúveis

A vitamina C e as vitaminas do complexo B constituem as nove **vitaminas hidrossolúveis**. Elas agem principalmente como **coenzimas** – pequenas moléculas orgânicas combinadas com um composto proteico maior inativo chamado de **apoenzima**, formando uma enzima ativa que acelera a interconversão de compostos químicos. Uma coenzima pode se ligar firmemente ou frouxamente com alguma das 10.000 enzimas do corpo. Essas moléculas especializadas atuam como agentes que auxiliam o transporte de grupos químicos entre diferentes enzimas. As coenzimas participam diretamente das reações químicas; quando a reação termina, as coenzimas permanecem intactas e participam de reações adicionais. As vitaminas hidrossolúveis desempenham um papel crucial como parte das coenzimas nas reações energéticas celulares. As **vitaminas coenzimas** incluem a riboflavina, a tiamina e o ácido fólico. Como exemplos de outras coenzimas compostas parcialmente da vitamina niacina há: nicotinamida adenina dinucleotídio (NAD), nicotinamida adenina dinucleotídio fosfato (NADP),

---

TABELA 2.1

Fontes alimentares, principais funções corporais e sintomas de deficiência ou excesso das vitaminas lipossolúveis para adultos saudáveis (19 a 50 anos de idade).

Vitamina	Fontes alimentares	Principais funções corporais	Deficiência	Excesso
Vitamina A (retinol)	A provitamina A (betacaroteno) é amplamente encontrada em vegetais verdes; o retinol está presente em leite, manteiga, queijo e margarina fortificada	Constituinte da rodopsina (pigmento visual); manutenção do epitélio; participa da síntese de mucopolissacarídeos	Xeroftalmia (queratinização do tecido ocular), cegueira noturna, cegueira permanente	Dor de cabeça, vômitos, descamação da pele, anorexia, inchaço nos ossos longos
Vitamina D	Óleo de fígado de bacalhau, ovos, laticínios, leite fortificado e margarina	Promove o crescimento e a mineralização dos ossos; aumenta a absorção de cálcio	Raquitismo (deformidades ósseas) em crianças, osteomalacia em adultos	Vômitos, diarreia, perda de peso, dano renal
Vitamina E (tocoferol)	Sementes, verduras, margarinas, banha	Age como antioxidante prevenindo danos celulares	Possível anemia	Relativamente atóxica
Vitamina K (filoquinona)	Verduras, encontrada em pequenas quantidades em cereais, frutas e carnes	Importante para a coagulação sanguínea (envolvida na formação da protrombina ativa)	Deficiências condicionadas associadas a sangramentos graves, hemorragias internas	Relativamente atóxica; formas sintéticas em doses elevadas podem causar icterícia

Adaptada de Food and Nutrition Board, National Academy of Sciences, 2009. Disponível em: *www.nal.usda.gov/fnic/etext/000105.html*. Esse *site* fornece referências de ingestão dietética interativas para profissionais de saúde.

Parte 1 • Nutrientes dos Alimentos: Estrutura, Função, Digestão, Absorção e Assimilação

flavina adenina dinucleotídio (FAD; composto parcialmente por riboflavina), coenzima A (CoA) e coenzima Q (CoQ).

As vitaminas hidrossolúveis se dispersam prontamente nos fluidos corporais sem serem armazenadas em tecidos em quantidades apreciáveis por causa de sua hidrossolubilidade e qualquer excesso delas é eliminado pela urina. Se a dieta contiver regularmente menos de 50% dos valores recomendados para essas vitaminas, deficiências marginais podem ocorrer dentro de cerca de 4 semanas. A **Tabela 2.2** resume as fontes alimentares das vitaminas hidrossolúveis, suas principais funções e os sintomas causados pelo consumo excessivo de vitaminas hidrossolúveis. As vitaminas do complexo B agem como coenzimas em reações energéticas durante o catabolismo de carboidratos, lipídios e proteínas. Elas também contribuem para a síntese de hemoglobina e para a formação dos eritrócitos.

Armazenamento de vitaminas no corpo

O corpo não excreta prontamente um excesso de vitaminas lipossolúveis. Ao contrário, as vitaminas hidrossolúveis saem continuamente do corpo porque a água celular dissolve esses componentes, que são excretados pelos rins. Uma exceção é a vitamina B_{12}, que é armazenada mais facilmente do que as outras vitaminas hidrossolúveis. Por causa de seu armazenamento limitado, as vitaminas hidrossolúveis devem ser

---

TABELA 2.2

Fontes alimentares, principais funções corporais e sintomas de deficiência ou excesso das vitaminas hidrossolúveis para adultos saudáveis (19 a 50 anos de idade).

Vitamina	Fontes dietéticas	Principais funções corporais	Deficiência	Excesso
Vitamina B_1 (tiamina)	Porco, vísceras, grãos integrais, legumes	Coenzima (pirofosfato de tiamina) em reações que envolvem a remoção de dióxido de carbono	Beribéri (neuropatia periférica, edema, insuficiência cardíaca)	Não há relatos
Vitamina B_2 (riboflavina)	Distribuída amplamente nos alimentos	Constituinte de duas coenzimas de nucleotídio de flavina envolvidas no metabolismo energético (FAD e FMN)	Lábios vermelhos, rachaduras nos cantos da boca (queilose), lesões oculares	Não há relatos
Vitamina B_3 (niacina/ácido nicotínico)	Fígado, carnes magras, grãos, legumes (pode ser formada a partir do triptofano)	Constituinte de duas coenzimas de reações de oxirredução (NAD^+ e NADP)	Pelagra (lesões cutâneas e gastrintestinais, demência)	Rubor, queimação e dormência ao redor do pescoço, da face e das mãos
Vitamina B_5 (ácido pantotênico)	Distribuída amplamente nos alimentos	Constituinte da coenzima A, que desempenha um papel central no metabolismo energético	Fadiga, distúrbios do sono, coordenação prejudicada, náuseas	Não há relatos
Vitamina B_6 (piridoxina)	Carnes, vegetais, grãos integrais	Coenzima (piridoxal fosfato) envolvida no metabolismo de aminoácidos e glicogênio	Irritabilidade, convulsões, espasmos musculares, dermatite, cálculos renais	Não há relatos
Folato	Legumes, vegetais verdes, produtos feitos com trigo integral	Coenzima (forma reduzida) envolvida na transferência de unidades de um carbono no metabolismo de ácidos nucleicos e aminoácidos	Anemia, distúrbios gastrintestinais, diarreia, língua vermelha	Não há relatos
Vitamina B_7 (biotina)	Legumes, vegetais, carnes	Coenzimas necessárias para a síntese de lipídios, o metabolismo de aminoácidos e a formação do glicogênio (amido animal)	Fadiga, depressão, náuseas, dermatite, dores musculares	Não há relatos
Vitamina B_{12} (cobalamina)	Carnes, ovos, laticínios (ausente em vegetais)	Coenzima envolvida na transferência de unidades de um carbono no metabolismo dos ácidos nucleicos	Anemia perniciosa, distúrbios neurológicos	Não há relatos
Vitamina C (ácido ascórbico)	Frutas cítricas, tomate, pimenta-verde e verduras	Mantém a matriz intercelular da cartilagem, dos ossos e da dentina, importante para a síntese de colágeno, cofator em reações enzimáticas, remoção de radicais livres	Escorbuto (degeneração de pele, dentes, vasos sanguíneos e hemorragias epiteliais)	Relativamente atóxica, possibilidade de cálculos renais

FAD: flavina adenina dinucleotídio; NAD: nicotinamida adenina dinucleotídio; NADP: nicotinamida adenina dinucleotídio fosfato. Adaptada de Food and Nutrition Board, National Academy of Sciences. 2009. Disponível em: *www.nal.usda.gov/fnic/etext/000105.html*. Esse *site* fornece referências de ingestão dietética interativas para profissionais de saúde.

> ### Suplementos de vitamina D e respostas ao treinamento de resistência
>
> Os suplementos de vitamina D podem melhorar a função e força musculares esqueléticas em indivíduos fragilizados com deficiência de vitamina D. Pesquisas recentes investigaram os efeitos desse tipo de suplementação nas respostas musculares ao treinamento de resistência em indivíduos jovens saudáveis e em idosos. Jovens saudáveis não treinados (*n* = 20, idades entre 20 e 30 anos) e idosos (*n* = 20, idades entre 60 e 75 anos) foram distribuídos aleatoriamente em grupos que receberam suplementos diários de 48 μg de vitamina D + 800 mg de cálcio (grupo vitamina D) ou apenas 800 mg de cálcio (grupo placebo) durante 16 semanas em uma latitude de baixa incidência solar. Após as 4 primeiras semanas de suplementação, todos os indivíduos receberam treinamento de resistência no grupo muscular do quadríceps. Foram avaliadas modificações na área transversal muscular e na força isométrica, além de serem obtidas biopsias musculares para a determinação da morfologia da fibra muscular e da expressão de mRNA do receptor de vitamina D, do citocromo p45027B1 e da miostatina. Os dados indicaram que não houve efeito adicional do suplemento de vitamina D na hipertrofia ou na força musculares em comparação com o tratamento placebo. A suplementação melhorou a qualidade muscular nos idosos e a análise da morfologia das fibras musculares no grupo jovem indicou que a vitamina D alterou positivamente o remodelamento muscular esquelético.
>
> Fontes: Agergaard J et al. Light-load resistance exercise increases muscle protein synthesis and hypertrophy signaling in elderly men. Am J Physiol Endocrinol Metab. 2017; 312:E326.
> Agergaard J et al. Does vitamin-D intake during resistance training improve the skeletal muscle hypertrophic and strength response in young and elderly men? – a randomized controlled trial. Nutr metab. 2015; 12:32.

consumidas regularmente para evitar possíveis deficiências. Existe uma grande disparidade entre as vitaminas, uma vez que um indivíduo de porte médio precisaria de 10 dias sem consumo de tiamina (também conhecida como aneurina) antes de surgirem sintomas de deficiência; são necessários entre 30 e 40 dias sem consumo de vitamina C antes que apareçam sintomas de deficiência, um intervalo de tempo semelhante ao dos marinheiros que adquiriam a "praga do mar" durante suas viagens de meses. Uma grande variedade de vitaminas está prontamente disponível nos alimentos consumidos em uma dieta balanceada, de modo que existe pouco risco de deficiência vitamínica a longo prazo. Exceções incluem condições de inanição, alcoolismo (que compromete a ingestão de nutrientes) ou desvios significativos das recomendações dietéticas.

Papel no corpo

A **Figura 2.1** resume muitas funções biológicas das vitaminas. Elas não contêm energia útil para o corpo, mas agem como reguladores essenciais em muitas reações metabólicas que *liberam* energia a partir dos alimentos. Além disso, controlam processos de síntese tecidual e ajudam a proteger a integridade da membrana plasmática celular. Essa bicamada lipídica, com duas camadas de fosfolipídios, age como uma barreira entre a célula e o ambiente, regulando quais substâncias entram ou saem das células. As vitaminas hidrossolúveis desempenham papéis importantes no metabolismo energético. *As vitaminas participam repetidamente de reações metabólicas; desse modo, as necessidades vitamínicas dos indivíduos ativos fisicamente, em geral, não são maiores do que as das pessoas sedentárias.*

Definição das necessidades nutricionais

A controvérsia ao redor das RDA fez com que o Food and Nutrition Board e a comunidade de pesquisa nutricional reavaliassem a utilidade de um único padrão. Esse processo de reavaliação começou em 1997 e fez com que o National Academy's Institute of Medicine (em colaboração com pesquisadores canadenses) desenvolvesse a ingestão dietética de referência (DRI).

> ### Deficiências nutricionais típicas
>
> Mais de dois terços dos norte-americanos não conseguem alcançar a necessidade média estimada (EAR) das vitaminas D, E e K e dos minerais magnésio e potássio; e cerca de 40% deles não alcançam as EAR das vitaminas A e C. Em sua maioria, essas inadequações nutricionais se devem a padrões dietéticos comuns que continuam a não alcançar as recomendações de consumo de frutas, vegetais e grãos integrais.

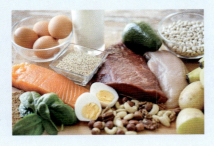

Ingestão dietética de referência

A ingestão dietética de referência (DRI), atualizada para 2015-2020, representa uma abordagem radicalmente nova e mais abrangente para o modo como as recomendações nutricionais são aplicadas para os indivíduos. Deve-se pensar na DRI como um termo guarda-chuva que abrange uma variedade de novos padrões – RDA, **necessidade média estimada (ERM), ingestão adequada (AI)** e **nível máximo de ingestão tolerável (UL)** – para as recomendações nutricionais no planejamento e na avaliação de dietas para indivíduos saudáveis.

Similaridades nos padrões dietéticos promoveram a inclusão de bancos de dados tanto do Canadá quanto dos EUA como populações-alvo. As recomendações abrangem não apenas as ingestões diárias necessárias para a manutenção da saúde, mas também os níveis superiores de ingestão que reduzem a probabilidade de perigo causado por ingestão excessiva do nutriente. Além de incluir valores de energia, proteína e micronutrientes, a DRI também fornece valores para macronutrientes e componentes fitoquímicos nutricionalmente importantes. Sempre que possível, a ingestão nutricional é recomendada em quatro categorias em vez de apenas uma. Esse conceito de faixa coloca a DRI mais alinhada com a **ingestão dietética diária estimada como segura e adequada (ESADDI)**.

Ao contrário de seu antecessor RDA, os valores de DRI também incluem recomendações que se aplicam especificamente a gêneros e a fases da vida de crescimento e desenvolvimento baseados em idade, gestação e lactação. O objetivo de uma revisão completa a cada 5 anos como ocorria com a RDA foi abandonado e acordado que mudanças seriam realizadas na DRI conforme novos dados científicos se tornassem disponíveis. A National Academy Press dos EUA apresenta os relatórios atuais sobre a DRI.

A DRI concentra-se mais na promoção e manutenção da saúde e redução do risco de doenças cardiovasculares, diabetes melito, hipertensão arterial sistêmica, osteoporose, vários tipos de câncer e lesões maculares relacionadas com a idade, dependentes de nutrientes. Essa abordagem difere do critério tradicional para prevenção de doenças como escorbuto, beribéri ou raquitismo.

As seguintes definições se aplicam aos quatro conjuntos diferentes de valores para a ingestão de nutrientes e componentes alimentares nas DRI:

1. Necessidade média estimada (EAR). Nível médio de ingestão diária de nutrientes para alcançar as necessidades de metade dos indivíduos saudáveis em um dado grupo de gênero e de fase da vida. Além de avaliar a adequação nutricional da ingestão de grupos populacionais, a EAR fornece um valor útil para a determinação da prevalência de ingestão nutricional inadequada pela proporção da população que ingere valores abaixo deste.

2. Recomendação dietética populacional (RDA). A RDA representa o nível de ingestão diária média de nutrientes suficiente para satisfazer as necessidades de quase 98% dos indivíduos saudáveis em um grupo particular de gênero e fase da vida. Para a maior parte dos nutrientes, esse valor representa a EAR somada a dois desvios-padrões dos requerimentos conforme a curva de distribuição apresentada na **Figura 2.2**. Essa distribuição teórica mostra o percentual de indivíduos nutridos adequadamente para uma dada ingestão de nutrientes. Repare que 3% da população precisa de mais do que a RDA, o que é destacado pela linha vermelha vertical pontilhada à direita.

3. Ingestão adequada (AI). Fornece um objetivo nutricional considerado adequado quando não existe RDA. Ela representa um nível de ingestão diária média do nutriente com base em aproximações determinadas experimentalmente ou observadas ou ainda estimativas de ingestão por um grupo (ou grupos) de indivíduos aparentemente saudáveis. A AI é utilizada quando a RDA não pode ser determinada. Existem riscos baixos de deficiência com ingestão igual ou acima dos níveis de AI.

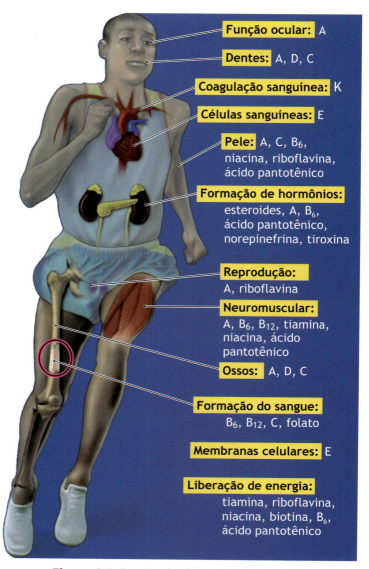

Figura 2.1 Funções biológicas das vitaminas.

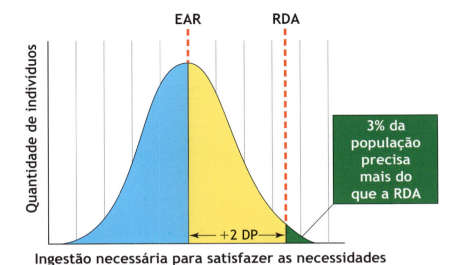

Figura 2.2 Distribuição teórica da quantidade de pessoas nutridas adequadamente para determinada ingestão nutricional. A RDA é definida no nível de ingestão que satisfaria as necessidades nutricionais de 97 a 98% da população (2 desvios-padrões [DP] acima da média). EAR refere-se à necessidade média estimada, que representa o valor de ingestão nutricional estimado para satisfazer as necessidades de metade dos indivíduos saudáveis em um grupo específico de gênero e de fase da vida.

4. Nível máximo de ingestão tolerável (UL). O nível mais alto de ingestão diária média do nutriente que possivelmente não representa riscos de efeitos colaterais para a saúde de praticamente todos os indivíduos dentro de grupos específicos de gênero e de fase da vida da população em geral. Quando a ingestão é superior ao UL, o risco potencial de efeitos colaterais aumenta.

A DRI indica que frutas e vegetais fornecem cerca de metade da quantidade de vitamina A que se acreditava anteriormente. Assim, indivíduos que não comem alimentos de origem animal ricos em vitamina A devem aumentar a ingestão de frutas e vegetais ricos em caroteno. O relatório também estabelece um nível máximo de ingestão tolerável (UL) de vitamina A, além de boro, cobre, iodo, ferro, manganês, molibdênio, níquel, vanádio e zinco. Recomendações específicas a respeito da ingestão das vitaminas A e K, além de cromo, cobre, iodo, manganês, molibdênio e zinco são fornecidas. O relatório conclui que as pessoas não precisam de suplementação para satisfazer as necessidades diárias desses nutrientes. Durante a gestação, a maior parte das mulheres necessita de suplemento de ferro para alcançar suas necessidades diárias que estão aumentadas.

As **Tabelas 2.3** e **2.4** apresentam valores de RDA, AI e UL para essas vitaminas. Refeições equilibradas fornecem uma quantidade adequada de todas as vitaminas, independentemente de idade e de nível de atividade física. *Indivíduos que gastam uma quantidade considerável de energia em atividades físicas variadas geralmente não precisam consumir alimentos ou suplementos especiais que aumentem a ingestão de vitaminas acima dos níveis recomendados.* Além disso, em altos níveis de atividade física diária, em geral a ingestão alimentar aumenta para suprir as necessidades energéticas adicionadas pelo exercício.

Alimentos adicionais consumidos por meio de uma variedade de refeições nutritivas aumentam proporcionalmente a ingestão de vitaminas e minerais. O Capítulo 7 resume as recomendações do relatório de DRI para intervalos de ingestão de macronutrientes e fibras para cada faixa de atividade física diária com o objetivo de otimizar a saúde e reduzir doenças crônicas.

Existem várias exceções possíveis à regra geral que dispensa a necessidade de suplementação se o indivíduo consumir uma dieta balanceada. Em primeiro lugar, vitamina C e folato existem em alimentos sazonais que em geral constituem apenas uma parte pequena da ingestão energética total da maior parte dos norte-americanos. Em segundo lugar, grupos atléticos diferentes apresentam ingestões relativamente baixas das vitaminas B_1 e B_6. Suas AI ocorrem se a dieta diária contiver frutas frescas, grãos e vegetais crus ou cozidos no vapor. Indivíduos em dietas sem carne podem consumir uma pequena quantidade de soja fortificada (uma porção de 85 g fornece cerca de 83% da DRI), leite, laticínios ou ovos porque alimentos de origem vegetal não contêm vitamina B_{12}. As pessoas em uma dieta completamente baseada em vegetais e que escolhem não comer soja devem consumir um suplemento de vitamina B_{12}. Para as mulheres, o consumo de 400 microgramas de folato, também

TABELA 2.3

Fontes alimentares, principais funções corporais e sintomas de deficiência ou excesso das vitaminas lipossolúveis e hidrossolúveis para adultos saudáveis (19 a 50 anos de idade).

Vitaminas	Fontes alimentares	Principais funções corporais	Deficiência	Excesso
Lipossolúveis				
Vitamina A (retinol)	A provitamina A (betacaroteno) é amplamente encontrada em vegetais verdes. O retinol está presente no leite, manteiga, queijo e margarina fortificada	Constituinte da rodopsina (pigmento visual). Manutenção do epitélio. Papel na síntese de mucopolissacarídeos	Xeroftalmia (queratinização do tecido ocular), cegueira noturna, cegueira permanente	Dor de cabeça, vômitos, descamação da pele, anorexia, inchaço nos ossos longos
Vitamina D	Óleo de fígado de bacalhau, ovos, laticínios, leite fortificado e margarina	Promove o crescimento e a mineralização dos ossos. Aumenta a absorção de cálcio	Raquitismo (deformidades ósseas) em crianças; osteomalacia em adultos	Vômitos, diarreia, perda de peso, dano renal
Vitamina E (tocoferol)	Sementes, verduras, margarinas, banha	Age como antioxidante, prevenindo danos celulares	Possível anemia	Relativamente atóxica
Vitamina K (filoquinona)	Verduras, encontrada em pequenas quantidades em cereais, frutas e carnes	Importante para a coagulação sanguínea (envolvida na formação da protrombina)	Deficiências condicionadas associadas a sangramentos graves; hemorragias internas	Relativamente atóxica; formas sintéticas em doses elevadas podem causar icterícia
Hidrossolúveis				
Vitamina B$_1$ (tiamina)	Porco, vísceras, grãos integrais, oleaginosas, legumes, leite, frutas e vegetais	Coenzima (pirofosfato de tiamina) em reações que envolvem a remoção de dióxido de carbono	Beribéri (neuropatia periférica, edema, insuficiência cardíaca)	Não há relatos
Vitamina B$_2$	Amplamente distribuída nos alimentos: carnes, ovos, laticínios, produtos integrais, cereais integrais e enriquecidos, gérmen de trigo, verduras	Constituinte de duas coenzimas de flavina-nucleotídio envolvidas no metabolismo energético (FAD e FMN)	Lábios vermelhos, rachaduras nos cantos da boca (queilose), lesões oculares	Não há relatos
Niacina	Fígado, carnes magras, aves, grãos, legumes, amendoim (pode ser formada a partir do triptofano)	Constituinte de duas coenzimas de reações de oxirredução (NAD e NADP)	Pelagra (lesões cutâneas e gastrintestinais, demência)	Rubor, queimação e dormência ao redor do pescoço, da face e das mãos
Vitamina B$_6$	Carnes, peixes, aves, vegetais, grãos integrais, cereais, sementes	Coenzima (piridoxal fosfato) envolvida no metabolismo de aminoácidos e glicogênio	Irritabilidade, convulsões, espasmos musculares, dermatite, cálculos renais	Não há relatos
Ácido pantotênico	Amplamente distribuído nos alimentos: carnes, peixes, aves, laticínios, legumes, grãos integrais	Constituinte da coenzima A, que desempenha um papel central no metabolismo energético	Fadiga, distúrbios do sono, coordenação prejudicada, náuseas	Não há relatos
Folato	Legumes, vegetais verdes, produtos feitos com trigo integral, carnes, ovos, laticínios, fígado	Coenzima (forma reduzida) envolvida na transferência de unidades de um carbono no metabolismo de ácidos nucleicos e aminoácidos	Anemia, distúrbios gastrintestinais, diarreia, língua vermelha	Não há relatos
Vitamina B$_{12}$	Carnes, peixes, ovos, laticínios (ausente em vegetais)	Coenzima envolvida na transferência de unidades de um carbono no metabolismo dos ácidos nucleicos	Anemia perniciosa, distúrbios neurológicos	Não há relatos
Biotina	Legumes, vegetais, carnes, fígado, gema do ovo, oleaginosas	Coenzimas necessárias para a síntese de lipídios, o metabolismo de aminoácidos e a formação do glicogênio (amido animal)	Fadiga, depressão, náuseas, dermatite, dores musculares	Não há relatos
Vitamina C	Frutas cítricas, tomate, pimenta-verde e verduras	Mantém a matriz intercelular da cartilagem, dos ossos e da dentina; importante para a síntese de colágeno	Escorbuto (degeneração de pele, dentes, vasos sanguíneos e hemorragias epiteliais)	Relativamente atóxica; possibilidade de cálculos renais

FAD: flavina adenina dinucleotídio; NAD: nicotinamida adenina dinucleotídio; NADP: nicotinamida adenina dinucleotídio fosfato.

TABELA 2.4

Ingestão dietética de referência (DRI): RDA e AI das vitaminas.

Grupo por fase da vida	Vit. A (µg/d)[a]	Vit. C (mg/d)	Vit. D (µg/d)[b,c]	Vit. E (mg/d)[d]	Vit. K (µg/d)	Tiamina (mg/d)	Ribo-flavina (mg/d)	Niacina (mg/d)[e]	Vit. B$_6$ (mg/d)	Folato (µg/d)[f]	Vit. B$_{12}$ (µg/d)	Ácido pantotê-nico (mg/d)	Biotina (µg/d)	Colina (mg/d)[g]
Bebês														
0 a 6 meses	400*	40*	10	4*	2,0*	0,2*	0,3*	2*	0,1*	65*	0,4*	1,7*	5*	125*
6 a 12 meses	500*	50*	10	5*	2,5*	0,3*	0,4*	4*	0,3*	80*	0,5*	1,8*	6*	150*
Crianças														
1 a 3 anos	**300**	**15**	15	**6**	30*	**0,5**	**0,5**	**6**	**0,5**	**150**	**0,9**	2*	8*	200*
4 a 8 anos	**400**	**25**	15	**7**	55*	**0,6**	**0,6**	**8**	**0,6**	**200**	**1,2**	3*	12*	250*
Homens														
9 a 13 anos	**600**	**45**	15	**11**	60*	**0,9**	**0,9**	**12**	**1,0**	**300**	**1,8**	4*	20*	375*
14 a 18 anos	**900**	**75**	15	**15**	75*	**1,2**	**1,3**	**16**	**1,3**	**400**	**2,4**	5*	25*	550*
19 a 30 anos	**900**	**90**	15	**15**	120*	**1,2**	**1,3**	**16**	**1,3**	**400**	**2,4**	5*	30*	550*
31 a 50 anos	**900**	**90**	15	**15**	120*	**1,2**	**1,3**	**16**	**1,3**	**400**	**2,4**	5*	30*	550*
51 a 70 anos	**900**	**90**	15	**15**	120*	**1,2**	**1,3**	**16**	**1,7**	**400**	**2,4**[h]	5*	30*	550*
> 70 anos	**900**	**90**	20	**15**	120*	**1,2**	**1,3**	**16**	**1,7**	**400**	**2,4**[h]	5*	30*	550*
Mulheres														
9 a 13 anos	**600**	**45**	15	**11**	60*	**0,9**	**0,9**	**12**	**1,0**	**300**	**1,8**	4*	20*	375*
14 a 18 anos	**700**	**65**	15	**15**	75*	**1,0**	**1,0**	**14**	**1,2**	**400**[f]	**2,4**	5*	25*	400*
19 a 30 anos	**700**	**75**	15	**15**	90*	**1,1**	**1,1**	**14**	**1,3**	**400**[f]	**2,4**	5*	30*	425*
31 a 50 anos	**700**	**75**	15	**15**	90*	**1,1**	**1,1**	**14**	**1,3**	**400**[f]	**2,4**	5*	30*	425*
51 a 70 anos	**700**	**75**	15	**15**	90*	**1,1**	**1,1**	**14**	**1,5**	**400**	**2,4**[h]	5*	30*	425*
> 70 anos	**700**	**75**	20	**15**	90*	**1,1**	**1,1**	**14**	**1,5**	**400**	**2,4**[h]	5*	30*	425*
Gestantes														
14 a 18 anos	**750**	**80**	15	**15**	75*	**1,4**	**1,4**	**18**	**1,9**	**600**[f]	**2,6**	6*	30*	450*
19 a 30 anos	**770**	**85**	15	**15**	90*	**1,4**	**1,4**	**18**	**1,9**	**600**[f]	**2,6**	6*	30*	450*
31 a 50 anos	**770**	**85**	15	**15**	90*	**1,4**	**1,4**	**18**	**1,9**	**600**[f]	**2,6**	6*	30*	450*
Lactantes														
14 a 18 anos	**1.200**	**115**	15	**19**	75*	**1,4**	**1,6**	**17**	**2,0**	**500**	**2,8**	7*	35*	550*
19 a 30 anos	**1.300**	**120**	15	**19**	90*	**1,4**	**1,6**	**17**	**2,0**	**500**	**2,8**	7*	35*	550*
31 a 50 anos	**1.300**	**120**	15	**19**	90*	**1,4**	**1,6**	**17**	**2,0**	**500**	**2,8**	7*	35*	550*

Esta tabela (retirada dos relatórios de DRI, veja *www.nap.edu*) representa as RDA em **negrito** e as AI em letra normal seguida por um asterisco (*). Uma RDA é a média do nível de ingestão dietética diária, suficiente para satisfazer as necessidades nutricionais de praticamente todos (97 a 98%) os indivíduos saudáveis em um grupo. Ela é calculada a partir da EAR. Se não houver evidência científica suficiente para o estabelecimento da EAR e, desse modo, calcular uma RDA, em geral a AI será desenvolvida. Para bebês amamentados saudáveis, uma AI é a ingestão média. A AI para outros grupos de gêneros e de fase da vida deve cobrir as necessidades de todos os indivíduos saudáveis no grupo, mas a falta de dados ou a incerteza sobre eles impede que seja possível especificar com confiança o percentual de indivíduos cobertos por essa ingestão. [a]Indicado como equivalentes de atividade do retinol (RAE). 1 RAE = 1 µg de retinol, 12 µg de alfacaroteno, 24 µg de betacaroteno ou 24 µg de betacriptoxantina. A RAE para os carotenoides dietéticos que são as provitaminas A é 2 vezes maior do que o equivalente de retinol (ER), enquanto a RAE para a vitamina A pré-formada é igual ao ER. [b]Como colecalciferol. 1 µg de colecalciferol = 40 UI de vitamina D. [c]Considerando-se luz do sol mínima. [d]Como alfatocoferol. O alfatocoferol inclui RRR-alfatocoferol, a única forma de alfatocoferol que ocorre naturalmente nos alimentos, e as formas estereoisoméricas 2R do alfatocoferol (RRR-, RSR-, RRS- e RSS-alfatocoferol) existem em alimentos fortificados e em suplementos. Não inclui as formas estereoisoméricas 2S do alfatocoferol (SRR-, SSR, SRS- e SSS-alfatocoferol), também encontradas em alimentos fortificados e em suplementos. [e]Como equivalentes de niacina (NE). 1 mg de niacina = 60 mg de triptofano; 0 a 6 meses = niacina pré-formada (não é NE). [f]Como equivalentes dietéticos de folato (DFE). 1 DFE = 1 µg de folato alimentar = 0,6 µg de ácido fólico a partir de alimentos fortificados ou como um suplemento consumido com os alimentos = 0,5 µg de suplemento ingerido com o estômago vazio. [g]Embora tenham sido estabelecidas AI para a colina, existem poucos dados para avaliar se um suplemento dietético de colina é necessário em todas as fases da vida e pode ser que as necessidades de colina sejam alcançadas pela síntese endógena em algumas dessas fases. [h]Como entre 10 e 30% dos idosos podem ter problemas de absorção da vitamina B$_{12}$ nos alimentos, recomenda-se que pessoas com mais de 50 anos alcancem a RDA principalmente pelo consumo de alimentos fortificados com vitamina B$_{12}$ ou com suplementos contendo essa vitamina. Levando-se em consideração as evidências relacionando a ingestão de folato e os defeitos de tubo neural em fetos, recomenda-se que todas as mulheres em idade fértil consumam 400 µg a partir de suplementos ou alimentos fortificados além da ingestão de folato nos alimentos a partir de uma dieta variada. Considera-se que as mulheres continuarão ingerindo 400 µg a partir de suplementos ou alimentos fortificados até que a gestação seja confirmada e elas comecem o acompanhamento pré-natal, que ocorre rotineiramente após o final do período periconcepcional – a janela crítica para a formação do tubo neural. Fontes: Dietary Reference Intakes for Calcium, Phosphorous, Magnesium, Vitamin D, and Fluoride (1997); Dietary Reference Intakes for Thiamin, Riboflavin, Niacin, Vitamin B$_6$, Folate, Vitamin B$_{12}$, Pantothenic Acid, Biotin, and Choline (1998); Dietary Reference Intakes for Vitamin C Vitamin E, Selenium, and Carotenoids (2000); Dietary Reference Intakes for Vitamin A, Vitamin K, Arsenic, Boron, Chromium, Copper, Iodine, Iron, Manganese, Molybdenum, Nuckel, Silicon, Vanadium, and Zinc (2001); Dietary Reference Intakes for Water, Potassium, Sodium, Chloride, and Sulfate (2005) e Dietary Reference Intakes for Calcium and Vitamin D (2011). Esses relatórios podem ser acessados em *www.nap.edu*.

chamado de ácido fólico, sustenta o desenvolvimento do tubo neural fetal no início da gravidez. No embrião em desenvolvimento, o tubo neural dá origem ao encéfalo e à medula espinal no processo chamado de neurulação. Infelizmente, defeitos congênitos em regiões deficientes em folato podem aparecer logo durante o primeiro mês de gestação, antes mesmo de sua confirmação clínica. O Centers for Disease Control and Prevention ressalta a importância do planejamento da gestação associado à ingestão das recomendações diárias de ácido fólico. As seguintes necessidades de ácido fólico devem ser satisfeitas antes, durante e após a gravidez:

- 400 µg na fase de concepção e durante o primeiro trimestre gestacional
- 600 µg durante o segundo e terceiro trimestres gestacionais
- 500 µg durante a lactação.

Recomendações dietéticas do governo norte-americano

As recomendações nutricionais publicadas pelo governo federal dos EUA em janeiro de 2016 foram as primeiras desde 2011 a enfatizar a necessidade de desenvolver padrões alimentares saudáveis ao longo de toda a vida. Esses padrões incluem a ingestão de um conjunto diverso de alimentos saudáveis e a redução de açúcares de adição; esses padrões dietéticos recomendados incluem o consumo de frutas e vegetais, grãos integrais, laticínios desnatados ou com teor de gordura reduzido e alimentos ricos em proteínas e pobres em gorduras saturadas. Foram adicionadas três novas recomendações em resposta às pesquisas mais recentes sobre colesterol, café e açúcar:

1. Restrições a respeito da ingestão dietética de colesterol foram modificadas em face a novas pesquisas que mostram que o colesterol exógeno contribui apenas marginalmente para os níveis de colesterol sanguíneo total da maior parte das pessoas.
2. Foi recomendado o consumo de até 5 xícaras diárias de 240 mℓ de café porque pesquisas mostraram que a cafeína pode reduzir o risco de desenvolvimento de diabetes melito tipo 2 e de doenças cardiovasculares.
3. Limitar a quantidade de açúcares de adição em até 10% do valor energético diário; isso significa consumir menos de 50 g (12 colheres de sopa ao contrário da recomendação anterior de 22 colheres de sopa) de açúcar adicionado diariamente, particularmente em bebidas adoçadas, sorvete, sobremesas e aperitivos.

Pode-se reparar que apenas uma lata de refrigerante comum contém quase 40 g de açúcar. A partir de 20 de maio de 2016,

LIGAÇÕES COM O PASSADO

James Lind (1716-1794)

Treinado em Edimburgo, Lind entrou na Marinha Britânica como cirurgião assistente em 1739. Durante uma viagem extensa sobre o Canal da Mancha em 1747 a bordo do navio com 50 canhões e 960 toneladas, *HMS Salisbury*, Lind realizou um experimento decisivo (o primeiro ensaio clínico planejado e controlado) que afinal mudou o curso da medicina naval. Lind sabia que o escorbuto ("a grande praga do mar") frequentemente matava dois terços da população de um navio. Suas dietas incluíam 563,4 g de biscoitos de queijo por dia, 900 g de carne bovina salgada 2 vezes/semana, 56,7 g de peixe seco e manteiga 3 vezes/semana, 226,8 g de ervilhas 4 dias por semana e 3,79 ℓ de cerveja por dia. Sem ingestão de vitamina C, os marinheiros acabavam vítimas do escorbuto. Adicionando frutas frescas na dieta, Lind fortaleceu os sistemas imunológicos dos marinheiros, de modo que eles pararam de morrer.

a Food and Drug Administration (FDA) passou a exigir novas tabelas nutricionais no verso dos alimentos industrializados indicando quantos gramas de açúcar foram *adicionados* pelos fabricantes e qual o percentual da recomendação máxima diária que isso representa. Essa mudança na lei foi projetada para alertar os consumidores a respeito do teor de açúcar nos refrigerantes. Alguns fabricantes de alimentos pressionaram bastante os congressistas com medo de que as novas regras reduzissem suas vendas.

Alimentos ricos em gorduras saturadas, bem como carnes gordurosas e processadas, manteiga, queijo e laticínios ricos em gordura agora se encaixam em uma categoria chamada de "para serem consumidos *com moderação*". O objetivo é tentar convencer as pessoas a consumirem não mais que 10% das calorias diárias totais na forma de gordura saturada porque essas gorduras aumentam a produção de LDL-colesterol pelo fígado mais do que a ingestão de colesterol dietético.

As recomendações mais recentes também dizem que os adultos devem limitar seu consumo de sódio ao equivalente a uma colher de chá de sal por dia ou 2.300 mg/dia de sódio. Diariamente, os norte-americanos tipicamente consomem cerca de 3.400 mg de sódio, o que pode contribuir para o aumento gradual da pressão arterial que ocorre com o envelhecimento. O foco governamental atual tenta tirar a ênfase de uma dieta rica em proteína animal. Em vez disso, ele enfatiza a importância de uma dieta generosa em frutas, vegetais, legumes e em gorduras insaturadas encontradas em azeite de oliva, peixes gordurosos e oleaginosas. Isso visa diminuir o risco de doenças, enquanto simultaneamente reduz a pressão sobre o meio ambiente, por suavizar a dependência da produção animal e de gases do efeito estufa. As diretrizes nutricionais revisadas, publicadas a cada 5 anos desde 1980, funcionam como um guia para uma nutrição "balanceada"; elas fornecem a base para os programas de assistência alimentar e de nutrição federais em escolas e para mulheres e crianças de até 5 anos de baixa renda, além de centros comunitários para idosos.

Recomendações das diretrizes dietéticas de 2015 a 2020

- Limitar o consumo de gorduras saturadas em até 10% do valor energético diário
- Ingerir uma variedade de proteínas que inclua peixes, carnes magras, frango, ovos, soja, legumes, oleaginosas e sementes
- Ingerir laticínios desnatados ou com teor de gordura reduzido, o que inclui leite, iogurte e queijo
- Consumir ≤ 10% do valor energético diário (cerca de 200 kcal) provenientes de açúcares de adição
- Limitar o consumo de álcool em uma dose por dia para mulheres e duas doses por dia para homens
- Limitar a ingestão diária de sódio em ≤ 2.300 mg.

Papel antioxidante e de proteção contra doenças de vitaminas específicas

Quatro fatores aumentam a probabilidade de promoção do estresse oxidativo:

- Deterioração celular associada à idade avançada
- Câncer, diabetes melito e doença arterial coronariana
- Danos oxidativos relacionados com o exercício
- Declínio geral nas funções do sistema nervoso central e do sistema imune.

Não existe maneira de interromper a redução de oxigênio e a subsequente produção de radicais livres, mas existe uma defesa natural contra seus efeitos deletérios dentro da mitocôndria e ao redor dos espaços extracelulares. Essa defesa inclui as enzimas antioxidantes catalase, glutationa peroxidase e superóxido dismutase, além de proteínas ligadoras metais. Além disso, agentes não enzimáticos redutores nutricionais existem na forma das vitaminas A, C e E; do precursor da

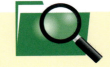

Informações adicionais: Aumento do metabolismo e da produção de radicais livres durante atividade física

A atividade física produz espécies reativas de oxigênio de pelo menos duas maneiras:

1. Por um vazamento de elétrons nas mitocôndrias, provavelmente no nível dos citocromos, produzindo radicais superóxido
2. Durante alterações no fluxo sanguíneo e no suprimento de oxigênio – uma subperfusão durante atividade física intensa seguida por reperfusão substancial na recuperação – disparando uma geração excessiva de radicais livres.

A reintrodução de oxigênio molecular durante a recuperação também produz espécies reativas de oxigênio que precipitam o estresse oxidativo. O potencial danoso dos radicais livres aumenta durante traumatismos, estresse generalizado, dano muscular e a partir de poluição atmosférica (*www.epa.gov/groundlevelzone/*).

O risco de estresse oxidativo aumenta com a intensidade do esforço. Atividades de *endurance* exaustivas feitas por indivíduos não treinados causam danos oxidativos nos músculos ativos. Exercícios de resistência intensos também aumentam a produção de radicais livres, medidos indiretamente pela produção de malondialdeído, um subproduto de peroxidação lipídica. Variações nos níveis de estrogênio durante o ciclo menstrual não afetam o estresse oxidativo moderado que acompanha a atividade física moderada. A atividade física aeróbica regular afeta a resposta oxidativa e o potencial para causar dano tecidual, incluindo as respostas adaptativas protetoras.

Nada consegue parar a redução do oxigênio e a produção dos radicais livres, porém existe uma elaborada defesa natural dentro das células e do espaço extracelular contra os efeitos perniciosos dos radicais livres. Essa defesa inclui mecanismos enzimáticos e não enzimáticos que funcionam em sintonia para imediatamente neutralizar o dano oxidativo. As três principais enzimas antioxidantes são a **superóxido dismutase**, a **catalase** e a **glutationa peroxidase**. As vitaminas redutoras A, C e E e o precursor da vitamina A, betacaroteno, também desempenham funções protetoras importantes. Essas vitaminas antioxidantes protegem a membrana plasmática de reagirem com os radicais livres e interrompem a reação em cadeia, removendo-os.

vitamina A betacaroteno (um dos "carotenoides" encontrados nos vegetais verde-escuros e alaranjados); do mineral selênio e na forma de concentrado de suco de frutas e vegetais variados.

Esses compostos químicos antioxidantes protegem a membrana plasmática por reagirem com os radicais livres, removendo-os. Isso interrompe a reação em cadeia causada pelos radicais livres. Muitas dessas vitaminas e minerais também reduzem os efeitos danosos aos constituintes celulares causados pelos níveis elevados de homocisteína sérica. Vitaminas antioxidantes e outros agentes quimioproterores também ajudam a reduzir a ocorrência de doenças cardiovasculares, diabetes melito, osteoporose, catarata, envelhecimento precoce e diminuem os efeitos colaterais indesejáveis da quimioterapia durante o tratamento de câncer de mama, cólon, próstata, pâncreas, ovário e endométrio. Uma ingestão dietética normal ou acima do normal de vitamina E (nas formas de alfa e gamatocoferol), de betacaroteno e/ou níveis séricos elevados de carotenoides pode interromper a progressão da aterosclerose, reduzindo o risco de infarto e, também, possivelmente, diminuindo o risco de desenvolvimento de diabetes melito na fase adulta. Infelizmente, a proteção contra doenças cardiovasculares realizada pela vitamina E não é sempre observada em muitos pacientes de alto risco e naqueles com insuficiência cardíaca congestiva. Para pacientes com doenças vasculares ou diabetes melito, a suplementação com vitamina E em longo prazo *não* previne câncer ou grandes eventos cardiovasculares e pode, na realidade, aumentar o risco de insuficiência cardíaca!

Exemplos de benefícios das vitaminas para a saúde

A manutenção de uma dieta com níveis recomendados de vitaminas antioxidantes (particularmente a vitamina C) reduz o risco de vários tipos de câncer. A proteção contra doenças cardiovasculares ocorre com ingestão diária relativamente altas seja de alimentos ou de suplementos da vitamina B folato (400 μg) e de vitamina B_6 (3 mg). Essas duas vitaminas reduzem os níveis sanguíneos de homocisteína ($C_4H_9NO_2S$), um aminoácido que aumenta o risco de infarto agudo do miocárdio e acidente vascular encefálico (AVE) e que pode estar envolvido com o desenvolvimento de doença de Alzheimer de início tardio. Níveis elevados de homocisteína na urina (**homocistinúria**) indicam uma disfunção genética resultante de anomalias no metabolismo da metionina e se manifestam frequentemente durante a infância e nas fases iniciais do crescimento, em geral produzindo defeitos congênitos (p. ex., problemas musculoesqueléticos, no formato corporal e na visão). Fontes ricas em folato incluem cereais integrais enriquecidos, oleaginosas e sementes, vegetais folhosos verde-escuros, feijões e ervilhas e suco de laranja.

Mulheres após a menopausa cujas dietas contêm níveis maiores de vitamina E apresentaram probabilidade de morrer por doença arterial coronariana (DCC) 62% menor do que mulheres que consumiram níveis menores de vitamina E. Em idosos do sexo masculino, uma concentração plasmática elevada de vitaminas C e E, além de betacaroteno, estava associada à redução no desenvolvimento e na progressão de lesões ateroscleróticas iniciais. Um modelo de proteção contra doenças cardiovasculares propõe que as vitaminas antioxidantes, particularmente a vitamina E (ingestão recomendada de 15 mg/dia), inibam a oxidação do LDL-colesterol e sua captação subsequente pelos macrófagos espumosos localizadas na parede arterial. *A hipótese de modificação oxidativa* propõe que a oxidação do LDL-colesterol – um processo semelhante ao que ocorre quando a manteiga se torna rançosa – contribui para processos ateroscleróticos de coagulação arterial e de formação de placas. Ingerir a forma isolada de vitamina E não melhora a saúde prostática. A vitamina E é importante para a saúde como um todo, de modo que é prudente consumir alimentos que contenham tanto tocoferóis quanto tocotrienóis. A vitamina E em sua forma natural consiste em oito moléculas distintas, porém relacionadas – quatro tocoferóis e quatro tocotrienóis, cada um com subgrupos α, β, γ e δ. Fontes dietéticas que contêm todo o

Um multivitamínico diário pode não ser uma pílula mágica

Durante um período de 12 anos foi dado a médicos um suplemento multivitamínico diário, e eles não tiveram desempenho melhor em testes de memória do que o grupo que recebeu placebo. Em um segundo estudo, pacientes que tiveram infarto e receberam um suplemento por um período de tempo de 1 a 5 anos não apresentaram predisposição menor a terem um segundo infarto do que os pacientes que receberam placebo. Agora, um estudo mais recente com 37.193 participantes do Estudo da Saúde da Mulher com idade maior ou igual a 45 anos revelou que o uso de multivitamínicos durante um período de 16,2 anos não está associado à redução no risco de infarto, acidente vascular encefálico (AVE) e morte em curto ou longo prazos. Conforme resumido pelo autor principal do trabalho:

"Hoje existe evidência muito limitada que recomende a favor ou contra o uso de multivitamínicos para a prevenção de doenças cardiovasculares. Uma dieta saudável caracterizada por grandes quantidades de frutas e vegetais, grãos integrais e peixe deve ser recomendada para evitar deficiências nutricionais e para a prevenção de doenças crônicas, como as doenças cardiovasculares."

Fontes: Berendsen AA et al. Association of adherence to a healthy diet with cognitive decline in European and American older adults: a meta-analysis within the CHANCES consortium. Dement Geriatr Cogn Disord. 2017; 43:215.
Biesalski HK, Tinz J. Multivitamin/mineral supplements: Rationale and safety. Nutrition. 2017; 36:60.
Blumberg JB. The use of multivitamin/multimineral supplements: a modified Delphi Consensus Panel Report. Clin Ther. 2018; 40:640.
Rautiainen S et al. Multivitamin use and cardiovascular disease in a prospective study of women. Am J Clin Nutr. 2015; 101:144.

espectro da vitamina E incluem amêndoas, gementes de girassol, manteiga de amendoim, espinafre, brócolis, kiwi e manga. As evidências científicas não sustentam uma diminuição do risco de câncer colorretal com o aumento do consumo de frutas e vegetais ricos em vitaminas.

Consumo de uma variedade de alimentos saudáveis. Vários ensaios randomizados de suplementos de betacaroteno e vitamina A não revelaram redução na incidência de câncer ou doença cardiovascular. Esses achados fizeram com que as diretrizes nutricionais focassem mais no consumo de uma variedade ampla de alimentos e não em substâncias químicas isoladas a partir desses alimentos. A proteção que a dieta oferece contra algumas doenças está relacionada com a miríade de nutrientes e substâncias acessórias (p. ex., os numerosos fitoquímicos e zooquímicos "quimioprotetores") dentro dos alimentos contendo vitaminas em uma dieta saudável. Os fitoquímicos vegetais não vitamínicos incluem os isotiocianatos, que são estimuladores potentes das enzimas destoxificantes naturais e estão presentes em brócolis, repolho, couve-flor e vários vegetais crucíferos. Pesquisadores do National Eye Institute dos EUA observaram que indivíduos com ingestão mais elevada de dois antioxidantes específicos, a luteína e a zeaxantina (encontrados principalmente nos vegetais verdes folhosos como espinafre e couve) apresentavam 70% menos degeneração macular relacionada com a idade (DMRI) do que os indivíduos com menor ingestão. Essa doença que pode causar cegueira afeta mais de 11 milhões de indivíduos, a maior parte deles com idade maior do que 50 anos, e atinge tanto mulheres (65%) quanto homens (35%). Essa doença é causada pela deterioração das células maculares no centro da retina, a camada sensível à luz no fundo do olho que transmite informação visual para o cérebro. Hispânicos experimentarão o maior aumento na prevalência de DMI, da taxa atual de 2% para uma taxa 6 vezes maior em 2050.

A cocção libera licopeno ($C_{40}H_{56}$), uma substância antioxidante potente de ocorrência natural nos alimentos ricos em caroteno. O licopeno dá aos tomates e a outras frutas e vegetais suas cores que variam do vermelho ao rosa (mas não está presente em morangos e cerejas) e seu consumo foi relacionado com a redução do risco de doença cardiovascular e do risco de desenvolvimento de várias formas de câncer de próstata, cólon e reto. O licopeno também é um agente corante alimentício aprovado para uso nos EUA, no Reino Unido, na Austrália e na Nova Zelândia. Recomendações atuais aconselham o aumento do consumo de frutas, vegetais e grãos integrais e a inclusão de carne magra ou de substitutos de carne, além de laticínios desnatados. Após serem consumidas e transportadas através do intestino delgado, as lipoproteínas transportam moléculas de licopeno pela corrente sanguínea, e elas acabam se acumulando em sítios de tecido adiposo subcutâneo e nos tecidos pancreático, hepático e na glândula suprarrenal.

Mecanismos dos benefícios dos antioxidantes para a saúde. Três mecanismos potenciais para os benefícios dos antioxidantes para a saúde incluem: (1) influência sobre mecanismos moleculares e de expressão gênica; (2) fornecimento de

Dieta e prevenção do câncer

De acordo com o American Institute for Cancer Research Continuous Update Reports, foram reveladas as seguintes associações entre componentes dietéticos e risco de câncer:

- Dietas ricas em grãos integrais e outros alimentos contendo fibras protegem contra o câncer colorretal
- Dietas ricas em cenouras, abóboras e outros alimentos contendo carotenoides reduzem o risco de desenvolvimento de cânceres de boca, laringe e faringe
- Dietas ricas em vegetais pobres em amido – brócolis, alface e grãos – protegem contra o câncer esofágico
- A redução do consumo de carnes processadas associada a uma ingestão moderada de carne vermelha (não mais do que 510 g desses alimentos cozidos por semana) reduz o risco de câncer colorretal
- Alimentos ricos em vitamina C podem reduzir o risco de câncer esofágico
- Alimentos ricos em licopeno podem reduzir o risco de câncer de próstata.

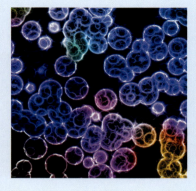

substâncias indutoras enzimáticas que destoxificam carcinógenos; e (3) bloqueio do crescimento descontrolado de células.

O Capítulo 7 explora as possíveis interações de atividade física, formação de radicais livres e necessidades de vitaminas antioxidantes.

A Divisão de Controle e Prevenção do Câncer do National Cancer Institute dos EUA afirma que mais de 150 estudos demonstraram que grupos de indivíduos que consomem adequadamente frutas e vegetais têm uma incidência menor de câncer em diversas partes do corpo, como mama, abdome, cólon, pâncreas, útero e próstata. Esse instituto encoraja o consumo de cinco ou mais porções (a recomendação para os homens é de 9) diárias de frutas e vegetais, enquanto o U.S. Department of Agriculture dos EUA em suas *Diretrizes Dietéticas* recomenda de duas a quatro porções diárias de frutas e três a cinco porções de vegetais. Fontes alimentares ricas nas três vitaminas antioxidantes incluem:

- **Betacaroteno** (composto mais conhecido dos pigmentos, ou carotenoides, que dão cores entre amarelo e verde aos vegetais folhosos): cenoura; vegetais verde-escuros folhosos como espinafre, brócolis, nabo, beterraba, couve;

Frutas e vegetais auxiliam no controle do peso

Frutas e vegetais, componentes nutricionais relacionados com uma boa saúde, podem inibir o ganho extra de peso que acompanha o envelhecimento. Nesse sentido, com base em sua composição nutricional, algumas frutas e vegetais podem ser mais ou menos benéficas para a manutenção de um peso saudável. Pesquisas de três grandes estudos observacionais populacionais (133.468 homens e mulheres foram acompanhados por até 24 anos) revelaram que uma dieta contendo mais frutas e vegetais pobres em amido estava associada a uma perda de peso corporal moderada. Frutas vermelhas, maçãs, peras, frutas cítricas, tofu, soja, couve-flor e outras crucíferas como brócolis e couve-de-bruxelas, além de vegetais verdes folhosos exerceram os maiores efeitos. Esses alimentos ricos em fibras aumentam a saciedade e fornecem menor carga glicêmica, que é a medida do quão rápido uma porção típica de um alimento eleva a glicemia. Esses alimentos também podem reduzir a sensação de fome por evitar oscilações abruptas na glicemia. Já a ingestão elevada de vegetais ricos em amido, milho, ervilha e batata, está associada a ganho de peso. Os maiores benefícios foram observados em frutas ricas em fenóis (frutas vermelhas e maçãs) – componentes vegetais com propriedades anti-inflamatórias e antioxidantes.

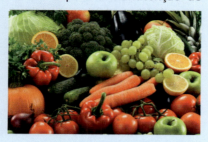

Fontes: Bertoia ML et al. Changes in intake of fruits and vegetables and weight change in United States men and women followed for up to 24 years: analysis from three prospective cohort studies. PLoS One. 2015; 12(9):e1001878.
Bertoia ML et al. Dietary flavonoid intake and weight maintenance: three prospective cohorts of 124,086 US men and women followed for up to 24 years. BMJ. 2016; 352:i17.

batata-doce; abóbora-moranga; damasco; melão-cantalupo; manga e mamão
- **Vitamina C**: frutas cítricas e seus sucos, repolho, brócolis, nabo, melão-cantalupo, tomate, morango e maçãs com a casca
- **Vitamina E**: óleos vegetais, gérmen de trigo, pão e cereais integrais e cereais, feijões secos e vegetais verdes folhosos.

Além do colesterol: homocisteína e doença arterial coronariana

Em 1969, um menino com 8 anos de idade morreu de AVE. A necropsia mostrou que suas artérias tinham a aparência esclerótica dos vasos sanguíneos de um idoso, e seu sangue continha níveis excessivos do alfa-aminoácido não proteico homocisteína. Essa molécula mostrada na figura a seguir tem a mesma fórmula geral do aminoácido cisteína (por isso é chamado de homólogo), diferindo apenas em um componente químico ao longo da cadeia de carbono representado pela sequência de bolas pretas. O distúrbio raro dessa criança, chamado de homocistinúria, causa espessamento arterial precoce e morte prematura causada por infarto ou AVE. Nos anos seguintes a essa observação, outros estudos mostraram uma associação quase perfeita entre níveis elevados de homocisteína e mortalidade global e por infarto. Na presença de outros riscos convencionais para DAC – tabagismo e hipertensão arterial sistêmica – efeitos sinérgicos magnificam o impacto negativo da homocisteína. Níveis elevados de homocisteína também estão associados a riscos elevados de fraturas osteoporóticas, prejuízos cognitivos, doença de Alzheimer e complicações durante a gestação e é um preditor útil em pacientes recentemente diagnosticados com diabetes melito tipo 2 a respeito de seu risco para danos em órgãos, incluindo doenças cardiovasculares, carotídeas e renais.

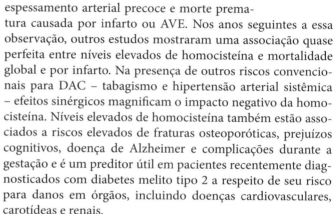

Todos os indivíduos produzem homocisteína, mas ela normalmente é convertida em outros aminoácidos inofensivos. Três vitaminas do complexo B – folato, B_6 e B_{12} – facilitam a conversão. Se a conversão se tornar lenta por causa de um defeito genético ou de uma deficiência vitamínica, os níveis de homocisteína aumentam e promovem os efeitos prejudiciais do colesterol sobre a parede arterial. A **Figura 2.3A** propõe um mecanismo para os danos causados pela homocisteína. O modelo da homocisteína propõe que a DAC pode ocorrer através de vários caminhos biológicos e ajuda a explicar por que algumas pessoas desenvolvem doença cardiovascular apesar de apresentarem níveis de LDL-colesterol baixos ou normais.

Níveis excessivos de homocisteína estão associados à agregação plaquetária, acelerando a formação de coágulos sanguíneos e à deterioração das células musculares lisas que revestem a parede arterial. A exposição crônica à homocisteína pode causar cicatrizes e espessar as artérias e fornecer um meio fértil para que o LDL-colesterol circulante inicie danos e promova a formação de placas. Indivíduos com hiper-homocisteinemia apresentam riscos maiores de morte por doença cardiovascular do que as pessoas com níveis normais de homocisteína.

Questões não respondidas a respeito da homocisteína

Se a homocisteína se comporta como um marcador do processo de doenças cardiovasculares ou como um alvo terapêutico permanece um tema controverso. Os níveis sanguíneos

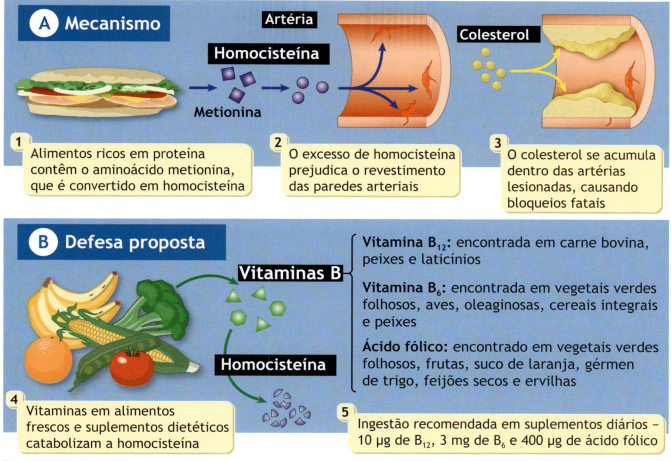

Figura 2.3 A. Mecanismo proposto para explicar como o aminoácido homocisteína danifica o revestimento das artérias e predispõe à infiltração de colesterol no vaso sanguíneo. **B.** Defesa proposta contra os possíveis efeitos prejudiciais da hiper-homocisteinemia.

de homocisteína aumentam quando o risco de doença cardiovascular aumenta, mas a redução da homocisteína com suplementos de vitamina do complexo B não reduz o risco de doença cardiovascular. Um estudo analisou dados de 30 outros estudos incluindo quase 17.000 pessoas que, coletivamente, sofreram 5.073 infartos e 1.113 AVE. Após controlar as variáveis de hipertensão arterial sistêmica e AVE, os indivíduos que baixaram seus níveis sanguíneos de homocisteína em 25% tiveram risco de infarto reduzidos modestos 11% e de AVE em 19%.

Ainda é incerto o que faz com que alguém acumule homocisteína, mas as evidências apontam que deficiência de vitamina do complexo B e fatores relacionados ao estilo de vida, como tabagismo, consumo excessivo de álcool e café e uma ingestão elevada de carne vermelha de origem animal podem influenciar esse quadro. Não existem atualmente padrões claros para os níveis normais ou desejáveis de homocisteína.

Pesquisas devem mostrar que a normalização dos níveis de homocisteína reduz o risco de infarto e AVE. Uma pesquisa mostrou que a terapia de diminuição dos níveis de homocisteína com a combinação de folato e vitaminas B_{12} e B_6 melhorou o prognóstico de pacientes com doença cardiovascular submetidos à **angioplastia coronariana** para abrir artérias bloqueadas e restabelecer o fluxo de sangue normal para o coração. Evidências suficientes indicam o efeito benéfico do consumo de níveis adequados de vitaminas do complexo B, particularmente folato. Mesmo quantidades pequenas dessa vitamina (abundante em cereais integrais, oleaginosas e sementes, vegetais verde-escuros folhosos, feijões e ervilhas e suco de laranja) são um modo com um bom custo-benefício para a redução dos níveis de homocisteína (ver **Figura 2.3B**). Todas as farinhas de trigo, pães, massas, papa de milho e arroz branco (em alguns países) são fortificados com folato. A ingestão diária recomendada de folato atualmente é entre 300 e 400 μg.

Resumo

1. As vitaminas não fornecem energia e não contribuem para a massa corporal, mas exercem funções cruciais em quase todos os processos corporais; esses compostos orgânicos devem ser obtidos com base em alimentos ou suplementação dietética.
2. As plantas produzem vitaminas durante a fotossíntese; os animais obtêm vitaminas a partir dos vegetais que eles comem ou das carnes de outros animais que consumiram anteriormente esses vegetais.
3. Treze vitaminas conhecidas são classificadas como hidrossolúveis ou lipossolúveis. As vitaminas lipossolúveis são as vitaminas A, D, E e K; a vitamina C e as vitaminas do complexo B são hidrossolúveis.
4. O excesso de vitaminas lipossolúveis é acumulado nos tecidos corporais e pode aumentar até concentrações tóxicas.
5. O excesso de vitaminas hidrossolúveis geralmente não é tóxico e, eventualmente, é excretado na urina; suas potências máximas ocorrem entre oito e 14 horas após a ingestão.
6. As DRI são diferentes de seu antecessor RDA por focarem mais na promoção da manutenção da saúde e na redução dos riscos de doenças dependentes de nutrientes e não no critério tradicional de prevenção de doenças por deficiência.
7. As DRI funcionam como um termo guarda-chuva que abrange os novos padrões – RDA, EAR, AI e UL.
8. Os valores de DRI incluem recomendações que se aplicam a gênero e a fases da vida de crescimento e de desenvolvimento com base na idade e, quando for o caso, na gestação e na lactação.
9. As vitaminas regulam o metabolismo, facilitam a liberação de energia e possuem funções importantes na síntese de ossos e tecidos.
10. O consumo de suplementos vitamínicos acima dos valores de RDA não melhora o desempenho físico e não ajuda a sustentar treinamentos físicos intensos.
11. As vitaminas A, C e E e o betacaroteno possuem funções protetoras importantes como antioxidantes.
12. A atividade física aumenta o metabolismo e potencialmente a produção de radicais livres perigosos.
13. Uma dieta diária contendo alimentos ricos em vitaminas e minerais antioxidantes pode reduzir o estresse oxidativo e fornecer proteção contra doenças cardiovasculares e alguns tipos de câncer.
14. Todos os indivíduos produzem homocisteína, mas ela é normalmente convertida em outros aminoácidos inofensivos.
15. Níveis elevados de homocisteína de maneira crônica aumentam e promovem os efeitos deletérios do colesterol sobre as paredes arteriais.

MINERAIS

Natureza dos minerais

Aproximadamente 4% da massa corporal (cerca de 2 kg para uma mulher de 50 kg) são compostos por um grupo de 22 elementos majoritariamente metálicos chamados coletivamente de **minerais**. Muitos minerais ocorrem livremente na natureza, principalmente nas águas dos rios, lagos, oceanos, solo superficial e abaixo da superfície da terra. Os minerais existem nas raízes das plantas e na estrutura corporal dos animais que consomem essas plantas e água contendo minerais. Eles também agem como constituintes de enzimas, hormônios e vitaminas; eles se combinam com outras substâncias químicas (fosfato de cálcio nos ossos, ferro no heme da hemoglobina) ou existem em forma livre como o cálcio nos fluidos corporais.

Os minerais essenciais para a vida incluem sete **minerais principais** (necessários em quantidades > 100 mg/dia) e 14 **minerais-traço** (necessários em quantidades < 100 mg/dia). Os minerais-traço representam menos de 15 g ou 0,02% da massa corporal total, uma quantidade verdadeiramente minúscula. *Assim como o excesso de vitaminas, o excesso de minerais não tem objetivos fisiológicos úteis e pode causar efeitos tóxicos.* A RDA e as faixas recomendadas de ingestão foram estabelecidas para muitos minerais; se a dieta fornecer esses níveis recomendados, isso garante a AI dos minerais restantes.

Tipos, fontes e funções

A **Tabela 2.5** lista as principais funções corporais, fontes alimentares e os sintomas de deficiência ou excesso de minerais. As **Tabelas 2.6** e **2.7** apresentam os valores de RDA, AI e UL para esses elementos. Os suplementos minerais, assim como os suplementos vitamínicos, geralmente conferem pouco benefício porque os minerais necessários existem em abundância nos alimentos e na água. Algumas suplementações podem ser necessárias em regiões geográficas em que o solo ou a água não possuem um mineral em particular (p. ex., o "cinturão do bócio", que vai desde as Montanhas Rochosas até a bacia dos Grandes Lagos, passando pelas montanhas Apalache no norte de Nova Iorque), onde o solo ou a água não possuem iodo mineral. O iodo é necessário para que a glândula tireoide sintetize tiroxina (T_4) e tri-iodotironina (T_3), que regulam o metabolismo celular.

A adição de iodo à água ou ao sal de cozinha (sal iodado) previne facilmente a deficiência de iodo. Entre 30 e 50% das mulheres

TABELA 2.5

Principais minerais e elementos-traços para adultos saudáveis (19 a 50 anos de idade): fontes alimentares, funções e efeitos de deficiência ou excesso.

Mineral	Fontes alimentares	Principais funções corporais	Efeitos da deficiência	Efeitos do excesso
Principais				
Cálcio	Leite, queijo, vegetais verde-escuros, legumes secos	Formação de dentes e ossos, coagulação sanguínea, transmissão nervosa	Retardo do crescimento, raquitismo, osteoporose, convulsões	Não relatado em seres humanos
Fósforo	Leite, queijo, iogurte, carnes, aves, grãos, peixes	Formação de ossos e dentes, equilíbrio acidobásico	Fraqueza, desmineralização óssea, perda de cálcio	Erosão mandibular (osteonecrose da mandíbula)
Potássio	Verduras, melão-cantalupo, feijões-verdes, batatas, bananas, leite, carnes, café, chá	Equilíbrio de fluidos, transmissão nervosa, equilíbrio acidobásico	Cãibras musculares, arritmia, confusão mental, perda de apetite, pode ser fatal	Não ocorre se a função renal for normal; a insuficiência renal causa acúmulo de potássio e arritmias cardíacas
Enxofre	Obtido como parte das proteínas e presente em conservantes alimentares	Equilíbrio acidobásico, função hepática	Improvável de ocorrer se a ingestão dietética for adequada	Desconhecido
Sódio	Sal de cozinha	Equilíbrio acidobásico, equilíbrio da água corporal, função nervosa	Cãibras musculares, desorientação mental, apetite reduzido	Hipertensão arterial sistêmica
Cloro (cloreto)	O cloreto é parte dos alimentos que contêm sal; alguns vegetais e algumas frutas	Parte importante dos fluidos extracelulares	Improvável de ocorrer se a ingestão dietética for adequada	Junto com o sódio, contribui para a hipertensão
Magnésio	Grãos integrais, verduras	Ativa enzimas envolvidas na síntese proteica	Retardo do crescimento, distúrbios comportamentais	Diarreia
Traço				
Ferro	Ovos, carnes magras, legumes, grãos integrais, verduras	Constituinte da hemoglobina e das enzimas envolvidas no metabolismo energético	Anemia ferropriva (fraqueza, resistência reduzida a infecções)	Siderose; cirrose hepática
Flúor	Água potável, chá, frutos do mar	Pode ser importante para a manutenção da estrutura óssea	Frequência mais elevada de cáries	Manchas nos dentes, aumento da densidade óssea, distúrbios neurológicos
Zinco	Amplamente distribuído nos alimentos	Constituinte de enzimas envolvidas na digestão	Retardo do crescimento, hipogonadismo	Febre, náuseas, vômitos, diarreia
Cobre	Carnes, água potável	Constituinte de enzimas associadas ao metabolismo do ferro	Anemia, mudanças ósseas (raro em seres humanos)	Doença metabólica rara (doença de Wilson)
Selênio	Frutos do mar, carnes, grãos	Funciona em associação íntima com a vitamina E	Anemia (raro)	Distúrbios gastrintestinais, irritações pulmonares
Iodo (iodeto)	Peixes marinhos e mariscos, laticínios, vegetais, sal iodado	Constituinte dos hormônios tireoidianos	Bócio (tireoide aumentada)	Ingestão muito elevada inibe a atividade tireoidiana
Cromo	Legumes, cereais, vísceras, gorduras, óleos vegetais, carnes, grãos integrais	Constituinte de algumas enzimas; envolvido no metabolismo de glicose e energia	Raramente relatada em seres humanos; prejuízo no metabolismo da glicose	Inibição de enzimas; danos cutâneos e renais

Food and Nutrition Board, National Academy of Sciences. 2009. Disponível em *www.nal.usda.gov/fnic/etext/000105.html*.

norte-americanas em idade fértil sofrem de algum tipo de insuficiência dietética de ferro. Como discutido adiante neste capítulo, a melhora da dieta com alimentos ricos em ferro ou o uso prudente de suplementos férricos alivia esse problema.

Papel no corpo

Ao contrário das vitaminas que ativam processos químicos sem se tornarem parte dos produtos finais das reações que catalisam, alguns minerais são incorporados às estruturas corporais e às substâncias químicas existentes. Os minerais apresentam três papéis importantes no corpo:

- Fornecem estrutura para os ossos e dentes em formação
- Mantêm o ritmo cardíaco, a contratilidade muscular, a condutividade neural e o equilíbrio acidobásico normais
- Regulam o metabolismo por se tornarem constituintes de enzimas e hormônios que modulam a atividade celular.

TABELA 2.6

Ingestão dietética de referência (DRI) – componentes RDA e AI: Food and Nutrition Board, Institute of Medicine, National Academies.

Grupo por fase da vida	Ca (mg/d)	Cr (μg/d)	Cu (μg/d)	F⁻ (mg/d)	I (mg/d)	Fe (mg/d)	Mg (mg/d)	Mn (mg/d)	Mo (μg/d)	P (mg/d)	Se (μg/d)	Zn (mg/d)	K (mg/d)	Na (mg/d)	Cl⁻ (g/d)
Bebês															
0 a 6 meses	200*	0,2*	200*	0,01*	110*	0,27*	30*	0,003*	2*	100*	15*	2*	0,4*	0,12*	0,18*
6 a 12 meses	260*	5,5*	220*	0,5*	130*	11*	75*	0,6*	3*	275*	20*	**3**	0,7*	0,37*	0,57*
Crianças															
1 a 3 anos	700	11*	**340**	0,7*	**90**	**7**	**80**	1,2*	**17**	**460**	20	**3**	3,0*	1,0*	1,5*
4 a 8 anos	1.000	15*	**440**	1*	**90**	**10**	**130**	1,5*	**22**	**500**	30	**5**	3,8*	1,2*	1,9*
Homens															
9 a 13 anos	1.300	25*	**700**	2*	**120**	**8**	**240**	1,9*	**34**	**1.250**	40	**8**	4,5*	1,5*	2,3*
14 a 18 anos	1.300	35*	**890**	3*	**150**	**11**	**410**	2,2*	**43**	**1.250**	55	**11**	4,7*	1,5*	2,3*
19 a 30 anos	1.000	35*	**900**	4*	**150**	**8**	**400**	2,3*	**45**	**700**	55	**11**	4,7*	1,5*	2,3*
31 a 50 anos	1.000	35*	**900**	4*	**150**	**8**	**420**	2,3*	**45**	**700**	55	**11**	4,7*	1,5*	2,3*
51 a 70 anos	1.000	30*	**900**	4*	**150**	**8**	**420**	2,3*	**45**	**700**	55	**11**	4,7*	1,3*	2,0*
> 70 anos	1.200	30*	**900**	4*	**150**	**8**	**420**	2,3*	**45**	**700**	55	**11**	4,7*	1,2*	1,8*
Mulheres															
9 a 13 anos	1.300	21*	**700**	2*	**120**	**8**	**240**	1,6*	**34**	**1.250**	40	**8**	4,5	1,5*	2,3*
14 a 18 anos	1.300	24*	**890**	3*	**150**	**15**	**360**	1,6*	**43**	**1.250**	55	**9**	4,7*	1,5*	2,3*
19 a 30 anos	1.000	25*	**900**	3*	**150**	**18**	**310**	1,8*	**45**	**700**	55	**8**	4,7*	1,5*	2,3*
31 a 50 anos	1.000	25*	**900**	3*	**150**	**18**	**320**	1,8*	**45**	**700**	55	**8**	4,7*	1,5*	2,3*
51 a 70 anos	1.200	20*	**900**	3*	**150**	**8**	**320**	1,8*	**45**	**700**	55	**8**	4,7*	1,3*	2,0*
> 70 anos	1.200	20*	**900**	3*	**150**	**8**	**320**	1,8*	**45**	**700**	55	**8**	4,7*	1,2*	1,8*
Gestantes															
14 a 18 anos	1.300	29*	**1.000**	3*	**220**	**27**	**400**	2,0*	**50**	**1.250**	60	**12**	4,7*	1,5*	2,3*
19 a 30 anos	1.000	30*	**1.000**	3*	**220**	**27**	**350**	2,0*	**50**	**700**	60	**11**	4,7*	1,5*	2,3*
31 a 50 anos	1.000	30*	**1.000**	3*	**220**	**27**	**360**	2,0*	**50**	**700**	60	**11**	4,7*	1,5*	2,3*
Lactantes															
14 a 18 anos	1.300	44*	**1.300**	3*	**290**	**10**	**360**	2,6*	**50**	**1.250**	70	**13**	5,1*	1,5*	2,3*
19 a 30 anos	1.000	45*	**1.300**	3*	**290**	**9**	**310**	2,6*	**50**	**700**	70	**12**	5,1*	1,5*	2,3*
31 a 50 anos	1.000	45*	**1.300**	3*	**290**	**9**	**320**	2,6*	**50**	**700**	70	**12**	5,1*	1,5*	2,3*

Esta tabela (retirada dos relatórios de DRI, veja *www.nap.edu*) apresenta as RDA em **negrito** e as AI em letras normais seguidas por um asterisco (*). Uma RDA é o nível de ingestão dietética diária média; suficiente para satisfazer as necessidades nutricionais de praticamente todos os indivíduos saudáveis (97 a 98%) em um grupo. Ela é calculada a partir da EAR. Se não houver evidências científicas suficientes para estabelecer a EAR e, assim, calcular uma RDA, normalmente é estabelecida uma AI. Para bebês saudáveis amamentados, a AI é a ingestão média. Acredita-se que a AI de outros grupos de fase da vida e gênero satisfaça as necessidades de todos os indivíduos saudáveis desse grupo, mas a ausência de dados ou a incerteza sobre eles impede a possibilidade de especificar com confiança o percentual de indivíduos cobertos por essa ingestão. Fontes: Dietary Reference Intakes for Calcium, Phosphorous, Magnesium, Vitamin D and Fluoride (1997); Dietary Reference Intakes for Thiamin, Riboflavin, Niacin, Vitamin B$_6$, Folate, Vitamin B$_{12}$, Pantothenic Acid, Biotin, and Choline (1998); Dietary Reference Intakes for Vitamin C, Vitamin E, Selenium, and Carotenoids (2000); Dietary Reference Intakes for Vitamin A, Vitamin K, Arsenic, Boron, Chromium, Copper, Iodine, Iron, Manganese, Molybdenum, Nickel, Silicon, Vanadium, and Zinc (2001). Dietary Reference Intakes for Water, Potassium, Chloride, and Sulfate (2005); e Dietary Reference Intakes for Calcium and Vitamin D (2011). Esses relatórios podem ser acessados em *www.nap.edu*.

TABELA 2.7

Ingestão dietética de referência (DRI) – UL, elementos: Food and Nutrition Board, Institute of Medicine, National Academies.

Grupo de fase da vida	As[a]	B (mg/d)	Ca (mg/d)	Cr	Cu (μg/d)	F⁻ (mg/d)	I (μg/d)	Fe (mg/d)	Mg[b] (mg/d)	Mn (mg/d)	Mo (μg/d)	Ni (mg/d)	P (g/d)	Se (μg/d)	Si[c]	V (mg/d)[d]	Zn (mg/d)	Na (g/d)
Bebês																		
0 a 6 meses	ND[e]	ND	1.000	ND	ND	0,7	ND	40	ND	ND	ND	ND	ND	45	ND	ND	4	ND
6 a 12 meses	ND	ND	1.500	ND	ND	0,9	ND	40	ND	ND	ND	ND	ND	60	ND	ND	5	ND
Crianças																		
1 a 3 anos	ND	3	2.500	ND	1.000	1,3	200	40	65	2	300	0,2	3	90	ND	ND	7	1,5
4 a 8 anos	ND	6	2.500	ND	3.000	2,2	300	40	110	3	600	0,3	3	150	ND	ND	12	1,9
Homens																		
9 a 13 anos	ND	11	3.000	ND	5.000	10	600	40	350	6	1.100	0,6	4	280	ND	ND	23	2,2
14 a 18 anos	ND	17	3.000	ND	8.000	10	900	45	350	9	1.700	1,0	4	400	ND	ND	34	2,3
19 a 30 anos	ND	20	2.500	ND	10.000	10	1.100	45	350	11	2.000	1,0	4	400	ND	1,8	40	2,3
31 a 50 anos	ND	20	2.500	ND	10.000	10	1.100	45	350	11	2.000	1,0	4	400	ND	1,8	40	2,3
51 a 70 anos	ND	20	2.000	ND	10.000	10	1.100	45	350	11	2.000	1,0	4	400	ND	1,8	40	2,3
> 70 anos	ND	20	2.000	ND	10.000	10	1.100	45	350	11	2.000	1,0	3	400	ND	1,8	40	2,3
Mulheres																		
9 a 13 anos	ND	11	3.000	ND	5.000	10	600	40	350	6	1.100	0,6	4	280	ND	ND	23	2,2
14 a 18 anos	ND	17	3.000	ND	8.000	10	900	45	350	9	1.700	1,0	4	400	ND	ND	34	2,3
19 a 30 anos	ND	20	2.500	ND	10.000	10	1.100	45	350	11	2.000	1,0	4	400	ND	1,8	40	2,3
31 a 50 anos	ND	20	2.500	ND	10.000	10	1.100	45	350	11	2.000	1,0	4	400	ND	1,8	40	2,3
51 a 70 anos	ND	20	2.000	ND	10.000	10	1.100	45	350	11	2.000	1,0	4	400	ND	1,8	40	2,3
> 70 anos	ND	20	2.000	ND	10.000	10	1.100	45	350	11	2.000	1,0	3	400	ND	1,8	40	2,3
Gestantes																		
14 a 18 anos	ND	17	3.000	ND	8.000	10	900	45	350	9	1.700	1,0	3,5	400	ND	ND	34	2,3
19 a 30 anos	ND	20	2.500	ND	10.000	10	1.100	45	350	11	2.000	1,0	3,5	400	ND	ND	40	2,3
31 a 50 anos	ND	20	2.500	ND	10.000	10	1.100	45	350	11	2.000	1,0	3,5	400	ND	ND	40	2,3
Lactantes																		
14 a 18 anos	ND	17	3.000	ND	8.000	10	900	45	350	9	1.700	1,0	4	400	ND	ND	34	2,3
19 a 30 anos	ND	20	2.500	ND	10.000	10	1.100	45	350	11	2.000	1,0	4	400	ND	ND	40	2,3
31 a 50 anos	ND	20	2.500	ND	10.000	10	1.100	45	350	11	2.000	1,0	4	400	ND	ND	40	2,3

UL é o nível máximo de ingestão diária do nutriente que provavelmente não representará riscos de efeitos colaterais para a saúde em praticamente todos os indivíduos da população geral. A menos que seja especificado, o UL representa a ingestão total proveniente de alimentos, água e suplementos. Por causa de ausência de dados adequados, não foram estabelecidos UL para vitamina K, tiamina, riboflavina, vitamina B_{12}, ácido pantotênico, biotina e carotenoides. Na ausência de um UL, deve ser tomado cuidado extra ao consumir níveis acima da ingestão recomendada. Membros da população geral devem ser aconselhados a não excederem rotineiramente o UL. O UL não foi desenvolvido para ser aplicado em indivíduos tratados com nutrientes sob supervisão médica ou aos indivíduos com condições que os predisponham a modificarem suas sensibilidades aos nutrientes. [a]Embora não tenha sido determinado UL para arsênio, não há justificativa para adicionar arsênio aos alimentos ou suplementos. [b]O UL de magnésio representa a ingestão apenas a partir de um agente farmacológico e não inclui a ingestão a partir de alimentos e água. [c]Embora não tenham sido mostrados efeitos colaterais do silício em seres humanos, não há justificativa para adicionar silício aos suplementos. [d]Embora não tenham sido mostrados efeitos colaterais do vanádio em seres humanos, não há justificativa para adicionar vanádio aos alimentos, e os suplementos de vanádio devem ser utilizados com cuidado. O UL é baseado nos efeitos adversos observados em animais de laboratório e esse dado pode ser utilizado para estabelecer um UL para adultos, mas não para crianças ou adolescentes. [e]ND: não determinado por causa de ausência de dados a respeito de quantidades excessivas causando efeitos colaterais no grupo etário. A fonte de ingestão deve ser apenas de alimentos para evitar níveis elevados de ingestão.
Fontes: Dietary Reference Intakes for Calcium, Phosphorous, Magnesium, Vitamin D and Fluoride (1997); Dietary Reference Intakes for Thiamin, Riboflavin, Niacin, Vitamin B_6, Folate, Vitamin B_{12}, Pantothenic Acid, Biotin, and Choline (1998); Dietary Reference Intakes for Vitamin C, Vitamin E, Selenium, and Carotenoids (2000); Dietary Reference Intakes for Vitamin A, Vitamin K, Arsenic, Boron, Chromium, Copper, Iodine, Iron, Manganese, Molybdenum, Nickel, Silicon, Vanadium, and Zinc (2001). Dietary Reference Intakes for Water, Potassium, Sodium, Chloride, and Sulfate (2005); e Dietary Reference Intakes for Calcium and Vitamin D (2011). Esses relatórios podem ser acessados em *www.nap.edu*.

A **Figura 2.4** lista os minerais que participam dos processos celulares catabólicos e anabólicos. Os minerais ativam reações que liberam energia durante a quebra de carboidratos, lipídios e proteínas. Além disso, os minerais são essenciais para a síntese de nutrientes biológicos – glicogênio a partir da glicose, triacilglicerol a partir dos ácidos graxos e do glicerol e proteínas a partir dos aminoácidos. A ausência de minerais essenciais rompe o equilíbrio delicado entre catabolismo e anabolismo. Os minerais também formam componentes importantes dos hormônios. A produção inadequada de tiroxina causada pela deficiência de iodo diminui o **metabolismo basal** corporal, ou as necessidades energéticas durante situações específicas de repouso. Em casos extremos, isso predispõe ao desenvolvimento de obesidade. A síntese do hormônio insulina, descoberta em 1921 pelos pesquisadores canadenses Frederick G. Banting (1891-1941; cirurgião), James J. Rickard Macleod (1876-1935; pesquisador de diabetes), Charles H. Best (1899-1978; assistente de pesquisa de Banting) e James B. Collip (1892-1965; bioquímico), facilita a captação de glicose pelas células. Essa série de processos químicos acoplados requer o mineral zinco (assim como quase 100 outras enzimas). Banting e Macleod, indicados pelo ganhador do prêmio Nobel de 1920 em Fisiologia ou Medicina Auguste Krogh, receberam o prêmio Nobel de Fisiologia ou Medicina de 1923 pela descoberta da insulina.

Biodisponibilidade mineral

As pessoas variam consideravelmente em suas capacidades de absorver e utilizar os minerais dos alimentos. Por exemplo, o espinafre contém uma quantidade considerável de cálcio, mas apenas 5% desse cálcio é absorvido. O mesmo ocorre para o ferro dietético, que o intestino delgado absorve com uma eficiência que varia entre 5 e 10%. Quatro fatores afetam a **biodisponibilidade** dos minerais dos alimentos:

1. **Tipo de alimento:** o intestino delgado absorve prontamente os minerais nos produtos animais porque não existem substâncias vegetais e fibras dietéticas que reduzam a digestão e a absorção. Além disso, alimentos do reino animal geralmente contêm uma alta concentração de minerais, exceto o magnésio, cuja concentração é mais elevada nos vegetais.
2. **Interação mineral-mineral:** muitos minerais possuem o mesmo peso molecular e acabam competindo pela absorção intestinal. Isso faz com que não seja prudente consumir um excesso de qualquer mineral porque isso pode retardar a taxa de absorção de outro mineral.
3. **Interação vitamina-mineral:** várias vitaminas interagem com os minerais de modo a afetar sua biodisponibilidade. De um ponto de vista positivo, a vitamina D facilita a absorção de cálcio e a vitamina C melhora a absorção de ferro.
4. **Interação fibra-mineral:** a alta ingestão de fibras prejudica a absorção de alguns minerais (p. ex., cálcio, ferro, magnésio, fósforo) por se ligarem a eles, fazendo com que eles passem pelo trato digestivo sem serem absorvidos.

Uma proposta essencial nas ciências da nutrição e do exercício afirma que as fontes alimentares de uma dieta equilibrada fornecem todas as necessidades minerais do organismo. Nas seções seguintes, nós descreveremos funções específicas dos minerais mais importantes relacionados com a atividade física.

Cálcio

O cálcio (do latim *calcium*), o mineral mais abundante no corpo, se combina com o fósforo, formando ossos e dentes. Esses dois minerais representam cerca de 75% do conteúdo mineral total do corpo ou 2,5% da massa corporal. Aproximadamente 1% dos 1.200 mg de cálcio corporal existe na forma ionizada e desempenha seis funções importantes: ação muscular, coagulação sanguínea, transmissão de impulsos nervosos, ativação enzimática (p. ex., transglutaminase tecidual, glicerol-fosfato desidrogenase mitocondrial), síntese de calciferol (formas ativas D_2 e D_3 lipossolúveis da vitamina D) e transporte de fluidos através de membranas celulares.

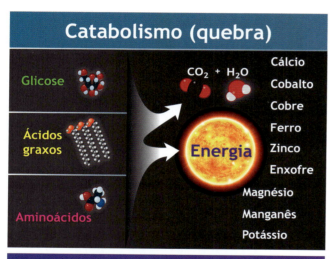
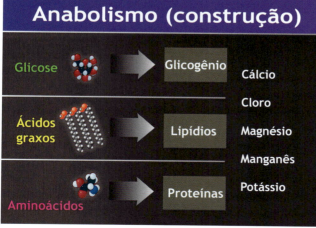

Figura 2.4 Minerais que agem no catabolismo e no anabolismo dos macronutrientes. (Adaptada com permissão de McArdle WD, Katch FI, Katch VL. Sports and exercise nutrition. 4th Ed. Philadelphia: Wolters Kluwer Health; 2013.)

Osteoporose: ingestão de cálcio, estrogênio e atividade física

O osso representa matriz tecidual dinâmica de colágeno, minerais e cerca de 50% de água. Durante a juventude e o início da adolescência, o **modelamento ósseo** promove aumentos contínuos no tamanho e no formato do esqueleto. O osso também existe em um estado de fluxo contínuo chamado de **remodelamento ósseo**. Nesse processo, células que absorvem os ossos chamadas de **osteoclastos** promovem a **reabsorção** do osso (o cálcio é transferido do osso para a circulação após a clivagem óssea), enquanto células formadoras dos ossos chamadas de **osteoblastos** sintetizam ossos. Uma variedade de fatores de crescimento, hormônios sexuais e hormônios pituitários governam o remodelamento ósseo. A disponibilidade do cálcio combinada com a atividade física regular afeta a dinâmica do remodelamento ósseo. O cálcio proveniente dos alimentos ou da reabsorção da massa óssea mantém os níveis plasmáticos de cálcio, de modo regulado pela ação hormonal. A absorção do cálcio depende da expressão em células epiteliais de proteínas ligadoras de cálcio relacionadas com fatores inibitórios (MRP8 e MRP14). As duas categorias de ossos são:

- **Osso cortical** (também chamado de osso compacto): camada externa do osso densa e dura, como a diáfise dos ossos longos dos braços e das pernas
- **Osso trabecular** (também chamado de esponjoso): camada esponjosa, menos densa e relativamente mais fraca dos ossos, é mais prevalente nas vértebras e na cabeça do fêmur.

As necessidades de cálcio frequentemente não são satisfeitas

Crianças em crescimento requerem mais cálcio por unidade de massa corporal do que os adultos, mas, mesmo assim, muitos adultos apresentam ingestão deficiente de cálcio. Com base nas diretrizes do National Institutes of Health Office of Dietary Supplements, dos EUA, as crianças entre 1 e 3 anos de idade requerem 700 mg/dia e as mulheres com idade igual ou superior a 51 anos requerem até 1.200 mg/dia. A principal mudança feita em relação às recomendações de 1997 do Institute of Medicine dos EUA foi diminuir os níveis de ingestão diária de cálcio para homens entre 50 e 70 anos de idade de 1.200 mg para 1.000 mg, o que equivale à quantidade de cálcio encontrada entre quatro e cinco copos de 240 mℓ de leite. Infelizmente, o cálcio ainda é um dos nutrientes mais frequentemente ausentes na dieta de indivíduos sedentários e até mesmo fisicamente ativos, particularmente em adolescentes do sexo feminino. Para um adulto de porte médio, a ingestão diária de cálcio varia entre 500 e 700 mg. *Dançarinas, ginastas e atletas de endurance do sexo feminino são mais suscetíveis à deficiência dietética de cálcio.*

Deficiência de cálcio

A deficiência de cálcio começa em tenra idade. A inadequação dietética de cálcio afeta cerca de 50% das crianças norte-americanas com menos de 5 anos de idade, 65% dos meninos adolescentes e 85% das meninas adolescentes. Essa ingestão inadequada de cálcio ocorre parcialmente porque os norte-americanos agora ingerem muito menos leite do que refrigerante – cerca de 100 ℓ de leite por ano *versus* 215 ℓ de refrigerantes. Esses fatores contribuem para o fato de que mais de 75% dos adultos consomem menos do que a RDA de cálcio e cerca de 25% das mulheres nos EUA consomem menos de 300 mg de cálcio por dia. As estatísticas são ainda mais perturbadoras quando consideramos o quanto o açúcar nos refrigerantes contribui para a ingestão energética diária total. Por exemplo, um refrigerante de 600 mℓ contém entre 15 e 18 colheres de chá de açúcar, o equivalente a cerca de 250 calorias. Quando se ingere uma bebida de 1.900 mℓ, a ingestão energética total passa para 700 calorias, ou cerca de um terço da ingestão energética diária recomendada. O consumo anual de refrigerantes adoçados é da ordem de 38 bilhões de litros – o suficiente para que centenas de milhões de norte-americanos bebam uma porção de refrigerante de 355 mℓ todos os dias ao longo do ano.

Esses fatores contribuem para que mais de 75% dos adultos consumam menos que a RDA de cálcio e 25% das mulheres nos EUA consumam menos de 300 mg de cálcio diariamente.

Equilíbrio de cálcio

A prevenção da **hipercalcemia** (concentração sanguínea de cálcio mais alta do que o normal) e da **hipocalcemia** (concentração sanguínea de cálcio mais baixa do que o normal) é resultante de sistemas de controle endócrinos robustos que mantêm o equilíbrio entre os processos de absorção e de **adsorção** (adesão à superfície, um processo espontâneo e exotérmico). O esqueleto contém mais de 99% do cálcio total do corpo. Com a deficiência de cálcio, o osso remove sua própria "reserva" de cálcio para inativar o déficit. O prolongamento desse desequilíbrio pode causar eventualmente osteoporose, uma vez que os ossos perdem sua massa de cálcio (expressa na forma de teor mineral) e sua concentração de cálcio (expressa como uma redução na densidade mineral óssea, avaliada pela densitometria óssea, descrita no Capítulo 13). Eles se tornam progressivamente mais porosos, fenestrados, ocos e frágeis.

A **Figura 2.5** ilustra dois processos opostos:

1. Acúmulo de cálcio por intermédio de um transporte eficiente a partir do intestino delgado para que ele seja armazenado na matriz óssea (repare que a seta azul aponta para o osso).
2. Ingestão inadequada de cálcio ou absorção deficiente deste mineral pela mucosa intestinal, fazendo com que o cálcio saia dos ossos em direção aos fluidos corporais, processo chamado de reabsorção de cálcio. Esse processo insidioso e destrutivo impacta negativamente homens e mulheres de todas as idades.

Osteopenia e osteoporose

Um desequilíbrio prolongado de cálcio, seja causado pela ingestão inadequada de cálcio (**Tabela 2.8**) ou por níveis baixos de hormônios que regulam o cálcio, causa uma dessas duas condições:

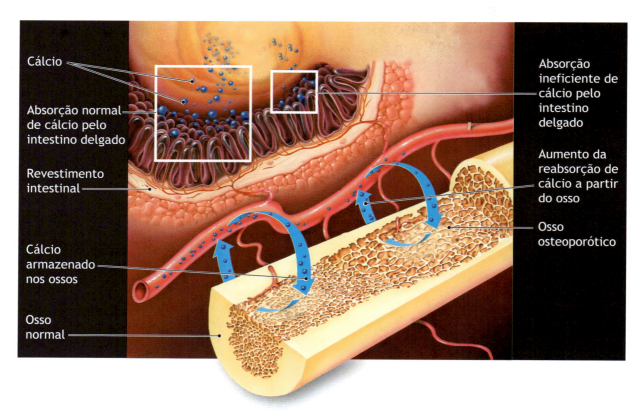

Figura 2.5 Acúmulo de cálcio (mostrado em esferas *azuis*) pelo seu transporte eficiente a partir do intestino delgado para que ele seja armazenado na matriz óssea (*quadrado branco* no canto superior esquerdo). Repare que as *setas azuis* apontam na direção do osso. O processo oposto, em que há absorção intestinal ineficiente de cálcio, representado pelo quadrado *branco menor*, ocorre quando o cálcio deixa os ossos (*setas azuis* apontando para a corrente sanguínea), deixando os ossos quebradiços e suscetíveis a fraturas.

- **Osteopenia:** derivada da palavra grega *osteo*, que significa osso, e *penia*, que significa pobreza – uma condição intermediária de depleção em que os ossos se enfraquecem, aumentando o risco de fraturas. Nessa condição, a densidade óssea não alcança seus níveis mais elevados ou mesmo a concentração óssea máxima durante a maturação, mas ainda não é baixa o suficiente para que seja classificada clinicamente como osteoporose (**Tabela 2.9**).
- **Osteoporose:** uma doença óssea que significa literalmente "ossos porosos", com densidade mineral óssea mais do que 2,5 desvios-padrões abaixo do normal para idade e sexo do grupo de referência composto por mulheres jovens brancas não hispânicas, com um risco de fratura significativamente elevado.

Aproximadamente 200 milhões de pessoas no mundo sofrem dos efeitos debilitantes da osteopenia e da osteoporose, uma quantidade igual à soma das populações do México (129,2 milhões), do Reino Unido (66,3 milhões) e da Noruega (5,3 milhões); nos EUA, a proporção de afetados alcança um terço da população de 325 milhões! Em todo o mundo, as fraturas osteoporóticas anuais ocorrem em uma taxa alarmante de

TABELA 2.8

Recomendações diárias para a ingestão de cálcio da National Academy of Sciences.

Idade (anos)	Quantidade (mg)
1 a 3	500
4 a 8	800
9 a 18	1.300
19 a 50	1.000
51 ou mais	1.200

TABELA 2.9

Critérios diagnósticos da saúde óssea com base na variação (desvio-padrão [DP]) da densidade óssea observada; os valores são comparados com aqueles da população adulta jovem pareada por sexo.

Normal	< 1,0 DP abaixo da média
Osteopenia	1,0 a 2,5 DP abaixo da média
Osteoporose	> 2,5 DP abaixo da média
Osteoporose grave	> 2,5 DP abaixo da média, além de uma ou mais fraturas por fragilidade

uma fratura a cada três segundos (equivalente a nove milhões de fraturas anuais). Pense sobre isso – para cada hora que você passa assistindo aula ou lendo este texto, 1.200 pessoas terão sofrido uma fratura óssea. Aproximadamente 30% de todas as mulheres pós-menopausa nos EUA e na Europa têm osteoporose. Os homens dos EUA não são imunes à doença osteoporótica; cerca de dois milhões de homens atualmente sofrem com essa doença. Na realidade, uma em cada duas mulheres e um em cada quatro homens com mais de 50 anos sofrerão uma fratura óssea decorrente da osteoporose. Entre pessoas mais velhas, particularmente mulheres com mais de 60 anos, essa doença alcançou proporções quase epidêmicas. Infelizmente, a osteoporose aflige 200 milhões de mulheres no mundo – aproximadamente um décimo das mulheres na faixa dos 60 anos, um quinto das mulheres na faixa dos 70 anos, dois quintos das mulheres na faixa dos 80 anos e dois terços das mulheres na faixa dos 90 anos. A taxa de fratura osteoporótica ocorre em uma razão de mulheres para homens de 6:1. Até 2050 projeta-se que a incidência mundial de fratura de quadril aumentará em 310% para os homens e 240% para as mulheres. Apenas 15% dos pacientes que sofrem uma fratura de quadril consegue caminhar sem ajuda em um cômodo após 6 meses. Das mulheres que sofreram uma fratura óssea após os 85 anos de idade, 25% delas morrerão em 1 ano. Estimativas feitas pelo maior estudo até hoje indicam que praticamente metade das mulheres pós-menopausa com 50 anos ou mais e sem diagnóstico prévio de osteoporose apresenta densidade mineral óssea baixa, incluindo 7% delas já com osteoporose.

Osteoporose: genética, ingestão de cálcio, estrogênio e atividade física

O aumento da suscetibilidade à osteoporose em mulheres mais velhas coincide com a diminuição marcante da secreção de estrogênio que acompanha a menopausa (cessação da menstruação). Ainda não é conhecido se o estrogênio exerce seus efeitos protetores sobre o osso por inibir a reabsorção óssea ou por diminuir o *turnover* ósseo. Os homens normalmente produzem um pouco de estrogênio, o que explica em grande parte sua prevalência relativamente baixa de osteoporose. Uma porção da testosterona circulante é convertida em estradiol (um tipo de estrógeno), que também promove um equilíbrio positivo de cálcio. A maior parte dos homens mantém níveis adequados de testosterona ao longo da vida inteira. Os fatores de risco de osteoporose para homens incluem níveis baixos de testosterona, tabagismo e uso de medicamentos esteroides.

Entre 60 e 80% da suscetibilidade de um indivíduo à osteoporose estão relacionados a fatores genéticos, enquanto entre 20 e 40% estão relacionados com o estilo de vida. As mulheres normalmente apresentam ganhos na massa óssea ao longo da terceira década de vida com nutrição adequada e atividade física moderada regular. Nutrientes particularmente importantes são o cálcio e a vitamina D, que aumenta a eficiência de absorção de cálcio. A vitamina D também aumenta as respostas imunológicas adaptativas celulares por intermédio das células B (da medula óssea), T (do timo) e das células apresentadoras de antígenos, protegendo contra declínios cognitivos durante o envelhecimento e contra várias complicações cardiovasculares. Os efeitos imunológicos contra o câncer e a mortalidade relacionados com essa doença permanecem motivo de debate. A adolescência serve como os anos de crescimento ósseo, maximizando a massa óssea; 90% da massa óssea já estão acumulados por volta dos 17 anos. Na realidade, a osteoporose para muitas mulheres começa no início da vida porque o adolescente médio consome quantidade subótimas de cálcio para suportar os ossos em crescimento. Esse desequilíbrio piora na vida adulta, particularmente em mulheres com uma predisposição genética que limite suas habilidades de compensarem a baixa ingestão de cálcio com um aumento na absorção desse íon. Mulheres adultas de meia-idade geralmente consomem apenas um terço do cálcio necessário para a manutenção óssea ótima.

Começando por volta dos 50 anos de idade, o homem de porte médio experimenta uma perda óssea de cerca de 0,4% por ano, enquanto as mulheres começam a perder o dobro dessa quantidade aos 35 anos. Para os homens, a taxa normal de perda mineral óssea em geral não constitui um problema até a oitava década de vida.

Uma imagem microscópica do interior de um osso osteoporótico mostrada aqui representa a enorme perda de massa mineral dentro de sua estrutura, dando origem a uma aparência contendo crateras. Durante uma queda ou um impacto forte, um osso rígido sem osteoporose pode transmitir essas forças que chegam na superfície óssea para seu interior.

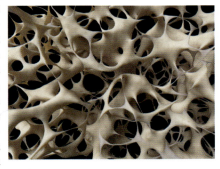

Porém, quando o osso se torna oco, como mostrado, mesmo uma pequena deformação em um braço, ombro, punho ou perna causada por uma queda compromete a estrutura óssea, precipitando a fratura. A partir de uma aparente "queda simples" de um idoso, vários ossos podem fraturar-se ou várias fraturas podem acontecer em um único osso. Os procedimentos cirúrgicos e o repouso prolongado necessários quando ocorre uma fratura acetabular (soquete do quadril) podem ser difíceis de tratar, particularmente entre idosos com osteoporose.

A menopausa faz com que as mulheres sejam altamente suscetíveis à osteoporose por causa da pouca liberação de estrogênio pelos ovários ou da ausência desse hormônio. Músculos, tecido adiposo e tecido conjuntivo continuam produzindo estrogênio, mas apenas em quantidades limitadas. A queda dramática na produção de estrogênio na menopausa coincide com redução na absorção intestinal de cálcio, menor produção de **calcitonina** (um hormônio tireoidiano de 32 aminoácidos que inibe a reabsorção óssea) e com um aumento na reabsorção óssea, acelerando a perda óssea em até 3 a 6% por ano nos 5 anos seguintes ao início da menopausa. A taxa então cai para 1% por ano, aproximadamente. Nessa taxa, a mulher típica perde entre 15 e 20% de sua massa óssea na primeira década após a menopausa, com algumas delas perdendo 30% por volta dos 70 anos de idade. As mulheres podem aumentar massa óssea geneticamente determinada com aumento objetivo na prática de exercícios de sustentação de peso, como caminhada e corrida, hidroginástica ou ciclismo na água e ingestão adequada de cálcio ao longo da vida.

Prevenção da perda óssea com a dieta

A **Figura 2.6A** ilustra o fato de que a variação da massa óssea dentro de uma população é resultante de uma interação complexa de vários fatores que afetam a massa óssea e não o efeito unitário de cada um dos fatores. A porção de variação da massa óssea atribuível à dieta dentro de um grupo pode, na realidade, refletir como a dieta interage com fatores genéticos, padrões de atividade física, peso corporal e uso de drogas ou medicamentos (p. ex., terapia de reposição de estrogênio ou outros tratamentos farmacológicos específicos). A **Figura 2.6B** (repare na curva em magenta) ilustra que os benefícios da atividade física regular sobre a massa óssea e, talvez, o tamanho e o formato dos ossos, ocorrem acentuadamente em atividades de sustentação de peso durante os anos da infância e da adolescência, que é quando a massa óssea alcança seus níveis mais elevados. A ingestão adequada de cálcio ao longo de toda a vida ainda é a principal defesa contra perda óssea com o envelhecimento. De fato, a ingestão de leite durante a infância e a adolescência está associada a um aumento na massa óssea e na densidade óssea na vida adulta e a uma redução no risco de fraturas, independentemente da ingestão atual de leite ou cálcio. O aumento da ingestão de cálcio por meninas adolescentes de seus valores típicos de 80% da RDA para um nível de 110% por meio de suplementação aumentou o cálcio corporal total e a densidade mineral óssea espinal. Um painel elaborado pelo National Institutes of Health dos EUA em 1994 recomendou que meninas adolescentes consumam 1.500 mg de cálcio por dia, um nível de ingestão que não afeta negativamente o equilíbrio do zinco. O aumento da ingestão diária de cálcio por mulheres de meia-idade, particularmente mulheres com pouco estrogênio após a menopausa, para níveis entre 1.200 e 1.500 mg (preferencialmente a partir da dieta) melhora o equilíbrio de cálcio do corpo e diminui a taxa de perda óssea. Também existe uma relação positiva entre o consumo de várias frutas e vegetais e a saúde óssea. Estudos recentes japoneses de 2016 indicam que a ingestão elevada de vitamina C associada a níveis séricos elevados de betacriptoxantina (um pigmento carotenoide natural relacionado com o betacaroteno) reduziu o risco de desenvolvimento de osteoporose em mulheres pós-menopausa. A associação entre a ingestão de bebidas carbonatadas e o aumento do risco de fraturas ósseas ocorre principalmente por causa do efeito de deslocamento no consumo de leite em vez de efeitos sobre a excreção urinária de cálcio causados por um ou mais constituintes dessas bebidas. Ao contrário, beber chás pode reduzir o risco de fraturas em quadril/fêmur. Embora os chás contenham cafeína (cerca de metade ou um terço a menos do que o contido no mesmo volume de café), eles também contêm flavonoides, compostos vegetais, o aminoácido teanina e teína (polifenóis oxidados), que influenciam positivamente o crescimento ósseo.

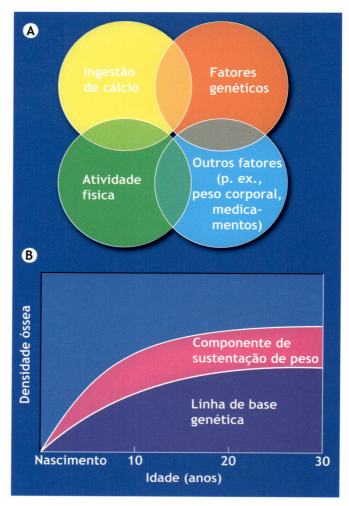

Figura 2.6 A. A variação da massa óssea na população provavelmente é uma função de como os diferentes fatores que afetam a massa óssea interagem entre si. **B.** A atividade física de sustentação de peso aumenta a massa esquelética durante o crescimento acima da linha de base genética. O grau de aumento depende da quantidade de carga mecânica óssea. (Adaptada com permissão de McArdle WD, Katch FI, Katch VL. Sports and exercise nutrition. 4th Ed. Philadelphia: Wolters Kluwer Health; 2013.)

A **Tabela 2.10** (porção superior) indica que as principais fontes alimentares de cálcio incluem leite e laticínios, suco de laranja enriquecido em cálcio, sardinhas enlatadas e salmão enlatado com ossos, amêndoas e vegetais folhosos verde-escuros.

Os suplementos de cálcio podem corrigir as deficiências dietéticas independentemente de se o cálcio adicional é proveniente de alimentos enriquecidos ou de suplementos comerciais (**citrato de cálcio** [menos favorável à irritação gástrica do que outras formas e também aumenta a absorção de ferro], **gliconato de cálcio**, **carbonato de cálcio** [pode causar constipação intestinal, especialmente em idosos com baixos níveis de ácido clorídrico] ou produtos comerciais como o antiácido norte-americano Tums®, que consiste em carbonato de cálcio associado a sacarose).

TABELA 2.10

Porção superior: teor de cálcio em alimentos de consumo rotineiro; porção inferior: teor de cálcio e vitamina D em suplementos selecionados.

Alimento	Quantidade	Conteúdo de cálcio (mg)
Iogurte, natural, desnatado	227 g	450
Sardinhas, enlatadas com ossos	100 g	350
Iogurte, natural, semidesnatado	227 g	350 a 415
Queijo ricota, semidesnatado	1 xícara	337
Leite, 2%	1 xícara	313
Aveia com leite	1 xícara	313
Leite, desnatado	1 xícara	302 a 316
Leite de arroz	1 xícara	300
Queijo suíço	28 g	272
Figo, desidratado	10 unidades	269
Tofu, cru	1/2 xícara	253
Suco de laranja, enriquecido com cálcio	1 xícara	250
Iogurte, semidesnatado, com frutas	227 g	250 a 350
Salmão, enlatado com ossos	100 g	230
Provolone	28 g	214
Queijo muçarela, semidesnatado	28 g	207
Queijo *cheddar*	28 g	204
Couve, folhas de nabo, espinafre, cozidos	1 xícara	200 a 270
Brócolis, cozido	1 xícara	178
Ruibarbo, cozido com açúcar	1/2 xícara	174
Amêndoas	1/2 xícara	173
Halibute	Uma metade	95
Abóbora	1 xícara	84
Laranja	1 média	56
Couve-de-bruxelas	1 xícara	56
Farinha de trigo, integral	1 xícara	< 41

Suplementos alimentares	Cálcio por comprimido (mg)	Vitamina D por comprimido (UI)
Carbonato de cálcio (genérico)	600	200
Citracal® Caplets + D	315	200
Viactiv® Soft Calcium (pastilhas)	500	100
Tums®	200	0
Tums® 500	500	0

Nós recomendamos fortemente a observação dos rótulos para a verificação da quantidade de cálcio e não a substância química combinada por dose. O carbonato de cálcio é formado por 40% de cálcio por dose, enquanto o citrato de cálcio contém 21% de cálcio e o gliconato de cálcio contém 9%. Infelizmente, muitos suplementos de cálcio, incluído aqueles de fontes refinadas, contêm níveis mensuráveis de chumbo. É preciso buscar marcas que contenham selos de "testado para chumbo". Além disso, deve ser obtida uma ingestão adequada de vitamina D (600 UI/dia para crianças e adultos até os 70 anos de idade e 800 UI após os 71 anos, com base nas recomendações do IOM) a partir de alimentos ou suplementos. A absorção mais eficiente dos suplementos ocorre quando eles são ingeridos na maior refeição do dia; isso facilita a captação de cálcio, enquanto o consumo excessivo de carne, sal, café e álcool *inibe* a absorção de cálcio. O Institute of Medicine também elevou o UL diário de vitamina D para 4.000 UI para adultos. Um suplemento diário de vitamina D de 200 UI é recomendado para pessoas que vivem e treinam em latitudes elevadas, com exposição solar limitada; isso inclui nadadores, ginastas, levantadores de peso, lutadores e patinadores que não treinam ao ar livre. A avaliação da suficiência de vitamina D geralmente é medida pela determinação quantitativa dos níveis sanguíneos de 25-hidroxivitamina D (conhecido como o pré-hormônio calcidiol, produzido no fígado e convertido em sua forma ativa pelos rins). Isso reflete a vitamina D produzida na pele e obtida na dieta. Os resultados dos laboratórios geralmente expressam os níveis de 25-hidroxivitamina D como nanogramas por mililitro. Outros ainda usam a unidade nanomoles por litro (a multiplicação de nanogramas por mililitro por 2,5 realiza essa conversão). A porção inferior da Tabela 2.10 indica o teor de cálcio e de vitamina D de suplementos dietéticos selecionados.

Em mulheres pós-menopausa, o suplemento de estrogênio ou suplementos de combinações de cálcio e flúor de baixa dose e liberação lenta podem tratar a osteoporose grave. A terapia com estrógenos aumenta a densidade óssea da coluna e do quadril durante os primeiros anos de tratamento hormonal tanto em mulheres de meia-idade quanto em idosas. Entretanto, esse tratamento possui seus riscos, como discutido adiante, no Boxe Saúde pessoal e nutrição para o exercício 2.1.

Quatorze fatores de risco para osteoporose

1. Idade avançada.
2. Histórico de fratura durante a vida adulta, independentemente da causa.
3. Histórico de fratura em pais/irmãos.
4. Tabagismo.
5. Ter ou apresentar tendência a ter baixo peso.
6. Ser mulher branca ou asiática.
7. Estilo de vida sedentário.
8. Menopausa precoce.
9. Transtorno alimentar.
10. Alta ingestão de proteína, principalmente de origem animal.
11. Consumo excessivo de sódio.
12. Consumo excessivo de álcool.
13. Dieta deficiente em cálcio nos anos anteriores e após a menopausa.
14. Deficiência de vitamina D.

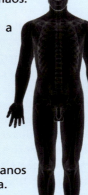

Ingestão de cálcio e densidade óssea: uma opinião contrária

O cálcio, ingerido nos alimentos ou na forma de suplemento, tem pouco ou nenhum efeito sobre a densidade óssea ou risco de fraturas em pessoas com mais de 50 anos de idade, de acordo com duas grandes revisões publicadas pela revista *British Medical Journal*. Uma análise revisou 59 ensaios clínicos randomizados que estudavam os efeitos do cálcio dietético e suplementar sobre a densidade óssea. Juntos, esses ensaios incluíram 13.790 homens e mulheres com mais de 50 anos de idade. Os dados mostraram que mais cálcio na dieta ou ingerido na forma de suplemento aumentava a densidade óssea em cerca de 1 a 2% – muito pouco para exercer qualquer efeito sobre as fraturas.

A outra revisão reuniu os resultados de 55 estudos sobre ingestão de cálcio e fraturas e não encontrou associação significativa entre a ingestão global de cálcio e fraturas. Alguns estudos com suplementos mostraram um risco levemente reduzido de fratura vertebral, mas nenhum em quadril ou antebraço. Os quatro estudos randomizados controlados mais rigorosos sobre suplementos de cálcio incluíram mais de 45.000 participantes e não mostraram associações entre suplementos e risco de fraturas em nenhum osso do corpo. Um dos pesquisadores concluiu: "nós não encontramos evidência de que a ingestão de cálcio esteja associada ao risco de fraturas, de modo que se você tiver uma dieta normal, não precisa se preocupar com a sua ingestão de cálcio."

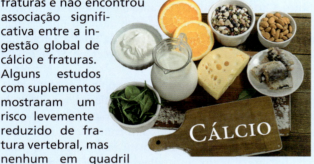

Mais não é necessariamente melhor

A National Academy of Sciences estabeleceu um nível superior de ingestão de 2.500 mg de cálcio por dia para todas as faixas etárias – o equivalente a cerca de oito copos de leite 1 ou 2% ou integral. O uso indiscriminado de suplementos de cálcio, particularmente antiácidos formados por carbonato de cálcio, em mais do que o dobro da quantidade recomendada coloca o indivíduo em risco de desenvolvimento de cálculos renais, compostos de sal mineral contendo cálcio do tamanho de um grão de areia ou de uma pérola que se desenvolvem nos rins e no trato urinário. Quando formados nos rins, os cálculos são conhecidos como nefrolitíase, ureterolitíase na uretra e cistolitíase na bexiga. Outro possível efeito colateral de ingestão excessivamente alta de cálcio diz respeito a uma redução na absorção de zinco e no balanço deste íon. Indivíduos com alta ingestão de cálcio devem monitorar a adequação da ingestão dietética de zinco (carnes vermelhas e aves contêm a forma mais prontamente disponível de zinco).

A atividade física regular de sustentação de peso ajuda a reduzir o envelhecimento esquelético

O exercício físico aeróbico de intensidade moderada a elevada com sustentação de peso ajuda a formar ossos e retarda a taxa de envelhecimento esquelético independentemente da idade e do sexo. Atividades de fortalecimento muscular também beneficiam a massa óssea. Indivíduos com maior força na lombar e aqueles que treinam regularmente com exercícios de resistência possuem maior teor ósseo vertebral do que indivíduos mais fracos e não treinados. Crianças e adultos que mantêm um estilo de vida ativo apresentam massa óssea e densidade óssea maiores e com melhoras substanciais na força mecânica dos ossos do que pessoas sedentárias. Por exemplo, a participação duradoura em atividades de futebol, começando na idade pré-púbere, está relacionada com um aumento marcante do conteúdo mineral ósseo e da densidade óssea na cabeça do fêmur e na região da coluna lombar. Ginastas universitárias do sexo feminino demonstram maior densidade óssea e teor mineral ósseo em todo o corpo, na coluna, no fêmur e nos membros superiores do que indivíduos controles inativos, e seus valores no braço dominante eram maiores do que no braço não dominante. Essas diferenças parecem refletir a atividade da ginástica e não uma seleção na atividade porque as atletas apresentaram valores de densidade óssea semelhantes entre os braços dominantes e não dominantes, ao contrário dos controles. Para essas atletas, a densidade mineral óssea aumenta durante a temporada competitiva e diminui fora das temporadas. Os benefícios do exercício regular para a saúde óssea frequentemente se mantêm até a sétima e a oitava década de vida.

O declínio na atividade física vigorosa observado tipicamente com o aumento da idade acompanha a perda de massa óssea relacionada com o envelhecimento. Nesse sentido, níveis moderados de atividade física, inclusive a caminhada, estão associados a um risco substancialmente menor de fratura de quadril em mulheres pós-menopausa. Até mesmo experiências prévias de exercícios e esportes fornecem um efeito residual sobre a densidade mineral óssea do adulto. Por exemplo, ex-ginastas do sexo feminino apresentaram maior massa óssea quando adultas do que mulheres sem experiência atlética prévia. A restrição consciente da ingestão alimentar anula os benefícios de formação óssea da atividade física regular.

A **Figura 2.7** ilustra que o efeito osteogênico generalizado dos exercícios é particularmente efetivo durante os períodos de crescimento da infância e da adolescência, podendo reduzir o risco de fraturas mais adiante durante a vida. A **Figura 2.8** ilustra os efeitos benéficos das atividades físicas com sustentação de peso. Repare a influência trivial da natação sem sustentação de peso sobre a densidade mineral óssea. *Sessões intensas e curtas de sobrecarga mecânica aos ossos por meio de exercícios dinâmicos realizados entre 3 e 5 vezes/semana são um estímulo poderoso para manter ou aumentar a massa óssea.* Bons exemplos de exercícios incluem caminhada, corrida, dança, pular corda, *jumping* de alto impacto, esportes de inverno, basquete e ginástica; exercícios intensos de resistência e treinamento de circuitos de resistência também exercem um efeito positivo.

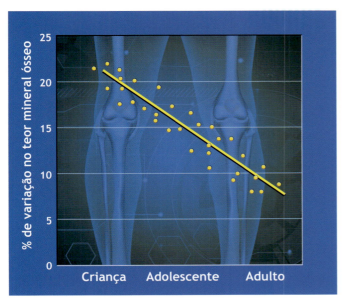

Figura 2.7 O efeito osteogênico generalizado da atividade física é particularmente efetivo durante os períodos de crescimento da infância e da adolescência.

Mecanismo de ação

As forças musculares intermitentes agindo sobre os ossos durante a atividade física modificam o metabolismo ósseo nos pontos de estresse. Os ossos dos membros inferiores de corredores de *cross-country* idosos apresentam maior teor mineral ósseo do que os ossos de indivíduos menos ativos. Do mesmo modo, o braço dominante de tenistas e o braço de lançamento de jogadores de beisebol apresentam maior espessura óssea do que seus braços menos utilizados, não dominantes.

A teoria mais aceita considera que a carga dinâmica gera gradientes de pressão hidrostática dentro da rede óssea preenchida por fluidos. O movimento de fluidos dentro dessa rede em resposta às mudanças de pressão causadas pelo exercício dinâmico gera um estresse de cisalhamento sobre as células ósseas, iniciando uma cascata de eventos celulares que levam finalmente à produção de proteínas da matriz óssea. A mecanossensibilidade dos ossos e o acúmulo subsequente de cálcio depende de dois fatores principais: magnitude da força aplicada (magnitude da tensão) e frequência ou número de ciclos de aplicação de força.

Por causa da sensibilidade transiente das células ósseas aos estímulos mecânicos, períodos mais curtos e mais frequentes de tensão mecânica facilitam o acréscimo de massa óssea. Conforme a força aplicada e a tensão aumentam, a quantidade de ciclos necessários para iniciar a formação óssea diminui. Substâncias químicas produzidas pelo próprio osso também podem contribuir para a formação óssea. Alterações na configuração geométrica dos ossos causadas pelo exercício a longo prazo aumentam suas propriedades mecânicas. A **Figura 2.9A e B** ilustra a estrutura anatômica e a visão transversal de um osso longo típico e apresentam a dinâmica de crescimento e remodelamento ósseos. Na **Figura 2.9B**, repare o modo com que os ossos longos crescem em relação ao crescimento cartilaginoso e à substituição óssea e como o osso é remodelado conforme a epífise cresce por reabsorção e readsorção.

Esses exercícios geram um impacto considerável e/ou força intermitente contra os ossos longos do corpo. Até mesmo caminhar 1,6 km por dia beneficia a massa óssea durante e após a menopausa. As atividades que fornecem um impacto relativamente alto sobre a massa esquelética (p. ex., vôlei, basquete, ginástica, judô e caratê) induzem os maiores incrementos na massa óssea, particularmente nos locais de sustentação de peso (p. ex., quando o corpo trabalha contra a gravidade). Já atividades como natação não se qualificam como de sustentação de peso.

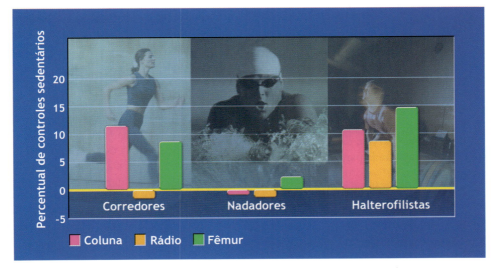

Figura 2.8 Efeitos benéficos das atividades de sustentação de peso. Densidade mineral óssea expressa como uma porcentagem dos valores de controle sedentários em três locais esqueléticos para corredores, nadadores e halterofilistas. (Reproduzida, com permissão, de McArdle WD, Katch FI, Katch VL. Exercise physiology: nutrition, energy, and human performance. 8th ed. Baltimore: Wolters Kluwer Health; 2015.)

SAÚDE PESSOAL E NUTRIÇÃO PARA O EXERCÍCIO 2.1

Saúde óssea: terapias nutricionais e farmacológicas

Michele se tornou quase vegana (consome apenas peixe) aos 12 anos de idade, quando ela parou de comer carne e laticínios sob apelos de sua mãe. Agora com 20 anos de idade e correndo regularmente 5 dias por semana, Michele permanece vegetariana estrita. Ela planeja começar uma família em 1 ano e está preocupada de que sua dieta possa ser inadequada em vitaminas e minerais, particularmente cálcio, podendo prejudicar sua saúde e a de seu bebê. Ela também está preocupada de ter risco elevado de osteoporose porque tanto sua mãe quanto sua avó têm essa doença. Michele toma prednisona (um fármaco glicocorticoide) para psoríase; ela tem níveis normais de estrogênio.

Abordagem nutricional

Michele precisa garantir ingestão de cálcio adequada. Os níveis de AI de 1.000 mg/dia de cálcio (ver Tabela 2.6, coluna 2) para uma pessoa com a idade de Michele são baseados com uma estimativa total de 40% de absorção de cálcio. Entretanto, a eficiência de absorção de cálcio varia entre os indivíduos; pessoas que absorvem cálcio com baixa eficiência devem consumir mais. É bastante provável que Michele caia na categoria de "absorvedor pobre", porque sua dieta até contém níveis adequados de cálcio, mas a maioria é proveniente de alimentos como espinafre cozido (1 xícara = 280 mg de cálcio), sardinhas enlatadas (56 g = 220 mg de cálcio), folhas de nabo cozidas (1 xícara = 200 mg de cálcio) e salmão enlatado (85 g = 180 mg de cálcio).

Michele deve aumentar sua ingestão de cálcio para pelo menos 1.500 mg/dia (alimentos e/ou suplementos) em conjunto com a intervenção farmacológica listada a seguir, recomendada pelo seu médico.

Abordagem farmacológica: medicamentos antirreabsortivos

Atualmente, a Food and Drug Administration (FDA) dos EUA aprova o uso de bisfosfonatos (alendronato e risedronato), calcitonina, estrógenos, hormônio paratireoidiano e raloxifeno para evitar e tratar a osteoporose. Essas substâncias afetam o ciclo de remodelamento ósseo; elas são classificadas como medicamentos antirreabsortivos. A teriparatida (um tipo de hormônio paratireoidiano) é um medicamento aprovado para a osteoporose. Esse é o primeiro medicamento para osteoporose a aumentar a taxa de formação óssea no ciclo de remodelamento ósseo.

Medicamentos possíveis para Michele incluem:

1. Bisfosfonatos, substâncias contendo nitrogênio, que são incorporados na matriz óssea e inibem que a enzima farnesil pirofosfato sintase destrua os ossos (*www.ncbi.nlm.nih.gov/pmc/articles/PMC2667901/*). Tanto o alendronato de sódio quanto o risedronato de sódio foram aprovados para a prevenção da osteoporose em mulheres pós-menopausa e em homens (5 mg/dia ou 35 mg 1 vez/semana) e seu tratamento (10 mg/dia ou 70 mg 1 vez/semana).
2. Moduladores seletivos do receptor de estrogênio (SERM) que bloqueiam os efeitos do estrogênio sobre as células que promovem a reabsorção óssea (osteoclastos) e também agem em receptores de outros tecidos (*www.ncbi.nlm.nih.gov/pmc/articles/PMC2684086/*). Assim como os bisfosfonatos, os SERM têm efeitos colaterais indesejados bem documentados:
   - Calcitonina. A calcitonina, um hormônio polipeptídico com 32 aminoácidos produzido pela glândula tireoide e purificado pela primeira vez em 1962, participa da regulação do cálcio e do metabolismo ósseo. Em mulheres pós-menopausa, a calcitonina inibe a reabsorção óssea na presença de altos níveis plasmáticos de cálcio e aumenta a densidade óssea espinal. A calcitonina também protege contra perda de cálcio durante a gravidez e a lactação e pode agir como um marcador para o diagnóstico de câncer de tireoide e sua recidiva
   - O raloxifeno é utilizado para a prevenção e o tratamento de osteoporose em mulheres e aumenta a densidade óssea na coluna, no quadril e no pescoço e reduz fraturas vertebrais.
3. Terapia de reposição de estrógenos (TRE) e terapia de reposição hormonal (TRH). A TRE e a TRH são aprovadas para o tratamento de mulheres pós-menopausa. *Seu uso não é aprovado para mulheres pré-menopausa com níveis normais de estrogênio por causa de efeitos colaterais deletérios (sangramento vaginal, sensibilidade das mamas, transtornos de humor e doenças da vesícula biliar).*

Uma palavra de atenção

Baseado em muitos estudos experimentais, foi observado que a terapia combinada de estrogênio e progestina reduz a incidência de fraturas ósseas e câncer colorretal, embora tenham sido observados aumentos dramáticos nas incidências de trombose, AVE, infarto e câncer de mama. O tratamento hormonal contra a osteoporose deve ser visto como uma abordagem mais drástica, requerendo acompanhamento médico e supervisão adequada com endocrinologistas e especialistas em metabolismo.

Capítulo 2 • Micronutrientes e Água 75

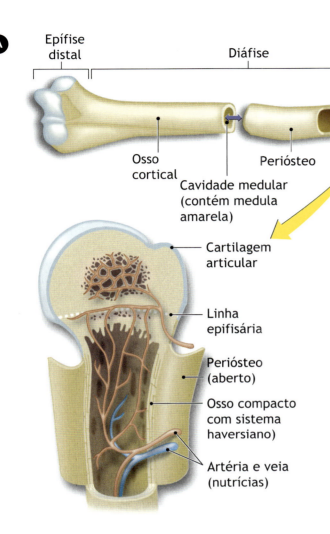

Figura 2.9 A. Estrutura anatômica e vista longitudinal de um osso longo típico. **B.** Dinâmica óssea durante o crescimento e o remodelamento contínuo. (Utilizada, com permissão, de McArdle WD, Katch FI, Katch VL. Exercise physiology: nutrition, energy, and human performance. 8th ed. Baltimore: Wolters Kluwer Health; 2015.)

Tríade da mulher atleta: dilema para as mulheres pré-menopausa que treinam intensamente

Para as mulheres pré-menopausa, particularmente as atletas jovens que ainda não alcançaram seu pico de massa óssea, existe um paradoxo entre a influência da atividade física vigorosa e a dinâmica óssea. Mulheres que treinam intensamente e apresentam perda de peso frequentemente apresentam **transtornos alimentares** – um mal sério que, em casos extremos, causa várias complicações adversas e até fatais (ver Capítulo 15). Isso diminui ainda mais a disponibilidade energética, reduzindo a massa e a gordura corporais até um ponto em que ocorrem alterações significativas na secreção de hormônios gonadotróficos pituitários. Isso, por sua vez, altera negativamente as secreções ovarianas, causando ciclos menstruais irregulares (**oligomenorreia**; entre seis e nove ciclos menstruais por ano; 35 a 90 dias entre os ciclos) ou cessação, uma condição chamada de **amenorreia secundária** (a interrupção dos ciclos menstruais mensais por pelo menos 3 meses consecutivos após o estabelecimento de ciclos regulares). O Capítulo 13 discute mais profundamente as interações de magreza, exercícios e irregularidades menstruais.

As interações contínuas que começam geralmente com um transtorno alimentar (e um déficit energético resultante), levando à amenorreia e, então, à osteoporose, refletem a entidade clínica chamada de **tríade da mulher atleta**, mostrada na **Figura 2.10**. Alguns pesquisadores e médicos preferem o termo **tríade feminina** porque essa síndrome de distúrbios – baixa disponibilidade energética, disfunção menstrual e prejuízo à saúde óssea – também aflige mulheres fisicamente ativas na população geral que não se encaixam nos perfis metabólico e endócrino típicos de uma atleta competitiva.

A respeito da prevalência da tríade, os dados existentes são limitados, principalmente por causa de uma discordância a respeito de como definir o transtorno. A prevalência combinada de transtornos alimentares, disfunção menstrual e baixa densidade mineral óssea ainda permanece pequena entre atletas de ensino médio e universitárias. A prevalência de amenorreia entre atletas do sexo feminino em atividades relacionadas com o peso corporal como longas corridas, ginástica, balé, atividades de torcida, patinação e fisiculturismo provavelmente varia entre 25 e 75%, enquanto não mais do que 5% das mulheres não atletas com idade fértil experimentam pelo menos uma consequência da tríade da mulher atleta.

A **Figura 2.11** ilustra os fatores associados à amenorreia relacionada com o exercício, que é considerada a "bandeira vermelha" ou o sintoma mais facilmente reconhecível da presença da tríade. Cada um dos fatores influencia e, eventualmente, prejudica a função hipotalâmico-hipofisária normal, causando amenorreia relacionada com a atividade física. Atletas do sexo feminino das décadas de 1970 e 1980 acreditavam que a perda da menstruação normal refletia treinos apropriadamente pesados e que era uma consequência inevitável do sucesso atlético.

Em geral, a densidade óssea está intimamente relacionada com a regularidade menstrual e com a quantidade total de ciclos menstruais. A cessação da menstruação com níveis reduzidos de estrogênio remove o efeito protetor do estrogênio sobre os ossos, fazendo com que a perda de cálcio seja mais prevalente e que haja uma diminuição concomitante da massa óssea. Três efeitos protetores do estrogênio sobre a dinâmica do cálcio incluem:

- Aumento da absorção intestinal de cálcio
- Redução da excreção urinária de cálcio
- Facilidade de retenção de cálcio pelos ossos.

Os distúrbios menstruais mais graves exercem os efeitos mais negativos sobre a massa óssea. A diminuição da densidade óssea causada pela amenorreia prolongada frequentemente ocorre em vários locais, incluindo a coluna lombar e áreas ósseas sujeitas a força aumentada e a impactos durante o exercício. Concomitantemente, o problema piora em indivíduos com déficit energético e que apresentam ingestão proteica, lipídica e energética baixa. Nesses casos, uma dieta pobre também fornece ingestão inadequada de cálcio. A amenorreia persistente que começa em idades precoces diminui os benefícios do exercício físico sobre a massa óssea e aumenta o risco de fraturas de estresse repetidas durante o exercício. Por exemplo, uma perda de 5% da massa óssea aumenta o risco de fratura por estresse em quase 40%. O restabelecimento das menstruações normais promove alguma recuperação na massa óssea, mas *não* alcança os níveis esperados com a menstruação normal.

Carga de impacto sobre as articulações

Utilizando como linha de base um ritmo de caminhada normal, o impacto e as forças compressivas sobre os joelhos durante uma corrida moderada podem aumentar de 4 a 11 vezes o peso corporal cada vez que um pé encosta no chão! Desse modo, para uma corredora "magra" pesando 45 kg, o impacto e as forças compressivas sobre as articulações do joelho (p. ex., aumento do atrito e das forças agindo sobre a cartilagem interna, incluindo a bursa e o ligamento patelar) tipicamente excedem 180 kg durante o exercício. Os joelhos são incrivelmente adaptáveis ao impacto contínuo na perna durante treinamentos com corrida ao longo de muitos anos, mas mesmo assim os atletas experimentam frequentemente lesões em joelhos e tornozelos, além de artrite precoce nessas articulações. Essas condições requerem frequentemente intervenção cirúrgica e, associada à idade, cirurgia para a reposição total ou parcial da articulação do joelho.

A atividade física promove a saúde óssea

Seis princípios básicos fazem com que a atividade física promova saúde óssea:

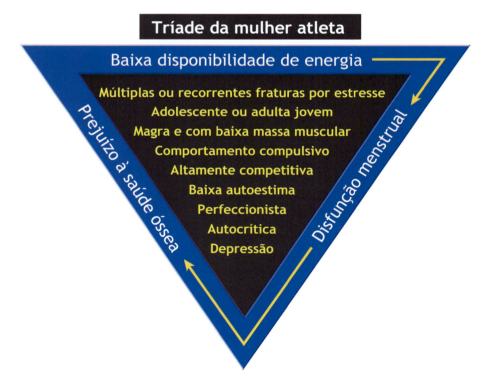

Figura 2.10 Tríade da mulher atleta: baixa disponibilidade energética, disfunção menstrual e saúde óssea prejudicada. (Utilizada, com permissão, de McArdle WD, Katch FI, Katch VL. Exercise physiology: nutrition, energy, and human performance. 8th ed. Baltimore: Wolters Kluwer Health; 2015.)

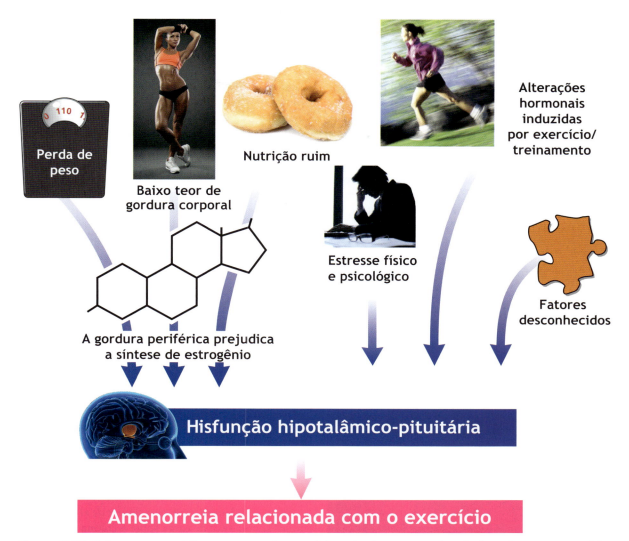

Figura 2.11 Fatores que contribuem para o desenvolvimento de amenorreia relacionada com o exercício.

1. **Especificidade**: a atividade física direcionada (p. ex., o exercício de resistência utilizando um *kettlebell* de 4,5 kg durante um movimento bem elaborado de abaixamento e levantamento) fornece um efeito osteogênico local para as áreas musculares envolvidas primariamente nos movimentos.
2. **Sobrecarga**: o aumento progressivo da intensidade do exercício promove melhoras contínuas (p. ex., utilizando o exemplo anterior do *kettlebell* e fazendo com que, ao longo do tempo, haja uma progressão sistemática de uma série com 10 repetições para 10 séries com 10 repetições e, dependendo do progresso, aumentando o peso do *kettlebell* de 4,5 kg para 9 kg e repetindo o aumento sistemático na quantidade de séries e repetições).
3. **Valores iniciais**: indivíduos com as menores massas ósseas totais apresentam o maior potencial de melhora.
4. **Retornos decrescentes**: conforme o indivíduo se aproxima do teto biológico de densidade óssea, ganhos adicionais requerem esforços maiores.
5. **Mais não é necessariamente melhor**: as células ósseas se tornam dessensibilizadas em resposta às sessões prolongadas de sobrecarga mecânica.
6. **Reversibilidade**: a interrupção dos exercícios de sobrecarga reverte os efeitos osteogênicos positivos do exercício.

A perda de massa óssea não é facilmente recuperada

Uma vez perdida, a massa óssea não é facilmente recuperada. Quando um adulto jovem perde massa óssea, ele pode manter-se permanentemente em níveis subótimos ao longo de toda a vida adulta, fazendo com que as pessoas tenham riscos mais elevados de osteoporose e fraturas por estresse até mesmo anos após a participação em eventos atléticos competitivos.

Organizações profissionais recomendam que a intervenção comece em até 3 meses após o início da amenorreia. O tratamento bem-sucedido da amenorreia de atletas requer uma abordagem comportamental não farmacológica que inclui os seguintes fatores:

- Redução do nível de treinamento entre 10 e 20%
- Aumento gradual da ingestão energética total
- Aumento do peso corporal entre 2 e 3%
- Manutenção da ingestão diária de cálcio em 1.500 mg.

Assim como ocorre na maioria dos problemas médicos, a prevenção constitui o tratamento mais efetivo para a tríade feminina. Idealmente, testes para a triagem da tríade deveriam começar no segundo segmento do ensino fundamental e no ensino médio em avaliações médicas antes da participação em competições e nas avaliações subsequentes. Esse tipo de avaliação fornece informações a respeito de comportamentos e sintomas relacionados com os transtornos alimentares e a irregularidade menstrual. Além disso, técnicos, médicos de equipe e treinadores devem monitorar rotineiramente as atletas buscando mudanças nos padrões menstruais e nos comportamentos alimentares. *A identificação de qualquer componente da tríade requer a avaliação imediata para os outros dois distúrbios.* O Capítulo 15 discute vários transtornos alimentares com ênfase em atletas e em indivíduos fisicamente ativos.

A força muscular está relacionada com a densidade óssea?

Atletas de força e potência possuem tanto ou mais massa óssea total do que atletas de *endurance*. Esses achados causaram especulação sobre a possível relação entre força muscular e massa óssea. Experimentos laboratoriais documentaram maior flexão máxima e maior força de extensão dinâmica em mulheres pós-menopausa sem osteoporose do que mulheres osteoporóticas. A **Figura 2.12** mostra resultados inequívocos de flexão e extensão peitorais em mulheres osteoporóticas e normais. Mulheres com densidade mineral óssea normal na coluna lombar e na cabeça do fêmur apresentaram força 20% maior em 11 dos 12 testes de comparação de flexão; em quatro dos 12 testes de comparação de extensão elas apresentaram valores 13% maiores do que as mulheres osteoporóticas. Possivelmente, diferenças na força dinâmica máxima em mulheres pós-menopausa podem ter um uso clinicamente útil na triagem da osteoporose e do risco de fraturas por estresse. Outros dados complementam esses achados; indicando que a massa de tecido magro regional, frequentemente um indicador da força muscular, prediz com precisão a densidade mineral óssea. As massas ósseas da coluna lombar e da porção proximal do fêmur de halterofilistas adolescentes de elite excederam os valores representativos de referência de maturidade óssea total de adultas. Além disso, existe uma relação linear entre acréscimos na densidade mineral óssea e o peso levantado total e específico de cada exercício durante um programa de treinamento de força de duração de 1 ano.

Para as ginastas femininas, a densidade mineral óssea se correlacionou moderadamente com a força muscular máxima e os níveis séricos de progesterona. Muitas dessas atletas apresentavam oligomenorreia e amenorreia, e, ainda assim, elas conseguiram manter os níveis de densidade mineral óssea que eram correlacionados com a força muscular no esqueleto axial (L2-L4) e no esqueleto apendicular. Para atletas adolescentes do sexo feminino, a força absoluta de extensão do joelho foi associada moderadamente com a densidade mineral óssea corporal total, na coluna lombar, na cabeça femoral e nos ossos da perna.

Redução do risco de fraturas

Mulheres com elevado risco de osteoporose e aquelas já com a doença podem reduzir seus *fatores de risco* de fratura (definido como a taxa de carga sobre a coluna até a carga de falha do osso) de duas maneiras:

- Fortalecendo os ossos pela manutenção ou pelo aumento de sua densidade com a realização de atividades físicas adequadas além de uma ingestão diária de cálcio adequada
- Reduzindo a magnitude das forças vertebrais evitando atividades de alto risco que aumentem a compressão vertebral e das articulações dos membros inferiores, o que inclui atividades de levantamento de peso e de salto de caixas. Esse tipo de salto envolve pular a partir de e para caixas de diferentes alturas.

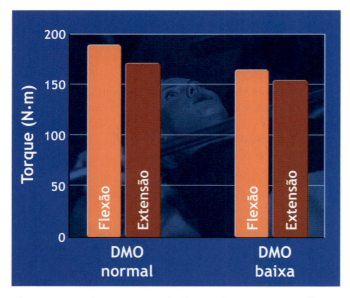

Figura 2.12 Comparação da força de extensão e flexão peitorais em mulheres pós-menopausa com densidades minerais ósseas (DMO) normal e baixa corrigidas por idade e peso. Mulheres com DMO baixa apresentaram pontuação significativamente menor em cada medida de força muscular do que o grupo de referência. (Adaptada de McArdle WD, Katch FI, Katch VL. Sports and exercise nutrition. 4th ed. Philadelphia: Wolters Kluwer Health; 2013.)

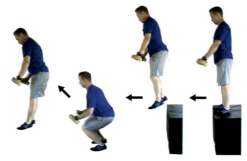

Fonte: Katch, com agradecimentos ao diretor de Desempenho e Aptidão Física Chris Ecklund, La Cumbre Country Club, Santa Bárbara, CA.

Atletas altamente treinados com desempenho avançado sem risco de osteoporose frequentemente vestindo um suporte de peso ou segurando uma barra sobre os ombros (ou segurando *kettlebells*) saltam o mais alto que conseguem para fora da caixa; ao aterrissarem, eles quicam com um salto vigoroso para cima, imediatamente após o impacto com o chão. A ideia básica desse salto com quique no salto de caixa tradicional durante o treinamento pliométrico é tentar tomar impulso vertical imediatamente e o mais alto possível após a força máxima de impacto de ambos os pés no chão. A imagem anterior mostra a posição básica de salto da caixa enquanto se segura um peso de 1,35 kg em cada mão; o indivíduo pula da caixa e, quando encosta no chão salta verticalmente para cima o mais alto possível.

Em teoria, o movimento de quicar estimula o reflexo de alongamento que pode "superativar" componentes estruturais dentro dos músculos da panturrilha e da coxa, produzindo contrações musculares mais poderosas que se traduzem em melhoras funcionais ao desempenho atlético. O aspecto negativo desse exercício é que ele promove forças compressivas enormes nas articulações e nos tecidos da coluna vertebral e dos membros inferiores. Essa atividade não deve ser realizada por novatos, e sim ser reservada para atletas no auge de sua condição física e com treinamento prévio.

Fósforo

O fósforo se combina com o cálcio, formando hidroxiapatita $(Ca_{10}(PO_4)_6(OH)_2)$ e fosfato de cálcio $(Ca_3(PO_4)_2)$ – dois compostos minerais que fornecem rigidez a ossos e dentes. O fósforo também age como um componente essencial do mediador intracelular monofosfato de adenosina cíclico (cAMP) e dos compostos intramusculares altamente energéticos fosfocreatina (PCr) e trifosfato de adenosina (ATP). O ATP fornece energia para todos os tipos de trabalho biológico. O fósforo é combinado com lipídios, formando compostos fosfolipídicos, que são componentes integrais da bicamada lipídica da membrana plasmática celular. As enzimas fosfatases contendo fósforo ajudam a regular o metabolismo celular e o fósforo tampona subprodutos ácidos do metabolismo energético. Por esse motivo, alguns técnicos e treinadores recomendam o consumo de "bebidas fosfatadas" especiais para reduzir os efeitos da produção de ácidos em exercícios extenuantes. A "sobrecarga de fosfato" também tem sido proposta como facilitadora da liberação de oxigênio pela hemoglobina em nível celular. No Capítulo 11, será abordada a utilidade de bebidas tamponantes específicas para aumentar o desempenho de exercícios intensos.

A maior parte dos estudos confirmou que a ingestão de fósforo por atletas geralmente alcança os níveis recomendados, com as possíveis exceções de dançarinas e ginastas do sexo feminino. Fontes alimentares ricas em fósforo incluem laticínios (240 mℓ de leite desnatado = 247 mg; 240 mℓ de iogurte natural desnatado = 385 mg); halibute e salmão cozidos (85 g = 250 mg); carne bovina, de aves e de peru cozida (85 g = 165 mg); lentilhas cozidas (1/2 xícara = 178 mg) e amêndoas (28 g ou 23 amêndoas = 134 mg).

Magnésio

O magnésio representa um componente celular importante para cerca de 400 enzimas que regulam o metabolismo. Todas as células do corpo humano e células de todos os outros organismos contêm esse elemento. Na realidade, a vida deixaria de existir sem o íon magnésio. O íon Mg^{2+} é um componente importante do ATP, a fonte contínua de energia do corpo. O magnésio desempenha um papel vital no metabolismo da glicose, ajudando a formar o glicogênio muscular e hepático a partir da glicose sanguínea. As 20 a 30 g de magnésio corporal também participam como um cofator que degrada glicose, ácidos graxos e aminoácidos durante o metabolismo energético. O magnésio afeta a síntese de lipídios e proteínas e contribui para o funcionamento adequado do sistema neuromuscular. O magnésio também age como um eletrólito que, junto com potássio e sódio, ajuda a estabilizar a pressão arterial dentro da faixa "normal". Por meio da regulação da síntese da estrutura do DNA e do RNA, o magnésio regula o crescimento e a reprodução celulares e a estrutura das membranas plasmáticas. Por causa de seu papel como um bloqueador dos canais de Ca^{2+}, uma diminuição nas concentrações de magnésio pode causar hipertensão arterial sistêmica e arritmias cardíacas. A sudorese intensa geralmente produz perdas pequenas de magnésio.

Redução de risco com alimentos ricos em potássio

Dietas ricas em magnésio, potássio e cálcio diminuem o risco de AVE e existem evidências fortes e consistentes indicando que uma ingestão adequada de potássio também reduza a pressão arterial. De acordo com a National Academy of Medicine dos EUA, a ingestão recomendada diária de potássio é de 4.700 mg. A ingestão diária média dos norte-americanos excede pouco mais de 3.000 mg/dia para homens e 2.300 mg para mulheres. As cinco maiores fontes de potássio incluem uma batata assada pequena com casca (750 mg), folhas de beterraba (1/2 xícara cozida; 650 mg), halibute (115 g cozidos; 600 mg), acelga (1/2 xícara cozida; 480 mg) e abóbora (1/2 xícara cozida; 450 mg).

Fontes: Adebamowo SN et al. Association between intakes of magnesium, potassium, and calcium and risk of stroke: 2 cohorts of US women and updated meta-analyses. Am J Clin Nutr. 2015; 101:1269.

Jenkins DJA et al. Supplemental vitamins and minerals for CVD prevention and treatment. Am Coll Cardiol. 2018; 71:2570.

Pan WH et al. Intake of potassium- and magnesium-enriched salt improves functional outcome after stroke: a randomized, multicenter, double-blind controlled trial. Am J Clin Nutr. 2017; 106:1267.

A ingestão de magnésio por atletas geralmente alcança os níveis recomendados, embora dançarinas e ginastas do sexo feminino apresentem baixa ingestão. Fontes ricas em magnésio incluem vegetais verdes folhosos (espinafre cru, 1/2 xícara = 80 mg), leite desnatado (1 xícara = 40 mg), halibute (115 g = 107 mg), feijão-fradinho (1/2 xícara = 45 mg), manteiga de amendoim (2 colheres de sopa = 50 mg), grãos de soja (1 xícara cozida = 148 mg), sementes de abóbora (28 g = 150 mg), iogurte natural desnatado (1 xícara = 47 mg), banana (1 média = 32 mg), chocolate amargo (100 g = 327 mg) e arroz integral (1 xícara cozida = 86 mg). O banco de dados de composição alimentar do USDA fornece a melhor fonte disponível de informação nutricional para todos os itens alimentares, grupos de alimentos e milhares de itens industrializados vendidos. A Magnesium Online Library lista o teor de magnésio em todos os alimentos avaliados pelo Manual Número 8 do USDA. Nós recomendamos a ingestão de uma ampla variedade de alimentos e não a ingestão de suplementos de magnésio porque eles frequentemente são misturados com dolomita ($CaMg[CO_3]_2$), um extrato derivado de calcário e mármore dolomíticos, que frequentemente contêm elementos tóxicos como mercúrio e chumbo!

Ferro

O corpo normalmente contém entre 3 e 8 g do mineral ferro. Para um homem adulto pesando 75 quilogramas, isso significa cerca de 6 gramas de ferro. Pessoas maiores ou menores possuem mais ou menos do que essa quantidade. Aproximadamente 80% dessa quantidade existe em compostos funcionalmente ativos, predominantemente combinado com a hemoglobina nos eritrócitos. A figura no topo da página mostra uma molécula de hemoglobina e, à esquerda, uma proteína globina composta por quatro cadeias polipeptídicas (A). Cada polipeptídio mostrado em (B) contém um único **grupo heme**, a porção não proteica da molécula de hemoglobina com seu único átomo de ferro que age como um "ímã" de oxigênio. Se o ferro não fizesse parte do grupo heme, não haveria local para ligação com o oxigênio e, sem oxigênio, todas as células do corpo deixariam de funcionar e morreriam. Pense no ferro combinado com o oxigênio como indispensável para a manutenção da vida humana. Uma das adaptações humanas mais incríveis é que a adição do composto hemoglobina aumenta a capacidade de transporte de oxigênio do sangue em aproximadamente 65 vezes. A **Figura 2.13** mostra a composição percentual do sangue total centrifugado formado por plasma e pela concentração de eritrócitos (chamada de **hematócrito**), incluindo os valores médios de hemoglobina para homens e mulheres.

O ferro desempenha outras funções importantes relacionadas com o exercício além de seu papel no transporte sanguíneo de oxigênio. Ele age como um componente estrutural da **mioglobina** (cerca de 5% do ferro total), um composto com algumas semelhanças com a hemoglobina e que ajuda no armazenamento e no transporte de oxigênio dentro da célula muscular. Pequenas quantidades de ferro também existem nos **citocromos**, a substância especializada que facilita a transferência de energia dentro da célula.

Estoques de ferro

Cerca de 20% do ferro corporal não estão combinados com compostos funcionalmente ativos e existem como **hemossiderina** e **ferritina** armazenadas no fígado, no baço e na medula óssea. Esses compostos proteicos ajudam a controlar precisamente quanto ferro está disponível para os tecidos corporais. Como armazéns biológicos, eles restabelecem o ferro perdido pelos compostos funcionais e fornecem uma reserva de ferro durante períodos de ingestão dietética inadequada desse mineral. Se o sangue contiver pouco ferro, a ferritina liberará mais desse mineral; ao contrário, se ocorrer excesso de ferro no sangue ou nos tecidos (chamado de **sobrecarga de ferro**), a ferritina ajuda a armazenar esse excesso até que os níveis sanguíneos retornem ao normal. O corpo perde pequenas quantidades de ferro por dia por meio da urina, das fezes e

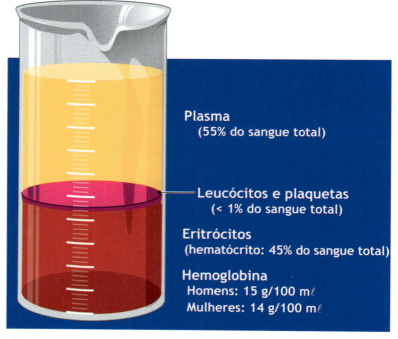

Figura 2.13 Composição percentual do sangue total centrifugado para as concentrações de plasma e de eritrócitos (hematócrito). Também inclui valores médios de hemoglobina para homens e mulheres para cada 100 mililitros de sangue.

do suor durante atividades físicas intensas, além da perda diária de um milhão de células mortas da pele, ou 42.000 células por hora! O sangramento menstrual mensal em mulheres pré-menopausa também contribui para a perda de ferro.

Outra glicoproteína plasmática que liga ferro, a **transferrina**, transporta o ferro dos alimentos ingeridos e dos eritrócitos danificados para tecidos que precisem desse mineral. O fígado, o principal local de síntese de transferrina, entrega ferro para todos os tecidos corporais a partir dos centros de absorção no duodeno e nos macrófagos. *Os níveis plasmáticos de transferrina geralmente refletem a adequação da ingestão atual de ferro.* Indivíduos fisicamente ativos não vegetarianos devem incluir quantidades normais de alimentos ricos em ferro em suas dietas diárias. Indivíduos com ingestão inadequada de ferro ou com taxas limitadas de absorção desse íon ou ainda taxas elevadas de perda de ferro frequentemente apresentam uma redução na concentração de hemoglobina nos eritrócitos. Essa condição indesejável de deficiência de ferro, chamada de **anemia ferropriva**, produz uma série de sinais e sintomas deletérios que serão discutidos na próxima seção. A Tabela 2.11 lista as recomendações de ingestão de ferro para crianças e adultos.

Sinais e sintomas da anemia ferropriva

Os dez sintomas comuns da anemia ferropriva relacionados com a redução do fornecimento de oxigênio são:

- Fadiga persistente (falta de energia ou cansaço extremo)
- Cor pálida ou pele levemente amarelada
- Falta de ar ou dor no peito, especialmente durante atividades físicas
- Fraqueza generalizada inexplicada
- Palpitações cardíacas
- Som de batidas nos ouvidos
- Dor de cabeça causada ou piorada com atividade física
- Vontade compulsiva de ingerir bebidas geladas ou vontade forte de comer coisas como papel ou argila, um transtorno alimentar chamado de alotriofagia
- Língua dolorida ou lisa
- Unhas quebradiças ou queda de cabelo.

TABELA 2.11

Recomendação de ferro dietético.

	Idade (anos)	Ferro (mg)
Crianças	1 a 10	10
Homens	11 a 18	12
	19+	10
Mulheres	11 a 50	15
	51+	10
	Gestantes	30
	Lactantes	15

Em geral, esse aumento na necessidade não pode ser satisfeito pelas dietas normais; portanto, o uso de suplementos contendo ferro elementar entre 30 e 60 mg/dia é recomendado. Fonte: Food and Nutrition Board, National Academy of Sciences – National Research Council, Washington, DC. Recommended dietary allowances revisadas em 2001.

Mulheres: uma população em risco para a deficiência de ferro

A ingestão inadequada de ferro ocorre frequentemente em crianças, adolescentes e mulheres em idade reprodutiva, incluindo mulheres fisicamente ativas. Para mulheres pré-menopausa, a perda de ferro que varia entre 5 e 45 miligramas durante o ciclo menstrual causa um requerimento adicional diário de 5 miligramas de ferro dietético. Essa perda aumenta a necessidade de ingestão dietética mensal de ferro em 150 miligramas. O intestino delgado absorve apenas cerca de 15% do ferro ingerido, dependendo do estado atual de ferro, do tipo de ferro que foi ingerido e da composição nutricional da refeição. Assim, entre 20 e 25 mg de ferro adicionais se tornam disponíveis para que as mulheres sintetizem os eritrócitos perdidos todos os meses durante a menstruação (considerando uma absorção típica de ferro). Não é surpreendente que entre 30 e 50% das mulheres norte-americanas experimentem deficiência de ferro derivada da perda de sangue menstrual, incluindo uma ingestão insuficiente de ferro dietético.

A fonte do ferro é importante

A absorção intestinal de ferro varia bastante com a necessidade desse íon, mas ainda assim ocorre uma variação considerável na biodisponibilidade desse íon por causa da composição da dieta. Por exemplo, o intestino delgado em geral absorve entre 2 e 10% do ferro proveniente dos vegetais (íon trivalente férrico ou **ferro** elementar **não heme**), enquanto a absorção do ferro proveniente de fontes animais (íon divalente ferroso ou **ferro heme**) aumenta para 10 a 35%. O corpo absorve cerca de 15% do ferro ingerido, dependendo de três fatores: estado do ferro, forma do ferro ingerido (valência) e composição da refeição.

Fatores que aumentam ou reduzem a absorção de ferro

A absorção de ferro *aumenta* como resultado de:

- Ácido gástrico
- Ferro dietético na forma heme
- Demanda corporal de eritrócitos elevada (perda sanguínea, exposição a grandes altitudes, treinamento de exercício, gestação)
- Presença do fator de proteína da carne (MPF), uma substância encontrada na carne bovina, nas aves e nos peixes que ajuda a absorção do ferro não heme
- Vitamina C no intestino delgado.

A absorção de ferro *diminui* como resultado de:

- Ácido fítico (nas fibras dietéticas)
- Ácido oxálico
- Polifenóis (nos chás ou no café)
- Excesso de outros minerais (Zn, Mg, Ca), particularmente quando ingeridos como suplementos
- Redução do ácido gástrico
- Uso de antiácidos.

A absorção intestinal do ferro não heme (mas isso não ocorre com o ferro heme) aumenta quando é ingerida uma dieta com baixa biodisponibilidade de ferro. Ao contrário, a suplementação de ferro diminui a absorção de ferro não heme dos alimentos, mas não do ferro heme. Apesar dessa adaptação parcial na absorção de ferro, os estoques corporais desse íon permanecem mais elevados após a suplementação do que após o tratamento com placebos. Nos alimentos, o ferro heme também aumenta a absorção das fontes de ferro não heme. Para não vegetarianos, o consumo de mais carne vermelha mantém o estado de ferro mais efetivamente em mulheres fisicamente ativas do que o uso de suplementos comerciais contendo ferro. Os veganos devem obter quantidades adicionais de ferro a partir de fontes alimentares como couve-de-bruxelas, uva-passa, lentilha, pêssego seco, soja, sementes de girassol e abóbora, feijões, rúcula, arroz integral, aveia, batata, tofu, chocolate amargo e couve.

Estado de ferro: uma preocupação para algumas mulheres veganas

A biodisponibilidade relativamente baixa do ferro não heme faz com que as mulheres que consomem dietas veganas apresentem risco elevado de desenvolvimento de deficiência de ferro. Algumas mulheres vegetarianas corredoras apresentam um estado de ferro pior do que mulheres que consomem a mesma quantidade de ferro a partir de fontes predominantemente animais. A inclusão de alimentos ricos em vitamina C na dieta melhora a biodisponibilidade do ferro dietético. Isso ocorre porque o ácido ascórbico aumenta a solubilidade do ferro não heme, fazendo com que ele fique disponível para ser absorvido no pH alcalino do intestino delgado. O ácido ascórbico contido em um copo de suco de laranja, por exemplo, aumenta significativamente a absorção de ferro não heme.

O painel *superior* da **Figura 2.14** ilustra claramente o efeito da vitamina C exógena sobre a absorção de ferro não heme. Oito homens saudáveis sem deficiência de ferro foram avaliados em repouso após a ingestão de um complexo de citrato férrico de 100 mg, 100 mg de citrato férrico com 200 mg de ácido ascórbico ou nenhum ferro exógeno. A suplementação apenas com ferro causou um aumento de 18,4% na concentração sérica de ferro em comparação com os controles, os indivíduos que não receberam ferro. A combinação de ferro e vitamina C induziu um pico de aumento de 72% nos níveis de ferro sérico. Além disso, a ingestão do suplemento apenas com ferro seguida por uma hora de exercício moderado produziu uma elevação de 48,2% na concentração sérica de ferro em comparação com o aumento de 8,3% durante o repouso (**Figura 2.14**, painel *inferior*). A combinação de exercício e suplementação férrica associada à vitamina C não aumentou o efeito da atividade física sobre a absorção de ferro. Esses dados indicam fortemente que o exercício moderado não prejudica a absorção corporal do ferro suplementar; ao contrário, ele facilita a captação de ferro em valores semelhantes à suplementação com vitamina C sem exercício. Esses achados também fornecem uma justificativa baseada na nutrição para a prática de exercícios moderados após as refeições.

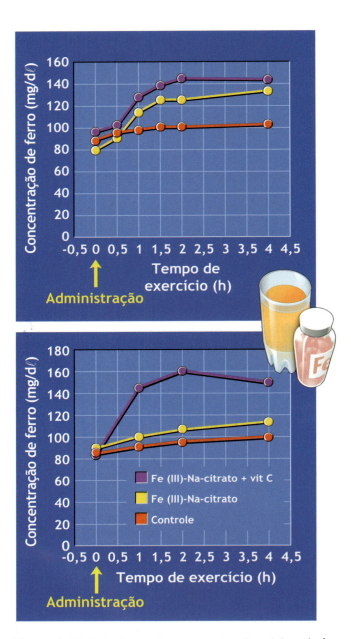

Figura 2.14 *Painel superior*: concentrações séricas de ferro após a administração de uma única dose de 100 miligramas de complexo de citrato férrico e sódico (Fe[III]-Na-citrato) ou 100 miligramas de complexo de citrato férrico e sódico com 200 mg de ácido ascórbico (Fe[III]-Na-citrato + Vitamina C) em comparação com controles em repouso. *Painel inferior*: concentrações séricas de ferro após a administração de uma única dose de 100 miligramas de complexo de citrato férrico e sódico (Fe[III]-Na-citrato) ou 100 miligramas de complexo de citrato férrico e sódico com 200 miligramas de ácido ascórbico (Fe[III]-Na-citrato + Vitamina C) em comparação com controles durante exercício moderado (60%$V_{O2\,máx}$). (Adaptada McArdle WD, Katch FI, Katch VL. Sports and exercise nutrition. 4th Ed. Philadelphia: Wolters Kluwer Health; 2013.)

Fontes alimentares de ferro heme e não heme

As fontes de ferro heme incluem:

- Atum (85 g = 1,6 mg)
- Frango (115 g de peito = 1,8 mg)
- Moluscos (85 g = 2,6 mg)
- Carne bovina (85 g = 2,7 mg)
- Ostras (85 g = 5,9 mg)
- Fígado bovino (85 g = 6,6 mg).

Onze fontes de ferro não heme são:

1. Aveia (1 xícara de aveia não fortificada = 1,6 mg)
2. Aveia (1 xícara de aveia fortificada = 6,3 mg)
3. Espinafre (1/2 xícara cozida = 2,0 mg)
4. Proteína de soja (tofu, pedaço de 6,4 cm × 7 cm × 2,5 cm = 2,3 mg)
5. Figos secos (4 figos = 2,3 mg)
6. Feijões (1/2 xícara cozida = 2,3 mg)
7. Uva-passa (1/2 xícara = 2,5 mg)
8. Feijões-verdes (1/2 xícara = 2,5 mg)
9. Suco de ameixa (1 xícara = 3,0 mg)
10. Pêssegos (1/2 xícara secos = 3,3 mg)
11. Damascos (1 xícara secos = 6,1 mg).

Alimentos ricos em fibras, café e chá contêm compostos que interferem na absorção intestinal de ferro e zinco.

Os indivíduos fisicamente ativos apresentam maior risco de deficiência de ferro?

O interesse em esportes de *endurance*, combinado com o aumento da participação feminina nessas atividades, fez com que as pesquisas focassem na influência do treinamento extenuante sobre o estado férrico do corpo. O termo **anemia esportiva** frequentemente descreve a redução dos níveis de hemoglobina, que se aproximam da anemia clínica (12 g/dℓ de sangue para as mulheres e 14 g/dℓ para homens), atribuível ao treinamento intenso.

Alguns pesquisadores afirmam que o treinamento físico promove aumento na demanda de ferro que frequentemente excede sua ingestão. Isso depletaria as reservas de ferro e, eventualmente, diminuiria a síntese de hemoglobina e/ou reduziria os compostos contendo ferro dentro do sistema de transferência energética celular. Indivíduos suscetíveis a essa perda de ferro podem experimentar redução na capacidade de realização de exercícios por causa do papel crucial do ferro no transporte e no uso de oxigênio.

O treinamento intenso teoricamente aumenta a demanda de ferro por causa da perda desse íon no suor; ele também aumenta a demanda por causa da perda de hemoglobina na urina causada pela destruição dos eritrócitos com o aumento da temperatura, a atividade do baço, as taxas de circulação e traumatismos mecânicos causados pelos pés dos corredores sobre a superfície da corrida, chamada de **hemólise por impacto**. Sangramentos gastrintestinais não relacionados com idade, gênero ou tempo de realização de exercício também

podem ocorrer em corridas de longa distância. Essas perdas de ferro mobilizariam as reservas do corpo necessárias para a síntese dos 260 bilhões de novos eritrócitos que são gerados diariamente na medula óssea do crânio, dos braços superiores, do esterno, das costelas, da coluna vertebral, da pelve e da porção superior das pernas. A perda de ferro representa uma sobrecarga adicional em mulheres na pré-menopausa com maior necessidade de ferro e, ainda assim, menor ingestão desse íon do que os homens.

Anemia verdadeira ou pseudoanemia?

Concentrações subótimas aparentes de hemoglobina e de hematócrito ocorrem mais frequentemente entre atletas de *endurance*, sustentando a possibilidade de anemia induzida pelo exercício. Sob escrutínio mais detalhado, as reduções na concentração de hemoglobina parecem ser transientes, ocorrendo na fase inicial do treinamento e então retornando para os valores de antes do treinamento. *A diminuição na concentração de hemoglobina geralmente acompanha a expansão desproporcionalmente grande do volume plasmático no início dos treinamentos de* endurance *e* resistência. Apenas alguns dias de treinamento aumentam o volume plasmático em 20%, enquanto o volume total de eritrócitos não se altera. Consequentemente, a **hemoglobina total** (um fator importante no desempenho de *endurance*) permanece a mesma ou aumenta um pouco com o treinamento, mas a *concentração* de hemoglobina diminui no volume plasmático expandido.

Apesar da diluição aparente da hemoglobina, a capacidade aeróbica e o desempenho físico normalmente melhoram com o treinamento. Pode ocorrer alguma destruição mecânica dos eritrócitos com o exercício vigoroso (incluindo a perda mínima de ferro no suor), mas nenhuma evidência mostrou que esses fatores diminuam as reservas de ferro dos atletas de modo suficiente a causar anemia clínica desde que a ingestão de ferro permaneça nos níveis recomendados. A aplicação de critérios rigorosos tanto para a anemia quanto para a insuficiência de ferro faz com que a anemia esportiva seja muito menos prevalente em atletas altamente treinados do que se acredita geralmente. Para corredores ou nadadores universitários, não foi notada nenhuma indicação de estágios iniciais de anemia apesar das grandes mudanças no volume e na intensidade de treinamento durante as diferentes fases das temporadas de competição. Dados obtidos a partir de atletas do sexo feminino indicam que a prevalência de anemia ferropriva *não* foi diferente nas comparações realizadas entre grupos atléticos específicos ou com um grupo controle não atlético. Existe uma prevalência relativamente elevada de depleção de ferro não relacionada a anemia entre atletas de diversos esportes e homens e mulheres ativos recreativamente.

Os indivíduos fisicamente ativos devem utilizar suplementos com ferro?

A depleção do ferro com o treinamento físico (associado a hábitos dietéticos ruins) em adolescentes e em mulheres em idade fértil, particularmente entre os que apresentam baixo peso ou esportes que privilegiam a aparência corporal, pode depletar uma reserva de ferro já limitada. Isso não significa que todos os indivíduos fisicamente ativos devam ingerir suplementos de ferro ou que todas as indicações de anemia esportiva sejam resultantes da deficiência dietética de ferro ou da perda de ferro causada pelo exercício. Entretanto, isso ressalta a importância de monitorar o estado férrico dos atletas com avaliações periódicas das características hematológicas e das reservas de ferro, particularmente em atletas que escolheram utilizar suplementos de ferro. Isso é importante porque a reversão de uma anemia ferropriva total pode requerer até 6 meses de terapia férrica. A avaliação da concentração sérica de ferritina fornece informação útil a respeito das reservas de ferro. A depleção das reservas de ferro ocorre quando os valores de ferritina se encontram abaixo de 20 μg/ℓ para mulheres e 30 μg/ℓ para homens.

Ponto de corte para classificação da anemia clínica

Concentrações de hemoglobina de 12 g/dℓ para mulheres representam o ponto de corte para a classificação clínica de anemia. Valores baixos dentro da faixa "normal" podem refletir **anemia funcional** ou **deficiência marginal de ferro**. A depleção dos estoques de ferro, a redução da produção de proteínas dependentes de ferro (p. ex., enzimas oxidativas), mas na presença de concentrações relativamente *normais* de hemoglobina caracterizam essa condição. Os efeitos ergogênicos da suplementação férrica sobre o desempenho de exercícios aeróbicos e a responsividade ao treinamento foram observados nesses grupos de atletas com deficiência de ferro. Por exemplo, mulheres fisicamente ativas, porém não treinadas, classificadas como tendo depleção de ferro (ferritina sérica ≤ 16 μg/ℓ), mas não anêmicas (hemoglobina ≥ 12 g/dℓ) receberam terapia férrica (50 mg de sulfato ferroso) ou placebo 2 vezes/dia durante 2 semanas. Todas elas passaram então por um treinamento aeróbico de 4 semanas. O grupo suplementado com ferro aumentou os níveis de ferritina com apenas uma elevação pequena na concentração de hemoglobina. O grupo suplementado também apresentou o dobro da melhora no tempo de ciclismo de *endurance* de 15 km (3,4 *versus* 1,6 minuto mais rápido) do que as mulheres que consumiram o placebo. Os pesquisadores concluíram que as mulheres com níveis baixos de ferritina sérica, mas com concentrações de hemoglobina acima de 12 g/dℓ, embora não sejam clinicamente anêmicas, podem ser funcionalmente anêmicas e, assim, serem beneficiadas com a suplementação de ferro para a melhora do desempenho físico. De modo semelhante, mulheres com depleção de ferro sem anemia receberam um placebo ou 20 mg de ferro elementar na forma de sulfato ferroso 2 vezes/dia durante 6 semanas. A **Figura 2.15** mostra que a suplementação de ferro atenuou a taxa de diminuição na força máxima medida sequencialmente durante aproximadamente 8 minutos de exercício de extensão dinâmica de joelho.

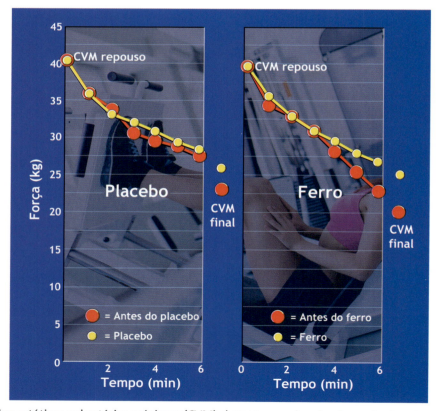

Figura 2.15 Contrações estáticas voluntárias máximas (CVM) durante os seis primeiros minutos de um teste de fadiga progressiva de extensão dinâmica do joelho antes e após a suplementação com placebo ou ferro. A CVM final representa a última CVM do protocolo e ocorreu em momentos diferentes (média < 8 minutos) para cada indivíduo. (Adaptada, com permissão, de McArdle WD, Katch FI, Katch VL. Essentials of exercise physiology. 5th ed. Baltimore: Wolters Kluwer Health; 2015.)

Esses achados apoiam as recomendações atuais de uso de suplementação férrica para mulheres fisicamente ativas com níveis baixos de ferritina sérica. A suplementação com ferro exerce um efeito pequeno sobre a concentração de hemoglobina e o volume dos eritrócitos em grupos com deficiência de ferro, mas sem anemia. Qualquer melhora na capacidade de realização de exercícios ocorre provavelmente por causa do aumento da capacidade oxidativa muscular e não pela capacidade de transporte de oxigênio pelo sangue.

Evite suplementos de ferro a menos que exista uma deficiência documentada

Para indivíduos saudáveis cujas dietas contenham a quantidade de ferro recomendada, o excesso de ferro, seja por meio da dieta ou de suplementos, não aumenta hemoglobina, hematócrito ou outras medidas do estado férrico ou o desempenho físico. Existe um perigo potencial com o consumo excessivo ou a absorção excessiva de ferro, particularmente com um consumo elevado de carne vermelha e de suplementos de ferro e vitamina C prontamente disponíveis, que facilitam a absorção de ferro. Os suplementos não devem ser utilizados indiscriminadamente porque o ferro em excesso pode se acumular e alcançar níveis tóxicos, contribuindo para complicações médicas resultantes de diabetes melito, doenças hepáticas e danos cardíacos e articulares. A ingestão excessiva de ferro pode até mesmo aumentar o crescimento de tumores latentes (p. ex., câncer colorretal) e organismos infecciosos.

Anomalia genética

Aproximadamente 2 milhões de norte-americanos possuem uma anomalia genética chamada de **hemocromatose hereditária**. Nos EUA, essa condição representa o distúrbio genético monogênico mais comum e afeta aproximadamente um em cada 200 ou 300 norte-americanos. Uma pessoa provavelmente desenvolverá a hemocromatose se herdar o gene defeituoso de ambos os pais. Se apenas um dos pais passar adiante o gene defeituoso, seu filho possivelmente será um carreador da doença, sem necessariamente desenvolvê-la. Os sintomas de hemocromatose hereditária incluem fadiga crônica, dor abdominal e disfunção menstrual em mulheres. A hemocromatose extrema pode causar cirrose ou câncer hepático, doenças cardiovasculares ou tireoidianas, diabetes melito, artrite e infertilidade. O diagnóstico e o tratamento precoces, pela redução da carga férrica pelo uso de flebotomia (a remoção de 473 mℓ de sangue a cada 1 ou 2 semanas sob supervisão médica até que os níveis férricos se normalizem) podem evitar as complicações mais sérias dessa doença, que aflige principalmente homens caucasianos com ascendência do norte europeu. Ao contrário do diabetes melito tipo 1, a hemocromatose é quase 100% curável, com os pacientes conseguindo se manter assintomáticos se os níveis férricos permanecerem na faixa normal.

Sódio, potássio e cloro

Sódio, potássio e cloro, chamados coletivamente de **eletrólitos**, se encontram dissolvidos no meio aquoso das células do corpo como partículas carregadas eletricamente chamadas de **íons**. O sódio (Na^+) e o cloro (Cl^-) representam os principais minerais encontrados no plasma sanguíneo e no fluido extracelular. Os eletrólitos modulam a troca de fluidos entre os compartimentos corporais, permitindo uma troca bem regulada de nutrientes e produtos metabólicos entre a célula e seu ambiente fluido externo. O potássio (K^+, quimicamente semelhante ao Na^+, porém maior) é o principal mineral intracelular. Em um adulto pesando 60 quilogramas, a quantidade total de K^+ é de cerca de 120 gramas. Dentro do plasma sanguíneo, as concentrações desse mineral são mantidas entre 3,5 e 5 milimoles (mmol), o nível seguro e protetor contra a falência orgânica. A deficiência de potássio é chamada de **hipopotassemia ou hipocalemia** (< 3,5 mmol) e pode causar a morte se não houver intervenção médica.

A ingestão adequada de potássio também pode causar benefícios para a saúde, particularmente por contrabalancear o aumento da pressão arterial causado pelo excesso da ingestão de sódio. Esse efeito benéfico do potássio pode ser causado porque ele pode tornar os vasos sanguíneos maiores mais flexíveis e dilatar os vasos sanguíneos menores, reduzindo a resistência periférica ao fluxo de sangue. A resposta corporal ao potássio dietético é elevar sua concentração dentro dos fluidos corporais; isso ocorre quando o K^+ migra do lado de fora das células para dentro delas. O teor relativamente alto de potássio na dieta Dietary Approaches to Stop Hypertension (DASH), que discutiremos em uma seção adiante –, rica em frutas e vegetais, com duas porções de laticínios desnatados e com baixo teor de gorduras saturadas, açúcares adicionados e farinha refinada – pode contribuir para o efeito de diminuição da pressão arterial dessa dieta.

A função mais importante dos íons sódio e potássio é o estabelecimento de gradientes elétricos adequados através das membranas celulares, o que é facilitado pela bomba de sódio e potássio (simbolizada como Na^+/K^+) e controlada pela enzima Na^+/K^+-ase. Esse mecanismo controla o fluxo de íons em direções opostas através da membrana celular, estabelecendo gradientes para os íons sódio e potássio. Essa diferença no equilíbrio elétrico entre as membranas interna e externa da célula permite a transmissão dos impulsos nervosos, o estímulo e a ação dos músculos e o funcionamento adequado das glândulas. Os eletrólitos também mantêm a permeabilidade das membranas plasmáticas e regulam as qualidades ácidas e básicas dos fluidos corporais, particularmente do sangue. A **Tabela 2.12** lista os valores considerados normais para as concentrações de eletrólitos no soro sanguíneo e no suor e as concentrações de eletrólitos e carboidratos em bebidas comuns de reidratação oral.

Quanto sódio é o bastante?

Com uma ingestão de sódio de baixa a moderada, o hormônio esteroide **aldosterona** ($C_{21}H_{28}O_5$), sintetizado a partir do colesterol dentro da glândula suprarrenal, age sobre os rins para conservar sódio. Os fármacos que interferem na ação da aldosterona são caracterizados como **anti-hipertensivos**; eles reduzem a pressão arterial porque bloqueiam a ação da enzima conversora de angiotensina (ECA), fazendo com que a secreção e a

TABELA 2.12

Concentração de eletrólitos no soro sanguíneo e no suor e concentrações de carboidratos e eletrólitos em algumas bebidas comuns.

	Na⁺ (mEq/ℓ)	K⁺ (mEq/ℓ)	Ca²⁺ (mEq/ℓ)	Mg²⁺ (mEq/ℓ)	Cl⁻ (mEq/ℓ)	Osmolalidade (mOsm/ℓ)	CHO (g/ℓ)
Soro sanguíneo	140	4,5	2,5	1,5 a 2,1	110	300	–
Suor	60 a 80	4,5	1,5	3,3	40 a 90	170 a 220	–
Coca-Cola®	3,0	–	–	–	1,0	650	107
Gatorade®	23,0	3,0	–	–	14,0	280	62
Suco de fruta	0,5	58,0	–	–	–	690	118
Pepsi-Cola®	1,7	Traços	–	–	Traços	568	81
Água	Traços	Traços	–	–	Traços	10 a 20	–

ação da aldosterona diminuam. Exemplos de fármacos inibidores da ECA incluem benazepril, captopril, enalapril e lisinopril. O efeito final dos **inibidores de ECA** é reduzir a retenção de sódio e água, simultaneamente, ajudando a reter K⁺. Ao contrário, excesso de sódio dietético inibe a liberação de aldosterona. Qualquer sódio em excesso é então excretado na urina, mantendo o equilíbrio normal de sal mesmo com grandes variações em sua ingestão. Isso não ocorre em indivíduos que não conseguem regular adequadamente a ingestão excessiva de sódio. O acúmulo anormal de sódio nos fluidos corporais aumenta o volume de fluidos e eleva a pressão arterial até níveis que representam um risco para a saúde. A **hipertensão arterial sistêmica induzida pelo sódio** ocorre em cerca de um terço dos indivíduos hipertensos.

O sódio, ampla e naturalmente distribuído nos alimentos, permite que seja possível a obtenção das necessidades diárias com facilidade e sem a necessidade de adicionar sal "extra" aos alimentos. A ingestão de sódio nos EUA, cerca de 1 colher e meia de sopa de sal por dia, excede grandemente as recomendações diárias máximas de 1.500 miligramas para adultos, ou a quantidade de sódio contida em menos de dois terços de uma colher de chá de sal de cozinha (o sódio constitui cerca de 40% do sal). Isso significa que uma porção de sopa vegetal contém 60% das quantidades diárias, ou 900 mg, de sódio. A dieta ocidental típica diária contém quase 4.000 mg de sódio, o equivalente a 7 a 12 g de sal, sendo que três quartos dessa quantidade estão escondidos em alimentos processados e em refeições realizadas em restaurantes. Isso representa 10 vezes os 500 mg de sódio de que o corpo realmente necessita. O uso de sal de cozinha para processar, curar, cozinhar, temperar e preservar alimentos comuns contribui para a grande ingestão de sódio. Além do sal de cozinha, fontes alimentares ricas em sódio incluem glutamato monossódico (GMS), molho de soja, condimentos, alimentos enlatados, bicarbonato de sódio, a maior parte das carnes processadas e fermento. Uma análise sobre os dados dietéticos feita pelo USDA indica que o consumo de carnes empacotadas/processadas, tipicamente as carnes embutidas, contribui para um quinto da ingestão média de sódio.

Os culpados pelo sódio

Os 18 exemplos a seguir incluem ofertas típicas de restaurantes e cadeias de *fast-food* classificados de acordo com seu teor de sódio que excede a recomendação diária de 1.500 miligramas. A título de comparação, porções típicas desses itens alimentares têm *apenas* teor de sódio igual ou menor que 1.000 miligramas: pizza de pepperoni (1 fatia; 466 mg), arroz pronto temperado (1.000 mg), sopa enlatada (400 a 900 mg), presunto, *bacon*, salsicha e embutidos (28 g; 300 a 600 mg), molho de salada industrializado (300 a 600 mg). Na lista a seguir, os três alimentos com maior teor de sódio incluem refeições do Outback Steakhouse, Quiznos e Burger King:

- Aperitivo Blooming Onion do Outback Steakhouse (3.841 mg)
- Costela fatiada com muçarela, pimentões, cebola e molho de pimenta sobre pão artesanal e acompanhamento ao sugo da rede Quiznos (3.610 mg)

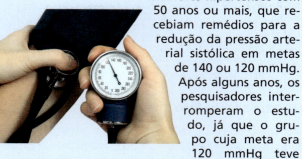

Para a pressão arterial, menos é melhor

Em setembro de 2015, o National Institute of Health interrompeu um estudo que alocava aleatoriamente mais de 9.000 homens e mulheres hipertensos com 50 anos ou mais, que recebiam remédios para a redução da pressão arterial sistólica em metas de 140 ou 120 mmHg. Após alguns anos, os pesquisadores interromperam o estudo, já que o grupo cuja meta era 120 mmHg teve uma redução em seus riscos de infarto, AVE, insuficiência cardíaca e outros eventos cardiovasculares em um terço e o risco de morte em 25%, quando comparado com o grupo cuja meta era 140 mmHg.

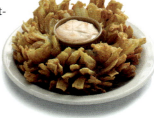

- Burger King's Country Pork Sandwich (3.310 mg)
- Wendy's Hot & Spicy Boneless Wings (2.490 mg)
- Jack in the Box Deli Trio Grilled Sandwich (2.460 mg)
- Subway's Footlong Black Forest Ham Sub (2.400 mg)
- McDonald's Big Breakfast com Hotcakes e Biscuit grande (2.260 mg)
- Chipotle, burrito de carne com tortilha de trigo, feijões pretos e guacamole (2.240 mg)
- Jack in the Box Bacon Ultimate Cheeseburger (2.190 mg)
- Taco Bell's Chicken Grilled Stuffed Burrito (2.180 mg)
- Burger King Bacon Cheddar Ranch Chicken Salad/TENDERCRISP dressing (1.960 mg)
- Carl Jr.'s 1/2-lb Original Six Dollar Thickburguer (1.820 mg)
- Somente pastrami, 170 g em sanduíche de uma deli (1.812 mg)
- Carne enlatada, 100 g (1.740 mg)
- Chick-fil-A's Spicy Chicken Delux Sandwich (1.750 mg)
- Burger King's Double Whopper com queijo (1.530 mg)
- Pizza de pepperoni (3 fatias; 1.398 mg)
- Taco Bell's Express Taco Salad com chips (1.270 mg).

O arroubo de Nova Iorque – o sanduíche Mile High Pastrami da Katz's Deli

A icônica *delicatessen* de estilo *kosher* da cidade de Nova Iorque, fundada em 1888 e nomeada como Katz's, em 1911, em Manhattan, serve uma grande variedade de alimentos saborosos para turistas e locais ao longo de todo o ano. A comédia romântica de 1989 *Harry e Sally – Feitos um para o outro* imortalizou a mesa onde o casal estava almoçando, que continha uma placa onde se lia "Espero que você experimente o que ela pediu! Aproveite!" Todas as semanas do ano, o restaurante Katz's serve 6.800 kg de pastrami, 3.600 kg de carne enlatada, 910 kg de salame e cerca de 4.000 cachorros-quentes. Em 1 ano, a quantidade de pastrami consumida chega a 353.741 kg, quase 400 toneladas! Para o sanduíche de pastrami "Mile High", que contém 454 g de pastrami caseiro, curado e defumado por mais de 30 dias, nós calculamos o teor calórico total e o teor de sódio. O veredito apenas para o pastrami: uma quantidade assustadora de 4.832 mg de sódio (mas "apenas" 656 kcal). Adicione outros 500 mg de sódio para duas fatias grandes de pão de centeio (200 kcal) e os totais para esse sanduíche são de 5.332 mg de sódio e 856 kcal. Esse único sanduíche possui sódio suficiente para quase 4 dias da ingestão recomendada desse íon. É uma experiência valiosa por causa do ambiente e do impacto culinário, mas definitivamente não é recomendado para uma dieta constante ou para alcançar qualquer objetivo nutricional, não valendo nem mesmo tentar repetir a receita em casa.

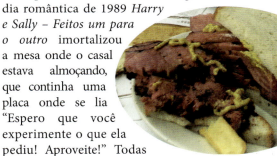

Estratégia para reduzir o sal

Durante décadas, a primeira linha de defesa para o tratamento da hipertensão arterial sistêmica foi a eliminação do excesso de sódio na dieta, particularmente para indivíduos "sensíveis ao sal" em que a redução do consumo de sódio reduz a pressão arterial. Existe debate a respeito da magnitude dessa redução para a maior parte dos hipertensos. Se as restrições dietéticas forem ineficientes para a diminuição da pressão arterial, fármacos que induzem perda de água, chamados de **diuréticos**, constituem a próxima linha de defesa. Infelizmente, os diuréticos também produzem a perda de outros minerais, particularmente de potássio. Uma dieta rica em potássio (batatas, bananas, laranjas, tomates e carne) se torna necessária para um paciente que usa diuréticos. Uma redução de 5 gramas na ingestão de sal diária (menos da metade da ingestão diária na dieta norte-americana, que é de cerca de 19 gramas) está associada a uma taxa 23% menor de AVE e a um risco 17% menor de doenças cardiovasculares.

Quatro benefícios significativos para a saúde com a redução da ingestão de sal

A redução da ingestão diária de sódio típica de 3.000 mg por mulheres de meia-idade ou mais, afrodescendentes ou já hipertensas norte-americanas e de 4.000 miligramas por homens norte-americanos com características semelhantes para valores de 1.500 mg por dia pode alcançar os seguintes benefícios para a saúde:

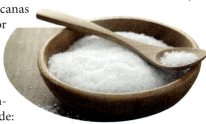

- Prevenir até 92.000 mortes e 66.000 AVE anuais
- Prevenir que quase 100.000 norte-americanos tenham um infarto e quase 120.000 pessoas adquiram doença cardiovascular todos os anos. Isso pode reduzir o risco de insuficiência cardíaca, que afeta 5,8 milhões de norte-americanos, bem como o risco de disfunção dos rins, do cérebro, do coração e do sistema arterial em geral
- Poupar entre 10 e 25 bilhões de dólares anuais com gastos com a saúde
- Combater o aumento médio de 5 mmHg em 5 anos da pressão arterial sistólica em indivíduos com idade entre 45 e 64 anos.

A ingestão de sódio pode ser baixa demais?

Uma dieta com baixo teor de sódio associada a transpiração excessiva, vômitos persistentes ou diarreia gera uma potencial depleção do conteúdo de sódio corporal até níveis críticos, em uma condição chamada de **hiponatremia**. Essa emergência médica em potencial causa um amplo espectro de sintomas que variam desde cãibras musculares, náuseas, vômitos e tontura até, em casos extremos, choque, coma e morte. O Capítulo 10 discorre com mais detalhes sobre o papel crucial da ingestão de fluidos e risco de hiponatremia.

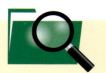

Informações adicionais: Redução da pressão arterial com intervenção dietética – a dieta DASH

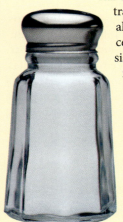

Quase 50 milhões de norte-americanos têm hipertensão arterial sistêmica, uma condição que, se não for tratada, aumenta o risco de AVE e infarto, além de insuficiência renal. Cinquenta por cento das pessoas com hipertensão arterial sistêmica procuram tratamento, mas apenas metade delas alcança sucesso a longo prazo. Um motivo para a baixa adesão diz respeito aos efeitos colaterais possíveis dos medicamentos anti-hipertensivos disponíveis. Por exemplo, fadiga e impotência frequentemente desencorajam os pacientes de permanecerem no tratamento crônico necessário para a intervenção farmacológica contra a hipertensão arterial sistêmica.

Abordagem DASH

Pesquisas utilizando DASH (Dietary Approaches to Stop Hypertension; *www.nhlbi.nih.gov/healt/public/heart/hbp/dash/new_dash.pdf*) demonstram que essa dieta reduz a pressão arterial em um grau comparável à terapia farmacológica e, frequentemente, mais do que outras mudanças no estilo de vida. Dois meses nessa dieta reduziram a pressão arterial sistólica em média 11,4 mmHg e a pressão arterial diastólica foi reduzida em 5,5 mmHg. Cada redução de 2 mmHg na pressão sistólica reduz o risco de infarto em 5% e o de AVE em 8%. A dieta DASH padrão combinada com uma redução na ingestão dietética de sal limitada a 1.500 mg produz decréscimos ainda maiores na pressão arterial do que a dieta DASH sozinha.

Objetivos nutricionais da dieta DASH

A tabela mostra as metas diárias de nutrientes para o plano dietético DASH para uma ingestão de 2.100 kcal por um indivíduo típico de 70 kg. Indivíduos fisicamente mais ativos e mais pesados devem aumentar o tamanho de suas porções ou a quantidade de itens individuais para manterem seu peso. Pessoas que desejem perder peso ou que sejam mais leves ou sedentárias devem comer menos, mas não menos do que a quantidade mínima de porções para cada grupo alimentar.

Metas nutricionais diárias usadas em um plano DASH para 2.100 calorias.

Lipídios totais	27% das calorias
Gordura saturada	6% das calorias
Proteína	18% das calorias
Carboidrato	55% das calorias
Colesterol	150 mg
Sódio	2.300 mg
Potássio	4.700 mg
Cálcio	1.250 mg
Magnésio	500 mg
Fibra	30 g

Fonte: US Department of Health and /Human Services, National Institutes of Health, National Heart, Lung, and Blood Institute; www.nhlbi.nih.gov/files/docs/public/heart/hpb_low.pdf.

Fonte: Djoussé L et al. DASH score and subsequent risk of coronary artery disease: the findings from million veteran program. J Am Heart Assoc. 2018; 7:9.
Maddock J et al. Adherence to a dietary approaches to stop hypertension (DASH)-type diet over the life course and associated vascular function: a study based on the MRC 1946 British birth cohort. Br J Nutr. 2018; 119:581.
Saglimbene VM et al. The association of Mediterranean and DASH diets with mortality in adults on hemodialysis: the DIET-HD Multinational Cohort Study. J Am Soc Nephrol. 2018; 29:1741.
Schwingshackl L et al. Comparative effects of different dietary approaches on blood pressure in hypertensive and pre-hypertensive patients: a systematic review and network meta-analysis. Crit Rev Food Sci Nutr. 2018; 2:1.

Resumo

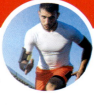

1. Aproximadamente 4% da massa corporal são formados por 22 elementos chamados de minerais, distribuídos em todos os tecidos e fluidos corporais.
2. Doenças sérias podem ocorrer a partir do consumo regular excessivo de vitaminas lipossolúveis e de algumas vitaminas hidrossolúveis.
3. Os minerais ocorrem livremente na natureza, nas águas de rios, lagos e oceanos e no solo. As raízes das plantas absorvem os minerais; eles são eventualmente incorporados aos tecidos de animais que consomem as plantas.
4. Os minerais possuem funções principalmente no metabolismo, como constituintes de enzimas, além de fornecer rigidez para ossos e dentes e participar da síntese de glicogênio, lipídios e proteína.

5. Uma dieta equilibrada geralmente fornece uma ingestão adequada de minerais, exceto em algumas regiões geográficas com baixa qualidade do solo e teor inadequado de iodo.
6. A osteoporose alcançou proporções quase epidêmicas entre as mulheres idosas; a ingestão adequada de cálcio e o exercício regular de sustentação de peso e/ou treinamento de resistência ajudam a mitigar a perda óssea.
7. Mulheres que treinam intensamente frequentemente não conseguem balancear a ingestão e o gasto energético.
8. A redução do peso corporal e do teor de gordura corporal pode afetar negativamente a menstruação e causar perda óssea avançada em uma idade precoce.
9. Aproximadamente 40% das mulheres norte-americanas em idade fértil sofrem de deficiência dietética de ferro que poderia causar anemia ferropriva. Essa condição afeta negativamente o desempenho de exercícios aeróbicos e a habilidade de realizar treinamentos intensos.
10. Para mulheres com dietas vegetarianas, a biodisponibilidade relativamente baixa do ferro não heme aumenta o risco de desenvolvimento de insuficiência férrica.
11. A vitamina C em alimentos ou suplementos e a atividade física moderada aumentam a absorção intestinal do ferro não heme.
12. A atividade física regular geralmente não gera uma perda significativa das reservas de ferro do corpo; se isso ocorrer, mulheres com maiores necessidades de ferro e menor ingestão desse mineral podem aumentar seus riscos de desenvolvimento de anemia.
13. O plano alimentar DASH pode reduzir a pressão arterial em proporções iguais à terapia farmacológica e, frequentemente, mais do que outras modificações no estilo de vida.
14. A sudorese excessiva durante a atividade física produz perda de água e de minerais, que devem ser repostos durante e após a atividade.

ÁGUA

Esta seção aborda o teor de água corporal, a importância e as funções da água no corpo, o equilíbrio hídrico relacionado com a ingestão e a excreção da água e o papel da atividade física e dos fatores ambientais sobre o equilíbrio hídrico.

Teor de água corporal

Idade, gênero e composição corporal influenciam o teor de água corporal, que pode variar entre 40 e 70% da massa corporal total. A água constitui 72% do peso muscular e aproximadamente de 20 a 50% do peso da gordura corporal. Diferenças no percentual relativo de água corporal total entre os indivíduos resultam principalmente das variações na composição corporal (i. e., diferenças no tecido magro versus adiposo). A figura a seguir mostra os compartimentos de fluidos corporais e seus volumes. Aproximadamente 55% da massa corporal de uma pessoa (53%, como mostrado no exemplo) consiste em água nos músculos estriados, no esqueleto e no tecido adiposo. Para um homem e uma mulher com massas corpóreas idênticas, o teor de água da mulher será menor por causa de sua proporção maior de tecido adiposo em relação à massa magra. O corpo contém dois "compartimentos" de fluidos. O primeiro compartimento, o **fluido intracelular** (FIC; 30%), se refere ao interior das células; o segundo, o **fluido extracelular** (FEC; 23%), se refere ao plasma sanguíneo (contendo cerca de 20% do fluido extracelular total) e os fluidos que envolvem as células. Em termos numéricos, o FEC corporal contém aproximadamente 15 ℓ, o FIC contém aproximadamente 12 ℓ e os quatro litros restantes são plasma sanguíneo. Dessa maneira, **volume total de fluidos** (VTF) = FEC + FIC. O FEC, predominantemente água no plasma sanguíneo, contribui para a maior proporção de fluidos perdidos pelo suor. O FIC constitui cerca de 30% da massa corporal total; para um atleta de linha da NFL com 131,5 kg, isso se traduz em 39,5 ℓ de fluido.

Tipos do volume intracelular

O volume de fluido intracelular consiste em seis tipos de fluidos:

1. Linfa (fluido incolor que circula pelo sistema linfático).
2. Saliva (líquido claro secretado na boca pelas glândulas salivares).
3. Fluido ocular (dois fluidos: **humor vítreo** – massa gelatinosa incolor entre o cristalino e a retina; **humor aquoso** – fluido claro entre o cristalino e a córnea).
4. Fluidos secretados pelas glândulas do trato digestivo.
5. O fluido que circunda o cérebro e os nervos da medula espinal (**fluido cerebrospinal**).
6. Fluidos excretados pela pele (água e suor) e pelos rins (fluidos filtrados e urina).

Funções

A água tem seis funções corporais cruciais:

- Age como um meio de transporte e de reações químicas do corpo
- Facilita a difusão de gases por meio das superfícies corporais
- Ajuda a transportar rejeitos metabólicos na urina e nas fezes
- Absorve o calor gerado internamente com mudanças mínimas na temperatura, por causa de suas características de estabilização de temperatura

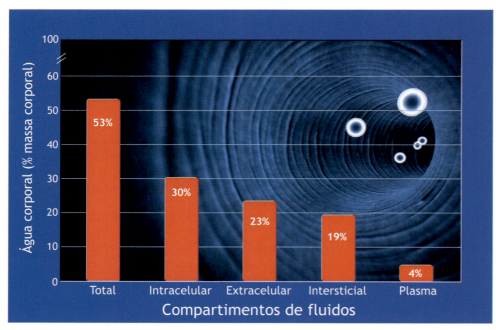

Utilizada, com permissão, de McArdle WD, Katch FI, Katch VL. Exercise physiology: nutrition, energy, and human performance. 8th ed. Baltimore: Wolters Kluwer Health; 2015.

- Lubrifica as articulações, evitando que as superfícies ósseas colidam umas com as outras
- Fornece estrutura e forma por causa do turgor fornecido para os tecidos corporais.

Balanço hídrico: ingestão *versus* excreção

Para a maior parte das pessoas, o teor de água corporal permanece relativamente estável ao longo do tempo, a menos que seja perturbado por um desequilíbrio na entrada de fluidos (excesso de consumo) ou na sua saída (excesso de perda). A **Figura 2.16** apresenta as fontes de ingestão e excreção de água em duas condições ambientais distintas. O painel superior mostra a entrada e a saída diária de água em um clima temperado com pouca ou nenhuma atividade física. O painel inferior ilustra as mudanças no balanço hídrico em um ambiente quente e úmido, que pode impactar gravemente a taxa de entrada/saída de água, particularmente durante atividades físicas intensas. Repare nas diferenças consideráveis na perda diária total de água em ambas as condições ambientais – 2.550 mililitros no ambiente temperado e 6.300 mililitros no ambiente quente.

Ingestão de água

Um adulto sedentário em um ambiente termoneutro requer cerca de 2,5 ℓ de água por dia. Para um indivíduo ativo em um ambiente quente, a necessidade de água frequentemente aumenta para valores entre 5 e 10 ℓ diários. Três fontes fornecem essa água: líquidos, alimentos e processos metabólicos.

O indivíduo de porte médio vivendo em um ambiente termoneutro normalmente consome 1,2 ℓ de água por dia.

Exercício e estresse térmico podem aumentar a ingestão de fluidos 5 ou 6 vezes acima do normal. Uma redução no peso corporal de 0,9 kg durante a atividade física representa aproximadamente 1 ℓ de fluido. A metabolização das moléculas presentes nos alimentos para a geração de energia forma dióxido de carbono e água. Para pessoas sedentárias, essa **água metabólica** fornece cerca de 25% de suas necessidades diárias de água. Isso inclui 55 g de água a partir da quebra completa de 100 g de carboidratos, 100 g de água a partir de 100 g de proteína e 107 g de água a partir do catabolismo de 100 g de lipídio. Adicionalmente, cada grama de glicogênio se une a 2,7 g de água por meio da junção de unidades de glicose, fazendo com que o glicogênio seja um combustível bastante energético. Subsequentemente, o glicogênio libera essa água durante seu catabolismo para a geração de energia. Para corredores e outros atletas de *endurance* que consomem carboidratos adicionais para "encher seus estoques" de glicogênio muscular, essa prática é uma faca de dois gumes. Por um lado, o glicogênio adicional é essencial para o desempenho de elite de esforços prolongados, mas a água armazenada adicionalmente diminui a economia do exercício porque o peso corporal extra aumenta o gasto energético.

Desempenho de ultramaratona extrema no calor

Em um caso extremo, um indivíduo perdeu 13,6 kg de água durante uma corrida de 2 dias e 17 horas com 88,5 km pelo Vale da Morte na Califórnia. Esse destino inóspito em julho representa a região mais seca e quente da América do Norte. Durante esse desafio de *endurance* a quase 90 m abaixo do nível do mar, a ingestão adequada de fluidos em intervalos cuidadosamente espaçados associada a suplementos salinos pode manter a perda corporal do corredor em apenas 1,4 quilograma. Nesse exemplo, a perda e a reposição de fluidos representaram entre 14 e 16 ℓ de líquido!

Uma corrida dessa magnitude em condições tão hostis não é incomum. Por exemplo, a ultramaratona Badwater (*www.badwater.com/event/badwater-135/*), descrita por alguns como a corrida mais difícil e extrema do mundo, abrange uma distância de 217 km e é realizada no meio

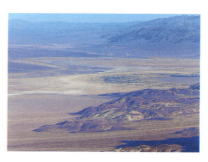

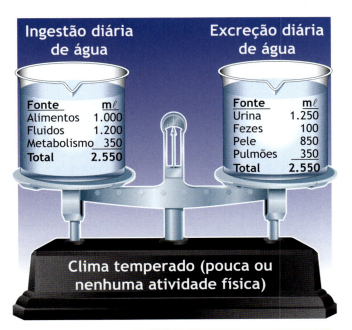

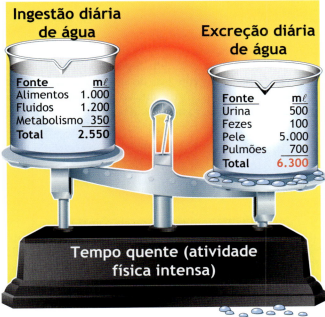

Figura 2.16 Balanço hídrico corporal. *No painel superior*, pouco ou nenhum exercício em condições ambientais termoneutras de temperatura e umidade (temperado). *No painel inferior*, exercício moderado a intenso em um ambiente quente e úmido. (Adaptada, com permissão, de McArdle WD, Katch FI, Katch VL. Essentials of exercise physiology. 5th ed. Baltimore: Wolters Klower Health; 2015a.)

de julho, quando as temperaturas rotineiramente alcançam 49°C. A corrida começa na bacia Badwater, no Vale da Morte, e termina em uma altitude de 2.548 m no Portal Whitney, na Califórnia.

Nesse evento, no qual as temperaturas do asfalto podem alcançar 93°C, sem estações de socorro ao longo do caminho, os corredores não podem vestir "coletes de resfriamento" ou

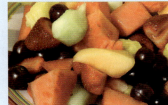

Teor de água dos alimentos

O teor de água dos alimentos constitui cerca de 22% da ingestão de água do norte-americano médio. Exemplos do teor de água de alguns alimentos:

- 90 a 99% – leite desnatado, melão, morango, melancia, alface, repolho, aipo, espinafre, picles, abóbora (cozida)
- 80 a 89% – suco de frutas, iogurte, maçã, uva, laranja, cenoura, brócolis (cozido), pera e abacaxi
- 70 a 79% – banana, abacate, queijo *cottage*, ricota, batata (cozida), milho (cozido), camarão
- 60 a 69% – macarrão, legumes, salmão, sorvete, peito de frango
- 50 a 59% – carne bovina moída, salsicha, queijo feta, filé-mignon (cozido).

Fonte: USDA Food Composition Databases: *https://ndb.nal.usda.gov/ndb/*

qualquer outro sistema de resfriamento artificial/tecnológico, incluindo o uso de fluidos intravenosos. Com adesão cuidadosamente controlada e obediência estrita às regras de segurança impostas pelos organizadores da corrida e do estado da Califórnia, os corredores conseguem controlar grandes flutuações em seus pesos corporais e no balanço hídrico pela ingestão sensata de água e suplementos salinos. Os corredores de *ultraendurance* que participam de eventos extremos ao redor do mundo, nos ambientes mais difíceis e hostis do planeta, conseguem manter o peso corporal, mesmo com a prática de atividades contínuas durante seis ou mais horas, com variações de cerca de 2% de seu peso inicial. Eles mantêm a hidratação "adequada" sem consequências graves como hiponatremia ou morte. O tempo recorde de 21:56:32 para a corrida de Badwater foi estabelecido pelo bicampeão (2015, 2016) Pete Kosteinick. Ele também detém o recorde de corrida mais rápida entre São Francisco e Nova Iorque, com média de mais de 116 quilômetros por dia durante 42 dias, seis horas e 30 minutos. A maior competidora feminina da corrida de Badwater, Alyson Venti, completou a corrida de 2016 no tempo recorde de 25:53:07. Visite *www.thepoint.lww.com/mkksen5e* para ver uma lista de artigos publicados sobre atividades de *ultraendurance*.

Excreção de água

A perda de água corporal ocorre de quatro maneiras:

1. **Na urina**: em condições normais, os rins reabsorvem cerca de 99% dos 140 ou 160 ℓ do filtrado formado diariamente; consequentemente, o volume de urina excretado

diariamente pelos rins varia entre 1.000 e 1.500 mℓ ou cerca de 1,5 ℓ/dia. A eliminação de 1 g de soluto pelos rins requer cerca de 15 mℓ de água. Uma porção da água na urina é "obrigada" a livrar o corpo de produtos metabólicos como a ureia (fórmula química $CO(NH_2)_2$, um composto orgânico com dois grupos NH_2 unidos por um grupo funcional carbonila [C=O]), um subproduto da clivagem de proteínas. O catabolismo de grandes quantidades de proteína para a geração de energia (como ocorre em uma dieta hiperproteica) na realidade *acelera* a desidratação corporal durante o exercício.

2. **Através da pele**: uma quantidade pequena de água, talvez 350 mℓ, chamada de **transpiração insensível**, sai continuamente dos tecidos mais profundos através da pele, para a superfície corporal, passando pela camada de gordura subcutânea. A perda de água também ocorre pelo suor, que sai por estruturas tubulares nos poros da pele, e é formado em glândulas sudoríparas **écrinas** especializadas (também chamadas de glândulas sudoríparas), localizadas abaixo da superfície da pele e distribuídas em todo o corpo (ver Capítulo 10; Figura 10.2). Estima-se que a palma da mão tenha cerca de 370 glândulas sudoríparas por centímetro quadrado, 200/cm² do dorso das mãos, 175/cm² na testa, 155/cm² no peito, abdome e antebraço e de 60 a 80/cm² nas costas e nas pernas. A evaporação da água contida no suor constitui um mecanismo de refrigeração para resfriar o corpo. Essa adaptação mantém o gradiente de temperatura corporal da cabeça para os pés, incluindo os órgãos

internos, em um **ritmo circadiano**. Esse ciclo biológico natural de regulação interna governa milhares de funções corporais. A temperatura corporal aumenta alguns graus do início da manhã até o fim da tarde, quando o estado de alerta alcança seu máximo, e depois volta a cair até a temperatura inicial quando o cérebro se ajusta neuralmente para criar a sensação de sonolência e induzir o sono. Conforme a noite avança, a temperatura corporal volta a subir até a média dos valores vistos durante o despertar. A pele continua a emitir água através dos poros durante a noite, mas em taxas consideravelmente menores. A **transpiração insensível** se refere a esse tipo de perda de água, ao contrário do suor secretado pelas glândulas.

A taxa diária de suor em condições normais durante a vigília varia entre 500 e 700 mℓ. Isso não significa de maneira alguma a capacidade sudorípara; um indivíduo bem aclimatado pode produzir até 12 ℓ de suor (equivalente a 12 quilogramas) em uma taxa de 1 ℓ/h durante o exercício prolongado em um ambiente quente. Para atletas de *ultraendurance* altamente treinados e com experiência em competição em ambientes quentes ou frios, sua temperatura corporal central durante a competição permanece 0,17°C *menor* do que a dos atletas menos talentosos nessas mesmas competições.

3. **Vapor d'água no ar expirado**: a perda insensível de água através de pequenas gotículas de água no ar exalado é de 250 a 350 mℓ diários. A umidificação completa do ar inspirado conforme ele passa pelas vias pulmonares contribui

Diarreia do viajante em atletas: tomar precauções pode fazer uma grande diferença

Atletas viajam para competições esportivas em diferentes regiões geográficas, frequentemente para países em desenvolvimento ou para regiões com padrões sanitários diferentes de seus países de origem. Todos os membros da Seleção Inglesa de Futebol que participaram dos Jogos da Juventude da Comunidade Britânica de Nações de 2008, na Índia, seguiram diretrizes baseadas em evidências para a prevenção e o tratamento da diarreia do viajante (DV) e para o registro da incidência de DV durante uma viagem esportiva. As diretrizes de higiene incluem a ingestão apenas de água engarrafada, a ingestão de alimentos quentes e a higienização regular das mãos com álcool em gel. O ciprofloxacino (um antibiótico) foi oferecido para os

membros não atletas da equipe como medida profilática, mas não para os atletas, por causa da sua possível associação com doenças tendíneas. Após a implementação dessas diretrizes, a incidência de DV em toda a equipe foi de 24 em 122 (20%) em comparação com 7 em 14 (50%) durante uma viagem antes da implantação dessas diretrizes. Entre aqueles que fizeram uso profilático do ciprofloxacino, a incidência foi de 4 em 33 (12%) em comparação com 20 em 89 (23%) entre aqueles que não tomaram o medicamento. Nenhum atleta faltou a um evento por causa de DV. Os autores concluíram que a incidência de DV foi menor durante o evento quando os atletas seguiram as diretrizes do que quando eles não a seguiram. O uso profilático do ciprofloxacino também reduziu a incidência de DV, mas seu uso provavelmente é inadequado para atletas de elite. Um estudo mais recente relatou que entre 43 e 79% dos viajantes que visitam frequentemente países em desenvolvimento (p. ex., Índia, Tanzânia e Quênia) ficam doentes, sendo a diarreia a doença mais frequentemente relatada.

Fontes: Giddings SL et al. Traveler's diarrhea. Med Clin North Am. 2016; 100:317.

Patel AR et al. Gastrointestinal prophylaxis in sports medicine. Sports Health. 2017; 10:152.

Tillet E, Loosemore M. Setting standards for the prevention and management of travelers' diarrhea in elite athletes: an audit of one team during the Youth Commonwealth Games in India. Br J Sports Med. 2009; 43:1045.

para esse modo de perda de água. O exercício afeta essa fonte de perda de água porque o ar inspirado requer **umidificação** (o aumento da umidade relativa do ar). Para indivíduos fisicamente ativos, as vias respiratórias liberam entre 2 e 5 mℓ de água por minuto durante o exercício extenuante, dependendo das condições climáticas. A perda ventilatória de água é menor em ambientes quentes e úmidos e maior em temperaturas geladas (o ar frio inspirado contém pouca umidade) ou em grandes altitudes porque os volumes de ar inspirado excedem aqueles nas condições ao nível do mar.

4. **Nas fezes**: a eliminação intestinal produz entre 100 e 200 mℓ de perda de água porque a água constitui aproximadamente 75% da matéria fecal. O restante é formado por material não digerível, incluindo bactérias do processo digestivo e os resíduos dos sucos digestivos secretados por intestino, estômago, fígado e pâncreas. Aproximadamente nove litros de fluidos passam pelo intestino delgado todos os dias, dos quais oito litros são absorvidos, e um litro segue para o intestino grosso, onde boa parte também será absorvida. Desse volume, entre 100 e 200 mℓ de água constituirão a matéria fecal sólida ou semissólida. Esse material contém vários tipos de bactérias digeridas, patógenos, células sanguíneas, partículas de alimentos não digeridos (exemplos incluem sementes, oleaginosas, milho) e resíduos da digestão normal dos nutrientes – diferentes odores são causados por sulfetos e outras substâncias produtoras de odor compostas por sulfeto de hidrogênio. Em casos de diarreia ou vômitos, a perda de água aumenta para valores entre 1.500 e 5.000 mℓ. Diarreia ou vômitos prolongados por mais de 1 dia ainda são um problema médico potencialmente sério, particularmente em crianças e idosos. Essas experiências desagradáveis podem ser causadas por doenças (p. ex., parasitos, bactérias, vírus, toxinas naturais), alimentos (intoxicação alimentar) ou traumatismos em órgãos internos.

Requerimentos hídricos durante a atividade física

A perda de água corporal representa a consequência mais séria do suor profuso. Três fatores determinam a perda de água pelo suor: gravidade da atividade física, temperatura ambiental e umidade relativa.

A maior defesa fisiológica contra o superaquecimento é a evaporação do suor na superfície da pele. A perda por evaporação de um litro de suor libera cerca de 600 quilocalorias de energia térmica do corpo para o ambiente. A **umidade relativa**, que se refere ao teor de água do ar ambiente em comparação com o total de água que o ar consegue conter naquela temperatura, afeta a eficiência do mecanismo de suor para a regulação da temperatura. O ar ambiente se torna completamente saturado com vapor d'água em uma umidade relativa de 100%. Isso bloqueia a evaporação de fluidos pela superfície da pele para o ar, abolindo essa via importante de resfriamento corporal. Quando isso ocorre, gotas de suor sobre a pele costumam escorrer sem gerar o efeito de resfriamento.

O ar seco pode absorver uma quantidade considerável de umidade, e fluidos podem evaporar rapidamente através da pele. Assim, o mecanismo de suor age com eficiência ótima, e a temperatura corporal permanece regulada dentro de uma faixa estreita. De modo importante, o volume plasmático começa a diminuir quando o suor causa uma perda de líquidos equivalente a 2 ou 3% da massa corporal, como ocorre em eventos de *ultraendurance* ou quando lutadores tentam "se encaixar no peso" utilizando a desidratação forçada. Essa perda de fluidos sobrecarrega a função circulatória, o que pode acabar levando a uma diminuição na capacidade de realização de exercícios e na termorregulação. O Capítulo 10 apresenta uma discussão abrangente sobre a dinâmica termorregulatória, incluindo estratégias ótimas de hidratação e de reidratação durante a prática de atividades físicas em climas quentes.

Resumo

1. A água constitui entre 40 e 70% da massa corporal total.
2. Os músculos contêm 72% de água, enquanto ela representa apenas cerca de 20 a 50% do peso da gordura corporal (tecido adiposo).
3. Do teor total de água no corpo, aproximadamente 62% existem em sua forma intracelular e 38% ocorrem no meio extracelular, no plasma, na linfa e em outros fluidos fora da célula.
4. Soluções aquosas fornecem nutrientes e oxigênio para as células e removem subprodutos metabólicos das células.
5. A ingestão diária média normal de água de aproximadamente 2,5 ℓ é formada pela ingestão de líquidos (1,2 ℓ) e alimentos (1,0 ℓ), e a água metabólica produzida durante as reações de geração de energia contribui para 0,3 ℓ.
6. A perda diária de água ocorre na urina (1 a 1,5 ℓ), através da pele como transpiração insensível (0,35 ℓ) e suor (500 a 700 mℓ), como vapor d'água no ar expirado (0,25 a 0,35 ℓ) e nas fezes (0,10 ℓ).
7. O volume plasmático diminui com perdas de suor iguais ou maiores do que 2 a 3% da massa corporal.
8. A perda de fluidos sobrecarrega a função circulatória e acaba diminuindo o controle termorregulatório e a capacidade de realização de exercícios.
9. O exercício em um ambiente quente aumenta bastante as necessidades corporais de água por causa da perda de fluidos pelo suor.
10. Em condições extremas, as necessidades de fluidos aumentam de cinco a seis vezes acima do normal; assim, devem ser planejadas estratégias precisas para reposição de água *antes* da participação em atividades desse tipo.

Teste seu conhecimento | Respostas

1. **Verdadeiro.** A ingestão de vitaminas acima das RDA não melhora o desempenho físico ou o potencial para sustentar o treinamento físico. Na realidade, ocorrem doenças sérias por causa do consumo regular excessivo de vitaminas lipossolúveis e, em alguns casos, de vitaminas hidrossolúveis.

2. **Falso.** Embora o corpo possa conservar água, existe alguma perda todos os dias. Após apenas alguns dias, a desidratação grave pode causar morte. Ao contrário, a morte por fome demora muito mais, talvez até mais de 60 dias.

3. **Falso.** Os termos *principal* e *traço* não refletem a importância nutricional; ao contrário, essas classificações se referem às quantidades necessárias para o funcionamento diário. Em essência, cada micronutriente principal ou traço é crítico para a manutenção de um funcionamento fisiológico ótimo e da boa saúde.

4. **Falso.** A maior parte dos minerais principais e traço ocorre livremente na natureza, principalmente nas águas de rios, lagos e oceanos, no solo e abaixo da superfície da terra. Os minerais existem nas raízes das plantas e na estrutura corporal dos animais que consomem os vegetais e na água contendo os minerais. Nem os vegetais ou o reino animal constituem uma fonte "melhor" desses micronutrientes.

5. **Falso.** Os adultos precisam de cerca de 1 mililitro de água por quilocaloria de energia gasta por dia. Se uma mulher média gasta 2.400 quilocalorias por dia, então ela precisa de 2.400 mililitros (2,4 ℓ) de água diariamente.

6. **Falso.** Enquanto o sódio contribui para a elevação da pressão arterial em alguns indivíduos hipertensos, a perda de peso (gordura), o exercício regular e uma dieta equilibrada também são modificações importantes que um indivíduo pode fazer para reduzir a pressão arterial.

7. **Falso.** As vitaminas lipossolúveis não devem ser consumidas em excesso sem supervisão médica. Reações tóxicas causadas pela ingestão excessiva de vitaminas lipossolúveis geralmente ocorrem em ingestões menores do que os valores para as vitaminas hidrossolúveis. Uma ingestão excessiva de algumas vitaminas hidrossolúveis também causa efeitos adversos em alguns indivíduos.

8. **Falso.** A anemia ferropriva diminui a capacidade corporal de transporte de oxigênio e de processá-lo nas reações de transferência de energia. Essa condição produz fadiga geral, perda de apetite e redução na capacidade de realização de exercícios até mesmo leves.

9. **Falso.** Sessões curtas e intensas de sobrecarga mecânica aos ossos por meio de exercício de sustentação de peso realizado entre 3 e 5 vezes/semana constitui um estímulo potente para manter ou aumentar a massa óssea. Esse tipo de exercício inclui caminhada, corrida, dança e pular corda; exercícios de resistência de alta intensidade e treinamento de circuito de resistência também apresentam um efeito positivo. Atividades esportivas que fornecem um impacto relativamente grande sobre a massa esquelética (p. ex., vôlei, basquete, ginástica, judô e caratê) também induzem aumentos na massa óssea, particularmente nos locais de sustentação de peso.

10. **Falso.** As pesquisas sobre a dieta DASH para o tratamento da hipertensão arterial sistêmica demonstraram que esse tipo de dieta diminui a pressão arterial na população geral e em pessoas com hipertensão arterial em estágio 1 em níveis iguais à terapia farmacológica e, frequentemente, em níveis mais elevados do que outras mudanças no estilo de vida.

Bibliografia

Alexander DD et al. A systematic review of multivitamin-multimineral use and cardiovascular disease and cancer incidence and total mortality. J Am Coll Nutr. 2013; 32:339.

American Dietetic Association; Dietitians of Canada; American College of Sports Medicine. American College of Sports Medicine position stand. Nutrition and Athletic Performance. Med Sci Sports Exerc. 2009; 41:709; review.

Backx EM et al. The impact of 1-year vitamin D supplementation on vitamin D status in athletes: a dose-response study. Eur J Clin Nutr. 2016; 70:1009.

Barrack MT et al. Evidence of a cumulative effect for risk factors predicting low bone mass among male adolescent athletes. Br J Sports Med. 2017; 51:200.

Bartoszewska M et al. Vitamin D, muscle function, and exercise performance. Pediatr Clin North Am. 2010; 57:849.

Bellan M et al. Role of vitamin D in rheumatoid arthritis. Adv Exp Med Biol. 2017; 996:155.

Berkulo MA et al. Ad-libitum drinking and performance during a 40-km cycling time trial in the heat. Eur J Sport Sci. 2015; 12:1.

Burden RJ et al. Is iron treatment beneficial in iron-deficient but nonanemic (IDNA) endurance athletes? A meta-analysis. Br J Sports Med. 2015; 49:1389.

Burke LM, Cato L. Supplements and sports foods. In: Burke L, Deakin V, eds. Clinical sports nutrition. 5th ed. North Ryde, NSW, Australia: McGraw-Hill; 2015. p. 377.

Carter S. Female athlete triad (triad)/relative energy deficiency in sport (RED-S): a perspective interview with professor Barbara Drinkwater. Int J Sport Nutr Exerc Metab. 2018; 1:9.

Chamberlain R. The female athlete triad: recommendations for management. Am Fam Physician. 2018; 97:499.

Changstrom B et al. Severe exercise-associated hyponatremia in a collegiate American football player. Curr Sports Med Rep. 2017; 16:343.

Chlíbková D et al. Description of three female 24-h ultra-endurance race winners in various weather conditions and disciplines. Chin J Physiol. 2017; 60:231.

Dickinson A, et al. Consumer usage and reasons for using dietary supplements: report of a series of surveys. J Am Coll Nutr. 2014; 33:176.

Draeger CL et al. Controversies of antioxidant vitamins supplementation in exercise: ergogenic or ergolytic effects in humans? J Intl Soc Sports Nutr. 2014; 11:4.

Fortmann SP et al. Vitamin, mineral, and multivitamin supplements for the primary prevention of cardiovascular disease and cancer: a systematic evidence review for the U.S. Preventive Services Task Force [Internet]. Rockville, MD: Agency for Healthcare Research and Quality (US); 2013. Report No.: 14-05199-EF-1. U.S. Preventive Services Task Force Evidence Syntheses, formerly Systematic Evidence Reviews.

Goulet ED. Dehydration and endurance performance in competitive athletes. Nutr Rev. 2012; 70(Suppl 2):S132.

Hew-Butler T et al. Special Communication of a case of hypovolemic associated EAH: lessons learned during recovery. Curr Sports Med Rep. 2017; 16:289.

Hildebrand RA et al. Compromised vitamin D status negatively affects muscular strength and power of collegiate athletes. Int J Sport Nutr Exerc Metab. 2016; 26:558.

Hoffman MD et al. In response to: incidence of exercise-associated hyponatremia and its association with nonosmotic stimuli of arginine vasopressin in the GNW100s ultraendurance marathon. Clin J Sport Med. 2016; 26:e6.

Jang J, et al. The synergistic effect of protein complex supplementation combined with 12 weeks of resistance training on isokinetic muscular function in untrained young males. J Exerc Nutrition Biochem. 2017; 21:27.

Jeukendrup A et al. Competition fluid and fuel. In: Burke L, Deakin V, eds. Clinical sports nutrition. 5th ed. North Ryde, NSW, Australia: McGraw-Hill; 2015. p. 377.

Krabak BJ et al. Exercise-associated hyponatremia, hypernatremia, and hydration status in multistage ultramarathons. Wilderness Environ Med. 2017; 28:291.

Kroshus E et al. Collegiate athletic trainers' knowledge of the female athlete triad and relative energy deficiency in sport. J Athl Train. 2018; 53:51.

Kundi H et al. Association between plasma homocysteine levels and endorgan damage in newly diagnosed type 2 diabetes mellitus patients. Endocr Res. 2017; 42:36.

Lewis NA et al. Critical difference and biological variation in biomarkers of oxidative stress and nutritional status in athletes. PLoS One. 2016; 11(3):e0149927.

McArdle WD, Katch FI, Katch VL. Essentials of exercise physiology. 5th ed. Baltimore: Wolters Kluwer Health; 2015a.

McArdle WD, Katch FI, Katch VL. Exercise Physiology: Nutrition, Energy and Human Performance. 8th ed. Baltimore: Wolters Kluwer Health; 2015b.

McArdle WD, Katch FI, Katch VL. Sports and Exercise Nutrition. 4th ed. Philadelphia: Wolters Kluwer Health; 2013.

Melin A et al. The LEAF questionnaire: a screening tool for the identification of female athletes at risk for the female athlete triad. Br J Sports Med. 2014; 48:540.

Müller W et al. Subcutaneous fat patterning in athletes: selection of appropriate sites and standardisation of a novel ultrasound measurement technique: ad hoc working group on body composition, health and performance, under the auspices of the IOC Medical Commission. Br J Sports Med. 2016; 50:45.

Nakamura M et al. Serum β-cryptoxanthin and β-carotene derived from Satsuma mandarin and brachial-ankle pulse wave velocity: the Mikkabi cohort study. Nutr Metab Cardiovasc Dis. 2016; 26:808.

Noakes TD. Changes in body mass alone explain almost all of the variance in the serum sodium concentrations during prolonged exercise. Has commercial influence impeded scientific endeavour? Br J Sports Med. 2011; 45:475.

Nolte HW et al. Exercise-associated hyponatremic encephalopathy and exertional heatstroke in a soldier: high rates of fluid intake during exercise caused rather than prevented a fatal outcome. Phys Sportsmed. 2015; 43:93.

Oh RC et al. Collapse in the heat – from overhydration to the emergency room – three cases of exercise-associated hyponatremia associated with exertional heat illness. Mil Med. 2018; 183:e225.

Oh RC et al. Found in the field – a soldier with heat stroke, exercise-associated hyponatremia, and kidney injury. Curr Sports Med Rep. 2018; 17:123.

Owens DJ et al. Vitamin D and the athlete: Current perspectives and new challenges. Sports Med. 2018; 48(suppl 1):3.

Pojednic RM, Ceglia L. The emerging biomolecular role of vitamin D in skeletal muscle. Exerc Sports Sci Rev. 2014; 42:76.

Rawson ES et al. Dietary supplements for health, adaptation, and recovery in athletes. Int J Sport Nutr Exerc Metab. 2018; 18:1.

Robertson S, Mountjoy M. A review of prevention, diagnosis and treatment of relative energy deficiency in sport (RED-S) in artistic (synchronized) swimming. Int J Sport Nutr Exerc Metab. 2018; 3:1.

Sim M et al. Iron regulation in athletes: exploring the menstrual cycle and effects of different exercise modalities on hepcidin production. Int J Sport Nutr Exerc Metab. 2014; 24:177.

Sugiura M et al. High vitamin C intake with high serum β-cryptoxanthin associated with lower risk for osteoporosis in post-menopausal Japanese female subjects: Mikkabi Cohort Study. J Nutr Sci Vitaminol (Tokyo). 2016; 62:185.

U.S. Department of Health and Human Services, U.S. Department of Agriculture. Dietary Guidelines for Americans, 2015-2020. 8th ed. Disponível em: http://health.gov/dietaryguidelines/2015/guidelines/.

Capítulo 3

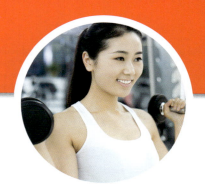

Digestão e absorção de nutrientes

Destaques

- Digestão e absorção de nutrientes alimentares
- Anatomia do sistema digestório
- Digestão de nutrientes dos alimentos
- Efeitos da atividade física em funções gastrintestinais
- Estado de saúde, estado emocional e distúrbios do sistema digestório

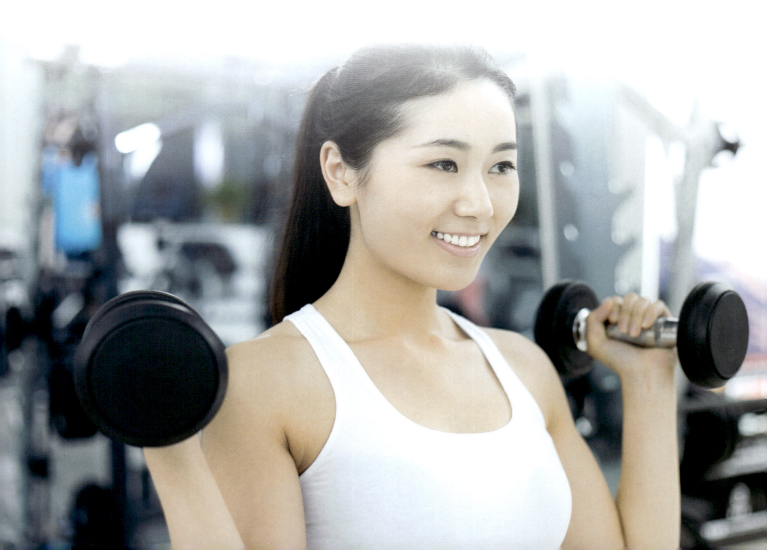

Teste seu conhecimento

Selecione verdadeiro ou falso para as 10 afirmações abaixo e verifique as respostas no fim do capítulo. Faça o teste novamente depois de ler o capítulo; você deve acertar 100%!

	Verdadeiro	Falso
1. A digestão dos alimentos começa no estômago.	○	○
2. O cólon é outro nome para o intestino grosso.	○	○
3. O fígado, a vesícula biliar e o pâncreas são todos os órgãos pelos quais os nutrientes devem passar durante a digestão.	○	○
4. A absorção de glicose requer energia, enquanto a absorção lipídica na dieta ocorre passivamente sem gasto de energia.	○	○
5. O transporte ativo de um nutriente através da membrana plasmática ocorre por transferência eletrostática que não requer energia.	○	○
6. A principal absorção de lipídios ocorre na porção distal do estômago.	○	○
7. Quase toda a digestão e absorção de nutrientes ocorre no intestino delgado.	○	○
8. A absorção de glicose ocorre predominantemente no intestino grosso.	○	○
9. Quando os aminoácidos atingem o fígado, eles imediatamente são liberados no sangue.	○	○
10. O conteúdo calórico dos alimentos ingeridos é o fator mais importante que afeta o esvaziamento gástrico.	○	○

A ingestão adequada de alimentos fornece um suprimento contínuo de energia e de substâncias químicas formadoras dos tecidos para permitir a vida. Para entusiastas da atividade física e participantes de esportes, a pronta disponibilidade de nutrientes específicos dos alimentos tem uma importância adicional porque a atividade física aumenta o gasto energético e a necessidade de reparo e síntese teciduais adicionais. A captação de nutrientes pelo corpo envolve processos fisiológicos e metabólicos complexos que, em geral, passam despercebidos por toda a vida. Hormônios e enzimas trabalham incessantemente ao longo do sistema digestório, em níveis adequados de acidez e alcalinidade, para degradar moléculas complexas de nutrientes em subunidades mais simples. O revestimento do intestino delgado, que possui a espessura de uma lâmina, absorve as substâncias, que então passam para o sangue e para a linfa. Processos autorregulatórios dentro do sistema digestório em geral movem os alimentos em uma taxa relativamente baixa para permitir sua absorção completa, mas rápida o suficiente para garantir o fornecimento adequado de seus componentes nutritivos para mais de 35 trilhões de células do corpo. Isoladamente, o cérebro humano médio consiste em cerca de 100 bilhões de células, cada uma exigindo um suprimento contínuo de nutrientes. Os materiais fibrosos que resistem à digestão passam pelo sistema digestório.

As seções a seguir apresentam a digestão e a absorção dos vários nutrientes consumidos na dieta, além das diferentes relações entre nutrição, atividade física e distúrbios do sistema digestório.

Digestão e absorção de nutrientes alimentares

O processo digestivo representa a degradação mecânica e química dos alimentos em componentes menores ou nutrientes individuais. Esses nutrientes da dieta são então absorvidos através da mucosa intestinal para o sangue, para serem armazenados ou sofrerem modificações químicas adicionais. Para um indivíduo saudável, o processo de digestão, absorção e excreção em geral requer entre 24 e 72 horas.

Processo digestivo

A digestão ocorre quase completamente sob controle involuntário e em harmonia com regulações hormonais e neurais finas para estabilizar continuamente o ambiente intracelular com precisão. Polipeptídios (proteínas) e polissacarídeos (carboidratos) são degradados em subunidades mais simples, que entram nas células epiteliais das vilosidades intestinais para serem absorvidas para o sangue. Os lipídios (gorduras), emulsificados pela bile, são hidrolisados ou degradados em suas subunidades de ácidos graxos e monoglicerídios, quando as vilosidades intestinais os absorvem. Dentro das células epiteliais das vilosidades, os triglicerídios são ressintetizados e combinados a proteínas para que sejam secretados no líquido linfático. O sistema nervoso autônomo (SNA) controla todo o sistema digestório. O sistema nervoso parassimpático (SNP) geralmente aumenta a atividade intestinal, enquanto o sistema nervoso simpático (SNS) exerce um efeito inibitório. Mesmo sem controle neural, mecanismos intrínsecos autorregulatórios acabam trazendo a função intestinal para valores próximos ao normal.

Início da digestão: olfato, paladar, dentes e língua

A **digestão** começa com o olfato e o paladar. Alimentos diferentes emitem vários odores. É interessante mencionar que sentir cheiros diferentes, desde a doce percepção de "doçura" até o inconfundível mau cheiro de comida e lixo em decomposição, evoluiu ao longo do tempo, permitindo o reconhecimento de mais de 10.000 odores diferentes. Aproximadamente 1.000 genes que regulam os receptores olfatórios decodificam os odores humanos. O odor de maçãs sendo assadas ou o aroma de café com baunilha estimula células nervosas especializadas dentro das passagens olfatórias. Na boca, o paladar (incluindo a textura e a temperatura) é combinado com o olfato, produzindo uma *percepção* de sabor. É o sabor, percebido principalmente por meio do olfato, que nos diz se estamos comendo uma cebola, uma laranja, um pedaço de pizza de pepperoni, alho ou um *cookie* de chocolate. Se você prender o nariz enquanto come, torna-se difícil identificar a substância consumida, mesmo que ainda seja possível distinguir se o alimento é doce ou azedo. De fato, sabores familiares são percebidos principalmente pelo olfato, e a combinação de duas substâncias aromáticas pode gerar uma terceira sensação de odor, diferente dos odores originais. Em 2004, Linda B. Buck (1947-) dividiu o prêmio Nobel de Fisiologia ou Medicina por sua pesquisa pioneira que explicou os receptores olfatórios e a organização desse sistema (www.nobelprize.org/nobel_prizes/medicine/laureates/).

A pesquisa identificou aproximadamente 1.000 genes diferentes envolvidos em uma quantidade equivalente de tipos de receptores olfatórios. Essencialmente, a pesquisa forneceu os detalhes moleculares a respeito do olfato. Ver, cheirar e saborear um alimento, pensar nele e ouvir os sons produzidos pela mastigação de tipos diferentes de alimentos – crocantes, por exemplo – disparam respostas que preparam o sistema digestório para a chegada do alimento – a boca começa quase imediatamente a salivar e as secreções gástricas começam a ser secretadas.

As enzimas digestivas podem agir apenas na superfície das partículas de alimento. Isso faz com que a mastigação seja importante porque ela quebra mecanicamente os alimentos em partículas progressivamente menores, aumentando a área superficial delas que entra em contato com as enzimas salivares. A maior parte dos adultos possui 32 dentes, cada um deles especializado em uma de quatro funções – cortar, rasgar, triturar e esmagar. A língua também desempenha um papel importante na digestão, ajudando a mover e a posicionar o alimento entre os diferentes dentes. Os movimentos da língua também misturam o alimento com a saliva e ajudam a formar o bolo alimentar – uma bola de alimento mastigado misturado com saliva. A mastigação também quebra as fibras que aprisionam os nutrientes em alguns alimentos. Por exemplo, as uvas-passas devem ser bem mastigadas para quebrar as fibras e liberar os nutrientes, para que eles passem pelo estômago e sejam absorvidos pelo intestino delgado.

Hormônios e secreções digestivas que controlam a digestão

Gastrina, secretina, colecistocinina (CCK) e peptídio gástrico inibitório (GIP, do inglês *gastric inhibitory peptide*) representam os quatro hormônios que regulam a digestão (**Tabela 3.1**). Compostos semelhantes a hormônios, muitos dos quais ocorrem no intestino delgado e no cérebro (p. ex., peptídio intestinal vasoativo, bombesina [BBS], substância P e somatostatina), controlam outras funções grastrintestinais importantes. Esses compostos se difundem das células ou terminações

TABELA 3.1

Hormônios que regulam a digestão.

Hormônio	Origem	Estímulo de secreção	Ação
Gastrina	Áreas pilóricas do estômago e do duodeno superior	Alimentos no estômago (proteínas, cafeína, especiarias, álcool); impulso aferente neural no esfíncter; retarda o esvaziamento gástrico	Estimula o fluxo de enzimas do estômago e ácido; estimula a ação da porção inferior do esôfago
GIP	Duodeno, jejuno	Lipídios; proteínas	Inibe a secreção de ácido estomacal e enzimas; retarda o esvaziamento gástrico
CCK	Duodeno, jejuno	Lipídios e proteínas no duodeno	Contração da vesícula biliar e fluxo da bile para o duodeno; causa secreção de suco pancreático rico em enzimas e líquido pancreático rico em bicarbonato; retarda o esvaziamento gástrico
Secretina	Duodeno, jejuno	Quimo ácido; peptonas	Secreção de líquido pancreático rico em bicarbonato e retarda o esvaziamento gástrico

GIP: peptídio gástrico inibitório; CCK: colecistocinina.

Umami: o quinto gosto básico

Em 1908, o componente do princípio ativo do *kombu* de algas marinhas foi identificado como glutamato pelo químico japonês Kikunae Ikeda (1864-1936), que denominou o sabor **umami**. Essa palavra japonesa sem tradução é usada universalmente em todos os principais idiomas, incluindo inglês, espanhol, português e francês, para significar "sabor agradável e saboroso". Em 1985, umami foi oficialmente reconhecido como o termo científico para descrever o sabor dos glutamatos e nucleotídios. O umami, geralmente descrito como um sabor agradável, "rico" ou "carnudo", com uma sensação duradoura, de dar água na boca e de revestimento sobre a língua, tem um sabor residual leve, mas duradouro, difícil de descrever. Induz salivação e uma sensação de pele na língua, estimulando a garganta, o palato e a parte posterior da boca. Como em outros gostos básicos, exceto a sacarose, o umami permanece agradável apenas dentro de uma faixa de concentração relativamente estreita.

Muitos alimentos são ricos em umami, principalmente aqueles que contêm altos níveis de L-glutamato, ácido inosínico ou monofosfato de inosina (IMP) e monofosfato de guanosina (GMP), também conhecido como ácido 5-guanidílico ou ácido guanílico. O último é notado principalmente em peixes, mariscos, carnes curadas, vegetais variados como cogumelos, tomates maduros, couve-chinesa, espinafre, algas ou chá-verde e produtos fermentados e envelhecidos como queijos, pastas de camarão e molho de soja. O primeiro encontro dos seres humanos com umami é geralmente pelo leite materno, pois contém aproximadamente a mesma quantidade de umami que diferentes caldos.

Fontes: Ikeda K. On a new seasoning. J Tokyo Chem Soc. 1908; 30:820.
Kurihara K. Umami the fifth basic taste: history of studies on receptor mechanisms and role as a food flavor. Biomed Res Int. 2015; 2015:189402.
Lee H et al. Rewiring the taste system. Nature. 2017; 548:330.

---

nervosas por meio do sistema digestório, exercendo seu efeito em células vizinhas.

Secreções das glândulas salivares, do estômago, do pâncreas, do fígado via vesícula biliar e do intestino delgado também fornecem líquidos e enzimas digestivas que degradam as partículas de alimentos, preparando-as para a absorção. A Tabela 3.2 lista essas secreções digestivas e suas principais ações.

Transporte de nutrientes através das membranas celulares

Literalmente, milhares de substâncias químicas, incluindo íons, vitaminas, minerais, ácidos, sais, água, gases, hormônios, carboidratos, proteínas e lipídios, atravessam continuamente a bicamada da membrana plasmática celular durante a troca entre a célula e seu ambiente. As membranas plasmáticas são altamente permeáveis a algumas substâncias, mas não a outras. Esse tipo de permeabilidade seletiva permite que as células mantenham um equilíbrio razoável em sua composição química. Perturbações no equilíbrio disparam ajustes imediatos, que restabelecem a constância do "meio interno" celular por meio de dois processos:

- O **transporte passivo** das substâncias através da membrana plasmática é alcançado sem consumo de energia
- O **transporte ativo** através da membrana plasmática requer energia metabólica para "alimentar" a troca de nutrientes.

TABELA 3.2

Secreções digestivas e suas ações.

Órgão	Órgão-alvo	Secreção	Ação
Glândulas salivares	Boca	Saliva	Quebra carboidratos
Glândulas gástricas	Estômago	Suco gástrico	Mistura-se com bolos de comida; enzimas e ácido clorídrico degradam proteínas
Pâncreas	Intestino delgado	Suco pancreático	O bicarbonato neutraliza sucos gástricos ácidos; enzimas pancreáticas degradam carboidratos, lipídios e proteínas
Fígado	Vesícula biliar	Bile	Armazenado até ser necessário
Vesícula biliar	Intestino delgado	Bile	Emulsifica lipídios para facilitar a quebra por enzimas
Glândulas intestinais	Intestino delgado	Suco intestinal	Enzimas intestinais degradam carboidratos, lipídios e proteínas

As enzimas digestivas, proteínas encontradas nos sucos digestivos, atuam nos alimentos para degradá-los em componentes mais simples. A maioria das enzimas termina com "ase", com o início da palavra identificando os compostos nos quais a enzima trabalha. Por exemplo, carboidrase hidrolisa carboidratos, lipase hidrolisa lipídios e enzimas protease hidrolisam proteínas. A hidrólise representa um processo químico no qual um reagente principal se divide em dois produtos finais, com a adição de um átomo de hidrogênio (H^+) a um produto e um grupo hidroxila (OH^-) ao outro.

Processos de transporte passivo

Difusão simples, difusão facilitada, osmose e filtração representam os quatro tipos de transporte passivo. A **Figura 3.1** mostra um exemplo de cada.

Difusão simples (passiva)

No ambiente celular, a **difusão simples** envolve o movimento líquido livre e contínuo de moléculas em uma solução aquosa através da membrana plasmática. A **Figura 3.1** mostra que moléculas de água, pequenos lipídios e gás se movem livremente do meio extracelular, através da bicamada lipídica, para o líquido intracelular. Na difusão simples, uma substância se move a partir de uma área de maior concentração para uma área de menor concentração até que a diferença desapareça. Apenas a energia cinética das próprias moléculas, sem o gasto de energia celular armazenada, alimenta esse processo passivo. Quando açúcar e água se misturam, por exemplo, as moléculas de açúcar se dissolvem e se dispersam homogeneamente pelo seu movimento contínuo e aleatório. A água quente acelera a difusão porque temperaturas mais elevadas aumentam os movimentos moleculares e, assim, a taxa de difusão. Quando

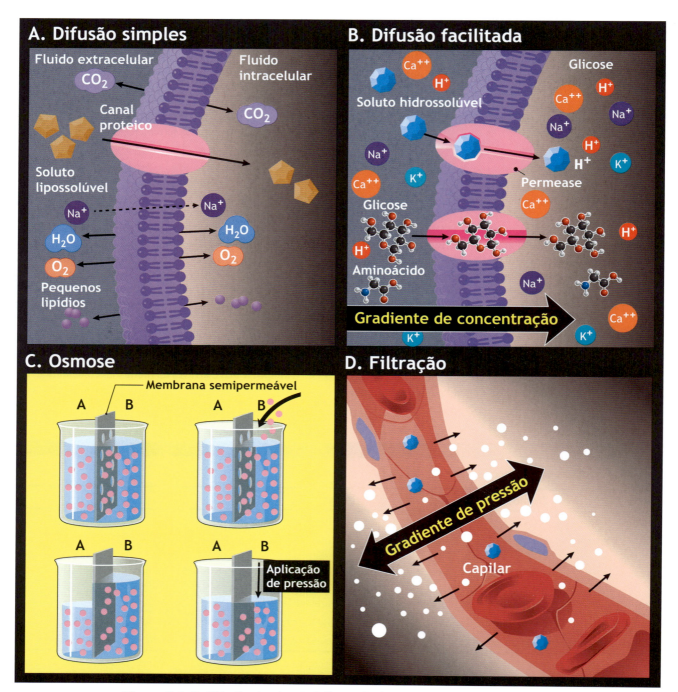

Figura 3.1 A. Difusão simples. **B.** Difusão facilitada. **C.** Osmose. **D.** Filtração.

as partículas permanecem dentro de um sistema fechado, elas aleatoriamente se distribuem homogeneamente sem movimento adicional de rede de partículas.

A difusão simples através das membranas plasmáticas ocorre com moléculas de água; com oxigênio dissolvido, dióxido de carbono e nitrogênio; com as pequenas moléculas polares não carregadas de ureia e álcool; e com várias moléculas lipossolúveis. Essas substâncias se difundem rapidamente porque a membrana plasmática é formada por estruturas fluidas e semelhantes a uma lâmina e que é composta principalmente por lipídios. Essas estruturas permitem que moléculas relativamente pequenas atravessem facilmente a membrana. Quando uma molécula de oxigênio se difunde a partir de sua concentração normal mais elevada no meio extracelular para uma concentração mais baixa no meio intracelular, ela se move em seu gradiente de concentração. Esse gradiente determina a direção e a magnitude do movimento molecular. Isso explica como as moléculas de oxigênio se difundem continuamente para o interior das células. Ao contrário, as concentrações mais elevadas de dióxido de carbono no meio intracelular fazem com que esse subproduto gasoso do metabolismo energético se mova através do seu gradiente de concentração e se difunda continuamente da célula para o sangue.

LIGAÇÕES COM O PASSADO
William Beaumont (1785-1853)

Uma das experiências mais fortuitas em medicina começou em 6 de junho de 1822, em Fort Mackinac (pronuncia-se Mack-i-naw), localizado na península superior do Michigan. Beaumont cuidou da ferida acidental de espingarda que perfurou a parede abdominal e o estômago de Alexis St. Martin, um viajante de 19 anos da American Fur Company. Parte da ferida formou uma pequena "válvula" natural que levava diretamente ao estômago. Beaumont virou St. Martin do lado esquerdo, pressionando a válvula e depois inseriu um tubo do tamanho de uma pena grande (instrumento de escrita feito da pena de um pássaro grande) 13 a 15 cm no estômago. De 1825 a 1833, Beaumont realizou dois tipos de experimentos sobre os processos digestivos. Primeiro, ele observou os líquidos descarregados pelo estômago quando diferentes alimentos foram consumidos (*in vivo*). Segundo, ele extraiu amostras do conteúdo do estômago e as colocou em tubos de vidro para determinar o tempo necessário para a digestão "externa" (*in vitro*). Durante séculos, pensou-se que o estômago produzisse calor que, de alguma forma, cozinhava os alimentos. Como alternativa, o estômago era visualizado como um moinho, um tanque de fermentação ou uma panela de ensopado. Por meio de suas experiências, Beaumont revolucionou conceitos sobre processos digestivos.

Ilustração que descreve o Dr. William Beaumont (1785-1853) realizando experiências com suco digestivo através de uma fístula no estômago de Alexis St. Martin. (Fonte: V. Katch, arquivo pessoal.)

Difusão facilitada

A **difusão facilitada** (**Figura 3.1B**) envolve a ligação passiva e altamente seletiva de moléculas não lipossolúveis e de outras moléculas grandes em uma molécula carreadora lipossolúvel. Difere da difusão simples porque nela as moléculas passam através da membrana plasmática semipermeável sem auxílio algum, consistindo em uma bicamada fosfolipídica com proteínas integrais ou intrínsecas incorporadas. A molécula carreadora, uma proteína chamada de transportadora ou **permease**, atravessa a membrana plasmática. Sua função é facilitar a rápida transferência de substâncias químicas insolúveis (hidrogênio, sódio, cálcio, potássio, glicose e moléculas de aminoácidos), a favor de seus gradientes de concentração e através da membrana plasmática celular.

O transporte de glicose para dentro da célula é um exemplo excelente de difusão facilitada. A glicose, uma molécula grande, hidrossolúvel e não carregada, não passaria facilmente através da membrana sem sua permease específica. Mais especificamente, se a difusão simples fosse a única maneira de a glicose entrar em uma célula, sua taxa máxima de captação seria quase 500 vezes mais lenta do que o transporte de glicose por difusão facilitada. A difusão facilitada permite que as moléculas de glicose primeiramente se liguem a um sítio de ligação em uma permease específica na membrana plasmática. Ocorre então uma mudança estrutural na permease que gera uma "via de passagem" para que a molécula de glicose penetre a permease e entre no citoplasma. Felizmente, a difusão facilitada da glicose mantém essa importante fonte energética prontamente disponível. Além disso, o transporte de glicose não requer energia celular. Consequentemente, a difusão facilitada age como um mecanismo de conservação de energia que poupa a energia celular para outras funções celulares vitais.

Osmose

O processo de **osmose** apresentado na **Figura 3.1C** representa um caso especial de difusão. A osmose move água (ou solvente) através de uma membrana seletivamente permeável. Isso ocorre por causa de uma diferença na concentração de moléculas de água em ambos os lados da membrana, que é mais permeável à água do que ao soluto. Esse processo passivo distribui água através dos compartimentos intracelular e extracelular.

Na **Figura 3.1C**, uma membrana semipermeável separa os compartimentos A e B. Quando uma quantidade igual de partículas de soluto aparece nos lados A e B, existe o mesmo volume de água em ambos os compartimentos. Adicionando o soluto a uma solução aquosa, a concentração da solução aumenta pela quantidade de soluto adicionado. A adição de mais solutos aumenta a concentração de partículas enquanto diminui a concentração de moléculas de água. No exemplo, a adição de um soluto que não se difunde para o lado B força a água no lado A a se mover através da membrana semipermeável para o lado B. Isso faz com que o volume de água seja maior no lado B do que no lado A. Mais água flui para uma área que contém mais partículas, deixando menos água no lado com menos partículas de soluto. Ao fim, pela ação osmótica, a concentração de partículas de soluto se torna igual nos lados A e B.

A **osmolalidade** se refere à concentração de partículas em solução, expressa em unidades osmolais (Osm/ℓ) de partículas ou íons formados com a dissociação de um soluto (por litro de solução). Nos tecidos vivos, sempre existe uma diferença de osmolalidade entre os vários compartimentos fluidos porque membranas semipermeáveis retardam a passagem de íons e proteínas intracelulares. A permeabilidade seletiva mantém uma diferença de concentração de solutos em ambos os lados da membrana. A água se difunde livremente através da membrana plasmática, de modo que existe um movimento de água enquanto o sistema tenta igualar a osmolalidade em ambos os lados da membrana. Isso pode produzir alterações volumétricas dramáticas nos dois compartimentos fluidos. Em algum momento, a água para de entrar na célula porque a pressão hidrostática da água de um lado da célula se equilibra à pressão que tende a atrair a água através da membrana. A **pressão osmótica** de uma solução se refere à pressão física em um lado de uma membrana necessária para evitar o movimento osmótico de água do outro lado.

A alteração do volume de água dentro de uma célula modifica o seu formato ou "tônus", uma característica chamada de **tonicidade**. Quando uma célula não perde nem ganha água quando colocada em uma solução, a solução é dita como sendo **isotônica** em relação à célula. Nas soluções isotônicas, a concentração de um soluto não penetrante, como o cloreto de sódio, é igual nos meios interno e externo da célula, sem movimento líquido de água. Sob condições normais, o líquido extracelular corporal em condições normais é um exemplo de uma solução isotônica.

Uma solução **hipertônica** contém uma concentração maior de solutos não penetrantes no meio extracelular em relação ao meio intracelular. Quando isso ocorre, a água migra da célula por osmose, causando o encolhimento da célula. O edema, um acúmulo excessivo de água nos tecidos corporais, pode ser revertido pela infusão de soluções hipertônicas na corrente sanguínea. Ao contrário, a ingestão de bebidas altamente concentradas em sal ou contendo o açúcar frutose, de absorção lenta, gera um ambiente osmótico intestinal que faz com que a água se mova para o lúmen intestinal. Isso facilita a ocorrência

de cólicas intestinais e diarreia e impede o processo de reidratação. Muitos "coquetéis" de suco de vegetais, bebidas com sabor de frutas e bebidas à base de cacau, geralmente têm alto teor de sódio. Leia o rótulo para encontrar os níveis exatos de sódio.

Quando a concentração de solutos que não se difundem no meio extracelular se torna diluída em relação ao meio intracelular, a solução extracelular se torna **hipotônica**. Nesses casos, a célula se enche com água por osmose e se torna edemaciada. Se a situação não for corrigida, as células podem explodir ou lisar. A administração de soluções hipotônicas durante a reidratação restabelece condições isotônicas aos tecidos.

Para uma membrana permeável ao soluto e à água (p. ex., açúcar na água), as moléculas de soluto e de solvente se difundem até que as moléculas de açúcar se distribuam igualmente. Ao contrário, para uma membrana impermeável ao soluto, a pressão osmótica transfere a água na direção que equilibre a concentração de soluto em ambos os lados da membrana. O movimento de água continua até que a concentração de soluto se equilibre ou até que a pressão hidrostática em um lado da membrana equilibre a força exercida pela pressão osmótica.

Filtração

Na **filtração** (ver **Figura 3.1D**), a água e seus solutos fluem passivamente de uma região com maior pressão hidrostática para outra com pressão menor. O mecanismo de filtração permite que o líquido plasmático e seus solutos passem através da membrana dos capilares para literalmente banhar os tecidos. A filtração move o filtrado plasmático (*i. e.*, o componente fluido do sangue sem concentração significativa de proteínas) através dos túbulos renais durante a produção de urina.

Processos de transporte ativo

O **transporte ativo**, que requer energia, ocorre quando uma substância não pode atravessar a membrana plasmática pelos processos de transporte passivo. Cada processo de transporte ativo requer o gasto de energia celular por intermédio de adenosina trifosfato (ATP).

Bomba sódio-potássio

A **Figura 3.2** ilustra a operação da **bomba sódio-potássio**, um dos principais mecanismos de transporte ativo para o movimento de substâncias através de membranas semipermeáveis. A energia do ATP "bombeia" íons contra seus gradientes eletroquímicos através da membrana por uma enzima carreadora especializada chamada sódio-potássio ATPase, que age como o mecanismo de bombeamento. Lembre-se de que substâncias em geral são difundidas a favor dos seus gradientes de concentração a partir de uma concentração maior para outra menor. Na célula viva, apenas a difusão não consegue fornecer uma distribuição ótima de substâncias químicas celulares. Em vez disso, os íons sódio (Na^+) e potássio (K^+), além de moléculas de aminoácidos grandes, são insolúveis na bicamada lipídica e devem se mover contra seus gradientes de concentração para satisfazer as funções normais. Os íons sódio existem em concentrações relativamente baixas no meio

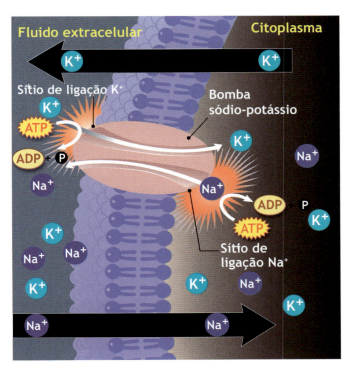

Figura 3.2 A dinâmica da bomba de sódio-potássio. ATP: adenosina trifosfato; ADP: adenosina difosfato; P, fosfato.

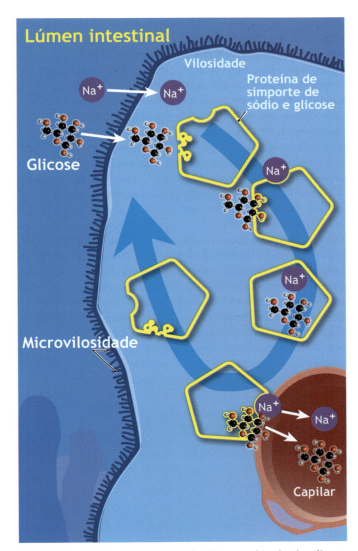

Figura 3.3 Transporte acoplado. Uma molécula de glicose e um íon sódio se movem juntos na mesma direção através da membrana plasmática em uma proteína de simporte.

intracelular, como o sódio (Na⁺) extracelular, que tende a se difundir continuamente para o meio intracelular. Por sua vez, os K⁺ existem em concentração mais elevada no meio intracelular, e o K⁺ intracelular tende a se difundir para o espaço extracelular. Consequentemente, para alcançar concentrações ideais de Na⁺ e K⁺ através da membrana plasmática para manter os funcionamentos nervoso e muscular normais, ambos os íons devem se mover continuamente contra seus gradientes normais de concentração. Isso concentra Na⁺ no meio extracelular, enquanto o K⁺ se acumula dentro da célula. O combate à tendência usual dos solutos de difundir-se pela bomba de sódio-potássio fornece a principal estratégia biológica para estabelecer gradientes eletroquímicos normais para preservar a estimulação ideal de nervos e músculos.

Transporte acoplado

O transporte ativo auxilia na absorção de nutrientes através das células epiteliais do sistema digestório e reabsorve substâncias químicas plasmáticas importantes filtradas pelos rins. Absorção de glicose intestinal ocorre por um tipo de transporte ativo chamado de **transporte acoplado**. A **Figura 3.3** mostra moléculas de glicose e Na⁺ se acoplando antes de entrarem na vilosidade intestinal; elas se movem na mesma direção quando são "bombeadas" através da membrana plasmática para o meio intracelular e, subsequentemente, para a corrente sanguínea. Os aminoácidos também se juntam ao Na⁺ para serem absorvidos ativamente através do intestino delgado. Um cotransportador ou **simportador** se refere ao transporte simultâneo de duas substâncias químicas na mesma direção; cada simporte tem sua própria permease especializada com um sítio específico de ligação para cada substância. O transporte acoplado ocorre apenas em uma direção. Quando o simporte de glicose e sódio e de aminoácidos e sódio passa do intestino para o sangue, essas substâncias não conseguem se mover no sentido contrário e reentrar no intestino.

Transporte em massa

O **transporte em massa** move uma grande quantidade de partículas e macromoléculas através das membranas celulares por processos que requerem energia. O transporte em massa ocorre por exocitose e endocitose.

Exocitose. A exocitose transfere hormônios, neurotransmissores e secreções mucosas dos líquidos intracelulares para os extracelulares. A exocitose envolve várias fases distintas.

Primeiramente, a substância a ser transferida é encapsulada dentro de uma vesícula membranosa, que então migra para a membrana plasmática; uma vez fusionada a membrana, seus conteúdos são despejados nos líquidos extracelulares. Um bom exemplo é a transferência de uma proteína específica de uma célula para os líquidos extracelulares circunjacentes. A proteína, que é sintetizada no retículo endoplasmático (RE) da célula, migra para o complexo de Golgi através de vesículas induzidas pelo RE. O complexo de Golgi separa e empacota as proteínas em vesículas especializadas, que primeiramente se soltam do complexo de Golgi, então se fundem com a membrana celular próxima e finalmente despejam a proteína no líquido extracelular circunjacente.

Endocitose. No processo de transferência por **endocitose**, a membrana plasmática da célula envolve a substância, que então se move para *dentro* do citoplasma. Existem dois tipos de endocitose. A pinocitose absorve principalmente líquidos extracelulares contendo todos os solutos presentes. A fagocitose engloba grandes moléculas, como bactérias, *debris* celulares ou pequenas partículas minerais.

Anatomia do sistema digestório

A **Figura 3.4** mostra as estruturas do **sistema digestório** com uma descrição da função de cada uma das principais delas. O sistema digestório, também chamado de canal alimentar, consiste essencialmente em uma passagem tubular com 7 a 9 m de comprimento que vai da boca até o ânus. Esse tubo com formato sinuoso abastece o corpo com água e nutrientes.

Boca e esôfago

A boca dá início à jornada da mastigação pelo processo digestivo. Forças de esmagamento de até 90 kg cortam, trituram, amassam e amaciam o alimento. A **digestão mecânica** aumenta a área superficial das partículas alimentares, tornando-as mais fáceis de engolir e mais acessíveis às enzimas e a outras substâncias digestivas que começam o processo de degradação. Com a deglutição, o bolo de alimento passa pela faringe na porção posterior da boca e entra no **esôfago**, a porção de 25 cm do sistema digestório que conecta a faringe

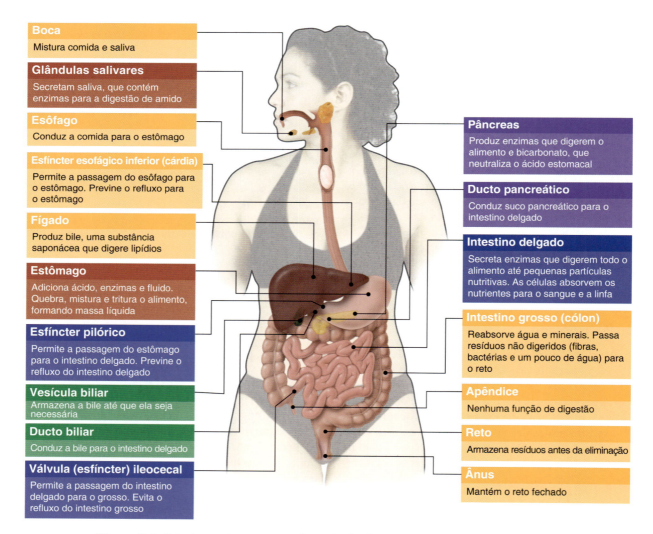

Figura 3.4 Estruturas do trato gastrintestinal e função digestiva de cada estrutura.

ao estômago. Duas camadas de tecido muscular circundam o comprimento do esôfago; a camada interna é formada por bandas circulares de músculo, enquanto a camada tecidual externa circunda longitudinalmente o tubo. O esôfago sofre constrição quando os músculos circulares contraem-se de modo reflexo e os músculos longitudinais relaxam; o movimento contrário faz com que o esôfago se dilate. Essas ondas poderosas de contração e relaxamento rítmicos, chamadas de **peristalse**, propelem a pequena massa redonda de alimentos através do esôfago (**Figura 3.5A**).

A peristalse envolve ondas progressivas e recorrentes de contrações musculares lisas que comprimem o tubo alimentar em uma ação que "espreme" os alimentos, fazendo com que seus conteúdos se misturem e se movam para frente. Esse mecanismo intrínseco de propulsão alimentar pode ocorrer na microgravidade espacial e mesmo quando o indivíduo está de cabeça para baixo. A porção final do esôfago contém um anel ou válvula de músculo liso chamado de **esfíncter esofágico inferior** (ou **cárdia**), que relaxa e permite que a massa alimentar entre no **estômago** – a próxima porção do sistema digestório. O esfíncter então se contrai para ajudar a evitar que o conteúdo estomacal seja regurgitado de volta para o esôfago, em um processo chamado de refluxo gastresofágico. O estômago age como um "tanque de armazenamento" temporário para o alimento parcialmente digerido antes que ele seja encaminhado para o intestino delgado.

Esfíncteres que controlam a passagem dos alimentos

Um esfíncter, um músculo circular que age como uma válvula unidirecional, regula o fluxo de materiais através do sistema digestório. Existem vários esfíncteres ao longo do sistema digestório; eles respondem a estímulos nervosos, hormonais, a substâncias semelhantes a hormônios e a aumentos de pressão ao redor deles. A **Tabela 3.3** lista os esfíncteres importantes, suas localizações no sistema digestório e os fatores que os controlam.

Estômago

A **Figura 3.6** ilustra os detalhes estruturais do estômago em forma de J, com aproximadamente 25 cm de comprimento, a porção mais distensível do trato GI; a inserção detalha a parede do estômago mostrando glândulas gástricas. As **células parietais** das glândulas gástricas secretam ácido clorídrico (HCl) – estimulado por gastrina, acetilcolina e histamina – e poderosos sucos digestivos contendo enzimas, que degradam continuamente os nutrientes após a saída do esôfago e o estômago. O muco alcalino, secretado pelas células mucosas do colo, protege o revestimento mucoso do tecido gástrico. A ação tampão do bicarbonato do suco pancreático alcalino e as secreções alcalinas das glândulas na submucosa do duodeno

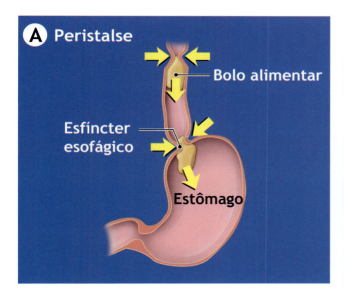

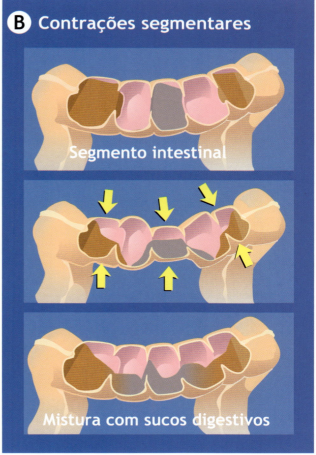

Figura 3.5 Propulsão de nutrientes através do trato gastrintestinal. **A.** O peristaltismo envolve a contração e o relaxamento alternados, controlados por reflexos, de segmentos adjacentes do trato GI, o que causa um fluxo unidirecional de alimentos com algumas misturas. **B.** As contrações por segmentação envolvem a contração e o relaxamento alternativos dos segmentos não adjacentes do intestino. Essa ritmicidade intestinal localizada impulsiona os alimentos para frente e para trás, fazendo com que os alimentos se misturem aos sucos digestivos.

TABELA 3.3
Esfíncteres no trato digestivo, sua localização e fatores que os influenciam.

Esfíncter	Localização	Comentários
Esofágico (esfíncteres superior e inferior [cárdia])	Junção entre esôfago e estômago; evita o refluxo do conteúdo estomacal no esôfago	Abre-se apenas quando os músculos esofágicos se contraem
Pilórico	Junção entre o estômago e a primeira parte do intestino	Sob controle do sistema hormonal e nervoso; evita o retorno do conteúdo intestinal no estômago
Oddi	Fim do ducto biliar comum	Quando o hormônio CCK estimula a vesícula biliar a se contrair durante a digestão, esse esfíncter relaxa, permitindo que a bile flua pelo ducto biliar comum e entre no duodeno intestinal
Ileocecal	Término do intestino delgado	Abre-se na presença de conteúdo intestinal
Anal (dois esfíncteres)	Término do intestino grosso	Sob controle voluntário

CCK: colecistocinina.

(a primeira porção do intestino delgado) normalmente protegem a seção do duodeno do estômago de seu conteúdo altamente ácido. As células principais produzem pepsinogênio, uma forma inativa da enzima digestora de proteínas pepsina. Quando ingeridos de maneira singular, carboidratos simples saem do estômago mais rapidamente, seguidos de proteínas e lipídios. O estômago literalmente serve como uma "estufa" de atividade digestiva, mas pouca absorção ocorre ali, com exceção de álcool (etanol), ácido acetilsalicílico e anti-inflamatórios não esteroides.

O volume do estômago é de, em média, 1,5 ℓ, mas pode se expandir para conter um volume que varia de 50 mililitros quando quase "vazio" a cerca de 6 ℓ (6.000 mℓ) quando totalmente distendido após uma refeição farta. Independentemente de seu volume, o conteúdo do estômago se mistura com substâncias químicas para produzir **quimo** (do grego *khymos*, que significa "suco"), uma mistura ácida e semifluida de alimentos combinados e sucos digestivos.

Após uma refeição, o estômago normalmente leva de 1 a 4 horas para esvaziar, dependendo das concentrações relativas de cada nutriente e do volume da refeição. Uma refeição grande leva mais tempo para deixar completamente o estômago do que uma menor. O estômago pode reter uma refeição rica em gordura por até 6 horas antes de seu quimo esvaziá-la no **intestino delgado**. Além disso, os alimentos na forma liquefeita e os fluidos *per se* passam mais rapidamente pelo estômago, enquanto os sólidos devem passar por uma fase de liquefação antes do esvaziamento do estômago. O sistema nervoso, por intermédio da regulação hormonal, atua em grande parte como um mecanismo de controle para regular o tempo e a taxa de esvaziamento do estômago por meio de ondas peristálticas que atravessam o estômago em direção à abertura do intestino delgado (ver **Figura 3.5A**). Um

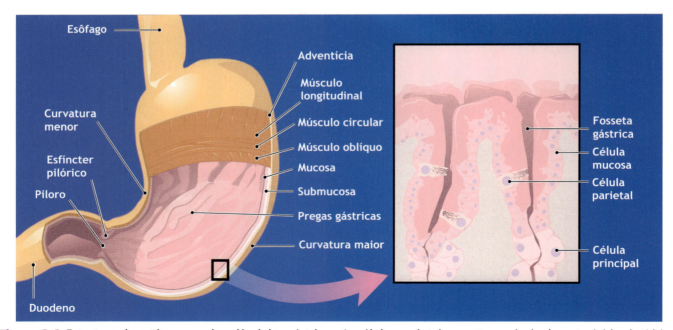

Figura 3.6 Estrutura do estômago e das glândulas gástricas. As células parietais secretam principalmente ácido clorídrico, as células do colo secretam muco e as células principais produzem pepsinogênio.

controle de *feedback* autorregulador também ocorre entre o estômago e o intestino delgado. Distensão excessiva do estômago devido à sobrecarga de volume transmite sinais neurais que alertam o esfíncter na entrada intestinal para relaxar e permitir que mais quimo entre. O esvaziamento gástrico diminui reflexivamente quando a primeira porção do intestino delgado se distende ou na presença de excesso de proteínas, lipídios ou soluções altamente concentradas ou ácidas. Uma função única do estômago que sustenta a vida é a secreção de fator intrínseco produzido pelas células parietais do estômago, um polipeptídio necessário para a absorção de vitamina B_{12} pela porção terminal do intestino delgado.

Intestino delgado

Aproximadamente 90% da digestão e essencialmente toda a digestão lipídica ocorrem nas duas primeiras seções do intestino delgado com 3 m de comprimento (algumas vezes referido como intestino delgado). Esse tubo enrolado e bem dobrado consiste em três divisões: o **duodeno** (primeiro 0,3 m), o **jejuno** (os próximos 1 a 2 m, onde ocorre mais digestão) e o **íleo** (último 1,5 m). A absorção ocorre através de milhões de estruturas salientes especializadas da mucosa intestinal. Essas protuberâncias em forma de dedo, chamadas **vilosidades**, se movem de maneira ondulatória, como milhares de remos cortando simultaneamente a água. A maior parte da absorção de nutrientes pelas vilosidades ocorre por transporte ativo que utiliza uma molécula transportadora que requer gasto de energia ATP.

A **Figura 3.7** mostra que superfícies altamente vascularizadas de vilosidades contêm pequenas projeções conhecidas como **microvilosidades**. Essas estruturas contêm as enzimas digestivas incorporadas em suas membranas celulares; eles absorvem as unidades menores digeridas de carboidratos, proteínas, lipídios, eletrólitos (80% absorvidos), álcool, vitaminas e minerais.

Os vilosidades aumentam a superfície de absorção do intestino em até 600 vezes em comparação com um tubo de superfície plana com as mesmas dimensões. Se espalhada, a área de superfície de 300 metros quadrados do intestino delgado cobriria a área de uma quadra de tênis ou cerca de 150 vezes a superfície externa do corpo! Essa grande superfície facilita muito a velocidade e a capacidade de absorção de nutrientes. Cada vilosidade contém pequenos vasos linfáticos do tipo capilar chamados **lacteais** que absorvem a maioria dos lipídios digeridos do intestino. Eles transportam através dos vasos linfáticos que drenam para as grandes veias em direção ao coração (veia renal dos rins, veia porta hepática do intestino e veia hepática do fígado que alimenta a veia cava).

Contrações intestinais

Em geral, demora entre 1 e 3 dias após o consumo de alimentos para que o sistema digestório elimine seus resíduos. O movimento do quimo pelo intestino delgado demora entre 3 e 10 horas. As contrações peristálticas são muito mais fracas no intestino delgado do que no esôfago e no estômago. A principal

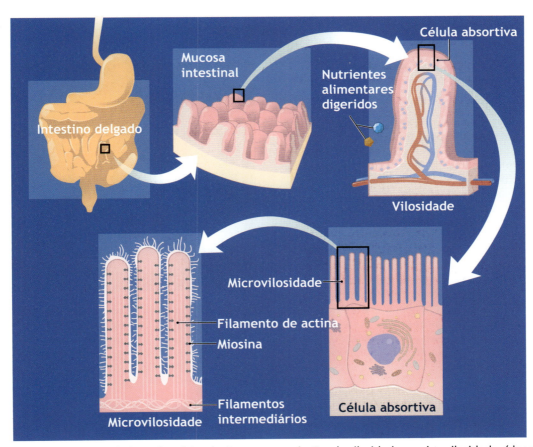

Figura 3.7 Estrutura microscópica do intestino delgado. Pequenas projeções de vilosidades e microvilosidades (denominadas "borda em escova") aumentam muito a área da superfície da membrana plasmática da célula da mucosa para absorção de nutrientes.

atividade contrátil do intestino ocorre pelas contrações segmentares. Essas contrações e relaxamentos oscilantes intermitentes do músculo liso circular da parede intestinal aumentam a mistura mecânica do quimo intestinal com a bile, o suco pancreático e o suco intestinal. A **Figura 3.5B** mostra que as contrações segmentares dão ao intestino delgado do sistema digestório uma aparência de "linguiça", porque contração e relaxamento alternados ocorrem em segmentos não adjacentes dessa estrutura. Desse modo, em vez de propelir o alimento diretamente para frente, como na peristalse (ver **Figura 3.5A**), o alimento se move um pouco para trás antes de avançar. Isso dá aos sucos digestivos um período adicional para que se misturem à massa alimentar antes de chegar ao intestino grosso. Os movimentos propulsivos das contrações segmentares (ver **Figura 3.5B**) continuam a agitar e misturar o quimo antes que ele passe pelo esfíncter ileocecal e entre no intestino grosso.

Durante a digestão, a **bile** (um líquido alcalino marrom-esverdeado) produzida pelo fígado e armazenada e secretada pela **vesícula biliar** aumenta a solubilidade e a digestibilidade das gotículas lipídicas por intermédio da **emulsificação**. O teor lipídico do quimo intestinal estimula a liberação pulsátil de bile pela vesícula biliar para o duodeno. De modo semelhante à ação de muitos detergentes de cozinha, os **sais biliares** (como taurocolato de sódio e glicocolato) separam o lipídio em numerosas gotículas pequenas que não coalescem. Isso torna os ácidos graxos insolúveis em água, permitindo que o intestino delgado os absorva. Alguns componentes da bile são excretados nas fezes, mas a mucosa intestinal reabsorve a maior parte deles. Os resíduos do sal biliar então retornam ao fígado pela veia porta hepática e servem como componentes para a síntese de nova bile (ver **Figura 3.10**).

O **pâncreas** secreta entre 1,2 e 1,6 ℓ de suco contendo álcalis (enzimas digestivas em uma forma inativa junto a bicarbonato de sódio) para ajudar a tamponar o ácido clorídrico do estômago que fica no quimo intestinal. Em um pH mais elevado, as enzimas pancreáticas liberadas por mecanismos neurais e hormonais degradam grandes nutrientes – proteínas, lipídios e carboidratos – em subunidades menores para que sejam digeridos e absorvidos. O revestimento intestinal não tolera os sucos gástricos altamente ácidos, cujo pH pode variar de 1,5 a 3,5. A neutralização desse ácido poderoso fornece uma proteção crucial contra danos ao duodeno, que, em casos extremos, promovem a ulceração tecidual, principalmente gástrica ou duodenal.

Intestino grosso

A **Figura 3.8** codifica as cores dos componentes interconectados do intestino grosso, a estrutura digestiva final para absorver água e eletrólitos do quimo que recebe e armazenar os resíduos digestivos como matéria fecal. Essa porção final de 1,2 m do sistema digestório, também conhecida como **cólon**, não possui vilosidades. Suas principais estruturas anatômicas incluem o cólon ascendente, o cólon transversal, o cólon descendente, o cólon sigmoide, o reto e o canal anal. Dos 8 a 12 ℓ de alimentos, líquidos e secreções gástricas que entram no sistema

A dieta afeta o microbioma intestinal

A dieta americana padrão (SAD, do inglês *Standard American Diet*), que inclui alimentos com alto teor de gordura/alto teor de açúcar/alto processamento, altera a composição genética e a atividade metabólica dos microrganismos intestinais chamados microbioma intestinal humano. Alterações induzidas pela dieta no microbioma intestinal podem contribuir para as crescentes epidemias de doenças crônicas no mundo desenvolvido, incluindo obesidade e doenças inflamatórias intestinais. Infelizmente, ainda não está claro com que rapidez e reprodutibilidade as bactérias intestinais respondem às mudanças na dieta. A pesquisa confirma como as intervenções alimentares em seres humanos podem alterar as comunidades microbianas intestinais de maneira rápida e específica para a dieta. Duas dietas que variaram de acordo com sua fonte primária de alimento foram comparadas: uma "dieta baseada em vegetais" – rica em grãos, legumes, frutas e vegetais *versus* uma "dieta baseada em animais" composta por carnes, ovos e queijos. A ingestão calórica total foi semelhante entre as dietas mantidas por 6 dias consecutivos. A dieta baseada em animais teve um impacto maior na microbiota intestinal – 22 grupos de bactérias baseadas em intestinos de animais foram alterados significativamente, enquanto apenas três grupos apresentaram mudanças significativas na dieta baseada em plantas. Ambas as dietas introduziram

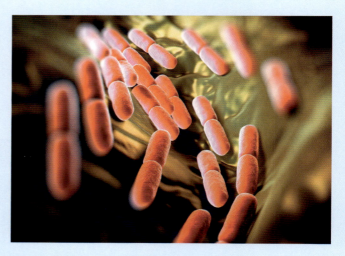

microrganismos estranhos (bactérias) no microbioma distal do intestino que poderiam alterar o metabolismo e as funções do corpo. Consequentemente, o alimento que se consome pode alterar rapidamente a arquitetura do microbioma intestinal enquanto ainda introduz microrganismos positivos e negativos no sistema.

Fontes: Gérard P. Gut microbiome and obesity. How to prove causality? Ann Am Thorac Soc. 2017; 14(Suppl 5):S354.
Fernandes RR et al. Effect of protein intake beyond habitual intakes following resistance training on cardiometabolic risk disease parameters in pre-conditioned older women. Exp Gerontol. 2018; 110:9.

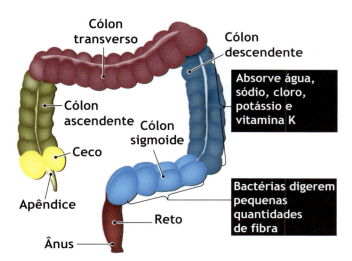

Figura 3.8 O intestino grosso, um tubo de 1,5 m de comprimento, inclui ceco, cólon, reto e canal anal. À medida que o quimo preenche o ceco, um reflexo local sinaliza para que a válvula ileocecal se feche, impedindo que o material entre novamente no íleo e no intestino delgado.

digestório diariamente, apenas cerca de 750 mℓ chegam ao intestino grosso. Existem trilhões de bactérias, leveduras e parasitos (mais de 1.000 espécies) vivendo principalmente no cólon. Ali, as bactérias fermentam o restante dos resíduos alimentares não digeridos, que contém entre 0 e 5% de nutrientes úteis. As bactérias intestinais, por intermédio de seu próprio metabolismo, sintetizam pequenas quantidades de vitamina B_{12}, vitamina K e biotina, que, então, são absorvidas. A fermentação bacteriana diária também produz cerca de 500 mℓ de gás (flato). Esse gás é formado por hidrogênio (H_2), nitrogênio (N_2), metano (CH_4), sulfeto de hidrogênio (H_2S) e dióxido de carbono (CO_2). Uma pequena quantidade de gás não produz efeitos adversos, mas a flatulência excessiva pode causar distensão abdominal grave, como em geral ocorre após o consumo de grandes quantidades de feijões ou laticínios. Esses alimentos deixam açúcares parcialmente digeridos, que contribuem para a produção de gás intestinal maior do que o normal. O muco, a única secreção significativa do intestino grosso, protege a parede intestinal e ajuda a unir o material fecal.

Digestão dos nutrientes dos alimentos

A **Figura 3.9** apresenta uma visão geral do processo digestivo através do sistema digestório para os três macronutrientes dos alimentos. O diagrama também mostra as principais enzimas e hormônios, que interagem com proteínas, lipídios e carboidratos durante sua viagem complicada e com propósito a partir da boca através do sistema digestório.

Digestão e absorção de carboidratos

A hidrólise do amido começa assim que o alimento entra na boca. Os três pares de **glândulas salivares** maiores localizadas na porção inferior da mandíbula secretam continuamente substâncias mucosas lubrificantes. A enzima **salivar alfa-amilase**, ou ptialina, das glândulas salivares degrada vigorosamente o amido, reduzindo-o a moléculas de glicose unidas e a dissacarídeos mais simples, como a maltose. Quando a mistura de alimento e saliva entra no estômago, que é mais ácido, ocorre degradação adicional do amido, mas isso rapidamente diminui, porque a amilase salivar é inativada no pH ácido do suco gástrico.

Os alimentos que entram no ambiente alcalino do duodeno do intestino delgado encontram a **amilase pancreática**, uma enzima poderosa secretada pelo pâncreas no intestino delgado. Essa enzima, associada a outras enzimas, completa a hidrólise do amido em pequenas cadeias ramificadas de moléculas de glicose (com 4 a 10 ligações glicosídicas, chamadas de dextrinas e oligossacarídeos); os dissacarídeos são degradados em monossacarídeos simples. As enzimas que atuam na superfície da borda em escova do lúmen intestinal completam o estágio terminal da digestão de carboidratos na forma simples de monossacarídeos. Por exemplo, a **maltase** degrada a maltose em seus componentes de glicose, a **sacarase** reduz a sacarose em seus açúcares simples glicose e frutose, e a **lactase** degrada a lactose em glicose e galactose. O transporte ativo realizado por proteínas carreadoras comuns nas vilosidades e microvilosidades intestinais absorve os monossacarídeos (ver **Figura 3.2**). A absorção de glicose e galactose ocorre por um processo de transporte ativo mediado por carreador e dependente de sódio (ver **Figura 3.3**). O gradiente eletroquímico gerado pelo transporte de sódio aumenta a absorção desses monossacarídeos.

A taxa máxima de absorção de glicose no intestino delgado varia entre 50 e 80 g/h para uma pessoa de 70 kg. Se assumirmos que a atividade aeróbica intensa (20 kcal/min) deriva 80% de sua energia da decomposição de carboidratos, cerca de 4 g de carboidrato (1 g de carboidrato = 4,0 kcal) são catabolizados a cada minuto (240 g/h) Mesmo sob condições ideais de absorção intestinal, a ingestão de carboidratos durante atividade física intensa prolongada não pode equilibrar sua taxa de utilização. O mecanismo de absorção de frutose no intestino delgado não é completamente conhecido. Algumas evidências sugerem transporte ativo porque a captação de frutose ocorre contra um gradiente de concentração. A maioria das pesquisas apoia a alegação de que a absorção de frutose ocorre na membrana mucosa no lúmen intestinal por meio de transporte facilitado envolvendo **GLUT5**, uma proteína transportadora de frutose codificada pelo gene SLC2A5 específico.

Se a doença afetar enzimas intestinais ou vilosidades, o trato gastrintestinal poderá ficar "perturbado" e levar várias semanas para retomar o funcionamento normal. Por exemplo, carboidratos não podem se degradar completamente com níveis alterados de enzimas digestivas. Uma pessoa que se recupera de diarreia ou infecção intestinal geralmente apresenta **intolerância** transitória **à lactose** e deve evitar a maioria dos produtos lácteos que contêm lactose (www.niddk.nih.gov/health-information/health-topics/digestives-disease/lactose-intolerance/Pages/Facts.aspx). O restabelecimento da concentração apropriada de lactase permite que o indivíduo consuma esse açúcar sem consequências indesejáveis. Cerca de 70% da população mundial sofre com níveis

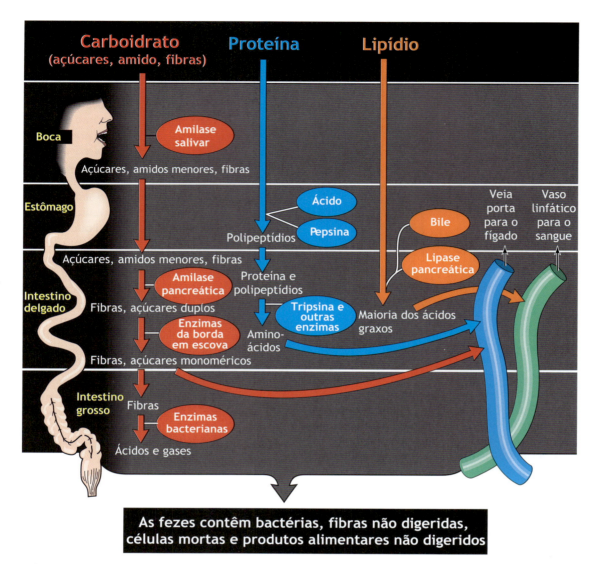

Figura 3.9 Visão geral da digestão humana, mostrando as principais enzimas e hormônios que atuam em proteínas, lipídios e carboidratos durante sua jornada complicada da boca através do trato gastrintestinal.

reduzidos de lactase intestinal a ponto de afetar a digestão do açúcar no leite.

As células epiteliais do intestino delgado secretam monossacarídeos na corrente sanguínea para serem transportados pelos capilares até a veia porta hepática, que, então, desemboca diretamente no fígado. O fígado remove a maior parte da glicose e absorve essencialmente toda a frutose e a galactose. Os tecidos periféricos, sob a influência da insulina, absorvem a glicose sanguínea restante.

A **circulação porta hepática** regula o transporte circulatório do trato GI. O sangue drenado a partir do intestino delgado não passa diretamente para o coração. Em vez disso, o sangue intestinal viaja até o fígado, que processa nutrientes em circulação antes que eles entrem finalmente na circulação geral. A circulação porta hepática também drena o sangue proveniente do estômago e do pâncreas.

O cólon fornece o "fim da linha" para os carboidratos não digeridos, incluindo as substâncias fibrosas. Ali ocorrem digestão adicional e reabsorção de água; então, as ações peristálticas – contração muscular simétrica e relaxamento que se propaga como uma onda através do cólon – empurram o restante do conteúdo semissólido para o reto, para que ele seja expulso através do ânus.

O consumo de fibra dietética em excesso geralmente produz um material fecal demasiadamente mole, enquanto a ingestão inadequada de fibras tem o efeito oposto, de compactação do material fecal. A pressão exercida durante um movimento intestinal expele a massa fecal. O aumento gradual do teor de fibras dietéticas frequentemente alivia a constipação intestinal e os sintomas de hemorroidas.

Digestão e absorção de lipídios

A **Figura 3.10** mostra que a digestão dos lipídios começa na boca e no estômago pela ação da enzima **lipase lingual** estável em meio ácido, secretada na boca. Essa enzima, que opera eficientemente no ambiente ácido do estômago, digere principalmente

Capítulo 3 • Digestão e absorção de nutrientes 111

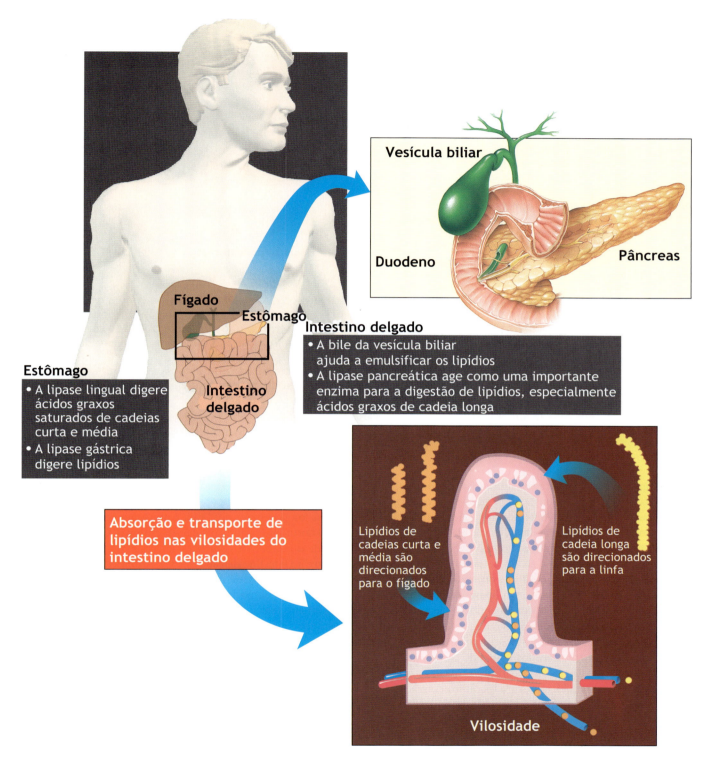

Figura 3.10 Digestão dos lipídios da dieta. O intestino delgado faz a "carga pesada" de trabalho para absorção e transporte de lipídios. O pâncreas e a vesícula biliar desempenham papéis essenciais na conversão de alimentos nos combustíveis necessários para sustentar as funções celulares. O pâncreas ajuda na digestão por meio de quatro enzimas principais que produz: tripsina e quimotripsina para digerir proteínas, amilase para digerir carboidratos e lipase para degradar lipídios. Outra importante função pancreática regula o açúcar no sangue por intermédio de seus dois principais hormônios insulina e glucagon. A vesícula biliar produz bile, outra enzima digestiva importante que, juntamente com os sucos digestivos pancreáticos liberados no duodeno, coordena a digestão de proteínas, carboidratos e lipídios.

Hemorroidas: não apenas para idosos

Hemorroidas (veias doloridas e inchadas no reto ou ânus) resultam do aumento da pressão nas veias anais. Essa anomalia comum faz com que as veias inchem e se expandam, tornando-as dolorosas, principalmente quando se permanece sentado por longos períodos no vaso sanitário. Hemorroidas acometem igualmente homens e mulheres; a causa mais comum resulta do esforço durante os movimentos intestinais e da constipação intestinal crônica em atletas de resistência que treinam rotineiramente por longos períodos e experimentam repetidas sessões de desidratação relativa que leva à constipação intestinal. Hemorroidas também ocorrem geralmente durante a gravidez. Cerca de metade da população tem hemorroidas aos 50 anos! Hemorroidas internas ocorrem apenas dentro do ânus e início do reto. Hemorroidas externas ocorrem na abertura anal e podem se estender além do ânus.

Os cinco sintomas mais comuns das hemorroidas são:
1. Prurido anal
2. Desconforto ou dor anal, especialmente enquanto está sentado
3. Sangue vermelho brilhante no papel higiênico, nas fezes ou no vaso sanitário
4. Dor durante os movimentos intestinais
5. Um ou mais nódulos sensíveis próximo ao ânus.

O tratamento em casa inclui cremes de corticosteroides vendidos sem receita, que reduzem a dor e o inchaço.

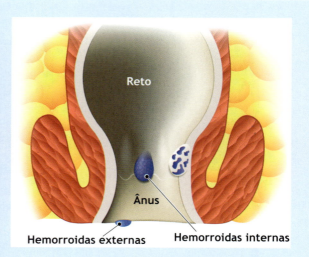

Para casos que não respondem a remédios caseiros, um cirurgião retal ou gastroenterologista pode aplicar tratamento térmico não cirúrgico, chamado coagulação por infravermelho, para diminuir as hemorroidas internas. A intervenção cirúrgica inclui ligadura de elástico e hemorroidectomia cirúrgica – aplicável a pacientes com dor intensa ou sangramento que não respondem bem às terapias convencionais.

Fonte: Cocorullo G et al. The non-surgical management for hemorrhoidal disease. A systematic review. G Chir. 2017; 38:5.

ácidos graxos saturados de cadeia curta (4 a 6 carbonos) e de cadeia média (8 a 10 carbonos), como aqueles encontrados no óleo de coco e no óleo de palma. A mastigação mistura a lipase com o alimento e reduz o tamanho das partículas, o que aumenta a superfície exposta e facilita a ação dos sucos digestivos.

O estômago secreta **lipase gástrica**, sua própria enzima de digestão lipídica, com um pH ótimo variando entre 3,0 e 6,0. Essa enzima age em conjunto com a lipase lingual para continuar a hidrólise de uma pequena quantidade de triglicerídio que contém ácidos graxos de cadeias curtas e médias. A maior parte da degradação dos lipídios ocorre no intestino delgado, particularmente dos triglicerídios contendo ácidos graxos de cadeia longa, com entre 12 e 18 carbonos. Quando o quimo entra no intestino delgado, a mistura mecânica com a bile age sobre os triglicerídios contidos em grandes glóbulos lipídicos, emulsificando-os em uma imersão fina de gotículas de óleo em suspensão aquosa. A bile não contém enzimas digestivas; a sua ação é de rompimento das gotículas lipídicas, aumentando a superfície de contato entre as moléculas lipídicas e a enzima hidrossolúvel **lipase pancreática**. A lipase pancreática exerce um forte efeito sobre a superfície das gotículas de gordura. A função principal hidrolisa algumas moléculas de triglicerídios em uma estrutura contendo um ácido graxo ligado ao glicerol, chamada de monoglicerídio, além de ácidos graxos livres. Esses lipídios mais simples, que apresentam polaridade maior do que os lipídios não hidrolisados, passam através da membrana das microvilosidades, entrando nas células epiteliais intestinais. A lipase pancreática digere eficientemente os ácidos graxos de cadeia longa comuns nos lipídios animais e nos óleos vegetais.

O hormônio peptídico **colecistocinina (CCK)**, liberado pela parede do duodeno, controla a liberação de enzimas no estômago e no intestino delgado. A CCK regula as seguintes funções digestivas: motilidade gástrica, secreção gástrica, contração da vesícula biliar, fluxo da bile e secreção enzimática pelo pâncreas.

Um alto teor lipídico no estômago reduz a motilidade gástrica por causa da ação dos hormônios peptídicos **GIP** e **secretina**. A diminuição dos movimentos digestivos retém o quimo no estômago e explica por que uma refeição rica em gordura prolonga o processo digestivo; um efeito positivo para os indivíduos é a sensação temporária de saciedade em comparação com uma refeição com pequeno teor lipídico.

As **micelas**, aglomerados de sais biliares gordurosos mostrados na figura ao lado, se formam

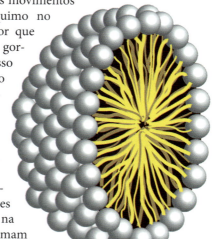

quando os produtos finais de monoglicerídio insolúvel em água e ácidos graxos livres da hidrólise lipídica se ligam aos sais biliares. Estas moléculas principalmente lipídicas se organizam em uma estrutura esférica em soluções aquosas. Eles consistem em **surfactantes** iônicos (substâncias que diminuem a tensão superficial) atraídos eletrostaticamente para os íons no meio circundante.

A difusão absorve as micelas da borda externa das vilosidades intestinais. As micelas se dividem, a bile retorna ao fígado e a síntese de triacilglicerol ocorre nas células epiteliais intestinais a partir de ácidos graxos e monoglicerídios.

O comprimento da cadeia de carbono dos ácidos graxos afeta os processos digestivos e metabólicos

Os triglicerídios sintetizados dentro do epitélio intestinal podem seguir duas rotas (sistema porta hepático ou sistema linfático), dependendo do comprimento da cadeia. A maior parte dos **triglicerídios de cadeia média (TCM)** é absorvida diretamente para a veia porta do sistema porta hepático ligada à albumina na forma de glicerol e ácidos graxos livres de cadeia média. Os TCM não passam pelo sistema linfático e entram na corrente sanguínea rapidamente para serem transportados para o fígado para seu uso subsequente no metabolismo energético. A suplementação de TCM possui aplicações clínicas em pacientes com doenças consumptivas ou com dificuldades de absorção intestinal. O Capítulo 12 discute o uso proposto de TCM como auxílio energético para aumentar o desempenho de *endurance*.

Uma vez absorvidos pelas células epiteliais, os ácidos graxos de cadeia longa (com mais de 12 carbonos na cadeia do ácido graxo) são reorganizados em triglicerídios. Eles são combinados com uma pequena quantidade de fosfolipídios, proteínas e colesterol, formando pequenas gotículas de gordura chamadas de **quilomícrons**. Essas moléculas de lipoproteína se movem lentamente pela segunda rota – o sistema linfático. Eles acabam alcançando a circulação venosa na região cervical por intermédio do ducto torácico. Por causa da ação da enzima **lipase lipoproteica**, que se encontra nas paredes dos capilares, os quilomícrons na corrente sanguínea são hidrolisados rapidamente, fornecendo ácidos graxos livres e glicerol para uso dos tecidos periféricos. O fígado então envolve as partículas de quilomícrons remanescentes contendo colesterol. Geralmente, leva de 3 a 4 horas para que os triacilgliceróis de cadeia longa ingeridos entrem no sangue.

Digestão e absorção de proteínas

A eficiência digestiva das proteínas de origem animal e vegetal normalmente permanece alta, com menos de 3% aparecendo nas fezes. Componentes indigeríveis incluem o tecido conjuntivo fibroso das carnes, algumas cascas de grãos e partículas das oleaginosas que escapam das enzimas digestivas. Essencialmente, a digestão proteica libera as menores unidades das proteínas ingeridas, gerando os produtos finais – aminoácidos simples e dipeptídios ou tripeptídios –, que são absorvidos através da mucosa intestinal. Enzimas especializadas dentro do estômago e do intestino delgado promovem a hidrólise proteica.

No estômago, a enzima poderosa **pepsina** inicia a digestão proteica, gerando principalmente polipeptídios de cadeia curta (ver **Figura 3.9**). A pepsina, que pertence a um grupo de enzimas que digerem proteínas, representa a forma ativa de seu precursor pepsinogênio. O hormônio peptídico **gastrina** controla a liberação de pepsina a partir das células estomacais. A gastrina é secretada em resposta a dois fatores concorrentes: informações ambientais externas (visão ou olfato do alimento) ou informações internas (pensar no alimento ou a distensão gástrica causada pelos conteúdos alimentares). A gastrina também estimula a secreção de ácido clorídrico gástrico, um ácido forte que reduz o pH do conteúdo gástrico até cerca de 2,0. A acidificação dos alimentos ingeridos atende cinco objetivos principais:

1. Ativa a pepsina.
2. Mata organismos patogênicos.
3. Melhora a absorção de ferro e cálcio.
4. Inativa hormônios de origem vegetal e animal.
5. Desnatura as proteínas dos alimentos, tornando-as mais vulneráveis à ação enzimática.

A pepsina, que é particularmente eficiente no meio ácido gástrico, degrada facilmente as fibras colágenas do tecido conjuntivo da carne. Uma vez hidrolisado, outras enzimas digerem o restante do material proteico animal.

Enzimas e ácidos gástricos atacam as fibras longas e complexas de proteínas, hidrolisando cerca de 15% das proteínas ingeridas. O desenovelamento do formato tridimensional das proteínas quebra-as em polipeptídios menores ou unidades peptídicas. A pepsina é inativada no pH relativamente alto do duodeno conforme o quimo passa para o intestino delgado.

Os passos finais da digestão proteica ocorrem no intestino delgado. Ali, os fragmentos peptídicos são degradados adicionalmente pela ação da enzima alcalina do pâncreas – mais notavelmente a **tripsina**, derivada de seu precursor inativo **tripsinogênio** –, gerando tripeptídios, dipeptídios e aminoácidos livres. A absorção dos aminoácidos livres ocorre por transporte ativo pelo acoplamento de seu transporte ao de sódio, sendo eles entregues ao fígado por intermédio da veia porta hepática. Por sua vez, os dipeptídios e os tripeptídios se movem para dentro das células epiteliais intestinais por um único carreador de membrana que utiliza um gradiente de H$^+$ para o transporte ativo. Uma vez no citoplasma, os dipeptídios e os tripeptídios são hidrolisados em aminoácidos e fluem para a corrente sanguínea.

Uma função importante do intestino delgado é absorver aminoácidos e proteínas em formas mais complexas. Quando os aminoácidos chegam ao fígado, ocorre um dos três eventos seguintes:

- Conversão em glicose (aminoácidos glicogênicos)
- Conversão em lipídio (aminoácidos cetogênicos)
- Liberação direta para a corrente sanguínea na forma de proteínas plasmáticas ou aminoácidos livres.

Os aminoácidos livres são utilizados para a síntese de proteínas, peptídios (p. ex., hormônios) e os derivados de aminoácidos com importância biológica fosfocreatina e colina, este um componente essencial da acetilcolina.

Absorção de vitaminas

A absorção das vitaminas ocorre principalmente por difusão, um processo passivo nas regiões do jejuno e do íleo do intestino delgado. A absorção e o armazenamento constituem uma diferença importante entre as vitaminas lipossolúveis e hidrossolúveis.

Vitaminas lipossolúveis

Até 90% das vitaminas lipossolúveis são absorvidos com lipídios dietéticos como parte das micelas contendo gorduras dietéticas no intestino delgado. Uma vez absorvidas, os quilomícrons e as lipoproteínas transportam essas vitaminas para o fígado e para os tecidos adiposos corporais.

Vitaminas hidrossolúveis

A difusão absorve as vitaminas hidrossolúveis, exceto a vitamina B_{12}. Essa vitamina é combinada com o fator intrínseco produzido pelo estômago, que o intestino então absorve por endocitose ao engolir uma partícula fora da membrana celular e depositando-a na célula. As vitaminas hidrossolúveis não permanecem armazenadas nos tecidos em grandes quantidades. Em vez disso, elas são excretadas na urina quando sua concentração plasmática excede a capacidade renal de reabsorção. Consequentemente, a ingestão alimentar deve reabastecer regularmente a reserva de vitaminas hidrossolúveis. As vitaminas do complexo B ingeridas nos alimentos existem como parte de coenzimas; a digestão então as libera para a forma de vitamina livre. Essa degradação

Informações adicionais: Multivitaminas e proteção contra ataques cardíacos

As manchetes proclamam "o uso de multivitaminas contra ataques cardíacos" e que "o uso de multivitamínicos reduz o risco de ataques cardíacos", geralmente tentando fazer com que as pessoas se juntem aos mais de 68% dos americanos (71% mulheres; 65% homens) que consomem rotineiramente suplementos vitamínicos diários em forma de comprimido e pó a um custo que pode chegar a US$ 75 mensais. Grande parte do *hype* da mídia vem de um estudo de acompanhamento de 10 anos de 2011 com 31.671 mulheres saudáveis e 2.262 mulheres com doença cardiovascular documentada, que incluiu síndrome metabólica, hipertensão e fatores de risco de AVE, que consumiam multivitaminas diariamente. Estima-se que as multivitaminas contenham nutrientes próximos às doses diárias recomendadas de vitamina A (0,9 mg), vitamina C (60 mg), vitamina D (5 μg), vitamina E (9 mg), tiamina (1,2 mg), riboflavina (1,4 mg), vitamina B_6 (1,8 mg), vitamina B_{12} (3 μg) e ácido fólico (400 μg). Para as mulheres saudáveis, tomar multivitaminas por 10 anos ou mais coincidiu com uma probabilidade 42% menor de ataque cardíaco. Resultados menos positivos surgiram para mulheres com doença cardíaca. Não houve diferença significativa na incidência de ataque cardíaco associada ao uso de multivitamínicos e suplementos. Enfatizamos que esses resultados não provaram que o uso de multivitamínicos e suplementos protege contra ataques cardíacos; esse estudo retrospectivo e observacional não foi um experimento randomizado, controlado por placebo, projetado para separar causa e efeito.

Uma explicação plausível do atual estudo observacional sustenta que as pessoas que consomem regularmente suplementos vitamínicos geralmente adotam estilos de vida mais saudáveis do que os que não usam suplementos – elas fumam menos, prestam mais atenção ao seu peso, permanecem mais ativas fisicamente e geralmente adotam uma dieta mais saudável, incluindo grande quantidade de frutas e vegetais. A realidade plausível é que o uso de suplementos multivitamínicos pode realmente ser uma medida substituta de um estilo de vida saudável, o que por si só fornece considerável proteção contra doenças cardíacas. A maioria das experiências bem controladas encontra pouco ou nenhum benefício duradouro ao tomar um suplemento diário de multivitamínico/mineral sobre longevidade; câncer de mama, ovário, colorretal ou outros; doença cardíaca coronária ou AVE; infecções virais; ou desempenho em testes de memória e cognitivos. O melhor conselho é manter um estilo de vida saudável e obter nutrientes diários em uma dieta bem equilibrada e não a partir de suplementos.

Fontes: Adebamowo SN et al. Multivitamin use and risk of stroke incidence and mortality amongst women. Eur J Neurol. 2017; 24:1266.
Harris E et al. No effect of multivitamin supplementation on central blood pressure in healthy older people: a randomized controlled trial. Atherosclerose. 2016; 246:236.
Jenkins DJA. Supplemental vitamins and minerals for CVD prevention and treatment. J Am Coll Cardiol. 2018; 5(71):2570.
Rautiainen S et al. Multivitamin use and cardiovascular disease in a prospective study of women. Am J Clin Nutr. 2015; 101:144.
Rautiainen S et al. Multivitamin use and the risk of cardiovascular disease in men. J Nutr. 2016; 146:1235.
Sesso HD et al. Vitamins E and C in the prevention of cardiovascular disease in men. The Physicians' Health Study II Randomized Controlled Trial. JAMA. 2008; 300:2123.
Tsugawa N. Cardiovascular diseases and fat soluble vitamins: vitamin D and vitamin K. J Nutr Sci Vitaminol (Tokyo). 2015; 61(Suppl):S170.

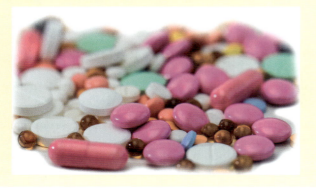

das coenzimas ocorre primeiro no estômago e, então, ao longo das porções do intestino delgado enquanto ocorre a absorção. A nutrição efetiva de vitaminas para homens e mulheres saudáveis depende principalmente do *consumo* de vários alimentos ricos em vitaminas, e não de limitações em sua *absorção*.

Absorção mineral

Fatores extrínsecos (dietéticos) e intrínsecos (celulares) controlam o destino dos minerais ingeridos. Em geral, o corpo não absorve bem os minerais. A absorção intestinal aumenta com o objetivo de preservar as pequenas quantidades desses micronutrientes quando a ingestão dietética de um mineral em particular cai para valores abaixo do nível necessário. Já quando a ingestão de minerais excede seu limite, não há necessidade para aumentos adicionais na absorção. Para a maior parte das pessoas, os minerais existirão em quantidades mais do que adequadas se elas consumirem uma dieta balanceada contendo vários alimentos dos principais grupos alimentares. Isso significa que o corpo possui baixa necessidade de estocar minerais. Uma possível exceção são o ferro e o cálcio, dois minerais que tendem a ser insuficientes na dieta típica das mulheres norte-americanas (ver Capítulo 2).

A disponibilidade mineral corporal depende da forma química. Por exemplo, o ferro heme tem uma capacidade absortiva de 15%, enquanto a absorção do ferro não heme varia entre 2 e 10%. Também existem variações na absorção de minerais entre os sexos. Os homens absorvem cálcio melhor do que as mulheres, mas ainda assim a absorção total de cálcio raramente excede 35% do total ingerido, com os dois terços restantes sendo excretados nas fezes. Do cálcio absorvido, metade é excretada na urina. Para o fósforo, cerca de dois terços são excretados diariamente na urina. A baixa absorção também ocorre para o magnésio (20 a 30%) e para os oligoelementos zinco (14 a 40%) e cromo (menos de 2%). A **Figura 3.11** apresenta um esquema geral para a absorção dos minerais principais e dos oligoelementos, incluindo as vias comuns para suas excreções.

A absorção de cálcio, fósforo, magnésio e oligoelementos ocorre principalmente no intestino delgado. Seis fatores afetam a absorção mineral:

1. Biodisponibilidade.
2. Tempo de trânsito entre a fonte dietética e o local específico de absorção.
3. Quantidade de sucos digestivos.
4. pH do conteúdo do lúmen intestinal.
5. Sítios receptores no revestimento da mucosa intestinal e da borda em escova.
6. Disponibilidade de substâncias que se combinam com os minerais durante o movimento no sistema digestivo (por difusão, difusão facilitada e/ou transporte ativo) e através das membranas celulares.

Os minerais metálicos se combinam com um transportador proteico específico (p. ex., o ferro se liga à transferrina) ou com um carreador proteico geral, como a albumina, que se liga a muitos minerais. Aproximadamente 50% das proteínas plasmáticas humanas contêm albumina sérica humana. Complexos peptídicos e de aminoácidos também carregam uma pequena quantidade de cada mineral no sangue. O excesso de fibra dietética afeta negativamente a absorção de alguns minerais; sendo assim, o consumo da quantidade recomendada de 30 a 40 g de fibra diária geralmente elimina essa preocupação.

Absorção de água

O processo de osmose passiva no intestino delgado determina a principal estratégia do corpo para absorver a água ingerida e a

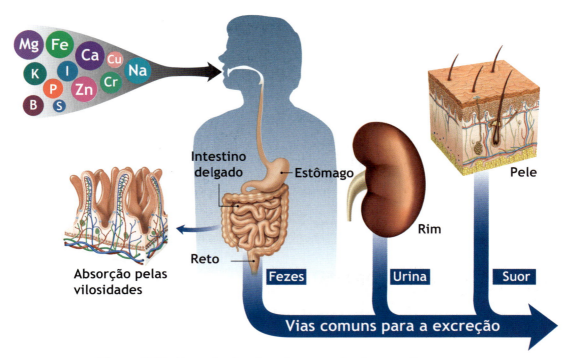

Figura 3.11 Absorção de minerais e suas vias de excreção comuns.

água contida nos alimentos. A **Figura 3.12** revela que, além dos 2 ℓ de água ingeridos diariamente pelo adulto sedentário típico, a saliva, as secreções gástricas, a bile e as secreções pancreáticas e intestinais contribuem com 7 ℓ adicionais. Isso significa que diariamente o trato intestinal absorve cerca de 9 ℓ de água. O intestino delgado proximal absorve 72% dessa água e 20% do segmento distal – o intestino grosso absorve os 8% restantes.

Secreção e absorção contínuas de água no trato gastrintestinal dificultam a quantificação da captação líquida de água do corpo. A mucosa intestinal absorve eletrólitos e componentes da hidrólise de macronutrientes. Isso torna o meio intestinal progressivamente mais hipotônico do que o lado oposto da membrana do lúmen. Essa diferença cria um gradiente osmótico que força a água a se mover do intestino para manter a isotonicidade entre os dois "compartimentos" fluidos. Por outro lado, a ingestão de líquidos hipertônicos no plasma maiores que 280 mOsm/ℓ causa secreção de água no lúmen intestinal. Isso retarda a absorção líquida de água e aumenta o potencial para problemas gastrintestinais. Isso pode ocorrer ao consumir comprimidos de sal, misturas concentradas de aminoácidos simples ou uma "bebida esportiva" com uma porcentagem relativamente alta de açúcares simples (p. ex., 56 g de açúcar em uma garrafa de 960 mℓ de Gatorade) e minerais como sódio, potássio, cálcio e magnésio e pequenas quantidades de vitaminas como B_3, B_6 e B_{12} (ver Capítulo 10).

Atividade física afeta as funções gastrintestinais

Atividade física altera a dinâmica de fluxo de sangue para os órgãos corporais. Portanto, diferentes tipos, intensidade e durações de exercícios afetam *agudamente* as funções gastrintestinais. Além disso, o treinamento físico intenso altera a função gastrintestinal de forma *crônica*.

Após uma refeição, o alimento passa do estômago para o intestino delgado para ser completamente digerido e subsequentemente absorvido para o sangue. Enquanto está no estômago, o alimento é misturado com diferentes secreções gástricas, enzimas digestivas e ácido clorídrico e, então, é liberado para o intestino delgado. Cinco fatores importantes afetam a **taxa de esvaziamento gástrico** (TEG):

1. **Volume de solução**: grandes volumes de soluções de alimentos aumentam a TEG.
2. **Conteúdo calórico**: soluções de alimentos hipercalóricos diminuem a TEG.
3. **Osmolalidade da refeição**: soluções de alimentos com maior osmolalidade diminuem a TEG.
4. **Temperatura**: soluções de alimentos com menor temperatura aumentam a TEG em relação a temperaturas maiores.
5. **pH**: soluções de alimentos mais ácidas diminuem a TEG.

O estado emocional, a cafeína, as condições ambientais, o estágio do ciclo menstrual e o estado de aptidão física também afetam a TEG.

Intensidade

O esvaziamento gástrico de bebidas contendo carboidratos ou água é acelerado moderadamente durante a atividade física leve ou moderado entre 20 e 60% da $\dot{V}O_{2máx}$ em comparação com o repouso, e é retardado em intensidades iguais ou acima de 75% da $\dot{V}O_{2máx}$. Durante a atividade de esteira de intensidade moderada, os aumentos na TEG podem estar relacionados a aumentos associados na pressão intragástrica induzida pela atividade contrátil do músculo abdominal durante a atividade física. Além disso, o trânsito colônico segmentar no cólon descendente acelera durante atividades físicas leves e moderadas em comparação com o repouso.

Existe uma grande variabilidade na TEG individual, particularmente em intensidades menores do que a máxima. Essa variação está relacionada com o tipo de exercício, o estado de treinamento, o momento da ingestão de líquidos e refeições e, até mesmo, com questões de medida experimental. Um fator ignorado diz respeito à variabilidade diária da TEG. Em dados não publicados de um de nossos laboratórios, uma reprodutibilidade de teste-reteste de apenas $r = 0,51$ foi observada para

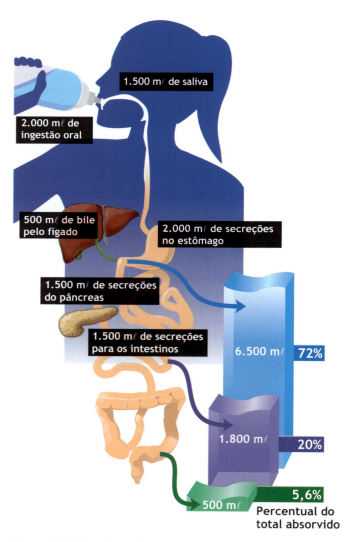

Figura 3.12 Volumes diários estimados de água que entram no intestino delgado e grosso de um adulto sedentário e os volumes absorvidos por cada componente do trato intestinal.

o esvaziamento gástrico de água em diferentes intensidades de atividades. Esse nível de inconsistência na resposta de um único indivíduo pode explicar em grande parte a variabilidade inerente entre várias intensidades de exercício e a TEG.

Tipo

Nem toda atividade física afeta a função gastrintestinal de modo semelhante. Por exemplo, 20 minutos de corrida de intensidade leve a moderada resulta em TEG de líquidos mais rápida (água e água com carboidrato) do que o ciclismo.

Duração

Existem dados limitados a respeito do efeito da duração da atividade física sobre a TEG. Um dos estudos mais interessantes mostrou não haver diferença no tempo de esvaziamento gástrico em vários intervalos ao longo de 2 horas de ciclismo em uma intensidade menor do que 80% da $\dot{V}O_{2máx}$.

Atividade física e absorção de nutrientes

Os pesquisadores geralmente concordam que o fluxo de sangue gastrintestinal diminui quando a intensidade da atividade física aumenta e a absorção intestinal diminui de modo correspondente. Um estudo mostrou que atividade física a 75% da $\dot{V}O_{2máx}$ não prejudicou a absorção intestinal de líquidos. Em um treinamento mais intenso de exercícios, o tempo de trânsito no intestino delgado aumentou sem modificações na TEG e a frequência de evacuação aumentou, enquanto as fezes tenderam a ficar com uma consistência mais mole durante o período de treinamento em comparação ao período sem atividade física. Altas incidências de estresse gastrintestinal incluem diarreia e cólicas abdominais, sugestivas de interrupção no suprimento de oxigênio (e do fluxo sanguíneo), incluindo aumento da atividade do SNP, durante a atividade. Tanto a diarreia quanto as cólicas abdominais indicam absorção anormal da água intestinal dos resíduos alimentares. Três fatores ajudam a explicar as alterações relacionadas à atividade física na absorção de nutrientes e líquidos: tipo de atividade física, temperatura ambiental e tipo de alimento/líquido ingerido.

Estado de saúde, estado emocional e distúrbios do sistema digestório

Muitos fatores influenciam a função gastrintestinal. O cérebro exerce forte influência por meio das múltiplas conexões neuroquímicas com diferentes órgãos digestivos. O estado emocional afeta em algum grau praticamente todo o sistema digestório. Muitas pessoas apresentam cólicas intestinais ou indisposição gástrica antes de um evento importante, incluindo competições atléticas. Atletas de elite em quase todos os esportes, seja um torneio de golfe ou apresentação de ginástica, seja um esporte coletivo, experimentam esse tipo de desconforto antes do evento. Alguns indivíduos reclamam de desconforto gástrico ao verem seu próprio sangue (ou o sangue de outros), e o estresse emocional crônico pode produzir anomalias na mucosa gástrica. Por sua vez, outros distúrbios do sistema digestório originalmente relacionados com o estresse emocional (p. ex., úlcera péptica) são causados possivelmente por infecção ou outros problemas físicos (ver seção "Dispepsia funcional"). Felizmente, uma dieta saudável, a prática regular de exercícios e a manutenção de um peso corporal saudável resolvem a maior parte dos problemas do sistema digestório.

Um estilo de vida fisicamente ativo promove dois benefícios positivos para o sistema digestório:

- Estimular o esvaziamento intestinal
- Reduzir a incidência de doenças hepáticas, cálculos biliares, distúrbios do cólon, pólipos e constipação intestinal.

Por sua vez, indivíduos que participam frequentemente de atividades físicas intensos relatam condições gastrintestinais como infecção alimentar autolimitada, doença de refluxo gastresofágico (DRGE), hérnia de hiato (parte do estômago projeta-se para cima, através do músculo diafragma), síndrome do intestino irritável (SII) e gastrenterite viral (infecção intestinal). Essas condições, relatadas em 20 a 50% dos atletas de alto desempenho, ocorrem mais frequentemente em mulheres do que em homens, mais comumente em atletas mais jovens e menos frequentemente entre atletas em esportes que incorporam movimentos de deslizamento, como o ciclismo.

Indivíduos sedentários experimentam as seguintes condições gastrintestinais mais sérias:

- Doença de Crohn (inflamação recorrente do íleo)
- Colite ulcerativa (doença inflamatória do intestino que afeta o intestino grosso e o reto)
- Apendicite (apêndice inflamado, uma pequena bolsa ligada ao início do intestino grosso)
- Adenite mesentérica (processo inflamatório que afeta os linfonodos mesentéricos no quadrante inferior direito do intestino grosso)
- Diarreia invasiva (evacuação frequente de pequenas quantidades de fezes "mucosas" causada por enteropatógenos bacterianos e acompanhada principalmente por febre, irritabilidade, perda de apetite, cólicas e dor abdominal).

Constipação intestinal

A **constipação intestinal** reflete um retardo dos movimentos do bolo fecal no cólon porque o intestino grosso absorve água em excesso, produzindo bolos fecais duros e secos. Dietas ricas em lipídio e com baixa ingestão de água e fibras representam a causa mais comum. Algumas fibras de pectina nas frutas e gomas em feijões dissolvem facilmente em água e assumem uma textura mole, semelhante a um gel, no cólon. Fibras de celulose no farelo de trigo passam essencialmente não digeridas conforme se movem pelo cólon, aumentando o tamanho do bolo fecal. A combinação da textura mais macia e da ação de aumentar o volume das fibras solúveis e insolúveis ajuda a evitar o endurecimento do material fecal não digerido.

Diarreia (distúrbio de motilidade intestinal inferior)

Defecações moles e aquosas mais de 3 vezes/dia ocorrem porque os produtos digestivos se movem pelo intestino grosso rápido demais para que ocorra uma absorção suficiente de água. A condição chamada de **diarreia** frequentemente representa um sintoma de peristalse aumentada, irritação ou danos intestinais, efeitos colaterais de medicamentos, intolerância ao glúten (uma proteína em alguns produtos contendo trigo, aveia, centeio ou cevada) e, talvez, estresse.

Do ponto de vista da atividade física, corredores de longa distância e atletas do sexo feminino são mais suscetíveis à diarreia e à SII (ver seção "Síndrome do intestino irritável"). Causas possíveis incluem desequilíbrio de líquidos, eletrólitos e alteração da motilidade do cólon. Felizmente, a diarreia induzida por atividade física aguda (também conhecida como "diarreia dos corredores") é considerada uma diarreia fisiológica que não produz desidratação ou desequilíbrio eletrolítico e tende a melhorar conforme o nível de aptidão física aumenta. Em atletas saudáveis, a diarreia aguda tipicamente tem duração limitada e geralmente é induzida por altos níveis de atividade, intoxicação alimentar, diarreia do viajante ou gastrenterite viral.

A diarreia prolongada pode produzir desidratação, particularmente em crianças e em pessoas com pequeno tamanho corporal. Em geral, a recuperação ocorre com uma dieta rica em caldos, chás, torradas e outros alimentos com poucos resíduos e ricos em potássio, devendo-se evitar o consumo de lactose, frutose, cafeína, açúcar e álcool.

Diverticulite

Comum entre os idosos, o cólon desenvolve pequenas bolsas que se projetam para o lúmen através de pontos fracos teciduais, condição chamada de **diverticulite** (Figura 3.13). Essa condição aflige cerca da metade de todos os norte-americanos com idades entre 60 e 80 anos e quase todos os indivíduos com mais de 80 anos. Em cerca de 10 a 25% das pessoas com esse distúrbio, as bolsas ficam infectadas ou inflamadas. Em países industrializados, diverticulite é mais frequente em pessoas que costumam consumir dietas pobres em fibras; elas raramente ocorrem na Ásia e na África, onde as pessoas ingerem rotineiramente dietas baseadas em vegetais e ricas em fibras.

Ao contrário da diverticulite, os pólipos (benignos e malignos) podem se desenvolver no intestino grosso (cólon) quase em qualquer idade e, na maioria das vezes, sem sintomas externos, a menos que os pólipos aumentem de tamanho e causem uma mudança nos hábitos intestinais ou sejam acompanhados por sangramento retal. Esses crescimentos anormais de tecido são facilmente removidos cirurgicamente, e os indivíduos mais jovens com pólipos recorrentes são frequentemente

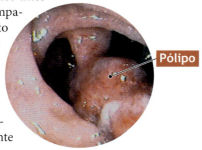

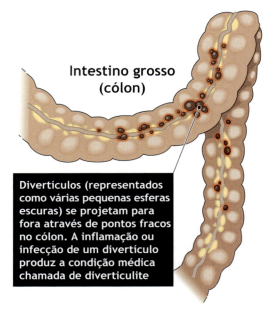

Figura 3.13 Diverticulose e diverticulite. Os divertículos são bolsas que se desenvolvem na parede do cólon. Essas pequenas bolsas se projetam para fora através de pontos fracos na parede do cólon.

rastreados rotineiramente. A história familiar de pólipos é outro indicador da triagem vigilante durante exames anuais ou de 5 anos. A imagem inserida mostra um pólipo colônico identificado pela colonoscopia de rotina em um atleta de média distância, aparentemente com boa saúde, que se exercita regularmente e se alimenta de modo "saudável".

Pirose e doença de refluxo gastresofágico

A **pirose** ocorre quando o esfíncter entre o esôfago e o estômago relaxa involuntariamente, permitindo que os conteúdos gástricos fluam de volta para o esôfago. Ao contrário do estômago, o esôfago não tem revestimento mucoso protetor, fazendo com que o refluxo ácido danifique o tecido e produza dor. A pirose crônica representa um distúrbio mais sério chamado de doença de refluxo gastresofágico (**DRGE**).

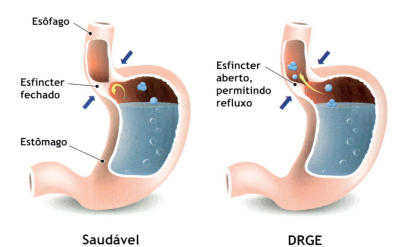

A DRGE ocorre em aproximadamente 60% dos atletas e mais frequentemente durante a atividade física do que no repouso. A atividade física não apenas exacerba a DRGE como também contribui para o refluxo em voluntários saudáveis. Os mecanismos precisos causadores do refluxo induzido pela atividade física não são bem-definidos. Mecanismos sugeridos, individualmente ou em combinação, incluem os seguintes fatores:

- Dismotilidade gástrica causada pelo relaxamento do esfíncter esofágico inferior
- Aumento do gradiente de pressão entre o esôfago e o estômago
- Distensão gástrica
- Retardo do esvaziamento gástrico, especialmente em um estado de desidratação
- Aumento da pressão intra-abdominal em futebol americano, halterofilismo e ciclismo
- Aumento do estresse mecânico pelo movimento dos órgãos relacionado com a função gastrintestinal.

Atletas envolvidos no levantamento de peso predominantemente anaeróbico sofrem de azia e refluxo gástrico mais frequentemente; por outro lado, os corredores apresentam sintomas leves e refluxo moderado, enquanto os ciclistas apresentam sintomas leves e refluxo leve.

Seis sintomas de DRGE relacionada com a atividade física incluem: sensação de pressão torácica na região abaixo do esterno, dor ou queimação que mimetiza angina, gosto azedo, eructação (saída de gás pela boca ou de um pequeno volume de líquido ácido do estômago), náuseas e vômito.

Um conjunto de atletas pode apresentar tosse atípica, rouquidão e estertores – sintomas que mimetizam o broncospasmo induzido pelo exercício ou a disfunção das cordas vocais.

Modificações efetivas no estilo de vida ainda são o tratamento de escolha para atletas com DRGE. Essas mudanças incluem evitar os seguintes hábitos:

- Dormir no intervalo de até 4 horas após uma refeição vespertina
- Fazer exercício após as refeições
- Consumir excessivamente chocolate, menta, cebola, alimentos ricos em gordura, álcool, tabaco, café e produtos cítricos, que relaxam o esfíncter esofágico inferior.

Dormir em decúbito dorsal (de costas) com dois travesseiros para sustentar o tórax e aumentar a depuração esofágica associada à gravidade pode reduzir os sintomas da DRGE. Atletas tratados com bloqueadores de canal de cálcio para enxaqueca ou para o controle da hipertensão arterial devem ser orientados a respeito da possibilidade de esses fármacos piorarem os sintomas de DRGE. A DRGE e a obesidade representam fatores de risco para o câncer esofágico.

Síndrome do intestino irritável

A **síndrome do intestino irritável** (**SII**) representa um distúrbio funcional do sistema digestório sem anomalias estruturais, biomecânicas, radiológicas ou laboratoriais. A condição afeta até 20% da população adulta. Os dois tipos de SII incluem as síndromes "com predominância de diarreia" e "com predominância de constipação intestinal". A SII, duas vezes mais comum em mulheres do que em homens, se apresenta tipicamente na segunda ou na terceira década de vida. Aproximadamente 50% dos pacientes com SII também relatam depressão e ansiedade.

Oito fatores podem causar SII:

1. Aumento da reatividade motora gastrintestinal ao estresse.
2. Alimentos ricos em lipídio, fibras insolúveis, cafeína, café (inclusive o descafeinado), carbonatação ou álcool.
3. Disfunção do sistema de liberação de CCK (um hormônio peptídico responsável por estimular a digestão de lipídio e proteínas).
4. Trânsito de gases intestinais prejudicado.
5. Hipersensibilidade visceral.
6. Controle reflexo prejudicado, retardando o trânsito de gás.
7. Disfunção autonômica.
8. Ativação imune alterada.

Os quatro sintomas mais comuns de SII são: dor abdominal e cólicas aliviadas pela defecação, alteração da frequência de defecação, alteração da consistência das fezes (mucosa, aquosa, dura ou mole) e do tempo de passagem (distensão, urgência ou senso de evacuação incompleta) e distensão abdominal, especialmente após as refeições.

Atletas com SII raramente experimentam sintomas noturnos e não manifestam sinais sistêmicos de doença. O diagnóstico de SII inclui diarreia secundária à doença celíaca (uma doença genética autoimune do intestino delgado que aflige quase 5.000 norte-americanos) ou intolerância à lactose, disfunção tireoidiana, uso abusivo de laxantes, diabetes e doenças psiquiátricas.

Quatro modificações no estilo de vida e na dieta combatem efetivamente a SII:

- Redução do estresse
- Consumo de refeições pequenas diárias
- Consumo de uma dieta rica em fibras
- Evitar o consumo de alimentos com lactose e doces que contenham sorbitol (açúcar com seis carbonos formado pela redução do grupo carbonila da glicose naturalmente presente nas frutas).

A atividade física regular também desempenha uma estratégia positiva no tratamento da SII. Os medicamentos antidiarreicos e antiespasmódicos tratam efetivamente a SII com predominância de diarreia. Para SII cuja manifestação predominante seja constipação intestinal, fibras alimentares, laxantes formadores de volume e amaciadores de fezes são frequentemente usados, mas sua eficácia varia e às vezes pode piorar os sintomas.

Gás gastrintestinal

Engolir ar enquanto come ou bebe geralmente produz gases no estômago. Uma pessoa pode absorver um excesso de ar enquanto come ou bebe rapidamente, masca chiclete ou fuma. Arrotar é o meio mais comum para o ar absorvido sair do estômago. Qualquer gás restante se move para o intestino delgado para absorção parcial. Uma pequena quantidade desse ar viaja para o intestino grosso a fim de ser liberado através do reto. O gás retal raramente significa doença grave.

A composição do **flato** (gás intestinal do trato digestivo inferior) depende em grande parte da ingestão de nutrientes e da população bacteriana do cólon. Carboidratos produzem mais gás, enquanto lipídios e proteínas produzem menos. No intestino grosso, as bactérias decompõem parcialmente o carboidrato não digerido para produzir hidrogênio, dióxido de carbono e, em cerca de 30% da população, gás metano. Esses gases acabam saindo pelo reto. A quantidade e o tipo de bactérias gastrintestinais determinam amplamente a variação entre os indivíduos na produção de gás colônico.

Os carboidratos que causam mais comumente a produção de gás incluem a rafinose e a estaquiose (encontradas nos feijões), a frutose (encontrada em refrigerantes e sucos de fruta), a lactose e o edulcorante artificial sorbitol. Outros amidos produtores de gás incluem batatas, cebolas, cenouras, aipo, pepino, vegetais crucíferos (brócolis, repolho, couve-flor), milho, macarrão e produtos contendo trigo. O arroz contém o único amido que não causa gás abdominal ou colônico. A fibra no farelo de aveia, nos feijões, nas ervilhas e na maior parte das frutas causa gás. Já as fibras no farelo de trigo e em alguns vegetais como sementes e cascas de frutas e arroz integral passam essencialmente não modificadas ao longo do sistema digestório e produzem pouco ou nenhum gás abdominal.

Dispepsia funcional

O diagnóstico de dispepsia tem uma longa história nos registros médicos. As queixas de doenças estomacais podem ser encontradas há milhares de anos, com literalmente centenas de tratamentos projetados para livrar a dor e o desconforto da constelação dessas doenças debilitantes. Nos EUA, os hospitais no final do século XVIII começaram a manter estatísticas detalhadas sobre a ocorrência de dispepsia. Em meados do século XIX, numerosos relatórios nos primeiros livros médicos revisaram centenas de histórias de casos com soluções para aliviar a dispepsia. Um bom exemplo dos primeiros escritos do influente escritor de livros médicos, Dr. Austin Flint (1836-1915), é a publicação de uma cronologia popular da dispepsia no periódico *Transactions of the New York State Medical Association*, em 1884.

Para definir o escopo do problema, a **dispepsia funcional** se refere à dor crônica na porção superior do abdome sem causa física óbvia. Ela produz sintomas gastrintestinais vagos que incluem dor abdominal ou pirose, dor epigástrica, náuseas, vômitos, eructações, distensão, indigestão e desconforto abdominal generalizado. As causas mais comuns de dispepsia são: **úlcera péptica**, **DRGE** e **gastrite** (inflamação do revestimento do estômago com dor associada).

Outras causas menos comuns incluem diabetes, doença tireoidiana, intolerância à lactose, desidratação frequente, estresse repetitivo por competição esportiva, uso excessivo de fármacos **anti-inflamatórios não esteroides** (AINEs) e produtos alcóolicos ou contendo cafeína. Suplementos dietéticos com aminoácidos e creatina podem exacerbar a lesão na mucosa e, por fim, causar perda de sangue e anemia.

Modificações no estilo de vida para o tratamento de DRGE representam o tratamento de escolha para a dispepsia. Além disso, evitar o uso de AINEs, cafeína, tabaco, alimentos flatulentos e laticínios em pessoas com intolerância à lactose geralmente ajuda a aliviar a maior parte dos sintomas.

Gastrenterite aguda: causada por vírus e bactérias

Apenas algumas doenças gastrintestinais estão associadas a viagens, mas atletas apresentam uma suscetibilidade particular ao desenvolvimento de **gastrenterites agudas** de causas bacterianas

Bactéria *Helicobacter pylori*: dois terços do mundo infectados

A bactéria *Helicobacter pylori* tem forma de espiral (www.webmd.com/digestive-distúrbios/h-piloros-helicobacter-pylori) e infecta mais de dois terços da população mundial. Nos EUA, *H. pylori* é mais prevalente entre idosos, afro-americanos, hispânicos e grupos socioeconômicos mais baixos. Esse invasor indesejável causa úlceras no estômago e no esôfago, uma condição a longo prazo que se associa ao desenvolvimento do câncer gástrico. O resultado final da infecção por *H. pylori* promove um aumento nos radicais destrutivos de superóxido que atacam o revestimento protetor da mucosa do estômago. Gastrite e, eventualmente, úlcera péptica ocorrem poucos dias após a infecção. Uma dor persistente e ardente no abdome superior representa o sinal clássico de uma úlcera péptica. Outros sintomas incluem uma dor maçante e persistente que se prolonga por vários dias e dor que ocorre 2 a 3 horas após uma refeição (previamente aliviada pela ingestão de alimentos) e responde a medicamentos antiácidos. Outros sintomas incluem perda de peso, falta de apetite, arrotos excessivos, inchaço e vômito. Pode não ser o próprio *H. pylori* que causa úlcera péptica, mas a inflamação do revestimento da mucosa na úlcera péptica que representa uma resposta ao *H. pylori*. Os pesquisadores acreditam que o *H. pylori* é transmitido por via oral (VO) por meio de matéria fecal contida em alimentos ou água contaminados. Possível transmissão também pode ocorrer do estômago para a boca através do refluxo gastresofágico (pequena quantidade de conteúdo estomacal involuntariamente forçado ao esôfago) ou arroto – sintomas comuns de gastrite. A bactéria pode então ser transmitida por meio do contato oral. Oito regimes de tratamento diferentes foram aprovados pela Food and Drug Adminsitration (FDA) para *H. pylori*, a maioria consistindo em um curso de antibióticos de 10 a 14 dias, seguido de testes de laboratório para confirmar a erradicação da bactéria.

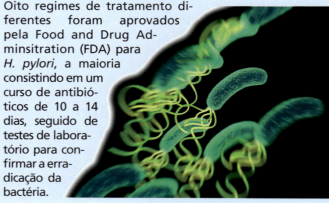

ou virais induzidas por viagens. A gastrenterite aguda tipicamente se apresenta com febre, náuseas, vômitos, diarreias e cólicas. Surtos foram observados em populações atléticas durante competições em que os atletas de países diferentes se reuniram e compartilharam alimentos, banheiros e alojamentos. Atletas com gastrenterite aguda, particularmente de esportes de contato, não devem participar de treinos e competições a menos que recebam tratamento adequado, não estejam com febre e estejam hemodinamicamente estáveis. Para evitar a contaminação e a dispersão da doença, é de fundamental importância a prática da boa higiene (especialmente a lavagem frequente das mãos com água quente e sabão por pelo menos 20 segundos).

Estratégias para prevenir ou aliviar problemas gastrintestinais comuns

A Tabela 3.4 descreve várias estratégias bem-sucedidas para prevenir e/ou aliviar doenças gastrintestinais comuns.

Primeiros socorros para asfixia

A asfixia ocorre quando um objeto estranho, geralmente comida, fica alojado na garganta ou traqueia, bloqueando o fluxo de ar. A asfixia restringe o fluxo de oxigênio para o cérebro, portanto, os primeiros socorros precisam ser administrados rapidamente. O sinal universal para a asfixia são as mãos agarradas à garganta. Outras indicações incluem:

- Incapacidade de falar
- Respiração difícil ou barulhenta (sons ofegantes desesperados)
- Incapacidade de tossir com força
- A pele, os lábios e as unhas ficam azuis ou escuros
- Perda de consciência.

A Cruz Vermelha recomenda uma abordagem de "cinco e cinco" primeiros socorros para engasgar: dar cinco golpes nas costas, entre as omoplatas da pessoa, com a palma da mão, ou fazer cinco movimentos de compressões abdominais (também chamados de **manobra de Heimlich**), ou alternar entre cinco golpes e cinco compressões até que o bloqueio seja desalojado.

A American Heart Association não ensina a técnica do golpe nas costas, apenas a manobra de Heimlich. É aceitável não usar golpes nas costas se você não dominar a técnica. Ambas as abordagens são aceitáveis.

Manobra de Heimlich:

- Fique atrás da pessoa. Coloque os braços em volta da cintura e incline a pessoa levemente para a frente
- Faça um punho com uma das mãos. Posicione-o levemente acima do umbigo da pessoa
- Segure o punho com a outra mão. Pressione com força o abdome com um impulso rápido e para cima, como se estivesse tentando levantar a pessoa
- Realize um total de 5 movimentos abdominais, se necessário. Se o bloqueio ainda não tiver sido deslocado, repita o ciclo de cinco e cinco.

Se você for o único socorrista, execute o ciclo de golpes nas costas e compressões abdominais antes de ligar para o número de emergência local para obter ajuda.

TABELA 3.4

Prevenção e/ou alívio de problemas gastrintestinais comuns.

Condição	Estratégias
Úlcera	• Evitar cafeína e álcool • Evitar alimentos conhecidos por agravar a úlcera • Reduzir e/ou eliminar ácido acetilsalicílico, ibuprofeno e naproxeno • Parar de fumar • Consultar o médico para testar para bactéria *Helicobacter pylori*
Azia	• Consumir pequenas refeições • Consumir líquidos entre as refeições • Sentar-se enquanto come; elevar a cabeça quando deitado • Aguardar 3 h antes de comer ou deitar • Aguardar 2 h depois de comer antes da atividade física • Parar de usar roupas justas • Evitar alimentos, bebidas e medicamentos conhecidos por iniciar azia • Parar de fumar/usar tabaco • Se estiver acima do peso, perder peso

Condição	Estratégias
Arroto	• Comer devagar • Mastigar completamente todos os alimentos • Relaxar enquanto come
Prisão de ventre	• Consumir alimentos mais ricos em fibras • Consumir líquidos • Fazer atividade física regular • Responder prontamente ao desejo de evacuar
Diarreia	• Descansar • Beber líquidos para substituir perdas • Ligar para o médico se a condição persistir • Tomar remédio de venda livre
Gastrenterite aguda	• Parar atividade física • Descansar, beber líquidos • Lavar as mãos frequentemente • Consultar um médico

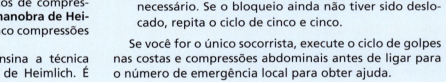

SAÚDE PESSOAL E NUTRIÇÃO PARA O EXERCÍCIO 3.1

Fundamentos da avaliação nutricional: sinais clínicos e sintomas de inadequação nutricional

A avaliação nutricional avalia o estado nutricional de uma pessoa e os requisitos de nutrientes com base na interpretação das informações clínicas. Exemplos incluem dieta e histórico médico, revisão de sintomas e exame físico que incorporam dados antropométricos e laboratoriais. A avaliação nutricional deve definir o estado nutricional atual, determinar os níveis de suporte nutricional e monitorar as mudanças na ingestão de nutrientes de um programa de intervenção específico.

A deficiência nutricional geralmente se desenvolve ao longo do tempo, começando em uma idade jovem e progredindo em estágios. Uma deficiência evidente muitas vezes permanece desconhecida até que a condição ultrapasse o "horizonte clínico" da pessoa e se mova para um estado de doença ou se manifeste por traumatismo agudo (p. ex., ataque cardíaco ou complicações do diabetes tipo 2). A avaliação nutricional durante qualquer estágio de deficiência do desenvolvimento fornece a base para identificar uma área problemática e planejar uma intervenção prudente.

Avaliação da ingestão alimentar

Quatro métodos comuns fornecem informações sobre a dieta.

Método 1: recordatório dietético de 24 horas

Essa abordagem, geralmente uma avaliação qualitativa feita pelo próprio indivíduo ou por outra pessoa, envolve questionamentos orais informais sobre a ingestão de alimentos e bebidas nas últimas 24 horas. A pessoa recorda todos os alimentos e bebidas consumidos a partir da última refeição e inclui o tamanho aproximado da porção e as especificações da preparação dos alimentos. Este método é relativamente fácil, principalmente quando administrado por um nutricionista registrado. Problemas particulares envolvem imprecisão na avaliação da quantidade e no método de preparação de alimentos. Isso frequentemente produz subestimação bruta de lipídios ocultos (e, portanto, calorias) em alimentos como molhos e temperos. Recordatórios de 24 horas repetidos, que duram vários dias, fornecem uma estimativa mais precisa e confiável de um dia típico.

Método 2: diário alimentar

Com o método do diário alimentar, a pessoa registra todos os alimentos e bebidas no horário consumido ou o mais próximo possível do tempo. Essa abordagem permite o registro de alimentos por marca, peso e tamanho da porção. Normalmente, a pessoa mantém um diário alimentar por 2 a 7 dias. A avaliação inclui pelo menos um dia de fim de semana, porque a maioria das pessoas come de forma diferente no fim de semana em comparação com um dia normal de escola ou de trabalho. O método pode, no entanto, tornar-se tedioso; quando confrontadas com a necessidade de registrar tudo o que é consumido, as pessoas geralmente mudam o que comem ou não comem nada para evitar problemas.

Método 3: avaliação da frequência alimentar

Um questionário de frequência alimentar lista vários alimentos e a pessoa estima a frequência de consumo de cada item. Este método não especifica a ingestão de um dia específico; em vez disso, fornece uma imagem geral do padrão típico de consumo de alimentos.

Método 4: histórico de dieta

Um histórico de dieta produz informações gerais sobre os padrões alimentares de uma pessoa. Os fatores incluem hábitos alimentares (número de refeições por dia, quem prepara as refeições e padrões de preparação de alimentos), preferências alimentares, locais de alimentação e escolhas alimentares típicas em diferentes situações.

Análise da ingestão alimentar

Uma combinação de métodos se mostra mais válida que um único método no desenvolvimento de uma avaliação dietética abrangente. Para uma imagem geral da adequação da ingestão alimentar de uma pessoa, compare o registro alimentar com um guia estabelecido para o planejamento da dieta, como o MyPlate e as *Diretrizes Dietéticas para Americanos* discutidas no Capítulo 7. Avalie a energia, o conteúdo de macronutrientes e micronutrientes da dieta por meio de rótulos de alimentos e tabelas de composição de alimentos. O banco de dados de alimentos mais abrangente é o Banco de Dados de Nutrientes do US Department of Agriculture para a Referência Padrão 13, disponível em https://ndb.nal.usda.gov/ndb/. Com a maioria dos programas de computador para análise da dieta, informa-se cada alimento e o tamanho exato da porção consumida. Com base nos dados informados, o programa calcula os nutrientes consumidos para cada dia ou fornece uma média ao longo de vários dias. Em essência, um programa de análise da dieta compara a ingestão de nutrientes com os valores "médios" recomendados, com base em pesquisas nutricionais em larga escala para uma determinada população.

Histórico médico

Histórico médico pessoal

Um histórico médico inclui imunizações, hospitalizações, cirurgias e lesões e doenças agudas e crônicas – cada uma delas tem implicações nutricionais. O histórico de prescrições e o uso de suplementos vitamínicos e minerais, laxantes, medicamentos tópicos e remédios fitoterápicos (ervas e outros suplementos geralmente não identificados como medicamentos) também fornecem informações valiosas.

Histórico médico e social da família

Históricos médicos que incluem informações sobre saúde/nutrição/*status* de exercício de pais, irmãos, filhos e cônjuge podem revelar riscos de doenças crônicas relacionadas a uma conexão genética ou social. As relações socioculturais em relação às escolhas alimentares ajudam a entender os padrões e práticas alimentares individuais. Informações sobre a duração e a frequência do uso de álcool, tabaco, drogas ilícitas e cafeína ajudam a formular um plano de tratamento mais eficaz e a avaliar o risco de doenças crônicas.

Exame físico

Os aspectos orientados à nutrição do exame físico concentram-se em boca, pele, cabeça, cabelos, olhos, unhas, extremidades, abdome, musculatura esquelética e reservas de gordura. Pele

seca, lábios rachados ou letargia podem indicar deficiências nutricionais. A tabela a seguir lista sinais específicos de deficiências de vitaminas ou minerais. A desnutrição geralmente resulta de baixa ingestão calórica e deficiência de proteínas. Isso produz uma condição conhecida como marasmo, caracterizada por perda de tecido grave, perda de gordura subcutânea e, geralmente, desidratação. O marasmo geralmente ocorre em pacientes com anorexia nervosa (ver Capítulo 15).

Dados antropométricos

O uso de dados antropométricos permite a classificação nutricional dos indivíduos por categorias que variam de desnutridos a obesos. Interpretar o estado nutricional envolve comparar uma pessoa com dados de referência de um grande número de pessoas saudáveis de idade e sexo semelhantes.

Uma avaliação nutricional típica coleta os seguintes dados antropométricos:

1. Altura
2. Peso corporal
3. Índice de massa corporal (IMC; peso corporal [kg] ÷ estatura^2[m])

Sinais clínicos e sintomas de inadequação nutricional

Órgão	Sinal/sintoma	Causa provável
Pele	Palidez	Folato férrico, deficiência de vitamina B_{12}
	Equimose (sistema arroxeado)	Deficiência de vitamina K
	Lesões por pressão/atraso na cicatrização	Desnutrição proteica
	Hiperqueratose capilar (excesso de erupção)	Deficiência de vitamina A
	Petéquias (pequenas manchas hemorrágicas)	Deficiência de vitamina A, C ou K
	Púrpura (hemorragia na pele)	Deficiência de vitamina C ou K
	Erupção cutânea/eczema/descamação	Deficiência de zinco
Cabelo	Dispigmentação, facilmente arrancáveis	Desnutrição proteica
Cabeça	Caquexia muscular temporal	Desnutrição proteico-energética
Olhos	Cegueira noturna, xerose	Deficiência de vitamina A (secura patológica)
Boca	Sangramento gengival	Deficiência de vitamina C e/ou de riboflavina
	Fissura da língua (divisão), língua sangrenta, atrofia da língua (caquexia)	Deficiência de niacina e/ou de riboflavina
Coração	Taquicardia	Deficiência de tiamina
Genital/urinário	Puberdade atrasada	Desnutrição proteico-energética
Extremidades	Amolecimento ósseo	Deficiência de vitamina D, cálcio, fósforo
	Dores nos ossos/articulações	Deficiência de vitamina C
	Edema	Deficiência de proteína
	Perda de massa muscular	Desnutrição proteico-energética
	Ataxia	Deficiência de vitamina B_{12}
Deficiência neurológica	Tetania (contrações musculares, cãibras)	Deficiência de cálcio e/ou de magnésio
	Parestesia (sensação anormal)	Deficiência de tiamina
	Perda de reflexos, queda de punho/pé	Deficiência de vitamina B_{12} e/ou de tiamina
	Demência	Deficiência de niacina

SAÚDE PESSOAL E NUTRIÇÃO PARA O EXERCÍCIO 3.1

Fundamentos da avaliação nutricional: sinais clínicos e sintomas de inadequação nutricional (*continuação*)

4. A circunferência da cintura acima de 102 cm nos homens e 88 cm nas mulheres indica risco aumentado de doença
5. A variação percentual do peso ao longo de vários meses ou mais deve ser calculada da seguinte forma: porcentagem mudança de peso = (peso usual − peso atual ÷ peso usual) × 100
6. Prega cutânea tricipital (prega cutânea tricipital acima do percentil 95 para idade e sexo indica excesso de energia armazenada como gordura subcutânea)

Dados laboratoriais

Medidas de nutrientes ou seus subprodutos nas células do corpo ou no sangue ou na urina geralmente detectam deficiências ou excessos de nutrientes. As medidas laboratoriais típicas incluem albumina sérica para indicar o *status* total das proteínas corporais e doença hepática e renal; transferrina sérica para avaliar o equilíbrio proteico e o *status* de ferro; pré-albumina sérica para avaliar *status* proteico e doença hepática; e concentrações de sódio, potássio, cloreto, fósforo e magnésio para refletir o *status* mineral geral. Outros testes laboratoriais valiosos que diagnosticam condições clínicas selecionadas relacionadas à nutrição incluem ferro e hemoglobina, glicose, zinco, colesterol e as diferentes subfrações lipídicas lipoproteína de alta densidade, lipoproteína de baixa densidade e lipoproteína de densidade muito baixa.

Aplicação de habilidades de análise crítica

1. Mantenha um diário alimentar de tudo o que foi consumido por 3 dias, incluindo 1 dia de final de semana. Prepare um formulário que contenha os seguintes títulos:

Alimento ou bebida	Tipo/modo de preparo	Quantidade
_____	_____	_____
_____	_____	_____

2. Registre os alimentos à medida que forem ingeridos, sem confiar na memória posteriormente. A precisão aumenta quando são cumpridas as seguintes diretrizes:
   a. Seja específico ao registrar a ingestão de alimentos; tamanho do registro, tipo (coxa de frango *versus* coxa) e quantidade (gramas, colher de chá).
   b. Registre o método de preparação (ou seja, cozido *versus* frito; descascado *versus* não descascado; sem pele *versus* com pele).
   c. Inclua itens como manteiga, *ketchup* e molho para salada.
   d. Inclua todas as sobremesas e coberturas.
   e. Se você comer fora, indique onde.
   f. Se você consumir pratos misturados, divida-os em ingredientes componentes. Um sanduíche de frango pode ser listado como 2 fatias de pão branco, 1 colher de sopa de maionese e 85 g de peito de frango sem pele.
3. Responda às seguintes perguntas:
   a. Compare e contraste sua ingestão de nutrientes com a ingestão diária recomendada (DRI, do inglês *dietary reference intake*) para sua idade e sexo no Capítulo 2.
   b. Suponha que você tenha consumido duas rosquinhas comuns a cada dia (cerca de 200 kcal cada) acima do seu balanço energético atual. Quanto peso extra você ganha em 6 meses? Quanto em 12 meses? 36 meses? Que gasto de energia adicional específico com exemplos de exercícios específicos você precisaria para compensar esse ganho de peso a cada período de tempo?
   c. Liste e discuta as mudanças específicas que você precisa fazer na sua ingestão de energia e nutrientes para melhorar seu perfil de saúde pessoal.

Fontes: Evans-Stoner N. Nutritional assessment: a practical approach. Nurs Clin North Am. 1997; 32:637.
Johansson L et al. Under- and over-reporting of energy intake related to weight status and lifestyle in a nationwide sample. Am J Clin Nutr. 1998; 68:266.
Mascarenas MR et al. Nutritional assessment in pediatrics. Nutrition. 1998; 14:105.

Resumo

1. A digestão hidrolisa moléculas complexas em substâncias mais simples para absorção.
2. Os processos de autorregulação no trato digestivo controlam amplamente a fluidez, a homogeneização e o tempo de trânsito da mistura digestiva.
3. Alterar os alimentos fisicamente na boca facilita a deglutição e aumenta a sua acessibilidade a enzimas e outras substâncias digestivas.
4. A deglutição transfere a mistura de alimentos para o esôfago, onde a ação peristáltica a força no estômago.
5. No estômago, o ácido clorídrico e as enzimas continuam a decomposição da mistura de alimentos. Ocorre pouca absorção estomacal, exceto água, álcool e ácido acetilsalicílico.
6. A enzima alfa-amilase salivar degrada o amido em moléculas de glicose menores e dissacarídeos mais simples na boca.
7. No duodeno do intestino delgado, a amilase pancreática continua a hidrólise de carboidratos em cadeias menores de moléculas de glicose e monossacarídeos simples.
8. A ação enzimática nas superfícies da borda da escova do lúmen intestinal completa o estágio final da digestão de carboidratos em monossacarídeos simples.
9. A digestão lipídica começa na boca pela lipase lingual e pela lipase gástrica no estômago.
10. A principal quebra lipídica ocorre no intestino delgado pela ação emulsificante da bile e pela ação hidrolítica da lipase pancreática.
11. O triacilglicerol de cadeia média é rapidamente absorvido na veia hepática ligado à albumina como glicerol e ácidos graxos livres de cadeia média.
12. Uma vez absorvidos pela mucosa intestinal, os ácidos graxos de cadeia longa se transformam em triacilgliceróis.
13. Pequenas gotículas gordurosas chamadas quilomícrons movem-se de modo relativamente lento pelo sistema linfático para eventualmente desaguarem na circulação venosa sistêmica.
14. A enzima pepsina inicia a digestão proteica, com as etapas finais ocorrendo no intestino delgado sob a ação da enzima tripsina.
15. A absorção de vitaminas ocorre principalmente por difusão passiva no jejuno e íleo do intestino delgado.
16. O intestino grosso serve como o caminho final para a absorção de água e eletrólitos, incluindo o armazenamento de resíduos alimentares não digeridos (fezes).
17. O esvaziamento gástrico de bebidas com carboidratos ou água aumenta moderadamente durante atividades físicas leves e moderadas (20 a 60% do $\dot{V}O_{2máx}$) em comparação com o repouso; diminui a intensidades iguais a 75% do $\dot{V}O_{2max}$ ou mais.
18. Aumentos no esvaziamento gástrico durante a atividade em esteira de intensidade moderada podem estar relacionados a aumentos na pressão intragástrica por conta da atividade contrátil do músculo abdominal.
19. O cérebro exerce uma poderosa influência nas funções do trato GI por meio de diversas conexões neuroquímicas com órgãos digestivos.
20. Atividade física frequente e de alta intensidade pode precipitar intoxicação alimentar autolimitada sintomática gastrintestinal, DRGE, hérnia hiatal, SII e gastrenterite viral.
21. Os distúrbios mais comuns do trato GI incluem constipação intestinal, diarreia, diverticulose, DRGE, SII e produção excessiva de gás.

Teste seu conhecimento | Respostas

1. **Falso.** Para muitos alimentos, a digestão começa durante o cozimento, quando as estruturas das proteínas se degradam, os grânulos de amido incham e as fibras vegetais amolecem. Na maioria das vezes, a decomposição de alimentos começa na boca, onde a digestão mecânica aumenta a área superficial das partículas de alimentos, tornando-as mais fáceis de engolir e mais acessíveis a enzimas e outras substâncias digestivas que iniciam o processo de decomposição. Por exemplo, a enzima salivar alfa-amilase (ptialina) ataca o amido e o reduz a moléculas de glicose menores e o dissacarídeo mais simples forma maltose. A digestão lipídica também começa na boca pela ação da lipase lingual.

2. **Verdadeiro.** O cólon representa a divisão do intestino grosso que se estende do ceco ao reto. Compreende o cólon ascendente (porção entre o óstio ileocecal e a flexura direita do cólon), o cólon descendente (porção que se estende da flexura esquerda do cólon à borda pélvica), o cólon transverso (porção entre as flexuras direita e esquerda do cólon) e o sigmoide cólon (porção final do cólon em forma de S que é contínua com o reto).

3. **Falso.** O fígado, o pâncreas e a vesícula biliar desempenham papéis importantes na digestão e assimilação dos nutrientes dos alimentos, mas não são estruturas pelas quais os nutrientes passam diretamente durante o processo digestivo.

4. Verdadeiro. O intestino delgado absorve glicose e galactose no sangue contra um gradiente de concentração; consequentemente, deve-se gastar energia para alimentar a absorção adicional de glicose pela mucosa intestinal. A absorção ocorre por um processo de transporte ativo mediado por transportador, dependente de sódio. O gradiente eletroquímico criado com o transporte de sódio aumenta a absorção desses monossacarídeos. Por outro lado, a baixa concentração de lipídios nas células intestinais permite a absorção passiva dessas substâncias.

5. Falso. O transporte ativo de nutrientes através das membranas celulares requer o gasto de energia celular do ATP. Esse processo ocorre quando uma substância não pode ser transportada por um dos quatro processos de transporte passivo.

6. Falso. Com exceção de um pouco de água, álcool e ácido acetilsalicílico, não ocorre absorção de nutrientes em nenhuma estrutura do estômago.

7. Verdadeiro. Aproximadamente 90% da digestão (e essencialmente toda a digestão lipídica) e a absorção ocorrem nas duas primeiras seções do intestino delgado com 3 m de comprimento. Essa estrutura espiralada consiste em três divisões: duodeno (primeiro 0,3 m), jejuno (próximos 1 a 2 m, onde ocorre a maior parte da digestão) e íleo (último 1,5 m).

8. Falso. A hidrólise do amido começa quando o alimento entra pela boca. As glândulas salivares secretam continuamente substâncias mucosas lubrificantes que se combinam com partículas de alimentos durante a mastigação. A enzima alfa-amilase salivar (ptialina) ataca o amido e o reduz a moléculas menores de glicose ligadas e ao dissacarídeo maltose. Quando a mistura alimento-saliva entra no estômago mais ácido, ocorre alguma quebra adicional de amido, mas cessa rapidamente porque a amilase salivar é desativada sob o baixo pH dos sucos gástricos do estômago.

9. Falso. Quando os aminoácidos atingem o fígado, ocorre um dos três eventos: conversão em glicose (aminoácidos glicogênicos); conversão em lipídios (aminoácidos cetogênicos); liberação direta na corrente sanguínea como proteínas plasmáticas, como albumina ou aminoácidos livres.

Os aminoácidos livres são sintetizados em proteínas biologicamente importantes, peptídios (p. ex., hormônios) e os derivados de aminoácidos fosfocreatina e colina, o componente essencial do neurotransmissor acetilcolina.

10. Falso. Os cinco fatores importantes a seguir afetam o RGE:

- Volume da solução: soluções maiores de volume de alimentos aumentam o RGE
- Conteúdo calórico: soluções alimentares com mais calorias diminuem o RGE
- Osmolaridade da refeição: maior osmolaridade da solução alimentar diminui o RGE
- Temperatura: soluções alimentares refrigeradas, comparadas com soluções alimentares mais quentes, aumentam o RGE
- pH: soluções alimentares mais ácidas diminuem o RGE.

Bibliografia

Allen JM et al. Exercise alters gut microbiota composition and function in lean and obese humans. Med Sci Sports Exerc. 2018; 50:747.

Angelakis E, Lagier JC. Samples and techniques highlighting the links between obesity and microbiota. Microb Pathog. 2017; 106:119.

Antonio J. High protein consumption in trained women: bad to the bone? J Int Soc Sports Nutr. 2018; 15:6.

Burd NA et al. Differences in postprandial protein handling after beef compared with milk ingestion during postexercise recovery: a randomized controlled trial. Am J Clin Nutr 2015; 102:828.

Chey WD et al. Irritable bowel syndrome: a clinical review. JAMA. 2015; 313:949.

Cronin O et al. Exercise, fitness, and the gut. Curr Opin Gastroenterol. 2016; 32:67.

Daniels JL et al. Intestinal adaptations to a combination of different diets with and without endurance exercise. J Int Soc Sports Nutr. 2016; 13.

El-Salhy M, Gundersen D. Diet in irritable bowel syndrome. Nutr J. 2015; 14:36.

Groen BB et al. Post-prandial protein handling: you are what you just ate. PLoS One. 2015; 10:e0141582.

Hall KD, Guo J. Obesity energetics: body weight regulation and the effects of diet composition. Gastroenterology. 2017; 152:1718.

Hamasaki H. Exercise and gut microbiota: clinical implications for the feasibility of Tai. Chi J Integr Med. 2017; 15:270.

Li C et al. Exercise coupled with dietary restriction reduces oxidative stress in male adolescents with obesity. J Sports Sci. 2017; 35:663.

Monda V et al. Exercise Modifies the Gut Microbiota with Positive Health Effects. Oxid Med Cell Longev. 2017; 2017:3831972.

Moorthy AS et al. A spatially continuous model of carbohydrate digestion and transport processes in the colon. PLoS One. 2015; 10:e0145309.

Moretto TL et al. The effects of calorie-matched high-fat diet consumption on spontaneous physical activity and development of obesity. Life Sci. 2017; 179:30.

Murphy CH et al. Considerations for protein intake in managing weight loss in athletes. Eur J Sport Sci. 2015; 15:21.

Patel C et al. Transport, metabolism, and endosomal trafficking-dependent regulation of fructose absorption. FASEB J. 2015; 29:4046.

Pei R et al. Evidence for the effects of yogurt on gut health and obesity. Crit Rev Food Sci Nutr. 2017; 57:1569.

Shamim B et al. Protein availability and satellite cell dynamics in skeletal muscle. Sports Med. 2018; 48:1329.

Takahashi Y et al. Pre-exercise high-fat diet for 3 days affects post-exercise skeletal muscle glycogen repletion. J Nutr Sci Vitaminol (Tokyo). 2017; 63:323.

van Loon LJ. Role of dietary protein in post-exercise muscle reconditioning. Nestle Nutr Inst Workshop Ser. 2013; 75:73.

Wen L, Duffy A. Factors influencing the gut microbiota, inflammation, and type 2 diabetes. J Nutr. 2017; 147:1468S.

Wolfson JA et al. Attention to physical activity-equivalent calorie information on nutrition facts labels: an eye-tracking investigation. J Nutr Educ Behav. 2017; 49:35.

Yuan J et al. Beneficial effects of protein hydrolysates in exercise and sports nutrition. J Biol Regul Homeost Agents. 2017; 31:183.

PARTE 2

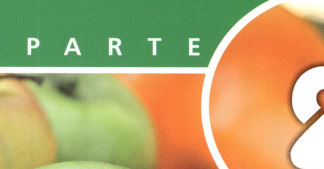

Bioenergética dos Nutrientes Durante o Exercício e o Treinamento

Capítulo 4   Papel dos Nutrientes na Bioenergética, 128
Capítulo 5   Metabolismo dos Macronutrientes Durante o Exercício e o Treinamento, 166
Capítulo 6   Medida da Energia nos Alimentos e Durante a Atividade Física, 186

Capítulo 4

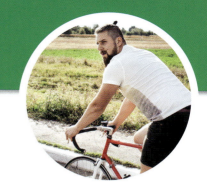

Papel dos Nutrientes na Bioenergética

Destaques

- Interação de nutrição e energia

Introdução à transferência de energia
- Energia: capacidade de realizar trabalho
- Oxidação e redução

Energia na ligação fosfato
- Trifosfato de adenosina: a moeda energética
- Fosfocreatina: o reservatório energético
- Fosfatos intramusculares de alta energia
- Oxidação celular
- Papel do oxigênio no metabolismo energético

Liberação de energia a partir dos macronutrientes
- Liberação de energia a partir dos carboidratos
- Liberação de energia a partir dos lipídios
- Regulação do metabolismo energético
- Usina metabólica

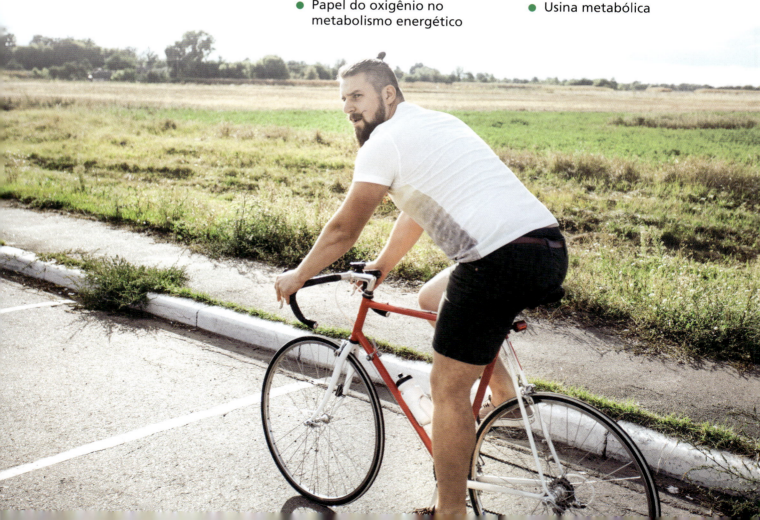

Teste seu conhecimento

Selecione verdadeiro ou falso para as 10 afirmações abaixo e confira as respostas que se encontram ao fim do capítulo. Refaça o teste após terminar de ler o capítulo; você deve acertar 100%!

		Verdadeiro	Falso
1.	Os carboidratos, utilizados para energia e armazenados como glicogênio no fígado e nos músculos, também são convertidos em lipídios para armazenamento no tecido adiposo.	○	○
2.	Os lipídios são utilizados para energia e são armazenados como gordura corporal. Os ácidos graxos também são convertidos em carboidratos.	○	○
3.	Uma enzima é um composto inorgânico, não proteico que catalisa as reações químicas do corpo.	○	○
4.	A ingestão excessiva de proteínas não contribui para o acúmulo de gordura corporal por causa da falta de uma enzima que facilita essa conversão.	○	○
5.	O ATP é formado a partir da clivagem do glicerol e dos ácidos graxos da molécula de triacilglicerol.	○	○
6.	A primeira lei da termodinâmica se refere especificamente ao processo de fotossíntese.	○	○
7.	Oxidação e redução se referem à conversão do oxigênio em energia útil.	○	○
8.	A energia é definida como a capacidade de realizar trabalho.	○	○
9.	Na síntese do ATP, o principal papel do oxigênio é se combinar ao ADP.	○	○
10.	A clivagem completa de uma molécula de glicose gera uma energia líquida total de 40 ATP.	○	○

Entender o papel de cada macronutriente no metabolismo energético é crucial para aperfeiçoar a interação de ingestão de alimentos, seu armazenamento e desempenho em atividades físicas. Não existe uma "pílula mágica", mas a quantidade e a mistura dos macronutrientes presentes na dieta afetam profundamente a capacidade física, a resposta ao treinamento e a saúde em geral.

Uma analogia útil mostra como um carro movido a gasolina e o corpo humano obtêm energia para seguirem. No motor a combustão de um carro convencional, a ignição de uma mistura de gasolina ou *diesel* com oxigênio fornece a energia necessária para mover os pistões. Aparelhos e engrenagens transferem a energia para girar as rodas e aumentos ou diminuições na liberação de energia aceleram ou desaceleram o motor. Os carros híbridos também contam com motores internos de combustão que fazem com que o carro "ande", mas seus projetos incluem motores e baterias de lítio especializados, capazes de fornecer energia elétrica alternativa para ajudar a movimentar o veículo. O corpo humano também extrai continuamente a energia de seus nutrientes e transfere a energia liberada para a realização de centenas de milhares de funções biológicas complexas e coordenadas. Durante as 24 horas do dia, uma quantidade considerável de energia é utilizada para os elementos contráteis musculares, sendo necessária energia contínua para a realização de todos os tipos de atividade física, desde escovar os dentes, limpar a casa, dirigir um carro e realizar atividades como ioga ou exercícios aeróbicos e também para outros tipos "mais silenciosos" de trabalho biológico:

1. Digestão, absorção e assimilação dos nutrientes.
2. Função glandular que secreta hormônios durante o repouso e durante a atividade física.
3. Manutenção dos gradientes eletroquímicos através das membranas celulares para o funcionamento neuromuscular adequado.
4. A síntese de novos compostos químicos (p. ex., estruturas proteicas grossas e finas do tecido muscular esquelético), que aumentam ou hipertrofiam com o treinamento de resistência.

Interação de nutrição e energia

A **bioenergética** se refere ao fluxo contínuo de energia a partir da formação e da clivagem de ligações químicas dentro de moléculas, que permitem que os organismos vivos sobrevivam e se reproduzam. A capacidade de o corpo extrair energia a partir dos nutrientes dos alimentos e transferi-la para os elementos contráteis no músculo esquelético determina a sua capacidade de nadar, correr, andar de bicicleta e esquiar longas distâncias com uma geração relativamente elevada de energia. A transferência de energia ocorre por intermédio de trilhões de reações químicas complexas utilizando uma mistura balanceada de macro e micronutrientes e o fornecimento e o uso contínuos de oxigênio. O termo **aeróbico** descreve essas reações energéticas dependentes de oxigênio. Já as reações químicas **anaeróbicas** geram energia rapidamente para atividades de duração curta *sem* o uso de oxigênio molecular. Correr 100 m ou nadar em *crawl* frontal por 25 m em um fôlego só mostra a capacidade de a energia armazenada dentro das células satisfazer as necessidades da musculatura corporal e de outros sistemas orgânicos durante essas atividades. O mesmo é verdade para o mergulho livre. Os campeões mundiais dessa modalidade de mergulho prendem a respiração por mais de 9 minutos e conseguem mergulhar em profundidades de 270 m – um feito fisiologicamente fenomenal que leva o corpo ao limite e requer anos de treinamento.

A transferência rápida de energia anaeróbica mantém um alto padrão de desempenho em atividades de curto prazo com esforço máximo como corridas, natação ou esportes com ação e parada repetidas como futebol, basquete, lacrosse, polo aquático, voleibol, hóquei sobre grama e futebol americano, incluindo as grandes gerações de força durante o treinamento de resistência e em outras ações musculares explosivas rápidas. O ponto a seguir requer ênfase: *as clivagens anaeróbica e aeróbica dos nutrientes ingeridos constituem a fonte energética para a síntese do combustível químico que alimenta todas as formas de trabalho biológico.*

INTRODUÇÃO À TRANSFERÊNCIA DE ENERGIA

Energia: capacidade de realizar trabalho

Ao contrário das propriedades físicas da matéria, a energia não pode ser definida em termos concretos de tamanho, formato ou massa. Em vez disso, o termo *energia* sugere um estado dinâmico relacionado com a mudança; desse modo, a presença de energia emerge apenas quando ocorre uma mudança. Dentro desse contexto, a energia está relacionada com o desempenho de trabalho e a ocorrência de uma mudança. Dito de modo diferente, quando o trabalho aumenta, a transferência de energia também aumenta.

Primeira lei da termodinâmica

A **primeira lei da termodinâmica,** atribuída na década de 1850 ao matemático e físico alemão Rudolf Clausius (1822-1888) e ao engenheiro e matemático escocês William Thomson, mais tarde conhecido como Lorde Kelvin (1824-1907), ajudou a estabelecer um dos princípios mais significativos em relação ao trabalho biológico, cujos estudos foram iniciados anteriormente por outros químicos e físicos daquela era (p. ex., John Dalton [1766-1844]; Sir Benjamin Thompson, conhecido como Conde Rumford [1753-1814] e James Prescott Joule [1818-1889]). Esse princípio importante da termodinâmica diz que a energia não é gerada nem destruída, mas ela se transforma de um estado para outro sem ser depletada no processo. Essencialmente, essa lei básica descreve o princípio imutável da **conservação de energia**. *No corpo, a energia química armazenada dentro das ligações químicas dos macronutrientes não é imediatamente dissipada na forma de calor durante o metabolismo energético. Em vez disso, uma grande porção é conservada como energia química e o sistema musculoesquelético a transforma em energia mecânica e, então, em última análise em energia térmica.* A **Figura 4.1** ilustra as interconversões dos seis diferentes tipos de energia.

Fotossíntese e respiração

Nas células vivas, a fotossíntese nas plantas e a respiração nos animais fornecem exemplos fundamentais de conversão de energia.

Fotossíntese

No sol, a fusão nuclear libera parte da energia potencial armazenada nos núcleos dos átomos de hidrogênio, convertendo a energia da radiação gama em energia radiante.

A **Figura 4.2** mostra o processo de **fotossíntese**, descoberta pelo cientista holandês Jan Ingenhousz (1730-1799), que demonstrou pela primeira vez que a luz é essencial para o processo por intermédio do qual as plantas verdes absorvem dióxido de carbono e liberam oxigênio. Descobertas posteriores mostraram que o pigmento clorofila, isolado pela primeira vez em 1817 pelos químicos franceses Joseph Bienaimé Cataventous (1795-1877) e Pierre-Joseph Pelletier (1788-1842), localizado dentro dos cloroplastos das células vegetais, absorve energia radiante (solar) para a síntese de glicose a partir do dióxido de carbono e da água. Nessas reações, o oxigênio flui para o ambiente. As plantas também convertem carboidratos em lipídios e proteínas, que são armazenados como reservas futuras para a geração de energia e o crescimento. Os animais, por sua vez, ingerem os nutrientes vegetais para satisfazer suas próprias necessidades energéticas. *Essencialmente, a energia solar associada à fotossíntese alimenta o mundo animal com nutrientes e oxigênio.*

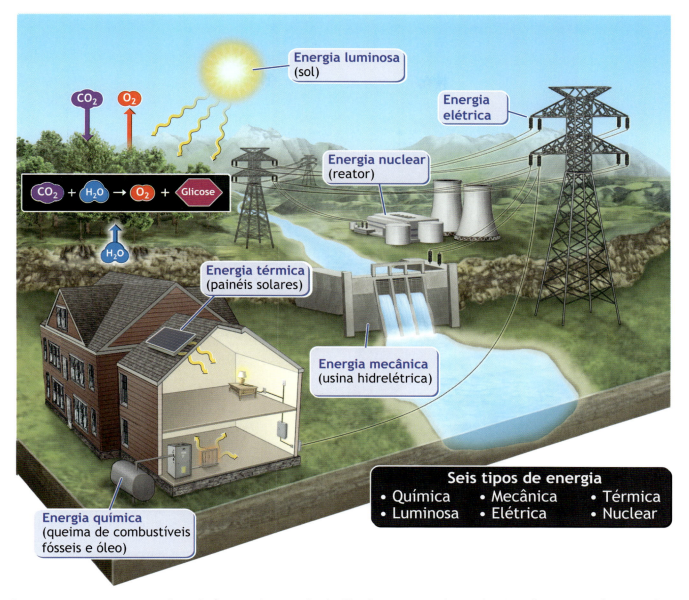

Figura 4.1 Interconversões das seis formas de energia. (Utilizada, com permissão, de McArdle WD, Katch FI, Katch VL. Exercise physiology: nutrition, energy, and human performance. 8th ed. Baltimore: Wolters Kluwer Health; 2015.)

Respiração celular

A **Figura 4.3** mostra que as reações da **respiração** são o inverso da fotossíntese, já que os animais recuperam a energia armazenada pelos vegetais para uso no trabalho biológico. Durante a respiração, a extração da energia química armazenada nas moléculas de glicose, de lipídios ou de proteínas ocorre na presença de oxigênio. Uma parte da energia permanece em outros compostos químicos que o corpo utiliza em vários processos dependentes de energia; a energia restante flui na forma de calor para o ambiente.

Trabalho biológico em seres humanos

A **Figura 4.3** também mostra que o trabalho biológico dentro dos seres humanos ocorre em uma das seguintes três formas:

1. **Trabalho mecânico** da contração muscular.
2. **Trabalho químico** para a síntese de moléculas.
3. **Trabalho de transporte** que concentra várias substâncias nos fluidos intracelular e extracelular.

Trabalho mecânico

O trabalho mecânico gerado pela ação muscular representa o exemplo mais óbvio de transformação energética. Os filamentos proteicos da fibra muscular convertem diretamente a energia química em energia mecânica para a ação muscular, mas isso não representa o único tipo de trabalho mecânico. Por exemplo, no núcleo celular elementos contráteis literalmente puxam os cromossomos para facilitar a divisão celular.

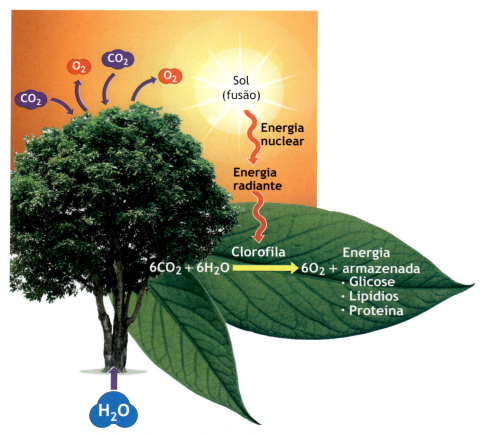

Figura 4.2 O processo endergônico de fotossíntese em plantas, algas e algumas bactérias serve como mecanismo para sintetizar carboidratos, lipídios e proteínas. Nesse exemplo, uma molécula de glicose é formada quando um dióxido de carbono é ligado com a água, com variação positiva (+ΔG) de energia livre (energia útil). (Utilizada, com permissão, de McArdle WD, Katch FI, Katch VL. Exercise physiology: nutrition, energy, and human performance. 8th ed. Baltimore: Wolters Kluwer Health; 2015.)

Trabalho químico

Todas as células realizam trabalho químico para sua manutenção e crescimento. A síntese contínua de componentes celulares ocorre conforme outros componentes são degradados. O caso extremo da síntese de tecido muscular causada pela sobrecarga crônica no treinamento de resistência ilustra vivamente esse tipo de trabalho biológico.

Trabalho de transporte

O trabalho biológico de concentrar substâncias no corpo, chamado de trabalho de transporte, acontece muito menos visualmente do que o trabalho mecânico ou o trabalho químico. Materiais celulares normalmente fluem de uma área de maior concentração para outra com concentração menor. Esse processo passivo de difusão não requer energia. Para o funcionamento fisiológico adequado, algumas substâncias químicas devem ser movidas "ladeira acima" contra seus gradientes normais de concentração, a partir de uma área de concentração menor para outra de concentração mais elevada. O **transporte ativo** descreve esse processo dependente de energia (ver Capítulo 3, *Digestão e Absorção de Nutrientes*). A secreção e a reabsorção nos túbulos renais utilizam mecanismos de transporte ativo, assim como o tecido neural no estabelecimento dos gradientes eletroquímicos adequados através de suas membranas plasmáticas. Quando os leucócitos atacam "invasores" (p. ex., bactérias ou outros patógenos), essas células imediatamente fagocitam o patógeno, destruindo-o por intermédio do direcionamento de proteínas específicas capazes de atacar esse invasor. Esse exemplo de trabalho biológico mais "silencioso" ilustra a necessidade de gasto contínuo da energia química armazenada para a realização de uma função específica.

Energias potencial e cinética

A **energia potencial** e a **energia cinética** *constituem a energia total de qualquer sistema*. A **Figura 4.4** mostra a energia potencial como a energia de posição semelhante à água em cima de uma colina, antes de fluir para baixo.

O exemplo da **Figura 4.4** mostra que a energia muda proporcionalmente à queda vertical da água – quanto maior for a queda vertical, maior é a energia potencial no topo. Outros exemplos de energia potencial incluem a energia contida dentro da estrutura interna de uma bateria, de uma banana de dinamite ou um macronutriente antes de liberar sua energia armazenada no metabolismo. *A liberação da energia potencial a transforma em energia cinética de movimento*. Em alguns casos, a energia presente em uma substância é transferida diretamente para outras substâncias, aumentando suas energias potenciais. A transferência energética desse tipo fornece a energia necessária

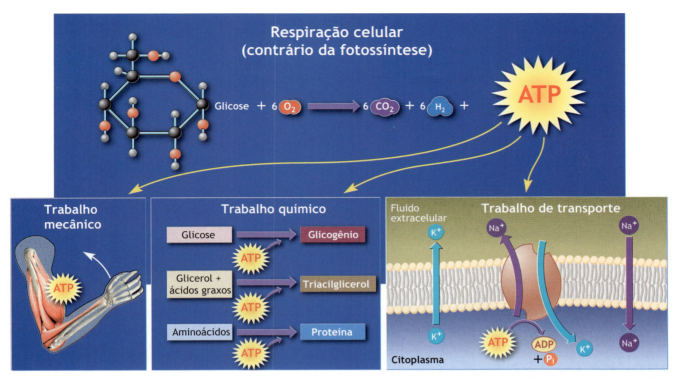

Figura 4.3 Processo exergônico da respiração celular. As reações exergônicas, como a queima da gasolina ou a oxidação da glicose, liberam energia potencial. Isso produz uma variação negativa na energia livre (*i. e.*, redução na energia total disponível para o trabalho, ou $-\Delta G$). Nessa ilustração, a respiração celular captura a energia potencial dos alimentos na forma de ATP. Subsequentemente, a energia no ATP alimenta todas as formas de trabalho biológico. (Adaptada, com permissão, de McArdle WD, Katch FI, Katch VL. Exercise physiology: nutrition, energy, and human performance. 8th ed. Baltimore: Wolters Kluwer Health; 2015.)

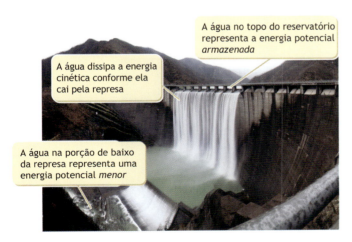

Figura 4.4 Energia potencial de alto nível capaz de realizar trabalho ao se degradar a uma forma inútil de energia cinética. No exemplo da água que cai em uma represa, a água no alto da represa, antes de descer para o próximo nível, representa a energia potencial. Toda essa energia potencial é dissipada em energia cinética (calor) conforme a água alcança a superfície abaixo. (Utilizada, com permissão, de McArdle WD, Katch FI, Katch VL. Exercise physiology: nutrition, energy, and human performance. 8th ed. Baltimore: Wolters Kluwer Health; 2015.)

para o trabalho químico da **biossíntese**. Átomos específicos de carbono, hidrogênio, oxigênio e nitrogênio se unem a outros átomos e moléculas para a síntese de compostos biológicos importantes (p. ex., colesterol, enzimas e hormônios). Alguns compostos gerados desse modo satisfazem as necessidades estruturais dos ossos ou da bicamada da membrana plasmática contendo lipídios que reveste todas as células. Outros compostos sintetizados – trifosfato de adenosina (ATP) e a fosfocreatina (PCr) – satisfazem as necessidades energéticas das células.

Oxidação e redução

Ocorrem literalmente milhares de reações químicas simultâneas no corpo envolvendo a transferência de elétrons de uma substância para outra. *As **reações de oxidação** transferem átomos de oxigênio, átomos de hidrogênio ou elétrons.* Ocorre uma *perda* de elétrons nas reações de oxidação, com um ganho correspondente em valência, medido pela quantidade de elétrons *ganhos*. Por exemplo, a remoção de hidrogênio de uma substância gera um ganho líquido de elétrons de valência. As **reações de redução** envolvem qualquer processo no qual os átomos em um elemento *ganham elétrons* com uma *diminuição na valência* correspondente. Com a valência positiva, os elétrons do próprio átomo formam ligações químicas. Um átomo com uma valência negativa compartilha elétrons com outro átomo (p. ex., sódio [Na^+] e cloro [Cl^-] formam a molécula neutra cloreto de sódio [NaCl], ou sal de cozinha).

As reações de oxidação e de redução estão sempre caracteristicamente acopladas, de modo que qualquer energia liberada por uma reação é incorporada aos produtos da outra reação. *Essencialmente, as reações liberadoras de energia estão acopladas às reações dependentes de energia*. O termo **agente redutor** descreve uma substância que doa ou perde elétrons durante a oxidação. A substância que é reduzida ou ganha elétrons é chamada de aceptora de elétrons ou **agente oxidante**. O termo **reação redox** descreve uma reação acoplada de oxidação e redução.

Um exemplo excelente de uma reação de oxidação envolve a transferência de elétrons dentro das mitocôndrias, as fábricas de energia da célula (www.mitophysiology.org/index.php/Mitochondrial_Physiology_Society). Pesquisadores acreditam que a *aptidão mitocondrial* desempenhará um papel cada vez maior na medicina terapêutica e preventiva, com atividade física e balanço energético fornecendo a maneira mais eficiente de reduzir os riscos para a saúde relacionados com o envelhecimento, bem como para a redução das doenças degenerativas (p. ex., diabetes melito tipo 2 e doenças neurodegenerativas como Alzheimer, Parkinson e Huntington).

Na mitocôndria, moléculas carreadoras especiais transferem átomos de hidrogênio oxidados e seus elétrons removidos para que sejam fornecidos ao oxigênio, que se torna reduzido. Os substratos carboidratos, lipídios e proteínas fornecem a fonte de hidrogênio. Enzimas desidrogenases (oxidases) aceleram as reações redox. Duas coenzimas desidrogenases receptoras de hidrogênio são o **dinucleotídio nicotinamida e adenina** contendo vitamina B (NAD$^+$) derivado da vitamina B niacina e o dinucleotídio de adenina e flavina (FAD), derivado de outra vitamina B, a riboflavina. A transferência de elétrons de NADH e FADH$_2$ gera energia na forma de ATP.

*O transporte de elétrons por moléculas carreadoras específicas constitui a **cadeia respiratória***. O transporte de elétrons representa a via comum final do metabolismo aeróbico (oxidativo). Para cada par de átomos de hidrogênio, dois elétrons fluem pela cadeia e reduzem um átomo de oxigênio. *O processo termina com o oxigênio recebendo hidrogênio, formando água*. Este processo redox acoplado é constituído pela oxidação de hidrogênio acoplada à redução subsequente do oxigênio. A energia química armazenada ou conservada nas reações celulares de oxidação e redução alimenta vários tipos de trabalho biológico.

> Para lembrar que a oxidação envolve a *perda* de elétrons e a redução envolve o *ganho* de elétrons, lembre-se da frase: **LEO REGa**:
>
> LEO = **L**ibera **E**létrons, **O**xidação
> REGa = **R**edução **E**nvolve **Ga**nho

A **Figura 4.5** ilustra uma reação redox durante a atividade física vigorosa. Conforme o esforço físico aumenta, os átomos de hidrogênio são removidos dos carboidratos em uma taxa maior do que a de sua oxidação na cadeia respiratória. Para continuar o metabolismo energético, o excesso de hidrogênio não oxidado deve ser "aceito" por outra substância química diferente do oxigênio. Uma molécula de piruvato, um composto intermediário formado na fase inicial do catabolismo de carboidratos, aceita temporariamente um par de hidrogênios (elétrons). Um novo composto chamado de **ácido láctico** ou **lactato** é formado quando o piruvato reduzido aceita hidrogênios adicionais. Em outras palavras, a adição de dois hidrogênios ao piruvato transforma essa molécula em ácido láctico. Como ilustrado na figura, atividades físicas mais intensas produzem um fluxo maior de excesso de hidrogênio ao piruvato e a concentração de lactato aumenta rapidamente dentro do músculo ativo. Durante a recuperação, os hidrogênios em excesso no lactato são oxidados, com elétrons removidos e transferidos para o NAD$^+$, recuperando a molécula de piruvato. A enzima lactato desidrogenase (LDH) facilita essa reação.

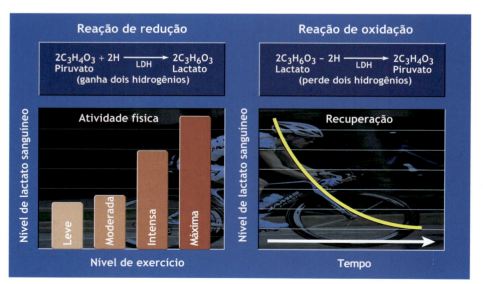

Figura 4.5 Exemplo de uma reação redox (oxidação-redução). Durante uma atividade física progressivamente extenuante, quando o fornecimento de oxigênio se torna inadequado, uma parte do piruvato formado no metabolismo energético ganha dois hidrogênios (ganha dois elétrons) e se torna *reduzido* em um novo composto, o lactato. Na recuperação, quando os níveis de oxigênio se tornam adequados, o lactato perde dois hidrogênios (dois elétrons) e é *oxidado* de volta em piruvato.

Resumo

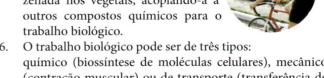

1. A energia, definida como a capacidade de realizar trabalho, aparece apenas quando ocorre uma mudança.
2. A energia existe tanto na forma potencial quanto na cinética. A energia potencial se refere à energia associada à estrutura ou à posição de uma substância; a energia cinética se refere à energia do movimento. A energia potencial pode ser medida quando ela é transformada em energia cinética.
3. Os seis tipos de estados energéticos intercambiáveis são: químico, mecânico, térmico, luminoso, elétrico e nuclear – e cada um pode ser convertido ou transformado em outro tipo.
4. Na fotossíntese, os vegetais transferem a energia da luz para a energia potencial de carboidratos, lipídios e proteínas.
5. A respiração libera a energia armazenada nos vegetais, acoplando-a a outros compostos químicos para o trabalho biológico.
6. O trabalho biológico pode ser de três tipos: químico (biossíntese de moléculas celulares), mecânico (contração muscular) ou de transporte (transferência de substâncias entre as células).
7. As reações de oxidação e redução (redox) são acopladas de modo que a oxidação (a perda de elétrons por uma substância) coincide com a reação reversa de redução (uma substância ganha elétrons). As reações redox alimentam os processos de transferência de energia do corpo.

ENERGIA NA LIGAÇÃO FOSFATO

O corpo demanda um suprimento contínuo de energia química para a realização de suas muitas funções complexas. As transformações energéticas do corpo dependem principalmente de dois fatores: reações de oxidação-redução e reações químicas que conservam ou liberam a energia na forma de ATP.

A energia derivada da oxidação do alimento no corpo não é liberada em alguma temperatura de ignição em particular porque o corpo, ao contrário de uma máquina mecânica, não consegue utilizar a energia térmica (**Figura 4.6A**). Se ele fizesse isso, os fluidos corporais poderiam ferver e os tecidos poderiam pegar fogo. Ao contrário, a extração da energia química armazenada nas ligações químicas dos macronutrientes é liberada em quantidades relativamente pequenas durante reações sofisticadas e controladas enzimaticamente dentro do ambiente celular aquoso e relativamente frio. Isso conserva temporariamente uma parte da energia que de outro modo se dissiparia na forma de calor e fornece maior eficiência para as transformações energéticas. Em determinado sentido, as células recebem a energia quando é necessário.

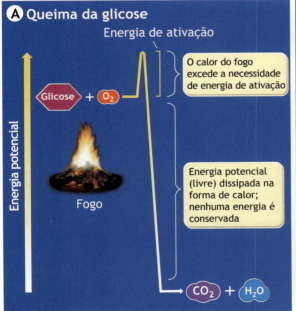
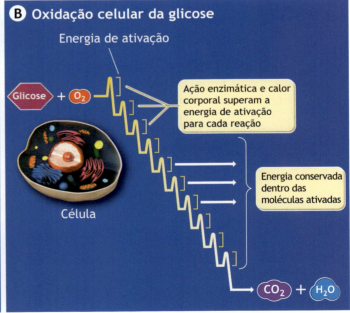

Figura 4.6 A. O calor gerado pelo fogo excede a necessidade de ativação energética de um macronutriente (p. ex., glicose), fazendo com que toda a energia potencial da molécula seja liberada subitamente na temperatura de ignição e seja dissipada na forma de calor. **B.** A dinâmica energética humana envolve a liberação da mesma quantidade de energia potencial do carboidrato em pequenas quantidades quando as ligações são desfeitas durante reações controladas enzimaticamente. A formação de novas moléculas conserva a energia.

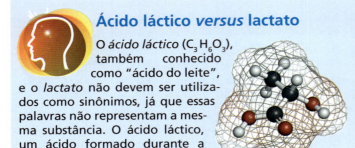

Ácido láctico versus lactato

O *ácido láctico* (C₃H₆O₃), também conhecido como "ácido do leite", e o *lactato* não devem ser utilizados como sinônimos, já que essas palavras não representam a mesma substância. O ácido láctico, um ácido formado durante a glicólise anaeróbica, é dissociado rapidamente e libera um íon hidrogênio (H⁺). No modelo molecular, as esferas brancas representam átomos de hidrogênio ligados a três átomos pretos de carbono e os três átomos vermelhos são oxigênio. Após a dissociação, o composto remanescente se liga a um íon sódio ou potássio carregado positivamente, formando o sal ácido chamado de lactato. Em condições fisiológicas, a maior parte do ácido láctico se encontra dissociada e se apresenta na forma de lactato.

A história de como o corpo mantém seu suprimento energético contínuo começa com o **ATP**, o carreador exclusivo de energia livre e o agente de transferência química do corpo.

Trifosfato de adenosina: a moeda energética

A energia nos alimentos não é transferida diretamente para as células para a realização de trabalho biológico. Em vez disso, a "energia dos macronutrientes" é canalizada para o composto de alta energia ATP. A energia potencial dentro do ATP alimenta *todos* os processos celulares dependentes de energia. Essencialmente, esse papel de recebedor de energia-doador de energia do ATP representa as duas principais atividades de transformação energética da célula:

- A extração de energia potencial a partir dos alimentos e sua conservação nas ligações químicas do ATP
- A extração e a transferência da energia química no ATP para a realização de todos os tipos de trabalho biológico.

A **Figura 4.7** mostra como o ATP é formado a partir de uma molécula de adenina e de ribose (chamada de adenosina) ligada a três moléculas de fosfato. As ligações que unem os dois fosfatos mais externos são chamadas de **ligações de alta energia** porque elas representam uma quantidade considerável da energia potencial contida na molécula de ATP.

Durante a hidrólise, a trifosfatase de adenosina catalisa a reação em que o ATP se junta à água. Na degradação de um mol de ATP em **difosfato de adenosina (ADP)**, a ligação fosfato mais externa é desfeita, liberando aproximadamente 7,3 quilocalorias de energia livre (*i. e.*, a energia disponível para o trabalho):

$$ATP + H_2O \xrightarrow{ATPase} ADP + P - 7,3 \text{ kcal/mol}$$

A energia livre liberada na hidrólise do ATP reflete a *diferença* energética entre reagentes e produtos finais. Essa reação gera uma quantidade considerável de energia, de modo que nós chamamos de ATP um **composto de fosfato de alta energia**. Algumas vezes, ocorre liberação adicional de energia quando outro fosfato é removido do ADP. Em algumas reações de biossíntese, o ATP doa simultaneamente seus dois fosfatos terminais para a síntese de material celular. Quando isso ocorre, o monofosfato de adenosina (AMP) se torna a nova molécula com um único grupo fosfato.

A energia liberada durante a clivagem do ATP é transferida diretamente a outras moléculas que requerem energia. Por exemplo, no músculo essa energia ativa sítios específicos nos elementos contráteis, fazendo com que a fibra muscular encurte. *Como a energia do ATP alimenta todos os tipos de trabalho biológico, o ATP é a "moeda energética" da célula.* A **Figura 4.8** ilustra o papel geral do ATP como moeda energética, mostrada como a explosão que alimenta o trabalho biológico da secreção glandular, da transmissão nervosa, da ação muscular, da circulação, da síntese tecidual e da digestão.

A clivagem de uma molécula de ATP ocorre imediatamente e *sem* requerer oxigênio. A capacidade celular de clivagem de ATP gera energia para uso rápido; isso não ocorreria se o metabolismo energético sempre necessitasse de oxigênio. Pense na liberação anaeróbica de energia como uma fonte de energia alternativa que o corpo utiliza quando precisa de mais energia do que pode ser gerada aerobicamente. Por esse motivo, qualquer tipo de atividade física pode ocorrer imediatamente sem o consumo instantâneo de oxigênio; exemplos incluem correr atrás de um ônibus, levantar um peso, bater em uma bola de golfe, uma cortada no vôlei, fazer flexões ou pular. A prática bem conhecida de prender a respiração durante uma natação ou corrida de distância curta fornece um exemplo claro da clivagem de ATP sem a necessidade de oxigênio atmosférico. Prender a respiração (oxigênio), embora não seja

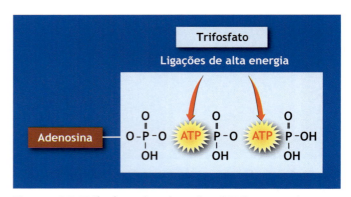

Figura 4.7 Trifosfato de adenosina (ATP), a moeda energética da célula. Os *balões em forma de estrela* representam as ligações de alta energia.

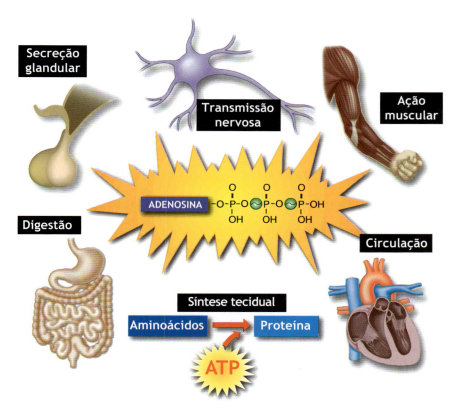

Figura 4.8 Estrutura do ATP, a moeda energética que alimenta todas as formas de trabalho biológico. O símbolo (~) representa as ligações de alta energia. (Adaptada, com permissão, de McArdle WD, Katch FI, Katch VL. Exercise physiology: nutrition, energy, and human performance. 8th ed. Baltimore: Wolters Kluwer Health; 2015.)

aconselhável, pode ser feito ao levantar uma barra de peso ou subindo vários lances de escada. Em cada caso, o metabolismo energético continua ininterruptamente porque a energia para a realização dessas atividades provém quase exclusivamente das fontes intramusculares anaeróbicas e não da habilidade de respirar e fornecer o oxigênio aos músculos e outros tecidos ativos para a oxidação.

Fosfatos de alta energia

Para avaliar a importância dos fosfatos de alta energia intramusculares durante o exercício, considere atividades nas quais o sucesso depende de sessões rápidas e intensas de esforço máximo com duração de até 8 segundos. Essas atividades incluem futebol americano, tênis, atletismo, golfe, vôlei, hóquei sobre grama, beisebol, halterofilismo, cortar madeira ou realizar o salto Salchow na patinação artística, em que o patinador salta a partir da borda traseira interna de um pé e retorna ao solo de maneira graciosa e perfeita.

Trifosfato de adenosina: uma moeda limitada

Uma quantidade limitada de ATP age como moeda energética de todas as células. De fato, a qualquer dado momento, o corpo armazena apenas entre 80 e 100 g de ATP. Isso fornece energia intramuscular armazenada suficiente para alguns segundos de esforço muscular explosivo máximo. Uma quantidade limitada de ATP "armazenado" representa na realidade uma vantagem, por causa do peso molecular desse composto. Bioquímicos estimam que um indivíduo sedentário utilize diariamente uma quantidade de ATP igual a cerca de 75% de sua massa corporal. Para uma mulher pesando 63,5 kg, por exemplo, o equivalente de ATP é de 47 kg. Uma corrida de maratona gera cerca de 20 vezes o gasto energético em repouso ao longo de um período de 3 horas e requereria um total de ATP equivalente a 80 kg!

Pelo fato de as células armazenarem apenas uma pequena quantidade de ATP, é necessário que essa molécula seja ressintetizada na mesma proporção em que ela é utilizada. Isso ilustra um mecanismo biológico bem definido para a regulação do metabolismo energético. Mantendo apenas uma pequena quantidade de ATP, sua concentração relativa e a concentração correspondente de ADP mudam rapidamente com qualquer aumento na demanda energética. Um desequilíbrio na relação ATP:ADP no início da atividade física estimula rapidamente localizadas no citosol celular e envolvem processos anaeróbicos (glicólise rápida – ver a seção intitulada Liberação de energia a partir dos macronutrientes, neste capítulo), enquanto outras operam dentro da mitocôndria e contam com reações geradoras de ATP que dependem do ciclo do ácido cítrico (CAC) e da cadeia respiratória. A **Figura 4.9** ilustra esses dois processos geradores de ATP.

LIGAÇÕES COM O PASSADO

Descoberta do trifosfato de adenosina

Em 1929, o jovem cientista alemão Karl Lohmann (1898-1978), trabalhando no laboratório do eventual laureado com o prêmio Nobel Otto Meyerhoff 🏅 (1884-1950; *www.nobelprize.org/nobel_prizes/medicine/laureates/1922/meyerhof-bio.html*), estudava a fonte de "energia" responsável pelas reações celulares entre a levedura e o açúcar. Trabalhando no extrato de leveduras, Lohmann descobriu que uma substância instável presente no filtrado de cozimase degradava o açúcar. Essa substância energizante continha o composto nitrogenado adenina ligado ao açúcar ribose e a três grupos fosfatos, uma substância que hoje conhecemos como ATP. A energia potencial armazenada nas ligações "de alta energia" conecta os grupos fosfato da molécula de ATP. A separação desses grupos fosfato libera energia para todo o trabalho biológico. A história por trás dessa descoberta significativa envolve três ganhadores do prêmio Nobel.

A história da descoberta do ATP tem sua origem um pouco nebulosa, mas os primeiros registros começam na década de 1860, na França, com o trabalho do ganhador do prêmio Nobel Louis Pasteur 🏅 (1822-1895). Durante um de seus experimentos com leveduras, Pasteur propôs que a habilidade desse microrganismo degradar açúcar em dióxido de carbono e álcool (etanol) seria uma função vital para célula da levedura. Ele elaborou a hipótese de que se a célula da levedura morresse, o processo de fermentação pararia.

Em 1897, o químico alemão e ganhador do prêmio Nobel de Química em 1907, Eduard Buchner 🏅 (1860-1917), fez uma observação que mostrou que Pasteur estava errado. Sua descoberta revolucionou o estudo dos sistemas fisiológicos e representou o início da ciência moderna da bioquímica. Buscando usos terapêuticos para as proteínas, ele elaborou uma pasta espessa de levedura fresca e areia, que, então, foi pressionada em um pilão grande para a liberação de extrato de levedura e uma grande quantidade de açúcar para a mistura, convertendo o açúcar em dióxido de carbono e álcool e, assim, contradizendo a hipótese de Pasteur, já que as leveduras estavam mortas.

Em 1905, o bioquímico britânico Arthur Harden 🏅 (1865-1940; prêmio Nobel de química de 1929) e o bioquímico australiano William Young (1878-1942) observaram que a habilidade de fermentação do extrato de levedura diminuía gradualmente ao longo do tempo e poderia ser restaurada apenas pela adição de extrato fresco de levedura ou de soro sanguíneo. A fermentação vigorosa começava quando ocorria a combinação de filtrado e proteína; essa combinação foi chamada de "zimase", consistindo no filtrado "cozimase" e no resíduo proteico "apozimase". Muitos anos se passaram antes que os dois componentes fossem analisados e identificados como contendo compostos "coenzimáticos". A apozimase consistia em muitas proteínas, cada uma delas catalisando uma etapa da clivagem do açúcar.

Fosfocreatina: o reservatório energético

A hidrólise de um fosfato a partir de outro composto intracelular contendo fosfato de alta energia – a **fosfocreatina** (também conhecida como fosfato de creatina [FC] ou o principal meio de transferência energética intracelular) fornece um pouco de energia para a ressíntese de ATP. A PCr, assim como o ATP, libera uma grande quantidade de energia quando é desfeita a ligação entre as moléculas de creatina e fosfato. A hidrólise da PCr começa no início da atividade física intensa, não requer oxigênio e alcança níveis máximos em cerca de 8 a 12 segundos. Desse modo, a PCr pode ser considerada um "reservatório" de ligações de fosfato de alta energia. A **Figura 4.10** ilustra a liberação e o uso da energia contida na ligação de fosfato de ATP e PCr. Os termos fosfatos de alta energia e **fosfagênios** descrevem esses compostos armazenados intramuscularmente.

Em cada reação, as setas apontam em ambas as direções, indicando uma reação reversível. Em outras palavras, fosfato inorgânico (P_i) proveniente do ATP e creatina (Cr) se unem de novo, formando novamente a PCr. Isso também se aplica ao ATP, uma vez que ADP e P_i formam novamente o ATP (porção superior da **Figura 4.10**). A ressíntese do ATP ocorre se houver energia suficiente para reunir uma molécula de ADP com uma molécula de P_i. A hidrólise da PCr fornece essa energia.

As células armazenam PCr em quantidades maiores do que de ATP. A mobilização da PCr ocorre instantaneamente e não requer oxigênio. Interessantemente, a concentração de ADP estimula a concentração de **creatinoquinase (CK)**, a enzima que facilita a clivagem de PCr em Cr e ATP. Isso constitui um mecanismo de retroalimentação crucial conhecido como

a clivagem de compostos contendo energia armazenada para a ressíntese de ATP. Como seria esperado, aumentos na taxa de transferência energética são dependentes da intensidade do esforço. A necessidade de transferência de energia aumenta cerca de quatro vezes na transição do estado sentado para uma caminhada a ritmo normal de 3,9 a 4,8 km/h. Passar de uma caminhada para uma corrida em velocidade máxima acelera quase instantaneamente a taxa de transferência energética em cerca de 120 vezes dentro dos músculos ativos. A geração considerável de energia tão rapidamente demanda disponibilidade mediata de ATP e mecanismos fisiológicos para sua ressíntese rápida.

Mecanismos de geração de ATP

O corpo mantém um suprimento contínuo de ATP por intermédio de diferentes vias metabólicas. Algumas estão

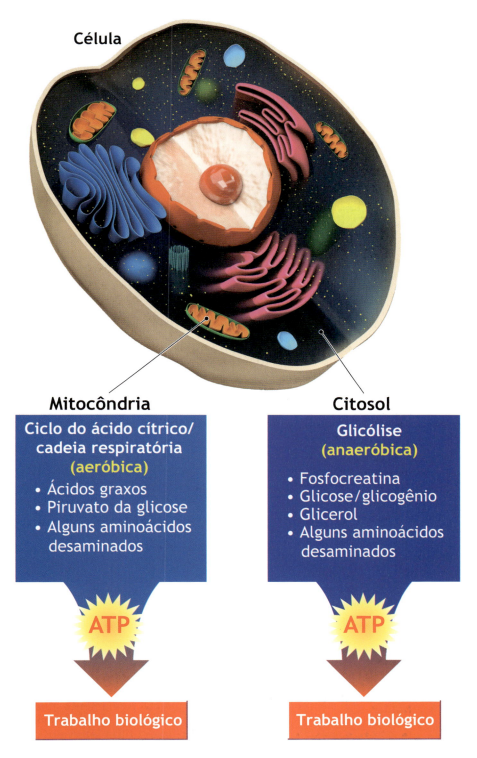

Figura 4.9 Diversas maneiras de produzir ATP. O corpo mantém um suprimento contínuo de ATP por intermédio de diferentes vias metabólicas: algumas estão localizadas no citosol celular, enquanto outras operam dentro das mitocôndrias. As reações que atrelam a energia celular com a geração aeróbica de ATP – o ciclo do ácido cítrico e a cadeia respiratória (incluindo a β-oxidação) – ocorrem dentro da mitocôndria. (Adaptada, com permissão, de McArdle WD, Katch FI, Katch VL. Sports and exercise nutrition. 4th ed. Philadelphia: Wolters Kluwer Health, 2013.)

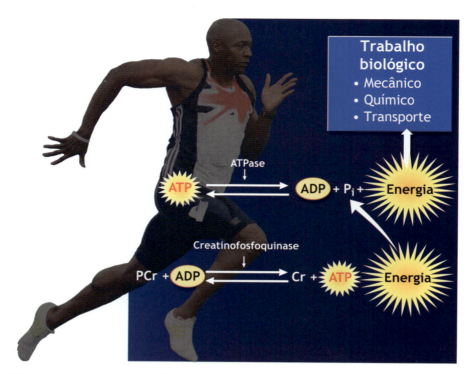

Figura 4.10 ATP e PCr fornecem fontes anaeróbicas de energia em ligações de fosfato. A energia liberada pela hidrólise (clivagem) da PCr refaz as ligações ADP e P$_i$, formando ATP. (Adaptada, com permissão, de McArdle WD, Katch FI, Katch VL. Sports and exercise nutrition. 4th ed. Philadelphia: Wolters Kluwer Health, 2013.)

reação da creatinoquinase, que forma ATP a partir de fosfatos de alta energia.

A **reação da adenilato quinase** representa outra reação mediada por uma única enzima e que regenera o ATP. A reação utiliza duas moléculas de ADP para a produção de uma molécula de ATP e outra de AMP, da seguinte maneira:

$$2\ ADP \xrightleftharpoons{\text{adenilato quinase}} ATP + AMP$$

As reações da cretinoquinase e da adenilato quinase não apenas aumentam a capacidade de os músculos aumentarem quase instantaneamente a geração de energia (*i. e.*, pelo aumento da disponibilidade de ATP), como também produzem os subprodutos moleculares AMP, P$_i$ e ADP, que ativam os estágios iniciais da clivagem de glicogênio e de glicose nos fluidos celulares e nas vias aeróbicas mitocondriais.

Fosfatos intramusculares de alta energia

A liberação de energia a partir dos fosfatos de alta energia intramusculares ATP e PCr sustenta um exercício máximo por aproximadamente entre cinco e oito segundos. Por exemplo, em uma corrida de 100 metros no recorde mundial de 9,58 segundos estabelecido pelo jamaicano Usain Bolt (em 16 de agosto de 2009), o corredor não conseguiria manter a velocidade máxima ao longo desse tempo. Durante os últimos segundos da corrida, os competidores na realidade diminuem a velocidade e o vencedor frequentemente é o que menos diminui! Se o esforço muscular máximo continuar além de oito segundos ou se a atividade física moderada durar períodos ainda maiores, a ressíntese de ATP requer uma fonte energética adicional diferente da PCr. Se a ressíntese não ocorrer, o "combustível" diminui e os movimentos de alta intensidade cessam. Como nós discutiremos mais adiante neste capítulo, os alimentos que ingerimos e armazenamos para acesso imediato fornecem energia química para o reabastecimento contínuo dos estoques celulares de ATP e PCr.

Treino do sistema de energia imediata

O treinamento físico aumenta a quantidade de fosfatos musculares de alta energia. O treinamento mais efetivo para o aumento dos fosfagênios intramusculares utiliza intervalos repetidos com duração entre seis e 10 segundos de esforço máximo na atividade específica, exigindo melhora da capacidade de geração de energia a partir desse sistema de transferência energética.

A quebra de ligações químicas transfere energia

A dinâmica energética humana envolve a transferência de energia através de ligações químicas. A energia potencial é liberada pela clivagem das ligações e é conservada pela formação de novas ligações. Uma parte da energia perdida por uma molécula é transferida para a estrutura química de outras moléculas sem a formação de calor. No corpo, ocorre trabalho biológico quando os compostos relativamente pobres em energia potencial se tornam "energizados" pela transferência de energia pelas ligações de fosfato de alta energia. O ATP atua como o agente de transferência de energia ideal. A **fosforilação** se refere à transferência de energia por intermédio de ligações de fosfato.

Oxidação celular

A energia para a fosforilação provém da **oxidação**, ou "queima biológica", dos macronutrientes carboidratos, lipídios e proteínas consumidos na dieta. Uma molécula é **reduzida** quando aceita elétrons de um doador de elétrons. Por sua vez, a molécula que cede elétrons é **oxidada**.

As **reações de oxidação** (doação de elétrons) e as **reações de redução** (ganho de elétrons) são acopladas porque toda

Fosfatos de alta energia durante a atividade física

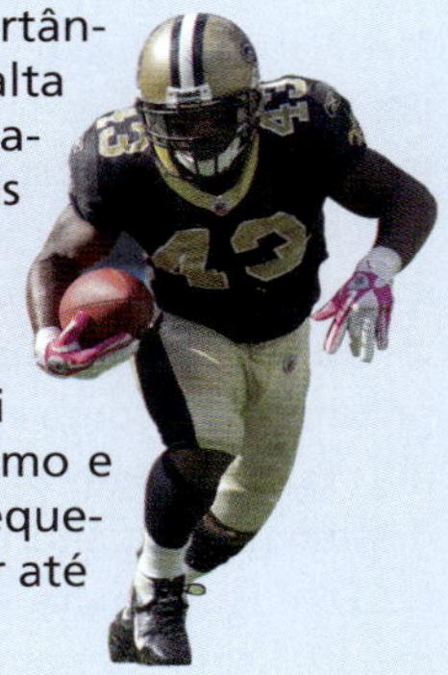

Para avaliar a importância dos fosfatos de alta energia intramusculares na atividade física, considere atividades nas quais o sucesso dependa de sessões rápidas e intensas de transferência energética. Futebol americano, tênis, atletismo, golfe, vôlei, hóquei sobre grama, beisebol, halterofilismo e cortar madeira frequentemente requerem sessões de esforço máximo por até 8 segundos.

reação de oxidação coincide com uma reação de redução. *Essencialmente, a oxidação-redução celular constitui o mecanismo para o metabolismo energético.* Moléculas armazenadas de carboidratos, lipídios e proteínas fornecem continuamente átomos de hidrogênio para esse processo. As mitocôndrias, as "fábricas de energia" da célula, contêm moléculas carreadoras que removem elétrons do hidrogênio (oxidação) e, eventualmente, transferem-no para o oxigênio (redução). A síntese do ATP contendo fosfatos de alta energia ocorre durante as reações de oxidação e redução.

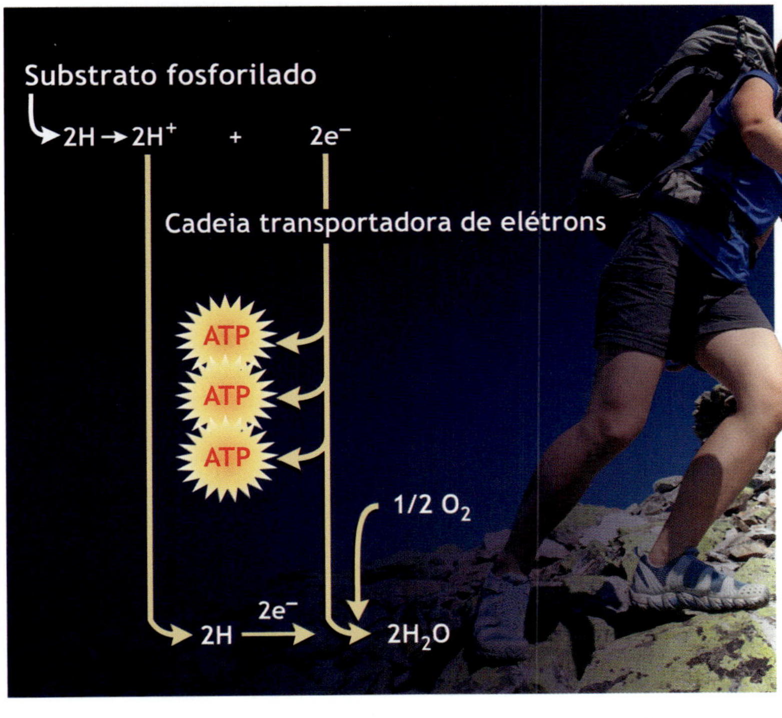

Transporte de elétrons

A **Figura 4.11** ilustra a oxidação do hidrogênio e o subsequente transporte de elétrons para o oxigênio. Durante a oxidação celular, os átomos de hidrogênio não ficam soltos no fluido celular. Em vez disso, **enzimas desidrogenases** altamente específicas catalisam a liberação de hidrogênio a partir do substrato. A porção coenzimática da desidrogenase, em geral a coenzima contendo niacina NAD^+, recebe pares de elétrons, ou, essencialmente, energia, do hidrogênio. Enquanto o substrato é oxidado e perde elétrons de hidrogênio, o NAD^+ recebe um hidrogênio e dois elétrons e é reduzido em NADH; o outro hidrogênio aparece como H^+ no fluido celular.

A coenzima contendo riboflavina chamada de **flavina-adenina dinucleotídio (FAD)** age como outro aceptor de elétrons importante na oxidação dos fragmentos alimentares. O FAD catalisa as desidrogenações e recebe pares de elétrons. Ao contrário do NAD^+, o FAD, quando aceita ambos os hidrogênios, se transforma na molécula $FADH_2$. Essa diferença importante produz uma quantidade total diferente de ATP na cadeia respiratória (**Figura 4.12**).

NADH e $FADH_2$ formados na clivagem dos alimentos são moléculas ricas em energia que transportam elétrons com

Figura 4.11 Esquema geral para a oxidação (remoção de elétrons) do hidrogênio e o transporte de elétrons subsequente. Nesse processo o oxigênio se torna reduzido (ganha elétrons) e a água é formada. A energia liberada é utilizada para a síntese de ATP a partir de ADP. (Adaptada, com permissão, de McArdle WD, Katch FI, Katch VL. Exercise physiology: nutrition, energy, and human performance. 8th ed. Baltimore: Wolters Kluwer Health; 2015.)

um alto potencial de transferência energética. Os citocromos, proteínas ligadas ao grupo heme, são, essencialmente, uma série de proteínas carreadoras de elétrons contendo ferro. Essas moléculas passam pares de elétrons transportados por NADH e FADH$_2$ de modo "de mão em mão" nas membranas mitocondriais internas. A porção de ferro de cada citocromo existe no estado iônico oxidado (férrico ou Fe^{3+}) ou no estado reduzido (ferroso ou Fe^{2+}). Aceitando um elétron, a porção férrica de um citocromo específico é reduzida a sua forma ferrosa. Por sua vez, o íon ferroso doa seu elétron para o próximo citocromo e assim por diante. Alternando entre esses dois estados de ferro, os citocromos transferem elétrons até o destino final, quando eles reduzem o oxigênio e formam água. NAD$^+$ e FAD, então, são reciclados para o uso subsequente no metabolismo energético.

O transporte de elétrons por moléculas carreadoras específicas constitui a **cadeia respiratória**; isso age como a via final comum em que os elétrons extraídos do hidrogênio são transferidos para o oxigênio. Para cada par de átomos de hidrogênio, dois elétrons fluem na cadeia e reduzem um átomo de oxigênio, formando água. Dos cinco citocromos específicos existentes, apenas o último, a citocromo oxidase (citocromo aa$_3$, com uma forte afinidade para o oxigênio) entrega seus elétrons diretamente ao oxigênio. A **Figura 4.12A** e **B** mostra a transformação de energia potencial em energia cinética em um aparelho que utiliza uma roda d'água e como esse processo acontece no corpo pela cadeia respiratória, com a oxidação do hidrogênio, o transporte de elétrons e a transferência energética. Em ambos os exemplos, repare na transição à esquerda, que vai do composto com maior energia potencial na parte de cima até o composto com menor energia potencial na parte de baixo. A cadeia respiratória libera energia livre em quantidades relativamente pequenas. Em várias transferências de elétrons, a conservação energética ocorre pela formação de ligações de fosfato de alta energia.

Fosforilação oxidativa

A ***fosforilação oxidativa*** *sintetiza ATP pela transferência de elétrons de NADH e FADH$_2$ para o oxigênio.* Esse processo principal representa o modo por meio do qual a célula extrai

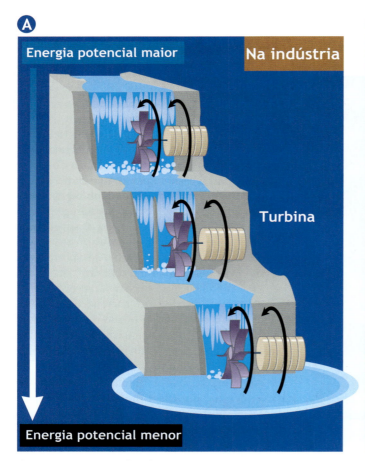

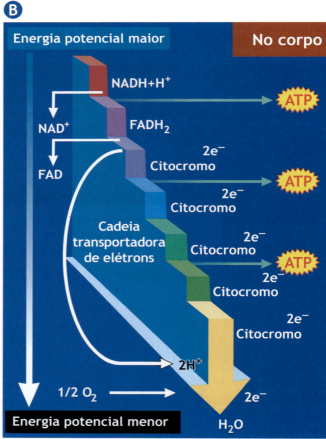

Figura 4.12 Exemplos de aproveitamento da energia potencial. **A.** Na indústria, a energia de uma queda d'água é aproveitada para girar uma roda, que, por sua vez, realiza trabalho mecânico. **B.** No corpo, a cadeia transportadora de elétrons remove elétrons dos hidrogênios para que sejam entregues ao oxigênio. Nas reações de oxidação e redução, a maior parte da energia química contida no átomo de hidrogênio não é dissipada na forma de energia cinética, mas sim conservada dentro do ATP. (Adaptada, com permissão, de McArdle WD, Katch FI, Katch VL. Sports and exercise nutrition. 4th ed. Philadelphia: Wolters Kluwer Health; 2013.)

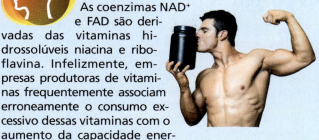

Informações enganosas dos fabricantes de suplementos

As coenzimas NAD⁺ e FAD são derivadas das vitaminas hidrossolúveis niacina e riboflavina. Infelizmente, empresas produtoras de vitaminas frequentemente associam erroneamente o consumo excessivo dessas vitaminas com o aumento da capacidade energética. Ao contrário, uma vez que quantidades suficientes dessas coenzimas estejam disponíveis no corpo, qualquer vitamina em excesso é excretada na urina.

e armazena energia química nos fosfatos de alta energia. *Mais de 90% da síntese de ATP ocorre na cadeia respiratória pelas reações oxidativas associadas à fosforilação.*

De certo modo, a fosforilação oxidativa pode ser comparada a uma queda d'água dividida em várias cascatas separadas pela colocação de rodas d'água em alturas diferentes. O *painel da esquerda* da **Figura 4.12A** mostra rodas d'água aproveitando a energia de uma queda d'água. Semelhantemente, a energia eletroquímica gerada pelo transporte de elétrons na cadeia respiratória é acoplada ao ADP. Três sítios distintos de acoplamento durante o transporte de elétrons transferem a energia no NADH para o ADP, sintetizando ATP (**Figura 4.12B**, *painel da direita*). Quimicamente, o valor teórico para a produção de ATP a partir da oxidação do hidrogênio e da fosforilação subsequente é o seguinte:

$$NADH + H^+ + 3\,ADP + 3\,P + \tfrac{1}{2}\,O_2 \rightarrow NAD^+ + H_2O + 3\,ATP$$

Nessa reação, três moléculas de ATP são formadas para cada NADH e H⁺ oxidado. Se o FADH₂ for o doador original de hidrogênio, apenas duas moléculas de ATP são formadas para cada par de hidrogênio oxidado. Isso ocorre porque o FADH₂ entra na cadeia respiratória em um nível energético inferior, em um ponto além daquele da primeira síntese de ATP.

Bioquímicos recentemente ajustaram as transposições a respeito da conservação de energia na ressíntese de uma molécula de ATP nas vias aeróbicas. A energia fornecida pela oxidação de NADH e FADH₂ ressintetiza ATP a partir de ADP. Entretanto, energia adicional (H⁺) precisa da transferência de NADH presente no citoplasma celular através da membrana mitocondrial, para entregar H⁺ para o transporte de elétrons. Essa troca energética adicional do transporte de NADH através da membrana mitocondrial reduz o ganho líquido de ATP para o metabolismo da glicose e altera a eficiência global da produção de ATP (ver a próxima seção deste capítulo). A oxidação de uma molécula de NADH produz em média apenas 2,5 moléculas de ATP. Esse valor decimal para o ATP não indica que ocorra a formação de meia molécula de ATP, mas sim a quantidade média de ATP produzido por oxidação de NADH com a subtração da energia necessária para o transporte mitocondrial. Quando o FADH₂ doa hidrogênio, em média apenas 1,5 molécula de ATP se forma para cada par de hidrogênios oxidados.

Eficiência do transporte de elétrons e da fosforilação oxidativa

A formação de cada mol de ATP a partir do ADP conserva aproximadamente 7 quilocalorias de energia. Como 2,5 moles de ATP são formados pela oxidação de um mol de NADH, cerca de 18 quilocalorias (7 kcal/mol × 2,5) são conservados como energia química. Uma eficiência relativa de 34% ocorre na transformação da energia química pela fosforilação oxidativa-transporte de elétrons, uma vez que a oxidação de um mol de NADH libera um total de 52 quilocalorias (18 kcal ÷ 52 kcal × 100). Os 66% de energia restantes são dissipados na forma de calor. Considerando que uma máquina a vapor transforma seu combustível em energia útil com uma eficiência de apenas cerca de 30%, o valor de 34% do corpo humano representa uma taxa de eficiência relativamente alta.

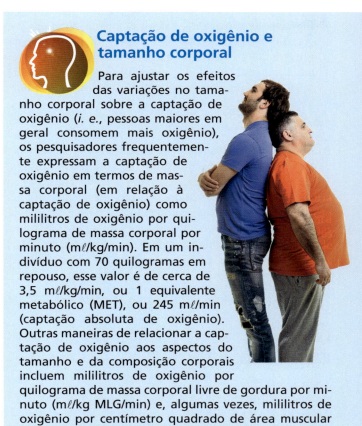

Captação de oxigênio e tamanho corporal

Para ajustar os efeitos das variações no tamanho corporal sobre a captação de oxigênio (*i. e.*, pessoas maiores em geral consomem mais oxigênio), os pesquisadores frequentemente expressam a captação de oxigênio em termos de massa corporal (em relação à captação de oxigênio) como mililitros de oxigênio por quilograma de massa corporal por minuto (mℓ/kg/min). Em um indivíduo com 70 quilogramas em repouso, esse valor é de cerca de 3,5 mℓ/kg/min, ou 1 equivalente metabólico (MET), ou 245 mℓ/min (captação absoluta de oxigênio). Outras maneiras de relacionar a captação de oxigênio aos aspectos do tamanho e da composição corporais incluem mililitros de oxigênio por quilograma de massa corporal livre de gordura por minuto (mℓ/kg MLG/min) e, algumas vezes, mililitros de oxigênio por centímetro quadrado de área muscular transversal por minuto (mℓ/cm² AMT/min).

SAÚDE PESSOAL E NUTRIÇÃO PARA O EXERCÍCIO 4.1

Estimativa das necessidades proteicas individuais

A proteína corporal total permanece constante quando a ingestão de nitrogênio a partir das proteínas nos alimentos é igual a sua excreção nas fezes, na urina e no suor. A avaliação do balanço nitrogenado do corpo fornece (1) uma estimativa grosseira da depleção ou acúmulo de proteína e (2) uma estimativa da adequação da ingestão proteica da dieta.

A avaliação do balanço nitrogenado pode estimar as necessidades proteicas humanas em várias condições, incluindo o treinamento físico intenso.

A magnitude e a direção do balanço nitrogenado em indivíduos que participam de treinamento físico dependem de cinco fatores relacionados entre si:

1. *Status* de treinamento.
2. Qualidade e quantidade da proteína consumida.
3. Ingestão energética total.
4. Níveis atuais de glicogênio.
5. Intensidade, duração e modo da atividade física realizada.

Medição do balanço nitrogenado

- **Ingestão de nitrogênio**: calcule a ingestão proteica (em gramas) medindo cuidadosamente o total de alimentos consumidos ao longo de um período de 24 horas. Determine a quantidade de nitrogênio (em gramas), considerando que as proteínas contêm 16% de nitrogênio. Então:

    Ingestão total de nitrogênio (g) = ingestão total de proteína (g) × 0,16

- **Excreção de nitrogênio**: os pesquisadores determinam a excreção de nitrogênio pela coleta de todo o nitrogênio excretado ao longo do mesmo período avaliado para a ingestão de nitrogênio. Isso envolve coletar as perdas de nitrogênio pela urina, pelos pulmões, pelo suor e pelas fezes. Um método simplificado estima a perda de nitrogênio pela medida do nitrogênio na ureia urinária (UUN; adicione 4 g para levar em consideração outras fontes de perda de nitrogênio):

    Excreção total de nitrogênio = UUN + 4 g

Exemplo

Homem, 22 anos de idade; massa corporal total de 75 kg; ingestão energética total (diário alimentar) de 2.100 kcal; ingestão proteica (diário alimentar) de 63 g (que corresponde a 0,84 g/kg); UUN (coleta e análise do débito urinário) de 8 g.

Balanço nitrogenado = ingestão de nitrogênio (g) – excreção de nitrogênio (g)
= (63 g × 0,16) – (8 g – 4 g)
= 10,08 g – 4 g
= +6,08

Esse exemplo mostra que ocorre um balanço nitrogenado diário positivo de +6,08 gramas porque as estimativas da quantidade de proteína catabolizada no metabolismo são inferiores à estimativa de sua reposição por intermédio da proteína da dieta.

Estimativa das necessidades proteicas diárias

Condição	Necessidades proteicas (g/kg) PC
Normal, saudável	0,8 a 1,0
Febre, fratura, infecção	1,5 a 12,0
Depleção proteica	1,5 a 2,0
Queimadura extensa	1,5 a 3,0
Treinamento intenso	1,0 a 2,0

Estimativa das necessidades proteicas individuais

A tabela anterior estima as necessidades proteicas médias de adultos sob diferentes condições. Para um indivíduo saudável que pesa 70 kg, as necessidades proteicas são de 56 g.

0,8 g/kg × 70 kg = 56 g

O mesmo indivíduo, se tiver uma infecção crônica ou caso se encontre em um estado de depleção proteica, precisaria aumentar seu consumo diário de proteínas para 140 g.

2,0 g/kg × 70 kg = 140 g

Papel do oxigênio no metabolismo energético

Existem três pré-requisitos para a ressíntese contínua de ATP durante a fosforilação oxidativa dos macronutrientes:

- Disponibilidade dos agentes redutores NADH ou $FADH_2$
- Presença de um agente oxidante terminal, como o oxigênio
- Quantidade suficiente de enzimas e de maquinário metabólico tecidual (mitocôndria) para garantir que as reações de transferência de energia ocorram em suas taxas e sequências adequadas.

A presença dessas três condições faz com que os elétrons do hidrogênio sejam transferidos continuamente na cadeia respiratória. Resumidamente, os hidrogênios são combinados ao oxigênio e formam água conforme os elétrons são transferidos para a formação de moléculas altamente energéticas de ATP. Durante atividades físicas extenuantes, a inadequação do fornecimento de oxigênio (pré-requisito 2) ou uma taxa de uso inadequada (pré-requisito 3) gera um *desequilíbrio* relativo entre a liberação de hidrogênio e sua doação final ao oxigênio. Se existir alguma dessas condições, o fluxo de elétrons através da cadeia respiratória diminui e os hidrogênios se acumulam ligados ao NAD^+ e ao FAD. Sem oxigênio, os hidrogênios temporariamente "livres" precisam de outra molécula para se ligarem. Em uma seção a seguir, nós explicaremos como o lactato é formado quando o composto piruvato se liga temporariamente a esses hidrogênios em excesso. A formação do lactato permite a continuação da fosforilação oxidativa e do transporte de elétrons de maneira relativamente sem impedimentos e em taxas constantes.

O metabolismo energético aeróbico se refere às reações catabólicas geradoras de energia, durante as quais o oxigênio age como o aceptor final de elétrons na cadeia respiratória e é combinado ao hidrogênio, formando água. Algumas pessoas podem argumentar que o termo **metabolismo aeróbico (respiração celular)** é errôneo porque o oxigênio não participa diretamente da síntese de ATP. Por outro lado, a presença do oxigênio no "fim da cadeia respiratória" determina predominantemente a capacidade de produção de ATP por uma pessoa.

Resumo

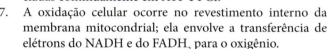

1. A energia dentro da estrutura química das moléculas de carboidratos, lipídios e proteínas não é liberada subitamente no corpo em uma temperatura de ignição. Em vez disso, a liberação de energia ocorre lentamente em pequenas quantidades, durante reações complexas controladas enzimaticamente, permitindo, assim, transferência e conservação de energia mais eficientes.
2. Cerca de 34% da energia potencial nos nutrientes são transferidos para o composto altamente energético ATP.
3. A separação da ligação de fosfato terminal do ATP libera energia livre para alimentar todos os tipos de trabalho biológico.
4. O ATP age como a moeda energética do corpo, embora sua quantidade seja de apenas cerca de 85 g.
5. A PCr interage com o ADP, formando ATP, para rapidamente restaurar o reservatório de ATP altamente energético anaeróbico.
6. A fosforilação se refere à transferência energética pelas ligações de fosfato, em que ADP e creatina são recicladas continuamente em ATP e PCr.
7. A oxidação celular ocorre no revestimento interno da membrana mitocondrial; ela envolve a transferência de elétrons do NADH e do $FADH_2$ para o oxigênio.
8. A oxidação celular resulta na liberação e na transferência de energia química para formar ATP a partir de ADP e de um íon fosfato.
9. Durante a ressíntese aeróbica de ATP, o oxigênio age como receptor final de elétrons na cadeia respiratória e é combinado ao hidrogênio, formando água.

LIBERAÇÃO DE ENERGIA A PARTIR DOS MACRONUTRIENTES

A energia liberada na clivagem dos macronutrientes tem um objetivo crucial – fosforilar o ADP para ressintetizar o composto altamente energético ATP. O catabolismo dos macronutrientes favorece a geração da energia na ligação fosfato, mesmo que as vias específicas de degradação sejam diferentes, dependendo dos nutrientes metabolizados. Nas seções a seguir, mostraremos como a ressíntese de ATP ocorre a partir da extração da energia potencial nos macronutrientes alimentares.

A **Figura 4.13** mostra as seis principais fontes de macronutrientes que fornecem substrato para a oxidação e para a geração subsequente de ATP:

1. Moléculas de triacilglicerol e de glicogênio armazenadas dentro das células musculares.
2. Glicose sanguínea derivada do glicogênio hepático.
3. Ácidos graxos livres derivados do triacilglicerol no fígado e nos adipócitos.
4. Esqueletos de carbono de aminoácidos intramusculares e derivados do fígado.
5. Reações anaeróbicas no citosol durante a fase inicial da clivagem de glicose e glicogênio, que geram uma pequena quantidade de ATP.
6. Fosforilação do ATP pela PCr sob o controle enzimático da creatinoquinase e da adenilato quinase.

Liberação de energia a partir dos carboidratos

A principal função do carboidrato é fornecer energia para o trabalho celular. Nós começamos essa discussão apresentando o metabolismo energético dos carboidratos por cinco motivos:

1. Os carboidratos representam o *único* macronutriente cuja energia potencial gera ATP tanto com oxigênio molecular (aeróbica) quanto sem (anaeróbica). Isso é importante para atividades físicas vigorosas que requerem liberação rápida de energia acima dos níveis fornecidos apenas pelas reações metabólicas aeróbicas.
2. Os carboidratos fornecem cerca de metade das necessidades energéticas corporais durante atividades físicas leves e moderadas.
3. O processamento de lipídios pelas vias metabólicas para a geração de energia requer um certo nível de catabolismo de carboidratos.
4. A clivagem aeróbica dos carboidratos para a geração de energia ocorre em uma taxa que é aproximadamente o *dobro* da energia gerada a partir da clivagem de lipídios. Desse modo, a depleção das reservas de glicogênio reduz a geração de potência. Em uma corrida intensa de maratona, os atletas podem experimentar fadiga relacionada com os nutrientes por causa da depleção do glicogênio muscular e hepático.
5. O funcionamento ótimo do sistema nervoso central requer um suprimento ininterrupto de energia proveniente de carboidratos.

A clivagem completa de um mol ou 180 g de glicose em dióxido de carbono e água gera uma quantidade máxima de 686 kcal de energia química livre disponível para o trabalho.

$$C_6H_{12}O_6 + 6\ O_2 \rightarrow 6\ CO_2 + 6\ H_2O - \Delta G\ 686\ kcal/mol$$

Lembre-se de que a síntese de um mol de ATP a partir de ADP e do íon fosfato requer 7,3 kcal de energia. Portanto, a junção de toda a energia na oxidação da glicose à fosforilação poderia formar teoricamente 94 moles de ATP por mol de glicose (686 kcal ÷ 7,3 kcal/mol = 94 mol). No músculo, as ligações de fosfato conservam apenas 34%, ou 233 kcal, da energia, com o restante sendo dissipado na forma de calor. Consequentemente, a clivagem da glicose regenera 32 moles de ATP (233 kcal ÷ 7,3 kcal/mol = 32 mol), com um ganho de energia livre de 233 kcal. Um ATP adicional é formado se a clivagem do carboidrato começar com o glicogênio.

Glicólise anaeróbica *versus* aeróbica

Ocorrem dois tipos de clivagem de carboidratos, em uma série de reações de fermentação que são chamadas coletivamente de **glicólise** ("dissolução do açúcar") ou via de Embden-Meyerhof, nomeada por causa dos dois químicos alemães que a descobriram (Otto Meyerhof [1884-1951]; o ganhador do prêmio Nobel de química de 1922 [*www.nobelprize.org/nobel_prizes/medicine/laureates/1922/meyerhof-bio.html*] e de Gustav Embden [1874-1933]). Eles merecem reconhecimento por terem sido os primeiros a explicar todos os passos envolvidos na conversão de glicogênio em ácido láctico. Em um desses tipos de clivagem, o lactato formado a partir do piruvato é o produto final. No outro, o piruvato permanece como produto final. Quando o piruvato é o substrato final, o catabolismo de carboidratos continua e é acoplado a uma clivagem adicional no CAC, com formação de ATP pela cadeia transportadora de elétrons. Esse tipo de clivagem de carboidratos, algumas vezes chamada de *glicólise aeróbica* (com oxigênio), representa um processo *mais lento*, resultando em uma formação

Conversão de glicose em glicogênio e de glicogênio em glicose

O citoplasma dos hepatócitos e das células musculares contém grânulos de glicogênio e enzimas para a síntese de glicogênio (**glicogenogênese**) e também para a clivagem dessa molécula (**glicogenólise**). Após uma refeição, a molécula de glicose mostrada nesse esquema não se acumula no sangue; em vez disso, a glicose excessiva segue um de três caminhos: (1) entra nas vias do metabolismo energético, (2) é armazenada na forma da molécula complexa chamada de glicogênio ou (3) é convertida em lipídio para armazenamento nos tecidos subcutâneos, nos órgãos internos ou nas vísceras, principalmente na região abdominal. Durante uma atividade celular elevada, a glicose sanguínea é oxidada pela via glicolítica e pelo CAC, ou pela cadeia respiratória, formando ATP (glicogenólise). Já quando a atividade celular é baixa (e/ou quando as reservas de glicogênio estão depletadas), enzimas glicolíticas importantes são inativadas, resultando na formação de glicogênio (glicogenogênese).

Capítulo 4 • Papel dos Nutrientes na Bioenergética **147**

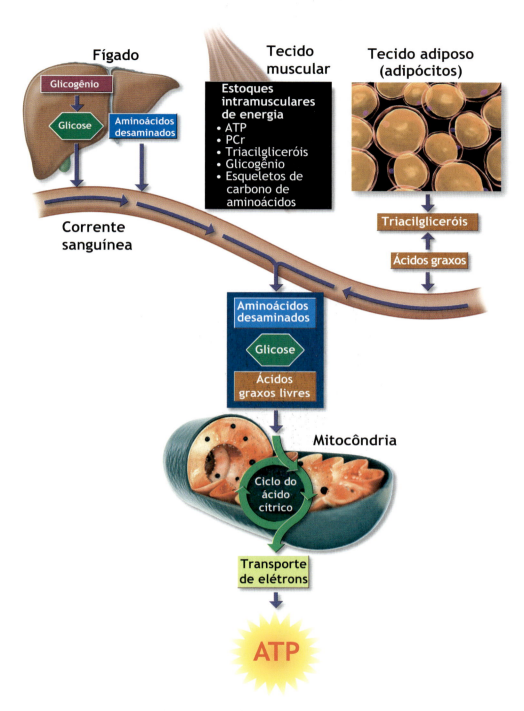

Figura 4.13 Fontes principais de macronutrientes que fornecem substratos para a regeneração de ATP. O fígado é uma fonte rica de moléculas de aminoácidos e glicose, enquanto os adipócitos geram grandes quantidades das moléculas altamente energéticas de ácidos graxos. Uma vez liberados, a corrente sanguínea entrega esses compostos para a célula muscular. A maior parte da transferência energética das células ocorre dentro da mitocôndria. Proteínas mitocondriais realizam fosforilação oxidativa nas paredes das membranas internas desse complexo arquitetonicamente elegante. As fontes de energia intramuscular consistem nos fosfatos de alta energia ATP e PCr e nos triacilgliceróis, no glicogênio e nos aminoácidos.

substancial de ATP. Já a glicólise em que o resultado é a formação de lactato, chamada de *glicólise anaeróbica* (sem oxigênio), representa uma produção de ATP mais rápida, porém limitada. A formação líquida de lactato ou de piruvato depende mais das atividades relativas de glicólise e da mitocôndria do que da presença de oxigênio molecular. A demanda relativa para a produção rápida ou lenta de ATP determina se ocorrerá a forma rápida ou lenta da glicólise. O processo glicolítico em si, desde o substrato inicial até o substrato final lactato ou piruvato, não envolve oxigênio. Dois termos descrevem a glicólise – glicólise anaeróbica *rápida* e glicólise anaeróbica *lenta*.

Liberação de energia a partir da glicose: glicólise anaeróbica rápida

A glicólise anaeróbica rápida ocorre no meio aquoso celular fora da mitocôndria. O termo **glicogenólise** descreve essas reações, resumida na **Figura 4.14**, quando o glicogênio armazenado participa das 10 reações químicas controladas enzimaticamente. De um certo modo, essas reações representam um tipo mais primitivo de transferência energética que é bem desenvolvida em anfíbios, répteis, peixes e mamíferos marinhos. Nos seres humanos, a capacidade limitada de realização de glicólise rápida é crucial durante as atividades físicas que requerem esforço muscular máximo por até 90 segundos. Repare nos seis ATP produzidos durante as reações da glicólise.

Na reação 1, o ATP age como um doador de fosfato, fosforilando a glicose em glicose-6-fosfato. Na maior parte dos tecidos corporais, a fosforilação "prende" a molécula de glicose na célula. Na presença da *glicogênio sintase*, a glicose é polimerizada (unida) a outras moléculas de glicose, formando uma grande molécula de glicogênio (ver Capítulo 1, *Macronutrientes*). As células hepáticas e renais contêm uma enzima **fosfatase**, que remove o fosfato da molécula de glicose-6-fosfato, liberando a glicose para que seja transportada na corrente sanguínea. Durante o metabolismo energético, a glicose-6-fosfato é convertida em frutose-6-fosfato. Nesse estágio, não ocorre extração energética, mas é incorporada energia à molécula original de glicose à custa de uma molécula de ATP. De certo modo, a fosforilação "prepara o terreno" para que o metabolismo energético ocorra. A molécula de frutose-6-fosfato ganha um fosfato adicional a partir do ATP e é convertida em frutose-1,6-bisfosfato sob o controle da enzima **fosfofrutoquinase (PFK)**. O nível de atividade dessa enzima provavelmente limita a taxa de glicólise durante a atividade física de esforço máximo. A frutose-1,6-bisfosfato é então convertida em duas moléculas fosforiladas, cada uma com três cadeias de carbono (*3-fosfogliceraldeído*), que são decompostas adicionalmente em *piruvato* em cinco reações sucessivas. As fibras musculares de contração rápida (tipo II) contêm quantidades relativamente grandes de PFK; isso faz com que elas sejam adequadas à geração rápida anaeróbica de energia a partir da glicólise.

Fosforilação no nível do substrato na glicólise anaeróbica rápida

Uma quantidade considerável de energia gerada na glicólise não resulta na ressíntese de ATP, mas é dissipada na forma de calor. Nas reações 7 e 10 da **Figura 4.14**, a energia liberada a partir dos intermediários glicolíticos estimula a transferência direta de grupos de fosfato para o ADP, gerando quatro moléculas de ATP. Duas moléculas de ATP utilizadas na fosforilação inicial da molécula de glicose geram um *ganho líquido* de duas moléculas de ATP na glicólise. Repare que essas transferências energéticas específicas do substrato para o ADP por intermédio da fosforilação não requerem oxigênio. Em vez disso, a energia é transferida diretamente pelas ligações de fosfato nas reações anaeróbicas em um processo chamado de **fosforilação no nível do substrato**. A conservação de energia durante a glicólise rápida opera com uma eficiência de cerca de 30%.

A glicólise rápida gera apenas cerca de 5% do ATP total formado durante a clivagem completa da molécula de glicose. Exemplos de atividades que dependem grandemente do ATP gerado pela glicólise rápida incluem aceleração final em uma corrida de 1.600 m, natação rápida de 50 e 100 m, rotinas de ginástica e corridas de até 200 m.

Liberação de hidrogênio na glicólise anaeróbica rápida

Durante a glicólise rápida, dois pares de átomos de hidrogênio são removidos da glicose, passando seus elétrons para o NAD^+ e formando NADH (**Figura 4.15**). Normalmente, se a cadeia respiratória processar esses elétrons diretamente, seriam geradas 2,5 moléculas de ATP para cada molécula de NADH oxidada. As mitocôndrias dos músculos esqueléticos são impermeáveis ao NADH formado no citoplasma durante a glicólise. Consequentemente, os elétrons contidos no NADH fora da mitocôndria são transferidos indiretamente para o interior dessa organela. No músculo esquelético, essa rota termina com os elétrons passando para FAD e formando $FADH_2$ em um ponto abaixo da primeira formação de ATP (**Figura 4.12B**). Teoricamente, são formadas 1,5 e não 2,5 moléculas de ATP quando a cadeia respiratória oxida NADH citoplasmático. Como duas moléculas de NADH são formadas na glicólise, a fosforilação oxidativa associada à cadeia transportadora de elétrons aeróbica gera quatro moléculas de ATP.

Formação de lactato

Oxigênio suficiente banha as células durante níveis leves ou moderados de metabolismo energético. Os elétrons dos hidrogênios removidos do substrato e carregados pelo NADH são oxidados dentro da mitocôndria, formando água ao se juntarem ao oxigênio. Do ponto de vista bioquímico, existe um "estado de equilíbrio" porque o hidrogênio é oxidado aproximadamente na mesma taxa em que se torna disponível. Essa condição de equilíbrio dinâmico é chamada de glicólise aeróbica e tem o piruvato como produto final.

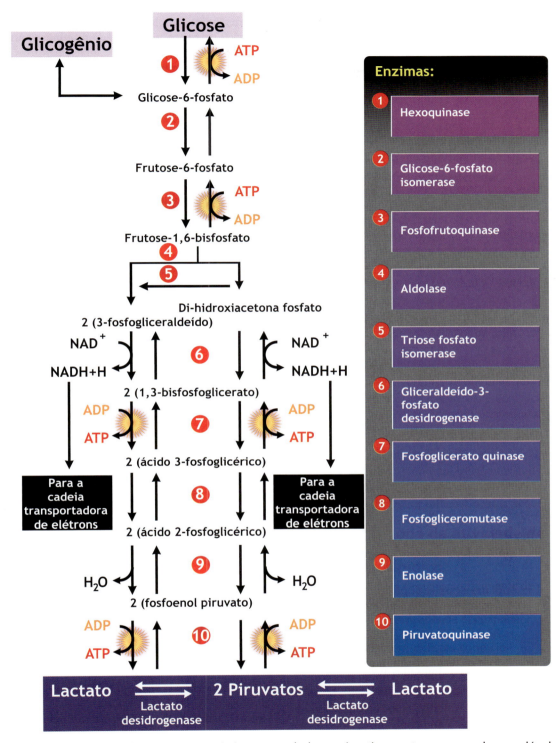

Figura 4.14 Glicólise: uma série de 10 reações químicas controladas enzimaticamente que gera duas moléculas de piruvato a partir da clivagem anaeróbica da glicose. O lactato é formado quando a oxidação do NADH não mantém o ritmo de sua formação na glicólise. Enzimas (*números nos círculos vermelhos*) desempenham um papel regulatório nessas reações metabólicas. (Adaptada, com permissão, de McArdle WD, Katch FI, Katch VL. Sports and exercise nutrition. 4th ed. Philadelphia: Wolters Kluwer Health; 2013.)

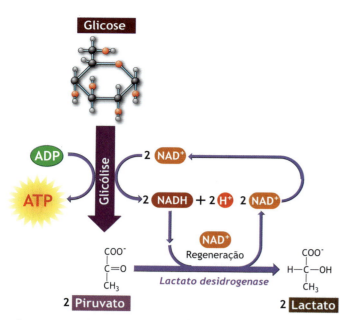

Figura 4.15 Em condições fisiológicas dentro do músculo, o lactato é formado quando o excesso de hidrogênios do NADH é combinado temporariamente com o piruvato. Isso libera NAD⁺ para receber hidrogênios adicionais gerados na glicólise. (Adaptada, com permissão, de McArdle WD, Katch FI, Katch VL. Exercise physiology: nutrition, energy, and human performance. 8th ed. Baltimore: Wolters Kluwer Health; 2015.)

O armazenamento temporário do hidrogênio no piruvato representa um aspecto único do metabolismo energético porque ele fornece um "reservatório" disponível para o armazenamento temporário de produtos finais da glicólise rápida. Após a formação de lactato no músculo, ele pode seguir duas rotas:

1. Ser difundido para os espaços intersticiais e para o sangue para tamponamento e remoção do local de metabolismo energético.
2. Fornecer um substrato gliconeogênico para a síntese se glicogênio.

Em cada uma dessas rotas, a glicólise continua a fornecer energia anaeróbica para a ressíntese de ATP. Esse mecanismo de energia extra continua sendo temporário; os níveis de lactato muscular e sanguíneo aumentam e a regeneração de ATP não consegue mais acompanhar sua taxa de utilização, fazendo com que a fadiga se estabeleça e o desempenho diminua. A acidez intracelular aumentada em condições anaeróbicas possivelmente modula a fadiga por inativar várias enzimas envolvidas na transferência energética e por inibir alguns aspectos da maquinaria contrátil muscular.

Lactato: um "subproduto" valioso

O lactato não deve ser visto como um "subproduto" metabólico. Ao contrário, ele fornece uma fonte valiosa de energia química que é acumulada no corpo durante a atividade física intensa. Uma vez que oxigênio suficiente se torna novamente disponível durante a recuperação, ou quando o ritmo da atividade diminui, o NAD⁺ remove os hidrogênios ligados ao lactato e esses hidrogênios são oxidados subsequentemente para a síntese de ATP. Lembre-se de que uma molécula de piruvato com dois átomos de hidrogênio forma uma molécula de lactato. Isso significa que os esqueletos de carbono da molécula de piruvato que foram reformadas a partir do lactato durante a atividade física podem ser oxidados para a geração de energia durante a gliconeogênese no próprio músculo ou no fígado pelo **ciclo de Cori** (**Figura 4.16**). O ciclo de Cori remove o lactato e reabastece as reservas de glicogênio depletadas por causa do movimento intenso.

O curso da conversão catalítica do glicogênio, chamado de ciclo de Cori, foi nomeado em homenagem ao casal de bioquímicos Gerty Theresa Cori (Radnitz era seu sobrenome quando solteira, 1897-1957; a primeira mulher norte-americana a ganhar

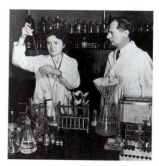

um prêmio Nobel em ciência e a primeira mulher a receber um prêmio Nobel em medicina ou fisiologia em 1947) e Carl Ferdinand Cori (1896-1984; ganhador do prêmio Nobel em medicina e fisiologia em 1947). Eles dividiram o prêmio com o fisiologista argentino Bernardo Alberto Houssay (1896-1984) por sua descoberta sobre como os hormônios pituitários regulam a glicemia. Seus experimentos em cães e sapos demonstraram o equilíbrio importante que envolve o metabolismo dos carboidratos, a insulina e o início do diabetes melito.

Nas atividades extenuantes, quando as demandas energéticas excedem o suprimento de oxigênio ou sua taxa de uso, a cadeia respiratória não consegue processar todo o hidrogênio ligado ao NADH. A liberação contínua de energia anaeróbica na glicólise depende da disponibilidade de NAD⁺ para a oxidação do 3-fosfogliceraldeído (ver reação 6 na **Figura 4.14**); do contrário, a glicólise rápida "pararia". Durante a glicólise anaeróbica, o NAD⁺ é reconstituído quando pares de hidrogênios não oxidados "em excesso" são combinados temporariamente ao piruvato, formando lactato. A enzima lactato desidrogenase catalisa esse estágio na reação reversível mostrada na **Figura 4.15**.

Durante o repouso e a atividade física moderada, um pouco de lactato é formado continuamente e prontamente oxidado para a geração de energia nas fibras musculares vizinhas com alta capacidade oxidativa, ou em músculos mais distantes. O lactato também constitui um substrato precursor indireto para o glicogênio hepático (ver seção a seguir). Consequentemente, o lactato não se acumula porque sua taxa de remoção é igual à sua taxa de produção. Um benefício favorável do treinamento físico é o aumento da capacidade de *endurance* pela melhora do *clearance* de lactato durante atividades físicas de intensidade maior.

Existe uma via química direta para a síntese hepática de glicogênio a partir do carboidrato da dieta. A síntese de glicogênio hepático também ocorre indiretamente a partir da conversão de lactato em glicose. Eritrócitos e adipócitos contêm enzimas glicolíticas e o músculo esquelético processa a maior quantidade dessa molécula, fazendo com que o músculo desempenhe um papel importante na conversão de lactato em glicose.

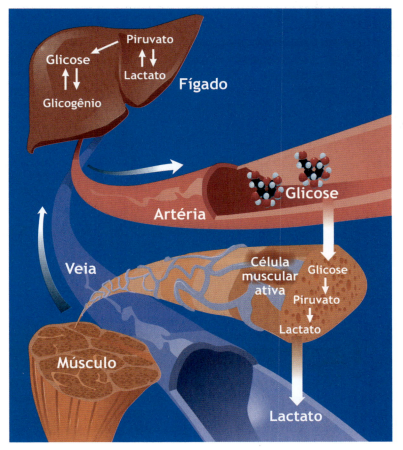

Figura 4.16 As reações bioquímicas do ciclo de Cori no fígado sintetizam glicose a partir do lactato liberado pelos músculos ativos. Esse processo gliconeogênico ajuda a manter as reservas de carboidratos. (Adaptada, com permissão, de McArdle WD, Katch FI, Katch VL. Sports and exercise nutrition. 4th ed. Philadelphia: Wolters Kluwer Health; 2013.)

Lactato sanguíneo como fonte de energia: transporte do lactato

Estudos com isótopos mostram que o lactato produzido nas fibras musculares de contração rápida e em outros tecidos circula para outras fibras musculares para ser convertido em piruvato. Esse piruvato, por sua vez, é convertido em acetil-CoA e entra no CAC para o metabolismo energético aeróbico, que é explicado a seguir. Esse processo de **transporte de lactato** entre as células permite que a glicogenólise em uma célula forneça substratos energéticos para que outras células possam oxidá-los. *Isso faz com que o músculo seja não apenas um importante local de produção de lactato, mas também um tecido importante para a remoção do lactato por oxidação.*

Liberação de energia pela glicólise aeróbica lenta: ciclo do ácido cítrico

As reações da glicólise anaeróbica rápida liberam apenas cerca de 5% da energia potencial contida na molécula de glicose. Isso significa que a extração da energia restante requer uma via metabólica adicional, que, nesse caso, ocorre quando o piruvato é convertido irreversivelmente em acetil-CoA (uma forma de ácido acético). A acetil-CoA entra no segundo estágio da clivagem de carboidratos chamado de **ciclo do ácido cítrico** (**CAC**), também conhecido como glicólise aeróbica lenta, **ciclo do ácido tricarboxílico** ou **ciclo de Krebs**.

A **Figura 4.17** ilustra as reações metabólicas do piruvato em acetil-CoA. Cada molécula de piruvato com três carbonos perde um carbono quando é unida a uma molécula de CoA, formando acetil-CoA e dióxido de carbono. Essa reação ocorre apenas em uma direção.

A **Figura 4.18** ilustra as duas fases da clivagem completa do piruvato, começando com a produção glicolítica de acetil-CoA. Essa molécula, então, entra no CAC dentro da mitocôndria e é degradada em dióxido de carbono e átomos de hidrogênio (fase 1). Na fase 2 da regeneração do ATP, a oxidação do átomo de hidrogênio ocorre durante a fosforilação oxidativa – cadeia transportadora de elétrons.

A **Figura 4.19** mostra o piruvato entrando no ciclo do ácido cítrico e sendo unido ao derivado da vitamina B, chamado de coenzima A ("A" de ácido acético) para formar o composto de dois carbonos acetil-CoA. Esse processo libera dois hidrogênios e transfere seus elétrons para NAD$^+$, formando uma molécula de dióxido de carbono da seguinte maneira:

$$\text{Piruvato} + \text{NAD}^+ + \text{CoA} \rightarrow \text{Acetil-CoA} + \text{CO}_2 + \text{NADH} + \text{H}^+$$

A porção acetil de acetil-CoA se une ao oxaloacetato, formando citrato (o mesmo composto de seis carbonos encontrado nas frutas cítricas, o ácido cítrico), que, então, segue o CAC. Este ciclo continua em operação porque ele retém a molécula original de oxaloacetato, que se une então a um novo fragmento de acetil.

Cada molécula de acetil-CoA que entra no ciclo do ácido cítrico libera duas moléculas de dióxido de carbono e quatro pares de átomos de hidrogênio. Uma molécula de ATP também é regenerada diretamente por fosforilação no nível do substrato a partir das reações do CAC (reações 7 e 8; ver **Figura 4.19**). Como resumido na porção inferior da **Figura 4.19**, quatro hidrogênios são liberados quando acetil-CoA se forma a partir de duas moléculas de piruvato geradas na glicólise e 16 hidrogênios adicionais são liberados no CAC (hidrólise de acetil-CoA), totalizando 20 hidrogênios. *A função principal do CAC é gerar elétrons (H$^+$) para a passagem na cadeia respiratória por intermédio de NAD$^+$ e FAD.*

O oxigênio não participa diretamente das reações do CAC. A energia química dentro do piruvato é transferida para o ADP por intermédio dos processos aeróbicos da fosforilação oxidativa e do transporte de elétrons. Com concentrações adequadas de oxigênio, de enzimas e de substratos, a regeneração de NAD$^+$ e FAD ocorre e o metabolismo do CAC procede sem problemas. Os três componentes do metabolismo aeróbico incluem CAC, transporte de elétrons e fosforilação oxidativa.

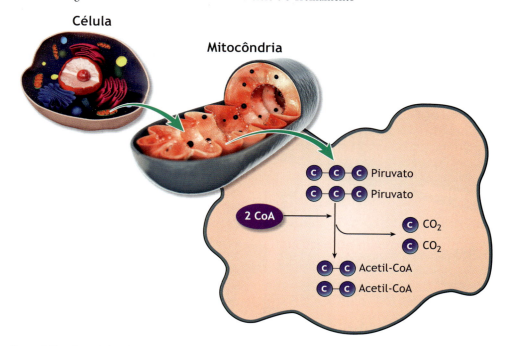

Figura 4.17 Reação unidirecional de piruvato em acetil-CoA. Duas moléculas de piruvato contendo três carbonos são unidas a duas moléculas de coenzima A, formando duas moléculas de acetil-CoA contendo dois carbonos e dois carbonos são perdidos na forma de dióxido de carbono.

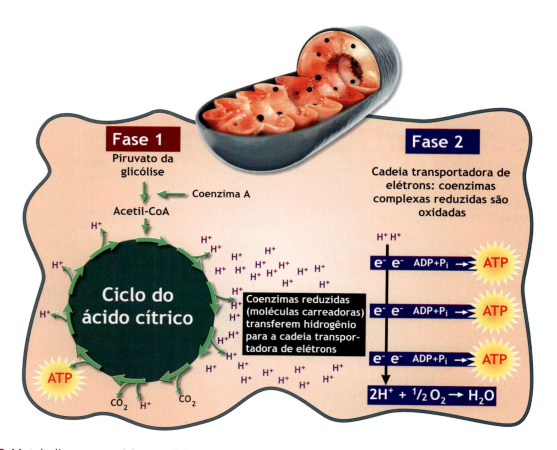

Figura 4.18 Metabolismo energético aeróbico. Fase 1: na mitocôndria, o ciclo do ácido cítrico gera átomos de hidrogênio durante a clivagem de acetil-CoA. Fase 2: quantidades significativas de ATP são formadas quando esses hidrogênios são oxidados por intermédio de processos aeróbicos de fosforilação oxidativa e transporte de elétrons (cadeia transportadora de elétrons). (Adaptada, com permissão, de McArdle WD, Katch FI, Katch VL. Sports and exercise nutrition. 4th ed. Philadelphia: Wolters Kluwer Health; 2013.)

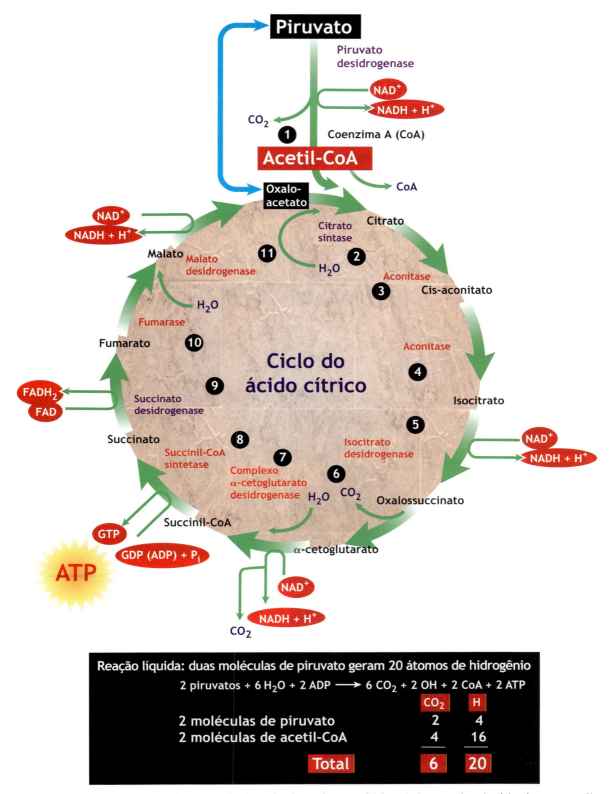

Figura 4.19 Fluxo esquemático da liberação de dióxido de carbono e hidrogênio na mitocôndria durante a clivagem de uma molécula de piruvato. Todos os valores foram duplicados durante a computação do ganho líquido de hidrogênio e de dióxido de carbono porque duas moléculas de piruvato são formadas a partir de uma molécula de glicose durante a glicólise. As três enzimas indicadas em *roxo* desempenham papéis essenciais nesse processo regulatório. (Adaptada, com permissão, de McArdle WD, Katch FI, Katch VL. Sports and exercise nutrition. 4th ed. Philadelphia: Wolters Kluwer Health; 2013.)

Transferência energética líquida a partir do catabolismo da glicose

A **Figura 4.20** resume as cinco vias de transferência energética nas fibras musculares esqueléticas durante a clivagem da glicose. Um ganho líquido de duas moléculas de ATP ocorre a partir da fosforilação no nível do substrato na glicólise; semelhantemente, duas moléculas de ATP são formadas a partir da degradação de acetil-CoA no CAC. Os 24 átomos restantes de ATP e sua oxidação subsequente ocorrem da seguinte maneira:

1. Quatro hidrogênios extramitocondriais (dois NADH) gerados na glicólise rápida geram cinco ATP durante a fosforilação oxidativa.
2. Quatro hidrogênios (dois NADH) liberados na mitocôndria quando o piruvato é degradado em acetil-CoA geram cinco ATP.
3. Dois GTP (uma molécula semelhante ao ATP) são produzidos no CAC por fosforilação no nível do substrato.
4. Doze dos 16 hidrogênios (seis NADH) liberados no CAC geram 15 ATP (6 NADH × 2,5 ATP por NADH = 15 ATP).
5. Quatro hidrogênios ligados ao FAD (dois $FADH_2$) no CAC geram três ATP.

A clivagem completa da molécula de glicose gera 34 ATP. Como duas moléculas de ATP fosforilaram inicialmente a glicose, 32 moléculas de ATP são o ganho líquido dessa molécula a partir da clivagem completa da glicose no músculo

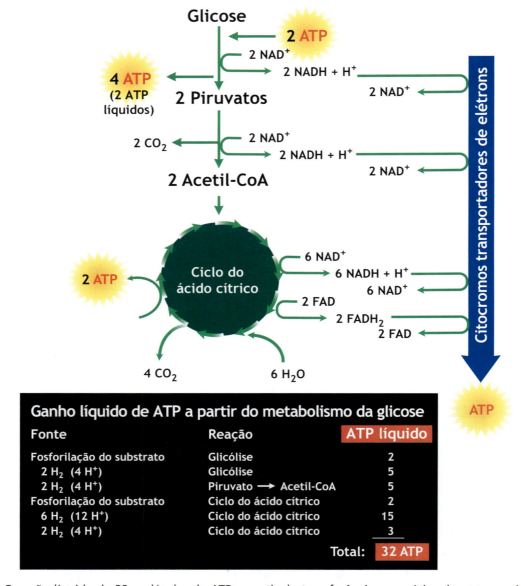

Figura 4.20 Geração líquida de 32 moléculas de ATP a partir da transferência energética durante a oxidação completa de uma molécula de glicose por intermédio da glicólise, do ciclo do ácido cítrico e da cadeia transportadora de elétrons. (Adaptada, com permissão, de McArdle WD, Katch FI, Katch VL. Sports and exercise nutrition. 4th ed. Philadelphia: Wolters Kluwer Health; 2013.)

esquelético. Enquanto quatro moléculas de ATP são formadas diretamente a partir da fosforilação no nível do substrato (glicólise e CAC), 28 moléculas de ATP são geradas durante a fosforilação oxidativa.

Alguns livros de bioquímica e de fisiologia do exercício relatam um ganho líquido de 36 a 38 moléculas de ATP a partir do catabolismo da glicose. Isso depende de qual sistema de transferência utilizado – a via glicerol-fosfato ou malato-aspartato – transporta NADH com H$^+$ para a mitocôndria e também do ganho de ATP por oxidação de NADH utilizado nesses cálculos. É preciso analisar que os valores *teóricos* de ganho de ATP no metabolismo energético sob a luz dos experimentos bioquímicos sugerem uma superestimativa porque apenas entre 30 e 32 moléculas de ATP entram de fato no citoplasma celular. O custo adicional do transporte de ATP para fora da mitocôndria pode ajudar a explicar as diferenças entre os valores teóricos e os reais da geração de ATP.

Importante macronutriente do sangue

Os níveis de glicose sanguínea comumente permanecem regulados dentro de limites estreitos por três motivos principais:

- A glicose age como o combustível principal para o metabolismo do tecido nervoso
- A glicose representa a única fonte energética para os eritrócitos, que não contêm mitocôndrias
- Durante o repouso e durante a atividade física, a glicogenólise hepática mantém a glicemia, em geral, em 100 mg/dℓ (5,5 mM).

Durante uma corrida de maratona intensa e prolongada, a concentração de glicose sanguínea eventualmente cai para níveis abaixo do normal porque os estoques de glicogênio hepático acabam e o músculo ativo continua a catabolizar a glicose sanguínea disponível. Os sintomas de níveis de glicose sanguínea significativamente reduzidos (hipoglicemia: < 45 mg/dℓ) incluem fraqueza, fome e tontura. Isso prejudica o desempenho físico e pode contribuir para a fadiga do sistema nervoso central associada ao exercício prolongado. A hipoglicemia sustentada e profunda promove a inconsciência e pode produzir danos cerebrais irreversíveis. Pesquisas pioneiras em desenvolvimento atualmente na área da bioengenharia, com aplicação na medicina digital, buscam quantificar a glicemia com o uso de pequenos implantes contendo microsseringas, sem a necessidade de várias coletas sanguíneas diárias (p. ex., método do furo no dedo). Uma "bomba" miniaturizada, produzida em nanoescala, utilizando canais nanofluidos como sistema de fornecimento, cujo tamanho total é de cerca de uma moeda de um centavo, injetarão quantidades na ordem de picomolares de insulina para a circulação sanguínea quando os níveis circulantes de açúcar, avaliados pela glicose oxidase presente no sistema, estiverem tão baixos quanto na hipoglicemia ou nos casos de diabetes melito tipo 1, em que o corpo precisa de insulina para restabelecer seu equilíbrio.

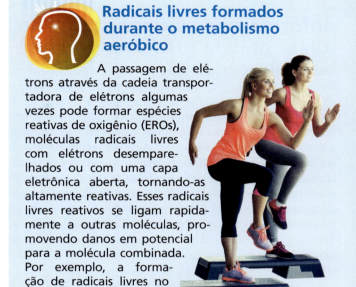

Radicais livres formados durante o metabolismo aeróbico

A passagem de elétrons através da cadeia transportadora de elétrons algumas vezes pode formar espécies reativas de oxigênio (EROs), moléculas radicais livres com elétrons desemparelhados ou com uma capa eletrônica aberta, tornando-as altamente reativas. Esses radicais livres reativos se ligam rapidamente a outras moléculas, promovendo danos em potencial para a molécula combinada. Por exemplo, a formação de radicais livres no músculo pode contribuir para a fadiga muscular, para a dor ou para uma redução no potencial metabólico em alguns atletas. Existe um interesse crescente no monitoramento do estado do estresse oxidativo de atletas, que é administrado pelo uso adequado de suplementos antioxidantes.

Fonte: Hadžović-Džuvo A. Oxidative stress status in elite athletes engaged in different sport disciplines. Bosn J Basic Med Sci. 2014; 14:56.

Liberação de energia a partir dos lipídios

Os lipídios armazenados representam a fonte de energia potencial mais abundante do corpo. Em relação aos carboidratos e às proteínas, os lipídios armazenados fornecem uma quantidade de energia quase ilimitada. As reservas energéticas em um homem adulto jovem típico representam entre 60.000 e 100.000 kcal a partir dos triacilgliceróis nas células de gordura (**adipócitos**) e cerca de 3.000 kcal dos triacilgliceróis intramusculares. Já a reserva energética dos carboidratos geralmente não ultrapassa as 2.000 quilocalorias do conjunto energético total disponível.

Três fontes energéticas para o catabolismo dos lipídios incluem:

1. O triacilglicerol armazenado diretamente dentro da fibra muscular em proximidade às mitocôndrias, com maior abundância nas fibras de contração lenta do que nas fibras de contração rápida.
2. Triacilglicerol circulante em complexos lipoproteicos que são hidrolisados na superfície do endotélio dos capilares teciduais.
3. O tecido adiposo que fornece **ácidos graxos livres (AGL)** a partir do triacilglicerol no tecido adiposo.

A **Figura 4.21** apresenta uma revisão sobre a mobilização dos ácidos graxos e o uso de lipídios. O triacilglicerol é

Informações adicionais: O exercício de resistência e a dieta podem preservar a massa muscular durante o envelhecimento?

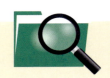

A **sarcopenia**, ou perda muscular durante o envelhecimento,[1] progride continuamente a partir de cerca de 40 anos de idade como um processo dinâmico de clivagem, reparo e síntese musculares que pende mais no sentido de maior clivagem proteica do que sua síntese. A questão atual que pesquisadores estão tentando responder é o papel que o treinamento de resistência desenvolve na formação muscular ou na atenuação da perda muscular com o envelhecimento. Também é de interesse o papel que as proteínas da dieta desempenham no retardo da sarcopenia relacionada com o envelhecimento.

Exercício

Um programa regular e moderado de treinamento de resistência conforme envelhecemos representa a intervenção de escolha para a formação de nova massa muscular ou para a conservação dela. Após apenas 9 semanas de treinamento de resistência, o tamanho dos músculos exercitados aumentou 12% e a força muscular aumentou até 30% em 23 homens e mulheres saudáveis com idades entre 60 e 70 anos. Mais recentemente, 50 homens e mulheres saudáveis, porém sedentários, com idades entre 65 e 85 anos realizaram treinamento de resistência nos principais grupos musculares do corpo 3 vezes/semana. Após 12 semanas, eles conseguiam realizar tarefas simples como se levantar e se sentar sobre uma cadeira cinco vezes seguidas, subir escadas, caminhar 2,5 m ao redor de um cone e então se sentar novamente em uma taxa mais rápida do que eles conseguiam antes do início do estudo. Além de aumentar ou, pelo menos, manter a massa muscular em idosos, o treinamento de resistência também fornece um estímulo para manter, ou, possivelmente, aumentar a densidade mineral óssea e ajuda a controlar a glicemia em pessoas com diabetes melito tipo 2. A American Heart Association e o American College of Sports Medicine recomendam que todos os adultos saudáveis realizem entre oito e 10 exercícios de treinamento de força pelo menos 2 vezes/semana que incorporem seis dos principais grupos musculares – peito, ombros, braços, costas, abdome e pernas.

Dieta

Com o envelhecimento, o corpo parece requerer mais proteínas, particularmente do tipo rico no aminoácido essencial leucina, um aminoácido essencial para o fornecimento das unidades necessárias para a síntese de tecido muscular. A proteína do soro do leite, que constitui cerca de 20% das proteínas do leite, possui a maior concentração de leucina em comparação com as outras proteínas. Muitos idosos requerem mais proteínas totais, com a sua ingestão distribuída ao longo do dia. Uma recomendação é que durante a meia-idade, quando a massa muscular começa a declinar, o teor proteico do café da manhã tipicamente com baixo teor proteico aumente para conter entre 20 e 30 g de proteínas de alta qualidade derivada de laticínios, carnes, aves, peixes ou ovos.

Para manter ou ganhar músculos durante o envelhecimento, a maior parte das pessoas deve participar de treinamento de resistência pelo menos 2 vezes/semana e consumir entre 25 e 50% mais proteínas do que a RDA. O objetivo é que indivíduos com idade acima de 50 anos consumam uma quantidade de proteínas em gramas que seja igual à metade do peso corporal em libras. Desse modo, uma pessoa com 70 kg (154 libras) deve consumir cerca de 77 g de proteínas por dia, enquanto uma pessoa com 113 kg (250 libras) deve consumir 125 g de proteínas.

Fontes:

ACSM's Guidelines for Exercise Testing and Prescription. 10th ed. Baltimore: Lippincott Williams & Wilkins; 2017.

Peterson MD, Gordon PM. Resistance exercise for the aging adult: clinical implications and prescription guidelines. Am J Med. 2011; 124:194.

Referências relacionadas

ACSM best practices statement: physical activity programs and behavior counseling in older adult populations. Med Sci Sports Exerc. 2004; 36:1997.

Amamou T et al. Effect of a high-protein energy-restricted diet combined with resistance training on metabolic profile in older individuals with metabolic impairments. J Nutr Health Aging. 2017; 21:67.

Dickinson JM et al. The impact of postexercise essential amino acid ingestion on the ubiquitin proteasome and autophagosomal-lysosomal systems in skeletal muscle of older men. J Appl Physiol. (1985) 2017; 122:620.

Lancha AH Jr et al. Dietary protein supplementation in the elderly for limiting muscle mass loss. Amino Acids. 2017; 49:33.

Murphy CH et al. Leucine supplementation enhances integrative myofibrillar protein synthesis in free-living older men consuming lower- and higher-protein diets: a parallel-group crossover study. Am J Clin Nutr. 2016; 104:1594.

Oh C et al. The most effective factors to offset sarcopenia and obesity in the older Korean: physical activity, vitamin D, and protein intake. Nutrition. 2017; 33:169.

Xia Z et al. Targeting inflammation and downstream protein metabolism in sarcopenia: a brief up-dated description of concurrent exercise and leucine-based multimodal intervention. Front Physiol. 2017; 8:434.

---

[1] N.R.T.: Sarcopenia não é definida apenas como perda muscular durante o envelhecimento. Ela se caracteriza por perda de massa e/ou força muscular e/ou do desempenho físico e tem sido observada em outras populações (além de idosos), como obesos, pacientes que realizaram cirurgia bariátrica e oncológicos, por exemplo. (Fonte: Cruz-Jentoft AJ, Bahat G, Bauer J et al., Writing Group for the European Working Group on Sarcopenia in Older People 2 (EWGSOP2), and the Extended Group for EWGSOP2. Sarcopenia: revised european consensus on definition and diagnosis. Age Ageing. 2018.)

degradado em seus componentes glicerol e três ácidos graxos. O sangue transporta os ácidos graxos livres liberados pelos adipócitos e ligados à proteína albumina plasmática. A energia é liberada quando os triacilgliceróis armazenados dentro da fibra muscular também são degradados em glicerol e ácidos graxos. A clivagem do triacilglicerol ocorre da seguinte maneira:

$$\text{Triacilglicerol} + 3\,H_2O \xrightarrow{\text{Lipase}} \text{Glicerol} + 3\,\text{Ácidos graxos}$$

Um mediador intracelular, o **monofosfato de adenosina 3'5'-cíclico**, ou **AMP cíclico**, ativa a lipase hormônio-sensível e, desse modo, regula a quebra de gordura. Vários hormônios mobilizadores de lipídios – epinefrina, norepinefrina, glucagon e hormônio do crescimento, que não conseguem entrar nas células – ativam o AMP cíclico tanto nos adipócitos quanto nas células musculares. Lactato, cetonas e insulina inibem a ativação do AMP cíclico.

Adipócitos: sítio de armazenamento e mobilização de lipídios

Todas as células armazenam um pouco de lipídios; entretanto, o tecido adiposo age como o principal e mais ativo fornecedor de moléculas de ácidos graxos. Os adipócitos sintetizam e armazenam o triacilglicerol e essas gotículas lipídicas ocupam até 95% do volume celular dos adipócitos. Quando os ácidos graxos são liberados do adipócito e entram na circulação sanguínea, praticamente todos eles se ligam à albumina plasmática e são transportados para os tecidos corporais como ácidos graxos livres. A utilização de lipídios como substrato energético varia em sincronia com o fluxo sanguíneo no tecido ativo. Conforme o fluxo sanguíneo aumenta com a atividade física, o tecido adiposo libera mais AGL para o músculo ativo para o metabolismo energético. O nível de atividade da enzima **lipase lipoproteica (LPL)** facilita a captação de ácidos graxos pelas células locais para o uso no metabolismo energético ou para a reesterificação (ressíntese) do triacilglicerol armazenados nos músculos e no tecido adiposo.

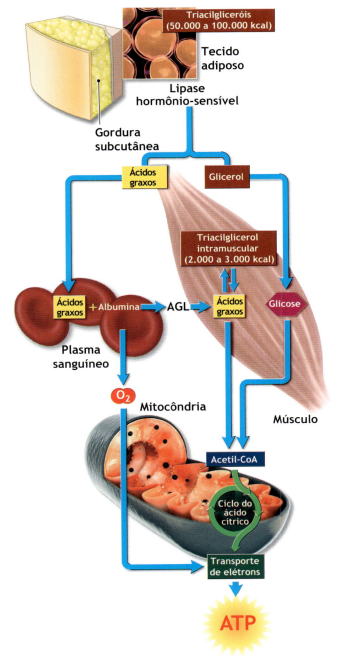

Figura 4.21 Dinâmica da mobilização e do armazenamento de lipídios. A lipase hormônio-sensível estimula a clivagem de triacilgliceróis em seus componentes glicerol e ácidos graxos. O sangue transporta os ácidos graxos livres (AGL) liberados pelos adipócitos e ligados à albumina plasmática. É liberada energia quando os triacilgliceróis armazenados dentro da fibra muscular também são degradados em glicerol e ácidos graxos. (Adaptada, com permissão, de McArdle WD, Katch FI, Katch VL. Exercise physiology: nutrition, energy, and human performance. 8th ed. Baltimore: Wolters Kluwer Health; 2015.)

Zona de atividade de queima de gordura para otimizar o uso lipídico

Pesquisas sugerem que o metabolismo lipídico é maximizado em uma intensidade média de aproximadamente 55 a 72% de VO_{2max} e 68 a 79% de FC_{max} em ciclistas condicionados. Acima dessas faixas, o metabolismo lipídico diminui e dá lugar à predominância do metabolismo de carboidratos. Isso sugere a necessidade de se exercitar dentro dessas zonas de atividade por duração suficiente para realizar a queima máxima de gordura corporal.

Fontes:
Achten J et al. Determination of the exercise intensity that elicits maximal fat oxidation. Med Sci Sports Exerc. 2002; 34:92.
Jannas-Vela S et al. Lack of effects of fish oil supplementation for 12 weeks on resting metabolic rate and substrate oxidation in healthy young men: A randomized controlled trial. PLoS One. 2017; 12:e0172576.

Os AGL não existem como entidades verdadeiramente "livres". Nos músculos, os AGL são liberados do complexo albumina-AGL e são transportados através da membrana plasmática. Dentro da célula muscular, os AGL ou são reesterificados para a formação de triacilglicerol intracelular ou se ligam a proteínas intramusculares e entram na mitocôndria para serem utilizados no metabolismo energético. Ácidos graxos de cadeia média ou curta não dependem da ação desse transporte mediado por carreador, uma vez que a maior parte deles é difundida livremente para a mitocôndria.

Clivagem de glicerol e ácidos graxos

A **Figura 4.22** resume as vias para a clivagem da molécula de triacilglicerol em glicerol pelo CAC e em ácidos graxos para serem oxidados via **β-oxidação** e processados pelos componentes da cadeia transportadora de elétrons.

Glicerol

As reações anaeróbicas da glicólise aceitam glicerol na forma de 3-fosfogliceraldeído, que, então, é degradado em piruvato, formando ATP por fosforilação no nível do substrato. Os átomos de hidrogênio são transferidos para a NAD$^+$ e o CAC oxida o piruvato. A clivagem completa de uma única molécula de glicerol presente no triacilglicerol é capaz de sintetizar 19 moléculas de ATP. O glicerol também fornece esqueletos de carbono para a síntese de glicose. *Esse papel gliconeogênico do glicerol é importante quando a depleção das reservas de glicogênio ocorre em resposta a uma restrição dietética de carboidratos ou durante atividade física de longa duração ou com treinamento intenso.*

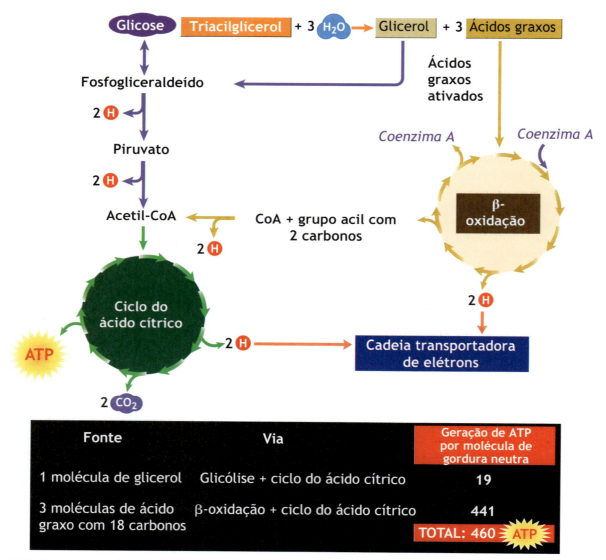

Figura 4.22 Esquema geral da clivagem dos componentes de glicerol e ácidos graxos de uma molécula de triacilglicerol. O glicerol entra em vias energéticas durante a glicólise. Os fragmentos de ácidos graxos são preparados para entrar no ciclo do ácido cítrico pela β-oxidação. A cadeia transportadora de elétrons recebe hidrogênios liberados durante a glicólise, a β-oxidação e o metabolismo no ciclo do ácido cítrico. (Adaptada, com permissão, de McArdle WD, Katch FI, Katch VL. Exercise physiology: nutrition, energy, and human performance. 8th ed. Baltimore: Wolters Kluwer Health; 2015.)

Ácidos graxos

A molécula de ácido graxo é transformada em acetil-CoA na mitocôndria durante as reações da β-**oxidação**. Isso envolve um processo com quatro passos, quando fragmentos acil contendo dois carbonos são liberados sucessivamente a partir da molécula longa do ácido graxo:

1. O ATP fosforila as reações.
2. Água é adicionada.
3. Hidrogênios são transportados para NAD^+ e FAD.
4. A acetil-CoA é formada quando a coenzima A é unida ao fragmento acetil.

A unidade acetil é igual a que é gerada a partir da clivagem da glicose. A β-oxidação continua até que toda a molécula de ácido graxo tenha sido degradada em acetil-CoA para a entrada direta no CAC. A cadeia respiratória oxida o hidrogênio liberado durante o catabolismo dos ácidos graxos. A clivagem de ácidos graxos está diretamente relacionada com o aporte de oxigênio. Para que a β-oxidação continue, o oxigênio deve estar presente para se unir ao hidrogênio. Sem oxigênio, ou seja, em condições anaeróbicas, o hidrogênio permanece com NAD^+ e FAD, interrompendo o catabolismo dos lipídios.

A glicose não é formada a partir de ácidos graxos. As células conseguem sintetizar glicose a partir do piruvato e de outros compostos com três carbonos. Entretanto, a glicose não pode ser formada a partir de fragmentos acetil com dois carbonos formados na β-oxidação dos ácidos graxos. Consequentemente, os ácidos graxos não conseguem fornecer energia para os tecidos que utilizam a glicose quase exclusivamente como fonte energética (p. ex., cérebro, sangue e tecidos nervosos). Praticamente todos os lipídios da dieta se encontram na forma de triacilglicerol. O componente glicerol do triacilglicerol pode gerar glicose, mas a molécula de glicerol é responsável por apenas três (6%) dos cerca de 57 átomos de carbono dessa molécula. Desse modo, os lipídios das fontes dietéticas ou armazenados nos adipócitos não são uma fonte potencial adequada de glicose; cerca de 95% da molécula de gordura *não* são convertidos em glicose.

Transferência energética total a partir do catabolismo de lipídios

Para cada molécula de ácido graxo contendo 18 carbonos, 147 moléculas de ADP são fosforiladas em ATP durante a β-oxidação e o CAC (ver **Figura 4.22**). Cada molécula de triacilglicerol contém três moléculas de ácidos graxos, gerando 441 moléculas de ATP a partir dos componentes de ácidos graxos (3 × 147 ATP). Além disso, são formadas 19 moléculas de ATP durante a clivagem do glicerol, o que contabiliza 460 moléculas de ATP para cada molécula de triacilglicerol catabolizada. Isso representa uma geração considerável de energia em comparação com o ganho líquido de 32 ATP quando o músculo esquelético catabóliza uma molécula de glicose. A eficiência da conservação energética para a oxidação dos ácidos graxos é de cerca de 40%, um valor um pouco maior do que o da oxidação da glicose.

As moléculas lipídicas intra e extracelulares em geral contribuem para 30 a 80% da energia necessária para o trabalho

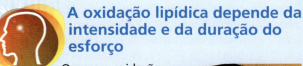
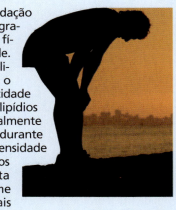

A oxidação lipídica depende da intensidade e da duração do esforço

Ocorre oxidação considerável dos ácidos graxos durante a atividade física de baixa intensidade. A combustão lipídica alimenta quase totalmente o exercício a 25% da capacidade aeróbica. Carboidratos e lipídios contribuem quase igualmente para a energia utilizada durante a atividade física com intensidade moderada. A oxidação dos lipídios então aumenta gradualmente conforme a atividade física dura mais de uma hora ou quando os estoques de glicogênio são depletados. Ao fim de um esforço físico prolongado (com poucas reservas de glicogênio), os AGL circulantes fornecem quase 80% da energia total necessária.

Fonte: Purdom T et al. Understanding the factors that effect maximal fat oxidation. J Int Soc Sports Nutr. 2018; 15:3.

biológico, dependendo de três fatores: o estado nutricional do indivíduo, o nível atual do treinamento e a intensidade e duração da atividade física.

Os lipídios agem como o principal combustível energético para a atividade física e a recuperação quando atividades intensas e de longa duração depletam o glicogênio. Além disso, ocorrem adaptações enzimáticas com a exposição prolongada a uma dieta hiperlipídica e hipoglicídica porque esse tipo de regime dietético de alguma maneira aumenta a capacidade de oxidação lipídica durante a atividade física.

Os lipídios queimam em uma chama de carboidratos

Interessantemente, a clivagem dos ácidos graxos depende parcialmente de um nível residual contínuo de clivagem de carboidratos. Lembre-se de que a acetil-CoA entra no CAC combinando-se com o oxaloacetato para a formação de citrato (ver **Figuras 4.19** e **4.22**). A depleção dos carboidratos diminui a produção de piruvato durante a glicólise. A diminuição do piruvato reduz ainda mais os níveis de intermediários do CAC, diminuindo a atividade do CAC. A degradação dos ácidos graxos no CAC depende da disponibilidade de oxaloacetato suficiente para se combinar com a acetil-CoA formada durante a β-oxidação (ver **Figura 4.20**). Quando os níveis de carboidrato diminuem, o nível de oxaloacetato pode se tornar inadequado, reduzindo o catabolismo de lipídios. Nesse sentido, *as gorduras queimam em uma chama de carboidratos.*

Metabolismo em condições de baixos teores de carboidratos

O oxaloacetato é convertido em piruvato (ver **Figura 4.19**; repare a *seta azul bidirecional* entre o oxaloacetato e o piruvato), que, então, é sintetizado em glicose. Isso ocorre com teores inadequados de carboidratos (talvez por jejum, atividade física prolongada ou diabetes melito), ocorrendo a combinação entre acetil-CoA e oxaloacetato, formando citrato. O fígado converte a acetil-CoA derivada pelos ácidos graxos em metabólitos altamente ácidos chamados de *cetonas* ou de corpos cetônicos. As três principais moléculas cetonas hidrossolúveis incluem: ácido acetoacético, ácido β-hidroxibutírico e acetona.

As cetonas agem como uma fonte energética para os músculos e um pouco para o sistema nervoso. Sem o catabolismo das cetonas, elas se acumulariam na circulação central e produziriam a condição médica chamada de **cetose**. A alta acidez na cetose perturba o funcionamento fisiológico normal, especialmente o equilíbrio acidobásico, que, em última análise, pode ser perigoso para a saúde. A cetose geralmente ocorre a partir de uma dieta inadequada, como na anorexia nervosa, ou por causa de diabetes melito e mais raramente por causa de atividade física prolongada, já que os músculos ativos utilizam as cetonas como fonte de energia. Um sinal clássico do estado de cetose é o mau hálito crônico. O retorno à ingestão normal de carboidratos em geral interrompe essa condição (ingestão diária mínima de carboidratos de cerca de 100 g). Durante a atividade física, indivíduos com treinamento aeróbico utilizam as cetonas de maneira mais eficiente do que indivíduos sem treinamento.

Liberação de energia mais lenta a partir dos lipídios

Existe uma taxa limite para o uso de ácidos graxos pelo músculo ativo. O treinamento aeróbico aumenta esse limite, mas a taxa de energia gerada apenas pela clivagem dos lipídios ainda representa apenas cerca de metade do que é alcançado quando os carboidratos são a principal fonte de energia aeróbica. Isso explica por que a depleção do glicogênio diminui a intensidade que um músculo consegue sustentar em um nível desejado de geração de potência aeróbica. Assim como a condição hipoglicêmica coincide com uma fadiga neural ou "central", a depleção do glicogênio muscular provavelmente causa uma fadiga muscular local ou "periférica" durante o exercício.

O excesso de macronutrientes é convertido em gordura corporal

O excesso de ingestão de energia a partir de qualquer fonte pode ser contraproducente. A **Figura 4.23** mostra como o excesso de qualquer macronutriente é convertido em ácidos graxos, que, então, se acumulam como gordura corporal, tipicamente na área abdominal. Por exemplo, carboidratos da dieta em excesso primeiramente preenchem as reservas de glicogênio. Após isso, a liberação de insulina pelo pâncreas promove um aumento de 30 vezes no transporte de glicose para os adipócitos. A insulina promove a translocação de um conjunto latente de transportadores de glicose regulados por insulina GLUT4 do citosol do adipócito para a sua membrana plasmática. A ação do GLUT4 facilita o transporte da glicose para o citosol, para que ela seja transformada em triacilglicerol e, subsequentemente, armazenada dentro dos adipócitos. Esse processo lipogênico requer energia proveniente do ATP e é dependente das vitaminas B biotina, niacina e ácido pantotênico. O excesso de calorias provenientes das gorduras da dieta é prontamente transportado para os depósitos de gordura corporal. Após a desaminação, os resíduos de carbono dos aminoácidos em excesso também podem ser convertidos em lipídios, que serão armazenados como gordura corporal.

A lipogênese começa com carbonos a partir da glicose e com esqueletos de carbono das moléculas de aminoácidos que são metabolizados em acetil-CoA (ver seção sobre o metabolismo proteico). Os hepatócitos ligam as porções de acetato das moléculas de acetil-CoA em uma série de passos, formando o ácido graxo saturado com 16 carbonos ácido palmítico. O ácido palmítico

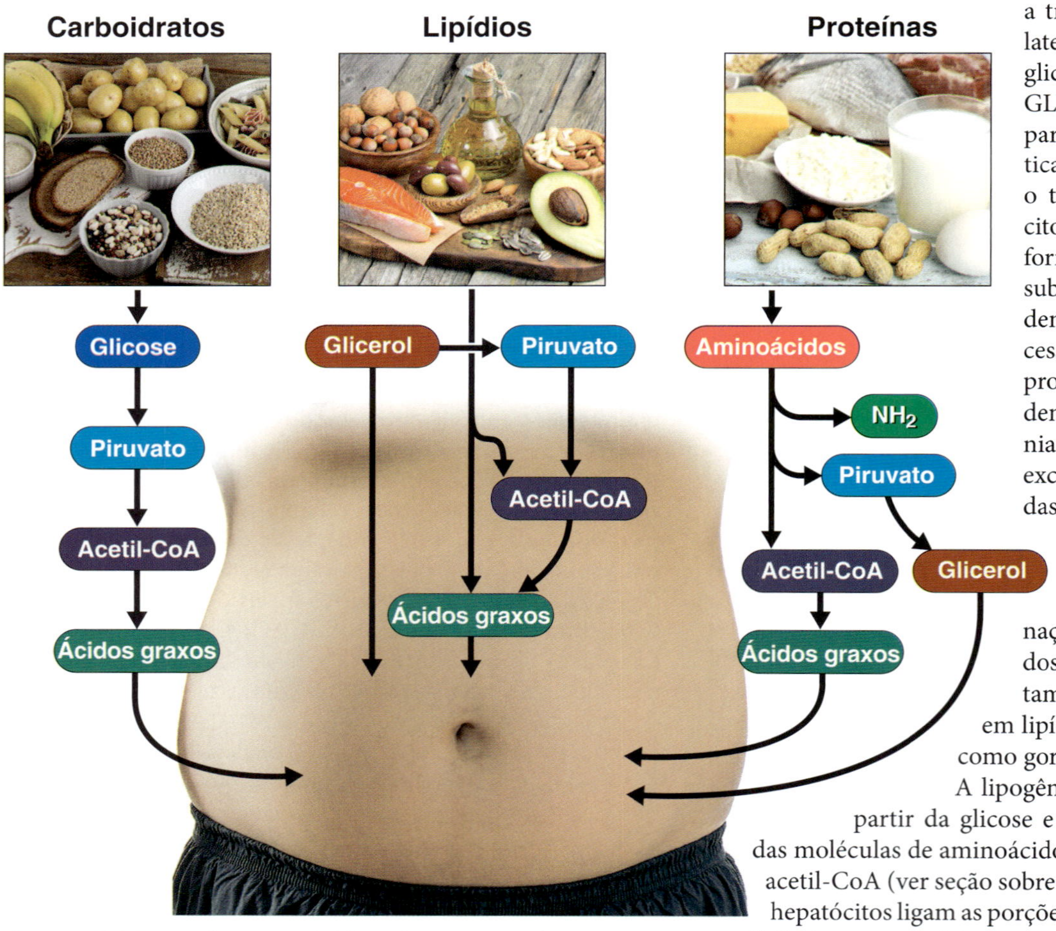

Figura 4.23 Destino metabólico do excesso de energia proveniente dos macronutrientes.

Capítulo 4 • Papel dos Nutrientes na Bioenergética **161**

pode então ser alongado em ácidos graxos com cadeias de 18 ou 20 carbonos no citosol ou na mitocôndria. Finalmente, três moléculas de ácido graxo se unem, ou são esterificadas, a uma molécula de glicerol produzida durante a glicólise, gerando uma molécula de triacilglicerol. O triacilglicerol é liberado para a circulação na forma de lipoproteína de densidade muito baixa (VLDL); as células podem utilizar a VLDL para a produção de ATP ou armazená-las nos adipócitos com outras gorduras das fontes dietéticas.

Hormônios afetam o metabolismo lipídico

Quatro hormônios, epinefrina, norepinefrina, glucagon e hormônio do crescimento, aumentam a ativação da lipase e, consequentemente, da lipólise e da mobilização de AGL a partir do tecido adiposo. As concentrações plasmáticas desses hormônios lipogênicos aumentam durante a atividade física para abastecer continuamente os músculos ativos com um substrato rico em energia. O mediador intracelular, o **monofosfato de adenosina 3',5'-cíclico (AMP cíclico)**, ativa a lipase hormônio-sensível e regula desse modo a quebra de lipídios. Os vários hormônios mobilizadores de lipídios, que não entram na célula, ativam o AMP cíclico. Lactato, cetonas e, particularmente, insulina circulantes inibem a ativação do AMP cíclico. Aumentos induzidos pelo treinamento físico sobre o nível de atividade das lipases do músculo esquelético e do tecido adiposo aumentam o uso de lipídios para a geração de energia durante a atividade física moderada. Isso inclui adaptações bioquímicas e vasculares nos próprios músculos. Paradoxalmente, o excesso de gordura corporal diminui a disponibilidade dos ácidos graxos durante a atividade física.

A disponibilidade das moléculas de ácidos graxos regula o catabolismo ou a síntese de lipídios. Após uma refeição, quando o metabolismo energético permanece relativamente baixo, o processo digestivo aumenta o fornecimento de AGL e de triacilgliceróis para as células; isso, por sua vez, estimula a síntese de triacilglicerol. Já a atividade física moderada aumenta o uso de ácidos graxos para a geração de energia, o que reduz sua concentração celular. A diminuição dos AGL intracelulares estimula a clivagem de triacilglicerol em glicerol e ácidos graxos. Ao mesmo tempo, a liberação de hormônios provocada pela participação em atividade física estimula a lipólise do tecido adiposo para aumentar ainda mais o fornecimento de AGL para o músculo ativo.

Potencial para a síntese de glicose a partir de componentes do triacilglicerol

Embora os seres humanos não convertam ácidos graxos em glicose, o componente glicerol da clivagem do triacilglicerol fornece ao fígado um substrato para a síntese de glicose. Isso fornece ao corpo uma opção importante, porém limitada, para a manutenção dos níveis de glicose sanguínea para o funcionamento das células neurais e sanguíneas. Isso também ajuda a minimizar os efeitos de perda muscular causada pelos baixos níveis sanguíneos de glicose, que estimulam a degradação proteica muscular excessiva em constituintes gliconeogênicos para o aumento dos níveis plasmáticos de glicose.

Liberação de energia a partir das proteínas

A **Figura 4.24** ilustra como as proteínas fornecem intermediários em três níveis diferentes com capacidade de produção de energia. As proteínas agem como um substrato energético durante atividades de *endurance* de longa duração. Os aminoácidos são convertidos primeiramente a uma forma que entra prontamente nas vias de liberação de energia. Esses aminoácidos incluem os aminoácidos de cadeia ramificada leucina, isoleucina, valina, glutamina e aspartato. Essa conversão requer a remoção do nitrogênio da molécula de aminoácido, um processo chamado de desaminação

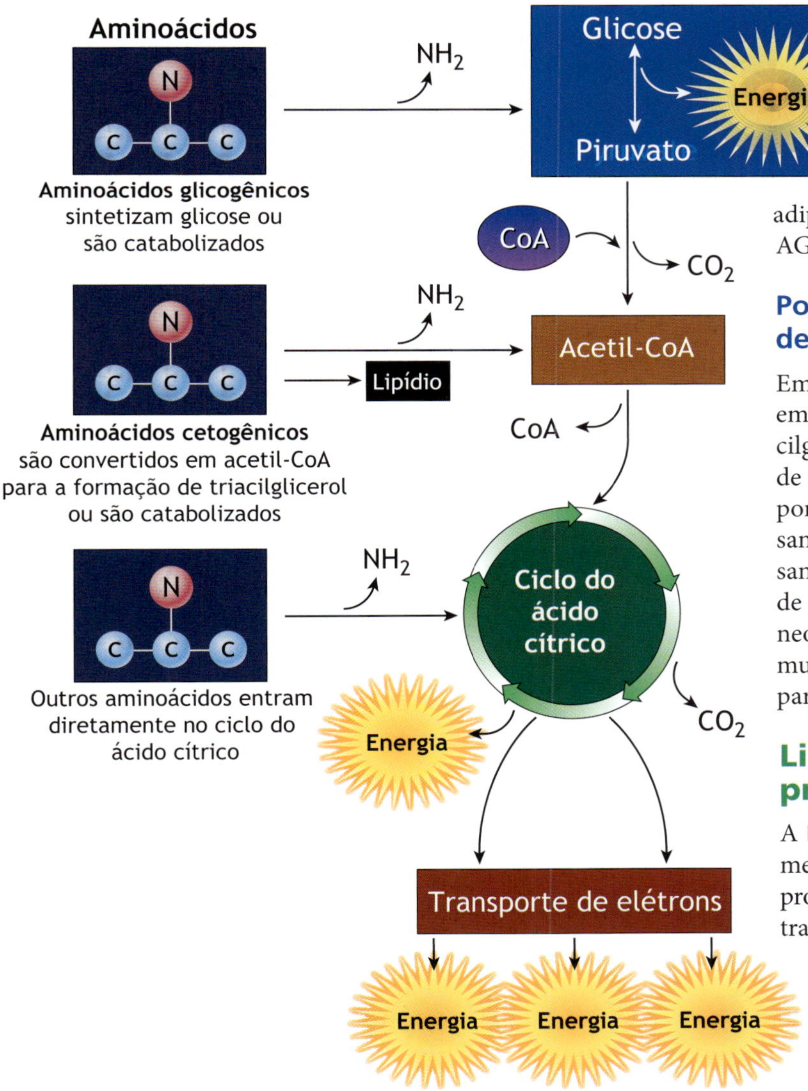

Figura 4.24 Vias desde as proteínas até a energia.

(ver Capítulo 1). O fígado é o principal sítio de desaminação. O músculo esquelético também contém as enzimas especializadas que removem o nitrogênio de um aminoácido, passando esse grupo amina para outros compostos durante a transaminação. A remoção do nitrogênio em geral ocorre quando um grupo amina de um aminoácido doador é transferido para um aceptor de um novo aminoácido. Dessa maneira, o músculo utiliza diretamente os subprodutos de esqueletos de carbono dos aminoácidos doadores para a geração de energia. Os níveis enzimáticos para a transaminação se adaptam favoravelmente ao treinamento físico; isso pode facilitar ainda mais o uso de proteínas como substrato energético. Apenas quando um aminoácido perde seu grupo amina contendo nitrogênio o composto restante contribui para a formação de ATP. Alguns aminoácidos são **glicogênicos** e, quando desaminados, geram produtos intermediários para a síntese de glicose por intermédio da gliconeogênese. Por exemplo, o piruvato é formado no fígado quando a alanina perde o seu grupo amina e ganha uma dupla ligação com o oxigênio, permitindo que o piruvato seja utilizado para a síntese de glicose. Esse método gliconeogênico age como um adjunto importante ao ciclo de Cori para o fornecimento de glicose durante a atividade física prolongada quando as reservas de glicogênio diminuem, ou por longos períodos de jejum. Semelhantemente ao que ocorre com as moléculas de lipídios e carboidratos, alguns aminoácidos são **cetogênicos**; eles não conseguem sintetizar glicose, mas podem ser utilizados para a síntese de lipídios quando consumidos em excesso.

Conversão de proteínas em lipídios

A proteína da dieta em excesso, como ocorre com o excesso de carboidratos, pode ser prontamente convertida em lipídios. Os aminoácidos absorvidos pelo intestino delgado após a ingestão de proteínas são transportados pela circulação até o fígado. A **Figura 4.25** mostra que os esqueletos de carbono derivados desses aminoácidos após o processo de desaminação são convertidos em piruvato que, por sua vez, entra na mitocôndria e é convertido em acetil-CoA para uma das seguintes funções:

- Catabolismo no ciclo do ácido cítrico
- Síntese de ácidos graxos.

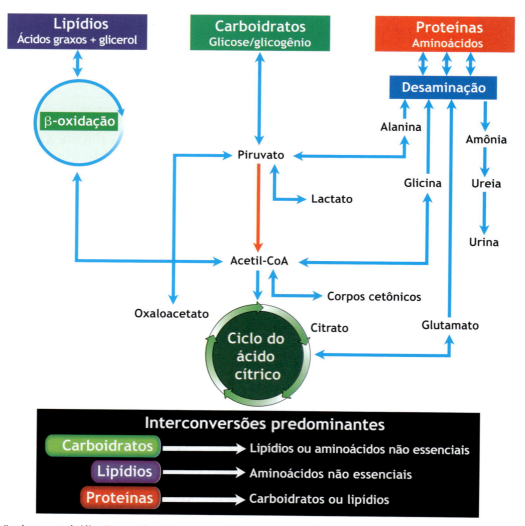

Figura 4.25 A "usina metabólica" permite interconversões para o catabolismo e o anabolismo entre carboidratos, lipídios e proteínas. (Adaptada, com permissão, de McArdle WD, Katch FI, Katch VL. Sports and exercise nutrition. 4th ed. Philadelphia: Wolters Kluwer Health; 2013.)

Whey Protein – o suplemento proteico mais popular. *Whey Protein*, uma mistura de proteínas globulares derivadas das proteínas do leite como parte do processo de manufatura de queijo ou do processo de manufatura de caseína, representa o suplemento proteico mais popular vendido no formato de pó. Nos EUA, existe uma canção infantil que diz: "*Little Miss Muffet sat on a tuffet, eating her curds and whey*" ("a pequena senhorita Muffet se sentou em seu banquinho, tomando sua coalhada e seu soro de leite", em tradução livre). Durante décadas, a proteína do soro do leite foi utilizada para a alimentação dos animais. Veterinários repararam o quão saudáveis os animais se tornavam quando alimentados com o soro do leite, levando ao estabelecimento de pesquisas a respeito de seus benefícios para seres humanos. Em 1992, foi desenvolvido um processo de extração de aminoácidos puros a partir das proteínas do leite com a remoção total de açúcar (lactose), lipídios e colesterol. O que os pesquisadores encontraram era a fonte mais pura e biologicamente disponível (mais facilmente absorvida) de proteínas. O isolado de proteína do soro do leite é uma fonte rica dos oito aminoácidos essenciais (inclusive dos aminoácidos ramificados que o corpo precisa para síntese tecidual, produção de energia e saúde).

A proteína do soro do leite é vendida atualmente como um suplemento dietético e como um agente para facilitar o desenvolvimento muscular em resposta ao treinamento de resistência. Por causa de sua rápida taxa de digestão, ela fornece uma fonte rápida de aminoácidos, que são captados pelos músculos para, finalmente, reparar e formar tecido muscular. Ele é suplementado mais comumente imediatamente após sessões de treinamento de resistência.

A clivagem das proteínas facilita a perda de água

Quando a proteína fornece energia, o corpo deve eliminar o grupo amina contendo nitrogênio e outros solutos provenientes da clivagem de proteínas. Isso requer a excreção de água "obrigatória" porque esses produtos do catabolismo proteico deixam o corpo dissolvidos em fluido na forma de urina. Por esse motivo, o catabolismo excessivo de proteínas aumenta as necessidades corporais de água.

Regulação do metabolismo energético

A transferência de elétrons e a liberação subsequente de energia normalmente estão acopladas intimamente à fosforilação do ADP. Sem que haja disponibilidade do ADP para ser fosforilado em ATP, os elétrons não passam pela cadeia respiratória até o oxigênio. *Metabólitos que inibam ou ativem as enzimas em pontos-chave de controle nas vias oxidativas modulam o controle da glicólise e do CAC*. Cada via possui pelo menos uma enzima considerada *limitante* porque ela controla a velocidade das reações daquela via. *A concentração celular de ADP exerce o maior efeito sobre as enzimas limitantes que controlam o metabolismo energético dos macronutrientes*. Esse mecanismo de controle respiratório faz sentido porque qualquer aumento de ADP sinaliza a necessidade de restabelecimento dos níveis

de ATP. Ao contrário, níveis elevados de ATP celular indicam necessidade energética relativamente baixa. De uma perspectiva mais ampla, as concentrações de ADP agem como um *mecanismo de retroalimentação* celular que mantém um nível relativamente constante ou homeostático de moeda energética disponível para o trabalho biológico. Outros moduladores da velocidade das vias incluem os níveis celulares de fosfato, AMP cíclico, proteinoquinase ativada por AMP (AMPK), cálcio, NAD^+, citrato e pH. Mais especificamente, ATP e NADH agem como inibidores enzimáticos e cálcio intracelular, ADP e NAD^+ agem como ativadores. Esse tipo de retroalimentação química permite o ajuste metabólico rápido que satisfaz as necessidades energéticas das células. Em uma célula em repouso, a concentração de ATP é consideravelmente maior do que a concentração de ADP, em uma razão de cerca de 500:1. Uma redução na razão ATP:ADP e de NADH:NAD^+ intramitocondrial, como ocorre após o início de uma atividade física, sinaliza a necessidade de aumentar o metabolismo dos nutrientes armazenados. Por sua vez, níveis relativamente baixos de energia demandam a manutenção de razões elevadas de ATP para ADP e de NADH para NAD^+, reduzindo a taxa de metabolismo energético metabólico.

Efeitos independentes

Nenhum regulador químico sozinho domina a produção mitocondrial de ATP. Experimentos *in vitro* (fora de um organismo vivo) e *in vivo* (dentro de um organismo vivo) mostram que variações em cada um desses compostos alteram independentemente a taxa de fosforilação oxidativa. Todos os compostos exercem efeitos regulatórios, cada um deles contribuindo diferencialmente a depender de três fatores: demandas energéticas, condições intracelulares e tecido específico envolvido.

Usina metabólica

A "usina metabólica" ilustrada na **Figura 4.25** mostra o CAC como o conector essencial entre a energia dos macronutrientes e a energia química do ATP. O CAC desempenha um papel muito mais importante do que o de simplesmente degradar o piruvato produzido durante o catabolismo da glicose. Fragmentos de outros compostos orgânicos formados a partir da clivagem de lipídios e proteínas fornecem energia durante o metabolismo no CAC. Resíduos desaminados dos aminoácidos excessivos entram no CAC em vários estágios intermediários. Já o fragmento de glicerol do catabolismo do triacilglicerol entra nele por intermédio da via glicolítica. Os ácidos graxos são oxidados em acetil-CoA pela β-oxidação, entrando diretamente no CAC.

O CAC também age como um distribuidor metabólico que fornece intermediários para a síntese de nutrientes importantes para a manutenção e o crescimento. Por exemplo, o excesso de carboidratos fornece fragmentos de glicerol e acetil para a síntese de triacilglicerol. A acetil-CoA também age como o ponto de início para a síntese de colesterol e de muitos hormônios. Por sua vez, os ácidos graxos não contribuem para a síntese de glicose porque a conversão de piruvato em acetil-CoA

164 **Parte 2** • Bioenergética dos Nutrientes Durante o Exercício e o Treinamento

não é reversível (observe a *seta vermelha unidirecional* da **Figura 4.25**). Muitos dos compostos de carbono gerados nas reações do CAC fornecem os pontos orgânicos iniciais para a síntese de aminoácidos não essenciais. Aminoácidos com o esqueleto de carbono que lembrem intermediários do CAC após a desaminação são utilizados para a síntese da glicose.

Resumo

1. Os macronutrientes dos alimentos fornecem as principais fontes de energia potencial para unir ADP e íon fosfato e gerar ATP.
2. A clivagem completa de um mol de glicose libera 689 quilocalorias de energia. Dessa energia, as ligações do ATP conservam cerca de 224 quilocalorias (34%), com o restante dissipado na forma de calor.
3. Durante as reações glicolíticas no citosol celular, um ganho líquido de duas moléculas de ATP ocorre por intermédio da fosforilação anaeróbica no nível do substrato.
4. O piruvato é convertido em acetil-CoA durante o segundo estágio da clivagem dos carboidratos dentro da mitocôndria. A acetil-CoA então progride ao longo do ciclo do ácido cítrico.
5. Os átomos de hidrogênio liberados durante a clivagem de glicose são oxidados pela cadeia respiratória; a energia gerada está acoplada à fosforilação do ADP.
6. A clivagem completa de uma molécula de glicose no músculo esquelético gera teoricamente um ganho líquido total de 32 moléculas de ATP.
7. Um "estado de equilíbrio" ou uma "taxa de equilíbrio" bioquímica existe quando os átomos de hidrogênio são oxidados na mesma taxa de formação.
8. Durante a atividade física intensa, quando a oxidação do hidrogênio não acompanha sua produção, o lactato é formado quando o piruvato é ligado temporariamente ao hidrogênio.
9. A clivagem completa de uma molécula de triacilglicerol gera cerca de 460 moléculas de ATP. O catabolismo dos ácidos graxos requer oxigênio; o termo *aeróbico* descreve essas reações.
10. As proteínas agem como substratos energéticos potencialmente importantes. Após a remoção do nitrogênio da molécula de aminoácido pela desaminação, o esqueleto de carbono restante entra em várias vias metabólicas para a produção aeróbica de ATP.
11. Ocorrem numerosas interconversões entre os nutrientes. Os ácidos graxos representam uma exceção notável porque eles não podem ser sintetizados em glicose.
12. Os lipídios requerem um certo nível de clivagem de carboidratos para o seu catabolismo contínuo e geração de energia na usina metabólica. Nesse sentido, "os lipídios queimam em uma chama de carboidratos."
13. Os compostos que inibem ou ativam enzimas em pontos de controle essenciais nas vias oxidativas modulam o controle da glicólise e do ciclo do ácido cítrico.
14. A concentração celular de ADP exerce o maior efeito sobre as enzimas limitantes que controlam o metabolismo energético.

Teste seu conhecimento | Respostas

1. **Verdadeiro.** Os carboidratos fornecem 4 kcal/g para que o corpo sintetize ATP. Eles são convertidos em glicogênio pela glicogenogênese no músculo e no fígado. Uma vez que as reservas de glicogênio estejam repletas, qualquer energia em excesso proveniente dos carboidratos é prontamente convertida em gordura corporal armazenada principalmente no tecido adiposo.
2. **Falso.** Os lipídios fornecem 9 kcal/g para a síntese de ATP. Eles são armazenados como lipídios no tecido adiposo para as futuras necessidades energéticas. Os ácidos graxos não contribuem para a formação de glicose por causa da indisponibilidade da enzima que converte acetil-CoA (da clivagem dos ácidos graxos) em piruvato para a síntese de glicose.
3. **Falso.** Uma enzima é um catalisador proteico orgânico grande e altamente específico que acelera a taxa de reações químicas sem ser consumida ou alterada nas reações.
4. **Falso.** Assim como carboidratos e lipídios, o excesso de energia proveniente das proteínas da dieta é convertido rapidamente em gordura e armazenado no tecido adiposo. Desse modo, dietas ricas em proteínas, se elas tiverem excesso de ingestão energética, resultam em balanço energético positivo e ganho de gordura corporal.
5. **Falso.** O catabolismo de carboidratos, lipídios e proteínas resulta na formação de ATP. De um modo relativo, lipídios e carboidratos fornecem seus esqueletos de carbono mais rapidamente para a síntese de ATP do que as proteínas, que possuem principalmente um papel anabólico.
6. **Falso.** A primeira lei da termodinâmica estabelece que a energia não é criada nem destruída, mas transformada de uma forma a outra sem ser consumida. Essencialmente, essa lei diz que o corpo não produz, consome ou gasta energia; ele meramente transforma a energia de uma forma para a outra conforme os sistemas fisiológicos passam por mudanças contínuas.

7. **Falso.** As reações de oxidação transferem átomos de oxigênio, átomos de hidrogênio ou elétrons. Uma perda de elétrons ocorre nas reações de oxidação com um ganho correspondente de valência. As reações de redução envolvem qualquer processo no qual os átomos ganham elétrons, com uma diminuição correspondente na valência. As reações de oxidação e de redução estão sempre acopladas, de modo que a energia liberada por uma reação é incorporada aos produtos de outra reação.

8. **Verdadeiro.** O termo *energia* sugere um estado dinâmico relacionado com mudanças; desse modo, a energia emerge apenas quando ocorre uma mudança. A energia potencial e a energia cinética constituem a energia total de um sistema. A energia potencial se refere à energia associada à estrutura ou à posição de uma substância, enquanto a energia cinética se refere à energia de movimento. A energia potencial pode ser medida conforme ela se transforma em energia cinética. Existem seis tipos de energia – química, mecânica, térmica, luminosa, elétrica e nuclear – e cada uma pode ser convertida em outra.

9. **Falso.** Essencialmente, as reações de oxidação e redução celulares são o mecanismo bioquímico por trás do metabolismo energético. As mitocôndrias, as "usinas energéticas" das células, contêm moléculas carreadoras que removem elétrons do hidrogênio (oxidação) e, eventualmente, passam esses elétrons para o oxigênio (redução). A síntese de ATP ocorre durante reações de oxidação e redução. O metabolismo aeróbico se refere às reações catabólicas geradoras de energia nas quais o oxigênio age como aceptor final de elétrons na cadeia respiratória e é combinado com o hidrogênio, formando água. De certo modo, o termo *aeróbico* parece errôneo porque o oxigênio não participa diretamente da síntese de ATP. Por outro lado, a presença do oxigênio no fim do processo determina grandemente a capacidade de produção de ATP.

10. **Falso.** Trinta e quatro moléculas de ATP representam a geração total de ATP (bruta) a partir da clivagem completa de uma molécula de glicose. Como duas moléculas de ATP são utilizadas inicialmente para a fosforilação da glicose, 32 moléculas de ATP são a geração líquida de ATP a partir da clivagem de glicose no músculo esquelético. Quatro moléculas de ATP são formadas diretamente a partir da fosforilação no nível do substrato (glicólise e ciclo do ácido cítrico) enquanto 28 moléculas de ATP são geradas durante a fosforilação oxidativa.

Bibliografia

Alberts B et al. Essential Cell Biology. 4th ed. New York: Garland Publishers; 2013.

Aveseh M et al. Endurance training increases brain lactate uptake during hypoglycemia by up regulation of brain lactate transporters. Mol Cell Endocrinol. 2014; 394(1-2):29.

Barnard ND et al. The misuse of meta-analysis in nutrition research. JAMA. 2017; 318:1435.

Bashiardes S et al. Towards utilization of the human genome and microbiome for personalized nutrition. Curr Opin Biotechnol. 2017; 51:57.

Brooks GA. What does glycolysis make and why is it important. J Appl Physiol. 2010; 108:1450.

Brooks GA. Bioenergetics of exercising humans. Compr Physiol. 2012; 2:537.

Brooks G. The science and translation of lactate shuttle theory. Cell Metab. 2018; 27:757.

Campbell MK et al. Biochemistry. 9th ed., Boston, MA: Cengage; 2018.

Carneiro IP et al. Is obesity associated with altered energy expenditure? Adv Nutr. 2016; 7: 476.

Desmond MA et al. Plant-based diets for children as a means of improving adult cardiometabolic health. Nutr Rev. 2018; 76:260.

Emhoff CA et al. Direct and indirect lactate oxidation in trained and untrained men. J Appl Physiol. 2013: 115;829.

Emhoff CA et al. Gluconeogenesis and hepatic glycogenolysis during exercise at the lactate threshold. J Appl Physiol. 2013; 114:297.

Ferrier DR. Biochemistry (Lippincott Illustrated Reviews Series). 7th ed. Philadelphia: Lippincott Williams & Wilkins/Wolters Kluwer; 2014.

Fletcher G et al. Dietary intake is independently associated with the maximal capacity for fat oxidation during exercise. Am J Clin Nutr. 2017; 105:864.

Gallo-Villegas J et al. Efficacy of high-intensity, low-volume interval training compared to continuous aerobic training on insulin resistance, skeletal muscle structure and function in adults with metabolic syndrome: study protocol for a randomized controlled clinical trial (Intraining-MET). Trials. 2018; 19:144.

Iwayama K et al. Exercise before breakfast increases 24-h fat oxidation in female subjects. PLoS One. 2017; 12(7): e0180472.

Jung YP et al. Effects of acute ingestion of a pre-workout dietary supplement with and without p-synephrine on resting energy expenditure, cognitive function and exercise performance. J Int Soc Sports Nutr. 2017; 14:3.

Leaf A, Antonio J. The effects of overfeeding on body composition: the role of macronutrient composition – A narrative review. Int J Exerc Sci. 2017; 10:1275.

Madreiter-Sokolowski CT et al. Targeting mitochondria to counteract agerelated cellular dysfunction. Genes (Basel). 2018; 9:3. Review.

Marieb EN, Hoehn KN. Human Anatomy & Physiology. 11th ed. San Francisco, CA: Pearson; 2019.

Melanson EL. The effect of exercise on non-exercise physical activity and sedentary behavior in adults. Obes Rev. 2017; 18(Suppl 1):40.

Merry TL, Ristow M. Do antioxidant supplements interfere with skeletal muscle adaptation to exercise training? J Physiol. 2016; 15(594):5135.

Moore DR. Keeping older muscle "young" through dietary protein and physical activity. Adv Nutr. 2014; 5:599.

Moore DR. Nutrition to support recovery from endurance exercise: optimal carbohydrate and protein replacement. Curr Sports Med Rep. 2015; 14:294.

Moore DR et al. Post-exercise protein ingestion increases whole body net protein balance in healthy children. J Appl Physiol. 2014; 117:1493.

Nelson DL, Cox MM. Lehninger Principles of Biochemistry. MacMillan Learning. 7th ed. Basingstoke, UK; 2017.

Ormsbee MJ et al. Pre-exercise nutrition: the role of macronutrients, modified starches and supplements on metabolism and endurance performance. Nutrients. 2014; 6:1782.

Pettigrew S et al. Characteristics of healthy weight advertisements in three countries. Aust N Z J Public Health. 2018; 42:27.

Schubert MM et al. Energy compensation after sprint- and high-intensity interval training. PLoS One. 2017; 12: e0189590.

Shah M et al. Comparison of nutrient intakes in South Asians with type 2 diabetes mellitus and controls living in the United States. Diabetes Res Clin Pract. 2018; 138:47.

Thomas RJ et al. Exercise-induced biochemical changes and their potential influence on cancer: a scientific review. Br J Sports Med. 2017; 51:640.

Welles AP et al. Estimation of metabolic energy expenditure from core temperature using a human thermoregulatory model. J Therm Biol. 2018; 72:44.

Widmaier EP et al. Vander's human physiology: the mechanism of body function. 13th ed. New York: McGraw-Hill; 2014.

Capítulo 5

Metabolismo dos Macronutrientes Durante o Exercício e o Treinamento

Destaques

Espectro energético da atividade física

Mobilização de carboidratos durante a atividade física
- Atividade intensa
- Atividade física regular melhora a capacidade de metabolismo de carboidratos
- Efeito da dieta no armazenamento de glicogênio e capacidade de *endurance*

Mobilização de lipídios durante a atividade física
- A intensidade da atividade física faz diferença
- O estado nutricional tem o seu papel
- Treinamento físico e metabolismo lipídico

Mobilização de proteínas durante a atividade física

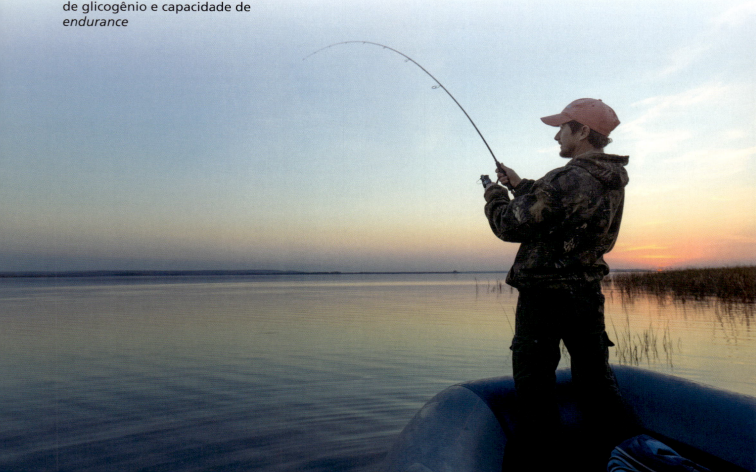

Teste seu conhecimento

Selecione verdadeiro ou falso para as 10 afirmações abaixo e confira as respostas que se encontram no fim do capítulo. Refaça o teste após terminar de ler o capítulo; você deve acertar 100%!

Verdadeiro **Falso**

1. As fontes anaeróbicas fornecem a maior parte da energia para atividades de movimento vigoroso e de curta duração.

2. Os lipídios são o principal macronutriente fornecedor de energia para a ressíntese de ATP durante o exercício aeróbico intenso.

3. Conforme o fluxo sanguíneo aumenta com o exercício leve ou moderado, mais ácidos graxos livres deixam os depósitos de tecido adiposo para serem fornecidos aos músculos ativos.

4. Os carboidratos são a fonte energética preferencial durante a atividade física anaeróbica intensa.

5. Níveis de glicogênio hepático e muscular gravemente diminuídos durante o exercício prolongado induzem fadiga, apesar da disponibilidade de oxigênio suficiente para os músculos e de uma energia potencial praticamente ilimitada proveniente da gordura armazenada.

6. Uma dieta hipolipídica reduz a disponibilidade dos ácidos graxos, o que afeta negativamente a capacidade de *endurance* no exercício aeróbico intenso.

7. Uma redução da glicemia durante o exercício prolongado aumenta concomitantemente o catabolismo dos lipídios para a geração de energia.

8. O treinamento de exercícios aeróbicos aumenta a habilidade de oxidar carboidratos, mas não lipídios, durante a atividade física.

9. As proteínas fornecem moléculas necessárias para a síntese tecidual. Consequentemente, seu catabolismo contribui com menos de 2% das necessidades energéticas totais durante o exercício.

10. O consumo de uma dieta hiperlipídica por um período de 7 a 10 dias antes de uma sessão intensa de exercício melhora significativamente o desempenho físico.

A exploração dos processos de troca gasosa que ocorrem nos pulmões em conjunto com técnicas bioquímicas e de biopsia, imagens por ressonância magnética (RM) e traçadores metabólicos e nutricionais (isótopos radioativos estáveis, como ^{13}C) fornecem informações sobre a bioenergética do exercício nos músculos esqueléticos. A técnica da biopsia por agulha percutânea (*www.youtube.com/watch?v=j-mHQAC-vZfc*) retira pequenas quantidades de tecido muscular, normalmente do tronco e das regiões corporais superiores, para a avaliação do tipo de fibra muscular e da cinética intramuscular de nutrientes. O vídeo que você encontra no endereço eletrônico citado anteriormente mostra a realização de um procedimento de biopsia muscular na coxa de Colin Jackson, o multirrecordista mundial e medalhista de prata das Olimpíadas de Seul de 1988 na categoria 110 m com barreiras. A extração de pequenos pedaços de tecido muscular utilizando técnicas de coleta de biopsias se tornou mais comum em laboratórios que estudam a bioquímica e a fisiologia do exercício, onde estudos tentam revelar os detalhes ultraestruturais sobre a estrutura e a função dos músculos. Os pesquisadores não estudam apenas a população atlética, mas tentam compreender melhor e etiologia de muitas doenças degenerativas que afetam os músculos (p. ex., alguns tipos de distrofia muscular, distúrbios neuromusculares e metabólicos da população geral) e, assim, procuram novas estratégias para combatê-las (*www.hopkinsmedicine.org/healthlibrary/conditions/nervous_system_disorders/types_of_muscular_dystrophy_and_neuromuscular_diseases_85,P00792*).

A avaliação das moléculas de macronutrientes de amostras teciduais e a dinâmica dos fosfatos de alta energia fornecem uma base objetiva para a recomendação de planos alimentares durante o treinamento físico e para modificações nutricionais específicas antes, durante e após (na recuperação) de uma competição intensa. *A mistura combustível que alimenta o exercício geralmente depende da intensidade da duração do esforço e do estado de aptidão física e nutricional do atleta.*

ESPECTRO ENERGÉTICO DA ATIVIDADE FÍSICA

A **Figura 5.1** mostra as contribuições relativas das fontes energéticas anaeróbicas e aeróbicas durante o esforço máximo. Os dados representam estimativas provenientes de experimentos de corrida de intensidade máxima realizados em laboratório, mas eles podem estar relacionados com outras atividades desde que se levem em conta as relações temporais adequadas. Uma corrida máxima de 100 m equivale a qualquer outra atividade de intensidade máxima que dure cerca de 10 segundos, enquanto uma corrida de 800 m dura aproximadamente 2 minutos. Exercícios máximos que duram cerca de um minuto incluem a arrancada dos 400 m em pista, a natação de 100 m e a defesa na zona de pressão ao fim de um jogo de basquete. Repare que 2 minutos de esforço máximo requerem a contribuição energética de cerca de 50% tanto de processos aeróbicos quanto anaeróbicos. Um ritmo competitivo de corrida de 4 min/km obtém cerca de 65% de sua energia a partir do metabolismo aeróbico, sendo o restante proveniente do metabolismo anaeróbico. Já uma maratona de 2 horas e meia obtém sua energia quase exclusivamente de processos aeróbicos.

As fontes para a transferência energética existem continuamente. Em um extremo, os fosfatos intramusculares de alta energia ATP e fosfocreatina (PCr) fornecem a maior parte da energia para o exercício. Os sistemas ATP-PCr e ácido lático fornecem cerca de metade da energia necessária para um exercício intenso com duração de dois minutos, enquanto as reações aeróbicas fornecem o restante. Para um desempenho de elite em um exercício máximo de dois minutos, um indivíduo deve possuir uma capacidade bem desenvolvida para a realização do metabolismo *tanto* aeróbico *quanto* anaeróbico. O exercício intenso de duração intermediária, realizado entre 5 e 10 minutos, como corridas de distâncias médias, natação ou basquete, requer uma demanda maior de transferência energética aeróbica. Desempenhos de duração maior – corridas de maratona, natação e ciclismo por longas distâncias, *jogging* recreativo e montanhismo – requerem um suprimento de energia estável derivado de fontes aeróbicas sem formação de lactato.

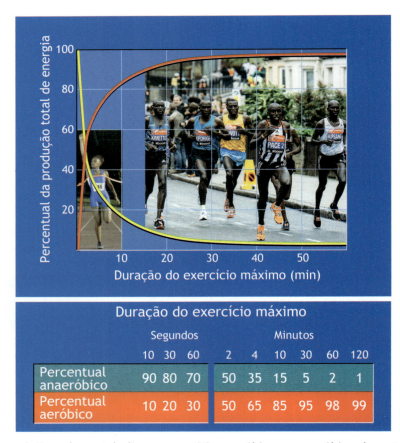

Figura 5.1 Contribuições relativas do metabolismo energético aeróbico e anaeróbico durante o esforço físico máximo de durações variáveis. (Utilizada, com permissão, de McArdle WD, Katch FI, Katch VL. Essentials of exercise physiology: nutrition, energy, and human performance. 5ª ed. Baltimore: Wolters Kluwer Health; 2015. adaptada, com permissão, de Åstrand PO, Rodahl KK. Textbook of work physiology. New York: McGraw-Hill; 1977.)

> **Mais não é necessariamente melhor**
>
> Pode não existir uma relação dose-resposta entre atividade física e melhora de saúde e longevidade. Um estudo acompanhou 1.098 corredores e 3.950 não corredores durante 14 anos. Em geral, os corredores viveram cerca de 6 anos a mais do que os não corredores, mas aqueles que corriam mais de quatro horas semanais em uma velocidade ≥ 11,2 km/h perdiam a maior parte dos benefícios para a longevidade. Já aqueles que corriam entre 1 e 2,4 horas por semana a uma velocidade entre 8 e 11,2 km/h pelo menos 2 dias da semana foram os que mais se beneficiaram. Esses achados indicam consistentemente que a atividade física moderada é tão, senão mais, benéfica para a saúde do que doses mais intensas de exercícios.
>
> Fontes: Hsu B et al. Total physical activity, exercise intensity, and walking speed as predictors of all-cause and cause-specific mortality over 7 years in older men: the Concord Health and Aging in Men project. J Am Med Dir Assoc. 2018; 19:216.
> Lavie CJ et al. Exercise and the cardiovascular system: clinical Science and cardiovascular outcomes. Circ Res. 2015; 117:207.
> Pate R et al. Associations among physical activity, diet quality, and weight status in US adults. Med Sci Sports Exerc. 2015; 47:743.
> Preston JD et al. Developmental origins of health span and life span: a mini-review. Gerontology. 2018; 64:237.

Geralmente, as fontes anaeróbicas fornecem a maior parte da energia para os movimentos rápidos ou durante momentos de resistência elevada ao movimento em uma dada velocidade. Quando o movimento começa em um ritmo rápido ou lento, o fosfato de alta energia intramuscular fornece uma fonte anaeróbica imediata para a ação muscular. Após cerca de 2 ou 4 segundos, a via glicolítica, que consiste na clivagem de glicogênio intramuscular para a glicólise, gera uma proporção cada vez maior de energia para a síntese de ATP. O exercício intenso, que dura mais de 30 segundos, aumenta progressivamente o uso do metabolismo energético aeróbico dos macronutrientes armazenados, que é relativamente mais lento. Por exemplo, a geração de potência durante 30 segundos, de ciclismo ou corrida em esforço máximo tem cerca de duas vezes mais geração de potência do que um exercício máximo por cinco minutos na captação máxima de oxigênio de um indivíduo. Algumas atividades contam predominantemente com um único sistema de transferência de energia, enquanto mais de um sistema energético abastece a maior parte das atividades físicas, dependendo de suas intensidades e durações. Atividades com intensidades mais elevadas e durações mais curtas contam mais com a transferência energética anaeróbica.

As duas principais fontes de macronutrientes que fornecem energia para a ressíntese de ATP durante a atividade física são: glicogênio muscular e hepático e triglicerídeos dentro do tecido adiposo e do músculo ativo.

Em um grau menor, os aminoácidos dentro do músculo esquelético doam seus esqueletos de carbono desaminados para serem processados no metabolismo energético. A **Figura 5.2** mostra um esquema generalizado da contribuição relativa de carboidratos, lipídios e proteínas para o metabolismo energético em indivíduos eutróficos durante o repouso e em várias intensidades de exercício. Essa ilustração não mostra os aumentos consideráveis que ocorrem na clivagem de proteínas e lipídios durante o exercício prolongado e intenso com depleção concomitante dos estoques de glicogênio hepático e muscular e mudança na mistura metabólica. As seções a seguir discutem a contribuição energética específica de cada macronutriente durante o exercício e as adaptações subsequentes no uso desses substratos que ocorrem com o treinamento.

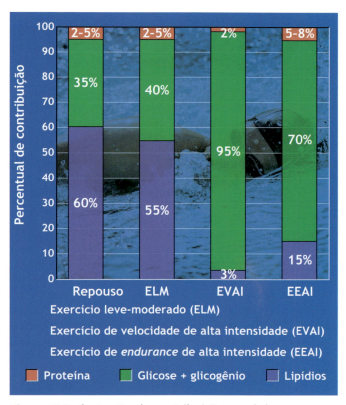

Figura 5.2 Ilustração da contribuição geral dos macronutrientes carboidrato (*verde*), lipídio (*roxo*) e proteína (*vermelho*) para o metabolismo energético em repouso e durante exercícios de intensidades variadas.

O desafio aeróbico máximo

Combinando distâncias extremas com terrenos desnivelados, calor, frio, aclive e dificuldade para achar o caminho, três competições certamente representam o desafio aeróbico máximo para aqueles que conseguem terminá-las.

Maratona das Areias (www.darbaroud.com/en)

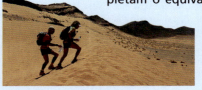

Criada em 1986 com 23 competidores, essa corrida no sul do deserto marroquino é caracterizada como "a corrida a pé mais difícil do planeta". Os participantes completam o equivalente a cinco maratonas e meia no período de 5 a 6 dias, cobrindo um total de 250 km e passando sobre dunas, montanhas, montes de areia formados pelo vento, vales de rios secos e tempestades de areia. O estágio simples mais longo cobre uma distância de 90 km. Na 29ª maratona de 2014, 917 dos 1.029 competidores conseguiram chegar ao final. As temperaturas tipicamente excedem 37,8°C. Os competidores devem carregar seus próprios suprimentos, incluindo alimento, vestuário, saco de dormir e outros itens de sobrevivência (uma pequena quantidade de água é fornecida diariamente). A atleta campeã de *ultraendurance* Nikki Kimball, a vencedora da corrida feminina de 2014, preparou relatos diários dos percalços que ela encontrou na corrida (reimpresso de www.marathondessables.com/archives/29mds/en/mediasgb/photos/category/3-07-04-etapes-tage-n-2-erg-znaiguiouedmoungarf-41-km.html).

Ultramaratona Badwater 135 (www.badwater.com/index.html)

A Ultramaratona Badwater 135 começa em Lone Pine, na Califórnia, e tem seu fim no alto do portal do monte Whitney, a 3.048 m. Os corredores percorrem o Vale Owens em uma subida a pé por uma estrada de terra de 1.676 m até a cidade fantasma de Cerro Gordo, seguido por uma corrida até a entrada de Darwin e, então, uma subida dramática final até o ponto mais alto do monte Whitney. A última parte da corrida é uma subida contínua de 21 km, com um ganho de elevação de 1.524 m. A corrida de 56 km ininterrupta ocorre no meio de julho e conta com aproximadamente 100 corredores, triatletas, corredores de aventura e montanhistas, que suportam calor extremo (48,9°C), ventos fortes e mais de 5.200 m de subida cumulativa e 3.900 m de descida cumulativa.

Corrida de 160 km de Hard Rock (www.hardrock100.com/)

Localizada nas montanhas San Juan no sul do estado norte-americano do Colorado, essa corrida começa e termina em Silverton, com seu percurso circular cobrindo 160 km a uma elevação média de 3.410 m. Os participantes percorrem mais de 10.360 m de escalada durante a competição (uma variação total de elevação de 20.720 m). Os atletas passam 13 vezes por elevações acima de 3.962 m e uma vez a 4.282 m, quando estão no alto do pico Handies. O percurso consiste em um terreno irregular, incluindo subidas e descidas íngremes, áreas com neve, leitos de rios e áreas com pedras soltas. A corrida começa às seis horas da manhã, de modo que os corredores que a completam em mais de 40 horas veem o sol se pôr duas vezes antes do fim da corrida. Os corredores não param durante a noite, usando lanternas ou capacetes iluminados. A corrida é interrompida em 48 horas.

MOBILIZAÇÃO DE CARBOIDRATOS DURANTE A ATIVIDADE FÍSICA

O fígado aumenta significativamente a liberação de glicose para uso pelos músculos ativos conforme o exercício progride de baixa para alta intensidade. Simultaneamente, o glicogênio armazenado dentro do músculo age como a principal fonte energética de carboidratos durante os primeiros minutos do exercício e durante o aumento da sua intensidade. Em comparação com o catabolismo de lipídios e proteínas, os carboidratos permanecem como o combustível preferencial durante o exercício aeróbico intenso porque eles fornecem ATP rapidamente durante os processos oxidativos. *Nos esforços anaeróbicos que requerem reações glicolíticas, os carboidratos são os únicos fornecedores de ATP.*

A disponibilidade de carboidratos durante o exercício ajuda a regular a mobilização dos lipídios e seu uso para a geração de energia. Por exemplo, o aumento da oxidação de carboidratos pela ingestão de carboidratos com alto índice glicêmico rapidamente absorvíveis antes da atividade física (com hiperglicemia e hiperinsulinemia associadas) serve para dois objetivos:

1. Reduz a oxidação dos ácidos graxos de cadeia longa pelo músculo esquelético.
2. Reduz a liberação de ácidos graxos livres (AGL) pelo tecido adiposo durante o exercício.

O aumento da disponibilidade de carboidratos e o aumento consequente de seu catabolismo inibe o transporte de ácidos graxos de cadeia longa para a mitocôndria, controlando, assim, a mistura metabólica. A concentração de glicose sanguínea constitui um mecanismo de regulação por retroalimentação para a liberação hepática de glicose, de modo que um aumento na glicose sanguínea inibe a liberação hepática de glicose durante o exercício.

Atividade intensa

Durante a atividade física intensa, fatores neuro-humorais aumentam a liberação hormonal de epinefrina, norepinefrina e glucagon e diminuem a liberação de insulina. Essas ações estimulam o aumento da atividade de **glicogênio fosforilase**, facilitando a clivagem do glicogênio (glicogenólise) no fígado e nos músculos ativos. Nos minutos iniciais do exercício, quando o uso de oxigênio não consegue satisfazer as demandas energéticas, o glicogênio muscular armazenado passa a ser a principal fonte energética porque ele fornece energia *sem* a necessidade de oxigênio. Conforme a duração do exercício aumenta, a glicose sanguínea proveniente do fígado aumenta sua contribuição como combustível metabólico. Por exemplo, a glicose sanguínea pode fornecer 30% da energia total necessária pelos músculos ativos, com a maior parte da energia restante dos carboidratos sendo fornecida pelo glicogênio intramuscular. *A disponibilidade de carboidratos no mix metabólico controla seu uso e a ingestão de carboidratos afeta consideravelmente sua disponibilidade.*

Uma hora de exercício intenso diminui o glicogênio hepático em cerca de 55% e duas horas de exercício extenuante praticamente depletam o glicogênio hepático e dos músculos que realizam o exercício. A **Figura 5.3** mostra que a captação muscular da glicose sanguínea circulante aumenta marcantemente durante o estágio inicial do exercício e continua a aumentar com a sua progressão. Por volta dos 40 minutos de exercício, a captação da glicose aumenta entre sete e 20 vezes em relação à captação durante o repouso, dependendo da intensidade do exercício. A clivagem dos carboidratos predomina quando o fornecimento de oxigênio ou o seu uso não satisfazem as demandas musculares, como ocorre no exercício anaeróbico intenso. *Durante o exercício aeróbico intenso, a vantagem da dependência seletiva do metabolismo dos carboidratos se encontra no fato de que sua transferência energética é duas vezes mais rápida do que a transferência dos lipídios ou proteínas.* Além disso, em comparação com os lipídios, os carboidratos geram cerca de 6% mais energia por unidade de oxigênio consumido.

Ácido lático e pH

Existe um grande desafio para o corpo em relação aos íons hidrogênio (H+) que se dissociam do ácido lático, e não o lactato dissociado (La−). Em níveis normais de pH, a molécula de ácido lático é dissociada completamente quase imediatamente em H+ e La−($C_3H_5O_3^-$). Não ocorrem muitos problemas se a quantidade de H+ livre não exceder a habilidade corporal de tamponamento e o pH for mantido em um nível relativamente estável. O pH diminui quando a produção excessiva de ácido lático (H+) excede a capacidade corporal de tamponamento imediato. Ocorre desconforto e o desempenho diminui quando o sangue se torna mais ácido.

Atividade física moderada e prolongada

O glicogênio armazenado nos músculos ativos fornece quase toda a energia na transição do repouso para a atividade física moderada, assim como no esforço intenso. Durante os próximos 20 minutos de exercício, o glicogênio armazenado no fígado e nos músculos fornece entre 40 e 50% das necessidades energéticas. O restante é fornecido pela clivagem dos lipídios na forma de triglicerídeos intramusculares, que podem contribuir para até 20% do gasto energético total do exercício, além de um pequeno uso de proteínas. A mistura energética de nutrientes depende da intensidade relativa do exercício submáximo. Na atividade física leve, os lipídios são o principal substrato energético. Conforme a atividade continua e os estoques musculares de glicogênio diminuem, a glicose sanguínea proveniente do fígado se torna a principal fonte de energia de carboidratos. Ainda assim, os lipídios fornecem um percentual cada vez maior do metabolismo energético total. Eventualmente, a concentração plasmática de glicose diminui porque a geração de glicose hepática não consegue acompanhar seu uso pelos músculos ativos. Durante 90 minutos de esforço extenuante, a glicose sanguínea pode diminuir até **níveis hipoglicêmicos** (< 45 mg/dℓ). No futuro, para evitar que ocorra hipoglicemia, uma nova geração de monitores de glicose miniaturizados e implantáveis, discutidos no Capítulo 4, *Papel dos Nutrientes na Bioenergética*, corrigirão imediatamente esses desvios do meio interno, liberando a dose adequada de insulina antes do declínio, evitando uma emergência médica de hipoglicemia iminente.

Com a depleção de glicogênio, os níveis sanguíneos de glicose caem conforme o esforço progride. Ao mesmo tempo,

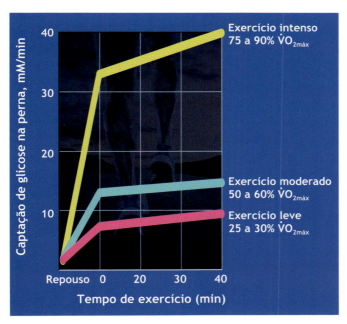

Figura 5.3 A duração e a intensidade do exercício afetam a captação da glicose sanguínea pelos músculos da perna. A intensidade do exercício é expressa como um percentual do $\dot{V}O_{2máx}$ do indivíduo. (Fonte: Felig P, Wahren J. Fuel homeostasis in exercise. N Engl J Med. 1975; 293(21):1078-84. Utilizada, com permissão, de Massachusetts Medical Society.)

os níveis de ácidos graxos circulantes no sangue aumentam consideravelmente em comparação com o mesmo exercício com reservas adequadas de glicogênio. As proteínas também fornecem uma contribuição crescente ao conjunto energético. Com a depleção de carboidratos, a intensidade do exercício (expressa como um percentual do máximo) diminui progressivamente após duas horas até cerca de 50% da intensidade inicial do exercício. A redução do nível de potência é resultado direto da taxa relativamente lenta da liberação de energia aeróbica a partir da oxidação de lipídios, que passa então a ser a principal fonte energética.

A clivagem de carboidratos e a de lipídios utilizam vias idênticas para a oxidação da acetilcoenzima A (CoA). Desse modo, os processos metabólicos que precedem o ciclo do ácido cítrico (p. ex., betaoxidação, ativação dos ácidos graxos e transporte intracelular e mitocondrial) contribuem de modo importante para a taxa mais lenta de oxidação dos lipídios em comparação com a oxidação dos carboidratos por causa de sete possíveis fatores:

- Mobilização de ácidos graxos livres pelo tecido adiposo
- Transporte de ácidos graxos livres para o músculo esquelético por meio da circulação
- Captação de ácidos graxos livres pelos músculos
- Captação de ácidos graxos livres pelo músculo a partir de triglicerídeos nos quilomícrons e nas lipoproteínas
- Mobilização de ácidos graxos a partir do triglicerídeos intramusculares e seu transporte citoplasmático
- Transporte de ácidos graxos para as mitocôndrias
- Oxidação de ácidos graxos dentro das mitocôndrias.

Fadiga relacionada com os nutrientes

Níveis gravemente diminuídos do glicogênio hepático e muscular durante atividades físicas intensas induzem fadiga, apesar de uma disponibilidade suficiente de oxigênio para os músculos e de uma energia potencial praticamente ilimitada proveniente da gordura armazenada. Os atletas de *endurance* geralmente se referem a essa sensação extrema de fadiga como "bater na parede". A imagem de bater na parede sugere uma incapacidade de continuar o exercício, o que na realidade não é o caso, embora o desconforto e a redução da geração de força sejam sensíveis nos músculos ativos. Por causa da ausência da enzima fosfatase no músculo esquelético (que libera a glicose nas células hepáticas), os músculos relativamente inativos retêm todo o seu glicogênio. Existe uma controvérsia a respeito de por que a depleção dos carboidratos durante o exercício prolongado coincide com a redução da capacidade de realização do exercício. Parte da resposta está relacionada a três fatores:

- Uso de glicose sanguínea como energia pelo sistema nervoso central
- Papel do glicogênio muscular como um "iniciador" do metabolismo dos lipídios
- Taxa mais lenta de liberação de energia pelo catabolismo dos lipídios do que pela clivagem dos carboidratos.

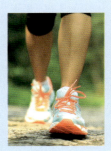

Caminhar para o bem-estar e a saúde

De acordo com pesquisadores do Walking Behavior Laboratory no Pennington Biomedical Research Center em Baton Rouge, Louisiana (EUA), pode ser considerado prudente e razoável estabelecer como meta de atividade física alcançar pelo menos 7.500 passos por dia, sendo pelo menos 3.000 deles em um ritmo acelerado correspondente a 100 passos por minuto e caminhar mais do que isso é encorajado. Os adultos norte-americanos geralmente caminham entre 5.000 e 6.000 passos diários, e caminhar menos de 2.500 passos diários aumenta o risco de doenças crônicas e morte prematura. O uso de aplicativos de atividade física em telefones celulares é capaz de registrar facilmente a distância percorrida, o ritmo, o tempo, a quantidade de passos e de calorias gastas, sendo que é possível obter dados semelhantes ao utilizar uma variedade de dispositivos, como pulseiras e relógios, com GPS embutido.

Atividade física regular melhora a capacidade de metabolismo de carboidratos

Os músculos treinados aerobicamente apresentam uma capacidade mais elevada de oxidação de carboidratos do que os músculos não treinados. Consequentemente, quantidades consideráveis de piruvato se movem através das vias energéticas aeróbicas durante o exercício intenso de *endurance* após o treinamento. A capacidade oxidativa mitocondrial aumentada do músculo treinado e o aumento do armazenamento de glicogênio ajudam a explicar sua capacidade elevada de clivagem de carboidratos. Durante o exercício submáximo, o músculo treinado em *endurance* exibe uma dependência diminuída do glicogênio muscular e da glicose sanguínea como fontes energéticas e um uso *maior* de lipídios. Essa adaptação induzida pelo treinamento representa uma resposta desejável porque ela conserva as reservas limitadas do glicogênio corporal.

Diferenças entre os gêneros no uso de substratos durante a atividade física

Durante a atividade física com esforço submáximo, ocorrem diferenças de gênero no metabolismo de carboidratos em percentuais equivalentes do $VO_{2máx}$ (*i.e.*, mesma carga), porque as mulheres utilizam uma proporção menor de sua energia total por intermédio da oxidação de carboidratos do que os homens durante o exercício.

Diferenças entre os gêneros nos efeitos do treinamento sobre o uso de substratos

Com protocolos semelhantes de treinamento de *endurance*, tanto homens quanto mulheres apresentam uma diminuição no fluxo de glicose para um dado trabalho de potência submáxima. O fluxo de glicose, nesse caso, se refere a uma taxa controlada enzimaticamente da rotatividade molecular de glicose através de um passo específico em uma via metabólica. Não ocorre fluxo em condições de equilíbrio, quando a utilização dos substratos é igual a sua produção. Com a mesma carga relativa após o treinamento, as mulheres apresentam um deslocamento exagerado na direção do catabolismo dos lipídios, enquanto os homens não. Isso sugere que o treinamento de *endurance* induz uma economia maior de glicogênio em uma dada intensidade submáxima de exercício nas mulheres do que nos homens. Essa diferença entre os gêneros na resposta do metabolismo de substratos ao treinamento pode refletir diferenças na adaptação do sistema nervoso simpático à atividade física regular (*i.e.*, uma resposta catecolaminérgica menor nas mulheres). O estrogênio e a progesterona também podem afetar indiretamente a mistura metabólica por intermédio de interações com as catecolaminas ou indiretamente aumentando a lipólise e/ou diminuindo a glicólise. Cinco sítios potenciais de regulação endócrina no uso dos substratos incluem:

1. Disponibilidade do substrato por intermédio de efeitos sobre o armazenamento dos nutrientes.
2. Mobilização do substrato a partir dos estoques teciduais corporais.
3. Captação do substrato no tecido onde ele será utilizado.
4. Captação do substrato dentro do próprio tecido.
5. Tráfego do substrato entre os locais de armazenamento, oxidação e reciclagem.

Quaisquer adaptações metabólicas de economia de glicogênio induzidas pelo treinamento podem beneficiar o desempenho feminino durante uma competição intensa de *endurance*.

Efeito da dieta no armazenamento de glicogênio e capacidade de *endurance*

Nós enfatizamos anteriormente que os músculos ativos dependem dos carboidratos ingeridos como uma fonte prontamente

LIGAÇÕES COM O PASSADO

Wilbur Olin Atwater (1844-1907)

Wilbur O. Atwater recebeu seu diploma de PhD na Yale University em 1869 por causa de seus estudos sobre a composição química do milho. Tendo estudado em Berlim e em Leipzig, ele se familiarizou com os renomados químicos e fisiologistas alemães Carl von Voit, Max Rubner e Nathan Zuntz. Como professor de química na Wesleyan University, ele estudou os efeitos dos fertilizantes na agricultura e estabeleceu a primeira estação experimental de agricultura dos Estados Unidos em 1875 em Wesley, que 2 anos depois, se tornou parte da famosa Sheffield Scientific School de Yale. De 1879 a 1882, Atwater determinou a composição química e os valores nutricionais dos tecidos de peixes e de outros animais. Retornando à Alemanha entre 1882 e 1883, ele estudou o metabolismo dos mamíferos com o já estabelecido fisiologista alemão Carl von Voit (1831-1908), ganhando experiência em um laboratório importante. A familiaridade de Atwater com as técnicas alemãs de medida de respiração e metabolismo o ajudou a conduzir estudos de nutrição humana – análise de alimentos, avaliações dietéticas, necessidades energéticas para o trabalho, digestibilidade dos alimentos e economia da produção de alimentos. Ele ajudou a convencer o governo dos Estados Unidos a patrocinar estudos de nutrição humana. Atwater dirigiu vários estudos em estações experimentais de agricultura pelos Estados Unidos, que resultaram em 1.896 publicações de 2.600 análises químicas realizadas em alimentos norte-americanos. Essas análises iniciais abriram caminho para a determinação dos valores energéticos de quase todos os alimentos adquiridos nos mercados e restaurantes ao redor do mundo. Quatro mil análises adicionais foram completadas em 1899, incluindo outras 1.000 análises realizadas sob a supervisão de Atwater. Lembre-se das contribuições de Wilbur Atwater para a ciência dos alimentos da próxima vez que olhar o teor energético no rótulo do seu alimento preferido!

disponível de nutrientes para energia. A composição da dieta afeta profundamente as reservas de glicogênio. A **Figura 5.4** mostra os três resultados principais de um experimento clássico em que a manipulação da dieta variou a concentração muscular de glicogênio. Em uma condição, a ingestão energética permaneceu normal em seis indivíduos durante 3 dias, quando os lipídios foram responsáveis pela maior parte da energia ingerida e os carboidratos foram restritos a menos de 5% da energia da dieta. Na segunda condição, a dieta de 3 dias continha os percentuais diários recomendados de carboidratos, lipídios e proteínas. Na terceira dieta, os carboidratos forneceram 82% da energia total. A técnica de biopsia por agulha determinou o teor de glicogênio no músculo quadríceps do fêmur, que apresentou média de 0,63 g de glicogênio por 100 g de músculo úmido na dieta hiperlipídica e hipoglicídica; 1,75 g na dieta padrão; e 3,75 g na dieta hiperglicídica e hipolipídica.

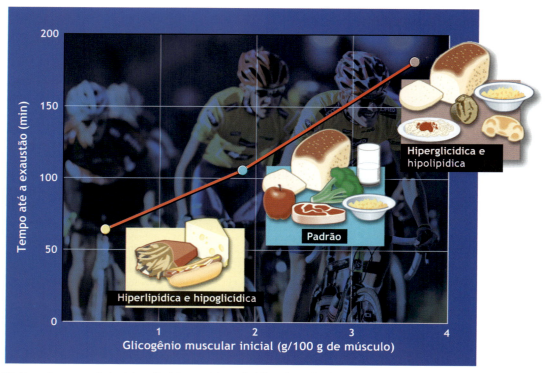

Figura 5.4 Efeitos de uma dieta hiperlipídica e hipoglicídica (CHO), de uma dieta mista e de uma dieta hiperglicídica e hipolipídica sobre o teor de glicogênio do músculo quadríceps femoral e sobre a duração do exercício de *endurance* em uma bicicleta ergométrica. O tempo de *endurance* na dieta hiperglicídica foi 3 vezes maior do que a dieta hipoglicídica. (Utilizada, com permissão, de McArdle WD, Katch FI, Katch VL. Exercise physiology: nutrition, energy, and human performance. 8th ed. Baltimore: Wolters Kluwer Health; 2015. Adaptada de Bergstrom J et al. Diet, muscle glycogen and physical performance. Acta Physiol Scand. 1967; 71:140.)

Mais exercícios são melhores, mas pode existir um limite

O primeiro *Guia de atividade física para norte-americanos*, elaborado pelo governo dos EUA, preconiza a realização de:

- 150 minutos por semana de atividade moderada *ou*
- 75 minutos por semana de atividade vigorosa *ou*
- Alguma combinação equivalente.

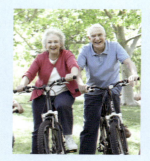

O primeiro novo estudo a respeito da quantidade de atividade física e os seus resultados sobre a saúde comparou a adesão ao *Guia* com dados provenientes de seis estudos do National Cancer Institute, incluindo 661.137 homens e mulheres, com média de idade de 62 anos, e que foram acompanhados por, em média, 14,2 anos. Os resultados indicaram que a participação em qualquer tipo de atividade física é melhor do que permanecer sedentário. Na realidade, os maiores benefícios estavam associados a apenas se exercitar. Aqueles que relatavam alguma atividade física apresentavam uma taxa de mortalidade global 20% menor do que aqueles que não relatavam nenhuma atividade física. Aqueles que alcançavam os níveis mínimos do *Guia* experimentaram uma redução de 31% na mortalidade e o risco continuava a diminuir conforme os níveis de atividade aumentavam. Em uma quantidade equivalente a 450 a 750 minutos semanais de atividade física moderada, houve uma estagnação nessa relação sem que fossem observados benefícios adicionais na taxa de mortalidade. Foram encontrados resultados semelhantes para as mortes provenientes de doenças cardiovasculares ou câncer. A mensagem final é que ocorreram as maiores reduções no risco de mortalidade na comparação entre os dois grupos de menor atividade, em todos os níveis de adiposidade geral e abdominal, sugerindo que os esforços para encorajar mesmo pequenos incrementos nos níveis de atividade física em indivíduos sedentários podem impactar a saúde pública.

Fontes: Ekelund U et al. Physical activity and all-cause mortality across levels of overall and abdominal adiposity in European men and women: the European Prospective Investigation into Cancer and Nutrition Study (EPIC). Am J Clin Nutr. 2015; 101:613.
Li R et al. Associations of muscle mass and strength with all-cause mortality among US older adults. Med Sci Sports Exerc. 2018; 50:458.
Hsu B et al. Total physical activity, exercise intensity, and walking speed as predictors of all-cause and cause-specific mortality over 7 years in older men: the Concord Health and Aging in Men Project. J Am Med Dir Assoc. 2018; 19:216.
Kuzik N et al. Physical activity and sedentary time associations with metabolic health across weight statuses in children and adolescents. International Children's Accelerometry Database (ICAD) collaborators. Obesity (Silver Spring). 2017; 25:1762.

A capacidade de *endurance* durante o exercício de ciclismo variou consideravelmente dependendo da dieta de cada indivíduo durante os 3 dias anteriores ao teste. Com a dieta padrão, o exercício durou em média 114 minutos, mas durou apenas 57 minutos com a dieta hiperlipídica e hipoglicídica. A capacidade de *endurance* em indivíduos alimentados com a dieta hiperglicídica apresentou média cerca de 3 vezes maior do que a apresentada pela dieta hiperlipídica. Em todos os casos, o ponto de fadiga coincidiu com o mesmo nível baixo de glicogênio muscular. Esses dados demonstraram claramente a importância do glicogênio muscular para a manutenção do exercício intenso com duração maior do que uma hora. Esses resultados enfatizam a importância do papel que a dieta representa no estabelecimento de reservas energéticas adequadas para a atividade física em longo prazo e para o treinamento intenso.

Uma dieta deficiente em carboidratos rapidamente depleta os estoques de glicogênio muscular e hepático; afetando subsequentemente *o desempenho em exercícios anaeróbicos intensos e de curto prazo e nas atividades aeróbicas intensas.* Essas observações se aplicam tanto a atletas quanto a indivíduos fisicamente ativos que modificam suas dietas, reduzindo a ingestão de carboidratos a níveis abaixo do recomendado, discutidos no Capítulo 1, *Macronutrientes.* O uso de dietas com valor energético muito baixo ou potencialmente perigosas hipoglicídicas e hiperlipídicas, ou hipoglicídicas e hiperproteicas é contraproducente para o controle do peso, para o desempenho físico, para a nutrição ótima e para a boa saúde. Uma dieta hipoglicídica faz com que seja extremamente difícil do ponto de vista de fornecimento de energia a participação em atividades físicas vigorosas. A propensão a lesões também aumenta durante treinamento e competições em situações de baixas reservas de glicogênio. O Capítulo 8, *Considerações Nutricionais para o Treinamento Intenso e a Competição Esportiva*, elabora a otimização da disponibilidade dos carboidratos antes, durante e após o treinamento e a competição de exercícios intensos.

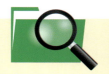

Informações adicionais: atividade física extenuante pode prejudicar o coração?

Uma pessoa que corre em uma estrada, nada diversas voltas na piscina ou retira a neve de sua calçada em um dia de inverno projeta a imagem de saúde no espectro do bem-estar. Ainda assim, existe alguma verdade nos relatos sobre pessoas pouco condicionadas sofrendo um infarto agudo do miocárdio ou morte súbita durante uma sessão súbita e incomum de atividade física intensa – inclusive nos relatos de atividade sexual? Uma pesquisa recente analisou 14 estudos de "atividade física episódica" e concluiu que essa atividade estava relacionada com um aumento de três vezes no risco de infarto do miocárdio e de cinco vezes no risco de morte súbita. Isso ocorre por causa de uma confluência de desajustes hemodinâmicos e eletrofisiológicos ao esforço físico em indivíduos suscetíveis. Entre os estudos revisados, 10 avaliaram infarto do miocárdio, três avaliaram morte súbita cardíaca (com uma arritmia fatal sendo o mecanismo comum de morte) e um considerou o risco de redução no fluxo sanguíneo para o coração ou síndrome coronariana aguda. Em geral, o risco absoluto elevado de infarto do miocárdio associado a uma hora de atividade física esporádica semanal foi de apenas entre dois e três eventos coronarianos adicionais para cada 10.000 indivíduos-anos e um a cada 10.000 indivíduos-anos para morte súbita cardíaca. O maior risco ocorreu em indivíduos desacostumados com a atividade física regular. A mensagem final é que é preciso aumentar o perfil de atividade física para a prática regular em detrimento à participação esporádica. Indivíduos com níveis mais elevados de exercício regular apresentaram os menores aumentos nos riscos. Para cada período semanal adicional no qual o indivíduo estava exposto habitualmente à atividade física, o risco relativo de infarto do miocárdio diminuiu em 40% e o risco de morte súbita cardíaca diminuiu em 30%.

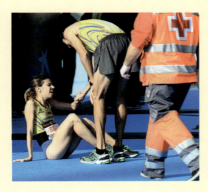

Fontes: Hess PL et al. The metabolic syndrome and risk of sudden cardiac death: the atherosclerosis risk in communities study. J Am Heart Assoc. 2017; 6. pii:e006103.

Jiménez-Pavón D et al. Cardiorespiratory fitness and risk of sudden cardiac death in men and women in the United States: a prospective evaluation from the aerobics center longitudinal study. Mayo Clin Proc. 2016; 91:849.

MOBILIZAÇÃO DE LIPÍDIOS DURANTE A ATIVIDADE FÍSICA

Dependendo do estado nutricional e de aptidão física do indivíduo e da duração e da intensidade do exercício, os lipídios intracelulares e extracelulares fornecem entre 30 e 80% das necessidades energéticas da atividade física. Três fontes lipídicas fornecem a maior parte da energia para a atividade física leve ou moderada:

- Ácidos graxos liberados a partir dos sítios de armazenamento de triglicerídeos nos adipócitos e entregues aos músculos na forma de AGL ligados à albumina plasmática
- Triglicerídeos plasmáticos circulantes ligados a lipoproteínas como lipoproteínas de densidade muito baixa e quilomícrons
- Triglicerídeos dentro do próprio músculo ativo.

O uso de lipídios para a geração de energia nos exercícios leves e moderados varia de acordo com o fluxo sanguíneo que passa pelo tecido adiposo – um aumento de três vezes não é incomum – e pelo músculo ativo. O tecido adiposo libera mais AGL para o músculo ativo conforme o fluxo sanguíneo aumenta durante o exercício. Desse modo, quantidades cada vez maiores de lipídios provenientes dos depósitos de tecido adiposo participam no metabolismo energético. A contribuição energética a partir dos triglicerídeos intramusculares varia entre 15 e 35%, sendo que homens e mulheres com treinamento de *endurance* utilizam as maiores quantidades. Existe um prejuízo substancial no uso de triglicerídeos intramusculares por indivíduos obesos e com diabetes melito tipo 2. O início de uma atividade física produz uma queda transitória inicial na concentração de AGL plasmático por causa do aumento da captação pelos músculos ativos e do intervalo de tempo que existe para a liberação dos AGL pelos adipócitos. Subsequentemente, o aumento da liberação de AGL pelo tecido adiposo (e a concomitante diminuição da formação de triglicerídeos) ocorre por estímulos hormonais e enzimáticos promovidos pela ativação do sistema nervoso simpático e pela diminuição dos níveis de insulina.

Os adipócitos abdominais subcutâneos representam uma área particularmente ativa de lipólise em comparação com os adipócitos nas regiões glútea e femoral. Quando o exercício sofre uma transição para uma intensidade mais elevada, a liberação de AGL do tecido adiposo não consegue aumentar para níveis muito maiores do que os níveis do repouso, o que produz eventualmente uma diminuição nos níveis plasmáticos de AGL. Essas modificações aumentam o uso do glicogênio muscular, com um grande aumento simultâneo na oxidação dos triglicerídeos intramusculares (ver **Figura 5.7**, adiante).

De modo relativo, ocorre uma oxidação considerável de ácidos graxos durante as atividades físicas de baixa intensidade. Por exemplo, a combustão dos lipídios alimenta quase completamente o exercício leve a 25% da capacidade aeróbica. As combustões de carboidratos e lipídios contribuem quase igualmente para a geração de energia durante a atividade física moderada. A oxidação dos lipídios aumenta gradualmente conforme o exercício se prolonga para durações com mais de uma hora, com a depleção gradual do glicogênio. Na parte final de uma atividade física prolongada, com as reservas de glicogênio mais baixas, os AGL circulantes fornecem quase 80% da energia total necessária. A **Figura 5.5** mostra esse fenômeno para um indivíduo que se exercitou continuamente por 6 horas. Ocorre um declínio consistente na combustão dos carboidratos (refletido pelo quociente respiratório [QR]; ver Capítulo 6, *Medida da Energia nos Alimentos e Durante a Atividade Física*) durante o exercício com um aumento concomitante na combustão de lipídios. Na parte final da atividade, 84% da energia total para a sua realização provém da clivagem dos lipídios! Esse experimento, conduzido há quase 90 anos, ilustra a importante contribuição da oxidação dos lipídios na atividade física prolongada durante a depleção de glicogênio.

A lipase hormônio-sensível responde aos hormônios epinefrina, norepinefrina, glucagon e hormônio do crescimento, promovendo a lipólise e a mobilização de AGL a partir do tecido adiposo. A atividade física aumenta os níveis plasmáticos de hormônios lipogênicos de modo que os músculos

Seis adaptações que estimulam a queima de lipídios induzida pelo treinamento aeróbico

Em comparação com indivíduos não treinados, os fisicamente ativos podem se exercitar em níveis absolutos de esforço submáximo mais elevado antes de experimentarem os efeitos fatigantes da depleção do glicogênio. Seis adaptações ao treinamento produzem maior responsividade dos adipócitos para a lipólise:

1. Facilitação da taxa de lipólise e de reesterificação dentro dos adipócitos.
2. Proliferação dos capilares nos músculos treinados para a geração de quantidade total e densidade maiores desses microvasos.
3. Melhora do transporte de AGL através do sarcolema (membrana plasmática) da fibra muscular.
4. Facilitação do transporte de ácidos graxos dentro da célula muscular pela ação da carnitina e da carnitina aciltransferase.
5. Aumento do tamanho e da quantidade de mitocôndrias musculares.
6. Aumento na quantidade das enzimas envolvidas com a β-oxidação, com o metabolismo do ciclo do ácido cítrico e com a cadeia transportadora de elétrons dentro das fibras musculares especificamente treinadas.

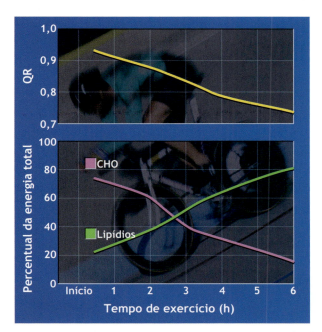

Figura 5.5 A relação entre quociente respiratório (QR) e uso de substrato durante um exercício submáximo de longa duração. (*Painel superior*) Redução progressiva do QR durante 6 horas de exercício contínuo. (*Painel inferior*) Percentual da energia derivada dos carboidratos e dos lipídios. (Adaptada, com permissão, de Edwards HT et al. Metabolic rate, blood sugar and utilization of carbohydrate. Am J Physiol. 1934; 108(1):203-9. Copyright © 1934 by American Physiological Society.)

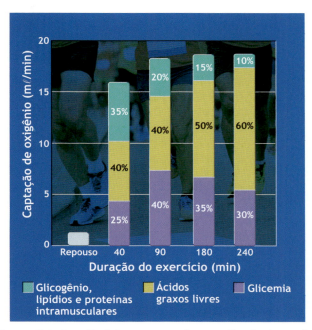

Figura 5.6 Contribuição percentual generalizada do catabolismo de macronutrientes em relação à captação de oxigênio pelos músculos das pernas durante o exercício prolongado.

ativos passam a receber um fornecimento contínuo do substrato altamente energético ácido graxo. O aumento da atividade das lipases do músculo esquelético e do tecido adiposo, inclusive as adaptações bioquímicas e vasculares que ocorrem dentro do músculo, ajuda a explicar o aumento do uso de lipídios induzido pelo treinamento para o fornecimento de energia durante a atividade física de intensidade moderada.

O aumento do metabolismo dos lipídios durante as atividades físicas prolongadas provavelmente é resultante de uma pequena queda na glicemia, acompanhada por diminuição na liberação de insulina (um potente inibidor da lipólise) e por um aumento na liberação de glucagon pelo pâncreas conforme a atividade física progride. Essas mudanças acabam reduzindo o metabolismo de glicose e estimulando a liberação de AGL para a geração de energia. A **Figura 5.6** mostra que a captação de AGL pelos músculos ativos aumenta durante uma a quatro horas de exercício moderado. Na primeira hora, os lipídios fornecem cerca de 50% da energia, enquanto na terceira hora os lipídios contribuem para até 70% da necessidade energética total. *Com a depleção dos carboidratos, a intensidade do exercício diminui até um nível que é governado por quão eficientemente os tecidos mobilizam e oxidam os lipídios.* A atividade física prévia também modifica o trânsito dos lipídios da dieta que são consumidos no momento da recuperação para uma direção que favorece sua oxidação em detrimento a seu armazenamento. Isso pode explicar parcialmente a proteção que a atividade física regular promove contra o ganho de peso.

O consumo de uma dieta hiperlipídica por um período prolongado produz adaptações enzimáticas que aumentam a capacidade de oxidação de lipídios durante a atividade física. A eficácia dessa manipulação da dieta para a melhora no desempenho de *endurance* será discutida no Capítulo 8.

A intensidade da atividade física faz diferença

A contribuição dos lipídios para a mistura metabólica durante o exercício difere dependendo da intensidade da atividade. Para indivíduos moderadamente treinados, a intensidade do exercício que maximiza a queima de lipídios varia entre 55 e 72% do $VO_{2máx}$. A **Figura 5.7** ilustra a dinâmica do uso de lipídios por homens treinados que realizaram exercício de ciclismo em intensidades que variavam entre 25 e 85% de sua capacidade aeróbica. Em 40% ou menos do esforço máximo, os lipídios foram a principal fonte energética, predominantemente na forma de AGL plasmáticos provenientes dos depósitos de tecido adiposo. O aumento da intensidade do exercício produziu mudança eventual no equilíbrio do uso de combustíveis. Desse modo, conforme a intensidade do exercício aumenta, o uso absoluto de glicose e do glicogênio muscular aumenta, enquanto o uso de triglicerídeo muscular e de AGL plasmáticos diminui. A energia total proveniente da clivagem de lipídios de todas as fontes permaneceu essencialmente inalterada, enquanto a glicose sanguínea e o glicogênio muscular forneceram a energia adicional necessária para o esforço mais intenso. Não houve diferenças na energia total proveniente de lipídios durante o exercício em 25 e 85% do máximo. *Esse dado mostra o papel importante*

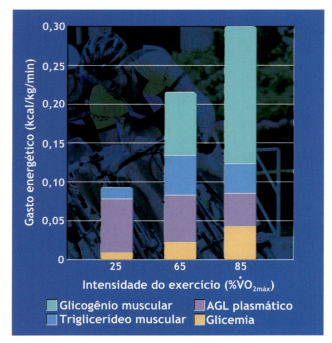

Figura 5.7 Medida do uso de substratos em equilíbrio por intermédio da técnica com três isótopos e da calorimetria indireta em homens treinados que realizaram exercício em bicicleta ergométrica em 25, 65 e 85% do $VO_{2máx}$. (Utilizada, com permissão, de McArdle WD, Katch FI, Katch VL. Exercise physiology: nutrition, energy, and human performance. 8th ed. Baltimore: Wolters Kluwer Health; 2015.)

que os carboidratos, particularmente o glicogênio muscular, desempenham como a principal fonte energética durante o exercício aeróbico intenso.

O estado nutricional tem o seu papel

A dinâmica da clivagem dos lipídios ou de sua síntese depende da disponibilidade de suas moléculas constituintes de ácidos graxos. Após uma refeição, quando o metabolismo energético é baixo, os processos digestivos aumentam o fornecimento de AGL e de triglicerídeos para as células. O aumento do fornecimento de lipídios, por sua vez, promove a síntese de triglicerídeos por intermédio de um processo chamado de esterificação. Ao contrário, a atividade física moderada promove um aumento do uso de ácidos graxos para a produção de energia, reduzindo suas concentrações nas células ativas. Esse processo estimula a clivagem dos triglicerídeos em seus constituintes glicerol e ácidos graxos. Concomitantemente, liberações hormonais no exercício estimulam a lipólise no tecido adiposo, aumentando ainda mais o fornecimento de AGL para a musculatura ativa. O esforço físico prolongado no estado em jejum ou de depleção de glicogênio aumenta fortemente a demanda do metabolismo de AGL e promove o uso de lipídios como substrato energético preferencial.

Treinamento físico e metabolismo lipídico

A atividade física aeróbica regular melhora profundamente a habilidade de oxidação dos ácidos graxos de cadeia longa, particularmente dos triglicerídeos armazenados dentro dos músculos ativos durante o esforço de intensidade leve ou moderada. A **Figura 5.8** mostra o aumento no catabolismo dos lipídios durante o esforço submáximo após um treinamento aeróbico, com diminuição correspondente na clivagem dos carboidratos. Mesmo para atletas de *endurance*, o aumento da capacidade de oxidação de lipídios não consegue sustentar o nível do metabolismo aeróbico gerado quando o glicogênio é oxidado para a geração de energia. Consequentemente, atletas de *endurance* eutróficos contam quase totalmente com a

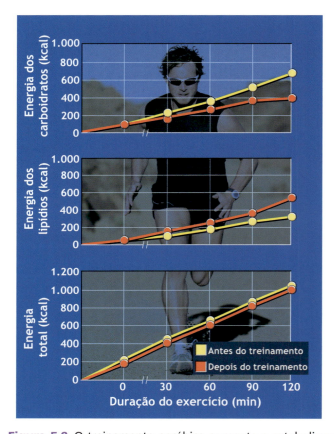

Figura 5.8 O treinamento aeróbico aumenta o catabolismo de lipídios. Durante o exercício prolongado e de carga constante, a energia proveniente da oxidação dos lipídios aumenta significativamente com o treinamento aeróbico, enquanto ocorrem diminuições correspondentes na clivagem dos carboidratos. As adaptações de economia de carboidratos podem ocorrer de dois modos: **A.** Liberação de ácidos graxos pelos depósitos de tecido adiposo aumenta por uma redução dos níveis sanguíneos de lactato. **B.** Maior depósito intramuscular de lipídios no músculo treinado em *endurance*. (Utilizada, com permissão, de McArdle WD, Katch FI, Katch VL. Exercise physiology: nutrition, energy, and human performance. 8th ed. Baltimore: Wolters Kluwer Health; 2015.)

oxidação do glicogênio armazenado durante o esforço aeróbico sustentado próximo ao máximo.

A **Figura 5.9** apresenta as contribuições dos vários substratos energéticos para o metabolismo do exercício nos músculos dos membros treinados e não treinados. O ponto importante diz respeito à maior captação de AGL e a concomitante conservação das reservas limitadas de glicogênio pelo membro treinado durante a atividade física moderada por intermédio dos seis mecanismos mostrados no boxe "Seis adaptações que estimulam a queima de lipídios induzida pelo treinamento aeróbico".

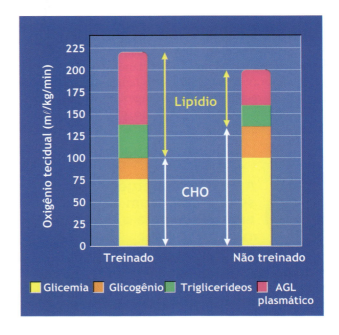

Figura 5.9 Contribuição estimada dos vários substratos para o metabolismo energético nos músculos treinados e não treinados dos membros. (Utilizada, com permissão, de McArdle WD, Katch FI, Katch VL. Exercise physiology: nutrition, energy, and human performance. 8th ed. Baltimore: Wolters Kluwer Health; 2015.)

MOBILIZAÇÃO DE PROTEÍNAS DURANTE A ATIVIDADE FÍSICA

Nutricionistas e fisiologistas do exercício há bastante tempo sustentam que a Ingestão Dietética Recomendada (RDA; do inglês, *Recommended Dietary Allowance*) de proteínas representa uma "margem de segurança" ampla que inclui os aminoácidos catabolizados durante a atividade física e os aminoácidos necessários para a síntese proteica após a atividade. Durante os últimos 100 anos, três fatores têm ajudado a explicar por que as proteínas constituem um combustível limitado durante a atividade física:

1. O papel essencial das proteínas é o fornecimento de aminoácidos para a síntese tecidual.
2. Ocorre clivagem mínima de proteínas durante a atividade de *endurance*, avaliada pela excreção urinária de nitrogênio.
3. Evidências experimentais fornecerem as bases científicas que apoiam as necessidades proteicas atuais para a síntese de tecido muscular com o treinamento de resistência.

Experimentos de balanço proteico durante a atividade física apresentaram argumentos convincentes de que as proteínas servem como combustível energético em um grau maior do que se acreditava anteriormente, dependendo do gasto energético e do estado nutricional. *Isso se aplica principalmente aos aminoácidos de cadeia ramificada leucina, valina e isoleucina, que são oxidados no músculo esquelético e não no fígado.*

Enquanto a clivagem das proteínas geralmente aumenta apenas modestamente com a atividade física, a síntese de proteínas musculares aumenta significativamente após o esforço de *endurance* ou de resistência. A **Figura 5.10**

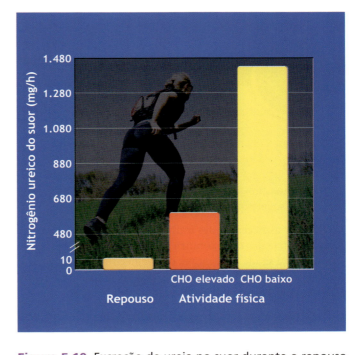

Figura 5.10 Excreção de ureia no suor durante o repouso ou durante o exercício após carga de carboidratos (CHO elevado) ou depleção de carboidratos (CHO baixo). O maior uso de proteínas refletido pela taxa de suor ocorre quando as reservas de glicogênio estão baixas. (Utilizada, com permissão, de McArdle WD, Katch FI, Katch VL. Exercise physiology: nutrition, energy, and human performance. 8th ed. Baltimore: Wolters Kluwer Health; 2015.)

mostra que a taxa de síntese das proteínas musculares determinada pela incorporação de leucina marcada no músculo aumenta entre 10 e 80% nas 4 horas seguintes ao exercício aeróbico; ela então permanece elevada por pelo menos 24 horas. Desse modo, dois fatores justificam a reavaliação das recomendações de ingestão proteica durante o treinamento físico: (1) aumento da *clivagem* proteica durante a atividade física prolongada e o treinamento intenso; (2) aumento da *síntese* proteica durante a recuperação da atividade física.

O Capítulo 7, *Como Fazer Escolhas Nutricionais Recomendadas e Saudáveis para o Indivíduo Fisicamente Ativo*, aborda mais profundamente a adequação da RDA de proteínas para indivíduos que participam de treinamentos intensos.

A ingestão energética deve se equilibrar com o gasto energético para o aumento da massa muscular

Se a ingestão energética não acompanhar o gasto energético durante o treinamento intenso, mesmo dobrar a RDA para ingestão proteica pode não manter o balanço nitrogenado. Sinais em regiões cerebrais importantes e adaptações neurais em seus circuitos podem ajudar a explicar em nível celular o prejuízo ao controle da ingestão alimentar. Assim, a realização de dietas restritivas pode afetar negativamente regimes de treinamento que objetivam aumentar a massa muscular ou manter a força e a potência musculares.

Fontes: Alajajian SE et al. The lexicocalorimeter: gauging public health through caloric input and output on social media. PLoS One. 2017; 12(2)e0168893.
Ferrario CR et al. Homeostasis meets motivation in the battle to control food intake. J Neurosci. 2016; 36:11469. Review.
Matafome P, Seiça R. The role of brain in energy balance. Adv Neurobiol. 2017; 19:33.

SAÚDE PESSOAL E NUTRIÇÃO PARA O EXERCÍCIO 5.1

Saiba o que você come: benefícios dos fitoquímicos

Contexto

Com base nos anos de pesquisa no campo da nutrição, o consenso atual sugere que uma alimentação ótima deve:

- Satisfazer as necessidades individuais de energia (calorias), macronutrientes e micronutrientes
- Sustentar a saúde e promover o envelhecimento saudável
- Proporcionar prazer, tanto individual quanto social, e reforçar a identidade pessoal e cultural.

Dentro desse quadro, a seguir apresentamos as cinco principais características de uma alimentação ótima com as quais a maior parte dos pesquisadores de diversas disciplinas concordariam:

1. Contém alimentos de variedade suficiente e de todos os principais grupos alimentares.
2. Contém a maior quantidade possível de alimentos frescos.
3. Contém a menor quantidade possível de alimentos processados.
4. Contém abundância de frutas e vegetais.
5. Contém alimentos que fornecem benefícios para a saúde além da nutrição básica.

Os alimentos que fornecem benefícios para a saúde além da nutrição básica são chamados de *alimentos funcionais*. As substâncias benéficas nesses alimentos incluem *zooquímicos* (compostos que promovem a saúde e que são derivados do reino animal) e *fitoquímicos* (compostos que promovem a

SAÚDE PESSOAL E NUTRIÇÃO PARA O EXERCÍCIO 5.1

Saiba o que você come: benefícios dos fitoquímicos
(continuação)

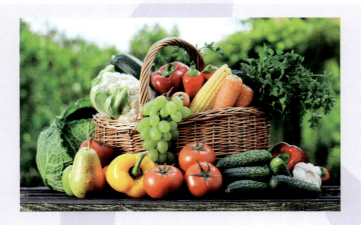

saúde e que são derivados do reino vegetal). Muitas pesquisas focaram os fitoquímicos por causa de seu papel protetor na luta contra as doenças crônicas. Alimentos como alho, soja, vegetais crucíferos, legumes, cebolas, frutas cítricas, tomates, grãos integrais e várias ervas e temperos são fontes excelentes de fitoquímicos quimioprotetores. Fitoquímicos específicos com benefícios para a saúde incluem compostos dos *Allium*, isoflavonas, saponinas, indol, isotiocianatos, ditioltiona, ácido elágico, poliacetilenos, flavonoides, carotenoides, fitatos, ligninas, glucaratos, ftalídeos e terpenoides.

Atividade para o estudante

Liste 10 diferentes alimentos que você incluiria em uma salada "rica em fitoquímicos" para o jantar:

1. _____
2. _____
3. _____
4. _____
5. _____
6. _____
7. _____
8. _____
9. _____
10. _____

Conheça seus fitoquímicos

Muitas plantas diferentes contêm fitoquímicos saudáveis. Por exemplo, carotenoides, polifenóis e saponinas exercem efeitos antioxidantes fortes; sulfetos e isotiocianatos estimulam enzimas que inativam substâncias carcinogênicas; fitosteróis e saponinas alteram os efeitos prejudiciais do excesso de colesterol; fitoestrógenos possuem uma estrutura química semelhante aos hormônios e agem bloqueando os efeitos deletérios da produção hormonal em excesso. A tabela a seguir lista os fitoquímicos mais importantes, suas atividades biológicas e as fontes alimentares.

Fitoquímicos	Atividade e efeitos	Fontes alimentares
Carotenoides (alfacaroteno, betacaroteno, betacriptoxantina, luteína, licopeno, zeaxantina)	Precursores da vitamina A; antioxidantes; aumentam a comunicação intercelular; diminuem o risco de degeneração macular	Frutas e vegetais amarelo-alaranjados (p. ex., damascos, cenouras, melão-cantalupo, brócolis, tomates, batatas-doces); vegetais verdes folhosos, como espinafre; laticínios; ovos; margarina
Flavonoides (quercetina, quenferol, miricetina), flavonas (apigenina), flavonóis (catequinas)	Diminuem a fragilidade e a permeabilidade dos capilares; bloqueiam substâncias carcinogênicas e diminuem o crescimento de células neoplásicas	Frutas, vegetais, frutas vermelhas, frutas cítricas, cebolas, uvas roxas, chá, vinho tinto
Fitoestrógenos (isoflavonas – genisteína, biochanina A, daidzeína e ligninas)	São metabolizados em compostos semelhantes ao estrogênio no trato GI; induzem a morte das células neoplásicas (apoptose); diminuem o crescimento das células neoplásicas; reduzem o risco de cânceres de mama, ovário, cólon e próstata; inibem a síntese de colesterol; podem reduzir o risco de osteoporose	Isoflavonas na soja e produtos derivados da soja; ligninas na linhaça; no centeio; algumas frutas vermelhas; alguns vegetais

(continua)

SAÚDE PESSOAL E NUTRIÇÃO PARA O EXERCÍCIO 5.1

Saiba o que você come: benefícios dos fitoquímicos
(continuação)

Fitoquímicos	Atividade e efeitos	Fontes alimentares
Fitosteróis (betassitosterol, estigmasterol, campesterol)	Diminuem a absorção de colesterol; inibem a proliferação das células colônicas	Óleos vegetais; sementes, inclusive as oleaginosas; cereais; legumes
Saponinas (saponinas da soja, sapogenóis da soja)	Ligam-se aos ácidos biliares e ao colesterol no trato GI, reduzindo sua absorção; são tóxicas às células neoplásicas; efeitos antioxidantes	Grãos de soja; aveia; feijões; margarinas modificadas
Glicosinolatos (glicobrassicina, isotiocianatos [sulforafano], indóis [indol-3-carbinol])	Aumentam a atividade das enzimas que inativam substâncias carcinogênicas; alteram favoravelmente o metabolismo do estrogênio; afetam a regulação da expressão gênica	Vegetais crucíferos (brócolis, couve-de-bruxelas, repolho); raiz-forte; folhas de mostarda
Sulfetos e tióis (*Allium* e compostos dos *Allium*, como dialil sulfetos, alil metil trissulfetos)	Aumentam a atividade de enzimas que inativam substâncias carcinogênicas; diminuem a conversão de nitratos em nitritos no intestino; podem diminuir o colesterol, prevenir a formação de coágulos sanguíneos e normalizar a pressão arterial	Sulfetos em cebolas, alho, alho-poró, cebolinha; ditioltionas em vegetais crucíferos
Fosfatos de inositol (fitato, inositol, pentafosfato)	Ligam-se a íons metálicos, evitando que eles gerem radicais livres; protegem contra o câncer	Cereais; grãos de soja; alimentos à base de soja; grãos de cereais; sementes (inclusive as oleaginosas, especialmente abundantes nas sementes de gergelim e nos grãos de soja)
Ácidos fenólicos (ácidos cafeico e ferúlico, ácido elágico)	Propriedades antineoplásicas; evitam a formação de substâncias carcinogênicas no estômago	Mirtilo, cereja, maçã, laranja, pera, batata
Inibidores de protease	Ligam-se à tripsina e à quimiotripsina; diminuem o crescimento das células neoplásicas e inibem modificações malignas nas células; inibem a ligação hormonal; podem auxiliar no reparo do DNA, diminuindo a divisão das células neoplásicas; evitam que tumores liberem proteases que destroem as células vizinhas	Grãos de soja; outros legumes, cereais e vegetais
Taninos	Efeitos antioxidantes; podem inibir a ativação de substâncias carcinogênicas e diminuir a formação do câncer	Uvas, chá, lentilhas, vinhos branco e tinto, feijão-fradinho
Capsaicina	Modula a coagulação sanguínea	Pimentas picantes
Cumarina (fenólico)	Promove a função enzimática que protege contra o câncer	Frutas cítricas
Curcumina (fenólico)	Inibe as enzimas que ativam substâncias carcinogênicas; possui propriedades anti-inflamatórias e antioxidantes	Cúrcuma, mostarda
Monoterpeno (limoneno)	Dispara a produção enzimática que destoxifica substâncias carcinogênicas; inibe a promoção do câncer e a proliferação celular; afeta favoravelmente a coagulação sanguínea e os níveis de colesterol	Cascas e óleos das frutas cítricas, alho

Fonte: Grosvenor MB, Smolin LA. Nutrition from science to life. Philadelphia: Harcourt College Publishers; 2002. Utilizada com a permissão de John Wiley & Sons, Inc.

Capítulo 5 • Metabolismo dos Macronutrientes Durante o Exercício e o Treinamento — **183**

Resumo

1. A principal via para a produção do ATP difere, dependendo da intensidade e da duração da atividade física.

2. Para esforços máximos e de curta duração (corrida de 100 m, levantamento de grandes pesos), os estoques intramusculares de ATP e PCr (sistema energético imediato) fornecem a energia necessária para a atividade física.

3. As reações anaeróbicas da glicólise (sistema energético de curto prazo) fornecem a maior parte da energia para a atividade física intensa com duração de 1 a 2 minutos.

4. Quando a atividade física dura mais de alguns minutos, o sistema aeróbico predomina com a capacidade de captação de oxigênio, passando a ser um fator importante (sistema energético de longo prazo).

5. O glicogênio muscular e a glicose sanguínea são os principais combustíveis durante o esforço anaeróbico intenso com duração maior que 10 segundos.

6. O glicogênio desempenha um papel importante para a sustentação de níveis elevados de atividade aeróbica, como corrida de maratona, ciclismo em distância e natação de *endurance*.

7. Os músculos treinados exibem maior capacidade de catabolização aeróbica de carboidratos para a geração de energia por causa do aumento da capacidade oxidativa das mitocôndrias e do aumento do armazenamento de glicogênio.

8. Mulheres derivam uma proporção menor de sua energia total a partir da oxidação dos carboidratos do que os homens durante atividades físicas submáximas em percentuais equivalentes da capacidade aeróbica.

9. Após o treinamento aeróbico, as mulheres apresentam um deslocamento mais exagerado na direção do catabolismo dos lipídios do que os homens.

10. Uma dieta hipoglicídica rapidamente depleta os estoques de glicogênio muscular e hepático e afeta profundamente tanto a capacidade de realizar exercícios aeróbicos quanto de realizar esforço físico aeróbico intenso e prolongado.

11. Os lipídios contribuem para cerca de 50% das necessidades energéticas durante a atividade física leve ou moderada.

12. O papel dos lipídios intramusculares e provenientes dos adipócitos se torna ainda mais importante nos estágios posteriores do esforço físico prolongado, porque os AGL circulantes fornecem mais de 80% das necessidades energéticas para a atividade.

13. Com a depleção dos carboidratos, a intensidade da atividade física diminui até um nível que é determinado por quão bem o corpo mobiliza e oxida os lipídios.

14. O treinamento aeróbico aumenta a oxidação dos ácidos graxos de cadeia longa, particularmente dos ácidos graxos derivados dos triglicerídeos dentro dos músculos ativos durante o esforço de intensidade leve ou moderada.

15. O aumento da oxidação dos lipídios poupa o glicogênio, permitindo que os indivíduos treinados se exercitem em níveis absolutamente maiores de exercício submáximo antes de experimentarem os efeitos da fadiga proveniente da depleção do glicogênio.

16. Uma dieta hiperlipídica estimula adaptações que aumentam o uso dos lipídios, embora as pesquisas não tenham demonstrado benefícios consistentes do exercício ou do treinamento com essas modificações da dieta.

17. As proteínas agem como um combustível energético dependendo do estado nutricional e da intensidade do treinamento de exercícios ou da competição.

18. A reavaliação da RDA proteica atual parece se justificar para os indivíduos que participam de treinamentos intensos de exercícios.

19. Para uma nutrição ótima, a ingestão proteica deve estar equilibrada com o aumento da clivagem de proteínas durante a atividade física e o aumento da síntese proteica durante a recuperação.

Teste seu conhecimento | Respostas

1. **Verdadeiro.** As fontes anaeróbicas fornecem a maior parte da energia para movimentos rápidos e vigorosos ou durante o aumento da resistência ao movimento a uma dada velocidade. Quando o movimento começa tanto em um ritmo rápido quanto lento, os fosfatos de alta energia intramusculares ATP e PCr fornecem a energia anaeróbica imediata para a ação muscular. Após 2 a 4 segundos, a via glicolítica, envolvendo a clivagem intramuscular de glicogênio pela glicólise, gera uma proporção cada vez maior de energia para a síntese de ATP.

2. **Falso.** Os estoques de glicogênio hepático e muscular são as principais fontes energéticas de macronutrientes para a síntese de ATP durante a atividade física aeróbica intensa. O fígado aumenta significativamente sua liberação de glicose conforme a atividade progride de intensidade baixa para alta. Concomitantemente, o glicogênio armazenado dentro dos músculos ativos age como a fonte energética predominante durante os estágios iniciais da atividade física e durante um esforço aeróbico intenso de duração maior. Em comparação com o catabolismo dos lipídios e das proteínas, os carboidratos permanecem como o combustível preferencial durante a atividade aeróbica intensa porque eles fornecem ATP nos processos oxidativos mais rapidamente. Mais

especificamente, a dependência dos carboidratos durante a atividade física aeróbica intensa reside em sua taxa de transferência energética duas vezes mais rápida do que dos lipídios e das proteínas. Os carboidratos geram cerca de 6% mais energia por unidade de oxigênio consumida do que os lipídios.

3. **Verdadeiro.** Dependendo do estado nutricional e de aptidão física do indivíduo e da intensidade e da duração da atividade, os lipídios fornecem entre 30 e 80% das necessidades energéticas. O uso dos lipídios durante a atividade leve ou moderada varia com o fluxo de sangue através do tecido adiposo e do músculo ativo. O tecido adiposo libera mais AGL para ser fornecido para o músculo ativo conforme o fluxo sanguíneo aumenta com a atividade física. Desse modo, quantidades um pouco maiores de lipídios dos depósitos de tecido adiposo participam do metabolismo energético.

4. **Verdadeiro.** No esforço predominantemente anaeróbico, os carboidratos se tornam o principal macronutriente que contribui para a energia e para a síntese de ATP. A clivagem dos carboidratos na glicólise fornece o único modo disponível para a geração rápida de energia anaeróbica. Essa energia anaeróbica está indisponível com a clivagem dos ácidos graxos e dos aminoácidos, que fornecem energia unicamente por intermédio do metabolismo aeróbico.

5. **Verdadeiro.** Existe controvérsia a respeito de por que a depleção dos carboidratos durante a atividade física prolongada coincide com a redução na capacidade de realização do esforço, o que é comumente chamado de "bater na parede". Parte da resposta está relacionada com os três usos da glicose sanguínea. Primeiramente, como energia pelo sistema nervoso central; em segundo lugar, com o papel do glicogênio muscular como "iniciador" do metabolismo dos lipídios e, em terceiro lugar, com a taxa mais lenta de liberação de energia a partir dos lipídios do que com a clivagem dos carboidratos. Essencialmente, com a depleção dos carboidratos, a intensidade do exercício diminui até um nível que é governado pela habilidade corporal de mobilização e oxidação dos lipídios.

6. **Falso.** Uma dieta hipoglicídica e não uma dieta hipolipídica rapidamente depleta os níveis de glicogênio muscular e hepático. Essa dieta subsequentemente prejudica o desempenho de esforços máximos e de curto prazo (anaeróbicos) e as atividades de *endurance* intensas e prolongadas (aeróbicas). Essas observações se aplicam tanto a atletas quanto a indivíduos fisicamente ativos que modificam suas dietas com a redução da ingestão de carboidratos abaixo dos níveis recomendados.

7. **Verdadeiro.** A disponibilidade dos carboidratos durante a atividade física ajuda a regular a mobilização dos lipídios e seu uso para a geração de energia. O aumento do metabolismo dos lipídios durante o esforço físico prolongado resulta de pequena queda na glicemia, acompanhada por diminuição da liberação de insulina (um potente inibidor da lipólise) e aumento da liberação de glucagon pelo pâncreas conforme o exercício progride. Essas modificações acabam reduzindo o metabolismo da glicose e estimulando ainda mais a liberação de AGL para a geração de energia. Por volta do fim do esforço físico prolongado (com as reservas de glicogênio baixas), os AGL circulantes fornecem quase 80% da necessidade energética total.

8. **Falso.** A atividade física aeróbica regular melhora profundamente a habilidade de oxidação dos ácidos graxos de cadeia longa, particularmente a partir do triglicerídeo armazenado dentro do músculo ativo, durante o esforço de intensidade leve ou moderada. Essas adaptações permitem que o indivíduo treinado se exercite em um nível absoluto mais alto de esforço submáximo antes de experimentar os efeitos de fadiga provenientes da depleção do glicogênio. Entretanto, mesmo para atletas de *endurance* bem treinados, a melhora na capacidade de oxidação de lipídios não consegue sustentar o alto nível de metabolismo aeróbico que é gerado quando o glicogênio é oxidado para a geração de energia.

9. **Falso.** As proteínas agem como um combustível energético em um grau maior do que se acreditava anteriormente, dependendo do estado nutricional e da intensidade do esforço. Isso se aplica particularmente aos aminoácidos de cadeia ramificada que são oxidados dentro do músculo esquelético e não dentro do fígado. O uso das proteínas para a geração de energia ocorre mais frequentemente em um estado de depleção de glicogênio, quando os aminoácidos doam seus esqueletos de carbono para a síntese de glicose pelo fígado.

10. **Falso.** Indivíduos que consomem uma dieta hiperglicídica apresentam um desempenho significativamente melhor após treinamento de exercícios do que indivíduos que consomem uma dieta hiperlipídica. Uma dieta hiperlipídica estimula respostas adaptativas que aumentam o uso de lipídios, mas pesquisas confiáveis ainda não demonstraram benefícios consistentes para o exercício ou para o treinamento com essas modificações dietéticas. É preciso considerar com atenção a recomendação de planos dietéticos que possuam até 60% de sua energia total provenientes dos lipídios em termos dos riscos para a saúde, particularmente aqueles associados às doenças cardiovasculares.

Bibliografia

American College of Sports Medicine and Academy of Nutrition and Dietetics, Dietitians of Canada. Nutrition and athletic performance. Med Sci Sports Exerc. 2016; 45:543.

Casazza GA et al. Energy availability, macronutrient intake, and nutritional supplementation for improving exercise performance in endurance athletes. Curr Sports Med Rep. 2018; 17:215.

Aslankeser Z, Balcı ŞS. Re-examination of the contribution of substrates to energy expenditure during high-intensity intermittent exercise in endurance athletes. Peer J. 2017; 5:e3769.

Bone JL et al. Manipulation of muscle creatine and glycogen changes dual x-ray absorptiometry estimates of body composition. Med Sci Sports Exerc. 2017; 49:1029.

Brooks GA. The science and translation of lactate shuttle theory. Cell Metab. 2018; 27:757.

Emhoff CA et al. Gluconeogenesis and hepatic glycogenolysis during exercise at the lactate threshold. J Appl Physiol. 2013; 114:297.

Hansen M et al. Protein intake during training sessions has no effect on performance and recovery during a strenuous training camp for elite cyclists. J Int Soc Sports Nutr. 2016; 13:9.

Hargreaves M, Spriet LL. Exercise metabolism: fuels for the fire. Cold Spring Harb Perspect Med. 2018; Inpress:28533314.

Hargreaves M. Exercise, muscle, and CHO metabolism. Scand J Med Sci Sports. 2015; 25(Suppl 4):29.

Kerksick CM et al. International society of sports nutrition position stand: nutrient timing. J Int Soc Sports Nutr. 2017; 14:33.

Lund J et al. Glucose metabolism and metabolic flexibility in cultured skeletal muscle cells is related to exercise status in young male subjects. Arch Physiol Biochem. 2017; 1:1.

Manore M, Thompson J. Energy requirements of the athlete: assessment and evidence of energy efficiency. In: Burke L, Deakin V, eds. Clinical Sports Nutrition. 5th ed. Sydney, Australia: McGraw-Hill; 2015:114.

Hawley JA et al. Maximizing cellular adaptation to endurance exercise in skeletal muscle. Cell Metab. 2018; 27:962.

Schenk K et al. Exercise physiology and nutritional perspectives of elite soccer refereeing. Scand J Med Sci Sports. 2018; 28:782.

Schwalm C et al. Lack of activation of mitophagy during endurance exercise in human. Med Sci Sports Exerc. 2017; 49:1552.

Spriet LL. New insights into the interaction of carbohydrate and fat metabolism during exercise. Sports Med. 2014; 44(Suppl 1):S87.

Tomcik KA et al. Effects of creatine and carbohydrate loading on cycling time trial performance. Med Sci Sports Exerc. 2018; 50:141.

Capítulo 6

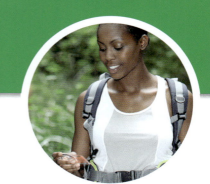

Medida da Energia nos Alimentos e Durante a Atividade Física

Destaques

Medida da energia dos alimentos
- Caloria – uma unidade de medida de energia
- Valor energético bruto dos alimentos
- Valor energético líquido dos alimentos
- Como determinar o valor energético de uma refeição

Medida do gasto energético humano
- Energia liberada pelo corpo
- Quociente respiratório
- Taxa de troca respiratória
- Medidas da capacidade de geração de energia pelos seres humanos
- Gasto energético durante o repouso e a atividade física
- Gasto energético durante a gestação
- Gasto energético durante a atividade física
- Gasto energético diário médio
- Equivalente metabólico

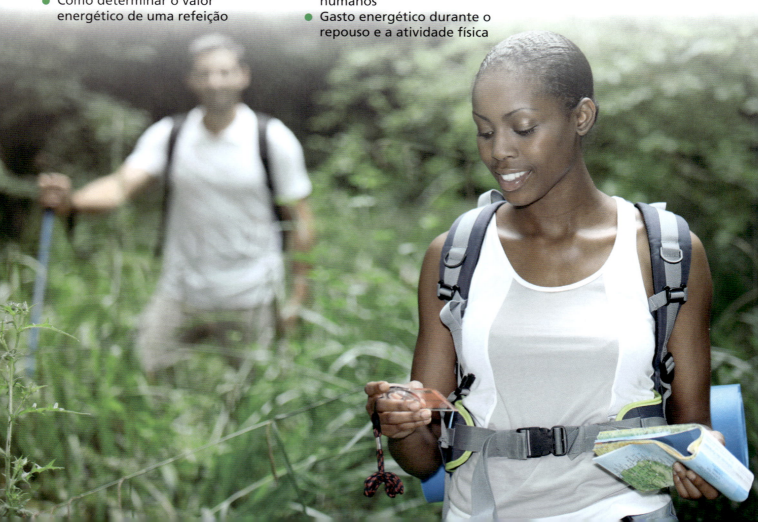

Teste seu conhecimento

Selecione verdadeiro ou falso para as dez afirmações abaixo e confira as respostas que se encontram no fim do capítulo. Refaça o teste após terminar de ler o capítulo; você deve acertar 100%!

	Verdadeiro	Falso
1. Uma caloria representa uma unidade de medida de energia.	○	○
2. A bomba calorimétrica utiliza como princípio de funcionamento a calorimetria indireta, medindo o consumo de oxigênio conforme o alimento é completamente queimado.	○	○
3. O calor de combustão se refere à habilidade de liberação de dióxido de carbono pelo alimento em relação ao consumo de oxigênio quando o alimento é completamente queimado.	○	○
4. O calor de combustão de todos os carboidratos tem média de 5,0 kcal/g.	○	○
5. O calor de combustão dos lipídios tem média de 6,0 kcal/g.	○	○
6. O calor de combustão das proteínas tem média de 7,0 kcal/g.	○	○
7. A técnica de dupla marcação da água fornece um modo de avaliação da perda de suor durante a atividade física intensa.	○	○
8. A liberação geral de energia dos três macronutrientes apresenta média de cerca de 4,0 kcal/g.	○	○
9. O talo de aipo poderia se tornar um alimento "que engorda" se consumido em excesso.	○	○
10. O quociente respiratório (QR) dos carboidratos é igual a 1,00.	○	○

Todas as funções biológicas requerem energia. Os macronutrientes carboidratos, lipídios e proteínas contêm a energia que abastece o trabalho biológico, fazendo com que a energia seja o denominador comum para a classificação tanto dos alimentos quanto da atividade física.

MEDIDA DA ENERGIA DOS ALIMENTOS

Caloria – uma unidade de medida de energia

Em termos nutricionais, 1 caloria expressa a quantidade de calor necessária para elevar a temperatura de 1 kg (equivalente a 1 ℓ) de água em 1°C (de 14,5 para 15,5°C). Desse modo, a **quilocaloria** (**kcal**) define mais precisamente a caloria. Repare o uso da letra k para a designação de uma quilocaloria, enquanto uma caloria pequena (c) indica a quantidade de calor necessária para elevar a temperatura de 1 g de água em 1°C. Por exemplo, se um alimento particular contiver 309 kcal, a liberação da energia potencial contida na estrutura química desse alimento aumenta a temperatura de 309 kg (ℓ) de água em 1 °C.

Diferentes alimentos contêm quantidades distintas de energia potencial. Considere esses dois exemplos:

1. Uma xícara de sorvete de banana Chunky Monkey do Ben & Jerry's com calda e nozes contém cerca de 580 kcal, o equivalente a uma energia térmica capaz de aumentar a temperatura de 580 ℓ de água em 1°C.

2. Um sanduíche Double Whopper do Burger King com queijo e sem maionese contém 980 kcal; assim, aumenta a temperatura de 980 ℓ de água em 1°C.

Uma unidade correspondente de calor utilizando graus Fahrenheit é a Unidade Térmica Britânica ou BTU (do inglês *British Thermal Unit*). Um BTU representa a quantidade de calor necessária para elevar a temperatura de 1 libra (peso) de água em 1°F, de 63 para 64°F. Embora estejam relacionadas, existe uma distinção clara entre temperatura e calor. A *temperatura*, medida em Kelvin (K), Celsius (C) e Fahrenheit (F), reflete a medida quantitativa do quão quente ou frio um objeto é e representa a média da energia cinética (térmica) de todas as moléculas dentro da substância. Essencialmente, a temperatura descreve a propriedade física de um objeto, mas não sua energia. Dito de maneira diferente, a temperatura de uma substância aumenta porque calor é transferido a ela. Desse modo, o calor descreve a transferência ou troca energética de um corpo ou sistema para outro. Objetos mais quentes possuem moléculas mais rápidas dentro deles do que objetos menos quentes. Quando você frita um ovo em uma panela sob fogo baixo, a panela ainda fica "quente" e o ovo cozinha. Se você aumentar a chama, mais calor é transferido para a panela e para o ovo e ambos se tornam "mais quentes", por terem absorvido mais energia da chama na forma de calor. Essencialmente, o teor de calor de um objeto reflete a energia total, representando todos os movimentos moleculares dentro dele. Se você pudesse observar os movimentos moleculares dentro do ovo, veria as moléculas vibrando e girando erraticamente, esbarrando rapidamente umas nas outras de maneira muito mais vigorosa no fogo alto do que no fogo baixo. Conforme o ovo cozinha, os movimentos moleculares reduzem até que o ovo esteja frio o suficiente para que você possa comê-lo. Nesse exemplo, a transferência de energia para o objeto mais frio reflete a perda de calor, enquanto o aquecimento do ovo reflete um ganho de calor.

O calor é medido em **joules (J)**, ou **quilojoules (kJ)**, e reflete a unidade do sistema internacional (SI) para a expressão da energia. Para converter quilocalorias em quilojoules, deve-se multiplicar o valor das quilocalorias por 4,184. O valor de quilojoules para um hambúrguer Big Mac da rede McDonald's, por exemplo, equivaleria a 565 kcal × 4,184, ou 2.364 kJ. O **megajoule (MJ)** é igual a 1.000 quilojoules; o seu uso evita o uso de números complexamente grandes. O nome Joule é em homenagem ao pesquisador britânico Sir Prescott Joule (1818-1889), que estudou como a agitação vigorosa de uma roda d'água aquece a água.

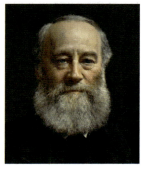

Joule determinou que o movimento da roda d'água adicionava energia à água, elevando sua temperatura em proporção direta ao trabalho realizado. Esse cientista inglês influente foi o primeiro a estabelecer o princípio de que a energia em seus vários estados poderia passar de um estado para outro porque ela permanece fundamentalmente a mesma, apesar de seus diferentes estados. Para colocar em prática a teoria a respeito de temperatura *versus* calor, explique por que um cubo de gelo derrete quando é deixado em um recipiente com água quente, mas não é possível transformar água em gelo em um dia quente.

Valor energético bruto dos alimentos

Os laboratórios de nutrição utilizam as **bombas calorimétricas** semelhantes àquela ilustrada na **Figura 6.1** para medirem os valores de calor de combustão total de vários macronutrientes dos alimentos. As bombas calorimétricas operam de acordo com o princípio da **calorimetria direta** medindo o calor liberado conforme o alimento é completamente queimado em um recipiente com volume constante, que age como a "bomba", permitindo, assim, uma mudança equivalente na energia interna da bomba, ou seja, em sua temperatura. Essa técnica de "queimar ou oxidar os alimentos" (ou biocombustíveis) sob alta pressão de oxigênio (cerca de 435 psi) e em temperaturas extremas (algumas vezes excedendo 954°C) no

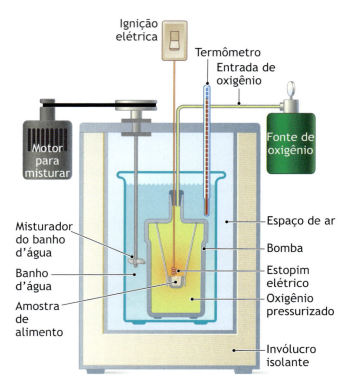

Figura 6.1 Uma bomba calorimétrica mede diretamente o valor energético de um alimento.

calorímetro permite que os cientistas de alimentos determinem a quantidade de calorias contida em milhares de produtos alimentícios e em seus componentes (proteínas, lipídios, carboidratos, álcool e outras substâncias orgânicas). Os exemplos variam de 28 g de frango teriaki com amendoins tostados secos até uma xícara de iogurte grego desnatado com morangos e chocolate de baixo teor de gordura (leite a 2%).

A bomba calorimétrica funciona da seguinte maneira:

- Uma pequena câmara de aço inoxidável é selada e preenchida com oxigênio sob pressão e contém uma porção de alimentos, que foi pesada
- Uma corrente elétrica acende um estopim de ferro ou níquel dentro da câmara, fazendo com que o alimento literalmente seja explodido e queime
- Um banho de água absorve o calor liberado conforme o alimento queima; esse calor é chamado de **calor de combustão**. Uma camisa de água de isolamento cerca a bomba e previne a perda de calor para um ambiente externo
- Um termômetro sensível mede o calor absorvido pela água. Por exemplo, a combustão completa de uma salsicha bovina de cachorro-quente de 56,7 g, sem pele, e um pão de 40 g com mostarda e batatas fritas pequenas (68 g) liberam cerca de 512 kcal de energia térmica. Isso aumentaria a temperatura de 5,12 kg de água, que passariam de 0°C até seu ponto de ebulição (100°C).

Calor de combustão

O calor liberado pela queima ou oxidação dos alimentos em uma bomba calorimétrica representa o calor de combustão do alimento (*i. e.*, o valor energético total do alimento). *A queima de 1 g de carboidratos puros gera 4,20 kcal; 1 g de proteínas puras gera 5,65 kcal; e 1 g de lipídios puros gera 9,45 kcal.* A maior parte dos alimentos em uma dieta habitual consiste em várias porções desses três macronutrientes. O valor calórico de um dado alimento reflete a *soma* dos calores de combustão dos vários componentes carboidratos, lipídios e proteínas de um alimento. Na bomba calorimétrica, a oxidação completa dos lipídios libera cerca de 65% mais energia por grama do que a oxidação das proteínas e 120% mais energia do que na oxidação dos carboidratos.

Calor de combustão dos carboidratos

O calor de combustão dos carboidratos varia dependendo da organização dos átomos na molécula de carboidrato em particular, mostrada aqui como uma molécula de frutose. Para a glicose, o calor de combustão é igual a 3,74 kcal/g, um valor cerca de 12% menor do que o do glicogênio (4,19 kcal) e do amido (4,20 kcal). *Um valor de 4,2 kcal geralmente representa o calor médio de combustão de 1 g de carboidrato.*

Calor de combustão dos lipídios

O calor de combustão dos lipídios varia de acordo com a composição estrutural dos ácidos graxos que participam da molécula de triacilglicerol, mostrado aqui como a molécula lipídica animal que consiste em glicerol e três ácidos graxos. Por exemplo, 1 g de gordura bovina ou de porco gera 9,5 kcal, enquanto a oxidação de 1 g de gordura proveniente da manteiga libera 9,27 kcal. O valor energético médio contido em 1 g de lipídios em carnes, peixes e ovos equivale a 9,5 kcal. O equivalente energético em laticínios é de 9,25 kcal/g e 9,3 kcal/g em frutas e vegetais. *O calor de combustão médio para os lipídios é igual a 9,4 kcal/g.*

Calor de combustão das proteínas

Dois fatores afetam a liberação energética a partir da combustão das proteínas: o tipo de proteína no alimento e o conteúdo relativo de nitrogênio da proteína.

Proteínas comuns em ovos, carnes, milhos e feijões (feijão-de-porco, feijão-de-lima, feijão-branco, além da soja) contêm aproximadamente 16% de nitrogênio e apresentam um calor de combustão correspondente com média de 5,7 kcal/g.

As proteínas em outros alimentos apresentam um teor de nitrogênio um pouco maior; a maior parte das sementes, inclusive as oleaginosas, contém 18,9% de nitrogênio e trigo, centeio, milhete e cevada integrais contém 17,2% de nitrogênio. O modelo mostrado representa a configuração do ácido glutâmico, o aminoácido responsável pelo sabor umami.

Outros alimentos contêm um percentual de nitrogênio um pouco menor; por exemplo, o leite integral tem 15,7%, e a aveia, 15,8%. *O calor de combustão das proteínas apresenta média de 5,65 kcal/g*, com base em um teor médio de nitrogênio de 16%.

Comparação dos calores de combustão

Os valores de combustão médios dos três macronutrientes (carboidratos, 4,2 kcal/g; lipídios, 9,4 kcal/g; proteínas, 5,65 kcal/g) demonstram as diferenças entre eles. Lembre-se do Capítulo 1, em que foi mostrado que uma molécula de lipídios contém mais átomos de hidrogênio do que as moléculas de carboidratos e de proteínas. O ácido graxo comum ácido palmítico, por exemplo, possui a fórmula estrutural $C_{16}H_{32}O_2$. A taxa de átomos de hidrogênio para átomos de oxigênio nos ácidos graxos sempre excede bastante a razão de 2:1 encontrada nos carboidratos ($C_6H_{12}O_6$). Dito de modo mais simples, as moléculas lipídicas possuem mais átomos de hidrogênio disponíveis para a clivagem e oxidação subsequente para a liberação de energia do que os carboidratos e as proteínas.

Claramente, alimentos ricos em lipídios possuem teores energéticos mais elevados do que os alimentos relativamente livres de gordura. Por exemplo, uma xícara de leite integral contém 160 kcal, enquanto a mesma quantidade de leite desnatado contém apenas 90 kcal. Se um indivíduo que consome normalmente um litro de leite integral todos os dias passar a consumir leite desnatado, as calorias totais ingeridas por ano diminuiriam pela quantidade equivalente de calorias contidas em 11,3 kg de gordura! Em 3 anos, mesmo que todo o resto da

Expressões intercambiáveis para energia, calor e trabalho

1 pé-libra (ft-lb) = 0,13825 quilograma-metro (kg-m)
1 kg-m = 7,233 ft-lb = 9,8066 joules
1 kcal = 3,0874 ft-lb = 426,85 kg-m
      = 4,186 quilojoules (kJ)
1 joule (J) = 1 Newton-metro (Nm)
1 quilojoule (kJ) = 1.000 J = 0,23889 kcal
1 BTU = 778 ft-lb = 252 cal = 1.055 J
1 kcal = 1.000 cal = 4.186 J = 4,184 kJ
1 cal = 4,184 J

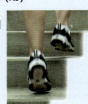

consegue oxidar o componente nitrogênio desse nutriente. Em vez disso, os átomos de nitrogênio são combinados com o hidrogênio, formando **ureia** (NH_2CONH_2), que é excretada na urina. A eliminação do hidrogênio desse modo representa uma perda de aproximadamente 19% da energia potencial das moléculas de proteínas. Essa perda de hidrogênio reduz o calor de combustão das proteínas no corpo para aproximadamente 4,6 kcal/g em vez das 5,65 kcal/g que são liberadas durante a oxidação na bomba calorimétrica. Ao contrário, existem valores fisiológicos *idênticos* de queima para os carboidratos e os lipídios, que não contêm nitrogênio, quando comparados com os calores de combustão obtidos na bomba calorimétrica.

Coeficiente de digestibilidade

A eficiência do processo de digestão influencia o ganho calórico final a partir dos macronutrientes. Definida numericamente como **coeficiente de digestibilidade**, a eficiência digestiva representa o percentual do alimento que é digerido e absorvido, sendo utilizado para as necessidades metabólicas corporais. Os alimentos que permanecem não absorvidos no trato intestinal são eliminados nas fezes. As fibras da dieta reduzem o coeficiente de digestibilidade – uma refeição rica em fibras apresenta uma energia total absorvida menor do que uma refeição isocalórica pobre em fibras. Essa diferença ocorre porque essas fibras movem o alimento mais rapidamente através do intestino delgado, reduzindo o seu tempo de absorção. As fibras também podem causar desgaste mecânico na mucosa intestinal, que então é ressintetizada por meio de mecanismos que gastam energia.

A **Tabela 6.1** apresenta os diferentes coeficientes de digestibilidade, calor de combustão e valores energéticos líquidos para nutrientes nos vários grupos alimentares. *O percentual relativo dos macronutrientes completamente digeridos e absorvidos apresenta média de 97% para os carboidratos, 95% para os lipídios e 92% para as proteínas.* Existe uma pequena diferença na eficiência de digestão entre indivíduos obesos e magros. Entretanto, existe uma variação considerável nos percentuais de eficiência de todos os alimentos dentro de uma categoria particular. As proteínas apresentam eficiências variáveis de digestão; elas variam entre valores de cerca de 78% em legumes ricos em fibras até valores máximos de 97% em proteínas provenientes de fontes animais. Algumas pessoas defendem o uso de vegetais nas dietas de perda de peso por causa do coeficiente de digestibilidade relativamente baixo das proteínas vegetais.

LIGAÇÕES COM O PASSADO

Antoine-Laurent de Lavoisier (1743-1794)

Antoine Lavoisier, um nobre francês e químico, mostrado na figura próximo a um frasco de destilação, descobriu conceitos modernos de química, metabolismo e nutrição, com aplicações para a fisiologia do exercício e para a nutrição esportiva. Suas contribuições incluem a análise e a síntese de ar, a composição dos óxidos e dos ácidos, a composição da água, a teoria da combustão, a respiração e o calor animais, a permanência do peso da matéria e das substâncias simples e a natureza imponderável do calor e seu papel na química. As contribuições mais relevantes para a nutrição esportiva dizem respeito à química respiratória e ao metabolismo energético. Lavoisier utilizou balanças de escalas precisas para a determinação do que seus contemporâneos não conseguiram explicar. Em vários experimentos clássicos, um animal em uma câmara fechada consumia o "ar eminentemente respirável", que ele chamou de oxigênio, e produzia o ar expirado, que ele chamou de "ácido cálcico aeriforme", ou dióxido de carbono. Lavoisier mudou a ciência da química de uma abordagem qualitativa, principalmente descritiva, para uma disciplina quantitativa, baseada em medidas científicas testadas, com equipamentos que ele projetou e princípios que ele mesmo descobriu.

dieta permaneça o mesmo, a perda de gordura corporal seria de aproximadamente 33,9 kg. Esse tipo de comparação teórica merece uma consideração séria por causa da composição nutricional quase idêntica entre o leite integral e o leite desnatado, exceto pelo teor de gordura. A ingestão de um copo de 240 mℓ de leite desnatado em vez de leite integral também reduz consideravelmente a ingestão de ácidos graxos saturados (0,4 *versus* 5,1 g) e de colesterol (0,3 *versus* 33 mg).

Valor energético líquido dos alimentos

Existem diferenças nos valores energéticos dos alimentos quando se compara o calor de combustão determinado pela calorimetria direta (**valor energético bruto**) com o **valor energético líquido** que está disponível realmente para o corpo. Isso vale especialmente para as proteínas, porque o corpo não

TABELA 6.1

Fatores de digestibilidade, calores de combustão e valores de energia fisiológica líquida* de proteínas, lipídios e carboidratos da dieta.

Grupo alimentar	Digestibilidade (%)	Calor de combustão (kcal/g)	Energia líquida (kcal/g)
Proteína			
Carnes, peixe	97	5,65	4,27
Ovos	97	5,75	4,37
Laticínios	97	5,65	4,27
Alimentos de origem animal (média)	97	5,65	4,27
Cereais	85	5,80	3,87
Legumes	78	5,70	3,47
Vegetais	83	5,00	3,11
Frutas	85	5,20	3,36
Alimentos de origem vegetal (média)	85	5,65	3,74
Proteína total (média)	**92**	**5,65**	**4,05**
Lipídio			
Carne e ovos	95	9,50	9,03
Laticínios	95	9,25	8,79
Alimentos de origem animal	95	9,40	8,93
Alimentos de origem vegetal	90	9,30	8,37
Lipídio total (média)	**95**	**9,40**	**8,93**
Carboidrato			
Alimentos de origem animal	98	3,90	3,82
Cereais	98	4,20	3,11
Legumes	97	4,20	4,07
Vegetais	95	4,20	3,99
Frutas	90	4,00	3,60
Açúcares	98	3,95	3,87
Alimentos de origem vegetal	97	4,15	4,03
Carboidrato total (média)	**97**	**4,15**	**4,03**

*Os valores líquidos de energia fisiológica são computados como a multiplicação do coeficiente de digestibilidade pelo calor de combustão ajustado pela perda energética na urina. Fonte: Merrill AL, Watt BK. Energy values of foods: basis and derivation. Agricultural Handbook No. 74. Washington, DC: US Department of Agriculture; 1973.

A partir dos dados na **Tabela 6.1**, o valor energético líquido médio pode ser arredondado para valores inteiros simples, chamados de **fatores gerais de Atwater** (*www.sportsci.org/news/history/atwater/atwater.html*). Esses valores, nomeados em homenagem a Wilbur Olin Atwater (1844-1907; seu perfil encontra-se no Capítulo 5), o químico do século XIX que foi pioneiro nos estudos de nutrição humana e balanço energético, representam a energia disponível para o corpo a partir dos alimentos ingeridos. Exceto quando são necessários os valores energéticos exatos para dietas experimentais ou terapêuticas, os fatores gerais de Atwater estimam com precisão a *energia metabolizável líquida* dos alimentos consumidos tipicamente. Para o álcool, 7 kcal (29,4 kJ) representam cada grama (mℓ) de álcool puro (100%) ingerido. Para a energia metabolizável disponível para o corpo, considera-se que a eficiência de uso do álcool é igual àquela dos carboidratos. O uso dos fatores de Atwater tem suas limitações. Por exemplo, esse sistema falha por não levar em conta a digestibilidade dos diferentes alimentos disponíveis. Por exemplo, o corpo gasta mais energia digerindo carnes e oleaginosas ricas em proteínas, o que pode exagerar a quantidade real de calorias em até 25%. Além disso, as oleaginosas não são completamente digeridas, de modo que uma parte dessa energia passa pelo corpo com algumas calorias intactas.

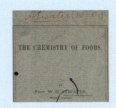

Fatores gerais de Atwater

- 4 kcal/g para carboidratos
- 9 kcal/g para lipídios
- 4 kcal/g para proteínas

Trabalho clássico de Atwater em 1885 sobre a química dos alimentos, que iniciou a avaliação e a análise nutricionais dos alimentos.

Como determinar o valor energético de uma refeição

Os fatores gerais de Atwater podem determinar o teor calórico de qualquer porção de alimento (ou de uma refeição inteira) a partir da composição e do peso dos alimentos. A **Tabela 6.2** ilustra o método para o cálculo do valor de quilocalorias

TABELA 6.2

Método de cálculo do valor calórico de um alimento a partir de sua composição de macronutrientes.

Alimento: sorvete (de chocolate com raspas de chocolate)
Peso: ¾ de xícara = 100 g

	Composição		
	Proteína	Lipídio	Carboidrato
Percentual	3%	18%	23%
Gramas totais	3	18	23
Em 1 g	0,03	0,18	0,23
Calorias por grama	0,12	1,62	0,92

contido em 100 g de sorvete com raspas de chocolate. Com base em análises laboratoriais, essa mistura de sorvete contém aproximadamente 3% de proteínas, 18% de lipídios e 23% de carboidratos e os 56% restantes são essencialmente água. Desse modo, cada grama de sorvete contém 0,03 g de proteínas, 0,18 g de lipídios e 0,23 g de carboidratos. Utilizando esses valores de composição e os valores de Atwater, a seguinte conta representa o valor de kcal/g de sorvete com raspas de chocolate: os valores líquidos de quilocalorias mostram que 0,03 g de proteínas contém 0,12 kcal (0,03 × 4,0 kcal/g), 0,18 g de lipídios contém 1,62 kcal (0,18 × 9 kcal/g) e 0,23 g de carboidratos contém 0,92 kcal (0,23 × 4 kcal/g). A combinação dos valores separados de cada nutriente gera um valor energético total de 2,66 kcal (0,12 + 1,62 + 0,92). Uma porção de 100 g gera um valor calórico 100 vezes maior, ou 266 kcal. Nesse exemplo, o percentual das calorias totais que são derivadas dos lipídios é de 60,9% (162 kcal de lipídios ÷ 266 kcal totais). Cálculos semelhantes estimam o valor calórico de *qualquer* porção de alimento. É claro que o aumento ou a redução dos tamanhos das porções (ou a adição de molhos ou cremes ricos em lipídios ou ainda o uso de frutas ou substitutos sem calorias) afeta o teor calórico.

O cálculo do valor calórico dos alimentos é trabalhoso e demorado. Várias agências governamentais nos Estados Unidos e em outros países avaliaram e compilaram os valores nutricionais de milhares de alimentos. O banco de dados mais abrangente inclui o U.S. Nutrient Data Bank (USNDB), mantido pelo U.S. Department of Agriculture's (USDA) Consumer Nutrition Center e um banco de dados computadorizado mantido pelo Bureau of Nutritional Sciences of Health Bureau of Nutritional Sciences of Health and Welfare Canada. O banco de dados de nutrientes do USDA pode ser acessado em *www.nal.usda.gov/fnic/foodcomp/search/*; o Nutrient Data Laboratory pode ser acessado em *https://www.ars.usda.gov/northeast-area/beltsville-md-bhnrc/beltsville-human-nutrition-research-center/methods-and-application-of-food-composition-laboratory/*; e o Food and Nutrition Information Center, National Agricultural Library, Agricultural Research Service of the USDA podem ser acessados em *www.nal.usda.gov/fnic*. Outra fonte gratuita para a quantificação das calorias alimentares é o "rastreador" de calorias alimentares do governo dos Estados Unidos: *www.supertracker.usda.gov/default.aspx*.

O Apêndice A apresenta os valores energéticos e nutricionais para os alimentos comuns, incluindo itens especiais e alimentos de *fast-food*. O consumo de uma quantidade igual de calorias a partir de diversos alimentos frequentemente requer o aumento ou a diminuição da quantidade do alimento em particular. Por exemplo, para consumir 100 kcal a partir de seis alimentos comuns – cenoura, talo de aipo, pimentão, toranja, ovos de tamanho médio e maionese – um indivíduo deve ingerir cinco cenouras, 20 talos de aipos, 6,5 pimentões, uma toranja grande, 1 ¼ ovo, mas apenas uma colher de sopa de maionese. Consequentemente, uma mulher adulta sedentária média precisaria consumir 420 talos de aipos, 105 cenouras, 136 pimentões ou 26 ovos ou ainda apenas 1 ½ xícara de maionese ou 240 mℓ de molho para salada para alcançar suas demandas energéticas diárias de 2.100 kcal. Esses exemplos ilustram de maneira significativa que os alimentos ricos em lipídios contêm consideravelmente mais calorias do que os alimentos com poucos lipídios e com um teor de água correspondentemente mais elevado.

Calorias são iguais a calorias

Uma caloria reflete a energia contida no alimento independentemente da fonte alimentar. De um ponto de vista energético, 100 calorias de maionese são iguais às mesmas 100 calorias em 20 talos de aipos ou ainda as 100 calorias no sorvete de macadâmia com chocolate do Ben and Jerry's são iguais às 100 calorias de 20 aipos!

Por exemplo, o equivalente calórico de um Guacamole Bacon Six Dollar Burger na rede de restaurantes Carl's Jr. (1.040 kcal totais; 650 kcal provenientes de lipídios [72 g ou 62,5%; sendo 24 g de gorduras saturadas]) continuam sendo equivalentes a 208 talos de aipos! Ou, dito diferentemente, o consumo de 208 talos de aipos forneceria a mesma quantidade de calorias totais do que esse grande hambúrguer. A ingestão calórica de um indivíduo é igual à soma de *toda* a energia consumida a partir de quantidades pequenas ou grandes de alimentos. Deve ficar claro que mesmo o talo de aipo e o aspargo, se consumidos em excesso, seriam alimentos "que engordam". O Capítulo 7 considera as variações na ingestão energética diária entre indivíduos sedentários e ativos, incluindo diversos grupos de atletas.

SAÚDE PESSOAL E NUTRIÇÃO PARA O EXERCÍCIO 6.1

Três fases da cronologia dos nutrientes para a otimização do desempenho

Novos achados na literatura científica da nutrição esportiva e para o exercício enfatizam que não apenas o tipo específico e a mistura dos nutrientes, como também o tempo entre a sua ingestão e a realização do exercício é importante para a melhora do desempenho. O objetivo da determinação da cronologia dos nutrientes é saber quando comer e o que comer para alcançar um desempenho vantajoso e acelerar a recuperação. O conhecimento acerca da determinação da cronologia dos nutrientes permite a redução do estado catabólico (liberação dos hormônios glucagon, epinefrina, norepinefrina e cortisol) e a ativação dos hormônios naturais que ajudam a aumentar a massa muscular (testosterona, hormônio do crescimento, fator de crescimento semelhante à insulina 1 e insulina) para facilitar a recuperação do exercício e maximizar o crescimento muscular. As três fases para a otimização da ingestão de nutrientes específicos incluem:

1. A **fase energética** (a) aumenta a ingestão dos nutrientes para poupar o glicogênio e as proteínas musculares, (b) aumenta o *endurance* muscular, (c) limita a supressão do sistema imunológico, (d) reduz os danos musculares e (e) facilita a recuperação no período após o exercício. O consumo de suplementos de carboidratos/proteínas no período imediatamente anterior à atividade física e durante a atividade física aumenta o *endurance* muscular; a proteína ingerida promove o metabolismo das proteínas, reduzindo a demanda de liberação de aminoácidos a partir dos músculos. Os carboidratos consumidos durante a atividade física diminuem a liberação de cortisol – isso reduz os efeitos supressores que a atividade física possui sobre a função do sistema imunológico e reduz a geração de aminoácidos de cadeia ramificada pela clivagem de proteínas para a geração de energia.
   O perfil do suplemento recomendado para a fase anabólica contém os seguintes nutrientes: entre 40 a 50 g de carboidratos com alto índice glicêmico (glicose, sacarose, maltodextrina), 13 a 15 g de proteína do soro do leite, 1 a 2 g de leucina, 1 a 2 g de glutamina, 60 a 120 mg de vitamina C e entre 80 e 400 UI de vitamina E.

2. A **fase anabólica** consiste na janela metabólica de 45 minutos após o exercício – um período que aumenta a sensibilidade à insulina para que ocorra o reestabelecimento dos estoques musculares de glicogênio e o reparo e a síntese do tecido muscular. Esse deslocamento do estado catabólico para o anabólico ocorre principalmente pela diminuição da ação do cortisol e pelo aumento dos efeitos anabólicos e de aumento da massa muscular que a insulina exerce por intermédio do consumo de suplemento de proteína/carboidrato com alto índice glicêmico na forma líquida (p. ex., *Whey Protein* (proteína do soro do leite) e carboidratos de alto índice glicêmico). Essencialmente, o carboidrato com alto índice glicêmico consumido após a atividade física age como um nutriente ativador que estimula a liberação de insulina, que, na presença de aminoácidos, aumenta a síntese de tecido muscular e diminui a degradação proteica.
   O perfil do suplemento recomendado para a fase energética contém os seguintes nutrientes: entre 20 e 26 g de carboidratos com alto índice glicêmico (glicose, sacarose, maltodextrina), 5 a 6 g de proteína do soro do leite (proteína de alta qualidade e que é rapidamente digerida, separada do leite no processo de fabricação de queijo), 1 g de leucina, entre 30 e 120 mg de vitamina C, entre 20 e 60 UI de vitamina E, entre 100 e 250 mg de sódio, entre 60 e 100 mg de potássio e entre 60 e 220 mg de magnésio.

3. A **fase de crescimento** começa no fim da fase anabólica e se estende até o início da próxima sessão de treinos. Ela representa o período de tempo para maximizar a sensibilidade à insulina e manter o estado anabólico, visando acentuar os ganhos de massa e de força musculares. O *segmento rápido*, que envolve as primeiras horas dessa fase, ajuda a manter o aumento da sensibilidade à insulina e a captação de glicose para maximizar a reposição dos estoques de glicogênio. Ele também tem como objetivo acelerar a eliminação dos resíduos metabólicos por intermédio do aumento do fluxo sanguíneo e do estímulo ao reparo tecidual e ao crescimento muscular. O *segmento sustentado*, que envolve as próximas 16 a 18 horas, mantém um balanço nitrogenado positivo. Isso ocorre com uma ingestão proteica diária relativamente elevada (entre 0,91 e 1,2 g de proteína por kg de peso corporal), que acelera a síntese tecidual sustentada, porém lenta. Uma ingestão adequada de carboidratos facilita a reposição dos estoques de glicogênio.
   O perfil do suplemento recomendado para a fase de crescimento contém os seguintes nutrientes: 14 g de proteína do soro do leite, 2 g de caseína, 3 g de leucina, 1 g de glutamina e entre 2 e 4 g de carboidratos com alto índice glicêmico.

Fontes: Grant CL et al. The impact of meal timing on performance, sleepiness, gastric upset, and hunger during simulated night shift. Ind Health. 2017; 55:423.
Ivy J, Portman R. Nutrient timing: the future of sports nutrition. North Bergen, NY: Basic Health Publications; 2004.
Kerksick CM et al. International society of sports nutrition position stand: nutrient timing. J Int Soc Sports Nutr. 2017; 29:14.
McHill AW et al. Later circadian timing of food intake is associated with increased body fat. Am J Clin Nutr. 2017; 106:1213.
Schoenfeld BJ et al. The effect of protein timing on muscle strength and hypertrophy: a meta-analysis. J Intl Soc Sports Nutr. 2014; 11:20.
Skolnik H, Chernus A. Nutrient timing for peak performance. Champaign, IL: Human Kinetics; 2010.

Resumo

1. Uma quilocaloria, ou kcal, representa uma medida de calor que expressa o valor energético do alimento.
2. A queima do alimento na bomba calorimétrica quantifica diretamente o teor energético do alimento.
3. O calor de combustão representa a quantidade de calor que é liberada pela oxidação completa de um alimento na bomba calorimétrica. Os valores médios de energia bruta são de 4,2 kcal/g para os carboidratos, 9,4 kcal/g para os lipídios e 5,65 kcal/g para as proteínas.
4. O coeficiente de digestibilidade indica a proporção do alimento consumido que o corpo digere e absorve.
5. Os coeficientes de digestibilidade apresentam média de 97% para os carboidratos, 95% para os lipídios e 92% para as proteínas. Desse modo, os valores de energia líquida (conhecidos como fatores gerais de Atwater) são de 4 kcal/g para os carboidratos, 9 kcal/g para os lipídios e 4 kcal/g para as proteínas.
6. Os valores caloríficos de Atwater permitem que seja possível computar o valor calórico de qualquer refeição a partir do teor de carboidratos, lipídios e proteínas nos alimentos.
7. A caloria representa uma unidade de energia térmica independentemente da fonte do alimento.
8. De um ponto de vista energético, 500 kcal de sorvete de chocolate com calda de creme e avelãs não engorda mais do que 500 kcal de melancia, 500 kcal de pizza de queijo e pepperoni ou 500 kcal de pão com salmão, cebolas e *sour cream* (creme azedo).

MEDIDA DO GASTO ENERGÉTICO HUMANO

Todos os processos metabólicos nas células e nos tecidos produzem calor, definindo operacionalmente a taxa do metabolismo energético do corpo.

Energia liberada pelo corpo

A caloria representa a unidade básica de medida de calor e o termo *calorimetria* define a medida de transferência de calor. A **calorimetria direta** e a **calorimetria indireta**, duas abordagens diferentes de medida ilustradas na **Figura 6.2**, quantificam com precisão a energia gerada pelo corpo durante o repouso e durante a atividade física.

Calorimetria direta

O calor representa o destino final de todos os processos metabólicos corporais. Os experimentos pioneiros do químico francês Antoine Lavoisier (1743-1794; veja o Boxe "Ligações com o passado" neste capítulo) e de seus contemporâneos na década de 1770 forneceram um incentivo para a medida direta do gasto energético durante o repouso e durante a atividade física (scienceworld.wolfram.com/biography/Lavoisier.html). Seu aparato original mostrado aqui inspirou o desenvolvimento do calorímetro moderno apresentado na **Figura 6.1**, fornecendo uma maneira de avaliar diretamente a produção de calor pelo corpo humano.

Os experimentos de Lavoisier com cobaias em 1780 foram os primeiros a quantificar o consumo de oxigênio e a produção de dióxido de carbono produzido pelo metabolismo utilizando o primeiro calorímetro de gelo que foi construído, como mostrado na imagem. Ao longo de um período de 10 horas, aproximadamente 3 g de ácido carbônico eram

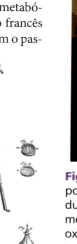

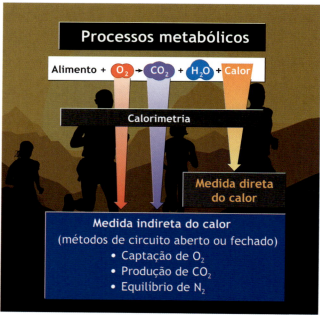

Figura 6.2 A medida da taxa de produção de calor pelo corpo fornece uma avaliação direta da taxa metabólica. A produção de calor (taxa metabólica) pode ser estimada indiretamente pela medida da troca dos gases dióxido de carbono e oxigênio durante a clivagem dos macronutrientes dos alimentos e a excreção de nitrogênio. (Adaptada, com permissão, de McArdle WE, Katch FI, Katch VL. Essentials of exercise physiology. 5th ed. Baltimore: Wolters Kluwer Health; 2016.)

coletados a partir de um animal que respirava oxigênio puro. Em um segundo experimento, as cobaias foram colocadas em uma gaiola de arame que, por sua vez, foi colocada em um recipiente de parede dupla. Foi colocado gelo nas paredes duplas do recipiente para manter uma temperatura constante; o gelo entre a gaiola e a parede interna derretia por causa do calor do corpo do animal. Durante 24 horas, 370 g de gelo derreteram. Lavoisier e seu colega Pierre-Simon Laplace (1749-1827) concluíram que o calor total produzido pelo animal era igual à quantidade de calor necessária para derreter o gelo. Lavoisier e seus colegas abriram caminho para os estudos futuros sobre o equilíbrio energético por terem reconhecido inicialmente que carbono, hidrogênio, nitrogênio e oxigênio estavam envolvidos no metabolismo, e essas substâncias não apareciam ou desapareciam misteriosamente. Em vez disso, esses elementos eram reconfigurados em uma sequência previsível durante a combustão. Lavoisier cunhou algumas verdades básicas: *"apenas o oxigênio participa da respiração animal, e o "calórico" liberado durante a respiração é a própria combustão."*

O calorímetro humano ilustrado na **Figura 6.3** é bastante semelhante ao desenho do primeiro calorímetro utilizado por Atwater e Rosa nos anos 1890. Os professores Wilbur Olin Atwater (1844-1907, um químico; *www.sportsci.org/news/history/atwater/atwater.html*) e seu colega Edward Bennett Rosa (1861-1921, um físico; *www.nasonline.org/publications/biographical-memoirs/memoir-pdfs/rosa-e-b.pdf*) foram os primeiros a utilizar e, então, aperfeiçoar o calorímetro humano. Seus experimentos sofisticados a respeito do consumo e do gasto energético validaram com sucesso a **lei da conservação da energia** (uma lei básica da física que diz que a energia total em um sistema permanece constante ou é conservada; *www.khanacademy.org/science/physics/work-and-energy/work-and-energy-tutorial/a/what-is-work*), validando a relação entre a calorimetria direta e a calorimetria indireta. Seus experimentos duravam entre várias horas e 13 dias; durante alguns experimentos, os indivíduos pedalavam continuamente por até 16 horas, gastando mais de 10.000 kcal. A operação do calorímetro precisava de 16 funcionários, que trabalhavam em turnos de 12 horas, duas equipes de oito pessoas de cada vez.

Um calorímetro humano moderno, mostrado na **Figura 6.4**, consiste em uma câmara de ar selada com fornecimento de oxigênio em que um indivíduo vive e trabalha por períodos extensos. Um volume conhecido de água em uma temperatura especificada circula através de uma série de serpentinas no topo da câmara. Essa água absorve o calor que é produzido e irradiado pelo indivíduo enquanto ele está no calorímetro. Um isolamento protege toda a câmara, de modo que as mudanças na temperatura da água estão diretamente relacionadas com o metabolismo energético do indivíduo. Para que haja uma ventilação adequada, o ar exalado pelo indivíduo passa continuamente pela câmara através de substâncias químicas que removem a umidade e absorvem o dióxido de carbono. O oxigênio que é adicionado ao ar é recirculado pela câmara.

Calorimetria indireta

Todas as reações de liberação de energia do corpo dependem, em última análise, do uso de oxigênio. A medida da captação de oxigênio por um indivíduo fornece, assim, uma estimativa indireta, porém precisa, do gasto energético. A calorimetria indireta é relativamente simples de operar e menos cara para manter, necessitando de menos pessoas especializadas do que a calorimetria direta.

Transformação calórica para o oxigênio

Pesquisas com a bomba calorimétrica mostram que aproximadamente 4,82 kcal são liberadas quando uma mistura de carboidratos, lipídios e proteínas é queimada em um litro de oxigênio. Mesmo com grandes variações na mistura metabólica,

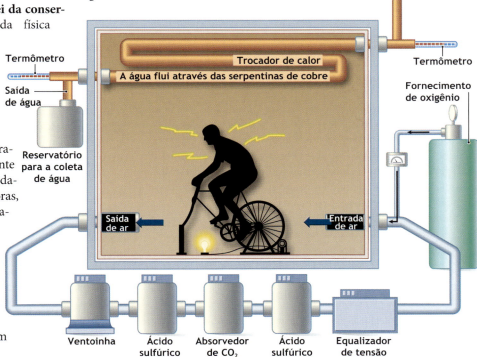

Figura 6.3 Um calorímetro humano mede diretamente o metabolismo energético (produção de calor). No calorímetro de Atwater-Rosa, uma lâmina fina de cobre reveste a parede interior à qual os trocadores de calor se ligam na porção superior e através dos quais a água circula, absorvendo rapidamente o calor que é irradiado pelo indivíduo durante o exercício. Conforme o indivíduo repousa, a água mais quente flui em uma taxa menor. A roda de trás gira através do campo de um eletroímã, produzindo uma corrente elétrica que determina com precisão a potência gerada. (Adaptada, com permissão, de McArdle WE, Katch FI, Katch VL. Essentials of exercise physiology. 5th ed. Baltimore: Wolters Kluwer Health; 2016.)

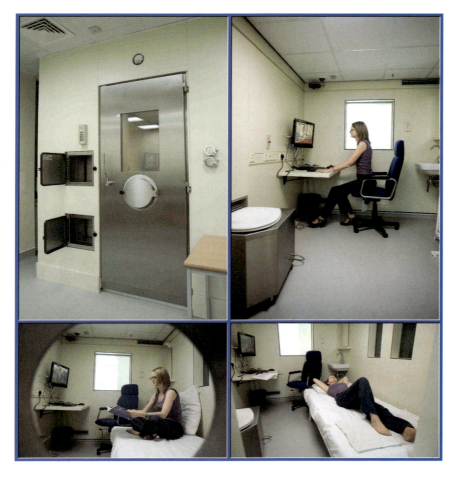

Figura 6.4 Exemplo de uma sala para medida da calorimetria humana corporal moderna. O sistema mostrado nos quatro painéis consiste em uma sala selada de 14 m³, com duas aberturas de troca para passagem de comida e suprimentos entre o interior e o exterior da câmara, espaço suficiente para viver, para que o indivíduo durma e trabalhe, além de um banheiro e de um equipamento para que o indivíduo se exercite, muitas vezes uma bicicleta. O objetivo é monitorar continuamente a captação de O_2 e a produção de CO_2 enquanto o indivíduo "vive" na câmara, analisando a concentração diferencial dos gases entre o ar ambiente que flui para dentro e para fora da câmara. (Fonte: Cortesia da Dra. Debbie Girdlestone, líder setorial (Ciências da Vida), Desenvolvimento de Negócios e Medicina Translacional. University of Warwick, Coventry, Reino Unido CV4, 7AL; *www2.warwick.ac.uk/services/ris/impact/analyticalguide/wbc*).

esse valor calorífero do oxigênio varia apenas um pouco, dentro de uma faixa de 2 a 4%. Considerando o metabolismo de uma dieta mista, um valor aproximado de 5,0 kcal/ℓ de oxigênio consumido constitui um fator de conversão adequado para a estimativa do gasto energético em condições de metabolismo aeróbico estável. Um equivalente energético de oxigênio de 5,0 kcal/ℓ fornece uma escala conveniente para transpor qualquer atividade física aeróbica em uma referência calórica (energética). De fato, a calorimetria indireta, feita a partir das medidas de captação de oxigênio, age como base para a quantificação do estresse energético ou calórico da maior parte das atividades físicas (Apêndice B).

A espirometria de circuito fechado e a espirometria de circuito aberto representam os dois métodos mais comuns de calorimetria indireta.

Espirometria de circuito fechado

A **Figura 6.5** ilustra a técnica de espirometria de circuito fechado desenvolvida no fim dos anos 1800 e ainda utilizada em hospitais e em alguns laboratórios dedicados à pesquisa da nutrição humana para a estimativa do gasto energético em repouso, mas com os equipamentos eletrônicos atualizados mostrados na figura. O indivíduo respira oxigênio puro a partir de um recipiente preenchido previamente chamado de **espirômetro** (das palavras em latim *spiro* [respirar] e *metro* [medir]). De uma perspectiva histórica, o espirômetro de água descrito na seção a seguir precede o espirômetro de circuito fechado ilustrado na **Figura 6.5**.

O inventor do espirômetro de água. O cirurgião britânico John Hutchinson (1811-1861) inventou o espirômetro de água na metade dos anos 1800, um instrumento semelhante aos espirômetros modernos para as medidas dos volumes de ar inspirado e expirado. Hutchinson merece crédito por realizar mais de 4.000 observações a respeito da função pulmonar, particularmente a respeito da capacidade vital e de outras estatísticas vitais. Hutchinson não foi o primeiro a medir aspectos da respiração e da função pulmonar, que datam desde a medicina grega, por volta da época de Galeno. Hutchinson não estava apenas interessado na instrumentação, como estavam os indivíduos que o precederam, mas em como o espirômetro poderia avaliar problemas respiratórios irregulares. Ele relatou que a capacidade vital (um termo que ele cunhou) estava relacionada linearmente com a altura, mas não com o peso ou com a circunferência do tórax, que a capacidade vital diminuía com a idade e era importante para o diagnóstico de doenças obstrutivas das vias respiratórias, o que era particularmente evidente para os trabalhadores das minas de carvão. Hutchinson também merece gratidão por ter cunhado os termos *ar complementar* (agora chamado de volume de reserva inspiratório), *ar de respiração* (agora chamado de volume corrente), *ar de reserva* (volume de reserva expiratória) e *ar residual* (volume residual).

Espirometria moderna de circuito fechado. O espirômetro de água moderno consiste em um "sistema fechado" porque a pessoa respira novamente apenas o gás no espirômetro. Uma vasilha de metal contendo hidróxido de potássio (KOH) no circuito respiratório absorve o dióxido de carbono no ar exalado. Um cilindro de gravação ligado ao espirômetro gira em uma velocidade conhecida e registra a captação de oxigênio a partir de modificações no volume do sistema.

Durante a atividade física, a medida da captação de oxigênio com a espirometria de circuito fechado pode ser problemática. O indivíduo deve permanecer próximo ao equipamento volumoso, a resistência do circuito aos grandes volumes respiratórios da atividade física é considerável e durante a atividade física intensa a velocidade da remoção do dióxido de carbono se torna inadequada. Por esses motivos, a espirometria de circuito aberto permanece o procedimento mais amplamente utilizado para a medida da captação de oxigênio durante diversas atividades físicas. Os sistemas modernos de circuito aberto se baseiam na miniaturização e em processadores eletrônicos avançados para registrar e avaliar parâmetros metabólicos energéticos.

Espirometria de circuito aberto

Na espirometria de circuito aberto, o indivíduo inala o ar ambiente com uma composição constante de 20,93% de oxigênio, 0,03% de dióxido de carbono e 79,04% de nitrogênio. A fração do nitrogênio também inclui uma pequena quantidade de gases inertes (p. ex., argônio 0,93%; criptônio 0,00011%; xenônio 0,0000087%). As mudanças nos percentuais de oxigênio e de dióxido de carbono no ar expirado em comparação com os percentuais do ar ambiente inspirado refletem indiretamente o processo atual do metabolismo energético. Desse modo, a análise dos dois fatores – o volume de ar respirado durante um período de tempo especificado e a composição do ar exalado – fornece um modo útil de medida da captação de oxigênio e infere o gasto energético.

Três procedimentos comuns de calorimetria indireta medem a captação de oxigênio em várias condições: espirometria portátil, técnica da bolsa de Douglas e técnica da campânula ventilada.

Espirometria portátil. Cientistas alemães no início dos anos 1940 aperfeiçoaram um sistema portátil e leve, que foi projetado primeiramente pelo fisiologista respiratório alemão Nathan Zuntz (1847-1920) no fim do século XIX para determinar indiretamente o gasto energético durante a atividade física. As atividades incluíam operações relacionadas com a guerra (p. ex., como viajar para terrenos diferentes com todo o aparato de batalha, a operação de veículos de transporte, incluindo tanques e aeronaves, e as atividades físicas que os soldados encontravam durante as operações de combate). O indivíduo carregava um aparato com formato de caixa pesando 3 kg e com aparência de mochila enquanto participava de alguma atividade em particular; duas imagens mais adiante mostram o gasto energético durante a prática de golfe empurrando um carrinho por cerca de 4 horas. Nesse exemplo, a quantidade de calorias gastas durante cada minuto é de, em média, 6,3 kcal para um indivíduo que pese 73,9 kg, ou um total de 1.512 kcal gastas durante a prática de quatro horas. No segundo exemplo, uma pilota da aeronáutica pesando 61,2 kg realizou o levantamento e o abaixamento de caixas para determinar os gastos energéticos dessa tarefa ao longo do período de 60 minutos (8,9 kcal em um minuto ou 534 kcal pelo período de 60 minutos, excluindo o período de recuperação após a tarefa).

Cortesia do Instituto Max Planck para a História da Ciência, Berlim/Laboratório Virtual; http://mpiwg-berlin.mpg/technology/data?id=tec1715.

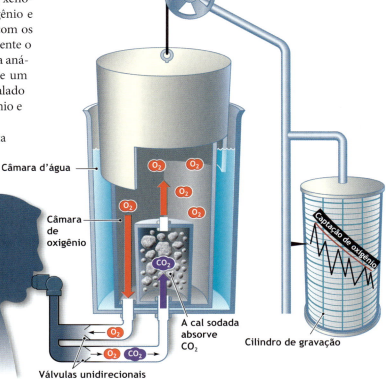

Figura 6.5 O método do circuito fechado utiliza um espirômetro preenchido previamente com oxigênio puro. Conforme o indivíduo respira pelo espirômetro, a cal sodada remove o dióxido de carbono contido no ar expirado. A diferença entre os volumes inicial e final de oxigênio no espirômetro calibrado indica o consumo de oxigênio durante o intervalo avaliado. (Adaptada, com permissão, de McArdle WE, Katch FI, Katch VL. Essentials of exercise physiology. 5th ed. Baltimore: Wolters Kluwer Health; 2016.)

O ar ambiente inspirado passava através de uma válvula bidirecional e o ar expirado passava através de um contador de gás. O contador media o volume total expirado e coletava uma pequena amostra desse gás para análises posteriores dos teores de oxigênio e de dióxido de carbono. Eram realizadas avaliações subsequentes da captação de oxigênio e do gasto energético para todo o período avaliado. Carregar o espirômetro portátil permitia uma liberdade considerável de movimentos para a estimativa do gasto energético em várias atividades, inclusive subir montanhas, praticar esqui alpino de descida livre, velejar, jogar golfe e praticar atividades comuns de cuidado com a casa (Apêndice B). Entretanto, durante uma atividade vigorosa o equipamento se torna incômodo. Além disso, o contador de gás subestima o volume de influxo de ar durante a atividade física intensa, quando há respirações rápidas. Subsequentemente, muitos sistemas diferentes e menores foram projetados, testados e utilizados para várias aplicações. A maioria desses sistemas utiliza os avanços mais recentes na tecnologia dos computadores para produzir resultados aceitáveis em comparação com os sistemas mais fixos, com computadores dedicados ou com a técnica da bolsa descrita na próxima seção. A **Figura 6.6** mostra aplicações para o exercício de um sistema de coleta metabólica portátil disponível comercialmente.

Técnica da bolsa. A **Figura 6.7** mostra uma aplicação da técnica clássica da bolsa para consumo de oxigênio durante a atividade física. Nesse exemplo, um indivíduo realiza um exercício de natação de *crawl* frontal utilizando um aparato para a cabeça com uma válvula respiratória bidirecional, de alta velocidade e de baixa resistência. Ele respira o ar ambiente por um lado da válvula e o expele pelo outro. O ar então passa ou por grandes telas ou por bolsas plásticas de Douglas (nomeadas em homenagem ao distinto fisiologista respiratório britânico Claude Gordon Douglas [1882-1963; www.douglashistory.co.uk/history/claude_douglas.htm]) ou balões meteorológicos de borracha, ou ainda através de um contador de gás que mede continuamente o volume de ar expirado. O contador coleta uma alíquota (pequena amostra) do ar expirado para que sejam analisadas suas composições de oxigênio e de dióxido de carbono. A avaliação da captação de oxigênio, assim como ocorre em todas as técnicas de calorimetria indireta, utiliza uma transformação calorífica adequada do oxigênio para que seja computado o gasto energético.

Técnica da campânula ventilada. A técnica da campânula ventilada aberta mostrada na **Figura 6.8** representa uma aplicação da espirometria de circuito aberto. Com essa técnica, um cone ou uma cabine flexível cerca a cabeça e os ombros do paciente de modo que os gases expirados são capturados por uma bomba de fluxo de ar que bombeia o oxigênio e o dióxido de carbono para analisadores controlados por microprocessadores a fim de avaliar as concentrações dos gases oxigênio e dióxido de carbono. Esse método permite monitoramento contínuo por períodos mais longos do que o tolerado pela restrição imposta pelos dispositivos colocados sobre a boca, os clipes colocados sobre o nariz e os tubos que são utilizados com os métodos típicos de espirometria de circuito aberto. Essa técnica ainda é o método de escolha para a estimativa do gasto energético basal e durante o repouso em durações longas de repouso e sono.

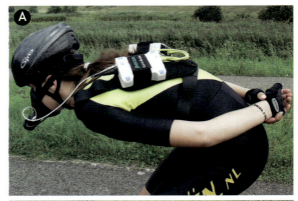
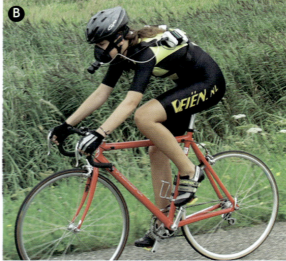

Figura 6.6 Sistemas portáteis de coleta metabólica utilizam o que há de mais recente na tecnologia dos microcomputadores. Células analisadoras de oxigênio e de dióxido de carbono acopladas a um contador de microfluxo altamente sensível, medindo a captação de oxigênio pelo método do circuito aberto durante diferentes atividades como (**A**) patinação e (**B**) ciclismo. (Adaptada, com permissão, de McArdle WE, Katch FI, Katch VL. Essentials of exercise physiology. 5th ed. Baltimore: Wolters Kluwer Health; 2016.)

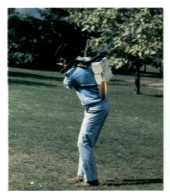
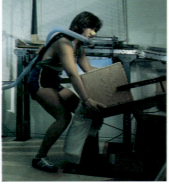

Capítulo 6 • Medida da Energia nos Alimentos e Durante a Atividade Física   199

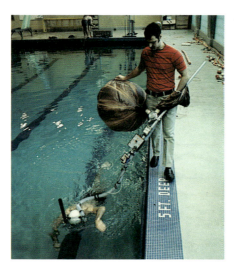

Figura 6.7 Medida da captação de oxigênio com a espirometria de circuito aberto (técnica da bolsa de Douglas) durante a natação de *crawl* frontal. O investigador caminha ao lado do nadador para coletar o ar expirado para análises subsequentes do teor de oxigênio. Um sistema de sons utilizado dentro da touca ajuda o nadador a controlar a velocidade do movimento. Nos sistemas mais modernos, luzes subaquáticas de LED são colocadas estrategicamente ao longo do fundo da piscina para que os nadadores meçam seu ritmo. "Seguir a luz" constitui um método de treinamento valioso para aprimorar a técnica da braçada e ao mesmo tempo aumentar a intensidade do treinamento. (Adaptada, com permissão, de McArdle WD, Katch FI, Katch VL. Essentials of exercise physiology. 5th ed. Baltimore: Wolters Kluwer Health; 2016.)

Instrumentação computadorizada. Com os avanços nas tecnologias dos computadores e dos microprocessadores, a espirometria de circuito aberto computadorizada permite a medida rápida das respostas metabólica e fisiológica à atividade física. Um computador realiza cálculos metabólicos com base nos sinais eletrônicos que ele recebe dos sensores miniaturizados dentro dos instrumentos. Um resultado impresso ou gráfico dos dados aparece ao longo de todo o período de avaliação. Sistemas mais avançados incluem monitores automáticos da pressão sanguínea, da frequência cardíaca e da temperatura com instruções predefinidas que regulam velocidade, duração e carga em uma esteira, uma bicicleta ergométrica, um *stepper*, um remador, uma piscina ergométrica ou outro aparato. Durante voos espaciais da NASA, astronautas e especialistas nas missões realizam exercícios estruturados e individualizados em esteira e/ou bicicletas ergométricas (além de dispositivos de resistência e simuladores de gravidade), que possuem interface com dispositivos automáticos de medida para avaliar os efeitos da falta da gravidade sobre as funções cardiovascular, nervosa, de equilíbrio, óssea e muscular antes, durante e após as missões espaciais. A **Figura 6.9** mostra uma abordagem de sistemas computadorizados modulares para a coleta, a análise e a representação das respostas metabólicas e fisiológicas durante a atividade física.

Sistemas portáteis mais recentes incluem a transmissão sem fio dos dados das medidas metabólicas – análises da ventilação pulmonar e dos teores de oxigênio e de dióxido de carbono – durante vários tipos de atividades físicas, esportes e atividades ocupacionais. Os componentes leves e miniaturizados incluem um chip sensível à voz que fornece informações a respeito do ritmo, da duração da atividade, do gasto energético, da frequência cardíaca e da ventilação pulmonar. O microprocessador da unidade armazena dados em tempo real a respeito do exercício para que eles sejam transferidos posteriormente para um outro computador ou que sejam armazenados "na nuvem". A geração mais recente de "instrumentos em um *chip*" permite a avaliação contínua do gasto energético utilizando relógios e vestuário dedicados para a coleta de dados, seu processamento e *download* para aplicativos e/ou *upload* para a nuvem, para que sejam armazenados e, mais tarde, analisados em um hospital. Desse modo, é possível avaliar os efeitos da nutrição esportiva e da resposta ao treinamento.

Técnica da água duplamente marcada. A técnica da água duplamente marcada fornece um modo útil de estimar o gasto energético total diário de crianças e de adultos em condições livres, sem a necessidade de coletar o ar expirado e sem as restrições normais impostas pelos outros procedimentos indiretos. A técnica não fornece um refinamento suficiente para estimativas precisas do gasto energético de um indivíduo, mas ela é mais aplicável para a estimativa de valores médios ao longo de um determinado período e também para as estimativas de grupo. A alta precisão técnica do método permite que a água duplamente marcada seja utilizada como um critério de validação de outros métodos (p. ex., questionários de atividade física e diários de atividade física) para a estimativa do gasto energético total diário de grupos ao longo de períodos de tempo longos.

O indivíduo consome uma quantidade de água contendo uma concentração conhecida dos isótopos estáveis de hidrogênio (^{2}H ou deutério) e oxigênio (^{18}O ou oxigênio-18) – daí o termo *água duplamente marcada*. Os isótopos se distribuem por todos os fluidos corporais. O hidrogênio marcado deixa o corpo como água ($^{2}H_{2}O$) no suor, na urina e no vapor d'água

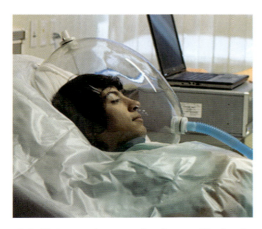

Figura 6.8 Sistema de campânula ventilada de espirometria de circuito aberto. (Adaptada, com permissão, de McArdle WD, Katch FI, Katch VL. Sports and exercise nutrition. 4th ed. Baltimore: Wolters Kluwer Health; 2013.)

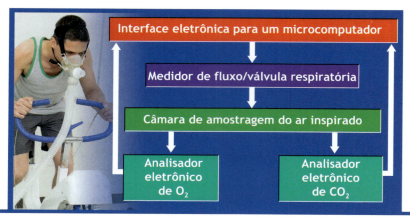

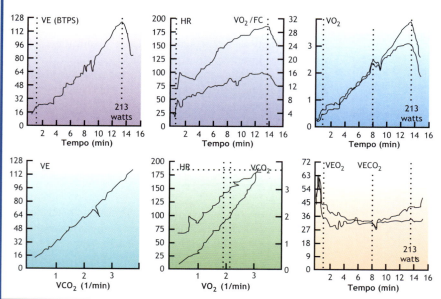

Figura 6.9 Sistemas computadorizados para coleta, análise e representação dos dados fisiológicos e metabólicos. Os indivíduos variam desde atletas de alto desempenho até pessoas se recuperando de lesões e deficiências conforme eles se exercitam em uma grande variedade de atividades físicas, desde o repouso até o exercício máximo. Os dados podem ser apresentados na representação tradicional de minuto a minuto ou em segundo a segundo (ou em outros múltiplos, dependendo da configuração desejada). (Adaptada, com permissão, de McArdle WD, Katch FI, Katch VL. Essentials of exercise physiology. 5th ed. Baltimore: Wolters Kluwer Health; 2016.)

pulmonar, enquanto o oxigênio marcado deixa o corpo como água ($H_2^{18}O$) ou como dióxido de carbono ($C^{18}O_2$), que é produzido durante a oxidação dos macronutrientes no metabolismo energético. Um **espectrômetro de massa da taxa dos isótopos** (EMTI) determina as diferenças entre a eliminação dos dois isótopos em relação aos níveis normais "basais" do corpo. Esse procedimento permite as medidas precisas das misturas dos isótopos estáveis e estima a produção total de dióxido de carbono durante o período avaliado. O consumo de oxigênio é estimado com base na produção de dióxido de carbono e no valor de quociente respiratório medido ou deduzido de 0,85.

Os valores de controles de base de ^{18}O e ^{2}H são determinados pela análise da urina ou da saliva do indivíduo antes da ingestão da água duplamente marcada. Os isótopos ingeridos requerem cerca de 5 horas para serem distribuídos por toda a água corporal. A amostra inicial de urina ou de saliva enriquecida é então medida diariamente ou semanalmente ao longo da duração do estudo, usualmente de duas ou três semanas. A diminuição progressiva nas concentrações dos dois isótopos nas amostras permite a computação da taxa de produção do dióxido de carbono. A precisão da técnica da água duplamente marcada *versus* o gasto energético com o consumo de oxigênio em ambientes controlados apresenta média entre +3 e +5%. Essa magnitude de erro provavelmente é ainda maior em estudos de campo, particularmente entre indivíduos fisicamente ativos.

A técnica da água duplamente marcada fornece um modo ideal de avaliar o gasto energético total de grupos ao longo de períodos prolongados, incluindo o repouso na cama e durante atividades físicas extremas, como a escalada do monte Everest, a participação no Tour de France, o remo de longa distância, corridas de *ultraendurance* competitivas e natação ininterrupta por dias e horas para a quebra dos recordes mundiais de *endurance* (i. e., natação de 38 km cruzando o Canal da Mancha, no estreito de Dover entre a Inglaterra e a França, e o recorde de natação mais longa, de 225 km, sem nadadeiras em 50 horas e 10 minutos, atravessando o mar Adriático, de Grado até Riccione, na Itália). As maiores limitações desse método incluem o custo do ^{18}O enriquecido e o custo das análises espectrométricas dos dois isótopos.

Calorimetria direta *versus* indireta

O metabolismo energético estudado simultaneamente com os métodos calorimétricos diretos e indiretos fornece evidências convincentes a respeito da validade dos métodos indiretos para a estimativa do gasto energético humano. No início do século XX, Atwater e Rosa compararam os métodos calorimétricos diretos e indiretos durante 40 dias com três homens que viviam em calorímetros semelhantes ao mostrado na **Figura 6.4**. Seus gastos energéticos diários apresentavam médias de 2.723 kcal quando medidos diretamente pela produção de calor e de 2.717 kcal quando medidos indiretamente utilizando medidas de consumo de oxigênio de circuito fechado. Outros experimentos com animais e com seres humanos baseados em atividades físicas moderadas também demonstraram uma concordância entre os dois métodos; a diferença apresentava uma média geralmente menor do que ± 1%. Nos experimentos de Atwater e Rosa um erro de ± 0,2% no método representava uma façanha técnica considerável, dado que esses experimentos contavam com instrumentos manuais construídos no fim dos anos 1890.

Quociente respiratório

Pesquisas na porção inicial do século XIX descobriram um método para avaliar a mistura metabólica durante o repouso e a atividade física a partir de medidas da troca gasosa nos pulmões. A oxidação completa dos átomos de carbono e de hidrogênio de uma molécula em dióxido de carbono e água requer quantidades diferentes de oxigênio. Desse modo, o substrato metabolizado (seja carboidrato, lipídios ou proteína) determina a quantidade de dióxido de carbono produzido em relação ao oxigênio consumido. O **quociente respiratório (QR)** se refere a essa taxa de troca metabólica de gases da seguinte maneira:

$$QR = CO_2 \text{ produzido} \div O_2 \text{ consumido}$$

O QR é um guia conveniente para aproximar a mistura de nutrientes que é catabolizada para a geração de energia durante o repouso e durante a atividade física aeróbica. O equivalente calórico para o oxigênio é diferente dependendo do macronutriente oxidado; sendo assim, a determinação precisa da produção de calor pelo corpo ou do gasto energético requer o conhecimento tanto do QR quanto da captação de oxigênio.

Quociente respiratório para os carboidratos

A oxidação completa de uma molécula de glicose requer seis moléculas de oxigênio e produz seis moléculas de dióxido de carbono e água da seguinte maneira:

$$C_6H_{12}O_6 + 6\ O_2 \rightarrow 6\ CO_2 + 6\ H_2O$$

A troca gasosa durante a oxidação da glicose produz uma quantidade de moléculas de dióxido de carbono que é igual à quantidade de moléculas de oxigênio consumidas; portanto, o QR dos carboidratos é igual a 1,00:

$$QR = 6\ CO_2 \div 6\ O_2 = 1,00$$

Quociente respiratório para os lipídios

A composição química dos lipídios é diferente dos carboidratos porque os lipídios contêm uma quantidade consideravelmente menor de átomos de oxigênio proporcionalmente aos átomos de carbono e de hidrogênio. A taxa de 2:1 de hidrogênio para oxigênio nos carboidratos corresponde à taxa da água, enquanto os ácidos graxos possuem uma taxa muito maior. Consequentemente, a catabolização dos lipídios para a geração de energia requer um consumo consideravelmente maior de oxigênio em relação à produção de dióxido de carbono. O ácido palmítico, um ácido graxo típico mostrado na equação a seguir (carbono, hidrogênio, oxigênio), é oxidado em dióxido de carbono e água. Essa reação produz 16 moléculas de dióxido de carbono para cada 23 moléculas de oxigênio consumidas. A equação a seguir resume essa troca para o cálculo do QR:

$$C_{16}H_{32}O_2 + 23\ O_2 \rightarrow 16\ CO_2 + 16\ H_2O$$

$$QR = 16\ CO_2 \div 23\ O_2 = 0,696$$

Geralmente, um valor de 0,70 representa o QR para os lipídios com variações entre 0,69 e 0,73. O valor depende do comprimento da cadeia de carbonos do ácido graxo oxidado.

Quociente respiratório para as proteínas

As proteínas não são simplesmente oxidadas em dióxido de carbono e água durante o metabolismo energético. Em vez disso, o fígado primeiramente desamina, ou seja, remove nitrogênio, a molécula de aminoácido. O corpo excreta os fragmentos de nitrogênio e de enxofre na urina, no suor e nas fezes. O fragmento "cetoácido" restante é então oxidado em dióxido de carbono e água para fornecer energia para o trabalho biológico. Esses cetoácidos de cadeia curta, assim como ocorre no catabolismo dos lipídios, requerem mais consumo de oxigênio em relação ao dióxido de carbono produzido para alcançar a combustão completa. A proteína albumina é oxidada da seguinte maneira:

$$C_{72}H_{112}N_2O_{22}S + 77\ O_2 \rightarrow 63\ CO_2 + 38\ H_2O + SO_3 + 9\ CO(NH_2)_2$$

$$QR = 63\ CO_2 \div 77\ O_2 = 0,818$$

O valor geral de 0,82 caracteriza o QR para as proteínas.

Quociente respiratório não proteico

O QR calculado a partir da análise da composição do ar expirado usualmente reflete o catabolismo de uma mistura de carboidratos, lipídios e proteínas, permitindo a análise da contribuição precisa de cada macromolécula na mistura metabólica. Por exemplo, os rins excretam aproximadamente 1 g de nitrogênio na urina para cada 5,57 (valor atual) a 6,25 (valor

---

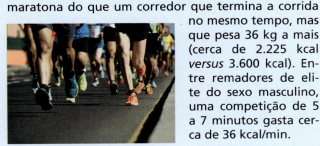

Gasto considerável de energia durante uma maratona

Durante uma maratona, atletas de elite geram um gasto energético constante de cerca de 25 kcal/min por toda a duração da corrida! Em um ritmo próximo ao recorde mundial, os maratonistas do sexo masculino apresentam praticamente a mesma massa e teor de gordura corporais, de modo que existe pouca diferença do tamanho corporal sobre o gasto energético. Já para os maratonistas recreativos, a massa corporal afeta o gasto energético por causa da relação quase linear entre o custo energético da corrida e variações no tamanho corporal. Assim, um corredor de 59 kg gasta cerca de 1.375 calorias a menos durante a maratona do que um corredor que termina a corrida no mesmo tempo, mas que pesa 36 kg a mais (cerca de 2.225 kcal *versus* 3.600 kcal). Entre remadores de elite do sexo masculino, uma competição de 5 a 7 minutos gasta cerca de 36 kcal/min.

Fonte: Martinez S. Energy, macronutrient and water intake during a mountain ultramarathon event: The influence of distance. J Sports Sci. 2018; 36:333.

clássico) g de proteína metabolizada para a geração de energia. Cada grama de nitrogênio excretado representa uma produção de dióxido de carbono de aproximadamente 4,8 ℓ e uma captação de oxigênio correspondente de cerca de 6 ℓ.

O exemplo a seguir ilustra o procedimento passo a passo para o cálculo do **QR não proteico** – a porção da troca respiratória atribuída à combustão de apenas carboidratos e lipídios, excluindo as proteínas. Esse exemplo leva em consideração dados para um indivíduo que consome 4,0 ℓ de oxigênio e que produz 3,4 ℓ de dióxido de carbono durante um período de repouso de 15 minutos. Durante esse período, os rins excretam 0,13 g de nitrogênio na urina.

Passo 1. 4,8 ℓ de CO_2 por grama de proteína metabolizada × 0,13 g = 0,62 ℓ de CO_2 produzido no catabolismo das proteínas.

Passo 2. 6,0 ℓ de O_2 por grama de proteína metabolizada × 0,13 g = 0,78 ℓ de O_2 consumido no catabolismo proteico.

Passo 3. CO_2 não proteico produzido = 3,4 ℓ de CO_2 – 0,62 ℓ de CO_2 = 2,78 ℓ de CO_2.

Passo 4. O_2 não proteico consumido = 4,0 ℓ de O_2 – 0,78 ℓ de O_2 = 3,22 ℓ de O_2.

Passo 5. QR não proteico = 2,78 ÷ 3,22 = 0,86.

Quociente respiratório para uma dieta mista

Durante atividades que variam desde o repouso total sobre a cama até um exercício aeróbico moderado como caminhar ou correr devagar, o QR raramente reflete a oxidação de carboidratos puros ou de lipídios puros. Em vez disso, o metabolismo de uma mistura desses dois nutrientes ocorre com um QR intermediário entre 0,70 e 1,00. *Para a maior parte dos objetivos, nós assumiremos um QR de 0,82 a partir do metabolismo de uma mistura composta por 40% de carboidratos e 60% de lipídios, aplicando o equivalente calórico de 4,825 kcal/ℓ de oxigênio para a transformação energética.* Utilizando 4,825, um valor de 4% representa o erro máximo possível para a estimativa do metabolismo energético a partir da captação de oxigênio estável.

A **Tabela 6.3** apresenta o gasto energético por litro de oxigênio captado para diferentes valores de QR não proteicos, incluindo seus percentuais correspondentes e gramas de carboidratos e de lipídios utilizados para a geração de energia. O valor não proteico considera que a mistura metabólica é formada *apenas* por carboidratos e lipídios. A tabela pode ser interpretada da maneira a seguir.

Suponha que a captação de oxigênio durante 30 minutos de atividade física aeróbica seja de 3,22 ℓ/min com uma produção de dióxido de carbono de 2,78 ℓ/min. O QR, calculado como $VCO_2 ÷ VO_2$ (2,78 ÷ 3,22) é igual a 0,86. Com a **Tabela 6.3** esse valor de QR (coluna da esquerda) corresponde a um equivalente energético de 4,875 kcal/ℓ para a captação de oxigênio ou um gasto energético durante o exercício de 13,55 kcal/min (2,78 ℓ O_2/min × 4,875 kcal). Com base em um QR não proteico, 54,1% das calorias provêm da combustão dos carboidratos e 45,9%

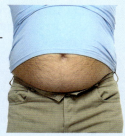

Captação de oxigênio e tamanho corporal

Para ajustar os efeitos das variações do tamanho corporal sobre o consumo de oxigênio (i. e., pessoas maiores usualmente consomem mais oxigênio, mesmo em crianças), os pesquisadores frequentemente expressam a captação de oxigênio em termos de massa corporal (o que é chamado de **consumo relativo de oxigênio**), como mililitros de oxigênio por quilograma de massa corporal por minuto (mℓ/kg/min). No repouso, esse valor é de cerca de 3,5 mℓ/kg/min (**1 MET**) ou 245 mℓ/min (**consumo absoluto de oxigênio**) para uma pessoa de 70 kg. Outros modos de relacionar o consumo de oxigênio com aspectos do tamanho e da composição corporais incluem mililitros de oxigênio por quilograma de massa corporal livre de gordura por minuto (mℓ/kg MLG/min) e, algumas vezes, mℓ de oxigênio por cm² de área muscular transversal por minuto (mℓ/cm AMT/min).

Fonte: Lee JM. Activity energy expenditure in youth: sex, age, and body size patterns. J Phys Act Health. 2016; 13:S62.

dos lipídios. As calorias totais gastas durante um exercício de 30 minutos equivalem a 406 kcal (13,55 kcal/min × 30 min).

Taxa de troca respiratória

A aplicação do QR considera que a troca de oxigênio e de dióxido de carbono medida nos pulmões reflete a troca gasosa real proveniente do metabolismo dos macronutrientes nas células. Essa consideração permanece razoavelmente válida durante o repouso e durante a atividade física aeróbica leve ou moderada estável, sem acúmulo de lactato. Entretanto, fatores como hiperventilação (excesso de respiração) podem alterar de forma espúria a troca de oxigênio e de dióxido de carbono nos pulmões de modo que a taxa de troca gasosa não reflita mais apenas a mistura de substratos no metabolismo energético celular. Fisiologistas da respiração chamam a taxa de produção de dióxido de carbono em relação ao consumo de oxigênio nessas situações de **taxa de troca respiratória** – abreviada como **R** ou **RER**. Essa taxa é computada exatamente do mesmo modo que o QR.

Por exemplo, a eliminação de dióxido de carbono aumenta durante a hiperventilação porque a resposta respiratória aumenta até níveis desproporcionalmente elevados em relação à demanda metabólica real. Com o excesso de respiração, o nível normal de dióxido de carbono no sangue diminui, já que esse gás é eliminado no ar expirado. Um aumento correspondente na captação de oxigênio não ocorre com essa eliminação adicional de dióxido de carbono; desse modo, o aumento em R não pode ser atribuído à oxidação dos alimentos. Nesses casos, R usualmente apresenta valores maiores do que 1,00.

TABELA 6.3

Equivalentes térmicos do oxigênio para o quociente respiratório (QR) não proteico, incluindo o percentual de quilocalorias e de gramas derivados da oxidação de carboidratos e lipídios.

QR não proteico	Quilocalorias por litro de O_2	Percentual de quilocalorias derivado de		Gramas por litro de O_2	
		Carboidrato	Lipídio	Carboidrato	Lipídio
0,707	4,686	0,0	100,0	0,000	0,496
0,71	4,690	1,1	98,9	0,012	0,491
0,72	4,702	4,8	95,2	0,051	0,476
0,73	4,714	8,4	91,6	0,090	0,460
0,74	4,727	12,0	88,0	0,130	0,444
0,75	4,739	15,6	84,4	0,170	0,428
0,76	4,750	19,2	80,8	0,211	0,412
0,77	4,764	22,8	77,2	0,250	0,396
0,78	4,776	26,3	73,7	0,290	0,380
0,79	4,788	29,9	70,1	0,330	0,363
0,80	4,801	33,4	66,6	0,371	0,347
0,81	4,813	36,9	63,1	0,413	0,330
0,82	4,825	40,3	59,7	0,454	0,313
0,83	4,838	43,8	56,2	0,496	0,297
0,84	4,850	47,2	52,8	0,537	0,280
0,85	4,862	50,7	49,3	0,579	0,263
0,86	4,875	54,1	45,9	0,621	0,247
0,87	4,887	57,5	42,5	0,663	0,230
0,88	4,889	60,8	39,2	0,705	0,213
0,89	4,911	64,2	35,8	0,749	0,195
0,90	4,924	67,5	32,5	0,791	0,178
0,91	4,936	70,8	29,2	0,834	0,160
0,92	4,948	74,1	25,9	0,877	0,143
0,93	4,961	77,4	22,6	0,921	0,125
0,94	4,973	80,7	19,3	0,964	0,108
0,95	4,985	84,0	16,0	1,008	0,090
0,96	4,998	87,2	12,8	1,052	0,072
0,97	5,010	90,4	9,6	1,097	0,054
0,98	5,022	93,6	6,4	1,142	0,036
0,99	5,035	96,8	3,2	1,186	0,018
1,00	5,047	100,0	0,0	1,231	0,000

A atividade física exaustiva representa outra anomalia que faz com que R adquira valores maiores do que 1,00. Nesses casos, o bicarbonato de sódio no sangue tampona ou "neutraliza" o lactato gerado durante o metabolismo anaeróbico para manter o equilíbrio acidobásico adequado, por intermédio da seguinte reação:

$$HLa + NaHCO_3 \rightarrow NaLa + H_2CO_3 \rightarrow H_2O + CO_2 \rightarrow \text{Pulmões}$$

O tamponamento do lactato produz o ácido carbônico, que é um ácido fraco. Nos capilares pulmonares, o ácido carbônico é degradado em dióxido de carbono e água, e o dióxido de carbono é prontamente liberado pelos pulmões. O valor de R aumenta além de 1,00 porque o tamponamento adiciona dióxido de carbono "extra" ao ar expirado, em excesso comparado com a quantidade que é normalmente liberada durante o metabolismo energético.

Valores relativamente baixos de R ocorrem após a atividade física exaustiva, quando o dióxido de carbono permanece nas células e nos fluidos corporais para recuperar o bicarbonato que tamponou o acúmulo de lactato. Essa reação reduz o teor de dióxido de carbono expirado sem afetar a captação de oxigênio. Isso faz com que R adquira valores menores do que 0,70.

Medidas da capacidade de geração de energia pelos seres humanos

Todas as pessoas possuem a capacidade de realizar metabolismo energético anaeróbico e aeróbico, embora a capacidade de transferência energética por cada uma dessas formas varie consideravelmente entre as pessoas. A **Figura 6.10** mostra o envolvimento dos sistemas de transferência energética anaeróbico e aeróbico para diferentes durações de atividades físicas máximas. No início de movimentos com velocidade alta ou baixa, os fosfagênios intramusculares trifosfato de adenosina (ATP) e fosfocreatina (PCr) fornecem uma energia imediata e anaeróbica para a ação muscular. Após os primeiros segundos de movimento muscular, o sistema energético glicolítico (fase inicial da clivagem dos carboidratos) fornece uma proporção cada vez maior de energia total. Repare no tempo correspondente à interseção e no cruzamento para os sistemas energéticos de curto prazo (*amarelo*) e de prazo intermediário (*azul-claro*). O sistema energético de longo prazo (*vermelho*) fornece a energia predominante durante ações de *endurance*, envolvendo grandes grupos musculares e em atividades físicas de duração mais elevada. A continuação da atividade constitui uma demanda progressivamente maior sobre as vias metabólicas aeróbicas para a síntese de ATP.

Algumas atividades físicas requerem a capacidade de realização de mais de um sistema de transferência energética, enquanto outras atividades dependem predominantemente de um único sistema. Todas as atividades ativam ambos os sistemas energéticos em algum grau, dependendo da intensidade e da duração. Ocorre uma demanda maior sobre a transferência energética anaeróbica em atividades de intensidade elevada e duração curta.

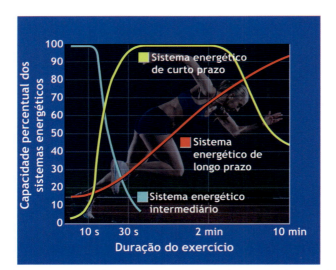

Figura 6.10 Os sistemas de transferência energética aeróbica e anaeróbica do corpo e sua contribuição percentual para a geração total de energia durante uma atividade física máxima de diferentes durações. (Adaptada, com permissão, de McArdle WD, Katch FI, Katch VL. Essentials of exercise physiology. 5th ed. Baltimore: Wolters Kluwer Health; 2016.)

Tanto as técnicas calorimétricas diretas quanto as indiretas estimam a potência e a capacidade dos diferentes sistemas energéticos durante várias atividades físicas. A **Tabela 6.4** lista alguns testes de desempenho fisiológico diretos e indiretos utilizados conjuntamente para esse objetivo.

Gasto energético durante o repouso e a atividade física

Três fatores determinam o gasto energético diário total (GET) (**Figura 6.11**):

- A taxa metabólica em repouso, que inclui as condições basais e de sono, além do custo energético adicional do despertar
- A influência termogênica do alimento consumido
- A energia gasta durante a atividade física e a recuperação.

Taxa metabólica basal

Para cada indivíduo, uma necessidade energética mínima sustenta as funções corporais no estado de vigília. A medida do consumo de oxigênio nas três condições padronizadas a seguir quantifica essa necessidade, que é chamada de **taxa metabólica basal (TMB)**:

1. Nenhum consumo de alimentos por pelos menos 12 horas antes da medida; o **estado pós-absortivo** descreve essa condição.
2. Nenhum esforço muscular desnecessário por pelo menos 12 horas antes da medida.
3. Medida durante os últimos 5 a 10 minutos após o indivíduo ter ficado deitado tranquilamente por um período entre 30 e 60 minutos em uma sala com pouca iluminação e com temperatura controlada (termoneutra).

TABELA 6.4

Testes diretos (fisiológicos) e indiretos (de desempenho) comuns da capacidade de geração de energia de seres humanos.

Sistema energético	Medidas diretas (fisiológicas)	Medidas indiretas (testes de desempenho)
Sistema imediato (anaeróbico)	Mudanças nos níveis de ATP/PCr na atividade máxima (≤ 30 s)	Corrida em escada; *power jumping*; levantamento de peso de potência
Sistema de curto prazo (anaeróbico)	Resposta do lactato/ depleção do glicogênio na atividade (≤ 3 min)	Corrida de velocidade; ciclismo máximo (p. ex., teste de Wingate máximo), testes de corrida e de natação
Sistema de longo prazo (aeróbico)	Avaliação de $VO_{2máx}$;* duração de 4 a 20 min de atividade física máxima progressiva	Testes de caminhada/ corrida leve/corrida/ *step*/ciclismo; testes submáximos e máximos; resposta da frequência cardíaca ao exercício

*Captação máxima de oxigênio por minuto alcançada durante o exercício de *endurance* máximo.

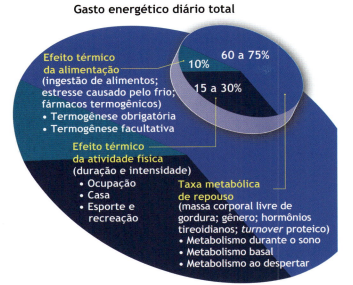

Figura 6.11 Os três componentes do gasto energético diário total (GET) e sua contribuição percentual para o GET. (Adaptada, com permissão, de McArdle WD, Katch FI, Katch VL. Essentials of exercise physiology. 5th ed. Baltimore: Wolters Kluwer Health; 2016.)

A manutenção das condições controladas fornece um modo padronizado de estudar a relação entre gasto energético e tamanho corporal, gênero e idade. A TMB também estabelece uma linha de base energética importante para a implementação de um programa prudente de controle de peso utilizando restrição alimentar, atividades físicas ou uma combinação dos dois. Na maior parte dos casos, os valores basais medidos no laboratório permanecem apenas marginalmente mais baixos do que os valores de taxa metabólica basal medida em condições menos restritas. Um exemplo incluiria essa avaliação três ou quatro horas após uma refeição leve sem atividade física. Os termos "metabolismo basal" e "metabolismo de repouso" frequentemente são utilizados como sinônimo.

Influência do tamanho corporal e do gênero sobre o metabolismo (basal) em repouso

A **Figura 6.12** mostra que a TMB (expressa como kcal/m² de área de superfície corporal [ASC] por hora; kcal/m²/h) é cerca de 5 a 10% menor em mulheres do que em homens em todas as idades, a partir da puberdade e persistindo dessa maneira até a oitava década de vida. O percentual maior de gordura corporal das mulheres e sua massa muscular menor em relação ao tamanho corporal ajudam a explicar sua taxa metabólica menor por unidade de área de superfície. Entre os 20 e os 40 anos de idade, os valores médios de TMB são de 38 kcal/m²/h para os homens e 35 kcal/m²/h para as mulheres.

Estimativa do gasto energético diário em repouso (GER)

Utilize as curvas na **Figura 6.12** para estimar o gasto energético diário em repouso (GER) de um indivíduo. Para estimar a taxa metabólica total por hora, multiplique o valor da TMB pela área de superfície corporal (ASC) do indivíduo, expressa em m² (ver a próxima seção). Esse total por hora fornece uma informação importante para estimar a necessidade basal de energia diária para a ingestão energética. Os resultados são claros: a TMB (expressa como kcal/m² de ASC por hora; kcal/m²/h) é em média 5 a 10% menor em mulheres em comparação com homens de todas as idades. As curvas podem ser utilizadas para estimar a taxa metabólica total por hora com base na área de superfície corporal calculada do indivíduo.

A medida precisa da ASC representa um desafio considerável. Experimentos realizados por cientistas alemães, franceses e japoneses no fim dos anos 1800 e início dos anos 1900 (*www.ncbi.nlm.nih.gov/pmc/articles/PMC4914842/*) forneceram os dados para a determinação da ASC por intermédio de uma predição simples utilizando apenas a massa corporal (kg) e a estatura (cm). Um estudo notável publicado há mais de 100 anos (Arch Int Med, 1916) vestiu oito homens e duas mulheres com uma roupa íntima justa para o corpo inteiro e aplicou parafina derretida e tiras de papel para evitar a modificação de sua superfície corporal. A roupa tratada foi então removida e cortada em pedaços retos para permitir a medida precisa da área superficial corporal (comprimento × largura). A relação íntima entre estatura (cm) e o peso corporal (massa em kg) e a ASC permitiram a derivação da seguinte fórmula empírica para a predição da ASC:

$$\text{ASC, m}^2 = 0{,}20247 \times \text{estatura}^{0{,}725} \times \text{massa corporal}^{0{,}425}$$

Em que a estatura é a altura em metros e a massa corporal é o peso em quilogramas.

Um exemplo de cálculo de ASC para um homem de 1,778 m e 75 kg é:

$$\begin{aligned}\text{ASC} &= 0{,}20247 \times 1{,}778^{0{,}725} \times 75^{0{,}425} \\ &= 0{,}20247 \times 1{,}51775 \times 6{,}2647 \\ &= 1{,}925 \text{ m}^2\end{aligned}$$

A atividade física regular reduz a diminuição do metabolismo com a idade

Aumentos na gordura corporal e reduções na massa corporal livre de gordura (MLG) explicam o declínio de 2% na TMB por década ao longo da vida adulta. A atividade física regular reduz o declínio na TMB relacionado com a idade. Ocorreu um aumento de 8% no metabolismo em repouso quando homens com idade entre 50 e 65 anos aumentaram sua MLG por intermédio de um treinamento de resistência intenso. Além disso, um programa de condicionamento aeróbico de oito semanas para idosos aumentou o metabolismo em repouso em 10% sem nenhuma modificação na MLG, indicando que treinamentos de *endurance* e de resistência podem reduzir o declínio no metabolismo em repouso que é observado usualmente com o envelhecimento.

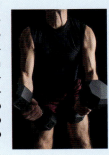

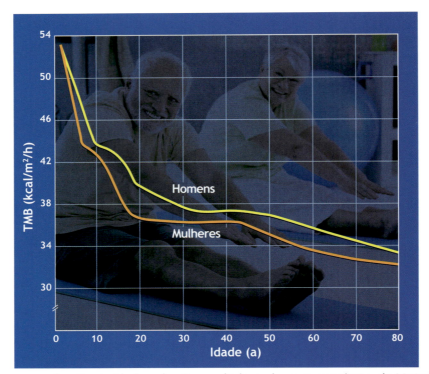

Figura 6.12 A TMB como uma função de idade e de gênero. (Adaptada, com permissão, de McArdle WD, Katch FI, Katch VL. Essentials of exercise physiology. 5th ed. Baltimore: Wolters Kluwer Health; 2016.)

Para um homem com 20 anos de idade a TMB estimada é de 36,5 kcal/m²/h. Se sua área superficial for de 1,925 m², como no cálculo anterior, o gasto energético por hora seria de 70,3 kcal (36,5 × 1,925 m²). Em 24 horas, isso representaria um GER de 1.686 kcal (70,3 kcal × 24 h).

Predição do gasto energético diário em repouso

Predição do gasto energético em repouso a partir de massa, estatura e idade

A massa corporal (MC [kg]), a estatura (E [cm]) e a idade (I [anos]) podem estimar o GER com precisão suficiente utilizando as equações a seguir para mulheres e homens:

Mulheres: GER = 655 + (9,6 × MC) + (1,85 × E) − (4,7 × I)
Homens: GER = 66,0 + (13,7 × MC) + (5,0 × E) − (6,8 × I)

Exemplos
Mulher

MC = 62,7 kg; E = 172,5 cm; I = 22,4 a.
GER = 655 + (9,6 × 62,7) + (1,85 × 172,5) − (4,7 × 22,4)
 = 655 + 601,92 + 319,13 − 105,28
 = 1.471 kcal

Homem

MC = 80 kg; E = 189,0 cm; I = 30 a.
GER = 66,0 + (13,7 × 80) + (5,0 × 189,0) − (6,8 × 30,0)
 = 66,0 + 1.096 + 945 − 204
 = 1.903 kcal

Várias contribuições teciduais para a taxa metabólica em repouso

A **Tabela 6.5** apresenta as estimativas das necessidades energéticas absoluta e relativa, expressas como a captação de oxigênio em mℓ/min e como um percentual do metabolismo de repouso para diferentes órgãos e tecidos de adultos. O cérebro e os músculos esqueléticos consomem aproximadamente a mesma quantidade total de oxigênio, embora o cérebro pese apenas 1,6 kg (2,3% da massa corporal), enquanto o músculo constitui cerca de 50% da massa corporal. Para as crianças, o

TABELA 6.5

Captação de oxigênio de vários tecidos corporais em repouso para um homem de 65 kg.

Órgão	Captação de oxigênio (mℓ/min)	Percentual do metabolismo em repouso
Fígado	67	27
Cérebro	47	19
Coração	17	7
Rins	26	10
Músculos esqueléticos	45	18
Restante	48	19
Total	**250**	**100**

Adaptada, com permissão, de McArdle WD, Katch FI, Katch VL. Exercise physiology: nutrition, energy, and human performance. 8th ed. Baltimore: Wolters Kluwer Health; 2015.

metabolismo cerebral representa quase 50% do gasto energético total em repouso. Essa semelhança no metabolismo não se mantém durante a atividade física máxima porque a energia gasta pelos músculos ativos aumenta quase 100 vezes, já a energia total gasta pelo cérebro aumenta apenas marginalmente durante o exercício.

Gasto energético durante a gestação

Os três fatores mais importantes que afetam o gasto energético diário total (GET) incluem a atividade física, a termogênese induzida pela dieta e o clima. A gestação também afeta o GET principalmente por causa de como ela impacta o custo energético de diferentes atividades físicas e por causa dos aumentos progressivos no peso corporal.

Atividade física

A atividade física afeta profundamente o gasto energético humano. Três ou quatro horas de treinamento intenso por atletas de elite praticamente duplicam seus gastos energéticos diários. A maior parte das pessoas pode sustentar taxas metabólicas que chegam a 10 vezes o valor de repouso durante exercícios de caminhada e subidas rápidas envolvendo grandes grupos musculares, corrida, ciclismo e natação – tanto na piscina quanto no mar. *A atividade física geralmente contribui para 15 a 30% do GET.*

Termogênese induzida pela dieta

O consumo de alimentos aumenta o metabolismo energético por causa dos processos de digestão, absorção e assimilação dos nutrientes, que dependem de energia. A **termogênese induzida pela dieta (TID)**, também chamada de **efeito térmico dos alimentos (ETA)**, tipicamente alcança seus valores máximos cerca de 1 hora após a alimentação, dependendo da quantidade e do tipo do alimento. Além disso, esse efeito também depende da magnitude da TID, que varia entre 10 e 35% da energia do alimento ingerido. Hipoteticamente, uma refeição composta por proteína pura produziria um efeito térmico que equivale frequentemente a 25% do teor energético total daquela refeição.

Algumas propagandas rotineiramente enaltecem o elevado efeito térmico do consumo de proteínas para a promoção de dietas ricas nesse macronutriente para a perda de peso. Seus defensores dizem que menos calorias acabam disponíveis para o corpo em comparação com refeições isocalóricas, porém ricas em lipídios e carboidratos. Esse argumento tem alguma validade, mas outros fatores devem ser levados em consideração ao formular um programa prudente de perda de peso. Esses fatores incluem:

- Sobrecarga potencialmente perigosa para as funções hepática e renal causada pelo catabolismo excessivo de proteínas
- Efeitos de síntese de colesterol por causa do teor de ácidos graxos saturados das proteínas animais.

Planos alimentares balanceados requerem uma *mistura* de macronutrientes contendo teores adequados de vitaminas e minerais. Quando a atividade física é combinada com restrição calórica para a perda de peso, a ingestão de carboidratos – e não de proteínas – fornece a principal fonte energética para a atividade física e para a conservação do tecido magro, que é invariavelmente perdido com planos dietéticos com restrição alimentar.

Os indivíduos com pouco controle sobre o peso corporal frequentemente apresentam uma resposta térmica aos alimentos reduzida, um efeito que provavelmente está relacionado com predisposições genéticas. Ao longo de muitos anos, essa conexão regulada pelo DNA contribui para um acúmulo considerável de gordura corporal. Se o estilo de vida da pessoa incluir atividade física moderada regular, então, o efeito termogênico representa apenas um pequeno percentual do GET. Além disso, caminhar após uma refeição estimula ainda mais a resposta térmica normal ao consumo de alimentos. Isso corrobora o conselho popular de "dar uma caminhada" depois de uma refeição.

Clima

Fatores ambientais influenciam a taxa metabólica em repouso. Por exemplo, o metabolismo em repouso de pessoas que vivem em climas tropicais é cerca de 5 a 20% *mais elevado* do que o de pessoas que vivem em regiões mais temperadas. Essa observação foi feita pela primeira vez em 1847 pelo anatomista, biólogo e fisiologista alemão Carl Bergmann (1821-1876), que relatou que animais menores eram frequentemente mais encontrados em climas próximos ao Equador, enquanto animais maiores eram vistos em regiões mais frias. A regra de Bergmann (nomeada em sua homenagem) diz que animais com massa corporal maior geram mais calor a partir de uma atividade celular maior. A regra de Bergmann prediz a enorme massa corporal dos ursos-polares. Interessantemente, os estados mais ao sul dos EUA – Mississippi, Louisiana, Alabama e Arkansas – apresentavam taxas de prevalência de sobrepeso e obesidade maiores do que 35% em 2017, enquanto os estados mais ao norte de Washington, Oregon e Vermont apresentam uma prevalência de sobrepeso e obesidade menor do que 30% (*https://stateofobesity.org/adult-obesity/*).

O zoologista norte-americano Joel Asaph Allen (1838-1921; o primeiro curador de pássaros e mamíferos do Museu de História Natural de Nova Iorque) expandiu a regra de Bergmann para incluir como as condições ambientais influenciavam os comprimentos de braços, pernas e outros apêndices e, subsequentemente, a transferência de calor para o ambiente. Estudos posteriores feitos por outras pessoas na década de 1950 demonstraram uma forte correlação negativa entre o tamanho corporal e a temperatura ambiental anual média de uma região para populações ao redor do mundo. Acontece que atividades físicas realizadas em climas quentes e com umidade relativamente mais elevada também impõem um pequeno aumento na taxa metabólica (5%), que se traduz em captação de oxigênio correspondentemente mais elevada em comparação com a mesma atividade sendo realizada em um ambiente termoneutro. Nos Estados Unidos, a cidade de Nova Orleans possui a maior umidade relativa (média de 75,9%), seguida

Parte 2 • Bioenergética dos Nutrientes Durante o Exercício e o Treinamento

pela cidade de Jacksonville, na Flórida (75,8%). A umidade usualmente aumenta durante a porção mais fria do dia porque o ar mais frio armazena menos água. Em qualquer dia do ano em Houston, no Texas, às seis horas da manhã a umidade relativa do ar é de, em média, 89,7%; em Jacksonville, às quatro horas da manhã, ela é de 89,2% e, em Nova Orleans, às seis horas da manhã, é de 87,6%. A umidade relativa no sudeste da Ásia é de, em média, 70 a 90% ao longo do ano.

Três fatores produzem diretamente um aumento no efeito termogênico induzido pelo ambiente:

1. Aumento da temperatura central.
2. Energia adicional necessária para a atividade das glândulas sudoríparas.
3. Alteração da dinâmica circulatória.

Os ambientes frios também aumentam o metabolismo energético dependendo do teor de gordura corporal e da qualidade térmica do vestuário. Durante o estresse causado pelo frio extremo, o metabolismo de repouso frequentemente triplica por causa do tremor muscular para a geração de calor e para o restabelecimento de uma temperatura central estável chamada de **termogênese dependente do tremor** (*http://physrev.physiology.org/content/86/2/435*).

Gestação

A dinâmica cardiovascular segue padrões normais de respostas durante a gestação. *A atividade física moderada geralmente não representa um estresse fisiológico para a mãe maior do que o estresse imposto pelo ganho de peso adicional e pelo possível ônus causado pelos tecidos fetais.* A gestação não compromete o valor absoluto de capacidade aeróbica expressa em litros por minuto. Conforme a gestação progride, aumentos no peso corporal materno são somados consideravelmente ao esforço do exercício durante atividades como caminhada, corrida leve e subida de escadas, e também podem reduzir a economia do esforço físico. A gestação, particularmente no último trimestre, aumenta a ventilação pulmonar para uma dada intensidade de esforço submáximo. Ao longo da gestação, o hormônio progesterona, que é produzido pelos ovários, aumenta de 25 ng/mℓ na sexta semana de gestação para cerca de 150 ng/mℓ após 37 semanas. Essa mudança gradual aumenta a sensibilidade do centro respiratório ao CO_2 e, desse modo, estimula a hiperventilação materna.

Gasto energético durante a atividade física

Uma compreensão a respeito do metabolismo energético em repouso fornece um quadro de referência importante para avaliar o potencial de aumento do gasto energético diário pelos seres humanos. De acordo com várias pesquisas, a *inatividade física* (p. ex., assistir à televisão ou jogar no computador, passar o tempo dentro de casa e outras atividades sedentárias) contribui para cerca de um terço das horas acordadas das pessoas. Isso significa que a atividade física regular tem o potencial de aumentar consideravelmente o GET. Transformar esse potencial em realidade depende da intensidade, da duração e do tipo de atividade física realizada.

Pesquisadores da fisiologia do exercício e de outras áreas (p. ex., ergonomia, nutrição, engenharia, biodinâmica humana e fisiologia espacial) avaliaram a energia gasta durante várias atividades – escovar os dentes, limpar a casa, aparar a grama, passear com o cachorro, dirigir um carro, jogar pingue-pongue, jogar boliche, dançar, nadar, subir montanhas, além da atividade física durante voos espaciais dentro de veículos espaciais e fora deles durante tarefas (atividades extraveiculares). Considere uma atividade como remar continuamente a uma taxa de 30 remadas por minuto por 30 minutos. Se a quantidade de oxigênio consumida for de 2,0 ℓ/min durante cada minuto de remo, então, em 30 minutos o remador consumiria 60 litros de oxigênio. Uma estimativa razoavelmente precisa da energia gasta na atividade de remo pode ser feita porque 1 litro de oxigênio gera cerca de 5 kcal de energia. Nesse exemplo, o remador gasta 300 kcal (60 ℓ × 5 kcal) durante a atividade física. Esse valor representa o **gasto energético bruto** para o intervalo de tempo. O **gasto energético líquido** atribuído apenas à atividade de remo é igual ao gasto energético bruto (300 kcal) menos a necessidade energética para o repouso por um período de tempo equivalente.

É possível estimar o GET determinando o tempo gasto nas atividades diárias (utilizando um diário) e determinando as necessidades energéticas correspondentes para as atividades. Listagens dos gastos energéticos para uma grande faixa de atividades físicas estão disponíveis no Apêndice B.

Gasto energético para a classificação da atividade física

Todos nós, em algum momento da vida, realizamos algum tipo de trabalho físico que classificaríamos como muito "difícil". Isso inclui subir um longo lance de escadas no metrô, na estação de trem ou em um aeroporto, retirar a neve da calçada utilizando uma pá, correr para pegar um ônibus, colocar e retirar mobília de um caminhão, cavar, esquiar ou caminhar pela neve alta ou correr continuamente por 10 a 30 minutos ou mais em uma areia fofa. Dois fatores afetam como os pesquisadores avaliam a dificuldade de uma tarefa: duração e intensidade.

Ambos os fatores também apresentam diferenças individuais consideráveis. Correr uma maratona de 42 km em várias velocidades ilustra esse argumento. Um corredor mantém um ritmo máximo e completa a corrida em pouco mais de duas horas. Outro corredor de nível de aptidão física semelhante escolhe um ritmo menor, mais "recreativo", e completa a corrida em 3, 4, 5 ou mais horas. Nesses exemplos, a intensidade da atividade física diferencia o desempenho. Em outra situação, duas pessoas correm na mesma velocidade, mas uma corre o dobro de tempo da outra. Aqui, a duração da atividade física diferencia o desempenho.

A Tabela 6.6 apresenta um esquema de classificação de cinco níveis para a atividade física com base no gasto energético e nos níveis MET correspondentes para homens e mulheres não treinados.

Custo energético de atividades recreativas e esportivas

A Tabela 6.7 ilustra as diferenças no custo energético de várias atividades recreativas e esportivas. Repare que o vôlei requer cerca de 3,6 kcal/min (216 kcal/h) para uma pessoa que pese 71 kg. A mesma pessoa gasta mais do que o dobro dessa energia, ou 546 kcal/h, nadando em *crawl* frontal. Visto de um modo um pouco diferente, 25 minutos nadando proporcionam um gasto da mesma quantidade de calorias do que jogar uma hora de vôlei recreativo. O gasto energético aumenta proporcionalmente se o ritmo da natação aumentar ou se o vôlei ficar mais intenso.

Efeitos do peso corporal

O peso corporal desempenha uma contribuição importante para a determinação das necessidades energéticas durante a atividade física. Isso ocorre porque a energia gasta durante as **atividades de sustentação de peso** aumenta diretamente com o peso corporal transportado. *Existe uma relação tão forte, que é possível predizer o gasto energético durante uma* caminhada ou uma corrida a partir do peso corporal quase com a mesma precisão da medida do consumo de oxigênio em condições laboratoriais controladas. Nas **atividades físicas sem sustentação de peso** (p. ex., bicicleta ergométrica ou correr na piscina sem sair do lugar), existe uma relação fraca entre o peso corporal e o custo energético da atividade física.

De um ponto de vista prático, uma caminhada ou outras atividades de sustentação de peso requerem uma queima energética substancial em pessoas mais pesadas. Repare na Tabela 6.8 que jogar tênis ou vôlei requer um gasto energético consideravelmente maior para um indivíduo que pese 83 kg do que para alguém com 20 kg a menos. A expressão do custo energético do exercício de sustentação de peso em relação ao peso corporal como quilocalorias por quilograma de peso corporal por minuto (kcal/kg/min) reduz bastante a diferença no gasto energético entre as pessoas com pesos corporais diferentes. O custo energético absoluto da atividade (kcal/min) ainda permanece maior para os indivíduos mais pesados.

A informação nesta tabela foi projetada para a manutenção da saúde de praticamente todas as pessoas saudáveis nos Estados Unidos.

Gasto energético diário médio

Um comitê do U.S. Food and Nutrition Board (*http://www.nationalacademies.org/hmd/*) propôs várias normas para representar as taxas médias de gasto energético para

---

TABELA 6.6

Sistema de classificação da atividade física com cinco níveis baseado na intensidade do esforço com nível correspondente de MET.

Nível	Gasto energético			
	Homens			
	kcal/min	ℓ/min	mℓ/kg/min	MET
Leve	2,0 a 4,9	0,40 a 0,99	6,1 a 15,2	1,6 a 3,9
Moderado	5,0 a 7,4	1,00 a 1,49	15,3 a 22,9	4,0 a 5,9
Pesado	7,5 a 9,9	1,50 a 1,99	23,0 a 30,6	6,0 a 7,9
Muito pesado	10,0 a 12,4	2,00 a 2,49	30,7 a 38,3	8,0 a 9,9
Demasiadamente pesado	12,5-	2,50-	38,4-	10,0-
	Mulheres			
Nível	kcal/min	ℓ/min	mℓ/kg/min	MET
Leve	1,5 a 3,4	0,30 a 0,69	5,4 a 12,5	1,2 a 2,7
Moderado	3,5 a 5,4	0,70 a 1,09	12,6 a 19,8	2,8 a 4,3
Pesado	5,5 a 7,4	1,10 a 1,49	19,9 a 27,1	4,4 a 5,9
Muito pesado	7,5 a 9,4	1,50 a 1,89	27,2 a 34,4	6,0 a 7,5
Demasiadamente pesado	9,5-	1,90-	34,5-	7,6-

Nota: ℓ/min com base em 5 kcal por litro de oxigênio; mℓ/kg/min baseado em um homem de 65 kg e em uma mulher de 55 kg; 1 MET é igual a uma captação de oxigênio de 3,5 mℓ/kg/min em repouso.

TABELA 6.7

Custo energético bruto (kcal) para atividades recreativas e esportivas selecionadas em relação à massa corporal.

Quilogramas	50	53	56	59	62	65	68	71	74	77	80	83
Atividade												
Vôlei	12,5	2,7	2,8	3,0	3,1	3,3	3,4	3,6	3,7	3,9	4,0	4,2
Dança aeróbica	6,7	7,1	7,5	7,9	8,3	8,7	9,2	9,6	10,0	10,4	10,8	11,2
Ciclismo, lazer	5,0	5,3	5,6	5,9	6,2	6,5	6,8	7,1	7,4	7,7	8,0	8,3
Tênis	5,5	5,8	6,1	6,4	6,8	7,1	7,4	7,7	8,1	8,4	8,7	9,0
Natação, *crawl* lento	6,4	6,8	7,2	7,6	7,9	8,3	8,7	9,1	9,5	9,9	10,2	10,6
Rúgbi de toque	6,6	7,0	7,4	7,8	8,2	8,6	9,0	9,4	9,8	10,2	10,6	11,0
Corrida, 5 min/km	10,8	11,3	11,9	12,5	13,11	13,6	14,2	14,8	15,4	16,0	16,5	17,1
Esquiar, corrida de subida	13,7	14,5	15,3	16,2	17,0	17,8	18,6	19,5	20,3	21,1	21,9	22,7

Nota: o gasto energético é computado como a quantidade de minutos de participação multiplicados pelo valor de quilocalorias na coluna adequada de massa corporal. Por exemplo, o custo em quilocalorias de 1 hora de tênis para uma pessoa pesando 68 kg é de 444 kcal (7,4 kcal × 60 min). Fonte: Copyright © Fitness Technologies, Inc. 5043 Via Lara Lane. Santa Barbara, CA. 93111.

TABELA 6.8

Taxas médias de gasto energético para homens e mulheres que vivem nos EUA.*

Gênero	Idade (a)	Massa corporal		Estatura	Gasto energético
		kg	cm		kcal
Homens	15 a 18	66	176		3.000
	19 a 24	72	177		2.900
	25 a 50	79	176		2.900
	≥ 51	77	173		2.300
Mulheres	15 a 18	55	163		2.200
	19 a 24	58	164		2.200
	25 a 50	63	163		2.200
	≥ 51	65	160		1.900

Tempo médio gasto durante o dia

Atividade	Tempo (h)
Dormir ou ficar deitado	8
Permanecer sentado	6
Permanecer em pé	6
Caminhar	2
Atividade recreativa	2

*A informação nesta tabela foi projetada para a manutenção da saúde de praticamente todas as pessoas saudáveis nos EUA. Fonte: Dados de Food and Nutrition Board, National Research Council. Recommended dietary allowances. Edição revisada. Washington, DC: National Academy of Sciences; 1989.

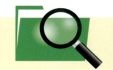

Informações adicionais: Método de Weir para o cálculo do gasto energético

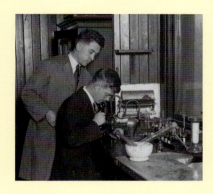

Em 1949, John Brash de Vere Weir (1908-1985), um professor titular e pesquisador (apresentado sentado na foto) do Institute of Physiology, University of Glasgow, apresentou um método simples, porém preciso, para estimar o gasto energético (kcal/min) a partir de medidas da ventilação pulmonar e do percentual de oxigênio expirado (ver a referência de Mehta para uma validação recente), com uma precisão dentro da faixa de ± 1% do método tradicional de quociente respiratório (QR).

Equação básica

Weir mostrou que a fórmula a seguir poderia calcular o gasto energético se a produção energética a partir da clivagem das proteínas for de cerca de 12,5% do gasto energético total (um percentual razoável para a maior parte das pessoas):

$$\text{kcal/min} = V_{E(CNTP)} \times (1,044 - 0,0499 \times \%O_{2E})$$

Em que $V_{E(CNTP)}$ representa a ventilação expirada por minuto (ℓ/min), corrigida pelas condições CNTP, e $\%O_{2E}$ representa o percentual de oxigênio expirado. O valor entre parênteses ($1,044 - 0,0499 \times \%O_{2E}$) representa o "fator de Weir". A tabela apresenta os fatores de Weir para diferentes valores de $\%O_{2E}$.

Para utilizar essa tabela, encontre o $\%O_{2E}$ e o fator de Weir correspondente. Calcule o gasto energético como kcal/min multiplicando o fator de Weir por $V_{E(CNTP)}$.

Exemplo

Durante uma corrida estável em uma esteira, $V_{E(CNTP)} = 50$ ℓ/min e $\%O_{2E} = 16,0\%$. O gasto energético pelo método de Weir é calculado da seguinte maneira:

$$\begin{aligned}\text{kcal/min} &= V_{E(CNTP)} \times (1,044 - [0,0499 \times \%O_{2E}]) \\ &= 50 \times (1,044 - [0,0499 \times 16,0]) \\ &= 50 \times 0,2456 \\ &= 12,3\end{aligned}$$

Weir também derivou a seguinte equação para o cálculo de kcal/min a partir do QR e VO_2 em ℓ/min:

$$\text{kcal/min} = ([1,1 \times QR] + 3,9) \times VO_2$$

Fatores de Weir

$\%O_{2E}$	Fator de Weir	$\%O_{2E}$	Fator de Weir	$\%O_{2E}$	Fator de Weir	$\%O_{2E}$	Fator de Weir
14,50	0,3205	15,80	0,2556	17,10	0,1907	18,30	0,1308
14,60	0,3155	15,90	0,2506	17,20	0,1807	18,40	0,1268
14,70	0,3105	16,00	0,2456	17,30	0,1857	18,50	0,1208
14,80	0,3055	16,10	0,2406	17,40	0,1757	18,60	0,1168
14,90	0,3005	16,20	0,2366	17,50	0,1658	18,70	0,1109
15,00	0,2955	16,30	0,2306	17,60	0,1707	18,80	0,1068
15,10	0,2905	16,40	0,2256	17,70	0,1608	18,90	0,1009
15,20	0,2855	16,50	0,2206	17,80	0,1558	19,00	0,0969
15,30	0,2805	16,60	0,2157	17,90	0,1508	19,10	0,0909
15,40	0,2755	16,70	0,2107	18,00	0,1468	19,20	0,0868
15,50	0,2705	16,80	0,2057	18,10	0,1308	19,30	0,0809
15,60	0,2556	16,90	0,2007	18,20	0,1368	19,40	0,0769
15,70	0,2606	17,00	0,1957				

Se o $\%O_{2E}$ expirado não aparecer nesta tabela, compute os fatores de Weir individualmente como $1,044 - 0,0499 \times \%O_{2E}$. Fontes: Mehta NM et al. Accuracy of a simplified equation for energy expenditure based on bedside volumetric carbon dioxide elimination measurement – a two-center study. Clin Nutr. 2015; 34:151. Weir JB. New methods for calculating metabolic rates with special reference to protein metabolism. J Physiol. 1949; 109:1.

Parte 2 • Bioenergética dos Nutrientes Durante o Exercício e o Treinamento

homens e mulheres nos EUA. Esses valores se aplicam a pessoas com ocupações consideradas como sedentárias ou ativas e que participam de algumas atividades recreativas (p. ex., nadar, praticar golfe, surfe, *skate* e tênis nos fins de semana). A **Tabela 6.8** mostra que os gastos energéticos diários médios variam entre 2.900 e 3.000 kcal para os homens e são de 2.200 kcal para as mulheres com idade entre 15 e 50 anos. Repare na porção inferior da tabela que o indivíduo típico passa cerca de 75% do dia realizando atividades sedentárias. Esse predomínio de *inatividade* física fez com que alguns sociólogos se referissem ao americano moderno como *Homo sedentarius*.

Evidências convincentes sustentam esse apelido porque pelo menos 60% dos adultos norte-americanos não praticam atividade física suficiente para a geração de benefícios para a saúde. De fato, mais de 25% dos adultos não praticam nenhuma atividade física adicional durante seu tempo de lazer após um dia de trabalho típico; ao contrário, é comum o consumo de calorias "extras" assistindo à TV depois de um dia de trabalho! A atividade física diminui com a idade e a prática de atividades suficientes se torna ainda menos comum em mulheres do que em homens, particularmente entre aquelas com rendas menores e menos educação formal. Infelizmente, praticamente metade dos jovens com idade entre 12 e 21 anos não é vigorosamente ativa de modo regular.

Equivalente metabólico

Os valores de consumo de oxigênio e de quilocalorias expressam comumente as diferenças na intensidade do esforço. Como uma alternativa, um modo conveniente de expressar a intensidade do exercício classifica o esforço físico como valores múltiplos do gasto energético em repouso com uma medida sem unidade. Nesse sentido, os pesquisadores desenvolveram o conceito de **equivalente metabólico** (**MET**, do inglês *Metabolic EquivalenT*).

Um MET representa o consumo médio de oxigênio ou o gasto energético de um adulto em repouso na posição sentada – cerca de 250 mℓ O$_2$/min, 3,5 mℓ O$_2$/kg/min, 1 kcal/kg/h ou 0,017 kcal/kg/min (1 kcal/kg/h ÷ 60 min/h = 0,017). Por exemplo, uma atividade de 2 MET requer o dobro do metabolismo em repouso, ou cerca de 500 mℓ de oxigênio por minuto; um nível de intensidade de 3 MET requer o triplo da energia que é gasta durante o repouso e assim por diante a cada incremento no MET.

O MET constitui um modo conveniente de classificar a intensidade da atividade física em relação a uma linha de base em repouso. A conversão do MET para kcal/min requer o conhecimento do peso corporal e o uso da seguinte conversão: 1,0 kcal/kg/h = 1 MET. Para uma pessoa pesando 70 kg andar de bicicleta a 16 km/h (atividade listada como 10 MET), o gasto energético correspondente é calculado da seguinte maneira:

$$
\begin{aligned}
10,0 \text{ MET} &= 10,0 \text{ kcal/kg/h} \times 70 \text{ kg} \div 60 \text{ min} \\
&= 700 \text{ kcal} \div 60 \text{ min} \\
&= 11,7 \text{ kcal/min}
\end{aligned}
$$

Origem do termo MET

Em 1941, três fisiologistas ambientais – os doutores A. Pharo Gagge, da Yale University, Alan Burton, da University of Toronto, e Henry C. Bazett, da University of Pennsylvania – propuseram pela primeira vez um sistema prático de unidades de medida para descrever a troca de calor aplicável a indivíduos com tamanhos e formatos corporais variáveis. Eles foram os primeiros a utilizar o termo MET para indicar uma unidade térmica que representasse uma constante térmica do calor metabólico para a manutenção da temperatura corporal. Foi mostrado que um MET (ou equivalente metabólico) para a manutenção da temperatura corporal variava em quantidades absolutas de acordo com o tamanho de uma pessoa. Eles descreveram 1 MET como a quantidade de calor gerada por um homem de tamanho médio em repouso. Eles derivaram empiricamente constantes térmicas que se relacionavam com o metabolismo energético, permitindo, assim, estudos posteriores a respeito da regulação da temperatura, do desenvolvimento de vestuário, incluindo as roupas espaciais modernas termicamente balanceadas que são utilizadas hoje em dia.

1 MET: leitura

8-10 MET: corrida

4 MET: jardinagem

6 MET: subir escadas

Fonte: Gagge AP, Burton AC, Bazett HC. A practical system of units for the description of the heat exchange of man with his environment. Science. 1941; 94:428.

SAÚDE PESSOAL E NUTRIÇÃO PARA O EXERCÍCIO 6.2

Predição do gasto energético durante caminhada e corrida em uma esteira

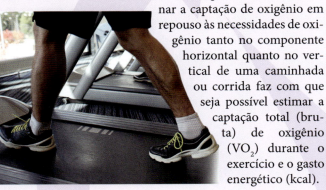

Existe uma relação linear entre a captação de oxigênio ou o gasto energético e as velocidades de caminhada entre 3,0 e 5,0 km/h e corrida em velocidades maiores que 8,0 km/h. Adicionar a captação de oxigênio em repouso às necessidades de oxigênio tanto no componente horizontal quanto no vertical de uma caminhada ou corrida faz com que seja possível estimar a captação total (bruta) de oxigênio (VO_2) durante o exercício e o gasto energético (kcal).

Equação básica

VO_2 (mℓ/kg/min) = Componente de repouso (1 equivalente metabólico [MET]; 3,5 mℓ O_2/kg/min) + Componente horizontal (velocidade, m/min × custo de oxigênio para o deslocamento horizontal) + Componente vertical (% da inclinação × velocidade, m/min × custo de oxigênio para o deslocamento vertical).

1. Caminhada: o custo de oxigênio é igual a 0,1 mℓ/kg/min para o componente horizontal do movimento e 1,8 mℓ/kg/min para o componente vertical.
2. Corrida: o custo de oxigênio é igual a 0,2 mℓ/kg/min para o componente horizontal do movimento e 0,9 mℓ/kg/min para o componente vertical.

Predição do custo energético da caminhada em esteira

Problema 1

Um indivíduo de 55 kg caminha em uma esteira a 75 m/min com uma inclinação de 4%. Calcule (1) VO_2 (mℓ/kg/min), (2) MET e (3) gasto energético (kcal/min). (Nota: expresse o percentual de inclinação como um valor decimal; i. e., 4% de inclinação = 0,04.)

Predição do custo energético da corrida em esteira

Problema 2

Uma pessoa de 55 kg corre a 145 m/min em uma esteira com inclinação de 6%. Calcule (1) VO_2 (mℓ/kg/min), (2) MET e (3) gasto energético (kcal/min).

Resumo

1. A calorimetria direta e a calorimetria indireta são dois métodos para a determinação da taxa de gasto energético corporal.
2. A calorimetria direta mede a produção real de calor em um calorímetro adequadamente isolado. A calorimetria indireta infere o gasto energético a partir de medidas da captação de oxigênio e da produção de dióxido de carbono utilizando espirometria de circuito fechado, espirometria de circuito aberto ou a técnica da água duplamente marcada.
3. A técnica da água duplamente marcada estima o gasto energético em condições livres sem as restrições normais dos procedimentos laboratoriais.
4. A técnica da água duplamente marcada age como um "padrão-ouro" para outras estimativas de gasto energético em longo prazo, mas suas limitações incluem o custo do [18]O enriquecido e o gasto das análises espectrométricas dos dois isótopos.
5. A oxidação completa de cada macronutriente requer uma quantidade diferente de captação de oxigênio em relação à produção de dióxido de carbono.
6. A taxa de produção de dióxido de carbono para o consumo de oxigênio, chamada de *quociente respiratório*, ou QR, fornece uma informação essencial a respeito da mistura de nutrientes que é catabolizada para a geração de energia.
7. O QR é igual a 1,00 para os carboidratos, 0,70 para os lipídios e 0,82 para as proteínas.
8. Para cada valor de QR, existe um valor calórico correspondente para cada litro de oxigênio consumido e fornece uma estimativa precisa do gasto energético da atividade física durante sua fase estável.
9. O QR não indica o uso de substratos específicos durante fases não estáveis da atividade física por causa da

producção não metabólica de dióxido de carbono durante o tamponamento do lactato.

10. R reflete a troca pulmonar de dióxido de carbono e de oxigênio em várias condições fisiológicas e metabólicas; R não reflete completamente a mistura de macronutrientes catabolizada.

11. A TMB reflete a quantidade mínima de energia necessária para as funções vitais no estado de vigília.

12. A TMB está inversamente relacionada com a idade e o sexo, sendo de 5 a 10% menor em mulheres do que em homens, em média.

13. O GET representa a soma da energia necessária para o metabolismo basal e em repouso, das influências termogênicas (particularmente o efeito térmico dos alimentos) e a energia gerada na atividade física.

14. Massa corporal, estatura e idade, ou aproximações da massa corporal livre de gordura (MLG), fornecem estimativas confiáveis do gasto energético diário em repouso.

15. Atividade física, termogênese induzida pelos alimentos, fatores ambientais e a gestação afetam significativamente o GET.

16. O gasto energético pode ser expresso em valores brutos ou líquidos.

17. Os valores brutos (gasto energético total) incluem as necessidades energéticas em repouso.

18. O gasto energético líquido reflete o custo energético da atividade que exclui o metabolismo em repouso ao longo de um intervalo de tempo equivalente.

19. As taxas diárias de gasto energético classificam diferentes profissões ocupacionais e esportivas.

20. Pessoas mais pesadas gastam mais energia na maior parte das atividades físicas do que pessoas mais leves simplesmente por causa do custo energético de transportar a massa corporal adicional.

21. Sistemas diferentes de classificação classificam o quão cansativas são as atividades físicas, com base no custo energético expresso em kcal/min, nas necessidades de oxigênio expressas em litros por minuto ou em múltiplos da taxa metabólica em repouso (MET).

Teste seu conhecimento | Respostas

1. **Verdadeiro.** Em termos nutricionais, 1 caloria expressa a quantidade de calor necessária para aumentar a temperatura de 1 kg (equivalente a 1 ℓ) de água em 1 °C (especificamente, de 14,5 para 15,5 °C). Desse modo, quilograma-caloria ou quilocaloria (kcal) define com maior precisão uma caloria.

2. **Falso.** Os laboratórios utilizam a bomba calorimétrica para medir o valor energético total dos macronutrientes de vários alimentos. As bombas calorimétricas operam com o princípio da calorimetria direta, medindo o calor que é liberado quando o alimento é completamente queimado.

3. **Falso.** O calor de combustão se refere ao calor que é liberado pela oxidação de um alimento específico; ele representa o valor energético total do alimento avaliado pela bomba calorimétrica. As vias oxidativas do alimento no organismo intacto e na bomba calorimétrica são diferentes, mas ainda assim a energia liberada pela clivagem completa do alimento permanece idêntica independentemente das vias de combustão.

4. **Falso.** O calor de combustão dos carboidratos varia dependendo da organização dos átomos na molécula de carboidrato em particular. Em média, para 1 g de carboidrato, um valor de 4,2 kcal representa geralmente o calor médio de combustão.

5. **Falso.** O calor de combustão dos lipídios varia de acordo com a composição estrutural dos ácidos graxos que participam da molécula de triacilglicerol. O calor médio de combustão dos lipídios é igual a 9,4 kcal/g.

6. **Falso.** O coeficiente de digestibilidade representa o percentual de um macronutriente ingerido que é digerido e absorvido pelo corpo. A quantidade de alimento que permanece não absorvido no trato intestinal é eliminada na forma de fezes. Os coeficientes de digestibilidade percentuais relativos são de em média 97% para os carboidratos, 95% para os lipídios e 92% para as proteínas.

7. **Falso.** A técnica da água duplamente marcada estima o gasto energético diário total de crianças e adultos em condições livres sem as restrições normais impostas pelos outros procedimentos de calorimetria indireta. Ela envolve a ingestão de isótopos estáveis de hidrogênio e de oxigênio, que são distribuídos por todos os fluidos corporais. Diferenças entre as taxas de eliminação dos dois isótopos em relação aos níveis normais "basais" do corpo estimam a produção total de dióxido de carbono pelo metabolismo energético durante o período avaliado.

8. **Falso.** Os valores energéticos líquidos médios podem ser arredondados para números inteiros simples chamados de fatores gerais de Atwater, que são: 4 kcal/g para os carboidratos, 9 kcal/g para os lipídios e 4 kcal/g para as proteínas.

9. **Verdadeiro.** Quanto mais uma pessoa ingere um alimento, mais calorias ela consome. A ingestão calórica de uma pessoa é igual à soma de *toda* a energia consumida, seja de pequenas ou grandes quantidades de alimentos. Desse modo, mesmo o talo de aipo se torna um alimento "que engorda" se for consumido em excesso. Alcançar esse excesso envolve o consumo de uma quantidade considerável de talo de aipo. Por exemplo, uma mulher sedentária típica precisaria consumir 420 talos de aipos, mas apenas 240 mℓ de óleo para salada, para alcançar suas necessidades energéticas diárias de 2.100 kcal.

Capítulo 6 • Medida da Energia nos Alimentos e Durante a Atividade Física

10. Verdadeiro. Diferenças químicas inerentes à composição de carboidratos, lipídios e proteínas significam que a oxidação completa dos átomos de carbono e hidrogênio de uma molécula em dióxido de carbono e água requer quantidades diferentes de oxigênio. A troca gasosa durante a oxidação da glicose produz seis moléculas de dióxido de carbono para seis moléculas de oxigênio consumidas. Portanto, o QR (CO_2 produzido $\div$ O_2 consumido) para os carboidratos é de 1,00 (QR = 6 CO_2 $\div$ 6 O_2 = 1,00).

Bibliografia

Andriessen C et al. Weight loss decreases self-reported appetite and alters food preferences in overweight and obese adults: Observational data from the DiOGenes study. Appetite. 2018; 125:314.

Bhat ZF et al. Obesity and neurological disorders: Dietary perspective of a global menace. Crit Rev Food Sci Nutr. 2017; 1-17.

Bhutani S et al. Special considerations for measuring energy expenditure with doubly labeled water under atypical conditions. J Obes Weight Loss Ther. 2015; 5(Suppl 5):pii 002. Epub 2015 Jul 30.

Biniaminov N et al. Irisin, physical activity and fitness status in healthy humans: No association under resting conditions in a cross-sectional study. PLoS One. 2018; 13:e0189254.

Bytomski JR. Fueling for performance. Sports Health. 2018; 10:47.

Casazza GA et al. Energy availability, macronutrient intake, and nutritional supplementation for improving exercise performance in endurance athletes. Curr Sports Med Rep. 2018; 17:215.

de la Cámara MA. Inter-day reliability of the IDEEA activity monitor for measuring movement and non-movement behaviors in older adults. J Aging Phys Act. 2018; 29:1.

De Souza Silveira R et al. Reliability and day-to-day variability of peak fat oxidation during treadmill ergometry. J Int Soc Sports Nutr. 2016; 13:4.

Durkalec-Michalski K, Durkalec-Michalski K et al. Influence of low versus moderate glycemic index of diet on substrate oxidation and energy expenditure during incremental exercise in endurance athletes: a randomized counterbalanced cross-over trial. Int J Food Sci Nutr. 2017; 1-12.

Eigendorf J et al. High intensity high volume interval training improves endurance performance and induces a nearly complete slow-to-fast fiber transformation on the MRNA level. Front Physiol. 2018; 9:601.

Feito Y et al. Changes in body composition, bone metabolism, strength, and skill-specific performance resulting from 16-weeks of HIFT. PLoS One. 2018; 13:e0198324.

Ferreira AMJ et al. Carbohydrate mouth rinse and hydration strategies on cycling performance in 30 km time trial: a randomized, crossover, controlled trial. J Sports Sci Med. 2018; 17:181.

Galitsyn EV et al. Mutations of nuclear and mitochondrial genomes as potential targets for the treatment of metabolic syndrome. Curr Pharm Des. 2018. In Press.

Hearris MA et al. Regulation of muscle glycogen metabolism during exercise: implications for endurance performance and training adaptations. Nutrients. 2018; 10:3 [Review].

Heaton LE et al. Selected in-season nutritional strategies to enhance recovery for team sport athletes: a practical overview. Sports Med. 2017; 47:2201.

Hopkins M et al. Modelling the associations between fat-free mass, resting metabolic rate and energy intake in the context of total energy balance. Int J Obes (Lond). 2016; 40:312.

Kendall B et al. Validity of wearable activity monitors for tracking steps and estimating energy expenditure during a graded maximal treadmill test. J Sports Sci. 2018; 1:8.

Kerksick CM et al. International Society of Sports Nutrition position stand: nutrient timing. J Int Soc Sports Nutr. 2017; 14:33.

Kim Y et al. Comparisons of prediction equations for estimating energy expenditure in youth. J Sci Med Sport. 2016; 19:35.

Knuiman P et al. Protein and the adaptive response with endurance training: wishful thinking or a competitive edge? Front Physiol. 2018; 9:598.

Livock H et al. Watching television or listening to music while exercising failed to affect post-exercise food intake or energy expenditure in male adolescents. Appetite. 2018; 127:266.

Markwald RR et al. Impact of insufficient sleep on total daily energy expenditure, food intake, and weight gain. Proc Natl Acad Sci U S A. 2013; 110:5695.

Marosi K et al. Metabolic and molecular framework for the enhancement of endurance by intermittent food deprivation. FASEB J. 2018. In Press.

Montani JP et al. The contribution of Swiss scientists to the assessment of energy metabolism. Eur J Clin Nutr. 2018; 72:665.

Morehen JC et al. The assessment of total energy expenditure during a 14-day in-season period of professional rugby league players using the doubly labelled water method. Int J Sport Nutr Exerc Metab. 2016; 26:464.

Moro T et al. Muscle protein anabolic resistance to essential amino acids does not occur in healthy older adults before or after resistance exercise training. J Nutr. 2018; 148:900.

Most J et al. Energy expenditure in pregnant women with obesity does not support energy intake recommendations. Obesity (Silver Spring). 2018; 26:992.

Nabuco HCG et al. Lower protein and higher carbohydrate intake are related with altering metabolic syndrome components in elderly women: A cross-sectional study. Exp Gerontol. 2018; 103:132.

Namazi N et al. Are isolated and complex fiber supplements good choices for weight management? A systematic review. Arch Iran Med. 2017; 20:704.

Park HY et al. The effect of additional carbohydrate supplements for 7 days after prolonged interval exercise on exercise performance and energy metabolism during submaximal exercise in team-sports athletes. J Exerc Nutr Biochem. 2018; 22:29.

Polley KR et al. Metabolic responses to high-fat diets rich in MUFA v. PUFA. Br J Nutr. 2018; 120:13.

Ruan Y et al. Application of Bayesian analysis to the doubly labeled water method for total energy expenditure in humans. Rapid Commun Mass Spectrom. 2018; 32:23.

Nguo K et al. Effect of saturated fatty acid chain length on meal-induced thermogenesis in overweight men. Nutr Res. 2018. In Press.

Schubert MM et al. Energy compensation after sprint- and high-intensity interval training. PLoS One. 2017; 12:e0189590.

Shechter A et al. Experimental sleep curtailment causes wake-dependent increases in 24-h energy expenditure as measured by whole-room indirect calorimetry. Am J Clin Nutr. 2013; 98:1433.

Silva AM et al. What is the effect of diet and/or exercise interventions on behavioural compensation in non-exercise physical activity and related energy expenditure of free-living adults? A systematic review. Br J Nutr. 2018; 119:1327.

Simoes DCM, Vogiatzis I. Can muscle protein metabolism be specifically targeted by exercise training in COPD? J Thorac Dis. 2018; 10:S1367.

Snijders T et al. Ingestion of a multi-ingredient supplement does not alter exercise-induced satellite cell responses in older men. J Nutr. 2018; 148:891.

Stone TM et al. An evaluation of select physical activity exercise classes on bone metabolism. Int J Exerc Sci. 2018; 11:452.

Whyte KJ et al. Evaluation of a new whole room indirect calorimeter for measurement of resting metabolic rate. FASEB J. 2013; 27:859.

PARTE 3

Nutrição Ideal para a Pessoa Fisicamente Ativa

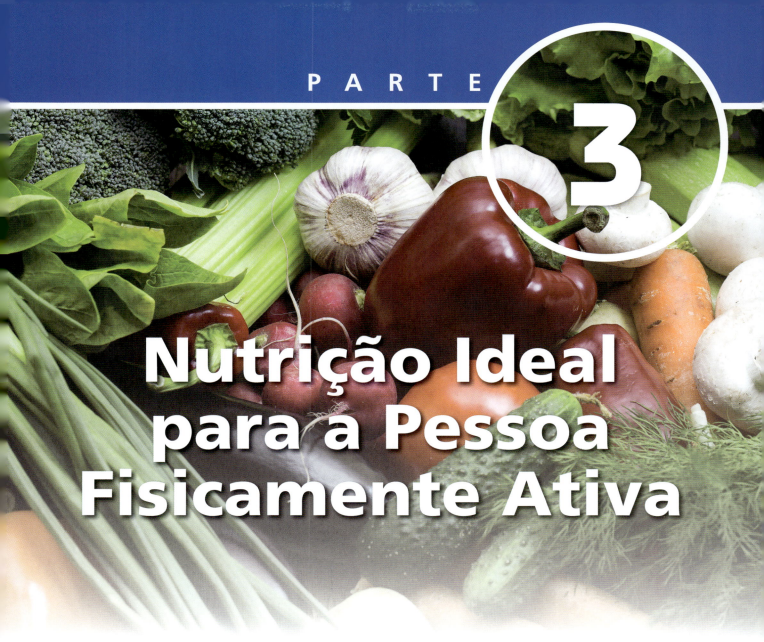

Capítulo 7   Como Fazer Escolhas Nutricionais Recomendadas e Saudáveis para o Indivíduo Fisicamente Ativo, 218

Capítulo 8   Considerações Nutricionais para o Treinamento Intenso e a Competição Esportiva, 264

Capítulo 9   Como Fazer Escolhas Sábias no Supermercado, 291

Capítulo 7

Como Fazer Escolhas Nutricionais Recomendadas e Saudáveis para o Indivíduo Fisicamente Ativo

Destaques

- Equação de balanço energético
- Princípios da boa alimentação
- Avaliação individual
- Necessidades de macronutrientes para o aumento da atividade física
- Vitaminas e desempenho físico: o dilema do atleta
- Suplementos vitamínicos oferecem vantagem competitiva?
- Antioxidantes e seus efeitos potencialmente protetores contra radicais livres
- Atividade física, doenças infecciosas, câncer e resposta imunológica
- Minerais e desempenho físico
- Atividade física e ingestão alimentar

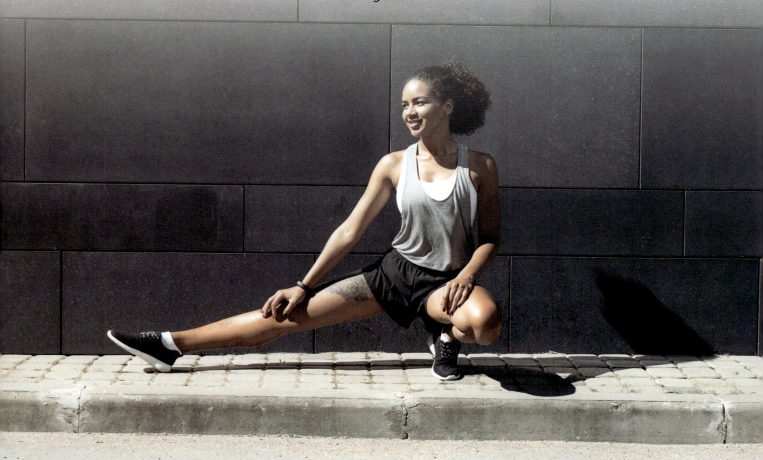

Teste seu conhecimento

Selecione verdadeiro ou falso para as 10 afirmações abaixo e confira as respostas que se encontram ao fim do capítulo. Refaça o teste após terminar de ler o capítulo; você deve acertar 100%!

		Verdadeiro	Falso
1.	Os seres humanos são diferentes de máquinas no sentido de que eles não se encaixam nas leis da termodinâmica, pelo menos em termos de balanço energético.	○	○
2.	Quatrocentos e cinquenta gramas de lipídio corporal armazenado contêm aproximadamente 3.500 kcal de energia.	○	○
3.	Um problema potencial do *MyPlate* é que ele agrupa todos os alimentos dentro de uma categoria (p. ex., grupo de pães, cereais, arroz e massas) sem fazer distinção entre alimentos saudáveis e não tão saudáveis dentro daquela categoria.	○	○
4.	Diretrizes governamentais recentes para a boa nutrição enfatizam objetivos numéricos específicos para diferentes nutrientes individuais.	○	○
5.	Indivíduos fisicamente ativos requerem micronutrientes adicionais acima dos valores recomendados para sustentar seus níveis elevados de gasto energético.	○	○
6.	Pessoas que treinam seriamente com pesos se beneficiam de altas doses de suplementos de aminoácidos para fornecer as "unidades básicas" necessárias para aumentar a massa muscular.	○	○
7.	Para a promoção da boa saúde, a ingestão de lipídios não deve exceder 10% da ingestão energética total.	○	○
8.	Dietas ricas em carboidratos (60 a 70% da ingestão energética total) e em fibras (30 a 50 g/dia) não promovem uma boa saúde porque elas privam o indivíduo das quantidades necessárias de lipídios.	○	○
9.	Atletas que treinam intensamente requerem ingestão de vitaminas e minerais acima do recomendado para ótimos desempenho físico e responsividade ao treinamento.	○	○
10.	Os ácidos graxos saturados são uma excelente fonte de vitaminas antioxidantes.	○	○

Uma dieta perfeita fornece os nutrientes necessários nas quantidades adequadas para a manutenção, o reparo e o crescimento teciduais sem a ingestão excessiva de energia. A nutrição adequada ajuda de quatro modos:

- Melhora o desempenho físico geral
- Otimiza os processos de condicionamento físico
- Melhora a recuperação da fadiga
- Minimiza as lesões musculoesqueléticas.

As recomendações dietéticas para homens e mulheres fisicamente ativos devem levar em conta as necessidades energéticas de uma atividade ou esporte em particular e suas demandas de treinamento, incluindo as preferências alimentares individuais. Embora não exista "o" alimento ou "a" dieta para otimizar o desempenho físico e a saúde, o planejamento e a avaliação cuidadosos da ingestão alimentar devem seguir diretrizes nutricionais claras. O indivíduo fisicamente ativo deve obter energia e macronutrientes suficientes para reabastecer o glicogênio hepático e muscular, deve fornecer aminoácidos para o crescimento e o reparo tecidual e deve manter um peso corporal desejável. A ingestão de lipídios também deve fornecer ácidos graxos essenciais e vitaminas lipossolúveis. A suplementação com vitaminas e minerais é desnecessária, dado que uma dieta balanceada satisfaz as necessidades energéticas corporais. Infelizmente, o conhecimento dos atletas sobre a nutrição e seu impacto sobre a ingestão dietética provavelmente não é melhor do que na população em geral.

Equação de balanço energético

Não há escapatória às leis da termodinâmica. O corpo humano funciona de acordo com as leis imutáveis e fundamentais da termodinâmica, que se originaram a partir dos campos da matemática, da termodinâmica, da física e da química nos anos 1800 (ver Capítulo 4, *Papel dos Nutrientes na Bioenergética*).

Essas leis, diretamente aplicáveis aos sistemas metabólicos nas ciências biológicas, declaram que, se as calorias totais da alimentação excederem o gasto energético diário, o excesso de energia será acumulado como gordura no tecido adiposo. O equilíbrio energético adequado é um objetivo importante para o indivíduo fisicamente ativo porque treinamentos intensos e/ou vários treinamentos diários requerem a manutenção do balanço energético, com uma ingestão adequada de nutrientes para a otimização não só do desempenho físico, mas também da resposta ao treinamento e da regulação do peso corporal.

Para alcançar esse objetivo, é preciso considerar o raciocínio por trás da **equação do balanço energético** ao repor a reserva energética corporal de macronutrientes para o treinamento ou ao planejar modos de modificar favoravelmente a composição e o peso corporais. De acordo com a primeira lei da termodinâmica, ou *lei da conservação de energia*, a energia do universo pode ser transferida de um sistema para outro de muitas maneiras, mas não pode ser criada ou destruída. Em termos humanos isso significa que a equação do balanço energético diz que a massa corporal permanece essencialmente constante se a ingestão energética for igual ao gasto energético. A **Figura 7.1** mostra os fatores que contribuem para o equilíbrio e para o desequilíbrio energético diário. Quando a ingestão energética excede o gasto energético frequentemente, a energia consumida em excesso é armazenada como gordura no tecido adiposo. O ganho de peso ocorre com um balanço energético positivo a longo prazo, gerando um *desequilíbrio*, o que frequentemente é resultante de alterações regulatórias sutis entre a ingestão e o gasto energético. Adicionar apenas 100 calorias diariamente durante um período de 1 ano significa 36.500 calorias "extras" anuais, ou um ganho de gordura de cerca de 4,5 kg. Não é surpreendente, então, que a epidemia de obesidade mundial continue aumentando, devido principalmente ao grande aumento anual na energia consumida sem nenhum tipo de controle de ganho de peso. A boa notícia: um desequilíbrio crônico, seja na ingestão ou no gasto energético, pode alterar radicalmente o peso corporal e o acúmulo de gordura.

Mais lipídios significam mais energia

Alimentos ricos em lipídios contêm um teor energético mais elevado do que os alimentos que são relativamente livres de gordura. Um copo de leite integral, por exemplo, contém 160 quilocalorias (kcal), enquanto a mesma quantidade de leite desnatado contém apenas 90 kcal. Se uma pessoa que normalmente consome 1 ℓ de leite integral por dia substituí-lo por leite desnatado, a quantidade total de energia ingerida por ano será reduzida pela quantidade de energia contida em 11,5 kg de gordura corporal. Desse modo, manter essa troca por 3 anos, em teoria, representaria a redução energética equivalente a 34,5 kg de gordura corporal. Considere um exemplo igualmente dramático: pense no consumo de um item popular de *fast-food* durante o mesmo período de 3 anos. Comer apenas 30 porções médias de batatas fritas no McDonald's ou outras cadeias de *fast-food* no período de 1 ano (total de 30 pedidos de 380 kcal ou 171 g de lipídios em cada ano) representa o equivalente energético total (em 3 anos) a 34.200 kcal sendo consumidas (aproximadamente 4,5 kg de gordura corporal) e 15.390 g de lipídios (15,4 kg!). Isso é energia "suficiente" para uma caminhada de ida e volta entre a cidade de Santa Bárbara na Califórnia até La Jolla, também na Califórnia, ou caminhar de Ann Arbor, em Michigan, até Chicago, Illinois.

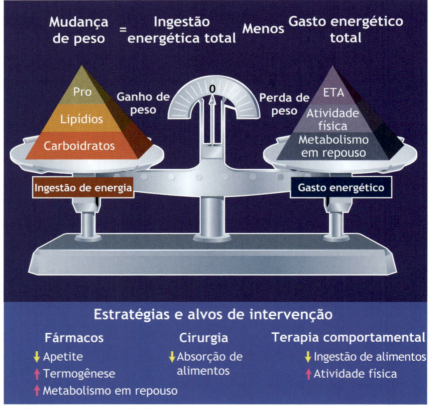

Figura 7.1 Equação do balanço energético aliada a estratégias de intervenção e alvos específicos para alterar o equilíbrio energético em direção à perda de peso. Pro: proteína; ETA: efeito térmico dos alimentos. (Utilizada, com permissão, de McArdle WD, Katch FI, Katch VL. Essentials of exercise physiology. 5th ed. Baltimore: Wolters Kluwer Health; 2016.)

Princípios da boa alimentação

A dieta norte-americana típica, frequentemente chamada de *dieta americana padrão (DAP)*, depende fortemente de açúcar, lipídios, sal e alimentos processados, sendo consumida tanto por atletas quanto por não atletas. Esse padrão de consumo alimentar aumenta o risco de obesidade, diabetes melito tipo 2, síndrome metabólica e outras doenças cardiometabólicas, além de reduzir a qualidade do desempenho físico. O governo dos EUA adotou várias abordagens para melhorar o consumo alimentar e promover a boa saúde, incluídas no *Guia Alimentar* de 1980. Subsequentemente, ele tem recomendado consistentemente princípios básicos para uma dieta saudável – *variedade, equilíbrio e moderação* –, mas foram sendo modificadas de modo significativo ao longo dos anos para acomodar descobertas científicas importantes. Os destaques da versão mais recente do *Guia Alimentar*, liberadas em 2015, são apresentados na **Tabela 7.1**.

Como utilizar o *Guia Alimentar*

O uso adequado do *Guia Alimentar* envolve realizar mudanças nas escolhas alimentares típicas, promovendo uma adesão mais próxima às recomendações. A **Tabela 7.2** lista exemplos de substituições alimentares alinhadas com o *Guia Alimentar*.

Recomendações da American Heart Association

O *Guia Alimentar* da American Heart Association (AHA; *www.heart.org*) para o público em geral com mais de 2 anos de idade leva em consideração as taxas crescentes de

TABELA 7.2

Exemplos de substituições adequadas para alinhar os padrões alimentares atuais com o *Guia Alimentar para norte-americanos*.

Se você come isso	Tente isso
Pão francês	Pão integral ou multigrãos
Cereal matinal com açúcar	Cereal com pouco açúcar; farelo de trigo
Salada de repolho/batata	Salada de feijões com iogurte
Chips/lanches salgados	*Pretzel* cozido com pouco sal
Donuts	Bolo integral; pão de milho
Vegetais, cozidos em água	Vegetais, cozidos no vapor
Vegetais, enlatados	Vegetais, congelados
Alimentos fritos	Alimentos assados ou grelhados
Leite integral	Leite desnatado ou semidesnatado
Sorvete	*Sorbet* ou iogurte congelado
Molhos feitos com maionese	Azeite e vinagre ou molho *diet* para salada
Biscoitos	Pipoca estourada em ar quente
Alimentos salgados	Alimentos temperados com ervas, condimentos ou limões

TABELA 7.1

Destaques do *Guia Alimentar para norte-americanos* de 2015.

Recomendação principal	Descrição
Balanço energético para a manutenção do peso	O balanço energético se refere à relação entre energia consumida a partir de alimentos e bebidas e energia gasta nas funções corporais normais (*i. e.*, processos metabólicos) e nas atividades físicas. As pessoas não conseguem controlar a quantidade de energia gasta nos processos metabólicos, mas elas podem controlar o que comem e bebem e quantas calorias são gastas nas atividades físicas
Alimentos e componentes alimentares a serem reduzidos	Foco em certos alimentos e componentes alimentares que são consumidos em quantidades excessivas e podem aumentar o risco de algumas doenças crônicas. Esses componentes incluem sódio, gorduras sólidas (principais fontes de ácidos graxos saturados e *trans*), açúcares de adição e grãos refinados. Algumas pessoas também consomem muito álcool
Alimentos e nutrientes cujo consumo deve ser aumentado	Aumento da ingestão de vegetais e frutas; aumento da ingestão de laticínios desnatados ou semidesnatados (leite, iogurte, queijo ou bebidas de soja fortificadas). Escolha de uma variedade de fontes proteicas, que incluem frutos do mar, carne magra e frango, ovos, feijões e ervilhas, produtos de soja e sementes e oleaginosas sem sal. Substituir os alimentos proteicos que são ricos em gorduras sólidas por escolhas com menor teor de gordura e calorias e/ou que sejam fontes de óleos. Utilização de óleos vegetais em substituição às gorduras sólidas sempre que possível
Construção de padrões alimentares saudáveis	Seleção de padrões alimentares que satisfaçam as necessidades de nutrientes ao longo do tempo com um nível adequado de energia. Levar em consideração todos os alimentos e bebidas consumidos e avaliar como eles se encaixam dentro de um padrão alimentar saudável. Seguir as recomendações de segurança durante o preparo e o consumo de alimentos para reduzir os riscos de intoxicação alimentar
Ajudar os norte-americanos a fazer escolhas saudáveis	Para reverter as tendências de aumento de doenças cardiovasculares, diabetes melito tipo 2 e de alguns tipos de câncer, é necessária a coordenação de um sistema que abranja todos os setores da sociedade, incluindo indivíduos e famílias, educadores, comunidades e organizações, profissionais de saúde, pequenos e grandes empresários e políticos

Fonte: *http://www.health.gov/dietaryguidelines/2015.asp#overview*.

SAÚDE PESSOAL E NUTRIÇÃO PARA O EXERCÍCIO 7.1

Cálculo das necessidades energéticas (calóricas) diárias, incluindo a atividade física (AF) para a manutenção e a perda de peso

A manutenção do peso ocorre quando a ingestão energética é igual ao gasto energético total (GET). O GET, frequentemente chamado de requerimento energético corporal, inclui dois componentes:

1. O gasto energético diário normal (incluindo o sono e as condições "normais" da vida diária), excluindo o gasto energético durante a AF.
2. O gasto energético durante a AF (incluindo o gasto energético acima das atividades "normais" da vida diária).

Cálculo do gasto energético diário total para a manutenção do peso corporal

Exemplos de anotações

O exemplo a seguir ilustra as anotações para um homem de 24 anos de idade, que pesa 72,6 kg e que participa de AF diárias moderadas (**Tabela 1**).

1. Anotar o peso corporal (PC):...................................**72,6 kg**
2. Anotar a necessidade energética por kg de PC (**Tabela 2**):..**33**
3. Calcular a necessidade energética diária sem atividade física para a manutenção do peso atual (multiplicar o passo 1 pelo passo 2):..**2.400 kcal**
4. Selecionar a atividade física (**Tabela 3**; *se for selecionar mais de uma AF, estimar a média de energia diária gasta em cada atividade adicional [passos 4 a 11] e adicionar esse valor ao total do passo 12*):..**corrida**
5. Anotar a quantidade de sessões de exercícios que são realizadas por semana:..**4**
6. Anotar a duração de cada sessão de exercícios em minutos:..**60 min**
7. Calcular o tempo total de exercícios *semanais* em minutos (*multiplicar o passo 5 pelo passo 6*):.....................**240 min**
8. Calcular a média *diária* de tempo gasto em exercícios em minutos (*dividir o passo 7 por 7 [aproximar para o minuto inteiro mais próximo]*):..**34 min**
9. Anotar o gasto calórico por quilograma por minuto (kcal/kg/min) para a AF (**Tabela 3**):.......................................**0,090**
10. Calcular a quantidade total de energia gasta por minuto (kcal/min) durante a AF (*multiplicar o passo 1 pelo passo 9*):..**14,4 kcal/min**
11. Calcular o gasto energético (kcal) diário durante a AF (*multiplicar o passo 8 pelo passo 10 [arredondar para o número inteiro mais próximo]*):............................**490 kcal**
12. Calcular o gasto energético total (GET), incluindo kcal de exercício, para a manutenção do peso corporal atual (*adicionar o passo 3 ao passo 11*):...............................**2.890 kcal**

Tabela 1 Cálculo do gasto energético total diário (GET) e da ingestão energética necessária para a perda de peso.

1. Anotar o peso corporal (PC): .... _____
2. Anotar a necessidade energética por quilograma de PC (ver **Tabela 2**):.. _____
3. Calcular a necessidade energética diária sem AF para a manutenção do peso atual (*multiplicar o Passo 1 pelo Passo 2*): .... _____
4. Selecionar a AF (ver **Tabela 3**). *Se for selecionar mais de uma AF, estimar a média de energia diária gasta em cada atividade adicional (Passos 4 a 11) e adicionar esse valor ao total do Passo 12*: .... _____
5. Anotar a quantidade de sessões de exercícios que são realizadas por semana: .... _____
6. Anotar a duração de cada sessão de exercícios em minutos: .... _____
7. Calcular o tempo total de exercícios semanais em minutos (*multiplicar o Passo 5 pelo Passo 6*): .... _____
8. Calcular a média diária de tempo gasto em exercícios em minutos (*dividir o Passo 7 por 7 [aproximar para o minuto inteiro mais próximo]*): .... _____
9. Anotar o gasto energético por quilograma por minuto (kcal/kg/min) para a AF (ver **Tabela 3**): .... _____
10. Calcular a quantidade total de energia gasta por minuto (kcal/min) durante a AF (*multiplicar o Passo 1 pelo Passo 9*): .... _____
11. Calcular o gasto energético total (GET), (kcal) diário durante a AF (*adicionar o Passo 3 e o Passo 11*): .... _____
12. Calcular o gasto energético total (GET), incluindo kcal de exercício, para a manutenção do peso corporal atual: .... _____
13. Calcular a quantidade de energia a ser subtraída da necessidade diária para que se possa alcançar um equilíbrio energético negativo (*subtrair 500 kcal do gasto energético total diário [Passo 12] se esse valor for abaixo de 3.000 kcal; subtrair 1.000 kcal se o gasto energético for acima de 3.000 kcal*): .... _____
14. Calcular a ingestão energética desejada para a perda de peso (*subtrair o Passo 13 do Passo 12*): .... _____

Capítulo 7 • Como Fazer Escolhas Nutricionais Recomendadas e Saudáveis para o Indivíduo Fisicamente Ativo

Tabela 2 Média de gasto energético em 24 h estimado a partir do peso corporal (kg), com base em diferentes níveis de atividade física para homens e mulheres.*

Nível de atividade	kcal por kg**	
	Homens	Mulheres
Sedentário (limitado) [nenhuma AF regular fora do trabalho]	28,65	26,4
Moderada [AF planejada e sistemática, com intensidade de leve a moderada, 2 a 3 dias por semana, fora do trabalho]	33	29,7
Extenuante [AF planejada e sistemática, com intensidade alta, 4 a 6 dias por semana, fora do trabalho]	37,4	33

*Para gestantes ou lactantes adicionar 6,6 kcal por kg. **O gasto energético em 24 h para um homem sedentário pesando 72,6 kg é de 2.080 kcal (28,65 kcal por kg × 72,6 kg = 2.080).

Cálculo da ingestão energética necessária para a redução do peso corporal

No exemplo anterior, o GET para a manutenção do peso corporal era igual a 2.890 kcal. Desse modo, a ingestão total de kcal deve ocorrer abaixo desse valor para induzir um balanço energético negativo e promover a perda ponderal. O déficit energético nunca deve fazer com que a ingestão energética diária total seja menor do que 1.200 kcal para mulheres e 1.500 kcal para homens. Esse nível de ingestão energética representa um nível seguro para a garantia da ingestão adequada de proteínas, vitaminas e minerais. Recomendações prudentes incluem subtrair 500 kcal por dia se o GET for abaixo de 3.000 kcal e 1.000 kcal por dia se o GET for acima de 3.000 kcal.

Para calcular a quantidade de energia necessária para a perda de peso:

1. Calcular a quantidade de energia a ser subtraída da necessidade diária para que se possa alcançar um balanço energético negativo (subtrair 500 kcal do gasto energético total diário [passo 12] se esse valor for abaixo de 3.000 kcal; subtrair 1.000 kcal se o gasto energético for acima de 3.000 kcal):...**500 kcal**
2. Calcular a ingestão energética desejada para a perda de peso (subtrair o passo 13 do passo 12):...............**2.390 kcal**

Tabela 3 Amostragem de gasto energético (kcal/kg/min).

Atividade	kcal/kg/min
Basquete	0,137
Circuito de treinamento de peso Nautilus	0,093
Escalada	0,121
Ciclismo	
8,8 km/h	0,070
16 km/h	0,110
20,8 km/h	0,154
Dança aeróbica	
Intensidade média	0,104
Intensidade alta	0,134
Golfe	0,084
Ginástica	0,066
Pular corda	
70 saltos/min	0,165
80 saltos/min	0,176
Raquetebol	0,176
Corrida	
7 min: 12 s/km	0,137
5 min: 36 s/km	0,192
5 min/km	0,214
4 min: 24 s/km	0,239
3 min: 48 s/km	0,271
Esqui, neve fofa, lazer	0,097
Esqui, neve dura, velocidade moderada	0,119
Vôlei	0,051
Caminhada	
7,2 km/h	0,099
Em pista de grama	0,081
Em uma piscina rasa	0,198
Natação	
Crawl, lento	0,128
Crawl, rápido	0,156
Costas	0,170
Peito	0,163
Braçada lateral	0,123
Canoagem	
Lazer	0,042
Competição	0,104

Fonte: Utilizada, com permissão, de McArdle WD, Katch FI, Katch VL. Sports and exercise nutrition. 4th ed. Philadelphia, PA: Wolters Kluwer; 2013.

obesidade, hipertensão arterial sistêmica e diabetes melito tipo 2 nos EUA. Por causa da forte associação entre o excesso de peso corporal e as doenças cardiovasculares, o guia também enfatiza o alcance e a manutenção de um peso corporal saudável. Modificações no estilo de vida incluem o aumento nos níveis de atividade física regular e a eliminação total do tabaco. Essas recomendações descritas no guia são essencialmente semelhantes àquelas de outras agências (incluindo as do United States Department of Agriculture [USDA]). Elas enfatizam a adoção de padrões alimentares e de comportamentos saudáveis em vez de abordarem objetivos numéricos específicos, como a quantidade em gramas a serem consumidas de lipídios dietéticos. A **Tabela 7.3** destaca os quatro principais objetivos e as recomendações associadas para a população em geral; a **Tabela 7.4** apresenta as recomendações dietéticas específicas para a população em geral e para homens e mulheres com riscos mais elevados de doenças (o que era chamado anteriormente de dieta "Passo 2").

A principal mensagem recomenda o consumo de uma dieta variada e balanceada. Para manter um peso corporal saudável, é

TABELA 7.3

Principais diretrizes nutricionais para a população em geral.

Objetivos populacionais	Principais diretrizes
Programa geral de alimentação saudável	• Consumir uma dieta variada que inclua alimentos de cada um dos principais grupos alimentares, com ênfase em frutas, vegetais, grãos integrais, laticínios semidesnatados ou desnatados, peixes, legumes, aves e carnes magras • Monitorar o tamanho e a quantidade das porções para garantir uma ingestão adequada, mas não excessiva
Peso corporal adequado IMC ≤ 25kg/m²	• Igualar a ingestão energética com as necessidades • Quando a perda de peso for desejável, realizar as mudanças adequadas na ingestão e no gasto energético (atividade física) • Limitar os alimentos com um alto teor de açúcar e aqueles com uma alta densidade energética
Perfil desejável de colesterol	• Limitar alimentos ricos em gordura saturada, gordura *trans* e colesterol • Substituí-los por gorduras insaturadas oriundas de vegetais, peixes, legumes e oleaginosas
Pressão arterial desejável Sistólica < 140 mmHg Diastólica < 90 mmHg	• Manter um peso corporal saudável • Consumir uma dieta variada com ênfase em vegetais, frutas e laticínios semidesnatados ou desnatados • Limitar a ingestão de sódio • Limitar a ingestão de álcool

IMC: índice de massa corporal (kg/m²). Fonte: Krauss RM et al. AHA dietary guidelines revision 2000: a statement for healthcare professionals from the Nutrition Committee of the American Heart Association. Circulation. 2000; 102:2284.

TABELA 7.4

Recomendações dietéticas específicas para a população em geral e para homens e mulheres com risco elevado de doenças.

Para a população em geral	Para as populações com risco elevado
1. Restringir a gordura total para ≤ 30% das calorias totais 2. Restringir o consumo de gordura saturada para ≤ 10% das calorias totais 3. Limitar a ingestão total de ácidos graxos que elevam o colesterol (saturados e *trans*) para ≤ 10% das calorias 4. Limitar a ingestão de colesterol para valores ≤ 300 mg/dia 5. Substituir os ácidos graxos que elevam o colesterol por grãos integrais e ácidos graxos insaturados oriundos dos peixes, vegetais, legumes e oleaginosas 6. Limitar a ingestão de sódio para valores ≤ 2.400 mg/dia (≤ 6,0 g/dia de sal) 7. Se o álcool for consumido, limitar a ingestão a duas doses por dia para os homens e uma dose por dia para mulheres 8. Comer pelo menos duas porções semanais de peixe 9. Comer cinco ou mais porções diárias de vegetais e frutas 10. Comer seis ou mais porções diárias de grãos 11. Enfatizar a ingestão diária de laticínios desnatados ou semidesnatados	**LDL-colesterol elevado ou doença cardiovascular preexistente** 1. Restringir as gorduras saturadas a ≤ 7% das calorias totais 2. Limitar a ingestão de colesterol a valores ≤ 200 mg/dia 3. Perder peso, quando adequado 4. Incluir proteína da soja, que contém isoflavonas **Dislipidemia caracterizada por níveis baixos de HDL-colesterol, níveis elevados de triglicerídios e de LDL-colesterol** 1. Substituir as calorias das gorduras saturadas por gorduras insaturadas 2. Limitar a ingestão de carboidratos, especialmente de açúcares e de carboidratos refinados 3. Perder peso, quando adequado 4. Aumentar a atividade física **Diabetes melito e resistência à insulina** 1. Restringir as gorduras saturadas a ≤ 7% das calorias totais 2. Limitar a ingestão de colesterol a valores ≤ 200 mg/dia 3. Ao selecionar os carboidratos, escolher aqueles com maior teor de fibras

Fonte: Adaptada de Krauss RM et al. AHA dietary guidelines revision 2000: a statement for healthcare professionals from the Nutrition Committee of the American Heart Association. Circulation. 2000; 102:2284.

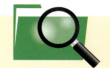

Informações adicionais: Seis maneiras como os nutricionistas esportivos podem ajudar os indivíduos fisicamente ativos e os atletas competitivos

1. Educar os atletas a respeito das necessidades energéticas para o seu esporte e a respeito do papel dos alimentos para a geração de energia para o corpo. Desencorajar objetivos não realizáveis de peso e de composição corporal e enfatizar a importância da ingestão energética adequada para a saúde, para a prevenção das lesões e para o desempenho físico.
2. Avaliar o tamanho e a composição corporal de um atleta para a determinação de peso e composição adequados para o esporte do qual essa pessoa participa. Fornecer ao atleta as técnicas nutricionais adequadas para a manutenção de peso e composição corporais também adequados sem o uso de dietas restritivas ou da moda. Pressões indevidas para que os atletas percam peso ou para que eles mantenham um determinado percentual de massa magra podem aumentar o risco de comportamentos alimentares restritivos e, em casos extremos, levar a um transtorno alimentar clínico.
3. Avaliar a ingestão dietética e de suplementos típica do atleta durante as temporadas de treinamento, competição e de intervalo. Utilizar essa avaliação para fornecer recomendações adequadas para as ingestões de energia e de nutrientes voltadas para a manutenção da saúde, do peso e da composição corporais adequados e para o desempenho esportivo ótimo ao longo do ano. Fornecer recomendações específicas para que eles façam boas escolhas alimentares e de fluidos enquanto viajam ou se alimentam fora de casa.
4. Avaliar a ingestão de fluidos e a perda de peso dos atletas durante o exercício e fazer recomendações adequadas a respeito da ingestão total de fluidos antes, durante e após o exercício. Ajudar os atletas a determinar os tipos e as quantidades adequadas de bebidas durante o exercício, especialmente se o atleta se exercita em ambientes extremos.
5. Para atletas vegetarianos, com preocupações nutricionais específicas, fornecer recomendações nutricionais apropriadas para garantir a ingestão adequada de energia, proteínas e micronutrientes.
6. Avaliar cuidadosamente qualquer suplemento vitamínico/mineral ou fitoterápico, substâncias ergogênicas ou fármacos para melhora do desempenho que o atleta queira utilizar. Esses produtos devem ser utilizados com cuidado (ou nem ser utilizados) e apenas após a revisão cuidadosa das regras e da literatura atual a respeito dos ingredientes listados no rótulo do produto; esses produtos também não devem ser recomendados antes da avaliação da saúde, da dieta, das necessidades nutricionais, do uso atual de suplementos e fármacos e das necessidades energéticas do atleta.

Fonte: American College of Sports Medicine, American Dietetic Association and Dietitians of Canada. Joint position statement. Nutrition and athletic performance. Med Sci Sports Exerc. 2000; 32:2130.

---

preciso prestar atenção à quantidade e ao tamanho das porções. É dada importância para o consumo de uma dieta rica em frutas e vegetais, cereais e grãos integrais, laticínios desnatados ou semidesnatados, legumes, oleaginosas, peixes, aves e carnes magras.

Como aumentar a ênfase na atividade física regular

Pesquisadores têm respondido à quantidade rapidamente crescente de adultos e crianças com sobrepeso ou obesidade e às incidências crescentes das comorbidades associadas a essas condições. Em setembro de 2002, o Institute of Medicine (IOM), agora chamado de National Academies of Sciences, Engineering, and Medicine Health and Medicine Division (*http://www.nationalacademies.org/hmd/*), lançou diretrizes como parte de sua *Ingestão Dietética de Referência* (ver Capítulo 2, *Micronutrientes e Água*). O IOM recomenda que os norte-americanos passem pelo menos *uma hora por dia*, equivalente a um gasto de cerca de 400 a 500 kcal, em atividades moderadamente intensas de caminhada, natação ou ciclismo para a manutenção da saúde. Essa quantidade de atividade física regular – baseada em uma avaliação da quantidade de exercício que as pessoas saudáveis praticam todos os dias – representa o dobro do que foi recomendado anteriormente em 1996 em um relatório do U.S. Surgeon General! Essa recomendação representa um aumento arrojado na duração dos exercícios, considerando que 30 minutos de atividade física semelhante na maior parte dos dias já diminui os riscos de doenças; mais de 60% da população dos EUA não consegue incorporar até mesmo um nível moderado de exercícios em suas vidas e que 25% da população dos EUA não pratica nenhum tipo de atividade física. Para atletas que já gastam uma quantidade de energia consideravelmente maior, a ingestão suficiente de alimentos de alta qualidade passa a ser um desafio real.

O Canadá é pioneiro em uma nova diretriz com 24 horas de movimentos para crianças e adolescentes

A Canadian Society for Exercise Physiology (CSEP; *www.csep.ca/view.asp?x=*) desenvolveu um guia de 24 horas de movimentos para crianças e adolescentes com idade entre 5 e 17 anos. O guia apresenta as primeiras estratégias baseadas em evidências para a integração de todos os comportamentos de movimentos que ocorrem ao longo de todo o dia. O guia com quatro passos – *suar, andar, dormir e sentar* – desloca o foco para toda a atividade física, o comportamento sedentário e o sono. O *download* pode ser feito em: *www.csep.ca/CMFiles/Guidelines/24hrGlines/Canadian24HourMovementGuidelines2016.pdf*.

O guia enfatiza cinco componentes principais:

- Entre 9 e 11 horas de sono ininterrupto à noite para aqueles com idade entre 5 e 13 anos, e entre 8 e 10 horas de sono noturno para adolescentes de 14 a 17 anos – com horários consistentes para dormir e acordar
- Acúmulo de pelo menos 60 minutos diários de atividades aeróbicas de intensidade moderada a vigorosa. As diretrizes recomendam atividades físicas vigorosas e atividades de fortalecimento muscular e ósseo pelo menos 3 vezes/semana
- Várias horas de atividades físicas leves estruturadas e não estruturadas
- Não mais do que duas horas por dia de tempo de tela (computadores/*videogames*)
- Limitar a quantidade de períodos extensos sentado.

MyPlate: o guia para alimentação saudável dos EUA

O *MyPlate* foi incorporado ao *Guia* de 2015 dos EUA para ajudar os consumidores a realizarem escolhas alimentares melhores. Ele foi projetado para lembrar os norte-americanos a comerem de maneira saudável, mas sua intenção não é apenas modificar o comportamento dos consumidores. A **Figura 7.2** mostra o ícone da alimentação saudável *MyPlate*, descrevendo cada um dos cinco grupos alimentares e utilizando um visual que remete ao horário da refeição.

A estratégia *MyPlate* enfatiza o consumo maior de alimentos vegetais em todos os subgrupos alimentares, que incluem frutas, vegetais, laticínios, grãos e proteínas. Os destaques do *MyPlate* incluem:

- Frutas e vegetais ocupam metade do prato, sendo que os vegetais ocupam a maior parte daquela metade
- Grãos e proteínas ocupam a outra metade, sendo que os grãos ocupam a maior parte daquela metade
- A categoria de proteínas inclui carne bovina, de porco, frutos do mar, ovos e opções vegetarianas como feijões e ervilhas, oleaginosas, sementes e tofu
- O círculo azul indica os laticínios como um copo de leite desnatado ou semidesnatado, queijo ou iogurte.

O *MyPlate* omite recomendações a respeito da ingestão energética diária, do tamanho das porções, da ingestão de lipídios e do gasto energético. Semelhantemente ao *Guia Alimentar*, o *MyPlate* destaca as porções balanceadas entre as diferentes categorias alimentares. O site governamental *www.ChooseMyPlate.gov* fornece aconselhamento mais detalhado, vídeos, receitas, planos alimentares e outros materiais educacionais a respeito do *MyPlate* e do *Guia Alimentar para os norte-americanos*.

Sete sugestões para melhorar o *MyPlate*. Pesquisadores da Harvard School of Public Health sugeriram sete mudanças ao *MyPlate* para refletir mais fielmente as pesquisas mais recentes:

1. Fornecer a informação de que grãos integrais são mais saudáveis do que grãos refinados.
2. Indicar que alguns alimentos ricos em proteína – peixes, aves, feijões, oleaginosas – são mais saudáveis do que

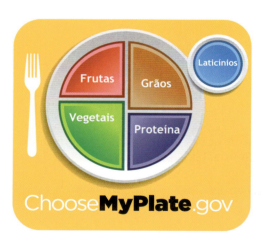

Figura 7.2 Guia para alimentação saudável *MyPlate*. (Adaptada de USDA Center for Nutrition Policy and Promotion.)

carnes vermelhas e carnes processadas, sendo essas últimas frequentemente relacionadas com várias doenças crônicas.
3. Ser mais insistente sobre a inclusão de lipídios benéficos como parte de uma dieta saudável.
4. Diferenciar as batatas e outros vegetais com alto índice glicêmico que agem como açúcares no corpo.
5. Reduzir a ingestão de laticínios.
6. Enfatizar o efeito potencialmente negativo das bebidas adicionadas de açúcar.
7. Aumentar a importância da atividade física diária como um contraponto a um estilo de vida sedentário.

O prato da alimentação saudável (*Healthy Eating Plate*): uma alternativa ao *MyPlate*

Uma alternativa ao guia alimentar governamental *MyPlate* é o guia visual intitulado Prato da Alimentação Saudável, mostrado na **Figura 7.3**, e que apresenta um guia alternativo para a ingestão de uma refeição saudável. A principal mensagem do Prato da Alimentação Saudável foca na qualidade da dieta e enfatiza o seguinte:

- O *tipo de carboidrato* da dieta é mais importante do que sua *quantidade* porque algumas fontes de carboidratos (p. ex., vegetais diferentes da batata, frutas, grãos integrais e feijões) são mais saudáveis do que outros tipos de carboidratos
- O *Healthy Eating Plate* também recomenda que os consumidores evitem bebidas com adição de açúcar, que constituem a maior fonte de energia adicional e que normalmente possuem pouco valor nutricional
- O *Healthy Eating Plate* encoraja que os consumidores utilizem óleos saudáveis, mas não determina um valor máximo de percentual de energia que as pessoas deveriam consumir a partir dessas fontes lipídicas. Sendo assim, o Prato da Alimentação Saudável recomenda o oposto da mensagem de baixa ingestão de gorduras que o USDA promoveu durante décadas.

As especificidades desse plano alimentar alternativo incluem:

- **Vegetais:** coma uma variedade abundante, mas limite o consumo de batatas e outros amidos com elevado índice glicêmico que têm um efeito semelhante ao dos doces sobre a glicemia
- **Frutas:** escolha um "arco-íris" de frutas todos os dias
- **Grãos integrais:** escolha grãos integrais (p. ex., aveia, pão integral e arroz integral) em vez das versões refinadas, como pão e arroz brancos, que agem como açúcar no corpo
- **Proteínas saudáveis:** escolha peixe, aves, feijões ou oleaginosas; limite o consumo de carne vermelha e evite carnes processadas porque elas podem aumentar o risco de doença cardiovascular, diabetes melito tipo 2, câncer de cólon e ganho de peso
- **Óleos saudáveis:** utilize azeite de oliva, óleo de canola e outros óleos vegetais no preparo dos alimentos, nas saladas e à mesa porque eles reduzem o colesterol e podem ser benéficos para a função cardiovascular. Limite a quantidade de manteiga e evite o uso de gordura *trans*
- **Água:** beba água, chá ou café (com pouco ou nenhum açúcar). Limite a ingestão de leite e laticínios (1 a 2 porções por

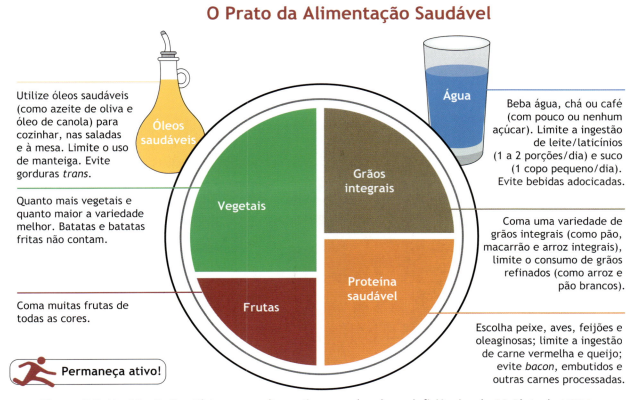

Figura 7.3 *Healthy Eating Plate* – uma alternativa que aborda as deficiências do *MyPlate* do USDA.

dia), de suco (1 copo pequeno por dia) e evite bebidas com açúcar de adição
- **Permaneça ativo:** o aumento dos níveis de atividade física deve ser parte do programa de alimentação saudável de todas as pessoas.

Pirâmide da Dieta Mediterrânea

A **Dieta Mediterrânea** moderna, introduzida pela primeira vez em 1975 pelo fisiologista, pesquisador e defensor da nutrição norte-americano dr. Ancel Keys (com sua esposa Margaret, uma bioquímica que desenvolveu técnicas para medir os níveis de colesterol do sangue e foi coautora de três livros influentes com seu marido). Seu trabalho no University of Minnesota Laboratory of Physiological Hygiene levou à criação da Pirâmide da Dieta Mediterrânea com o objetivo de representar visualmente uma dieta tradicional e saudável dos países mediterrâneos (Figura 7.4). A dieta mediterrânea "real" tem sua origem na bacia mediterrânea (áreas dos rios Nilo, Tigre e Eufrates, berço das civilizações ancestrais dos sumérios, assírios, babilônicos e persas). Essa região central se tornou um caldeirão de diferentes religiões, costumes, línguas e alimentos. Esse "berço da sociedade" representou uma cápsula do tempo sobre o mundo antigo. O caminho histórico desde a área mediterrânea antiga até a ressurgência do modelo nutricional moderno da Dieta Mediterrânea, agora utilizada no mundo inteiro, incorpora tudo o que era bom para a saúde com base em hábitos alimentares e nutricionais adequados.

O plano alimentar mediterrâneo moderno enfatiza estas oito estratégias:

1. Substituir todos os outros lipídios e óleos, inclusive manteiga e margarina, por azeite de oliva.
2. Fazer com que a meta da ingestão lipídica seja menor do que 25 a 35% da energia diária, sendo que a gordura saturada não pode exceder entre 7 e 8%.
3. Incluir consumo diário de quantidades pequenas a moderadas de queijo e iogurte.
4. Consumir quantidades pequenas a moderadas de peixes e aves 2 vezes/semana.
5. Utilizar frutas frescas como a sobremesa diária típica e minimizar o consumo de doces ricos em açúcar e de gorduras saturadas.
6. Reduzir o consumo de carne vermelha para duas vezes por mês (limitado a 340 a 450 g).
7. Aumentar os níveis de atividades físicas regulares para a promoção de um peso adequado, aptidão física e do bem-estar.
8. Enfatizar o consumo moderado de vinho (uma a duas taças diariamente para homens e 1 taça diariamente para mulheres).

Modificação da Dieta Mediterrânea pode beneficiar a saúde cerebral

Tanto uma dieta com estilo mediterrâneo, principalmente quando ela inclui oleaginosas e azeite de oliva, quando o plano alimentar DASH, discutido no Capítulo 2, estão associados

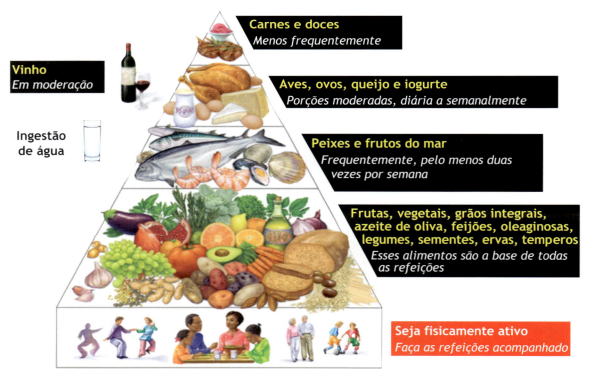

Figura 7.4 A Pirâmide da Dieta Mediterrânea se aplica a indivíduos cujas dietas consistem principalmente em alimentos provenientes do reino vegetal (frutas, oleaginosas, vegetais e vários tipos de grãos) e proteína derivada de peixe, feijões e frango, com o lipídio dietético composto principalmente de ácidos graxos monoinsaturados e consumo moderado de álcool. (Adaptada, com permissão, de Oldways Preservation & Exchange Trust, http://oldwayspt.org.)

a benefícios protetores no cérebro, com redução na taxa de declínio cognitivo para a memória e o raciocínio. Uma dieta mediterrânea pode proteger um cérebro em envelhecimento por causa de seus efeitos antioxidantes e anti-inflamatórios. Uma nova modificação nessas dietas, a dieta MIND (*Mediterranean-DASH Intervention for Neurodegenerative Delay*), aumenta esses efeitos por focar nos agentes antioxidantes e anti-inflamatórios dessa dieta. A dieta foca no consumo de vegetais verdes folhosos, frutos silvestres e azeite de oliva, com a ingestão limitada de alimentos de origem animal ou ricos em ácidos graxos saturados. Ao contrário da DASH, essa dieta não encoraja a ingestão de laticínios e recomenda o consumo de peixe apenas semanalmente. Muitas dessas recomendações são menos rigorosas do que algumas diretrizes dos planos alimentares mediterrâneo ou DASH.

Pirâmide da Dieta Vegetariana

A **Figura 7.5** apresenta uma pirâmide alimentar que se aplica a indivíduos cujas dietas consistem principalmente em alimentos do reino vegetal, sendo que a fonte lipídica consiste principalmente em ácidos graxos monoinsaturados.

Tamanho da porção. Existe muita confusão a respeito dos tamanhos de porção. Por exemplo, o USDA define uma porção padronizada de massa como 1/2 xícara, enquanto a Food and Drug Administration (FDA; *www.fda.gov*), que regula os rótulos dos alimentos nos EUA, diz que uma porção padronizada é de uma xícara. Compare esses tamanhos com uma porção típica de massa de um restaurante, que é de cerca de 3 xícaras – igual a seis porções do *MyPlate*. Para aumentar a confusão, a maior parte das pessoas considera que uma porção é a quantidade de comida que elas tipicamente consomem, quando, para objetivos do governo, ela representa uma unidade de medida muito menor. Dentro da perspectiva dos padrões do "mundo real" e dos padrões governamentais, as recomendações do USDA de consumo de 6 a 11 porções de grãos diariamente parecem um objetivo inalcançável. Tenha em mente que uma porção dos padrões governamentais representa um tamanho de porção relativamente pequeno (**Figura 7.6**): um copo de 180 mℓ de suco de frutas ou vegetais; uma laranja, uma banana ou uma maçã de tamanho médio; uma xícara de verduras – aproximadamente do tamanho do seu punho; um ovo; uma xícara de leite ou iogurte; uma fatia de pão; duas colheres de sopa de manteiga de amendoim – aproximadamente do tamanho de uma bola de pingue-pongue; meia xícara de frutas e vegetais fatiados – três aspargos médios, oito fatias de cenouras em palitos, uma espiga de milho ou 1/4 de xícara de frutas secas como uvas-passas; 85 g de carne bovina, peixes ou aves – aproximadamente do tamanho de um baralho de cartas; uma

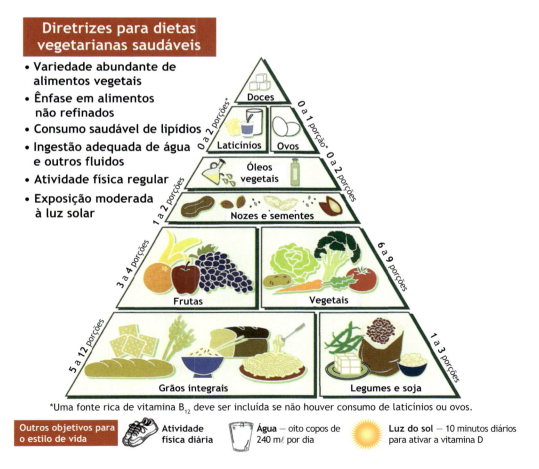

Figura 7.5 Pirâmide da Dieta Vegetariana. (Adaptada, com permissão, da Loma Linda University, School of Public Health, Department of Nutrition, Departamento de Nutrição, *www.vegetariannutrition.org/food/pyramid.pdf*.)

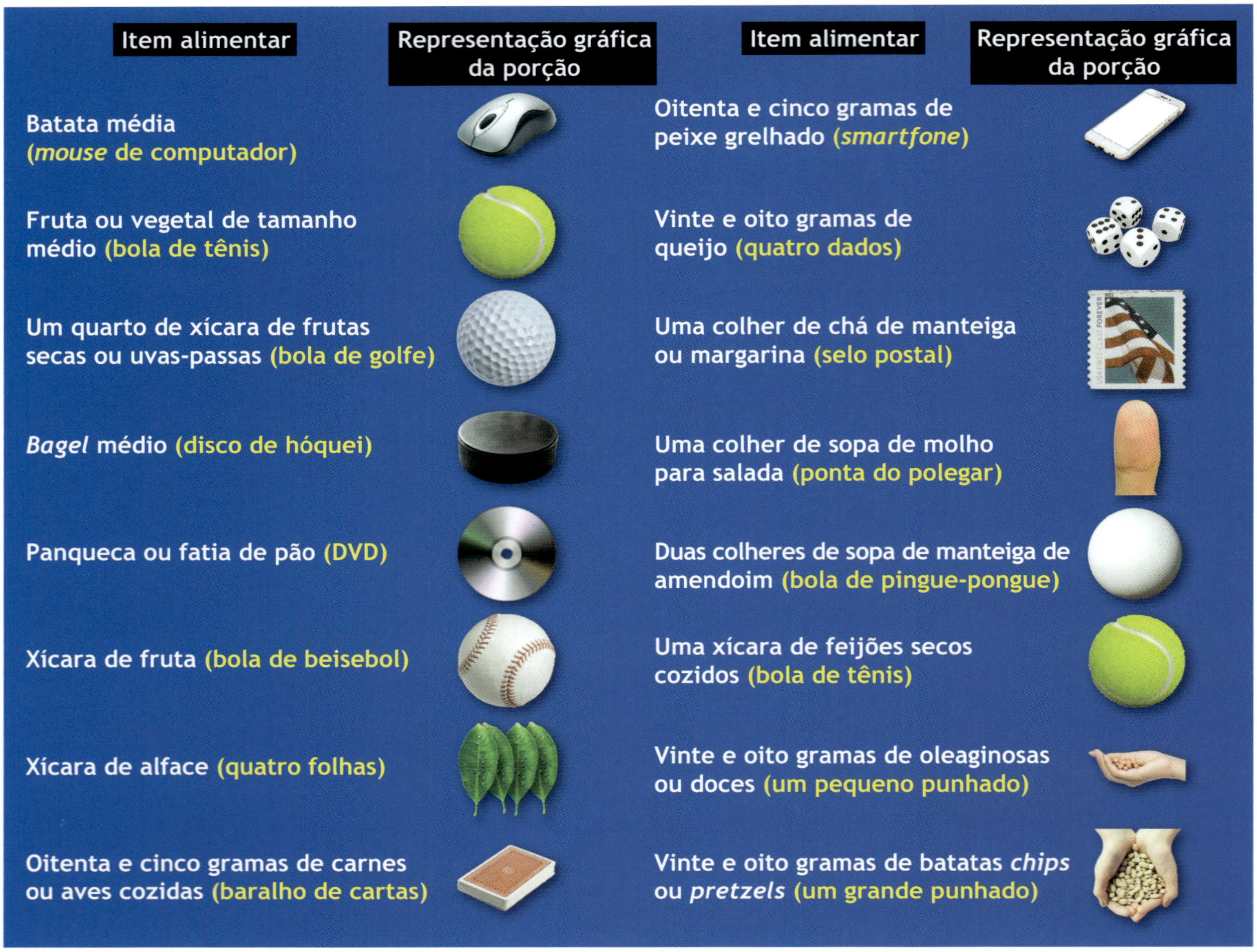

Item alimentar	Representação gráfica da porção	Item alimentar	Representação gráfica da porção
Batata média (*mouse* de computador)		Oitenta e cinco gramas de peixe grelhado (*smartfone*)	
Fruta ou vegetal de tamanho médio (bola de tênis)		Vinte e oito gramas de queijo (quatro dados)	
Um quarto de xícara de frutas secas ou uvas-passas (bola de golfe)		Uma colher de chá de manteiga ou margarina (selo postal)	
Bagel médio (disco de hóquei)		Uma colher de sopa de molho para salada (ponta do polegar)	
Panqueca ou fatia de pão (DVD)		Duas colheres de sopa de manteiga de amendoim (bola de pingue-pongue)	
Xícara de fruta (bola de beisebol)		Uma xícara de feijões secos cozidos (bola de tênis)	
Xícara de alface (quatro folhas)		Vinte e oito gramas de oleaginosas ou doces (um pequeno punhado)	
Oitenta e cinco gramas de carnes ou aves cozidas (baralho de cartas)		Vinte e oito gramas de batatas *chips* ou *pretzels* (um grande punhado)	

Figura 7.6 Representação gráfica das porções: quantidade de alimentos realmente consumida; pode ser maior ou menor do que uma porção padronizada, que é a quantidade listada nos rótulos alimentares. Os diferentes itens alimentares e as figuras com os tamanhos das porções correspondentes podem ser utilizados para referência.

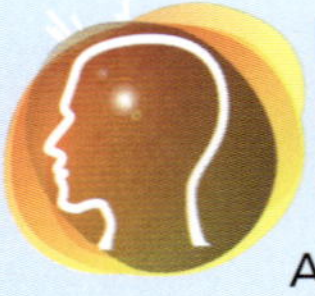

É possível mesmo perder 0,454 kg por semana com um déficit de 3.500 kcal?

A regra das 3.500 kcal diz que 3.500 kcal são "gastas" em cada 454 g de perda de peso, um modelo utilizado neste livro, em *sites* respeitados do governo e em publicações de revistas científicas. Apesar disso, uma nova pesquisa sugere que essa regra é uma superestimativa grosseira da perda de peso real. Os autores de um estudo de 2013 demonstraram essa superestimativa e o risco de aplicar a regra das 3.500 kcal como uma estimativa conveniente de perda de peso comparando a perda de peso prevista com a real em sete experimentos conduzidos em confinamento, sob supervisão total ou ainda com medições objetivas da ingestão energética.

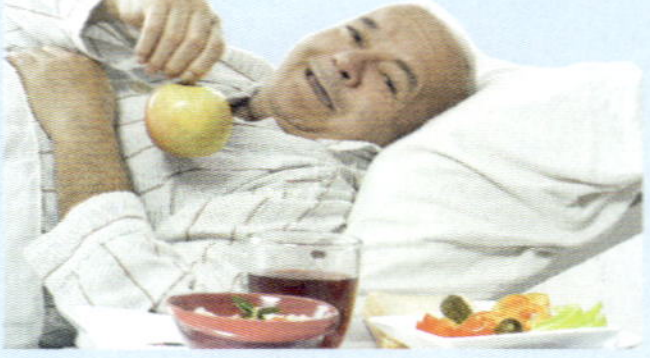

Os pesquisadores forneceram aplicações acessíveis em formato de Microsoft Excel e Java, que simulam um modelo dinâmico rigorosamente validado acerca da mudança esperada de peso. As duas primeiras ferramentas, disponíveis em *www.pbrc.edu/sswcp*, oferecem um método alternativo conveniente para o fornecimento de estimativas individuais relacionando a perda ou o ganho projetados em resposta a mudanças na ingestão energética dietética. Uma segunda ferramenta, que pode ser baixada em *www.pbrc.edu/mswcp*, projeta a estimativa de perda de peso para vários indivíduos, uma ferramenta útil para informar a mudança de peso em vários desenhos experimentais e análises estatísticas. Essas novas ferramentas oferecem uma alternativa conveniente e potencialmente mais precisa para a regra das 3.500 kcal, que é incorporada na maior parte dos aplicativos para *smartphone* e programas comerciais de perda de peso.

Fonte: reimpresso, com permissão, de Thomas DM et al. Can a weight loss of one pound a week be achieved with a 3500-kcal deficit? Commentary on a commonly acdepted rule. Int J Obes (Lond). 2013; 37(12):1611-3. Copyright © 2013 Springer Nature.

colher de chá de manteiga ou maionese – o tamanho da ponta de um dedo; ou 60 g de queijo – o tamanho equivalente a dois polegares. A **Figura 7.6** apresenta estimativas da vida real para os tamanhos típicos das porções alimentares.

Consumo de carne nos EUA

O consumo de carne nos EUA e em outros países desenvolvidos continua aumentando. Apesar de um deslocamento no sentido de um consumo maior de aves, a carne vermelha ainda representa 58% da carne consumida – 22% dela são processados – nos EUA, onde a carne é consumida em valores mais de três vezes maiores do que a média global. À luz de algumas evidências epidemiológicas relacionando a ingestão de carne vermelha e processada com risco de câncer e de doenças crônicas, a compreensão dos fatores que determinam a tendência de consumo de carne deve ajudar os profissionais de saúde pública a reduzirem a incidência mundial de doenças crônicas.

Modificações dietéticas para redução do risco de doenças. Pesquisadores consideram que *compostos N-nitrosos* causam câncer. Esses compostos parecem ser formados no trato digestivo, quando o ferro heme da carne vermelha e bactérias intestinais fazem com que a proteína da carne se combine com *nitritos* que são adicionados nas carnes processadas ou com nitritos que o próprio corpo produz a partir dos nitratos na água e, por exemplo, em espinafre e cenoura. A **Figura 7.7** ilustra esse processo. Os seguintes comportamentos reduzem o risco de doenças:

- Reduzir o consumo de carne vermelha e processada; idealmente consuma apenas uma porção por semana
- Substituir carne vermelha por aves, peixes, feijões, oleaginosas e carnes vegetais à base de soja. Consuma embutidos "livres de nitritos"

- Ter uma ingestão adequada de cálcio: 1.000 mg/dia para pessoas com menos de 50 anos de idade e 1.200 mg para pessoas com mais de 50 anos de idade.

Avaliação individual

Uma avaliação objetiva da ingestão de energia e de nutrientes fornece o quadro de referência para o julgamento da adequação da dieta de um indivíduo em relação às diretrizes recomendadas. Essas determinações a partir de registros cuidadosos da ingestão alimentar diária fornecem uma estimativa razoavelmente próxima em comparação a medidas mais diretas. O Apêndice C, *Registro de Atividade Física de Três Dias*, apresenta o procedimento do *Questionário Dietético de Três Dias* para a avaliação da adequação de uma dieta.

Índice de qualidade dietética

O **índice de qualidade dietética** (IQD) foca nos elementos nutricionais de uma dieta que são considerados os mais importantes em relação à saúde e à prevenção das doenças. Esse instrumento, projetado para ser utilizado em indivíduos com 18 anos de idade ou mais, mede a qualidade global da dieta de uma pessoa, refletindo um gradiente de risco de doenças crônicas relacionadas à dieta. Ele fornece uma pontuação baseada em um conjunto de oito recomendações relacionadas com alimentos e nutrientes (p. ex., gordura total, gordura saturada, colesterol, frutas e vegetais, grãos e legumes, proteína, sódio e cálcio) da National Academy of Sciences (**Tabela 7.5**). Os indivíduos que, ao preencherem a tabela, alcançam ou excedem um determinado objetivo dietético recebem uma pontuação de 0; uma pontuação de 1 é aplicada a uma ingestão que se encaixe dentro de 30% daquele objetivo dietético; a pontuação é de 2 quando a ingestão não consegue ser de pelo menos 30% do objetivo. As pontuações para todas as oito categorias são então somadas. O índice varia de

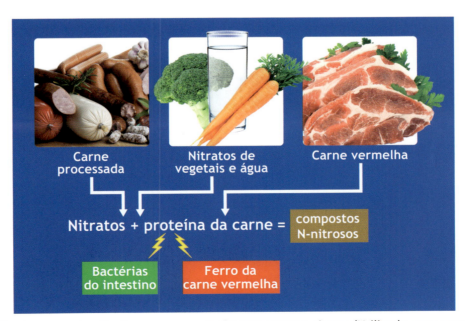

Figura 7.7 Produção de compostos *N-nitrosos* que possivelmente causam câncer. (Utilizada, com permissão, de Daniel CR et al. Trends in meat consumption in the USA. Public Health Nutr. 2010; 14(4):575-83.)

TABELA 7.5

Índice de qualidade dietética.

Recomendação	Pontuação	Ingestão
Reduzir a ingestão total de lipídios em até 30% da energia total	☐ 0 ☐ 1 ☐ 2	< 30% > 30 a 40% > 40%
Reduzir a ingestão de ácidos graxos saturados para valores menores do que 10% da energia total consumida	☐ 0 ☐ 1 ☐ 2	< 10% 10 a 13% > 13%
Reduzir a ingestão diária de colesterol para valores menores do que 300 mg	☐ 0 ☐ 1 ☐ 2	< 300 mg 300 a 400 mg > 400 mg
Ingerir 5 ou mais porções diárias de frutas e vegetais	☐ 0 ☐ 1 ☐ 2	≥ 5 porções 3 a 4 porções 0 a 2 porções
Aumentar a ingestão de amidos e outros carboidratos complexos pela ingestão diária de seis ou mais porções de pães, cereais e legumes	☐ 0 ☐ 1 ☐ 2	≥ 6 porções 4 a 5 porções 0 a 3 porções
Manter a ingestão de proteínas em níveis moderados	☐ 0 ☐ 1 ☐ 2	100% RDA 100% a 150% RDA > 150% RDA
Limitar a ingestão diária total de sódio a 2.400 mg ou menos	☐ 0 ☐ 1 ☐ 2	≤ 2.400 mg 2.400 a 3.400 mg > 3.400 mg
Manter uma ingestão adequada de cálcio (aproximadamente a RDA)	☐ 0 ☐ 1 ☐ 2	≥ 100% RDA 67 a 99% RDA < 67% RDA

Fonte: Adaptada, com permissão, de Patterson RE, Haines PS, Popkin BM. Diet Quality Index (DQI), National Research Council Committee on Diet and Health. Diet Quality Index (capturing a multidimensional behavior). J Am Diet Assoc. 1994; 94(1):57-64. Copyright © 1993 The American Dietetic Association.

0 a 16, com as menores pontuações representando uma dieta de maior qualidade. Uma pontuação de *4 ou menos* reflete uma dieta saudável, enquanto um índice de *10 ou mais* pontos aponta uma dieta menos saudável, que necessita de melhoras.

Índice de alimentação saudável

O USDA projetou o **índice de alimentação saudável (IAS)** (o índice equivalente para a população brasileira é apresentado na **Tabela 7.6**) para as atividades de promoção da nutrição e para o monitoramento de mudanças na qualidade da dieta ao longo do tempo. O novo IAS foi lançado em 2016 para se adaptar ao novo *Guia Alimentar*. Essa ferramenta analítica de 100 pontos avalia o quão bem a dieta de uma pessoa se encaixa nas recomendações baseadas em equilíbrio, moderação e variedade dietéticos. As pontuações totais podem variar desde uma dieta "ruim" (pontuação IAS ≤ 65) até uma dieta "boa" (pontuação IAS ≥ 85), com as pontuações de 65 a 74 e de 75 a 84 intermediárias. As pontuações IAS para cada componente do índice são definidas como "ruim" (pontuação ≤ 5), "necessita de melhoras" (pontuação entre 5 e 8) e "boa" (pontuação ≥ 8).

Desafio para a equação de perda ponderal

Um novo modelo de perda de peso leva em consideração a redução imediata e contínua na taxa metabólica conforme a perda de peso progride, limitando a perda de peso esperada. Esse modelo de perda ponderal se baseia em estudos controlados sobre a alimentação que mostram que uma "redução metabólica" e perda de peso contribuem diretamente para a redução da energia gasta durante atividades físicas. Por exemplo, para cada redução na ingestão energética diária de 10 kcal feita por um adulto de porte médio com sobrepeso levaria a uma perda de peso de apenas 227 g em 1 ano, e não os 454 g que seriam esperados pelo modelo clássico de perda de peso. Os outros 227 g precisariam de cerca de 2 anos para serem perdidos. A redução de aproximadamente 250 kcal por dia gera uma perda de peso de cerca de 11,3 kg em 3 anos. Essas observações desafiam a visão de que é necessária apenas restrição dietética para alcançar a perda de peso, ideia frequentemente defendida pela maior parte dos médicos como o método mais eficiente para a perda de peso. O simulador *on-line* disponibilizado pelo National Institute of Diabetes and Digestive and Kidney Diseases (*www.niddk.nih.gov;http://bwsimulator.niddk.nih.gov*) fornece uma ferramenta para que pessoas com pesos, dietas e hábitos de atividade física variáveis ajustem uma taxa desejável de perda de peso com base em hábitos de atividade física de curto e longo prazos.

Fonte: Hall KD et al. Quantification of the effect of energy imbalance on body weight. Lancet. 2011; 378:826.

Necessidades de macronutrientes para o aumento da atividade física

Muitos indivíduos fisicamente ativos recebem informações inadequadas ou incorretas a respeito das práticas dietéticas prudentes. *As pesquisas da nutrição para o exercício, embora longe de serem completas, indicam que adolescentes, adultos e atletas competitivos que se exercitam regularmente para manterem a aptidão física não possuem necessidades adicionais de nutrientes além daquelas obtidas pelo consumo de uma dieta nutricionalmente balanceada.*

Hábitos alimentares das pessoas fisicamente ativas

Existem inconsistências entre estudos que relacionam a qualidade e a quantidade dos alimentos com os níveis de atividade

Capítulo 7 • Como Fazer Escolhas Nutricionais Recomendadas e Saudáveis para o Indivíduo Fisicamente Ativo

TABELA 7.6

Índice de alimentação saudável adaptado para a população brasileira: componentes e padrões para a pontuação.

Componente	Máximo de pontos	Padrão para pontuação máxima	Padrão para a pontuação mínima de zero	Padrão para pontuação intermediária
Adequação				
Grupo dos cereais, pães, tubérculos e raízes	0 a 10	5 a 9 porções	0 porção	
Grupo dos vegetais	0 a 10	4 a 5 porções	0 porção	
Grupo das frutas	0 a 10	3 a 5 porções	0 porção	
Grupo das leguminosas	0 a 10	1 porção	0 porção	
Grupo das carnes	0 a 10	1 a 2 porções	0 porção	
Grupo dos laticínios	0 a 10	3 porções	0 porção	
Grupo dos doces	0 a 10	1 a 2 porções	$\geq$ 4 porções	3 porções
Grupo dos óleos	0 a 10	1 a 2 porções	$\geq$ 4 porções	3 porções
Gordura total%	0 a 10	$\leq$ 30%	$\geq$ 45%	31 a 44,9%
Gordura saturada%	0 a 10	< 10%	$\geq$ 15%	10 a 14,9%
Colesterol (mg)	0 a 10	< 300	$\geq$ 450	300 a 449 mg
Calorias vazias	0 a 10	$\geq$ 8 alimentos diferentes/dia	$\leq$ 3 alimentos diferentes/dia	4 a 7 alimentos diferentes/dia

Fonte: Mota JF et al. Adaptação do índice de alimentação saudável ao guia alimentar da população brasileira. Rev Nutr. 2008; 21(5):545-52.

física e/ou de aptidão física. Alguns estudos mostraram uma associação positiva entre dietas mais saudáveis e níveis mais elevados de atividade física, enquanto outros não. Parte dessa inconsistência é resultante do uso de medidas relativamente grosseiras e imprecisas do autorrelato da atividade física, do pequeno tamanho amostral e de avaliações dietéticas não confiáveis. A **Tabela 7.7** compara a ingestão de nutrientes e energia com as recomendações dietéticas nacionais de uma grande coorte populacional, incluindo 7.059 homens e 2.453 mulheres, classificados de acordo com sua aptidão cardiorrespiratória em níveis baixos, moderados e elevados e que participaram do Aerobics Center Longitudinal Study (*www.cooperinstitute. org/ccls/*). Os quatro achados mais significativos desse estudo indicam que:

1. Um IMC progressivamente menor foi encontrado para homens e mulheres com níveis crescentes de aptidão física.
2. Foram observadas diferenças consideravelmente pequenas na ingestão energética em relação à classificação de aptidão física de mulheres (94 kcal/dia) e de homens (82 kcal/dias), com o grupo de aptidão física moderada consumindo a menor quantidade de energia para ambos os sexos.
3. Uma ingestão de fibras dietéticas progressivamente maior e menor ingestão de colesterol foram observadas por meio das categorias de aptidão física.
4. Homens e mulheres com níveis elevados de aptidão física consumiam dietas que estavam mais próximas das recomendações em relação às fibras, ao percentual de energia proveniente da gordura total, ao percentual de energia proveniente das gorduras saturadas e ao colesterol quando comparados ao nível de menor aptidão física.

Necessidades energéticas diárias de 2.000 kcal para as mulheres e de 3.000 kcal para os homens representam os valores médios para os adultos jovens norte-americanos típicos. *Após alcançar as necessidades básicas de nutrientes, uma variedade de fontes alimentares baseadas nas preferências individuais fornece as necessidades energéticas adicionais para a atividade física.*

Proteínas

Como discutido no Capítulo 1, *Macronutrientes*, 0,8 g/kg de massa corporal representa a RDA para a ingestão de proteínas pelos adultos. Desse modo, uma pessoa com 77 kg requer cerca de 62 g de proteínas diariamente. Considerando que mesmo durante o exercício ocorre uma perda proteica relativamente pequena por intermédio do metabolismo energético, essa recomendação de proteínas permanece adequada para a maior parte dos indivíduos fisicamente ativos. Além disso, a ingestão de proteínas pelo norte-americano típico excede a RDA de proteínas; a dieta do atleta competitivo em geral contém de 2 a 4 vezes mais proteínas do que os valores recomendados. Um dilema nutricional para o vegetariano fisicamente ativo diz respeito à obtenção de um equilíbrio adequado de aminoácidos essenciais a partir de uma dieta cujas proteínas são derivadas do reino vegetal. O Capítulo 1 discute o uso de fontes alimentares proteicas complementares para minimizar esse problema.

A RDA é realmente adequada?

Estudos a respeito das necessidades proteicas humanas realizados na metade do século XIX postularam que a contração muscular destruía uma porção do teor proteico muscular

TABELA 7.7

Valores médios para a ingestão de nutrientes baseados em registros dietéticos de três dias separados por níveis de aptidão cardiorrespiratória em 7.059 homens e 2.453 mulheres.

Variável	Homens		
	Aptidão baixa (N = 786)	Aptidão moderada (N = 2.457)	Aptidão elevada (N = 4.716)
Dados demográficos e de saúde			
Idade (a)	47,3 ± 11,1	47,3 ± 10,3	48,1 ± 10,5
Aparentemente saudáveis (%)	51,5	69,1	77,0
Tabagistas no momento (%)	23,4	15,8	7,8
IMC (kg/m²)	30,7 ± 5,5	27,4 ± 3,7	25,1 ± 2,7
Dados nutricionais			
Energia (kcal)	2.378,6 ± 718,6	2.296,9 ± 661,9	2.348,1 ± 664,3
Kcal/kg/dia	25,0 ± 8,1	26,7 ± 8,4	29,7 ± 9,2
Carboidrato (% kcal)	43,2 ± 9,4	44,6 ± 9,1	48,1 ± 9,7
Proteína (% kcal)	18,6 ± 3,8	18,5 ± 3,8	18,1 ± 3,8
Lipídio total (% kcal)	36,7 ± 7,2	35,4 ± 7,1	32,6 ± 7,5
AGS (% kcal)	11,8 ± 3,2	11,3 ± 3,2	10,0 ± 3,2
AGMI (% kcal)	14,5 ± 3,2	13,8 ± 3,1	12,6 ± 3,3
AGPI (% kcal)	7,4 ± 2,2	7,5 ± 2,2	7,4 ± 2,3
Colesterol (mg)	349,5 ± 173,2	314,5 ± 147,5	277,8 ± 138,5
Fibra (g)	21,0 ± 9,5	22,0 ± 9,7	26,2 ± 11,9
Cálcio (mg)	849,1 ± 371,8	860,2 ± 360,2	924,4 ± 386,8
Sódio (mg)	4.317,4 ± 1.365,7	4.143,0 ± 1.202,3	4.133,2 ± 1.189,4
Folato (µg)	336,4 ± 165,2	359,5 ± 197,0	428,0 ± 272,0
Vitamina B_6 (mg)	2,4 ± 0,9	2,4 ± 0,9	2,8 ± 1,1
Vitamina B_{12} (µg)	6,6 ± 5,5	6,8 ± 6,0	6,6 ± 5,8
Vitamina A (RE)	1.372,7 ± 1.007,3	1.530,5 ± 1.170,4	1.766,3 ± 1.476,0
Vitamina C (mg)	117,3 ± 80,4	129,2 ± 108,9	166,0 ± 173,2
Vitamina E (AE)	11,5 ± 9,1	12,1 ± 8,6	13,7 ± 11,4

Variável	Mulheres		
	Aptidão baixa (N = 233)	Aptidão moderada (N = 730)	Aptidão elevada (N = 1.490)
Dados demográficos e de saúde			
Idade (a)	47,5 ± 11,2	46,7 ± 11,6	46,5 ± 11,0
Aparentemente saudáveis (%)	55,4	71,1	79,3
Tabagistas no momento (%)	12,0	9,0	4,2
IMC (kg/m²)	27,3 ± 6,7	24,3 ± 4,9	22,1 ± 3,0
Dados nutricionais			
Energia (kcal)	1.887,4 ± 607,5	1.793,0 ± 508,2	1.859,7 ± 514,7
kcal/kg/dia	27,1 ± 9,4	28,1 ± 8,8	31,7 ± 9,8
Carboidrato (% kcal)	47,7 ± 9,6	48,2 ± 9,0	51,1 ± 9,4
Proteína (% kcal)	17,6 ± 3,7	18,1 ± 3,9	17,7 ± 3,9
Lipídio total (% kcal)	34,8 ± 7,6	33,7 ± 6,8	31,3 ± 7,5
AGS (% kcal)	11,1 ± 3,3	10,6 ± 3,2	9,6 ± 3,1

(continua)

Capítulo 7 • Como Fazer Escolhas Nutricionais Recomendadas e Saudáveis para o Indivíduo Fisicamente Ativo

TABELA 7.7 (continuação)

Valores médios para a ingestão de nutrientes baseados em registros dietéticos de três dias separados por níveis de aptidão cardiorrespiratória em 7.059 homens e 2.453 mulheres.

Variável	Mulheres		
	Aptidão baixa (N = 233)	Aptidão moderada (N = 730)	Aptidão elevada (N = 1.490)
Dados nutricionais			
AGMI (% kcal)	13,4 ± 3,4	12,8 ± 3,0	11,9 ± 3,2
AGPI (% kcal)	7,5 ± 2,2	7,5 ± 2,2	7,4 ± 2,4
Colesterol (mg)	244,7 ± 132,8	224,6 ± 115,6	204,1 ± 103,6
Fibra (g)	18,9 ± 8,2	20,0 ± 8,3	23,2 ± 10,7
Cálcio (mg)	765,2 ± 361,8	774,6 ± 342,8	828,3 ± 372,1
Sódio (mg)	3.350,8 ± 980,8	3.256,7 ± 927,7	3.314,4 ± 952,7
Folato (μg)	301,8 ± 157,6	319,7 ± 196,2	356,2 ± 232,5
Vitamina B_6 (mg)	2,0 ± 0,8	2,0 ± 0,8	2,2 ± 0,9
Vitamina B_{12} (μg)	4,7 ± 4,2	4,9 ± 4,2	5,0 ± 4,2
Vitamina A (RE)	1.421,9 ± 1.135,3	1.475,1 ± 1.132,9	1.699,0 ± 1.346,9
Vitamina C (mg)	116,7 ± 7,5	131,5 ± 140,0	153,5 ± 161,1
Vitamina E (AE)	10,8 ± 7,5	10,3 ± 6,5	11,5 ± 8,1

AGS: ácidos graxos saturados; AGPI: ácidos graxos poli-insaturados; AGMI: ácidos graxos monoinsaturados; RE: equivalentes de retinol; AE: equivalentes de α-tocoferol. Existiram diferenças significativas entre aptidão baixa e moderada. $P < 0,05$; entre aptidão baixa e elevada. $P < 0,05$; entre aptidão moderada e elevada. $P < 0,05$. Fonte: Brodney S et al. Nutrient intake of physically fit and unfit men and women. Med Sci Sports Exerc. 2001; 33:459.

para a geração de energia para o trabalho biológico. Com base nessa crença, médicos, "especialistas", além de alguns pesquisadores de França, Suíça e Alemanha, recomendavam uma dieta hiperproteica durante trabalhos físicos e exercícios intensos (p. ex., subir os Alpes Suíços) para fornecer proteína suficiente para repor o conteúdo estrutural do músculo esquelético e suas necessidades energéticas. De muitas maneiras, vários atletas modernos imitam essas crenças e práticas. Para os homens e as mulheres que passam um tempo considerável treinando em equipamentos resistivos, a proteína dietética frequentemente representa seu macronutriente mais importante. Por algum motivo, muitos entusiastas de fisiculturismo acreditam que o treinamento de resistência de algum modo danifica ou "rasga" a estrutura proteica muscular. Essa perda de proteína muscular necessitaria de uma ingestão dietética adicional de proteínas acima da RDA para a ressíntese subsequente do tecido até um estado novo, maior e mais potente. Muitos atletas de *endurance* também acreditam que o treinamento aumenta o catabolismo das proteínas para sustentar as necessidades energéticas do exercício, particularmente quando as reservas de glicogênio são baixas. Eles, então, acreditam que o consumo de proteína adicional anule a perda de proteínas para a geração de energia e forneça os elementos básicos para a ressíntese da massa muscular depletada. Até algum grau, o raciocínio de ambos os grupos de atletas tem algum mérito. A questão relevante diz respeito a se a RDA para as proteínas fornece uma reserva suficiente se as demandas de síntese proteica ou do catabolismo das proteínas aumentarem durante o treinamento intenso.

É necessária alguma modificação na ingestão recomendada de proteínas?

Boa parte do conhecimento atual a respeito da dinâmica proteica no exercício é resultante de estudos que expandiram o método clássico de determinação da clivagem das proteínas por intermédio da medida da excreção de ureia. Por exemplo, a geração de dióxido de carbono "marcado" a partir dos aminoácidos injetados ou ingeridos aumenta durante o exercício proporcionalmente à taxa metabólica. Conforme o exercício progride, a concentração plasmática de ureia também aumenta, associada a um aumento dramático na excreção de nitrogênio pelo suor. Isso ocorre frequentemente sem qualquer modificação na excreção urinária de nitrogênio. Essas observações vão de encontro às conclusões anteriores a respeito da clivagem mínima de proteínas durante o exercício de *endurance*, porque os estudos iniciais avaliavam apenas o teor de nitrogênio na urina. A **Figura 7.8** ilustra que o mecanismo de suor exerce um papel importante na excreção de nitrogênio derivado da clivagem de proteínas durante o exercício. A produção de ureia não reflete todos os aspectos da clivagem das proteínas porque a oxidação da leucina (um aminoácido essencial ramificado) tanto plasmática quanto intracelular aumenta durante o exercício moderado, independentemente da produção de ureia.

A **Figura 7.8** também mostra que o uso das proteínas para a geração de energia alcança seus níveis mais elevados durante a prática de exercícios em um estado de depleção de glicogênio (indicado como *CHO baixo*). Isso enfatiza o papel

SAÚDE PESSOAL E NUTRIÇÃO PARA O EXERCÍCIO 7.2

Aditivos alimentares

A adição de ingredientes compostos por diferentes substâncias químicas aos alimentos, além daqueles que ocorrem naturalmente dentro dos alimentos integrais/naturais, é uma prática que remonta desde 12.000 a.C. Marinheiros e exploradores marítimos das épocas bíblicas, desde antes do período medieval, passando pela Idade Média e chegando até o tempo atual, utilizam sal para conservar carnes e peixes. Outra prática comum é o uso de ervas e temperos para melhorar o sabor dos alimentos, ou, ainda, a defumação e o uso de conservas à base de vinagre, com o objetivo de melhorar a experiência alimentar (*https://www.canr.msu.edu/news/food_preservation_is_as_old_as_mankind*). De fato, desidratar um alimento é o método de conservação mais velho do mundo. Todos nós apreciamos alimentos saborosos, nutritivos, seguros, convenientes, coloridos e baratos e os aditivos alimentares tornam isso possível. Milhares de substâncias químicas "adicionais" alteram a estrutura e o sabor dos alimentos. A Food and Drug Administration (FDA) mantém uma lista com quase 3.000 ingredientes em seu banco de dados, chamada de Tudo o que É Adicionado aos Alimentos nos EUA (*www.acessdata.fda.gov/scripts/fcn/fcnnavigation.cfm?rpt=eafuslisting*).

Funções dos aditivos alimentares

Um aditivo alimentar representa qualquer substância adicionada àquele alimento que pode ser utilizada na produção, no processamento, no tratamento, no empacotamento, no transporte ou no armazenamento dele. Dois tipos principais de aditivos alimentares incluem os aditivos diretos, que são combinados diretamente com o alimento, e os aditivos indiretos, que se tornam parte do alimento em quantidades muito pequenas por causa dos processos de empacotamento, armazenamento ou manipulação.

Os aditivos alimentares diretos e indiretos em geral realizam as seguintes funções:

1. Manter ou melhorar a segurança ou o frescor.
2. Manter ou melhorar o valor nutricional.
3. Melhorar o sabor, a textura e a aparência.

Dezoito categorias diferentes de aditivos alimentares

A Food and Drug Administration dos EUA e o International Food Information Council (IFIC; *www.fda.gov/Food/IngredientsPackagingLabeling/FoodAdditivesIngredients/ucm094211.htm*) identificaram 18 categorias de aditivos alimentares, suas funções, exemplos e nomes típicos nos rótulos alimentares.

Categoria	Função	Exemplos	Nomes no rótulo
Conservantes	Evita que o alimento se estrague por causa da ação de bactérias, fungos, bolores ou levedura (antimicrobianos); retarda ou evita mudanças na cor, sabor ou textura; retarda a rancidez; mantém o frescor	Molhos e geleias de frutas, bebidas, alimentos cozidos, carnes curadas, óleos e margarinas, cereais, molhos, lanches, frutas e vegetais	Ácido ascórbico, ácido cítrico, benzoato de sódio, propionato de cálcio, eritorbato de sódio, nitrito de sódio, sorbato de cálcio, sorbato de potássio, BHA, BHT, EDTA, tocoferóis (vitamina E)
Adoçantes	Adicionam doçura com ou sem calorias extras	Bebidas, alimentos assados, produtos de confeitaria, açúcar refinado, adoçantes, muitos alimentos processados	Sacarose (açúcar), glicose, frutose, sorbitol, manitol, xarope de milho, xarope de milho rico em frutose, sacarina, aspartame, sucralose, acessulfame de potássio
Corantes	Reduzem a perda de cor resultante da exposição à luz, ao ar, à temperatura, à umidade e às condições de armazenamento; exaltam as cores que ocorrem naturalmente; fornecem cor a alimentos incolores	Muitos alimentos processados (doces, lanches, margarina, queijo, refrigerantes, geleias, gelatinas, pudim e recheios)	Azul FD&C nº 1 e 2, Verde FD&C nº 3, Vermelho FD&C nºs 3 e 40, Amarelo FD&C nº 5 e 6, Laranja B, Vermelho Cítrico nº 2, extrato de anis, betacaroteno, extrato de casca de uva, extrato de cochonilha, óleo ou resina de páprica, corante caramelo, sucos de frutas e vegetais, açafrão
Saborizantes e temperos	Adicionam sabores naturais e sintéticos específicos	Recheio de tortas e bolos, gelatina em pó, bolo em pó, molhos de salada, doces, refrigerantes, sorvetes, molho *barbecue*	Sabor natural, sabor artificial e temperos

(continua)

Capítulo 7 • Como Fazer Escolhas Nutricionais Recomendadas e Saudáveis para o Indivíduo Fisicamente Ativo

Categoria	Função	Exemplos	Nomes no rótulo
Intensificadores de sabor	Intensificam sabores já presentes nos alimentos, sem adicionar sabores que não existiam	Alimentos processados	Glutamato monossódico, proteína de soja hidrolisada, extrato de levedura, guanilato ou inosinato dissódico
Substitutos de gordura	Fornecem a textura esperada e a sensação cremosa em alimentos com redução de gordura	Alimentos assados, molhos, sobremesas congeladas, produtos de confeitaria, bolos e sobremesas em pó, laticínios	Olestra, gel de celulose, carragenina, polidextrose, amido modificado, clara de ovo microparticulada, goma guar, goma xantana, concentrado de *whey protein*
Nutrientes	Substituem vitaminas e minerais perdidos no processamento (enriquecimento); adicionam nutrientes que podem faltar na dieta (fortificação)	Farinhas, pães, cereais, arroz, macarrão, margarina, sal, leite, suco de frutas, barras energéticas, bebidas matinais instantâneas	Hidrocloreto de tiamina, riboflavina (vitamina B_2), niacina, niacinamida, folato ou ácido fólico, betacaroteno, iodeto de potássio, sulfato ferroso ou férrico, alfatocoferóis, ácido ascórbico, vitamina D, aminoácidos (L-triptofano, L-lisina, L-leucina, L-metionina)
Emulsificantes	Permitem a mistura homogênea dos ingredientes, evitam a separação deles; mantêm os produtos estáveis, reduzem a aderência, controlam a cristalização, mantêm os ingredientes dispersos e ajudam os produtos a se dissolverem facilmente	Molhos de salada, manteiga de amendoim, chocolate, margarina, sobremesas congeladas	Lecitina de soja, mono e diglicerídeos, gema de ovo, polissorbatos, monoestearato de sorbitana
Estabilizantes e espessantes, texturizantes	Produzem uma textura uniforme, melhoram a sensação na boca	Sobremesas congeladas, laticínios, bolos, gelatina e pudim em pó, sobremesas, geleias, molhos	Gelatina, pectina, goma guar, carragenina, goma xantana, *whey protein*
Agentes para o controle do pH e acidulantes	Controlam a acidez e a alcalinidade, evitam que o alimento estrague	Bebidas, sobremesas congeladas, chocolate, alimentos enlatados, fermento em pó	Ácido láctico, ácido cítrico, hidróxido de amônia, carbonato de sódio
Agentes fermentadores	Promovem o aumento das massas cozidas	Pães e outros produtos fermentados	Bicarbonato de sódio, fosfato monocálcio, carbonato de cálcio
Agentes antiaglomerantes	Mantêm os alimentos em pó soltos, evitam absorção de umidade	Sal, fermento em pó, açúcar de confeiteiro	Silicato de cálcio, citrato de ferro e amônio, dióxido de silicone
Umectantes	Retêm a umidade	Coco ralado, *marshmallow*, balas, produtos de confeitaria	Glicerina, sorbitol
Nutrientes para levedura	Promovem o crescimento das leveduras	Pães e outros produtos fermentados	Sulfato de cálcio, fosfato de amônio
Fortalecedores e condicionadores de massa	Produzem massa mais estável	Pães e outros produtos fermentados	Sulfato de amônio, azodicarbonamida, L-cisteína
Agentes de firmeza	Mantêm a crocância e a firmeza	Frutas e vegetais processados	Cloreto de cálcio, lactato de cálcio
Preparações enzimáticas	Modificam proteínas, polissacarídeos e gorduras	Queijo, laticínios, carne	Enzimas, lactase, papaína, coalho, quimosina
Gases	Agem como propelentes, aeram ou geram carbonação	Óleo em *spray*, chantili, bebidas carbonatadas	Dióxido de carbono, óxido nitroso

Nota: FD&C é uma sigla em inglês que significa Federal Food Drug and Cosmetic Act (Ato Federal para Alimentos, Fármacos e Cosméticos) e todos os novos corantes alimentícios ou os novos usos para os aditivos já listados devem ser aprovados pela FDA antes de serem incorporados aos alimentos nos EUA (*www.fda.gov/food/IngredientsPackagingLabeling/FoodAdditivesIngredients/ucm488219.htm*).

importante que os carboidratos desempenham como poupadores de proteínas. Isso também indica que a disponibilidade dos carboidratos inibe o catabolismo das proteínas durante o exercício. A clivagem das proteínas para a geração de energia e seu papel na gliconeogênese sem dúvida são importantes no exercício de *endurance* (ou durante treinamentos intensos e frequentes), quando as reservas de glicogênio diminuem.

A ingestão de uma dieta hiperglicídica com uma ingestão energética adequada conserva as proteínas musculares em indivíduos que treinam intensamente. O potencial de aumento do uso das proteínas para a geração de energia e a diminuição da síntese proteica durante o exercício extenuante ajudam a explicar por que indivíduos que praticam treinamento de resistência para aumentar o tamanho dos músculos geralmente evitam a prática de exercícios de *endurance*, que depletam o glicogênio.

A fase inicial de um regime de treinamento físico também promove uma demanda transiente, porém elevada, de proteínas para o corpo, talvez por causa tanto das lesões musculares quanto das necessidades energéticas elevadas. *A clivagem de proteínas acima dos valores de repouso ocorre durante o exercício de* endurance *e com o treinamento de resistência em um grau maior do que se acreditava anteriormente.* O catabolismo das proteínas se torna mais aparente quando o exercício é realizado com baixas reservas de carboidratos ou baixa ingestão energética. O uso das proteínas pode aumentar por causa de uma necessidade de reparo do tecido muscular danificado pelo exercício ou por causa de uma necessidade adicional de proteínas para o ganho de massa tecidual magra.

Até esse momento (e sem evidência convincente do contrário), parece prudente recomendar que indivíduos em treinamento de endurance *consumam entre 1,2 e 1,4 g de proteínas de alta qualidade por quilograma de massa corporal diariamente; aqueles que realizam treinos de resistência podem se beneficiar de uma ingestão de 1,8 g de proteína/kg de massa corporal.* Esse nível de ingestão de proteínas se encontra dentro da faixa que é tipicamente consumida por homens e mulheres fisicamente ativos, fazendo com que não seja necessário o consumo de suplementos proteicos.

Preparações de aminoácidos livres

Os motivos comuns para o uso de suplementos de proteínas e aminoácidos incluem o estímulo ao crescimento e à força musculares, o aumento da capacidade energética e o aumento da liberação de hormônio do crescimento (ver Capítulo 12, *Avaliação dos Recursos Ergogênicos Nutricionais*). Os fabricantes de suplementos frequentemente dizem que *apenas* os aminoácidos livres são absorvidos do intestino para o sangue em uma taxa rápida o bastante para estimular o crescimento muscular durante o treinamento de resistência. Halterofilistas, fisiculturistas e outros atletas de potência tanto do sexo masculino quanto do sexo feminino consomem 4 vezes ou mais a RDA de proteínas. Esse nível de excesso se dá na forma de líquidos, pós ou pílulas de proteínas "purificadas", a um custo que frequentemente excede aquele dos alimentos fontes de proteína. Essas preparações frequentemente contêm proteínas "pré-digeridas" em aminoácidos livres por meio de reações químicas laboratoriais. Os defensores do seu uso acreditam que o corpo absorve as moléculas de aminoácido livre mais prontamente por causa de maior biodisponibilidade, para melhorar o crescimento muscular esperado induzido pelo treinamento ou para aumentar força, potência ou "vigor" a curto prazo para uma sessão extenuante de exercícios. Isso simplesmente não ocorre! O intestino saudável absorve os aminoácidos rapidamente quando eles se encontram em moléculas mais complexas de dipeptídios e tripeptídios, e não apenas na forma de aminoácidos livres, como apresentado no Capítulo 3, *Digestão e Absorção de Nutrientes*. O trato intestinal lida com a proteína de modo bastante eficiente em suas formas mais complexas. Uma solução concentrada de aminoácidos gera um efeito osmótico que atrai água para o intestino, frequentemente causando irritação, cólicas e diarreia.

Os carboidratos permanecem como a fonte energética preferencial para alimentar o sistema energético anaeróbico, que é utilizado principalmente no treinamento de resistência. Múltiplas sessões de exercícios simples podem reduzir o teor de glicogênio muscular em 40%. Dito de forma simples, pesquisas realizadas com desenhos e metodologias adequados não mostraram que a suplementação dietética com aminoácidos ou proteínas em qualquer forma acima da RDA aumente a massa muscular ou melhore força, potência ou *endurance* musculares. A maior parte dos indivíduos obtém quantidades adequadas de proteínas para sustentar o crescimento muscular

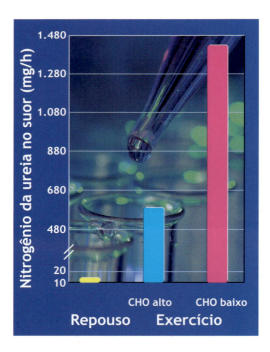

Figura 7.8 Excreção de ureia no suor durante o repouso e durante o exercício após uma carga de carboidratos (CHO alto) e durante a depleção de carboidratos (CHO baixo). O maior uso de proteínas, refletido pela ureia no suor, ocorre com reservas baixas de glicogênio. (Fonte: Lemon PWR, Nagel F. Effects of exercise on protein and amino acid metabolism. Med Sci Sports Exerc. 1981; 13:141.)

Capítulo 7 • Como Fazer Escolhas Nutricionais Recomendadas e Saudáveis para o Indivíduo Fisicamente Ativo

Aumento surpreendente de transtornos alimentares em mulheres japonesas jovens

No Japão, ainda são tratadas como tabu as muitas questões a respeito de transtornos alimentares em adolescentes e adultos jovens, principalmente do sexo feminino. Em um relatório publicado em 2014, a Japanese Society for Eating Disorders afirmou que o sistema de saúde está falhando com centenas de milhares de pessoas porque existe uma quantidade limitada de serviços de saúde para lidar com o aumento nas taxas de anorexia e bulimia, que afetam principalmente meninas jovens. Na cultura japonesa, a norma para como uma pessoa percebe sua aparência foca a magreza, a um ponto em que passar fome se torna um caminho para alcançar esse visual magro, à custa da própria saúde. A prevalência de compulsão alimentar seguida por vômito se tornou um problema enorme, mas a prática da purgação é considerada vergonhosa e desonrosa, de modo que a bulimia é escondida e, dessa maneira, permanece sem tratamento. Nas séries do ensino fundamental, as enfermeiras escolares não são treinadas para lidar com transtornos alimentares, mesmo quando as crianças procuram ajuda. Assim, a maior parte das crianças e dos adolescentes não procura tratamento por medo de envergonhar seus pais. Em 2014, de acordo com o Ministério da Saúde, Trabalho e Bem-estar do Japão, apenas 10.000 pessoas receberam tratamento para transtornos alimentares. A título de comparação, no Reino Unido – um país com metade da população japonesa – 725.000 pessoas procuraram tratamento para transtornos alimentares. As agências governamentais japonesas têm tentado abordar esse problema sub-relatado, porém amplamente distribuído, por intermédio de estratégias de educação pública e de programas de longo alcance. Infelizmente, os problemas relacionados com os transtornos alimentares são tão graves, que muitos pacientes jovens estão próximos da morte no momento da admissão hospitalar. A comunidade científica de psiquiatras e psicólogos está ciente dos problemas relacionados com os transtornos alimentares há muitas décadas, mas a tradução desse conhecimento em políticas públicas ainda é muito pequena (*http:// psychopathology.imedpub.com/past-current-and-future-of-anorexia-nervosa-in-japan.php?aid=7534*).

durante o treinamento de resistência apenas pelo consumo de alimentos comuns em uma seleção alimentar balanceada. Desde que a ingestão energética esteja equilibrada com o gasto energético, não há necessidade de consumir suplementos de proteínas ou de aminoácidos livres.

Lipídios

Não existem padrões rígidos para uma ingestão ótima de lipídios. A quantidade de lipídios dietéticos varia amplamente de acordo com o gosto pessoal, o dinheiro que é gasto na alimentação e a disponibilidade de alimentos ricos em lipídios. Por exemplo, os lipídios constituem apenas cerca de 10% da energia nas dietas médias das pessoas que vivem na Ásia, enquanto em muitos países ocidentais os lipídios contribuem para entre 40 e 45% da ingestão energética. *Para promover a saúde, a ingestão de lipídios deve provavelmente não exceder de 30 a 35% do teor energético da dieta. Entre esses lipídios, pelo menos 70% devem ser provenientes de ácidos graxos insaturados.* Para aqueles que consomem uma dieta mediterrânea, rica em ácidos graxos monoinsaturados, um percentual de gorduras totais um pouco maior, de 35 a 40%, se torna a regra.

Não ocorrem benefícios para o desempenho físico com a redução do percentual de ingestão de lipídios para valores menores de 30% da energia total. Na realidade, ocorre o contrário – reduções significativas na quantidade de lipídios dietéticos podem comprometer o desempenho físico. Uma dieta com 20% de lipídios produziu pontuações menores em atividades de *endurance* do que uma dieta isocalórica contendo cerca de 40% de lipídios. Esses achados alimentam a controvérsia a respeito da importância dos lipídios dietéticos para indivíduos envolvidos em treinamentos intensos e em competições de *endurance* (ver Capítulo 8, *Considerações Nutricionais para o Treinamento Intenso e a Competição Esportiva*). O consumo de uma dieta hipolipídica durante o treinamento intenso também gera dificuldades em aumentar a ingestão de carboidratos e proteínas o bastante para a geração de energia para manter o peso corporal e a massa muscular. Além disso, lembre-se de que os ácidos graxos essenciais e as vitaminas lipossolúveis entram no corpo nos lipídios; desse modo, a manutenção de uma dieta hipolipídica ou "livre de gordura" pode gerar um desequilíbrio e, um estado relativo de desnutrição. Uma dieta hipolipídica (*i. e.,* 20% da energia total na forma de lipídios; ver Capítulo 12, *Avaliação dos Recursos Ergogênicos Nutricionais*) também prejudica o aumento normal da testosterona plasmática após uma sessão curta de treinamento de resistência. Uma ingestão baixa de gorduras pode ser contraindicada para treinamentos intensos de resistência.

Carboidratos

A extremidade negativa do espectro nutricional inclui dietas hipocalóricas "de semi-inanição" e outras práticas potencialmente perigosas, como dietas hiperlipídicas e hipoglicídicas, dietas "proteicas líquidas" (essencialmente livres de carboidratos) e dietas concentradas em um único alimento (p. ex., a dieta do pepino, a dieta do *cookie*, a dieta "detox" da limonada). Esses planos alimentares extremos frequentemente sacrificam a saúde, o desempenho físico e a composição corporal ótima. *Uma dieta hipoglicídica rapidamente compromete as reservas energéticas para a atividade física vigorosa ou o treinamento*

Informações adicionais: O hábito asiático de ingerir refeições balanceadas

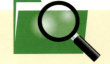

No Japão, as mães ensinam seus filhos a comer pelo menos 25 tipos de alimentos diferentes por dia, balanceados entre uma variedade de carboidratos, proteínas, vegetais e frutas. A cor do alimento possui um grande papel nessa variedade, o que faz com que as crianças aprendam desde cedo a comer de modo variado. Por exemplo, vermelho inclui tomates, rabanetes, pimentões vermelhos, cenouras, maçãs, uvas, morangos, ameixas, framboesas e nectarinas. Amarelo e laranja incluem milho, batata-doce, abóbora, pimentão amarelo, laranja, limão-siciliano e banana. O verde pode ser alface, pepino, cebolinha, edamame, brócolis, espinafre, quiabo, ervilha, aspargo, salsinha, *bok choy*, couve-de-bruxelas, feijões-verdes e *kiwi*. Para o branco, a lista inclui rabanete *daikon*, batata, cebola, raiz de lótus, cogumelo *enoki* e sementes de gergelim branco. Também existe uma tentativa de incluir alimentos pretos e marrons (mirtilo, cogumelos *shitake*, uma alga seca chamada de *wakame* e sementes de gergelim preto). Tente esse exercício como uma comparação – conte a quantidade de alimentos diferentes que você come em 1 dia desde o café da manhã. Não são muitas crianças norte-americanas (nem adultos) que conseguem alcançar essa marca de 25 alimentos diferentes.

Uma marmita de almoço típica levada para a escola todos os dias (chamada de *bentô*, ou contêiner) em geral contém as seguintes categorias alimentares em uma proporção de 4:2:1:1 (quatro partes de carboidratos, duas partes de proteína e uma parte cada de vegetais e frutas). O costume de caixinhas bentô é seguido nas Filipinas (*baon*), na Coreia (*dosirak*), em Taiwan (*biandang*) e na Índia (*tiffin*). O hábito japonês começou no fim do período Kamakura (1185-1333; a emergência da casta samurai ou guerreira começou nessa era). Quando um dos autores visitou Tóquio para uma conferência, as refeições do almoço consistiam em caixinhas bentô e nos dias sem conferência, o anfitrião levou sua bentô com ele para o escritório em vez de ir a um restaurante ou a uma cafeteria para comprar almoço. O estilo bentô de alimentação nas escolas é muito diferente das culturas ocidentais típicas, em que alimentos preparados são oferecidos em cafeterias, com escolhas limitadas e pouco incentivo para a realização de escolhas que permitam a ingestão de refeições nutricionalmente equilibradas. Apesar de todas as boas intenções para incentivar os bons hábitos alimentares na cultura japonesa moderna, tem sido observada uma tendência perturbadora a respeito de hábitos alimentares pouco saudáveis em mulheres jovens, levando a transtornos alimentares graves.

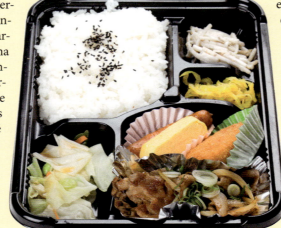

regular. A retirada de energia suficiente dos carboidratos na dieta faz com que o indivíduo treine em um estado de depleção relativa de glicogênio, o que eventualmente pode produzir estafa física e, infelizmente, prejudicar o desempenho físico.

A proeminência dos carboidratos dietéticos varia bastante no mundo, dependendo da disponibilidade e do custo relativo dos alimentos ricos em lipídios e proteínas. Os grãos não refinados ricos em carboidratos complexos, as raízes ricas em amidos e ervilhas e feijões secos em geral são mais baratos em relação a seu valor energético. No Leste Asiático, os carboidratos, provenientes principalmente do arroz, contribuem para 80% da ingestão energética total. Alguns países asiáticos consomem quase 136 kg de arroz anualmente por pessoa. O arroz é o principal alimento em três dos países mais populosos do mundo – China, Índia e Indonésia – e quase 50% da produção mundial de arroz é consumida a menos de 16 quilômetros de onde ele foi colhido. Nos EUA, a ingestão anual de arroz é de cerca de 9 kg por pessoa (quase um quarto como um componente da cerveja). A ingestão de carboidratos a partir de todas as fontes alimentares constitui cerca de 40 a 50% da ingestão energética média dos norte-americanos. Não existem riscos para a saúde no uso de uma variedade de carboidratos complexos não refinados, desde que haja ingestão adequada de aminoácidos, ácidos graxos, minerais e vitaminas essenciais.

O glicogênio muscular armazenado e a glicose sanguínea são as principais fontes energéticas que contribuem para o esforço máximo quando o suprimento de oxigênio para os músculos ativos é inadequado. O glicogênio armazenado também fornece energia substancial durante o exercício aeróbico intenso. Consequentemente, os carboidratos desempenham um papel importante para os indivíduos que mantêm um estilo de vida fisicamente ativo. *Em termos concretos, as dietas dos indivíduos fisicamente ativos devem conter pelo menos entre 55 e 60% das calorias totais como carboidratos, predominantemente como amidos a partir de grãos, frutas e vegetais*

Informações adicionais: Valor nutritivo dos grãos integrais

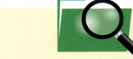

A figura à esquerda ilustra os componentes importantes de uma semente integral, enquanto a figura à direita mostra a perda de 13 nutrientes durante o processo de refino da farinha de trigo. Por exemplo, a farinha refinada (*barras amarelas*) contém apenas 13% do teor de vitamina B_6, 20% do teor de niacina e 30% do teor de ferro contido na farinha de trigo integral. O lado esquerdo da figura (*barras verdes*) representa o valor nutricional da semente integral.

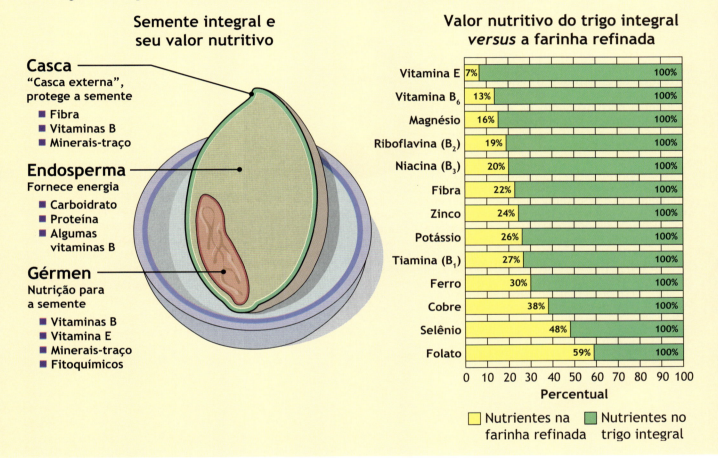

não processados. Para os nadadores, remadores e skatistas de velocidade competitivos, a importância da manutenção de uma ingestão diária de carboidratos relativamente alta está mais relacionada com as demandas energéticas consideráveis e prolongadas de seus treinamentos do que com as demandas curtas das competições esporádicas em si.

Recomendações mais específicas de carboidratos

As recomendações de ingestão de carboidratos para os indivíduos fisicamente ativos partem do princípio de que a ingestão energética diária acompanha o gasto energético. A menos que essa condição exista, mesmo o consumo de um *percentual* relativamente grande de calorias provenientes dos carboidratos não será capaz de repor adequadamente esse importante macronutriente energético. As recomendações gerais para a ingestão de carboidratos variam entre 6 e 10 g/kg de massa corporal diariamente. Essa quantidade varia com o gasto energético diário individual e com o tipo de exercício realizado. Os indivíduos que realizam treinamento de *endurance* devem consumir diariamente 10 g de carboidratos por kg de massa corporal. Desse modo, a ingestão diária de carboidratos para uma pessoa pequena com 46 kg, que gasta cerca de 2.800 kcal diariamente, deve ser de aproximadamente 450 g, ou 1.800 kcal. Já uma pessoa que pesa 68 kg deve consumir 675 g de carboidratos (2.700 kcal) diariamente para sustentar uma demanda energética de 4.200 kcal. Em ambos os exemplos, os carboidratos representam 65% da ingestão energética total. O Capítulo 12 apresenta técnicas

LIGAÇÕES COM O PASSADO

Russel Henry Chittenden (1856-1943)

Russel H. Chittenden se graduou em Química na Yale University's Sheffield Scientific School, e seu projeto de graduação investigou por que as vieiras eram mais doces quando recozidas. Chittenden descobriu que o tecido muscular continha quantidades grandes de glicogênio livre. Com o encorajamento de seu mentor, Chittenden publicou seu artigo no *American Journal of Science* (1875; sendo republicado em uma revista britânica e em uma alemã). Chittenden publicou 144 artigos científicos, incluindo o trabalho intitulado "Physiological Economy in Nutrition, with special reference to the minimal proteid requirement of the healthy man. An experimental study". Ele chamou a atenção para as necessidades proteicas mínimas dos homens em repouso ou durante o exercício e influenciou as pesquisas futuras nos campos da nutrição e da fisiologia do exercício. Após estudar trabalhadores que consumiam aproximadamente 3.100 kcal (12.977 kJ) diariamente, os influentes fisiologistas alemães Carl von Voit e Max Rubner determinaram que a ingestão proteica deveria ser de 118 g/dia (Carl von Voit) ou 127 g/dia (Max Rubner); o pesquisador norte-americano Atwater recomendou uma ingestão proteica semelhante à de Rubner.

dietéticas e de exercícios específicas que facilitam o armazenamento de glicogênio nos dias que antecedem uma competição de *endurance*.

Leva tempo para repor o glicogênio

Mesmo com uma dieta hiperglicídica, o glicogênio muscular não é rapidamente reposto até os níveis anteriores ao exercício. Demora pelo menos 24 horas para o restabelecimento dos níveis de glicogênio muscular após um exercício exaustivo e prolongado (alto nível de fadiga); o glicogênio hepático é restabelecido em uma taxa mais elevada. *Um ou 2 dias de repouso, ou exercícios mais leves, combinados com uma ingestão elevada de carboidratos restabelece os níveis musculares de glicogênio até os níveis anteriores ao exercício após um treinamento ou uma competição exaustivos* (ver Capítulo 8, *Considerações Nutricionais para o Treinamento Intenso e a Competição Esportiva*, para uma discussão mais detalhada sobre as estratégias de reposição de carboidratos).

Guia prático nutricional para a prevenção da fadiga atlética crônica

Agindo em cooperação com um nutricionista, os atletas devem manter um registro dos alimentos consumidos para que seja possível avaliar com precisão a ingestão total de energia e carboidratos. Com esse tipo de avaliação, os quatro ajustes dietéticos listados adiante poderão garantir que, mesmo durante as épocas de treinamento intenso, o atleta consuma aproximadamente 10 g de carboidratos/kg de peso corporal diariamente.

1. Consumir bebidas ou alimentos sólidos ricos em carboidratos facilmente digeríveis 1 a 4 horas antes do treinamento e/ou da competição. É recomendada a ingestão de aproximadamente 1 g de carboidrato/kg de peso corporal/h 1 hora antes do exercício e até 5 g de carboidrato/kg de peso corporal/h na alimentação que ocorre 4 horas antes do exercício. Por exemplo, um nadador de 70 kg poderia beber 350 mℓ de uma bebida contendo 20% de carboidratos 1 hora antes do exercício ou comer 14 "barras energéticas", cada uma delas contendo 25 g de carboidratos, 4 horas antes do exercício.
2. Consumir bebidas ou alimentos líquidos ou sólidos ricos em carboidratos facilmente digeríveis contendo pelo menos 0,35 a 1,5 g de carboidrato/kg de peso corporal/h imediatamente após o exercício e durante as próximas 4 horas após seu término. Desse modo, um nadador de 70 kg poderia beber entre 100 e 450 mℓ de uma bebida contendo 25% de carboidratos ou 1 a 4,5 barras energéticas, cada uma delas contendo 25 g de carboidratos, imediatamente após o exercício e a cada hora dali em diante, durante 4 horas.
3. Consumir uma bebida contendo entre 15 e 25% de carboidratos ou um suplemento sólido rico em carboidratos a cada refeição. Por exemplo, reduzir o consumo dos alimentos normais em 250 kcal e consumir uma bebida ou um alimento sólido rico em carboidratos contendo 250 kcal de carboidratos em cada refeição.
4. Manter um peso corporal estável durante todas as fases do treinamento igualando o consumo energético com as demandas energéticas do treinamento. Isso também ajudará a manter as reservas corporais de carboidratos.

Vitaminas e desempenho físico: o dilema do atleta

Os norte-americanos vêm ingerindo suplementos multivitamínicos/minerais de marcas populares desde o início dos anos

Dez superalimentos que você deveria comer

1. Melão-cantalupo
Um quarto de um melão fornece a quantidade recomendada diária de vitaminas A e C.

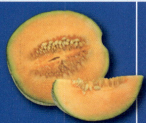

2. Batata-doce
Rica em carotenoides, vitamina C, potássio e fibras.

3. Leite desnatado ou semidesnatado 1% (inclusive o leite de soja)
Rico em cálcio e vitaminas, com um teor mínimo de gordura e colesterol.

4. Salmão e outros peixes gordurosos
As gorduras ômega-3 nos peixes gordurosos (salmão, peixe-espada e truta-arco-íris) ajudam a reduzir o risco de morte súbita por ataque cardíaco.

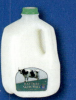

5. Laranjas
Ricas em vitamina C, ácido fólico e fibras.

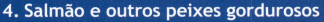

6. Brócolis
Rico em vitamina C, carotenoides e ácido fólico.

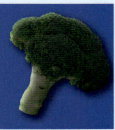

7. Pão integral
Mais rico em fibras, vitaminas e minerais do que o pão feito com farinha refinada ou pão "branco".

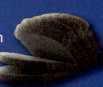

8. Cereal integral
Uma porção de meia xícara fornece quase um terço das necessidades diárias de fibras, ajudando a reduzir o risco de constipação, diverticulose e doença cardíaca.

9. Feijões
Ricos em proteínas, ferro, ácido fólico e fibras; exemplos incluem lentilha e feijões garbanzo, pinto, preto, branco e jalo roxo.

10. Espinafre ou couve
Ricos em carotenoides, cálcio e fibras.

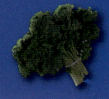

1940, quando esses produtos se tornaram comercialmente disponíveis para um público ávido pelos seus benefícios para a saúde declarados. O histórico inicial das vitaminas remonta à época da Antiguidade e, na história mais recente, há algumas centenas de anos, quando esses ingredientes essenciais "curaram" algumas condições médicas devastadoras como escorbuto (deficiência de vitamina C), beribéri (deficiência de vitamina B_1 ou tiamina), raquitismo (deficiência de vitamina D e cálcio ósseo) e anemia perniciosa (baixa contagem de eritrócitos; deficiência de vitamina B_{12}).

Vendas atuais de suplementos dietéticos

Estimativas indicam que mais de um terço dos norte-americanos ingerem suplementos vitamínicos, que somam quase um

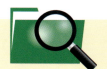

Informações adicionais: Alimentos que compõem uma dieta saudável: a evolução das recomendações nutricionais

A controvérsia alimento bom-alimento mau evoluiu a partir de tentativas de identificação, pelos órgãos de saúde pública durante os anos 1950, de alimentos que promoveriam a "saúde". Estavam incluídos alimentos que eram fontes ótimas de vitaminas, minerais e proteínas para a prevenção de deficiências nutricionais. Essa abordagem parecia adequada àquela época para ajudar na batalha contra a desnutrição. Por exemplo, as frutas cítricas eram recomendadas para evitar o escorbuto, tornando então essas frutas "alimentos bons para comer" porque eles continham altas concentrações de vitamina C. Semelhantemente, as cenouras foram chamadas de bons alimentos para evitar a deficiência de vitamina A e uma cegueira noturna em potencial, enquanto o leite foi incluído como uma boa fonte de cálcio. Durante as próximas duas décadas, a mensagem nutricional do bom alimento, que abrangia centenas de alimentos, continuava a destacar os benefícios para a saúde que esses alimentos recomendados forneciam.

Nos anos 1970, a pesquisa nutricional começou a focar em modificações dietéticas relacionadas com o risco de doença cardiovascular, com uma ênfase principal no consumo de alimentos pobres em colesterol e ácidos graxos saturados. Como os ovos e as carnes processadas são ricos em ambos os lipídios, a mensagem de saúde pública foi desviada no sentido da restrição dos alimentos maus em relação ao consumo dos bons alimentos. Nos anos 1980, a primeira edição do *Guia Alimentar para norte-americanos* recomendou a redução da ingestão de alimentos "maus" ricos em gordura, açúcar e sódio, como batatas fritas, alimentos preparados com maionese, batatas *chips*, doces e bebidas com adição de açúcar. Desse modo, o foco permanecia no que *não* comer, em vez de uma abordagem mais positiva *de o que* comer.

Diferentemente dos alimentos "bons" versus "maus", a Academy of Nutrition and Dietetics (www.eatright.org; chamada anteriormente de American Dietetic Association) atualmente defende uma abordagem dietética *global* para as escolhas alimentares. Eles argumentam que a totalidade do que o indivíduo come, em vez do consumo de um alimento em particular (ou sua omissão), determina uma "dieta saudável". Essa abordagem dietética global para a boa nutrição é apoiada pelo *Guia Alimentar* atual, que destaca equilíbrio, moderação e variedade nas escolhas alimentares. Essa mensagem, que quantidades limitadas de alimentos "maus" são aceitáveis, desde que os alimentos densamente nutritivos componham a maior parte das escolhas individuais, apoia a abordagem da dieta global de que nenhum alimento em particular é bom ou mau. Infelizmente, a classificação de um alimento como bom ou mau não é determinada simplesmente por sua densidade nutritiva ou "quão saudável ele é", mas também é influenciada por fatores aparentemente desvinculados que impactam as políticas nutricionais nos EUA. Em muitos níveis, a política ainda é a primeira e maior influência sobre as recomendações nutricionais, seguida por interesses financeiros por parte de grandes conglomerados alimentares multinacionais em detrimento à validade das pesquisas científicas a respeito da nutrição e de sua relação com a saúde e com a doença. O histórico das recomendações do USDA (www.usda.org) e *do Guia alimentar para norte-americanos* tem sido prejudicado pelos interesses de grandes empresas e pela necessidade de conseguir apoio das indústrias norte-americanas de agricultura, incluindo esforços ininterruptos de *lobby* de organizações poderosas da indústria da carne e dos laticínios. Desse modo, não deve causar muita surpresa o fato de que, apesar das fortes evidências científicas contrárias, alimentos de origem animal, como laticínios, ovos e carne, ainda sejam os principais componentes da dieta norte-americana. A ciência a respeito desse assunto é difícil de ignorar – a promoção da saúde ótima e a prevenção das doenças devem se basear no consumo de alimentos ricamente nutritivos, baseados em vegetais, sendo que a maior parte deles deveria consistir em alimentos integrais não processados, pães e cereais integrais, legumes, como feijões e ervilhas, vegetais e frutas, com os alimentos de origem animal representando não mais do que um acompanhamento.

Fontes: Ashe M et al. Changing places: policies to make a healthy choice the easychoice. Public Health. 2011; 125:889.
Krebs-Smith SM et al. Healthfulness of the U.S. food supply: little improvement despite decades of dietary guidance. Am J Prev Med. 2010; 38:472.
U.S. Department of Health and Human Services. 2015 Dietary Guidelines for Americans. Available at: health.gov/dietaryguidelines/2015/.
Watts ML et al. The art of translating nutritional science into dietary guidance; history and evolution of the Dietary Guidelines for Americans. NutrRev. 2011; 69:404.

---

sexto de todas as vendas de suplementos dietéticos e 40% das vendas de suplementos vitamínicos e minerais. As vendas de todos os suplementos dietéticos nos EUA somaram cerca de 36,7 bilhões de dólares em 2014 e esses valores passaram os 40 bilhões de dólares em 2017. Em 2014, as vendas de suplementos vitamínicos e minerais chegaram a 14,3 bilhões de dólares (https://ods.od.nih.gov/factsheets/MVMS-HealthProfessional/). Públicos que são particularmente suscetíveis às campanhas de *marketing* dessa indústria incluem os entusiastas de exercícios, os atletas competitivos e os profissionais que auxiliam os atletas a alcançarem um desempenho máximo. Um fato perturbador é que um terço dos médicos dos EUA

Capítulo 7 • Como Fazer Escolhas Nutricionais Recomendadas e Saudáveis para o Indivíduo Fisicamente Ativo

não sabe que os suplementos dietéticos não estão sujeitos à aprovação da FDA ou a testes de segurança! Em 2016, o escritório do Procurador Geral de Nova Iorque descobriu que muitos suplementos dietéticos não contêm os ingredientes listados no rótulo. Mesmo quando o rótulo lista os ingredientes, a ingestão dos suplementos pode ser fatal. Um dos primeiros casos de abuso ocorreu na década de 1990, quando suplementos de L-triptofano contaminados mataram 40 pessoas e prejudicaram mais de 1.550 indivíduos.

Ferramentas psicológicas da publicidade

Os seguintes trechos (incluindo a ênfase em itálico de quem escreveu a carta) foram retirados de uma carta dirigida a um treinador de atletas universitários e feita por um médico exaltando sua preparação de micronutrientes (com doses até 15 a 25 vezes acima dos níveis recomendados) desenvolvida para as necessidades "únicas" do indivíduo fisicamente ativo. Esse tipo de abordagem promocional pseudocientífica de autoproclamados especialistas bombardeia continuamente técnicos, treinadores e todos os indivíduos envolvidos com a prática de exercícios regulares:

> Prezado _____:
> Eu sou um médico com um interesse na *bioquímica* e na nutrição e seus efeitos sobre os *atletas*. Atualmente, *a boa nutrição requer suplementação*.
> O produto que eu desenvolvi é uma "preparação nutricional *completamente natural* para construir corpos fortes e saudáveis que alcancem níveis máximos *sem efeitos colaterais perigosos*. Utilizando essa fórmula, os atletas repararam um aumento de sua energia e melhora no desempenho". Esse produto "é uma alternativa aos esteroides e a outras soluções rápidas".
> Esse produto "é o *único suplemento completo* desse tipo que combina *23 vitaminas, minerais e antioxidantes essenciais* nas quantidades adequadas necessárias para um desempenho poderoso (você pode ficar impressionado vendo o quão dramaticamente a minha fórmula *excede* a RDA). As quantidades apresentadas no verso dessa carta são baseadas nas mais recentes pesquisas na área da nutrição... e NÃO na informação ultrapassada do governo".
> Enquanto desenvolvia esse produto, "eu consultei os bioquímicos mais famosos do mundo... colaborei com nutricionistas importantes (os mesmos que os médicos ignoraram por anos)... caminhei muitos quilômetros em lojas de alimentos saudáveis... *realizei uma pesquisa abrangente na literatura médica atual*".

Essa carta aplica as "ferramentas" psicológicas típicas da publicidade: *respeito à autoridade* (eu sou um médico, é claro que eu estou correto), *segurança* (tente isso, é inofensivo e pode ajudar), *desdém pelo conhecimento convencional da ciência e das agências governamentais* (os novos pesquisadores têm as respostas, mas o "clube antigo" não as publicará), *prestígio por associação* (eu consultei especialistas [bioquímicos e nutricionistas sem nome] e fui à biblioteca) e *se pouco é bom, mais deve ser melhor* (você terá uma dose dramaticamente acima dos valores recomendados). Um dos poucos itens ausentes é um testemunho de um atleta renomado, talvez até usando uma fita adesiva dilatadora das narinas!

Consuma suas vitaminas a partir dos alimentos, não dos suplementos

As fontes alimentares a seguir não apenas constituem uma fonte rica para as vitaminas específicas como também as fornecem em um conteúdo ricamente nutritivo de nutrientes acessórios com benefícios potenciais para a saúde

- **Vitamina A (carotenoides):** vísceras, cenouras, melão-cantalupo, batata-doce, abóbora, damasco, espinafre, leite, repolho, ovos
- **Vitamina C:** goiaba, frutas cítricas e seus sucos, pimentas-vermelhas, amarelas e verdes, mamão, *kiwi*, brócolis, morangos, tomates, batata, batata-doce, couve, manga, melão-cantalupo
- **Vitamina D:** salmão, atum, sardinhas, cavala, ostras, óleo de fígado de bacalhau, gemas dos ovos, leite fortificado, suco de laranja fortificado, cereal matinal fortificado
- **Vitamina E:** óleos vegetais, sementes, oleaginosas, espinafre, *kiwi*, gérmen de trigo
- **Vitamina K:** espinafre, couve, repolho, acelga, brócolis, alface-romana
- **Vitamina B_1 (tiamina):** semente de girassol, pão enriquecido, cereais enriquecidos, massas enriquecidas, grãos integrais, carnes magras, peixe, feijões, ervilhas, milho, soja
- **Vitamina B_2 (riboflavina):** carnes magras, ovos, legumes, oleaginosas, vegetais verdes folhosos, laticínios, pão enriquecido
- **Vitamina B_3 (niacina):** laticínios, fígado de vitela, aves, peixes, carnes magras, oleaginosas, ovos, pães e cereais fortificados
- **Ácido pantotênico:** fígado de vitela, cogumelos, semente de girassol, milho, ovos, peixe, leite, laticínios, cereais integrais, feijões
- **Biotina:** ovos, peixe, leite, fígado e rim, laticínios, soja, oleaginosas, acelga, cereais integrais, feijões
- **Vitamina B_6:** feijões, bananas, oleaginosas, ovos, carnes, aves, peixes, batatas, pães fortificados e cereais prontos para comer
- **Vitamina B_{12}:** fígado, carne, ovos, aves, peixes (truta e salmão), moluscos, leite, laticínios, cereais matinais fortificados
- **Folato (ácido fólico):** fígado bovino, vegetais verdes folhosos, abacate, ervilhas, pão enriquecido, cereais matinais fortificados.

Outras considerações

Mais de 50% dos atletas em determinados esportes consomem regularmente suplementos vitamínicos e minerais. Eles adotam essas práticas seja para garantir a ingestão adequada dos micronutrientes, seja para exceder sua ingestão na esperança de aumentar o desempenho nos exercícios e a resposta ao treinamento. Se as deficiências vitamínicas ou minerais se tornam aparentes em pessoas ativas, elas frequentemente ocorrem nos seguintes grupos:

SAÚDE PESSOAL E NUTRIÇÃO PARA O EXERCÍCIO 7.3

Síndrome do *overtraining*: excesso de algo bom

O treinamento intenso e prolongado pode causar o que é conhecido como síndrome do *overtraining*, desgaste ou *burnout*. O estado de *overtraining* consiste em mais do que apenas uma incapacidade a curto prazo de treinar normalmente ou uma pequena diminuição no desempenho do nível competitivo. Em vez disso, ela reflete uma fadiga crônica experimentada durante as sessões de atividade física e nos períodos subsequentes de recuperação. Ela também está relacionada com desempenho inferior na prática de exercícios, incidência elevada de infecções, lesões, dor muscular persistente e mal-estar generalizado, que culmina com a perda de interesse na prática do treinamento de alto nível e lesões. Os sintomas específicos da síndrome do *overtraining* são altamente individualizados. Os sintomas mais comuns são mostrados adiante. Pouco se sabe o que causa essa síndrome, embora pesquisadores suspeitem de alterações neuroendócrinas que afetam o sistema nervoso simpático, incluindo alterações na função imunológica. Esses sintomas permanecem a menos que o atleta descanse, sendo que a recuperação completa pode demorar semanas ou até mesmo meses.

Possível papel dos carboidratos na síndrome do *overtraining*

Uma depleção gradual nas reservas corporais de carboidratos, associada a um treinamento extenuante e repetitivo, exacerba a síndrome do *overtraining*. Um estudo pioneiro mostrou que após 3 dias consecutivos correndo 16,1 km, os atletas tiveram uma depleção quase completa nos níveis de glicogênio nos músculos da coxa. Isso aconteceu mesmo com a ingestão de dietas contendo de 40 a 60% das calorias totais na forma de carboidratos. Além disso, o uso de glicogênio no terceiro dia de corrida era cerca de 72% menor do que no primeiro dia. O mecanismo por meio do qual a ocorrência repetitiva de depleção de glicogênio pode contribuir para o *overtraining* ainda não está claro.

Tapering frequentemente ajuda

Os sintomas da síndrome do *overtraining* podem variar de leves a graves. Eles ocorrem mais frequentemente em indivíduos altamente motivados, quando ocorrem aumentos substanciais na carga do treinamento e quando os programas de treinamento não incluem repouso e recuperação suficientes.

Os sintomas da síndrome do *overtraining* ocorrem com frequência antes do fim da temporada competitiva. Para alcançar o desempenho máximo, os atletas devem reduzir o seu volume de treinamento e aumentar sua ingestão de carboidratos alguns dias antes da competição – uma prática chamada de *tapering*. O objetivo é dar tempo para a ressíntese de glicogênio muscular até os níveis máximos e permitir que eles se recuperem de danos induzidos pelo treinamento.

Sinais e sintomas da síndrome do *overtraining*

1. **Sintomas relacionados ao desempenho**
   - Declínio consistente do desempenho
   - Fadiga e preguiça persistentes
   - Necessidade de recuperação excessiva após os eventos competitivos
   - Desempenho inconsistente.
2. **Sintomas fisiológicos**
   - Redução na capacidade máxima de trabalho
   - Dores de cabeça e estômago frequentes
   - Insônia
   - Rigidez e dor muscular ou articular persistentes
   - Constipação intestinal ou diarreia frequentes
   - Perda de apetite e de peso sem explicação
   - Amenorreia
   - Taquicardia durante o despertar.
3. **Sintomas psicológicos**
   - Depressão
   - Apatia generalizada
   - Redução da autoestima
   - Mudanças de humor
   - Dificuldade para se concentrar
   - Perda do ímpeto competitivo.

1. Vegetarianos ou outros grupos com baixa ingestão energética (dançarinos, ginastas e atletas de esportes com classificação de peso, que lutam continuamente para manter ou reduzir o peso corporal).
2. Indivíduos que eliminaram um ou mais grupos alimentares de suas dietas.
3. Indivíduos que consomem grandes quantidades de alimentos processados e de açúcares simples com uma baixa densidade de micronutrientes (atletas de *endurance*).

Nessas situações adversas, um suplemento multivitamínico e mineral em doses recomendadas pode melhorar a densidade de micronutrientes da dieta diária.

Suplementos vitamínicos oferecem vantagem competitiva?

Mais de 60 anos de pesquisa não conseguem justificar o uso dos suplementos vitamínicos para a melhora do desempenho em exercícios anaeróbicos e aeróbicos ou a habilidade de treinar arduamente em indivíduos saudáveis com nutrição adequada. *Quando as ingestões vitamínicas alcançam os níveis recomendados, os suplementos não melhoram o desempenho físico nem aumentam os níveis sanguíneos desses micronutrientes.* Eles não exercem *nenhum efeito* sobre as respostas físicas ao treinamento intenso e não protegem contra os danos musculares causados pelo exercício intenso. Os fatos, infelizmente, permanecem obscurecidos por "testemunhos" de treinadores e atletas de elite que atribuem seu sucesso a uma modificação dietética em particular ou a suplementos vitamínicos específicos.

Como dito no Capítulo 2, muitas vitaminas agem como componentes coenzimáticos ou como precursores de coenzimas que ajudam a regular o metabolismo energético. A **Figura 7.9** ilustra como as vitaminas do complexo B desempenham um papel essencial como coenzimas em reações importantes de geração de energia durante o catabolismo de carboidratos, lipídios e

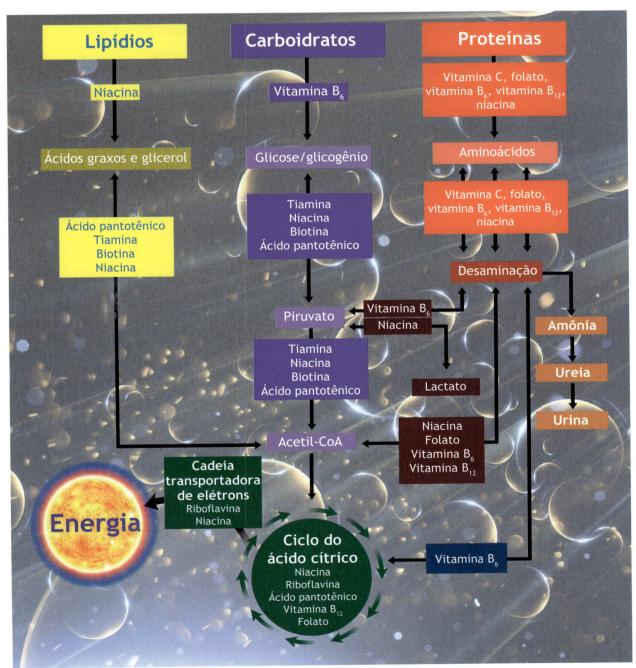

Figura 7.9 Esquema geral para a função das vitaminas hidrossolúveis no metabolismo dos carboidratos, dos lipídios e das proteínas.

Arco-íris nutricional

Quanto mais naturalmente "colorida" for uma refeição, maior a possibilidade de que os alimentos consumidos tenham uma abundância de nutrientes capazes de combater o câncer. Os pigmentos coloridos de diferentes tipos de frutas e vegetais contêm uma variedade de compostos protetores.

Cores	Alimentos	Compostos protetores	Possíveis ações
Vermelho	Tomates, produtos derivados do tomate, melancia, goiaba	Licopeno	Antioxidante; reduz o risco de câncer de próstata
Laranja	Cenouras, inhame, batata-doce, manga, abóbora	Betacaroteno	Auxilia o sistema imunológico; antioxidante poderoso
Amarelo-alaranjado	Laranja, limão-siciliano, toranja, mamão, pêssego	Vitamina C, flavonoides	Inibem o crescimento de células tumorais, destoxificam substâncias perigosas
Verde	Espinafre, couve, outras folhas verdes	Folato	Necessário para a replicação celular, do DNA e do RNA
Verde-esbranquiçado	Brócolis, couve-de-bruxelas, repolho, couve-flor	Indol, luteína	Eliminam o excesso de estrogênio e de carcinógenos
Branco-esverdeado	Alho, cebola, cebolinha, aspargo	Sulfeto de alilo	Destrói células cancerosas, inibe a divisão celular, auxilia a função imunológica
Azul	Mirtilo, uvas roxas, ameixa	Antocianinas	Destroem radicais livres
Vermelho-arroxeado	Uvas, frutas vermelhas, ameixas	Resveratrol	Pode reduzir a produção de estrogênio
Marrom	Grãos integrais, legumes	Fibras	Remoção de carcinógenos

Fonte: Adaptada de Physicians Committee for Responsible Medicine; www.pcrm.org.

proteínas. Elas também contribuem para a síntese de hemoglobina e para a produção de eritrócitos. A crença de que "se pouco é bom, mais deve ser melhor" tem levado muitos técnicos, atletas, entusiastas dos exercícios e até mesmo alguns pesquisadores "especialistas" a recomendarem a suplementação com vitaminas acima dos valores recomendados.

A suplementação com a vitamina B_6 (piridoxina), um cofator essencial para o metabolismo do glicogênio e dos aminoácidos, não melhorou a mistura metabólica metabolizada por mulheres durante um exercício aeróbico intenso. De fato, o estado dessa vitamina em atletas normalmente é igual aos padrões de referência para a população em geral; os níveis de vitamina B_6 não diminuem durante o exercício extenuante até valores que necessitem de suplementação. O uso de suplementos por 4 dias com um derivado altamente absorvível da tiamina – um componente do complexo da piruvato desidrogenase, que é formado por cinco enzimas e que catalisa o movimento do piruvato para o ciclo do ácido cítrico – não ofereceu nenhuma vantagem em relação a um placebo nas medidas de captação de oxigênio, acúmulo de lactato e desempenho no ciclismo durante um exercício exaustivo. A perda de vitaminas hidrossolúveis no suor, mesmo durante uma atividade física extrema, provavelmente é insignificante.

Não existe nenhum benefício para o exercício decorrente da ingestão das vitaminas C e E acima dos valores recomendados. A vitamina C, por exemplo, age como um fator para a síntese de colágeno e de norepinefrina. A suplementação de vitamina C tem efeitos insignificantes sobre o desempenho em *endurance* e não altera a taxa, a gravidade e a duração das lesões em comparação com o tratamento com um placebo. O *status* de vitamina C, avaliado pela concentração sérica e urinária dos níveis de ascorbato, em diversos grupos de atletas altamente treinados não foi diferente dos indivíduos não treinados, apesar das grandes diferenças em seus níveis diários de atividade física. Outros pesquisadores relataram achados semelhantes para essa e para outras vitaminas. Além disso, a ingestão energética de pessoas fisicamente ativas em geral é incrementada para equilibrar o aumento das demandas energéticas da atividade física; desse modo, também ocorre um aumento proporcional na ingestão de micronutrientes, frequentemente em quantidades que excedem bastante os níveis recomendados.

A deficiência de vitamina E pode prejudicar a função muscular, mas nenhum dado científico estabeleceu que o consumo de vitamina E além da RDA beneficie a força, a função circulatória ou o metabolismo energético. *A suplementação crônica com multivitamínicos e minerais em indivíduos bem nutridos e saudáveis não beneficia a aptidão aeróbica, a força muscular, o desempenho neuromuscular após uma corrida prolongada ou o desempenho atlético.*

Caso particular para a vitamina C

O consumo de vitamina C acima dos níveis diários recomendados (75 mg para mulheres e 90 mg para homens) não protege a população em geral contra **infecções do trato respiratório superior** (ITRS). Suplementos diários de 500 a 1.500 mg de vitamina C podem conferir algum benefício para indivíduos que praticam exercícios intensos e que experimentam infecções virais frequentes.

O exercício físico moderado melhora a função imunológica, enquanto períodos prolongados de atividade física intensa, como uma corrida de maratona ou uma sessão de treinamento demasiadamente intensa, suprime e estressa transitoriamente a primeira linha de defesa do organismo contra os agentes infecciosos. Isso aumenta o risco de ITRS 1 ou 2 semanas após o

Exercício prolongado *versus* inanição: uma mistura metabólica parecida

O aumento do catabolismo das proteínas durante o exercício de *endurance* e o treinamento intenso frequentemente refletem a mistura metabólica durante o jejum por um período curto. Quando as reservas de glicogênio são depletadas, a gliconeogênese a partir dos esqueletos de carbono derivados dos aminoácidos sustenta majoritariamente a geração de glicose pelo fígado. Provavelmente, o aumento da clivagem das proteínas reflete a tentativa de o corpo manter a glicemia para o funcionamento do sistema nervoso central.

estresse causado pelo exercício. Para esses indivíduos, a ingestão adicional de vitaminas C, E e, talvez, de carboidratos, antes, durante e após uma sessão de treinamento pode melhorar os mecanismos imunológicos normais para o combate dessas infecções. A seção intitulada "Infecções do trato respiratório superior", neste capítulo, apresenta uma discussão mais completa sobre ITRS, atividade física e suplementação nutricional.

Megadoses de vitamínicos

A maior parte dos nutricionistas acredita que poucos malefícios podem ocorrer com o consumo de uma cápsula multivitamínica contendo a quantidade recomendada de cada vitamina. Para algumas pessoas, os efeitos psicológicos da suplementação podem até conferir um benefício. Preocupantes são os indivíduos que acreditam que a ingestão de **megadoses vitamínicas**, frequentemente doses muito maiores do que as RDA, exerçam um "efeito de sobrecarga" e a melhora da saúde global, da aptidão física e da responsividade ao treinamento. Essas práticas podem ser perigosas, exceto no caso de uma doença com diagnóstico clínico sério que requeira uma ingestão vitamínica prescrita acima do normal.

Vitaminas se comportam como substâncias químicas

Uma vez que os sistemas enzimáticos catalisados pelas vitaminas específicas se tornam saturados, qualquer excesso ingerido em uma megadose age como qualquer substância química ou fármaco no corpo. Por exemplo, uma megadose da vitamina C, hidrossolúvel, aumenta os níveis séricos de ácido úrico e pode causar gota, um tipo de artrite que frequentemente faz com que as articulações fiquem inchadas e doloridas, em indivíduos com predisposição a essa doença. Em ingestão acima dos 1.000 mg/

dia, a excreção urinária de oxalato (um produto do metabolismo da vitamina C) aumenta, o que pode acelerar a formação de cálculos renais. Além disso, alguns afro-americanos, asiáticos e judeus sefarditas possuem uma deficiência metabólica genética, que se transforma em anemia hemolítica (taxas elevadas de destruição dos eritrócitos; *www.nhlbi.nih.gov/health/health-topics/topics/ha*) com o excesso de ingestão de vitamina C. Para os indivíduos com deficiência de ferro, as megadoses de vitamina C podem destruir quantidades significativas de vitamina B_{12}. Em pessoas saudáveis, os suplementos de vitamina C frequentemente irritam o intestino e causam diarreia.

O excesso de vitamina B_6 pode causar doença hepática e dano aos nervos. O excesso de riboflavina (vitamina B_2) pode prejudicar a visão, enquanto uma megadose de ácido nicotínico (niacina) age como um potente vasodilatador e como um inibidor da mobilização de ácidos graxos durante a atividade física. Um metabolismo de ácidos graxos prejudicado poderia causar uma depleção do glicogênio muscular mais rápida do que o normal durante o exercício. O folato nos suplementos concentrados pode promover uma resposta alérgica que produz urticária, tontura e dificuldades respiratórias. Efeitos colaterais possíveis das megadoses de vitamina E incluem cefaleia, fadiga, visão embaçada, distúrbios gastrintestinais, fraqueza muscular e hipoglicemia. É difícil "construir" uma dieta deficiente em vitamina E porque os ácidos graxos insaturados em geral contêm essa vitamina. A toxicidade de megadoses de vitamina A para o sistema nervoso e os efeitos prejudiciais para os rins causados pelo excesso de vitamina D são bem conhecidos. Se a suplementação vitamínica oferecer benefícios para os indivíduos fisicamente ativos, isso se aplica apenas àqueles com estoques vitamínicos marginais ou àqueles com restrição energética ou que fazem escolhas dietéticas ruins.

Antioxidantes e seus efeitos potencialmente protetores contra radicais livres

Os benefícios da atividade física são bem conhecidos, mas a possibilidade de efeitos negativos permanece controversa. Os efeitos potencialmente negativos ocorreriam porque o metabolismo aeróbico elevado induzido pelo exercício aumenta a produção de radicais livres (Capítulo 2). A produção de radicais livres em seres humanos e o dano tecidual subsequente não são medidos diretamente, mas são inferidos a partir de marcadores de subprodutos de radicais livres. O aumento dos radicais livres poderia possivelmente sobrepujar as defesas naturais do organismo e constituir um risco para a saúde por causa de um nível de estresse oxidativo elevado. Os radicais livres também desempenham um papel na lesão muscular causada pelo exercício, particularmente nas ações musculares excêntricas e nos exercícios aos quais o indivíduo não está acostumado. O dano muscular dessa natureza libera enzimas musculares e inicia uma infiltração de células inflamatórias no tecido danificado.

A posição contrária diz que, embora a produção de radicais livres aumente durante o exercício, as defesas antioxidantes

Radicais livres são formados durante o aumento do metabolismo aeróbico

A passagem de elétrons pela cadeia transportadora de elétrons pode formar espécies reativas de oxigênio (ERO), moléculas de radicais livres com elétrons desemparelhados ou eletrosfera desequilibrada, fazendo com que elas sejam moléculas altamente reativas. Esses radicais livres reativos se ligam rapidamente a outras moléculas, promovendo danos a elas. A formação de radicais livres no músculo pode contribuir para fadiga e dor musculares ou pode causar uma redução no potencial metabólico de alguns atletas. Existe um interesse cada vez maior no monitoramento do estresse oxidativo de atletas, acompanhado pelo uso adequado de suplementos antioxidantes.

Fonte: Hadžovič-Džuvo A. Oxidative stress status in elite athletes engaged in different sport disciplines. Bosn J Basic Med Sci. 2014; 14:56.

normais do corpo permanecem adequadas ou aumentam conforme as defesas enzimáticas naturais são reguladas positivamente por intermédio de adaptações ao treinamento físico. A regulação positiva das defesas antioxidantes acompanha uma redução na peroxidação lipídica induzida pelo exercício nas membranas dos eritrócitos, aumentando sua resistência ao estresse oxidativo subsequente. *Evidências epidemiológicas convincentes apontam para os efeitos benéficos do exercício aeróbico regular na incidência de câncer e de doenças cardiovasculares, cujas ocorrências estão relacionadas com o estresse oxidativo.*

Estudos do National Cancer Institute dos EUA sobre o papel da atividade física e o risco de câncer

Uma série de estudos financiados pelo National Cancer Institute dos EUA (NCI) estão abordando questões a respeito da relação entre atividade física e o risco de desenvolvimento de câncer. O NCI (*www.cancer.gov/about-cancer/causes-prevention/risk/obesity/physical-activity-fact-sheet*) estabeleceu a iniciativa intitulada Transdisciplinary Research on Energetics and Cancer (TREC), que conecta quatro centros de pesquisa investigando como o balanço energético e a atividade física modificam o risco de câncer e a dinâmica da carcinogênese. A iniciativa TREC utiliza uma ampla gama de pesquisadores nas ciências biológicas básicas e também aqueles com experiência em intervenções comportamentais comunitárias para aumentar os níveis de atividade física. Uma abordagem multidisciplinar permite a exploração do papel da atividade física em todo o espectro da prevenção do câncer.

Questões importantes sobre radicais livres e atividade física

A dinâmica do aumento do metabolismo e da produção dos radicais livres foi discutida no Capítulo 2 como uma Informação adicional intitulada "Aumento do metabolismo e da produção de radicais livres durante a atividade física". Duas questões surgiram a respeito da atividade física e da produção de radicais livres:

1. Os indivíduos fisicamente ativos são mais propensos a danos induzidos por radicais livres?
2. Os agentes nutricionais com propriedades antioxidantes são necessários em quantidades mais elevadas pelo indivíduo fisicamente ativo?

Em resposta à primeira questão, as pesquisas sugerem que em indivíduos bem nutridos, as defesas naturais do corpo respondem adequadamente ao aumento do estresse induzido pela atividade física. Uma única sessão de exercícios aumenta a formação de oxidantes, mas as defesas antioxidantes naturais agem efetivamente tanto em indivíduos saudáveis quanto em recipientes de transplantes cardíacos treinados. Mesmo após a repetição de várias séries de exercícios em dias consecutivos, muitos índices de estresse oxidativo não mostraram depleção das defesas antioxidantes.

A segunda pergunta tem respostas ambíguas na literatura científica. Algumas evidências indicam que os compostos antioxidantes exógenos diminuem a formação de radicais livres induzidos pelo exercício ou aumentam os sistemas de defesas antioxidantes naturais corporais. Isso limitaria o grau e a progressão do dano muscular após uma sessão aguda de exercícios.

Se a suplementação se provar benéfica, a vitamina E pode ser o antioxidante mais importante em relação ao exercício. Em um estudo, animais com deficiência de vitamina E começaram a se exercitar com a função da membrana plasmática comprometida por causa de danos oxidativos. Esses animais alcançaram a exaustão mais cedo do que os animais com níveis adequados de vitamina E. Para os animais alimentados com uma dieta padrão, os suplementos de vitamina E diminuíram o dano oxidativo induzido pelo exercício às fibras musculares esqueléticas e ao tecido miocárdico. Seres humanos alimentados diariamente com uma mistura das vitaminas antioxidantes betacaroteno, ácido ascórbico e vitamina E apresentaram marcadores séricos e respiratórios diminuídos da peroxidação lipídica durante o repouso e após o exercício em comparação com indivíduos que não receberam suplementos. Cinco meses de suplementação com vitamina E em ciclistas de corrida produziram um efeito protetor sobre os marcadores do estresse oxidativo induzido pelo exercício de *endurance* extremo. Duas semanas de suplementação diária com 120 UI de vitamina E diminuíram a interação dos radicais livres com as membranas celulares e retardaram os danos ao tecido muscular causados pelo treinamento intenso de resistência. Já a suplementação com vitamina E por 30 dias (1.200 UI/dia) produziu um aumento de 2,8 vezes nas concentrações séricas de vitamina E sem afetar os índices de danos musculares induzidos pela contração, incluindo a diminuição de força após o exercício ou a inflamação causada pelas ações musculares excêntricas.

Capítulo 7 • Como Fazer Escolhas Nutricionais Recomendadas e Saudáveis para o Indivíduo Fisicamente Ativo

Semelhantemente, uma suplementação diária de 1.000 UI de vitamina E durante 4 semanas não produziu nenhum efeito positivo sobre índices bioquímicos ou ultraestruturais de danos musculares em corredores experientes após meia maratona. Nenhuma evidência surgiu a respeito da eficácia da suplementação de vitamina E sobre o dano oxidativo induzido pelos exercícios de treinamento de resistência. Diferenças na intensidade do exercício e do estresse oxidativo poderiam contribuir para as discrepâncias nos achados dessas pesquisas.

O selênio e os minerais-traço cobre, manganês e zinco possuem propriedades antioxidantes por causa de sua incorporação dentro da estrutura da glutationa peroxidase. Essa importante enzima ajuda a proteger as membranas plasmáticas contra os danos causados pelos radicais livres por reduzir a quantidade de peróxido de hidrogênio livre na água. Em um ensaio de prevenção de câncer duplo-cego e placebo-controlado, os indivíduos receberam o suplemento diário de 200 μg de selênio, ou cerca de três a quatro vezes o valor recomendado. A suplementação reduziu a incidência e a mortalidade causadas pelos cânceres de próstata (71%), de esôfago (67%), colorretal (62%) e pulmonar (46%).

Os quatro mecanismos propostos para a proteção induzida pelo selênio incluem:

1. Sua função como um componente essencial de enzimas antioxidantes
2. Ele altera o metabolismo das substâncias carcinogênicas e inibe o crescimento dos tumores
3. Ele afeta os sistemas endócrino e imunológico
4. Ele age por intermédio de mecanismos moleculares que regulam a **apoptose**, a morte celular programada ou o suicídio celular regulado, das células pré-neoplásicas danificadas.

A ingestão diária recomendada de 70 μg de selênio para homens adultos e de 55 μg para mulheres é bastante conservadora; entretanto, ingestões maiores do que 1.000 μg podem causar toxicidade, incluindo a perda de cabelo e das unhas e disfunção gastrintestinal. Os alimentos ricos em selênio incluem grãos (trigo, arroz e aveia), castanha-do-pará, mariscos (ostras, mexilhões, búzios), peixes (peixe-relógio, atum e anchovas enlatados, peixe-espada, arenque), fígado, *bacon* e carne de porco, lagosta e caranguejo, semente de girassol, cogumelos e aspargo.

A coenzima Q_{10} provavelmente age como um antioxidante, seja sozinha dentro da cadeia respiratória, seja como um reciclador da vitamina E. A coenzima Q_{10} exerce o mesmo efeito antioxidante direto da vitamina E.

Recomendações prudentes sobre a suplementação com antioxidantes

Em geral, a suplementação com vitaminas C e E em indivíduos sem deficiências prévias dessas vitaminas não possui efeitos sobre as adaptações físicas ao treinamento vigoroso de *endurance*. A suplementação com vários compostos antioxidantes pode diminuir a formação de radicais livres induzida pelo exercício e pode aumentar os sistemas de defesa naturais do organismo. Uma recomendação prudente inclui o consumo de uma dieta balanceada contendo frutas, grãos e vegetais. *Os antioxidantes dos nutrientes são obtidos da melhor maneira a partir de fontes alimentares diversas e não de suplementos.* Nós apoiamos esse método "natural" por causa da incerteza a respeito de se a proteção para a saúde é derivada do antioxidante em si ou de suas interações com a grande gama de compostos ativos presentes nos alimentos (p. ex., os numerosos fitoquímicos "quimioprotetores" presentes nas plantas). Três mecanismos potenciais para os benefícios dos antioxidantes para a saúde incluem:

1. Influência sobre mecanismos moleculares e expressão gênica.
2. Fornecimento de substâncias indutoras de enzimas que destoxificam as substâncias carcinogênicas.
3. Bloqueio do crescimento descontrolado das células.

Três fontes dietéticas ricas em vitaminas antioxidantes

- **Betacaroteno:** compostos pigmentados ou carotenoides que dão cor aos vegetais e frutas amarelas, laranja e verdes folhosos; exemplos incluem cenouras; vegetais verde-escuros folhosos, como espinafre, brócolis, nabo, beterraba e couve; batata-doce; moranga; damasco; melão-cantalupo; manga e mamão
- **Vitamina C:** frutas cítricas e seus sucos; repolho, brócolis e couve; melão-cantalupo; pimentas-verdes e vermelhas e bagas
- **Vitamina E:** aves, frutos do mar, óleos vegetais, gérmen de trigo, óleo de fígado de bacalhau, pães integrais e cereais fortificados, sementes e oleaginosas, feijão seco, vegetais verdes folhosos e ovos.

Atividade física, doenças infecciosas, câncer e resposta imunológica

"Não se exercite até um estado de fadiga, ou você ficará doente" é uma percepção comum mantida por muitos pais, atletas e técnicos de que muito exercício intenso aumenta a suscetibilidade a algumas doenças. Já uma crença alternativa diz que o exercício moderado e regular melhora a saúde e reduz a suscetibilidade a doenças infecciosas como o resfriado comum.

Estudos desde 1918 relataram que a maior parte dos casos de pneumonia em meninos em internatos ocorria entre atletas. As infecções respiratórias pareciam progredir para pneumonia após um treinamento esportivo intenso. Relatos anedóticos também relacionavam a gravidade da poliomielite com a participação em atividade física intensa durante um período crítico da infecção. Os achados epidemiológicos e clínicos atuais provenientes do campo crescente da **imunologia do exercício** (*www.isei.dk/?pageid=3*) – o estudo das interações dos fatores físicos, ambientais e psicológicos sobre a função imunológica – sustentam os argumentos de que a atividade física intensa incomum afeta a função imune aumentando a suscetibilidade a doenças, particularmente as ITRS.

O sistema imunológico é formado por um grupo de células, hormônios e moduladores interativos altamente complexos e autorregulados que defendem o corpo contra invasões de bactérias, vírus, fungos, macromoléculas estranhas provenientes do meio externo e do crescimento celular tumoral anormal. Se a infecção ocorrer, um sistema imunológico em ótimo funcionamento diminui a gravidade da doença e acelera a recuperação. Esse sistema possui duas divisões funcionais:

- **Imunidade inata:** componentes anatômicos e fisiológicos (pele, membranas mucosas, temperatura corporal e defesas especializadas como as células *natural killer* [NK], vários fagócitos e barreiras inflamatórias)
- **Imunidade adquirida:** linfócitos B e T especializados. Essas células, quando ativadas, regulam uma resposta imunológica altamente eficiente contra um agente infeccioso específico.

A **Figura 7.10** propõe um modelo para as interações de exercício, estresse, doenças e sistema imunológico. Dentro desse quadro, exercício, estresse e doença interagem entre si, cada um deles com seus próprios efeitos sobre a imunidade. Por exemplo, o exercício afeta a suscetibilidade a doenças e algumas doenças claramente afetam a capacidade de realização de exercícios. Semelhantemente, fatores psicológicos influenciam a resistência à doença por intermédio de ligações entre o hipotálamo, a função imunológica e outras formas de estresse, incluindo as deficiências nutricionais e as alterações agudas nos padrões de sono normais. Ao mesmo tempo, o exercício pode moderar positiva ou negativamente a resposta do corpo ao estresse. Cada fator – estresse, doença e exercício de curto ou longo prazo – exerce um efeito independente sobre o estado imunológico, a função imunológica e a resistência a doenças.

Infecções do trato respiratório superior

A **Figura 7.11** mostra a curva geral com formato de "J", a qual descreve a relação entre o exercício a curto prazo (e o treinamento intenso incomum) e a suscetibilidade às ITRS. A figura também indica que os marcadores da função imunológica seguem uma curva com formato de J invertido. Seria possível retirar implicações demasiadamente simplistas a partir dessas relações, mas a atividade física regular de intensidade leve a moderada parece oferecer mais proteção contra as ITRS; sua frequência, seus sintomas e sua gravidade e, possivelmente, contra diversos tipos de câncer em comparação com um estilo de vida sedentário, essencialmente desprovido de atividades físicas. A frequência de resfriados entre indivíduos que praticavam atividades físicas pelo menos 5 vezes/semana foi de até 46% menor do que a de indivíduos sedentários. A quantidade de dias passados com sintomas de resfriado também foi menor entre as pessoas fisicamente ativas. Aqueles que foram considerados como tendo uma aptidão física elevada experimentaram 34% menos dias com os sintomas de resfriado e sintomas menos graves do que aqueles com menor aptidão física. Além disso, o exercício moderado não aumenta a gravidade e a duração da doença se ocorrer uma infecção. Já a atividade física extenuante (p. ex., corrida de maratona ou sessão intensa de treinamento) fornece uma "janela" de 3 a 72 horas de resistência antiviral e antibacteriana diminuída e de risco aumentado de ITRS de duas a seis vezes, que pode se manifestar dentro de 1 ou 2 semanas. Por exemplo, aproximadamente 13% dos participantes de uma maratona em Los Angeles relataram um episódio de ITRS durante a semana *posterior* à corrida. Para os corredores com habilidade comparável que não competiram por motivos que não fossem doença, a taxa de infecção era de aproximadamente 2%.

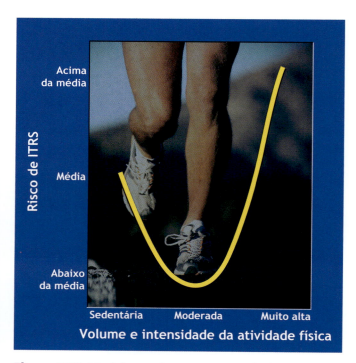

Figura 7.11 Modelo geral que mostra a relação entre a intensidade da atividade física e a suscetibilidade a infecções do trato respiratório superior (ITRS). A atividade moderada reduz o risco de ITRS, enquanto a competição ou o treinamento exaustivo põe o participante em um risco maior (Adaptada de Nieman DC. Exercise, upper respiratory tract infection, and the immune system. Med Sci Sports Exerc. 1994; 26:128.)

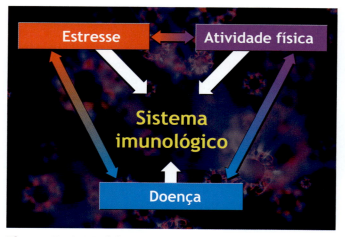

Figura 7.10 Modelo teórico das inter-relações de estresse, exercício, doença com sistema imunológico (Adaptada, com permissão, de MacKinnon LT. Current challenges and future expectations in exercise immunology: back to the future. Med Sci Sports Exerc. 1994; 26:191.)

Dois efeitos agudos sobre as funções imunológicas naturais

1. **Atividade física moderada:** *uma sessão de exercício moderado aumenta as funções imunológicas naturais e melhora as defesas por várias horas.* Os efeitos dignos de nota incluem o aumento na atividade das células *natural killer* (NK). Essa subpopulação linfocitária fagocítica aumenta a capacidade de combater doenças e são a primeira linha de defesa do organismo contra vários patógenos. As células NK não requerem sensibilização prévia ou específica a corpos estranhos ou células neoplásicas (crescimento tecidual anormal). Em vez disso, essas células demonstram atividade citolítica espontânea que culmina com a ruptura e/ou inativação de vírus e de células tumorais com potencial metastático.
2. **Atividade física exaustiva:** *o esforço físico prolongado e exaustivo (ou outro tipo de estresse extremo ou treinamento aumentado) impacta intensamente a primeira linha de defesa do corpo contra as infecções.* Ciclos repetidos de exercícios incomumente intensos aumentam esse risco. Por exemplo, a função imunológica prejudicada por causa de um exercício extenuante segue para uma segunda sessão de exercícios no mesmo dia, produzindo efeitos mais pronunciados sobre as atividades de neutrófilos, linfócitos e células CD selecionadas. Temperatura elevada, citocinas e vários hormônios relacionados com o estresse (p. ex., epinefrina, hormônio do crescimento [GH], cortisol, betaendorfinas) induzidos pelo exercício intenso podem mediar a depressão das defesas imunológicas inatas (atividade das células NK e dos neutrófilos) e adaptativa (funções das células T e B) do corpo. A diminuição transiente da imunidade após o exercício extenuante é aparente no sistema imunológico das mucosas do trato respiratório superior.

Efeitos crônicos e atividade das células T-*helper*

O treinamento aeróbico afeta positivamente as funções imunológicas naturais e a resistência ao estresse em indivíduos jovens e mais velhos e em pessoas obesas durante períodos de perda ponderal. As áreas de melhora incluem o aumento na capacidade funcional dos mecanismos imunológicos citotóxicos naturais (p. ex., atividade antitumoral das células NK) e a redução da diminuição da função das **células T-*helper*** e da produção de citocinas relacionada com a idade. As células T-*helper* agem na imunidade adaptativa e são necessárias na resposta imunológica para a eliminação dos agentes infecciosos (*www.ncbi.nlm.nih.gov/books/NBK26827/*). As células T citotóxicas, ativadas pelas células T-*helper*, agem diretamente na defesa contra infecções virais e fúngicas e contribuem para a regulação de outros mecanismos imunológicos.

Hipótese da janela

Se o treinamento físico aumenta a função imunológica, é possível perguntar por que indivíduos treinados apresentam maior suscetibilidade às ITRS após uma competição intensa. A **hipótese da janela** diz que um aumento considerável na intensidade do treinamento ou de uma competição expõe até mesmo os indivíduos altamente condicionados a um estresse anormal que deprime transiente e gravemente a função das células NK. Esse período de imunodepressão ("janela") diminui a resistência natural às infecções. O efeito inibitório do exercício extenuante sobre a liberação do hormônio adrenocorticotrófico e a ação do cortisol na manutenção da glicemia ótima podem regular negativamente os processos imunológicos. Para os indivíduos que se exercitam regularmente, mas apenas em níveis moderados, a janela de oportunidade para a instalação de infecções permanece "fechada", preservando os efeitos protetores do exercício regular sobre a função imunológica.

Efeitos do treinamento de resistência

Nove anos de treinamento prévio de exercício de resistência não afetam a quantidade de células NK ou seus níveis de atividade em repouso quando comparados a controles sedentários. As comparações indicaram que o treinamento de resistência ativou mais monócitos do que é tipicamente observado para o exercício aeróbico regular. A ativação dos monócitos libera prostaglandinas que regulam negativamente as células NK após o exercício; isso inibe o efeito positivo a longo prazo do exercício sobre as células NK. Esses investigadores haviam mostrado anteriormente que as células NK aumentam substancialmente (225%) após uma sessão aguda de exercício de resistência, uma resposta semelhante ao efeito imediato do exercício aeróbico moderado.

Possível papel dos suplementos nutricionais

Fatores nutricionais influenciam a função imunológica (e possivelmente a suscetibilidade a infecções) em resposta ao exercício e ao treinamento extenuantes. Por exemplo, o consumo de uma dieta hiperlipídica contendo 62% de sua energia derivada de lipídios afeta negativamente o sistema imunológico em comparação com uma dieta hiperglicídica (65% da energia proveniente de carboidratos). A suplementação com uma bebida contendo 6% de carboidratos (0,71 ℓ antes; 0,25 ℓ a cada 15 minutos durante e 500 mℓ por hora durante um período de 4,5 horas de recuperação) diminuiu beneficamente os níveis de citocinas na cascata inflamatória após 2,5 horas de treinamento de *endurance*. Uma pesquisa posterior realizada pelo mesmo laboratório mostrou que a ingestão de carboidratos em uma taxa de 4 mℓ por kg de massa corporal a cada 15 minutos durante 2,5 horas de ciclismo ou corrida de alta intensidade manteve os níveis plasmáticos de glicose mais elevados em 10 triatletas durante o exercício em comparação com o placebo. A ingestão de uma solução contendo 6% de carboidratos durante o exercício por ciclistas competitivos e triatletas jovens adultos do sexo masculino diminuiu a resposta imunológica e o estresse induzidos pelo exercício, particularmente a atividade das células fagocíticas por causa da redução da liberação de cortisol, tão efetivamente quanto uma bebida 12%. Resultados benéficos semelhantes foram observados para a ingestão de carboidratos em relação aos níveis de cortisol e de algumas citocinas antiinflamatórias antes de uma competição, independentemente de idade ou gênero. Uma redução na resposta do cortisol e uma diminuição da resposta de citocinas pró-inflamatórias e anti-inflamatórias acompanharam os níveis plasmáticos mais elevados de glicose resultantes da suplementação de carboidratos durante o exercício. *Isso sugere uma redução induzida pelos carboidratos no estresse fisiológico global durante um exercício intenso prolongado.*

Efeitos antioxidantes das vitaminas C e E em indivíduos ativos jovens e idosos

A suplementação combinada com as vitaminas antioxidantes C e E produziu efeitos imunopotencializadores mais destacados (aumento na produção de citocinas) em adultos jovens e saudáveis do que a suplementação com qualquer vitamina sozinha. Além disso, uma suplementação diária com 200 mg de vitamina E aumentou os índices clinicamente relevantes da função das células T em idosos saudáveis. Entretanto, uma suplementação diária a longo prazo com uma dose fisiológica de vitaminas e minerais ou com 200 mg de vitamina E não reduziu a incidência ou a gravidade de infecções agudas no trato respiratório em indivíduos com 60 anos de idade ou mais não institucionalizados. Entre os indivíduos passando por uma infecção, aqueles que receberam vitamina E apresentaram duração total da doença *maior* e restrição em suas atividades.

A suplementação diária com vitamina C parece ser benéfica para indivíduos que participam de exercícios extenuantes, particularmente aqueles predispostos a ITRS virais frequentes. Corredores que receberam um suplemento diário de 600 mg de vitamina C antes e 3 semanas após uma competição de ultramaratona de 90 quilômetros experimentaram significativamente menos sintomas de ITRS – coriza, espirros, dor de garganta, tosse e febre – do que os corredores que receberam placebo. Curiosamente, o risco de infecções está inversamente relacionado com o desempenho durante a corrida; aqueles com os tempos mais rápidos sofreram mais sintomas. As ITRS também apareceram mais frequentemente em corredores com regimes de treinamento extenuantes. Para esses indivíduos, a ingestão adicional de vitamina C, E e, talvez, de carboidratos antes, durante e após um exercício estressante prolongado pode melhorar os mecanismos imunológicos normais para o combate das infecções. Provavelmente, a presença de outros estressores – privação de sono, estresse mental, nutrição inadequada ou perda ponderal – magnifique o estresse sobre o sistema imunológico causado por uma única sessão (ou sessões repetidas) de exercício exaustivo.

Glutamina e resposta imunológica

O aminoácido condicionalmente essencial glutamina desempenha um papel importante na função imunológica normal. Um aspecto protetor da glutamina diz respeito a seu uso como um combustível energético para a síntese de nucleotídeos pelas células que combatem doenças, particularmente os linfócitos e os macrófagos que defendem o corpo contra infecções. Sepse (uma complicação potencialmente fatal de infecções), lesões, queimaduras, cirurgias e exercício de *endurance* diminuem os níveis de glutamina no plasma e no músculo esquelético. A diminuição da glutamina plasmática ocorre possivelmente por causa da demanda de glutamina pelo fígado, pelos rins, pelo intestino e pelo sistema imunológico, que excede seu fornecimento a partir da dieta e dos músculos esqueléticos. Uma diminuição da concentração plasmática de glutamina contribui para a imunossupressão que acompanha o estresse físico extremo. Desse modo, a suplementação com glutamina poderia reduzir a suscetibilidade a ITRS após um esforço físico extenuante.

Maratonistas que ingeriram uma bebida contendo glutamina (5 g de L-glutamina em 330 mℓ de água mineral) no fim de uma corrida e após duas horas relataram menos ITRS do que os corredores não suplementados. Estudos subsequentes realizados pelos mesmos pesquisadores buscando determinar um possível mecanismo para o efeito protetor da glutamina sobre o risco de infecção após o exercício não relataram efeitos da suplementação sobre mudanças na distribuição dos linfócitos sanguíneos. O aparecimento de ITRS em atletas durante o treinamento intenso não se altera com as mudanças nas concentrações plasmáticas de glutamina. A suplementação com glutamina antes do exercício não afeta a resposta imunológica após uma única sessão de exercícios sustentados de alta intensidade ou sessões repetidas de exercício intenso. A ingestão de suplementos de glutamina imediatamente após uma maratona e em 30, 60 e 90 minutos após a corrida (período de recuperação) preveniu a diminuição das concentrações de glutamina após a corrida, mas não influenciou a atividade das células citotóxicas ativadas por linfocinas, as respostas proliferativas ou as mudanças nas subpopulações leucocitárias induzidas pelo exercício. *Não existem dados suficientes para recomendar suplementos de glutamina para reduzir com confiança a imunossupressão causada pelo exercício exaustivo.*

Função imunológica ótima: recomendações gerais

A função imunológica ótima geralmente ocorre com um estilo de vida que enfatiza: atividade física regular, dieta balanceada, redução do estresse e sono adequado.

Para uma perda de peso prudente, nós recomendamos uma abordagem gradual porque a perda rápida de peso com uma restrição energética grave suprime a função imunológica. Com o exercício intenso e prolongado, a ingestão de cerca de 1 ℓ/h de uma bebida esportiva típica contendo carboidratos diminui as mudanças negativas na imunidade causadas pelo estresse fisiológico e pela depleção de carboidratos. Em geral, os atletas de *endurance* que ingerem carboidratos durante a corrida experimentam menores mudanças hormonais e imunológicas do que os atletas que não consomem carboidratos. Essas respostas positivas indicam um nível menor de estresse fisiológico.

Minerais e desempenho físico

O uso de suplementos contendo um único mineral não é recomendado a menos que seja prescrito por um médico ou por um nutricionista por causa das possíveis consequências adversas. Por exemplo, a suplementação excessiva de magnésio pode causar distúrbios gastrintestinais, incluindo a diarreia. A ingestão de magnésio pode prejudicar a nutrição do ferro e do zinco, enquanto um excesso de 15 mg de zinco por dia inibe a absorção de cobre e afeta negativamente as concentrações do HDL-colesterol. Também existem preocupações a respeito dos efeitos a longo prazo da suplementação de cromo por causa do acúmulo tecidual de cromo e de seus efeitos colaterais tóxicos. *A suplementação mineral em longo e a curto prazos acima dos níveis recomendados não melhora o desempenho físico ou aumenta a responsividade ao treinamento.*

Perdas minerais no suor

A perda de água acompanhada por sais minerais no suor, principalmente cloreto de sódio e um pouco de cloreto de potássio, constitui um desafio importante durante o exercício prolongado, especialmente em ambientes quentes. A perda excessiva de água e eletrólitos prejudica a tolerância ao calor e o desempenho físico e pode causar disfunções graves na forma de cãibras, exaustão ou colapso pelo calor. A quantidade anual de mortes relacionadas ao calor durante a prática de futebol americano na primavera e no verão ilustra tragicamente a importância da reposição de fluidos e eletrólitos. As tragédias mais recentes ocorreram em condições de calor extremo na Flórida, na Geórgia, na Pensilvânia e na Carolina do Sul (EUA). De acordo com o relatório de 2015 feito pelo National Center for Catastrophic Sport Injury Research, na University of North Carolina, nos EUA (*https://nccsir.unc.edu/files/2013/10/Annual-Football-2015-Fatalities-FINAL.pdf*), 146 jogadores de futebol americano – 54 desde 1996 – morreram por causas relacionadas com o calor, sendo que 90% das mortes registradas pelo colapso devido ao calor ocorreram durante treinamentos. Houve duas mortes em 2014 e duas mortes em 2015.

Durante um treinamento ou um jogo, um atleta pode perder até 5 kg de água por causa do suor. Isso corresponde a uma depleção de cerca de 8,0 g de sal porque cada quilograma (1 ℓ) de suor contém cerca de 1,5 g de sal (40% do NaCl é formado por sódio). *A reposição da água perdida por meio do suor, portanto, se torna uma necessidade crucial e imediata.* Como indicado no Capítulo 10, *Atividade Física: Termorregulação, Balanço Hídrico e Reidratação*, a adição de um pouco de sal ao fluido ingerido facilita esse processo.

Recomendações para minimizar as mortes relacionadas ao calor em jogadores de futebol americano de ensino médio e universitários

O National Center for Catastrophic Sport Injury recomenda as seguintes precauções, com base em uma pesquisa realizada em 2015:

1. Exames médicos e avaliação do histórico médico obrigatórios antes de permitir a prática esportiva pelo atleta. A National Collegiate Athletic Association (NCAA) exige um exame médico rigoroso quando o atleta entra pela primeira vez no programa atlético universitário, além de uma atualização anual do histórico médico com a solicitação de exames, se necessário. Se o médico ou o treinador tem qualquer questão sobre a aptidão do atleta para a participação

esportiva, ele não deve ser autorizado a jogar. Os treinadores das escolas de ensino médio devem seguir as recomendações estabelecidas pelas Associações Estaduais de Ensino Médio. A maior parte das associações estaduais requer o uso de seu próprio formulário de exames médicos.

2. Todo o pessoal envolvido com o treinamento de atletas de futebol americano deve enfatizar o condicionamento físico adequado, gradual e específico para o esporte.

3. Devem ser estabelecidas medidas de emergência para todos os jogos e os treinamentos. Sempre que possível devem estar presentes treinadores certificados em todas as práticas e jogos de futebol americano. Médicos devem estar no local ou prontamente acessíveis em todos os treinamentos e devem estar no local de realização de todas as partidas.

4. Todo o pessoal associado à prática desse esporte deve conhecer as medidas de segurança relacionada à atividade física em ambientes quentes.

5. Cada instituição deve ter um treinador certificado.

6. Todos os indivíduos, grupos e organizações interessados na segurança esportiva devem continuar seus esforços e colaborações para garantir a segurança de todos os participantes na prática de futebol americano.

7. Deve haver uma obediência estrita às regras do jogo e as regulações administrativas devem ser reforçadas, visando à proteção da saúde do atleta. Técnicos e funcionários da escola devem auxiliar os oficiais do jogo em sua conduta durante as competições atléticas.

8. Deve haver uma ênfase na contratação de pessoas bem treinadas, no fornecimento de instalações de excelência e na garantia de que os melhores e mais seguros equipamentos estejam disponíveis.

9. Devem ser realizadas pesquisas contínuas a respeito da segurança dos jogadores de futebol americano, tanto nos treinamentos quanto nos jogos (*i. e.*, regras, instalações, equipamentos).

10. A quantidade de mortes indiretas relacionadas ao coração aumentou ao longo dos anos; recomenda-se que as escolas tenham planos de emergência e desfibriladores externos automáticos (DEA) disponíveis para esse tipo de situação de emergência.

Defesa contra a perda mineral

O exercício vigoroso dispara uma liberação rápida e coordenada dos hormônios **vasopressina** e **aldosterona** e da enzima **renina** para minimizar a perda de sódio e água pelos rins. A conservação de sódio pelos rins ocorre mesmo em condições extremas como correr uma maratona em um ambiente úmido e quente, quando a perda de suor frequentemente chega a 2 ℓ em uma hora. Os eletrólitos perdidos no suor em geral são repostos pela adição de uma quantidade pequena de sal ao fluido ou ao alimento ingerido. Corredores em uma corrida de estrada de 20 dias no Havaí mantiveram os minerais plasmáticos em níveis normais consumindo uma dieta irrestrita sem a suplementação de minerais. A ingestão de "bebidas esportivas" frequentemente não representa benefícios especiais na reposição dos minerais perdidos pelo suor em comparação com o consumo dos mesmos minerais em uma dieta balanceada. Os suplementos salinos podem ser necessários durante o exercício prolongado no calor, quando a perda de fluidos excede 4 ou 5 kg. É possível alcançar uma suplementação adequada bebendo uma solução com 0,1 ou 0,2% de sal (adicionando 0,3 colher de chá de sal de cozinha por litro de água). O Capítulo 10, *Atividade Física: Termorregulação, Balanço Hídrico e Reidratação,* apresenta recomendações mais específicas para a reposição de eletrólitos com o uso de bebidas de reidratação.

Ocorre uma deficiência moderada de potássio com o exercício intenso durante o estresse térmico, mas uma dieta com a quantidade recomendada de potássio geralmente garante níveis adequados desse íon. Beber um copo de 240 mℓ de suco de laranja ou tomate repõe o cálcio, o potássio e o magnésio perdidos em 3 ℓ de suor, uma perda de suor que não costuma ocorrer com menos de 60 minutos de exercício vigoroso.

Minerais-traço e atividade física

Muitos treinadores e atletas acreditam que a suplementação com determinados minerais-traço aumente o desempenho no exercício e contraponha as demandas do treinamento pesado. O exercício extenuante pode aumentar a excreção dos quatro elementos-traço a seguir:

- **Cromo:** necessário para o catabolismo de carboidratos e lipídios e para a função adequada da insulina e da síntese proteica
- **Cobre:** necessário para a formação dos eritrócitos, influencia a expressão de genes específicos e age como um cofator ou grupo prostético para várias enzimas
- **Manganês:** componente da superóxido dismutase no sistema de defesa antioxidante
- **Zinco:** componente da lactato desidrogenase, da anidrase carbônica, da superóxido dismutase e de outras enzimas relacionadas com o metabolismo energético, com o crescimento e a diferenciação celulares e com o reparo tecidual.

As perdas urinárias de zinco e cromo foram entre 1,5 e 2,0 vezes maiores no dia de uma corrida de 9,6 km do que em 1 dia de repouso. Ocorre uma perda de cobre e zinco no suor durante o exercício. A expansão normal do plasma com o treinamento aeróbico combinada com a redistribuição de zinco do plasma para o fígado e para os músculos esqueléticos dilui as concentrações plasmáticas de zinco, frequentemente levando a uma falsa conclusão de que há uma inadequação de zinco, que é apenas *aparente*.

Perdas de minerais-traço

As perdas de minerais-traço com o exercício não significam necessariamente que os indivíduos fisicamente ativos devem suplementar esses micronutrientes. Não ocorreu nenhum benefício com a suplementação diária de 25 mg de zinco sobre as respostas metabólicas e endócrinas ou o desempenho durante um exercício extenuante em mulheres eumenorreicas. Jogadores universitários de futebol americano suplementados com 200 µg de cromo (na forma de picolinato de cromo) diariamente durante 9 semanas não apresentaram mudanças

benéficas na composição corporal ou na força muscular durante um levantamento de peso intenso comparado com um grupo controle que recebeu um placebo. Atletas de potência e de *endurance* apresentaram níveis plasmáticos de cobre e zinco maiores, e não menores, do que controles sem treinamento. Homens e mulheres que treinam intensamente com grande produção de suor e apresentam uma nutrição marginal e baixo peso corporal (p. ex., lutadores com classificação de peso, corredores de *endurance*, bailarinos, ginastas do sexo feminino) devem monitorar cuidadosamente a ingestão de minerais-traço para prevenir o estabelecimento de deficiências. Para a maior parte dos homens e mulheres fisicamente ativos, ocorrem perdas de minerais-traço apenas transientes, sem prejudicar o desempenho nos exercícios, a responsividade ao treinamento e a saúde global.

Interações de ferro, zinco e cobre

Ferro, zinco e cobre interagem e competem pelo mesmo carreador durante a absorção intestinal. Assim como na maior parte dos sistemas biológicos, a perturbação do balanço normal de ingestão/excreção significa que a ingestão excessiva de um mineral frequentemente causa deficiência em outro. Por exemplo, o consumo de ferro em excesso reduz a absorção de zinco, enquanto o excesso de zinco diminui a absorção de cobre. Além disso, a suplementação com zinco acima dos níveis recomendados pode reduzir o HDL-colesterol, diminuindo os efeitos benéficos do exercício aeróbico sobre essa lipoproteína plasmática cardioprotetora.

Em termos fisiológicos, várias funções do zinco envolvem muitas funções corporais (*https://ods.od.nih.gov/factsheets/Zinc-HealthProfessional/#h7*).

O zinco, envolvido em vários aspectos do metabolismo celular, participa da atividade catalítica de aproximadamente 100 enzimas. O papel do zinco inclui a síntese de proteínas (e de DNA), sua participação na divisão celular e seu papel como facilitador de muitas enzimas em várias funções imunológicas. Durante a gestação, o zinco desempenha um papel essencial no crescimento e no desenvolvimento fetais normais; isso continua até o ciclo de crescimento da adolescência. Uma ingestão dietética adequada deve garantir um suprimento contínuo de zinco, porque não existem mecanismos para seu armazenamento no corpo.

O Capítulo 12 discute os possíveis efeitos ergogênicos dos suplementos de cromo e de outros minerais-traço como o boro e o vanádio. A **Tabela 7.8** destaca as funções relacionadas com o exercício e as fontes alimentares de quatro minerais – zinco, cobre, cromo e selênio – associados ao exercício e ao treinamento.

Atividade física e ingestão alimentar

Equilibrar a ingestão e o gasto de energia representa um objetivo importante para o indivíduo fisicamente ativo com peso corporal e altura normais. O balanço energético não apenas melhora o desempenho nos exercícios, mas também ajuda a manter a massa corporal magra, a resposta ao treinamento e as funções imunológica e reprodutiva. Uma pessoa pode estimar

TABELA 7.8

Funções relacionadas ao exercício e fontes alimentares de minerais-traço selecionados.

Mineral	Função	Fontes alimentares de destaque
Zinco	Componente de várias enzimas envolvidas com o metabolismo energético; cofator da anidrase carbônica	Ostras, gérmen de trigo, carne bovina, carnes escuras de aves, grãos integrais, fígado
Cobre	Necessário para sintetizar a citocromo oxidase e para o uso do ferro; constituinte da ceruloplasmina; constituinte da superóxido dismutase	Fígado, rins, mariscos, grãos integrais, legumes, oleaginosas, ovos
Cromo	Aumenta a ação da insulina	Cogumelos, ameixa seca, oleaginosas, pães e cereais integrais, levedura
Selênio	Age como um antioxidante com a glutationa peroxidase; complementa a função da vitamina E	Frutos do mar, rins, fígado

suas necessidades energéticas diárias a partir dos valores de gasto energético tabelados para diversas atividades (considerando frequência, intensidade e duração), como as apresentadas no Apêndice B, *Composição Corporal Característica de Atletas de Diferentes Esportes*.

A ingestão energética alcança valores máximos entre os 16 e os 29 anos de idade e, então, diminui nos grupos etários seguintes. Ocorre um padrão semelhante entre homens e mulheres, embora a ingestão energética dos homens seja maior do que as das mulheres em todas as idades. Entre os 20 e os 29 anos de idade, as mulheres consomem em média 35% menos quilocalorias do que os homens diariamente (3.025 kcal [12.657 kJ] *versus* 1.957 kcal [8.188 kJ]). Depois disso, as diferenças de ingestão energética relacionadas com o gênero se tornam menores; aos 70 anos, as mulheres consomem cerca de 25% menos quilocalorias do que os homens da mesma idade.

Atividade física faz diferença

Indivíduos que participam regularmente de atividades físicas com intensidade moderada ou elevada eventualmente aumentam sua ingestão energética diária para equilibrar seu alto gasto energético. Lenhadores, que gastam aproximadamente 4.500 kcal por dia, ajustam inconscientemente sua ingestão energética para equilibrar o gasto de energia. Consequentemente, sua massa corporal permanece estável apesar de uma ingestão alimentar relativamente grande. O corpo requer vários dias para alcançar o equilíbrio energético balanceando a ingestão de alimentos para equilibrar um novo gasto energético. *Indivíduos sedentários frequentemente não mantêm um* *balanço energético, permitindo, assim, que a ingestão energética exceda o gasto diário de energia*. A falta de precisão na regulação da ingestão alimentar na porção inferior do espectro de atividade física sem dúvidas contribui para a obesidade crescente nas sociedades sedentárias altamente mecanizadas e tecnicamente avançadas.

A ingestão alimentar diária de atletas nas Olimpíadas de 1936 foi relatada apresentando médias de mais de 7.000 kcal, ou cerca de três vezes a ingestão da população média. Esses valores energéticos frequentemente citados justificam o que muitas pessoas acreditam ser uma necessidade enorme de alimentos para atletas em treinamento. Esses números representam estimativas porque os dados dietéticos objetivos não foram colocados no relatório original. É muito possível que sejam estimativas inflacionadas pelos próprios atletas. Por exemplo, corredores de distância que treinam até 160 km por semana (a um ritmo de 3,75 min/km, gastando cerca de 15 kcal/min) não gastam mais do que 800 a 1.300 calorias "extras" diariamente. Para esses atletas de *endurance*, uma ingestão alimentar de 4.000 kcal diariamente deve balancear o gasto energético aumentado pelo exercício.

Potencial para um balanço energético negativo com altos volumes de treinamento

Muitos atletas, particularmente as mulheres, não alcançam as recomendações de ingestão energética diária. Pesquisas feitas com nadadoras de elite, utilizando a técnica da água duplamente marcada descrita no Capítulo 6, *Medida da Energia nos Alimentos e Durante a Atividade Física*, notaram que o gasto energético diário total aumentou para 5.593 kcal diárias durante grandes volumes de treinamento. Esse valor representa o nível mais elevado de gasto energético diário sustentado relatado para atletas do sexo feminino. A ingestão energética diária não aumentou o bastante para acompanhar as demandas do treinamento e apresentaram médias de apenas 3.136 kcal, indicando um balanço energético negativo. A possibilidade de um balanço energético negativo durante a transição de um treinamento moderado para um intenso pode acabar comprometendo o potencial total para o treinamento efetivo e para as competições.

A **Figura 7.12** apresenta a ingestão energética a partir de uma amostra grande de atletas de *endurance*, de força e de esportes coletivos de elite dos sexos masculino e feminino na Holanda. Para os homens, a ingestão energética diária variou entre 2.900 e 5.900 kcal, enquanto para as mulheres a ingestão variou entre 1.600 e 3.200 kcal. Exceto pela grande ingestão energética dos atletas em extremos de desempenho e treinamento, a ingestão energética diária geralmente não excedeu 4.000 kcal para os homens e 3.000 kcal para as mulheres. A **Tabela 7.9** lista a ingestão adicional de energia e de macronutrientes para atletas de elite dos sexos masculino e feminino. Os dados, apresentados como ingestão energética diária, incluem o percentual de energia total como carboidratos, proteínas e lipídios. Para os homens, a ingestão energética diária variou entre 3.034 e 5.222 kcal; para as mulheres, ela variou entre 1.931 e 3.573 kcal. O cálculo das médias dos valores

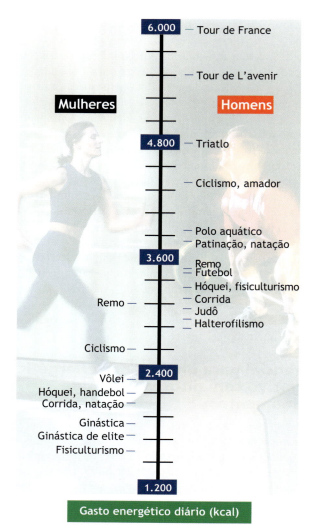

Figura 7.12 Ingestão diária de energia (em kcal) para homens e mulheres que são atletas de elite de *endurance*, exercícios de força e esportes coletivos. (Adaptada, com permissão, de van Erp-Baart AMJ et al. Nationwide survey on nutritional habits in elite athletes. Int J Sports Med. 1989; 10(S 1):S11-S16. Copyright © 1989 Georg Thieme Verlag KG.)

encontrados nos estudos para o percentual de energia total derivado de cada macronutriente resultou em valores de 15% de proteínas, 35% de lipídios e 50% de carboidratos para os homens, e 14% de proteínas, 32% de lipídios e 54% de carboidratos para as mulheres.

Ingestão e gastos energéticos extremos: Tour de France

Durante competições e treinamentos intensos, algumas atividades físicas requerem gastos extremos de energia, com valores maiores do que 1.000 kcal/h, como maratonistas de elite e ciclistas profissionais, com uma ingestão energética correspondentemente elevada. Por exemplo, as necessidades energéticas diárias de esquiadores *cross-country* de elite durante 1 semana de treinamento variaram em média de 3.740 a 4.860 kcal para mulheres e de 6.120 a 8.570 kcal para homens. A Figura 7.13 destaca a variação nos gastos energéticos diários para um competidor do sexo masculino durante a corrida de ciclismo profissional intitulada Tour de France. O gasto energético diário alcança valores médios de 6.500 kcal durante quase 3 semanas desse evento. Ocorrem variações grandes, dependendo do nível de atividade para um dia em particular; o gasto energético diminui para até 3.000 kcal em um dia "de repouso" e aumenta para até 9.000 kcal quando os atletas passam por uma montanha. Combinando nutrição líquida com refeições normais, esses ciclistas quase equilibram o gasto energético diário com a ingestão de energia.

Competições de corrida de *ultraendurance*

O balanço energético foi estudado durante uma corrida de 1.000 km de Sidney até Melbourne, na Austrália. O campeão grego de ultramaratona Yiannis Kouros completou a corrida em 5 dias, 5 horas e 7 minutos, terminando 24 horas e 40 minutos na frente do segundo colocado. Kouros não dormiu durante os primeiros 2 dias de competição. Ele percorreu 463 km em uma velocidade média de 11,4 km/h durante o primeiro dia e 8,3 km/h no segundo dia. Durante os dias restantes, ele reservou períodos frequentes de repouso, incluindo pausas periódicas para "cochilos" curtos. O clima variou de condições de primavera até inverno (30 a 8°C) e o terreno também variou.

A equivalência entre a ingestão energética total (55.970 kcal) e o gasto energético total (59.079 kcal) estimados para Kouros representa um aspecto marcante da homeostase energética durante esforços físicos extremos. Do total da ingestão energética proveniente dos alimentos, os carboidratos representaram 95%, os lipídios, 3% e as proteínas, os 2% restantes. A ingestão proteica a partir dos alimentos estava consideravelmente abaixo dos níveis da RDA (embora tenham sido consumidos suplementos proteicos na forma de tabletes). A ingestão energética diária incomumente alta (8.600 a 13.770 kcal) foi proveniente de alguns doces gregos (*baklava*, biscoitos e *donuts*), chocolate, oleaginosas e frutas secas, diversos sucos de frutas e frutas frescas. A cada 30 minutos durante as seis primeiras horas de corrida, Kouros substituiu os doces e as frutas por um pequeno biscoito mergulhado em mel ou geleia. O atleta consumiu uma pequena quantidade de galinha assada no quarto dia e bebeu café todas as manhãs. Ele ingeriu um suplemento com 500 mg de vitamina C a cada 12 horas, além de um tablete proteico 2 vezes/dia.

Esse marco do atleta grego exemplifica o controle regulatório altamente condicionado dos atletas de elite em relação ao equilíbrio energético durante o exercício extenuante. Kouros correu em um ritmo que requeria um suprimento energético contínuo, que correspondia em média a 49% de sua capacidade aeróbica durante os dois primeiros dias de competição e a 38% durante os dias 3 e 5. Ele terminou a competição sem comprometer sua saúde global e sem lesões musculares ou problemas termorregulatórios; além disso, sua massa corporal não se modificou.

TABELA 7.9

Exemplos de ingestão diária de energia, proteína, lipídio e carboidrato (CHO) para atletas bem treinados dos sexos masculino e feminino.

Grupo	Ingestão energética (kcal)	Proteína (g)	Proteína (%)	Lipídio (g)	Lipídio (%)	CHO (g)	CHO (%)	Estudo/ pesquisa
Homens bem treinados								
Corredores de distância (n = 50)	3.170	114	14	116	33	417	52	7
Corredores de distância (n = 10)	3.034	128	17	115	34	396	49	4
Triatletas (n = 25)	4.095	134	13	127	27	627	60	2
Maratonistas (n = 19)	3.570	128	15	128	32	487	52	2
Jogadores de futebol americano (n = 56)	3.395	126	15	141	38	373	44	2
Halterofilistas (n = 19)	3.640	156	18	155	39	399	43	2
Jogadores de futebol (n = 8)	4.952	170	14	217	39	596	47	6
Nadadores (n = 22)	5.222	166	12	248	43	596	45	1
Nadadores (n = 9)	3.072	108	15	102	30	404	55	5
Mulheres bem treinadas								
Corredoras de distância (n = 44)	1.931	70	19	60	28	290	53	7
Corredoras de distância, eumenorreicas (n = 33)	2.489	81	12	97	35	352	53	3
Corredoras de distância, amenorreicas (n = 12)	2.151	74	13	67	27	344	60	3
Nadadoras (n = 21)	3.573	107	12	164	41	428	48	1
Nadadoras (n = 11)	2.130	79	16	63	28	292	55	5

Fonte: Williams C. Carbohydrate needs of elite athletes. In: Simopoulos AP, Parlou KN, eds. Nutrition and Fitness for Athletes. Basel: Karger; 1993.

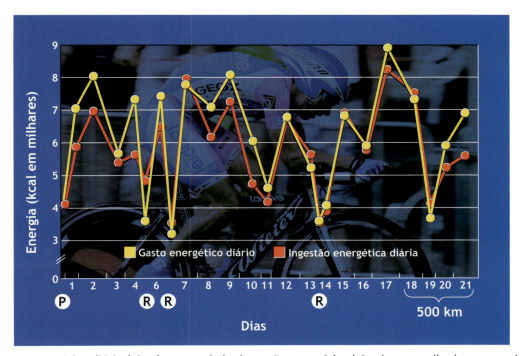

Figura 7.13 Gasto energético diário (*círculos amarelos*) e ingestão energética (*círculos vermelhos*) para um ciclista durante a competição intitulada Tour de France. Durante 3 semanas em julho, quase 200 ciclistas percorrem o perímetro da França cobrindo 3.870 km, mais de 160 km/dia (apenas 1 dia de descanso) com uma velocidade média de 39 km/h. Repare nos valores de gasto energético extremamente elevados e na habilidade de alcançar o balanço energético com uma nutrição líquida, além das refeições normais. E: etapa; R: dia de repouso. (Fonte: McArdle WD, Katch FI, Katch VL. Exercise physiology: nutrition, energy, and human performance. 8th ed. Baltimore: Wolters Kluwer Health; 2015. Adaptada, com permissão, de Saris WHM et al. Adequacy of vitamin supply under maximal sustained workloads; the Tour de France. In: Walter P et al., eds. Elevated dosages of vitamins. Toronto: Huber Publishers; 1989.)

As dificuldades relatadas por ele incluíram um caso grave de constipação intestinal durante a competição e micção frequente, que persistiu por alguns dias após a corrida.

Outro estudo de caso é o de um ultramaratonista de 37 anos do sexo masculino, que demonstrou uma capacidade tremenda de gasto energético diário elevado prolongado. Foi realizada a técnica de água duplamente marcada para a avaliação do gasto energético durante um período de 2 semanas de uma corrida de 14.500 km ao redor da Austrália, realizada em 6 meses e meio (média de 7 a 90 km/dia), sem dias de repouso. O gasto energético diário durante o período medido foi de, em média, 6.321 kcal; a ingestão diária de água foi de 6,1 ℓ. Esse indivíduo correu aproximadamente a mesma distância em todos os dias do período do estudo, assim como em todo o período da corrida. Desse modo, esses dados provavelmente representam a dinâmica para a corrida inteira.

Esportes de alto risco que promovem uma nutrição marginal

Ginastas, bailarinos, dançarinos no gelo e atletas com classificação de peso como boxeadores, praticantes de luta greco-romana e judocas participam de treinamentos árduos ao longo de seus anos de competição. Além disso, por causa da natureza de seus esportes, esses homens e mulheres lutam continuamente para manter a massa corporal leve e magra. Como resultado, a ingestão energética frequentemente é intencionalmente menor do que o gasto energético e se desenvolve um quadro relativo de desnutrição. Em um estudo clássico com 97 ginastas competitivas com idades entre 11 e 14 anos do sexo feminino, a ingestão diária de nutrientes, expressa como um percentual da RDA, demonstrou que a suplementação nutricional poderia ser benéfica para essas pessoas. Vinte e três por cento das meninas consumiam menos de 1.500 kcal diariamente e mais de 40% delas consumiam menos de dois terços da RDA para vitamina E, folato, ferro, magnésio, cálcio e zinco. Claramente, uma grande quantidade dessas ginastas adolescentes precisava aumentar a qualidade nutricional de suas dietas ou considerar a suplementação. Para elas, a ingestão de carboidratos não conseguia alcançar os níveis necessários pelo treinamento intenso. Consequentemente, elas frequentemente treinavam e competiam em um estado de depleção de carboidratos. Também pode ser necessária alguma suplementação proteica para alcançar uma ingestão diária entre 1,2 e 1,6 g por kg de massa corporal para manter o balanço nitrogenado e reduzir o potencial de prejuízo ao *status* de treinamento.

Coma mais e pese menos

A ingestão energética de 61 homens e mulheres de meia-idade que corriam 60 km por semana variou entre 40 e 60% *mais* calorias por quilograma de massa corporal do que a ingestão de sedentários-controles com o mesmo peso. A energia extra necessária para o treinamento diário contribuiu para a ingestão energética maior dos corredores. Paradoxalmente, os corredores mais ativos que comiam consideravelmente mais diariamente pesavam consideravelmente menos do que os corredores que se exercitavam em um gasto energético total menor. Esses dados concordam com outros estudos realizados em pessoas fisicamente ativas; eles também corroboram o argumento de que o exercício regular constitui um modo eficiente de "comer mais e ainda assim pesar menos" enquanto mantém menor percentual de gordura corporal. O Capítulo 14, *Balanço Energético, Atividade Física e Controle do Peso*, explora mais profundamente o papel importante do exercício regular para o controle de peso.

Resumo

1. O *MyPlate* fornece recomendações para uma nutrição saudável para homens e mulheres fisicamente ativos; ele enfatiza frutas, grãos e vegetais e não alimentos ricos em proteínas animais, lipídios e laticínios.

2. O Índice de Qualidade Dietética, uma pontuação composta baseada em oito recomendações de alimentos e nutrientes, fornece uma indicação geral do quão saudável a dieta de um indivíduo é.

3. Dentro de limites um tanto amplos, uma dieta balanceada fornece as necessidades de nutrientes para atletas e outros indivíduos que participam de programas de treinamento físico.

4. Cardápios bem planejados com cerca de 1.200 kcal diárias oferecem as necessidades de vitaminas, minerais e proteínas, enquanto o consumo de alimentos adicionais (dependendo do nível de atividade física) alcança então as necessidades energéticas diárias.

5. A RDA proteica de 0,8 g por quilograma de massa corporal representa uma necessidade ampla que se acredita ser adequada para todas as pessoas, independentemente de seus níveis de atividade física.

6. Uma ingestão proteica entre 1,2 e 1,8 g por kg de massa corporal deve satisfazer adequadamente a possibilidade de necessidades adicionais de proteínas durante o treinamento extenuante e o esforço físico prolongado.

7. Indivíduos fisicamente ativos alcançam facilmente os valores ótimos de proteínas porque eles consomem entre duas e cinco vezes mais do que a RDA de proteínas com sua ingestão energética aumentada.

8. Não existem recomendações precisas para a ingestão diária de lipídios e carboidratos – uma recomendação prudente sugere não exceder entre 30 e 35% da energia diária a partir de lipídios (90% na forma de ácidos graxos insaturados).

Capítulo 7 • Como Fazer Escolhas Nutricionais Recomendadas e Saudáveis para o Indivíduo Fisicamente Ativo

9. Para as pessoas fisicamente ativas, os carboidratos devem fornecer 60% ou mais das calorias diárias (400 a 600 g), particularmente na forma de polissacarídeos não refinados.

10. Modificações desejáveis no estilo de vida incluem o aumento da atividade física regular e a eliminação do uso do tabaco.

11. Uma dieta adequada enfatiza frutas e vegetais, cereais e grãos integrais, laticínios desnatados ou semidesnatados, legumes, oleaginosas, peixes, aves e carnes magras.

12. Pelo menos uma hora diária de atividade física moderadamente intensa (caminhada rápida, natação ou ciclismo) ajuda a manter a saúde e o peso corporal desejável.

13. Para satisfazer as necessidades diárias de energia e nutrientes e minimizar o risco de doenças crônicas, os adultos devem consumir entre 45 e 65% da energia total a partir dos carboidratos, com uma ingestão máxima de açúcares de adição de 25% da energia total.

14. A ingestão aceitável de lipídios varia entre 20 e 35% da ingestão energética, com a ingestão de proteínas entre 10 e 35%.

15. Dias sucessivos de treinamento intenso gradualmente depletam as reservas de carboidratos, levando à "estafa física", e comprometendo as sessões de treinamento.

16. A suplementação vitamínica acima das quantidades presentes em uma dieta balanceada não melhora o desempenho físico ou o potencial para treinar.

17. O consumo de um excesso de vitaminas lipossolúveis pode causar doenças sérias.

18. O metabolismo elevado durante a atividade física aumenta a produção de radicais livres potencialmente perigosos.

19. Para reduzir a possibilidade de estresse oxidativo e dano celular, a dieta diária deve conter alimentos ricos em vitaminas e minerais antioxidantes.

20. Uma curva com formato de J geralmente descreve a relação entre a intensidade do exercício a curto prazo e a suscetibilidade à ITRS.

21. A atividade física leve a moderada oferece maior proteção contra a ITRS e diversos cânceres em comparação com o estilo de vida sedentário.

22. Uma sessão de atividade física intensa fornece uma "janela", que diminui a resistência antiviral e antibacteriana e aumenta o risco de ITRS.

23. A suplementação com glutamina não é recomendada para combater com confiança a imunossupressão causada pelo exercício exaustivo.

24. A sudorese excessiva durante o exercício causa perda de água corporal e minerais relacionados.

25. A perda mineral deve ser reposta após o exercício por intermédio de refeições balanceadas.

26. A intensidade da atividade física diária determina grandemente as necessidades de ingestão energética.

27. A necessidade energética diária de atletas em esportes extenuantes provavelmente não excede 4.000 kcal, a menos que a massa corporal seja grande ou que o nível de treinamento ou de competição seja extremo.

Teste seu conhecimento | Respostas

1. **Falso.** O corpo humano funciona de acordo com as leis da termodinâmica. Isso também inclui a dinâmica do balanço energético. De acordo com a primeira lei da termodinâmica, a equação do balanço energético dita que a massa corporal permanece constante quando a ingestão energética for igual ao gasto energético. Se a quantidade total de energia na alimentação exceder o gasto energético diário, o excesso de energia se acumula como gordura no tecido adiposo. Ao contrário, ocorre perda de peso quando o gasto energético diário exceder a ingestão diária de energia.

2. **Verdadeiro.** Três mil e quinhentas quilocalorias "extras" por intermédio tanto do aumento da ingestão energética quanto da diminuição do gasto energético equivalem à energia contida em 0,45 kg de gordura corporal armazenada.

3. **Verdadeiro.** Assim como o guia alimentar *Minha Pirâmide*, o plano alimentar *MyPlate* não é livre de falhas e de preocupações. Por exemplo, a seção "Frutas" não faz distinção entre o suco de frutas e a fruta em si – meia xícara de suco de fruta é listada como equivalente a meia xícara de fruta. Isso ignora o fato de que a carga glicêmica é muito maior no suco de fruta do que na fruta.

Além disso, a seção "Grãos" não faz distinção entre os grãos integrais e os grãos refinados em farinha. Assim como as frutas, os grãos integrais intactos, ao contrário dos pulverizados e processados, tornam a digestão mais lenta e estabilizam a glicemia.

4. **Falso.** O *Guia Alimentar* do governo dos EUA é semelhante àqueles defendidos por outras agências (incluindo o USDA); elas enfatizam a adoção de padrões saudáveis de alimentação e de estilo de vida em vez de focar em objetivos numéricos específicos como a ingestão diária dietética de gordura.

5. **Falso.** A pesquisa sobre a nutrição para o exercício, embora longe de estar completa, indica que uma grande quantidade de adolescentes e adultos que se exercitam regularmente para manter a aptidão física, inclusive os atletas competitivos, não requerem nutrientes adicionais além daqueles obtidos pela ingestão regular de uma dieta nutricionalmente balanceada. Os atletas de *endurance* e outros que participam regularmente de treinamentos intensos devem manter uma ingestão de energia e de proteínas adequada e um consumo também adequado de carboidratos para equilibrar o uso desse macronutriente para a geração de energia

durante o exercício. Entretanto, a atenção a uma dieta equilibrada não significa que o indivíduo fisicamente ativo deva se juntar aos mais de 40% de norte-americanos que usam suplementos para microadministrar a ingestão de nutrientes.

6. **Falso.** Pesquisas com desenhos e metodologias adequados não mostraram que a suplementação com aminoácidos em qualquer forma acima da RDA aumente significativamente a massa muscular ou melhore a força, a potência ou a *endurance* musculares. A maior parte dos indivíduos obtém a quantidade adequada de proteínas para sustentar o crescimento muscular causado pelo treinamento de resistência consumindo alimentos comuns em uma dieta balanceada. Desde que a ingestão energética se equilibre com o gasto energético (e que o indivíduo consuma uma grande variedade de alimentos), não existe necessidade de consumir suplementos proteicos ou de aminoácidos simples.

7. **Falso.** Não foram estabelecidos padrões para uma ingestão ótima de lipídios, mas para a promoção da saúde, a ingestão lipídica provavelmente não deve exceder de 25 a 35% do teor energético de uma dieta. Desse percentual, pelo menos 70% devem ser ingeridos na forma de ácidos graxos insaturados.

8. **Falso.** Não existem perigos para a saúde no consumo de uma variedade de carboidratos complexos não refinados e ricos em fibras, desde que haja uma ingestão adequada de aminoácidos, ácidos graxos, minerais e vitaminas.

9. **Falso.** Mais de 60 anos de pesquisa não conseguiram sustentar o uso de suplementos vitamínicos por indivíduos saudáveis e com adequação nutricional para a melhora do desempenho físico ou de sua habilidade de treinar arduamente. Quando a ingestão de vitaminas alcança os níveis recomendados pela dieta, os suplementos não melhoram o desempenho nem aumentam os níveis sanguíneos desses micronutrientes.

10. **Falso.** As melhores fontes de antioxidantes são o betacaroteno encontrado nos compostos pigmentados que dão cor aos vegetais e frutas amarelos e laranja, incluindo cenouras; vegetais folhosos verde-escuros, como espinafre, brócolis, nabo, beterraba e couve; batata-doce, abóbora-moranga, damasco, melão-cantalupo, manga e mamão; a vitamina C encontrada em frutas cítricas e seus sucos, repolho, brócolis, couve, melão-cantalupo, pimentas-verdes e vermelhas e bagas; e a vitamina E encontrada em aves, frutos do mar, óleos vegetais, gérmen de trigo, óleos de fígados de peixes, pães integrais e cereais fortificados, sementes e oleaginosas, feijões secos, vegetais verdes folhosos e ovos.

Bibliografia

Alkhatib A et al. functional foods and lifestyle approaches for diabetes prevention and management. Nutrients. 2017; 1:9.

Al-Nawaiseh AM et al. Enhancing short-term recovery after high-intensity anaerobic exercise. J Strength Cond Res. 2016; 30:320.

Amchova P. Health safety issues of synthetic food colorants. Regul Toxicol Pharmacol. 2015; 73:914.

American College of Sports Medicine and Academy of Nutrition and Dietetics, Dietitians of Canada. Nutrition and athletic performance. Med Sci Sports Exerc. 2016; 48:543.

Aragon AA et al. International society of sports nutrition position stand: diets and body composition. J Int Soc Sports Nutr. 2017; 14:16.

Ashe M et al. Changing places: policies to make a healthy choice the easy choice. Public Health. 2011; 125:889.

Bahna SL, Burkhardt JG. The dilemma of allergy to food additives. Allergy Asthma Proc. 2018; 39:3.

Bastaki M. Estimated daily intake and safety of FD&C food-colour additives in the US population. Food Addit Contam Part A Chem Anal Control Expo Risk Assess. 2017; 34:891.

Burke LM. Fueling strategies to optimize performance: training high or training low? Scand J Med Sci Sports. 2010; 20(Suppl 2):48.

Chad M et al. International society of sports nutrition position stand: nutrient timing. J Int Soc Sports Nutr. 2017; 14:33.

Churchward-Venne TA et al. Supplementation of a suboptimal protein dose with leucine or essential amino acids: effects on myofibrillar protein synthesis at rest and following resistance exercise in men. J Physiol. 2012; 590(Pt 11):2751.

De Briefel RR et al. Total energy intake of the U.S. population: the Third National Health and Nutrition Examination Survey, 1988-1991. Am J Clin Nutr. 1995; 62(Suppl):1072S-1080S.

De Williams C. Carbohydrate needs of elite athletes. In: Simopoulos AP, Parlou KN, eds. Nutrition and fitness for athletes. Basel: Karger; 1993.

Durán Agüero S et al. Noncaloric sweeteners in children: a controversial theme. Biomed Res Int. 2018; 4806534.

Fiolet T et al. Consumption of ultra-processed foods and cancer risk: results from NutriNet-Santé prospective cohort. BMJ. 2018. In Press.

Frisardi V et al. Nutraceutical properties of Mediterranean diet and cognitive decline: possible underlying mechanisms. J Alzheimers Dis. 2010; 22:715.

Gleeson M et al. Effects of Lactobacillus casei Shirota ingestion on common cold infection and herpes virus antibodies in endurance athletes: a placebo-controlled, randomized trial. Eur J Appl Physiol. 2016; 116:1555.

Gleeson M. Immunological aspects of sport nutrition. Immunol Cell Biol. 2016; 94:117.

Hadžović-Džuvo A. Oxidative stress status in elite athletes engaged in different sport disciplines. Bosn J Basic Med Sci. 2014; 14:56.

Hall KD et al. Quantification of the effect of energy imbalance on body weight. Lancet. 2011; 378:826.

Hansen M et al. Protein intake during training sessions has no effect on performance and recovery during a strenuous training camp for elite cyclists. J Int Soc Sports Nutr. 2016; 13:9.

Heaney C et al. Nutrition knowledge in athletes: a systematic review. Int J Sport Nutr Exerc Metab. 2011; 21:248.

Heaton LE et al. Selected in-season nutritional strategies to enhance recovery for team sport athletes: a practical overview. Sports Med. 2017; 47:2201.

Heikura IA et al. Dietary microperiodization in elite female and male runners and race walkers during a block of high intensity precompetition training. Int J Sport Nutr Exerc Metab. 2017; 27:297.

Holder MK, Chassaing B. Impact of food additives on the gut-brain axis. Physiol Behav. 2018; 192:173.

Jäger R. International Society of Sports Nutrition Position Stand: protein and exercise. J Int Soc Sports Nutr. 2017; 14:20.

Keys A et al. Epidemiological studies related to coronary heart disease: characteristics of men aged 40-59 in seven countries. Acta Med Scand Suppl. 1966; 460:1

Krebs-Smith SM et al. Healthfullness of the U.S. food supply: little improvement despite decades of dietary guidance. Am J Prev Med. 2010; 38:472.

Kreider RB et al. International Society of Sports Nutrition position stand: safety and efficacy of creatine supplementation in exercise, sport, and medicine. J Int Soc Sports Nutr. 2017; 14:18.

Larson-Meyer DE et al. assessment of nutrient status in athletes and the need for supplementation. Int J Sport Nutr Exerc Metab. 2017; 18:1.

Lehtisalo J et al. Nutrient intake and dietary changes during a 2-year multi-domain lifestyle intervention among older adults: secondary analysis of the Finnish Geriatric Intervention Study to prevent cognitive impairment and disability (FINGER) randomised controlled trial. Br J Nutr. 2017; 118:291.

Loucks AB. Energy balance and energy availability. In: Maughan RJ, ed. Sports Nutrition, The Encyclopaedia of Sports Medicine. IOC Medical Commission Publication. Chichester, UK: John Wiley & Sons; 2013. p. 72.

Lv M et al. Engineering nanomaterials-based biosensors for food safety detection. Biosens Bioelectron. 2018; 106:122.

MacKinnon LT. Current challenges and future expectations in exercise immunology: back to the future. Med Sci Sports Exerc. 1994; 26:191.

Manore M, Thompson J. Energy requirements of the athlete: assessment and evidence of energy efficiency. In: Burke L, Deakin V, eds. Clinical sports nutrition. 5th ed. Sydney, Australia: McGraw-Hill; 2015. p. 114.

McArdle WD, Katch FI, Katch VL. Essentials of exercise phisyology. 5th ed. Baltimore: Wolters Kluwer Health; 2016.

McArdle WD, Katch FI, Katch VL. Exercise physiology: nutrition, energy, and human performance. 8th ed. Baltimore: Wolter Kluwers Health; 2015.

McArdle WD, Katch FI, Katch VL. Sports and Exercise Nutrition, 4th. ed. Philadelphia, PA: Wolters Kluwer; 2013.

Mirtschin JG et al. Organisation of dietary control for nutrition-training intervention involving periodized carbohydrate (CHO) availability and ketogenic low CHO high fat (LCHF) diet. Int J Sport Nutr Exerc Metab. 2018; 12:1.

Mooradian AD et al. The role of artificial and natural sweeteners in reducing the consumption of table sugar: A narrative review. Clin Nutr ESPEN. 2017; 18:1.

Nieman DC. Exercise, upper respiratory tract infection, and the immune system. Med Sci Sports Exerc. 1994; 26:128.

Nowson CA et al. The impact of dietary factors on indices of chronic disease in older people: a systematic review. J Nutr Health Aging. 2018; 22:282.

Patterson RE, Haines PS, Popkin BM. Diet Quality Index (capturing a multi-dimensional behavior). J Am Diet Assoc. 1994; 94(1):57-64.

Paula Neto HA et al. Effects of food additives on immune cells as contributors to body weight gain and immune-mediated metabolic dysregulation. Front Immunol. 2017; 8:1478. Review.

Peeling P et al. Evidence-based supplements for the enhancement of athletic performance. Int J Sport Nutr Exerc Metab. 2018; 21:1.

Reid MB. Redox interventions to increase exercise performance. J Physiol. 2016; 594:5125.

Rontoyannis GP et al. Energy balance in ultramarathon running. Am J Clin Nutr. 1989; 49:976-979.

Saris WHM et al. Adequacy of vitamin supply under maximal sustained workloads; the Tour de France. In: Walter P et al., eds. Elevated dosages of vitamins. Toronto: Huber Publishers; 1989.

Sievenpiper JL et al. The importance of study design in the assessment of non-nutritive sweeteners and cardiometabolic health. CMAJ. 2017; 189:E1424.

Thomas DM et al. Can a weight loss of one pound a week be achieved with a 3500-kcal deficit? Int J Obes (Lond). 2013; 37:1611.

Thomas DM et al. Can a weight loss of one pound a week be achieved with a 3500-kcal deficit? Commentary on a commonly accepted rule. Int J Obes (Lond). 2013; 37(12):1611-3.

Troiano RP. Energy and fat intake of children and adolescents in the United States: data from the National Health and Nutrition Survey. Am J Clin Nutr. 2000; 72(Suppl):1343S-1353S.

U.S. Department of Health and Human Services, U.S. Department of Agriculture. Dietary Guidelines for Americans, 2015-2020. 8th Ed. Disponível em: http://health.gov/dietaryguidelines/2015/guidelines/.

US. Department of Health and Human Services. 2015 Dietary Guidelines for Americans. Disponível em: health.gov/dietaryguidelines/2015/.

Van Erp-Baart AMJ et al. Nationwide survey on nutritional habits in elite athletes. Int J Sports Med. 1989; 10(S1):S11-S16.

Watts ML et al. The art of translating nutritional science into dietary guidance; history and evolution of the Dietary Guidelines for Americans. Nutr Rev. 2011; 69:404.

Capítulo 8

Considerações Nutricionais para o Treinamento Intenso e a Competição Esportiva

Destaques

- Refeição pré-competição
- Líquidos e barras, pós e refeições pré-embalados
- Alimentação com carboidratos antes, durante e após atividade física intensa
- Índice glicêmico e a alimentação que precede a atividade física
- Captação de glicose, eletrólitos e água
- Bebida de reidratação oral recomendada: como avaliar as bebidas esportivas
- Dietas hiperlipídicas *versus* hipolipídicas para o treinamento de *endurance* e o desempenho físico

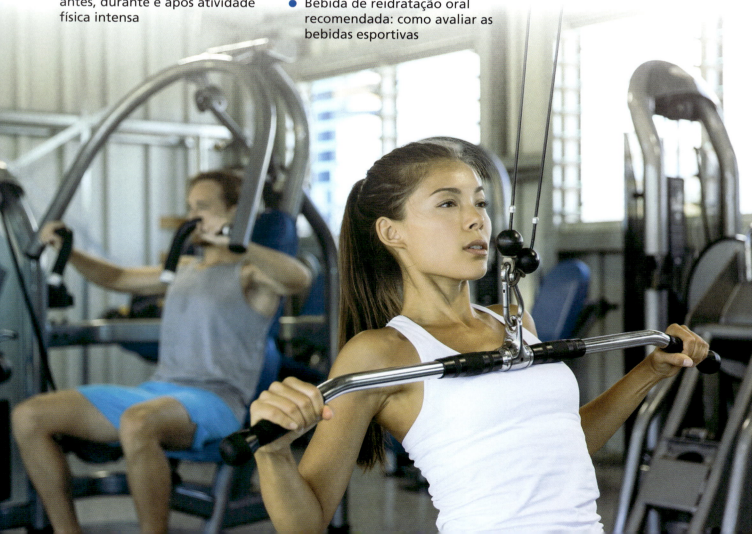

Teste seu conhecimento

Selecione verdadeiro ou falso para as 10 afirmações abaixo e confira as respostas que se encontram ao fim do capítulo. Refaça o teste após terminar de ler o capítulo; você deve acertar 100%!

	Verdadeiro	Falso
1. O indivíduo deveria jejuar 24 horas antes da competição esportiva ou do treinamento intenso para evitar problemas gástricos causados pela comida não digerida.	○	○
2. A refeição ideal antes da competição consiste em alimentos ricos em proteínas, para garantir níveis elevados de proteína muscular durante a competição.	○	○
3. Não é prudente comer algo durante uma atividade física aeróbica intensa.	○	○
4. O índice glicêmico indica a quantidade de energia nos carboidratos nas formas de frutose e glicose.	○	○
5. O consumo de carboidratos com alto índice glicêmico é o meio mais efetivo de reabastecer rapidamente os estoques depletados de glicogênio após uma atividade física intensa de *endurance*.	○	○
6. As reservas de glicogênio no músculo e no fígado usualmente são repostas dentro de 12 horas quando são consumidos carboidratos com alto índice glicêmico no período imediatamente após o exercício.	○	○
7. Evite ingerir líquidos imediatamente antes da atividade física vigorosa para minimizar o desconforto intestinal e não prejudicar o desempenho no exercício.	○	○
8. A água pura fria age como uma ótima bebida de reidratação oral para ser consumida durante a atividade física.	○	○
9. As pesquisas sustentam a ideia de adicionar um pouco de sódio a uma solução de reidratação oral, particularmente durante a atividade prolongada no calor.	○	○
10. Beber uma solução concentrada de açúcar antes e durante a atividade física facilita a reidratação e aumenta o desempenho subsequente.	○	○

A necessidade de manter a ingestão ótima de nutrientes para sustentar as necessidades energéticas e de formação tecidual da atividade física regular também requer modificações dietéticas únicas para facilitar o treinamento intenso e melhorar a competição esportiva.

Refeição pré-competição

Os atletas frequentemente competem de manhã após um jejum durante a noite. Como dito no Capítulo 1, *Macronutrientes*, ocorre uma depleção considerável das reservas de carboidratos durante um período de 8 a 12 horas, mesmo se o indivíduo seguir normalmente as recomendações dietéticas adequadas. Consequentemente, a nutrição pré-competição adquire todo um novo papel importante. A refeição pré-competição deve fornecer quantidades adequadas de carboidratos para a geração de energia e garantir uma hidratação ótima. Dentro desse quadro, o jejum antes de uma competição ou de um treinamento intenso não faz sentido fisiologicamente porque ele rapidamente depleta as reservas de glicogênio hepático e muscular e prejudica subsequentemente o desempenho na atividade. Se o indivíduo treinar ou competir durante a tarde, o desjejum se torna uma refeição importante para otimizar as reservas de glicogênio. Para um treinamento ou competição no fim da tarde, o almoço se torna a fonte importante para completar as reservas de glicogênio. Considere os seguintes três fatores ao individualizar o plano alimentar pré-competição:

- Preferências alimentares
- Quadro psicológico
- Digestibilidade dos alimentos.

Em regra, elimine alimentos ricos em lipídios e proteínas no dia da competição. Esses alimentos são digeridos lentamente e permanecem no trato digestivo por mais tempo do que os carboidratos com um teor energético semelhante. O momento em que a refeição pré-competição é consumida também merece consideração. Qualquer aumento no estresse e na tensão que acompanha a competição diminui o fluxo sanguíneo para o trato digestivo, reduzindo a absorção intestinal. Uma refeição pré-competição rica em carboidratos requer entre 1 e 4 horas para ser digerida e absorvida e reabastecer as reservas de glicogênio muscular e hepático.

Proteína ou carboidrato?

Muitos atletas se tornaram psicologicamente acostumados com a refeição pré-competição clássica "filé e ovos", mas infelizmente esse tipo de refeição não fornece benefícios para o desempenho físico por causa do seu baixo teor de carboidratos. Seis motivos justificam as razões pelas quais os indivíduos deveriam modificar ou até mesmo abolir a refeição pré-competição rica em proteínas em favor de uma refeição rica em carboidratos:

1. Carboidratos da dieta reabastecem os estoques depletados de glicogênio muscular e hepático pelo sono, um estado essencialmente de jejum.
2. Os carboidratos são digeridos e absorvidos mais rapidamente do que as proteínas e os lipídios, fornecendo energia mais rapidamente, e reduzem a sensação de saciedade após uma refeição.
3. Uma refeição hiperproteica eleva o metabolismo em repouso consideravelmente mais do que uma refeição hiperglicídica, por causa das maiores necessidades energéticas para sua digestão, absorção e assimilação.
4. O calor metabólico adicional produzido pela refeição hiperproteica aumenta a demanda sobre os mecanismos corporais de dissipação de calor.
5. O catabolismo proteico para a geração de energia facilita a desidratação durante a atividade física porque os subprodutos da clivagem dos aminoácidos requerem água para serem excretados na urina. Aproximadamente 50 mℓ de água "acompanham" a excreção de cada grama de ureia na urina.
6. Os carboidratos agem como o principal nutriente energético ou "combustível" tanto para atividades anaeróbicas de curta duração quanto para atividades físicas intensas, principalmente aeróbicas ou de *endurance*.

Refeição pré-competição preferível: alimentos ricos em carboidratos

A refeição pré-competição ideal maximiza os estoques de glicogênio hepático e muscular e fornece glicose para a absorção intestinal durante a atividade física. A refeição deve:

- Conter entre 150 e 300 g de carboidratos (3 a 5 g/kg de massa corporal na forma sólida ou líquida). Uma pessoa que pese 70 kg precisaria de, em média, cerca de 210 a 350 g de carboidratos. A título de comparação, uma batata grande cozida contém aproximadamente 60 g de carboidratos totais e três xícaras de massa contêm cerca de 85 g de carboidratos totais
- Ser consumida entre 3 e 4 horas antes da realização da atividade física
- Conter relativamente poucos lipídios e fibras para facilitar o esvaziamento gástrico e minimizar o estresse gastrintestinal.

A importância da alimentação pré-competição ocorre apenas se o indivíduo mantiver uma dieta nutricionalmente adequada ao longo de todo o treinamento. As refeições antes da atividade física não conseguem corrigir deficiências nutricionais existentes ou ingestões inadequadas de nutrientes nas semanas que antecedem a competição.

Líquidos e barras, pós e refeições pré-embalados

Barras, pós e refeições líquidas comercialmente preparadas oferecem uma abordagem alternativa para a alimentação pré-competição ou para a alimentação suplementar durante períodos de competição. Os suplementos nutritivos também aumentam efetivamente a ingestão de energia e nutrientes durante o treinamento, particularmente se o gasto energético exceder a ingestão por causa de falta de interesse ou má administração das refeições.

Refeições líquidas

As refeições líquidas (p. ex., vitaminas e *milkshakes*) fornecem um elevado teor de carboidratos, mas contêm lipídios e proteínas suficientes para contribuir para a sensação de estar satisfeito, chamada de saciedade. Uma refeição líquida é rapidamente digerida, deixando essencialmente nenhum resíduo no trato intestinal. As refeições líquidas se mostraram particularmente efetivas durante natações com duração de um dia inteiro e competições de atletismo, ou ainda durante torneios de tênis, futebol, softbol e basquete. Nessas situações, o indivíduo usualmente tem pouco tempo ou interesse nos alimentos. As refeições líquidas oferecem uma abordagem prática para a suplementação da ingestão de energia durante a fase de altos gastos energéticos do treinamento. Em alguns casos, sob supervisão médica, os atletas também podem utilizar a nutrição líquida para ajudar a manter o peso corporal e como uma fonte imediata de energia para o ganho de peso. Leve em consideração essa distinção geral entre as refeições líquidas para indivíduos fisicamente ativos com o objetivo de fornecer um teor rico em carboidratos – inclusive líquidos e proteínas –, como descrito anteriormente, em comparação com as dietas líquidas para a perda de peso. Esse último caso se refere ao procedimento indesejado e de longo prazo de utilizar esse tipo de refeição como um substituto para o consumo de alimentos comuns diariamente. Algumas vezes, particularmente algumas condições médicas como a doença de Crohn, requerem o uso de dietas líquidas por vários dias para melhorar problemas digestivos, principalmente no que diz respeito à inflamação ou ao edema do trato gastrintestinal.

Barras nutritivas

As barras nutritivas, também chamadas de "barras energéticas", "barras de proteínas" e "barras dietéticas", contêm um teor proteico relativamente alto, que varia entre 10 e 30 g de proteína por barra. Uma barra típica de 60 g contém 25 g (100 kcal) de carboidratos (quantidades iguais de amido e açúcar), 15 g (60 kcal) de proteínas e 5 g (45 kcal) de lipídios (3 g ou 27 kcal de ácidos graxos saturados), com o peso restante sendo composto por água. Isso representa uma constituição de cerca de 49% das 205 kcal totais da barra provenientes de carboidratos, 29% de proteínas e 22% de lipídios. As barras frequentemente incluem vitaminas e minerais entre 30 e 50% dos valores diários recomendados e algumas delas contêm suplementos dietéticos como β-hidroximetilbutirato e são rotuladas como suplementos dietéticos e não como alimentos.

As barras nutritivas fornecem um modo conveniente de consumir nutrientes importantes, mas elas não deveriam substituir a ingestão habitual de alimentos porque elas não possuem o conjunto diverso de fibras e fitoquímicos vegetais encontrados nos alimentos, e elas tipicamente contêm níveis relativamente elevados de ácidos graxos saturados. Como uma informação adicional, essas barras são geralmente vendidas como suplementos dietéticos, sem as avaliações independentes para a validação dos rótulos de conteúdo e composição de nutrientes pela Food and Drug Administration (FDA) por causa do Dietary Supplement Health and Education Act de 1994. Nos EUA, não existe outro órgão ou agência federal para validar os rótulos das barras nutritivas no que diz respeito à sua composição nutricional, não sendo possível reprimir a venda de barras que possam conter substâncias perigosas ou proibidas.[1]

Análise do valor monetário de uma barra hiperproteica

Considere duas barras, uma custando $ 1,00 e outra custando $ 1,50. Checando o rótulo nutricional, observamos que ambas as barras contêm 13 g de proteínas. Qual é o melhor negócio a respeito da quantidade de proteínas da barra em relação ao seu custo? A divisão do preço da barra pela quantidade de gramas de proteínas fornece o custo de cada grama de proteína. No caso da primeira barra, $ 1,00 ÷ 13 gramas = 7,7 centavos por grama de proteína; para a segunda barra, o custo por grama de proteína é = 11,5 centavos. Claramente, a barra mais barata fornece mais proteína para cada centavo (7,7 centavos *versus* 11,5 centavos por cada grama); desse modo, você deve comprar muitas barras dessa, especialmente se ela entrar em promoção. A economia pode ser substancial ao longo de muitos anos comprando essas barras. Se você consumir uma barra de $ 1,00 por um período de 2 anos, quanto dinheiro você conseguirá economizar não comprando a outra barra mais cara? A resposta – um valor não insignificante de $ 350,00!

Pós e bebidas nutritivos

Um alto teor proteico, entre 10 e 50 g por porção, representa um aspecto único de pós e bebidas nutritivos. Eles também contêm vitaminas, minerais e outros suplementos dietéticos adicionais. Os pós vêm em latas ou pacotes para serem prontamente misturados com água ou outros líquidos pré-misturados nas latas. Esses produtos frequentemente agem como uma alternativa às barras nutritivas; eles são vendidos como substitutos às refeições, auxílios à dieta, suplementos energéticos ou como fontes concentradas de proteínas.

A composição nutricional é bastante variável para as refeições líquidas. As barras nutritivas, por exemplo, contêm pelo menos 15 g de carboidratos para fornecer textura e sabor, enquanto os pós e as bebidas, não. Isso contribui para o teor relativamente elevado de proteínas dos pós e das bebidas. Eles geralmente contêm menos energia por porção do que

as barras, mas isso pode variar entre os pós, dependendo do líquido utilizado para a mistura.

A porção recomendada de um pó apresenta média de cerca de 45 g, a mesma quantidade em uma barra nutritiva, descontado seu teor de água. Uma porção típica de um pó rico em proteínas contém cerca de 10 g de carboidratos (sendo dois terços na forma de açúcar), 30 g de proteínas e 2 g de lipídios. Isso soma 178 kcal, ou 23% da energia proveniente de carboidratos, 67% de proteínas e 10% de lipídios. Quando misturados com água, esses suplementos em pó excedem o percentual de ingestão recomendada de proteínas e não alcançam os percentuais recomendados de lipídios e carboidratos. Assim como ocorre com as barras nutritivas, a FDA e outras agências regulatórias federais ou estaduais não realizam avaliações independentes da validade das indicações dos rótulos para o teor e a composição dos macronutrientes.

Composição nutricional e segurança de bebidas energéticas *versus* bebidas esportivas

Os EUA são o maior consumidor de bebidas energéticas (BE) em volume no mundo, sendo que a Red Bull® é a marca mais vendida, com mais de 50 bilhões de latas comercializadas todos os anos desde 2014, um equivalente a 43% desse mercado. A marca Monster® corresponde a 38% do mercado, principalmente entre indivíduos com idades entre 11 e 40 anos. As vendas das BE dobraram em 2017, chegando a valores de mais de US$ 15 bilhões, em comparação aos "míseros" US$ 6,6 bilhões em 2007. Não existem padrões governamentais para a regulação das vendas de BE nos Estados Unidos, de modo que os fabricantes são livres para incluírem ingredientes controversos sem medo de regulação ou fiscalização governamental. A **Tabela 8.1** compara os ingredientes de três BE populares – Red Bull®, Rockstar® e Monster®.

Recomendações para o consumo de bebidas energéticas e esportivas para atletas e não atletas

Infelizmente, o consumo de BE está relacionado positivamente com comportamentos de alto risco (p. ex., aumento do uso de substâncias ilícitas, práticas de comportamentos sexuais de risco, brigas, não utilização do cinto de segurança, aceitar mais desafios, tabagismo e abuso de álcool). As bebidas esportivas (BS) servem como agentes de hidratação e como uma maneira de restaurar eletrólitos e carboidratos, mas ainda assim seu consumo pode gerar efeitos fisiológicos indesejáveis decorrentes da presença de níveis elevados de cafeína e outras substâncias. As recomendações a seguir se aplicam tanto aos consumidores não atletas quanto aos consumidores atletas:

1. **Consumidor não atleta**:
   - Limite seu consumo de BE a não mais do que 500 mℓ ou uma lata por dia
   - Não misture BE com álcool, porque isso pode mascarar uma intoxicação e causar efeitos indesejáveis da desidratação
   - Reidrate-se com água ou com uma BS formulada adequadamente após o exercício ou uma atividade física intensa

---

[1]N.R.T.: No Brasil, a Resolução da Diretoria Colegiada (RDC) nº 18, de 27 de abril de 2010, da Agência Nacional de Vigilância Sanitária (Anvisa), regulamenta sobre alimentos para atletas.

TABELA 8.1

Comparação dos ingredientes nas bebidas energéticas Red Bull®, Rockstar® e Monster®.

	Red Bull®	Rockstar®	Monster®
Calorias	220	280	200
Carboidratos	54 g de sacarose, glicose	62 g de sacarose, glicose	54 g de sacarose, glicose, sucralose, maltodextrina
Sódio	140 mg, listado como citrato de sódio	80 mg de citrato de sódio	360 mg 16% da RDA de citrato de sódio, cloreto de sódio
Cafeína	160 mg	160 mg, parte de uma "mistura energética" de 1,35 g	Apenas listada como parte de uma "mistura energética" de 5.000 mg
Taurina	2.000 mg	2.000 mg, parte de uma "mistura energética" de 1,35 g	2.000 mg, parte de uma "mistura energética" de 5.000 mg
Glicoronolactona	Apenas listada (1.200 mg)	Nenhuma listada	Apenas listada como parte de uma "mistura energética" de 5.000 mg
Niacina (B$_3$)	200% da RDA de niacinamida (40 mg)	40 mg, 200% da RDA de niacinamida	40 mg, 200% da RDA de niacinamida
Inositol (B$_8$)	Apenas listado	50 mg, parte de uma "mistura energética" de 1,35 g	Apenas listado como parte de uma "mistura energética" de 5.000 mg
Cloridrato de piridoxina (B$_6$)	500% da RDA (10 mg)	4 mg, 200% da RDA	4 mg, 200% da RDA
Cianocobalamina (B$_{12}$)	160% da RDA, listada como vitamina B$_{12}$ (10 µg)	12 µg, 200% da RDA	12 µg, 200% da RDA
Riboflavina (B$_2$)	Nenhuma listada	6,8 mg, 400% da RDA	3,4 mg, 200% da RDA
Ácido pantotênico (B$_5$)	100% da RDA de pantotenato de cálcio (10 mg)	20 mg; 200% da RDA de pantotenato de cálcio	Nenhum listado
Extrato de ginseng	Nenhum listado	50 mg, parte de uma "mistura energética" de 1,35 g	400 mg
Extrato de guaraná	Nenhum listado	50 mg, parte de uma "mistura energética" de 1,35 g	Listado como parte de uma "mistura energética" de 5.000 mg
Extrato de folha de *Ginkgo biloba*	Nenhum listado	300 mg, parte de uma "mistura energética" de 1,35 g	Nenhum listado
Extrato de cardo-mariano	Nenhum listado	40 mg, parte de uma "mistura energética" de 1,35 g	Nenhum listado
L-carnitina	Nenhuma listada	50 mg, parte de uma "mistura energética" de 1,35 g	Listada como parte de uma "mistura energética" de 5.000 mg
Ácido sórbico	Nenhum listado	Sim	Sim
Benzoato de sódio	Nenhum listado	Sim, ácido benzoico	Sim, ácido benzoico
Ácido cítrico	Nenhum listado	Sim	Sim
Aromas naturais	Sim	Sim	Sim
Aromas artificiais	Sim	Sim	Nenhum listado
Corantes	"Corantes"	"Caramelo"	"Corantes adicionados"

- Se você experimentar uma reação adversa a uma BE, relate a um profissional de saúde ou a uma organização
- Evite consumir BE com remédios para hipertensão arterial sistêmica
- Consulte um médico antes de consumir BE se você tiver uma condição médica séria (p. ex., doença arterial coronariana, insuficiência cardíaca ou arritmias).

2. **Atletas que estejam participando de atividades físicas com duração menor que uma hora:**
   - Não consuma BE
   - Não consuma BE enquanto se exercita por causa da possibilidade de desidratação, elevação da pressão arterial e falta de benefícios em relação ao consumo de água ou BS.

3. **Atletas que estejam participando de atividades físicas com duração maior do que uma hora:**
   - Não consuma BE
   - As BS contendo carboidratos e eletrólitos ajudam a evitar a desidratação e a restaurar minerais importantes perdidos pela transpiração: elas produzem uma hidratação melhor do que a água.

A **Tabela 8.2** fornece exemplos da composição de macronutrientes para os suplementos alimentares líquidos

Capítulo 8 • Considerações Nutricionais para o Treinamento Intenso e a Competição Esportiva

TABELA 8.2

Composição nutricional de suplementos alimentares líquidos, bebidas ricas em carboidratos e barras energéticas esportivas.

Suplementos alimentares líquidos

Bebida	kcal por porção de 240 mℓ	Carboidrato (g)	Lipídio (g)	Proteína (g)
GatorPro® Sports Nutrition	360	58 (65%)	7 (17%)	16 (18%)
Nutrament®	240	34 (57%)	6,5 (25%)	11 (18%)
SportShake®	310	45 (58%)	10 (29%)	11 (13%)
SegoVery®	180	30 (67%)	2,5 (13%)	9 (20%)
Go®	190	27 (56%)	3 (13%)	15 (31%)
Sustacal®	240	33 (55%)	5,5 (21%)	14,5 (24%)
Ensure®	254	35 (54%)	9 (32%)	9 (14%)
Endura® Optimizer	279	57 (82%)	< 1 (2%)	11 (16%)
Metabolol® II	258	40 (62%)	2 (7%)	20 (31%)
ProOptibol®	266	44 (66%)	2 (7%)	18 (27%)
Muscle Pep®	261	45 (69%)	1 (3%)	18 (28%)
Formulação para reposição proteica	200	26 (52%)	1,5 (8%)	20 (40%)

Bebidas ricas em carboidratos

Bebida	Carboidrato (tipo)	Tamanho da porção (mℓ)	Carboidratos (g/mℓ)	Carboidrato (%)
GatorLode®	Maltodextrina e glicose	355	0,20	20
Carboplex®	Maltodextrina	210	0,80	
Exceed®	Maltodextrina e sacarose	946	0,24	24
Carbo Fire®	Glicose, polímeros, frutose		0,24	24
Ultra Fuel®	Maltodextrina	473	0,21	23
Carbo Power®	Maltodextrina, xarope de milho rico em frutose		0,27	18

Barras energéticas esportivas

Barra	Tamanho (g)	Total (kcal)	Carboidrato (g)	Proteína (g)	Lipídio (g)
Power Bar®	63,8	225	42 (75%)	10 (17%)	2 (8%)
Exceed Sports® Bar	82,2	280	53 (76%)	12 (17%)	2 (7%)
Edge FresBite® Sport	70,9	234	44 (75%)	10 (17%)	2 (8%)
K-Trainer®	63,8	220	40 (73%)	10 (18%)	2 (9%)
Tiger® Sport	65,2	230	40 (70%)	11 (19%)	3 (11%)
Thunder® Bar	63,8	220	41 (74%)	10 (18%)	2 (8%)
Ultra Fuel®	138,1	290	100 (82%)	15 (12%)	3 (6%)
Clif Luna® Bar	68,0	252	52 (80%)	5 (8%)	3 (12%)
Gatorade® Whey Protein Bar	56,7	350	42 (50%)	20 (23%)	10 (26%)
ProBar®	45,4	190	19 (40%)	14 (30%)	6 (30%)

comercializados (esvaziamento gástrico rápido com poucos resíduos e sem desconforto gastrintestinal), bebidas ricas em carboidratos e barras esportivas "altamente energéticas", que são vendidos normalmente para indivíduos fisicamente ativos.

Enquanto nós apresentamos alguns exemplos dentro dessas três categorias gerais de produtos, na realidade as escolhas são muito mais complexas. Por exemplo, a categoria de barras energéticas esportivas inclui pelo menos sete subcategorias, consistindo em várias combinações de escolhas – baixo teor de carboidratos, alto teor proteico, sem glúten, natural, rico em fibras, para a perda de peso, apenas proteínas naturais e caseiras. O uso prudente de alguns desses suplementos pode reabastecer as reservas de glicogênio antes e após uma atividade física intensa e uma competição, especialmente quando o apetite do atleta por alimentos "habituais" diminui. Nós não somos capazes de recomendar uma escolha "melhor" dentro de nenhuma dessas categorias.

Alimentação com carboidratos antes, durante e após atividade física intensa

A atividade aeróbica intensa por uma hora diminui o teor de glicogênio hepático em cerca de 55%, enquanto uma sessão extenuante de duas horas depleta gravemente o glicogênio hepático e os estoques das fibras musculares trabalhadas durante o exercício. Até mesmo sessões repetitivas de 1 a 5 minutos de esforço máximo intercaladas por intervalos curtos de repouso (p. ex., futebol, hóquei no gelo, hóquei sobre grama, handebol e tênis) diminuem consideravelmente os níveis hepáticos e musculares de glicogênio. Esses fatores geram a "vulnerabilidade" dos estoques de glicogênio corporal durante a atividade física intensa e prolongada. A incapacidade de manter os depósitos de glicogênio hepático e muscular em níveis adequados pode causar um declínio rápido no desempenho no exercício extenuante, como ocorre frequentemente durante competições intensas de *endurance*. Essa necessidade de otimizar o armazenamento de glicogênio também inclui maneiras para repor efetivamente os carboidratos no período de recuperação após a atividade física.

Refeições com carboidratos antes da atividade física

Não existe unanimidade a respeito dos potenciais benefícios para a *endurance* da ingestão de açúcares simples antes da atividade. É possível argumentar que o consumo de carboidratos de rápida absorção e com alto IG até 1 hora antes do exercício poderia afetar negativamente o desempenho em *endurance* por uma de três maneiras:

1. Por induzir um aumento dos níveis de insulina por causa do aumento rápido na glicemia. A insulina em excesso causa hipoglicemia relativa chamada de **hipoglicemia de rebote**, o que prejudica o funcionamento do sistema nervoso central durante o exercício, produzindo o efeito de fadiga.
2. Por facilitar o influxo de glicose para o músculo por intermédio da grande liberação de insulina para aumentar o catabolismo de carboidratos para a geração de energia durante a atividade física. A maior clivagem de carboidratos e a redução da mobilização de lipídios contribuem para a depleção prematura do glicogênio e o início precoce da fadiga durante o exercício.
3. Os níveis elevados de insulina inibem a lipólise, reduzindo a mobilização de ácidos graxos livres a partir do tecido adiposo.

Pesquisas verificaram que o consumo de glicose antes da atividade física aumenta a captação de glicose pelos músculos. Também ocorre redução da formação de glicose pelo fígado até um grau que conserva as reservas de glicogênio. Em um dos primeiros estudos nessa área, o desempenho de *endurance* em uma bicicleta ergométrica apresentou um declínio de 19% quando os indivíduos consumiram uma solução de 300 mℓ contendo 75 g de glicose 30 minutos antes da atividade física em comparação com a realização do exercício após a ingestão do mesmo volume de água pura ou de uma refeição líquida contendo proteínas, lipídios e carboidratos. Paradoxalmente, o consumo de uma bebida concentrada contendo açúcar antes do evento, ao contrário de beber apenas água, rapidamente promoveu depleção das reservas musculares de glicogênio. Isso ocorreu porque o aumento dramático da glicemia entre 5 e 10 minutos após a ingestão produziu uma grande liberação de insulina a partir do pâncreas, conhecida como **hiperinsulinemia acentuada**. Ocorreu uma hipoglicemia de rebote, uma vez que a glicose se moveu rapidamente para os músculos. Ao mesmo tempo, a insulina inibiu a mobilização de lipídios para a geração de energia, um efeito que pode durar muitas horas após o consumo de uma solução concentrada de açúcar. Durante a atividade, os carboidratos intramusculares foram catabolizados em uma taxa maior do que ocorreria em condições normais, aumentando a taxa de depleção de glicogênio.

De um ponto de vista prático, uma maneira de eliminar os potenciais efeitos negativos e de restabelecer o equilíbrio hormonal após o consumo de açúcares antes do exercício é a ingestão desses nutrientes pelo menos 60 minutos antes do início da atividade. Tenha em mente que existem diferenças individuais nas respostas às soluções específicas de carboidratos consumidas antes da atividade, bem como nos seus efeitos sobre a liberação subsequente de insulina.

Frutose antes do exercício: uma alternativa ruim

A frutose, um isômero da glicose com seis carbonos (a mesma fórmula molecular, porém com estruturas diferentes; veja a figura na página seguinte representada como esferas [hidrogênio = *branco*, carbono = *cinza*, oxigênio = *vermelho*]), foi descoberta em 1847 pelo químico francês Augustin-Pierre Dubrunfaut (1797-1881; também descobriu o peróxido de hidrogênio), que foi colega de dois químicos franceses famosos, Louis Jacques Thénard (1777-1857) e Joseph Louis

Gay-Lussac (1778-1850). A molécula de frutose, o mais doce de todos os carboidratos naturais – 1,73 vez mais doce do que a sacarose – é absorvida mais lentamente no intestino do que a glicose ou a sacarose. A frutose, com o IG de 19, mais baixo em comparação a outros açúcares naturais, provoca uma resposta insulínica mínima, com essencialmente nenhum declínio na glicemia. Os carboidratos que são degradados rapidamente durante a digestão e liberam glicose rapidamente para a corrente sanguínea possuem um IG alto, enquanto os carboidratos que se degradam mais lentamente, liberando a glicose gradualmente para a corrente sanguínea, possuem um IG baixo. Essas observações têm estimulado o debate a respeito de possíveis benefícios da frutose como uma fonte de carboidrato exógeno imediato pré-exercício para a geração de energia durante a atividade física prolongada. De um ponto de vista indesejável, o consumo de uma bebida rica em frutose frequentemente produz vômitos e diarreias, o que obviamente impactaria negativamente o desempenho subsequente no exercício. Uma vez absorvida no intestino delgado, a frutose deve primeiramente entrar no fígado e ser convertida em glicose, limitando, assim, a sua disponibilidade para a produção de energia. Nós dissemos anteriormente que a frutose existe nos alimentos tanto como um monossacarídeo (frutose livre) quanto como uma unidade da molécula dissacarídica sacarose. O intestino delgado absorve diretamente a frutose livre. Porém, quando ela é consumida na forma de sacarose, a digestão da frutose ocorre apenas na porção superior do intestino delgado. Quando a sacarose entra em contato com as membranas intestinais, a enzima sacarase catalisa a clivagem da sacarose, produzindo uma unidade de glicose e outra de frutose. A frutose entra então na veia porta hepática, que drena o sangue do trato gastrintestinal e do baço para os leitos capilares do fígado. *A mensagem fundamental aqui é que não é adequado substituir a glicose por frutose exógena durante uma atividade física prolongada porque menos frutose é oxidada quando quantidades equivalentes desses açúcares são consumidas.*

Refeições com carboidratos durante a atividade física

O exercício aeróbico intenso por uma hora diminui o glicogênio hepático em cerca de 55%, enquanto 2 horas de exercício extenuante depletam quase completamente o teor de glicogênio no fígado e nas fibras musculares exercitadas. Mesmo sessões máximas e repetitivas de 1 a 5 minutos de atividades físicas separadas por períodos de atividade com menor intensidade diminuem consideravelmente as reservas hepática e muscular de glicogênio. O desempenho físico e mental melhora com a suplementação de carboidratos durante a atividade física. A ingestão de carboidratos durante o esforço prolongado também permite que as pessoas se exercitem com maior intensidade, embora suas percepções de esforço físico permaneçam iguais a um grupo placebo.

A adição de proteínas à bebida contendo carboidratos pode aumentar o tempo até a fadiga e reduzir os danos musculares em comparação com a suplementação com uma bebida contendo apenas carboidratos. Dois estudos mostraram a importância da adição de proteínas a suplementos ricos em carboidratos durante a atividade aeróbica. Em um estudo, os pesquisadores determinaram se o consumo de um suplemento contendo uma mistura de diferentes carboidratos – glicose, maltodextrina (um pó polissacarídico branco, altamente processado, utilizado como um conservante e produzido a partir do milho, do arroz, da batata, do amido ou do trigo) e frutose –, além de uma quantidade moderada de proteínas durante o exercício de *endurance*, aumentaria o tempo até a exaustão, apesar de conter 50% menos carboidratos totais do que um suplemento constituído apenas por carboidrato. Quinze ciclistas dos sexos masculino e feminino bem treinados se exercitaram em duas ocasiões separadas em intensidades que variavam entre 45 e 70% do $VO_{2máx}$ por 3 horas e, após esse período, passaram a se exercitar em intensidade entre 74 e 85% do $VO_{2máx}$ até a exaustão. Foram consumidos suplementos (275 mℓ) a cada 20 minutos da atividade, compostos por uma solução contendo 3% de carboidrato e 1,2% de proteína (SCP) ou um suplemento contendo 6% de carboidratos. Com o exercício igual ou abaixo do limiar ventilatório (LV; um indicador pulmonar indireto do ponto de acúmulo de lactato sanguíneo), o tempo até a exaustão com o uso de SCP (45,6 minutos) foi significativamente maior do que com o uso de suplemento contendo apenas carboidratos (35,5 minutos). Uma mistura de carboidratos com uma quantidade moderada de proteína melhorou a *endurance* aeróbica em intensidades próximas ao LV, apesar de conter menor teor total de energia e de carboidratos. Um segundo estudo investigou como um suplemento hipoglicídico e quantidades moderadas de proteínas, em comparação ao suplemento tradicional com 6% de carboidratos, consumido durante a atividade de *endurance* afetou o tempo até a exaustão.

Quatorze ciclistas e triatletas do gênero feminino treinadas realizaram exercícios de ciclismo em duas ocasiões separadas durante 3 horas em intensidades que variavam entre 45 e 70% do $VO_{2máx}$, seguido por uma corrida até a exaustão em uma intensidade aproximadamente correspondendo ao LV de cada pessoa (aproximadamente 75% do $VO_{2máx}$). Foram fornecidos suplementos (275 mℓ) a cada 20 minutos e eles eram compostos por uma mistura de carboidratos (1% de dextrose, frutose e maltodextrina cada), além de 1,2% de proteína (CHO + PTN) ou uma solução contendo apenas 6% de dextrose (CHO). O tempo até a exaustão foi significativamente maior quando o exercício foi realizado com a suplementação de CHO + PTN (49,9 minutos) em comparação com a suplementação apenas com CHO (42,4 minutos). A melhora do desempenho ocorreu apesar do fato de que o suplemento CHO + PTN continha menor teor de carboidratos e de energia do que o suplemento apenas com CHO. Os pesquisadores especularam que o desempenho melhor com a suplementação de CHO + PTN foi resultante dos efeitos combinados das proteínas e dos carboidratos, além da mistura de diversos carboidratos dentro do suplemento.

Não ocorreram efeitos benéficos em jogadores experientes de rúgbi sobre os marcadores funcionais e metabólicos da

> **A água oculta nos alimentos**
>
> A maior parte das frutas e dos vegetais contém quantidades consideráveis de água – mais de 90% (p. ex., alface, aipo, pepino, tomates verde e vermelho, espinafre, abobrinha, melão, melancia, berinjela, pimenta, repolho e brócolis); já manteiga, óleos, carnes secas, chocolate, biscoitos e bolos contêm relativamente pouca água (< 20%).

recuperação de um protocolo de corrida específico da liga de rúgbi com a suplementação de carboidratos e proteínas em comparação com a suplementação apenas de carboidratos. Os efeitos positivos dessa suplementação *durante* o exercício de *endurance* foram confirmados em metanálise de 88 estudos randomizados cruzados envolvendo o consumo de carboidratos ou suplementos de carboidratos com proteínas.

Os resultados revelaram os seguintes achados:

1. Os efeitos dos suplementos de carboidratos variaram entre 2 a 6% de melhora.
2. A estratégia mais eficiente consistia em uma bebida de carboidratos e proteínas de 3 a 10%, que fornecia 0,7 g/kg/h de polímeros de glicose, 0,2 g/kg/h de frutose e 0,2 g/kg/h de proteína.
3. Aumentos no benefício de um suplemento foram *pequenos* com um jejum adicional de 9 horas e 0,2 g/kg/h de proteínas. Um efeito *entre pequeno e moderado* pode ocorrer com a ingestão do primeiro suplemento, não no início da atividade física, mas entre 1 e 4 horas antes de seu início, com melhoras adicionais até, talvez, três ingestões por hora.
4. Os efeitos sobre a duração da atividade física dependem da concentração de carboidrato no suplemento, além do teor de proteínas.

Ausência de resposta normal de insulina durante a atividade física

O consumo de açúcares com alto índice glicêmico *durante* a atividade física *não* aumenta a resposta insulínica e não causa a hipoglicemia que poderia ocorrer com o consumo de açúcar na condição pré-exercício. Isso acontece por causa da liberação dos hormônios do sistema nervoso simpático durante o exercício, que inibem a liberação de insulina. Ao mesmo tempo, a atividade física facilita a captação de glicose pelo músculo, de modo que a glicose se move para essas células com menor necessidade de insulina.

O consumo de cerca de 60 g de carboidratos na forma líquida ou sólida a cada hora beneficia a atividade aeróbica intensa de longa duração (≥ 1 h), além de sessões curtas e repetitivas de esforço quase máximo. Como visto no Capítulo 5, *Metabolismo dos Macronutrientes Durante o Exercício e o Treinamento*, a atividade física sustentada em intensidades menores ou iguais a 50% do máximo dependem principalmente da energia proveniente da oxidação dos lipídios, com uma demanda relativamente pequena da clivagem dos carboidratos. Esse nível de esforço não impacta as reservas de glicogênio em um grau que poderia prejudicar a *endurance*. Já a alimentação com glicose fornece carboidratos suplementares durante a atividade física intensa, quando a demanda por glicogênio para a geração de energia aumenta substancialmente.

A ingestão de carboidratos exógenos durante a atividade física causa os seguintes benefícios:

- Poupa o glicogênio muscular, particularmente nas fibras musculares tipo I de contração lenta
- Mantém um nível melhor de glicemia. Isso eleva os níveis plasmáticos de insulina e diminui os níveis de cortisol e de hormônio do crescimento, além de prevenir cefaleia, tontura, náusea e outros sintomas de estresse ao sistema nervoso central. A manutenção dos níveis de glicose sanguínea também fornece glicose aos músculos quando suas reservas de glicogênio estão esgotadas nos estágios posteriores do esforço prolongado.

Os dados na **Figura 8.1** mostram que o *status* de treinamento *não* altera a habilidade de oxidação de glicose durante a

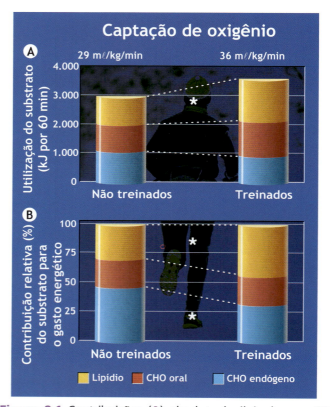

Figura 8.1 Contribuições (**A**) absoluta (quilojoules por 60 min de exercício) e (**B**) relativa (%) dos substratos para o gasto energético em homens treinados em *endurance* e não treinados. (*) Diferença estatisticamente significativa entre homens treinados e não treinados. Multiplique por 0,239 para converter quilojoules em quilocalorias. (Adaptada, com permissão, de McArdle WD, Katch FI, Katch VL. Sports and exercise nutrition. 4th ed. Philadelphia: Wolters Kluwer Health; 2013. Utilizada, com permissão, de Jeukendrup AE et al. Exogenous glucose oxidation during exercise in endurance-trained and untrained subjects. J Appl Physiol. 1997; 83:835.)

atividade física quando indivíduos treinados e não treinados se exercitam na mesma intensidade relativa. Sete ciclistas treinados e sete indivíduos não treinados se exercitaram por 2 horas a 60% de suas capacidades aeróbicas. No início da atividade, cada indivíduo consumiu 8 mℓ/kg de uma solução de 8% de glicose marcada naturalmente [C^{13}], com a ingestão de 2 mℓ/kg de massa corporal a cada 20 minutos dali em diante. O uso total de glicose [C^{13}] exógena (3,2 kcal/min) foi semelhante em ambos os grupos, apesar da captação de oxigênio absoluta 24% maior nos indivíduos treinados (36 versus 29 mℓ O_2/kg/min; **Figura 8.1A**) e da maior oxidação total de lipídios. Cerca de 1,5 a 1,7 g (6,0 a 6,8 kcal) por minuto representam o limite superior para a oxidação de carboidratos exógenos. A equivalência no uso de glicose exógena entre indivíduos treinados e não treinados é mostrada na **Figura 8.1 B** e ocorreu mesmo com uma contribuição relativamente menor dos carboidratos exógenos e endógenos para um gasto energético total mais elevado nos indivíduos treinados. Isso sugere que a absorção dos carboidratos a partir do trato gastrintestinal para a circulação limita a taxa de catabolismo desses carboidratos ingeridos durante a atividade física, independentemente do estado de treinamento.

Vantagem ergogênica distinta na atividade física aeróbica intensa

O consumo de carboidratos durante a atividade física entre 60 e 80% da capacidade aeróbica atrasa a fadiga entre 15 e 30 minutos, com as melhoras no desempenho variando geralmente entre 15 e 35%. Essa melhora positiva, potencialmente importante em corridas de longa distância, ocorre porque a fadiga em indivíduos eutróficos usualmente acontece após 2 horas de atividade física intensa. Uma pessoa pode minimizar a fadiga e estender a *endurance* com uma única ingestão de carboidratos concentrados, que devem ser consumidos aproximadamente 30 minutos antes da fadiga prevista. A **Figura 8.2** fornece dados convincentes de que essa estratégia alimentar restabelece o nível de glicose sanguínea, que, então, sustenta as necessidades energéticas dos músculos ativos. Os benefícios para a *endurance* provenientes da ingestão de carboidratos se tornam aparentes a cerca de 75% da capacidade aeróbica. Quando a atividade física inicialmente excede essa intensidade, o indivíduo deve reduzir a intensidade para o nível de 75% durante os estágios finais para manter os benefícios causados pela ingestão de carboidratos. O consumo repetido de carboidratos sólidos (43 g de sacarose com 400 mℓ de água) no início e em 1, 2 e 3 horas durante o exercício mantém a glicemia e diminui a depleção do glicogênio durante 4 horas de ciclismo. O vencedor de uma corrida de maratona usualmente é o atleta que sustenta um esforço aeróbico intenso durante a corrida com reservas energéticas suficientes para aumentar o ritmo durante o final.

Refeições com carboidratos após a atividade física

Para acelerar a reposição do glicogênio após um treinamento ou competição de alta intensidade, consuma rapidamente

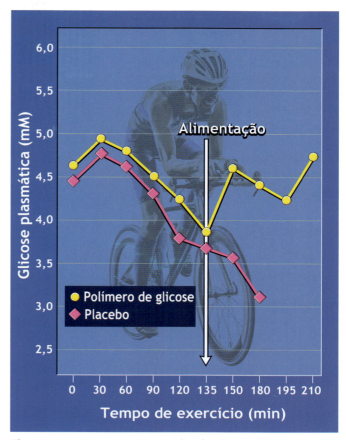

Figura 8.2 Concentração média de glicose plasmática durante um exercício aeróbico intenso e prolongado, quando os indivíduos consumiram um placebo ou um polímero de glicose (3 g/kg de massa corporal em uma solução a 50%). (Utilizada, com permissão, de McArdle WD, Katch FI, Katch VL. Exercise physiology: nutrition, energy, and human performance. 8th ed. Baltimore: Wolters Kluwer Health; 2015. Adaptada, com permissão, de Coggan AR, Coyle EF. Metabolism and performance following carbohydrate ingestion late in exercise. Med Sci Sports Exerc. 1989; 21:59.)

alimentos com alto IG e ricos em carboidratos. Siga essas duas estratégias práticas de recuperação para restaurar o glicogênio perdido:

1. Em até 15 minutos após o fim do exercício, consuma alimentos com alto IG (57 a 85 g), contendo carboidratos com moderado ou alto índice glicêmico a cada 2 horas, somando um total de 500 a 700 g (7 a 10 g por kg de massa corporal) ou até o consumo de uma refeição principal rica em carboidratos.
2. Coma refeições que contenham 2,5 g/kg de peso corporal de carboidratos com alto IG em 2, 4, 6, 8 e 22 horas após o exercício, para restaurar os níveis de glicogênio da mesma maneira que o protocolo anterior, que é iniciado imediatamente após o exercício.

Para um corredor de 70 kg, isso significaria um pouco mais de 170 gramas. Particularmente, o tipo de carboidrato que é consumido importa porque nem todos os carboidratos são digeridos e absorvidos na mesma velocidade. Amidos vegetais compostos principalmente por amilose representam um carboidrato mais resistente por causa de sua taxa de hidrólise relativamente lenta. Exemplos de alimentos com um alto teor de amilose incluem feijões/legumes, frutas e vegetais ricos em amido (como bananas), grãos integrais, além de algumas variedades de arroz. Esses alimentos usualmente contêm um baixo IG, como será discutido na próxima seção.

Por sua vez, amidos com teores relativamente elevados de amilopectina são digeridos e absorvidos mais rapidamente. O tipo de carboidrato a ser consumido deve ter IG de moderado a alto, com exemplos listados na **Figura 8.4**.

Índice glicêmico e a alimentação que precede a atividade física

O **índice glicêmico** age como um indicador numérico de como o alimento contendo carboidrato afeta os níveis de glicose na circulação sistêmica. O aumento na glicose sanguínea – chamado de **resposta glicêmica** – é determinado após a ingestão de um alimento contendo 50 g de um carboidrato digerível (carboidratos totais menos a fibra) e comparando os valores ao longo de um período de 2 horas com um "padrão" de carboidrato, usualmente pão branco ou glicose, que possui um valor designado como 100. O IG, formulado entre 1980 e 1981 pelo pesquisador da Nutrição Dr. David Jenkins e seus colaboradores no Hospital Saint Michael da University of Toronto, expressa o percentual de área total abaixo da curva de resposta da glicose sanguínea para 1 g de um alimento específico em comparação com a glicose. A **Figura 8.3** mostra a curva de resposta geral da absorção intestinal de glicose (expressa na forma de variação da glicemia) até 2 horas após

a ingestão de alimentos com um IG baixo (*curva rosa*) ou com um IG alto, como uma batata (*curva azul*). O alimento com baixo IG é absorvido em uma taxa menor ao longo de todo o comprimento do intestino delgado, produzindo um aumento mais gradual na glicemia em comparação com um alimento com alto IG. Por convenção, um alimento com um IG de 45 indica que a ingestão de 50 g desse alimento aumenta as concentrações de glicose sanguínea até valores que alcançam 45% do que é possível com o consumo de 50 gramas de glicose. O IG fornece um conceito fisiológico mais útil do que a classificação de um carboidrato, com base em sua composição química como simples ou complexo, açúcar ou amido, ou disponível ou indisponível. Uma listagem internacional importante de valores de IG – de 2008, mas ainda assim relevante – contém quase 2.480 entradas, que representam dados de mais de 205 estudos separados, contendo 1.879 tipos diferentes de alimentos (*www.ncbi.nlm.nih.gov/pmc/articles/PMC2584181/*). As Tabelas Internacionais de IG e de Carga Glicêmica de 2008 podem ser acessadas neste *site* da internet: *www.ncbi.nlm.nih.gov/pmc/articles/PMC2584181/bin/dc08-1239_index.html*. Existem diferenças nos valores de IG dentro da literatura científica, dependendo do laboratório e do tipo exato de alimento avaliado (p. ex., pequenas variações no tipo de pão branco, arroz e batata utilizados como padrão de comparação). O relatório define a maior parte dos legumes, das massas, das frutas e dos laticínios como alimentos de baixo IG, a 55 ou menos na escala de referência da glicose. Pães, cereais matinais, arroz, aperitivos, inclusive suas versões integrais, podem ocorrer tanto em sua forma com alto IG (70 ou mais) quanto na forma com baixo IG. A maior parte das variedades de batata e de arroz possui um elevado IG, com algumas variedades apresentando IG menor. Muitos itens de confeitaria apresentam um baixo IG, principalmente por causa de seu elevado índice de gordura saturada (p. ex., o chocolate é um exemplo importante), que reduz a taxa de digestão e a qualidade nutricional global.

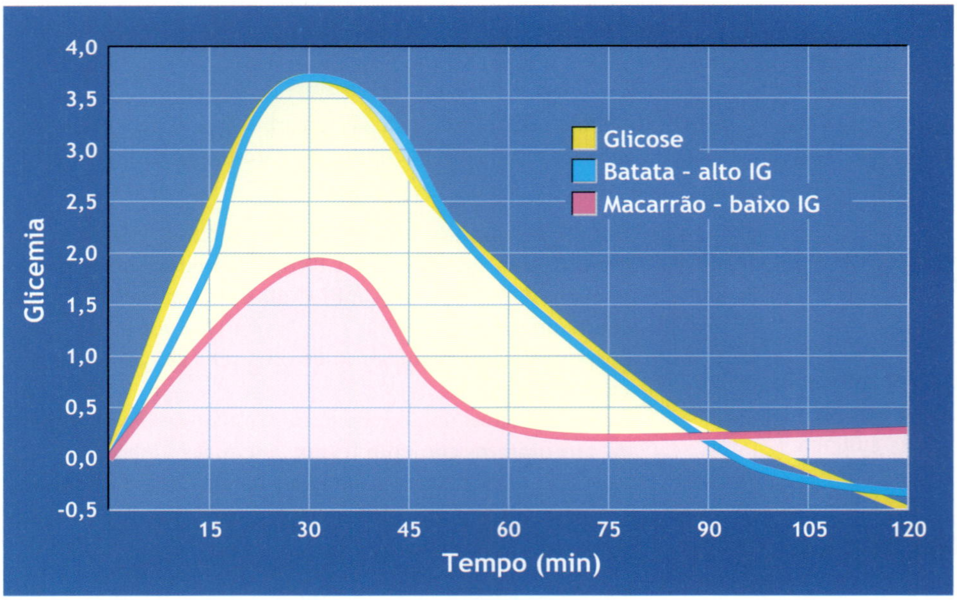

O IG não é um padrão invariável; em vez disso, ele exibe uma variabilidade considerável entre os indivíduos que consomem um alimento específico contendo carboidratos. Um IG elevado não indica necessariamente uma baixa qualidade nutricional. Por exemplo, tâmaras e cenouras, com suas quantidades ricas de micronutrientes, fitoquímicos e fibras dietéticas que protegem a saúde, possuem IG relativamente elevados.

O IG reflete diferenças individuais na resposta a como o alimento é digerido, sua preparação e sua maturidade. Por exemplo, uma banana madura tem um IG maior do que uma banana "mais verde". Uma vez que os alimentos são combinados (*i. e.*, uma banana madura

Figura 8.3 Resposta geral da absorção intestinal de glicose durante 2 horas, expressa como variação da glicemia após a ingestão de alimentos com baixo ou alto IG.

Capítulo 8 • Considerações Nutricionais para o Treinamento Intenso e a Competição Esportiva

ingerida com três sabores de sorvete cobertos com nozes e calda de chocolate quente) o IG da refeição para a combinação de alimentos é diferente do IG dos alimentos separados. Um alimento com uma razão elevada de amilose para amilopectina ou rico em fibras e lipídios reduz a absorção intestinal de glicose. Por sua vez, um alimento com alto teor proteico pode aumentar a liberação de insulina, facilitando a captação celular de glicose.

As tabelas com IG dos alimentos também incluem a **carga glicêmica** associada a porções específicas desses alimentos. Enquanto o IG compara quantidades iguais de um alimento contendo carboidratos, a carga glicêmica quantifica o efeito glicêmico global de uma *porção* típica de um alimento. O tamanho da porção representa o produto da quantidade disponível de carboidratos naquela porção pelo IG do alimento (carboidrato, g × alimento, IG). Uma alta carga glicêmica é traduzida como maior elevação da glicemia com uma liberação concomitantemente elevada de insulina. Aumentos nos riscos de desenvolvimento de diabetes melito tipo 2 e de doença coronariana coincidem com o consumo de refeições com grande carga glicêmica. Teoricamente, quando ingeridos individualmente, os carboidratos com alto IG são digeridos e absorvidos rapidamente, o que eleva a glicemia e estimula a liberação de insulina, com uma queda correspondente na glicemia.

Nem todos os carboidratos são iguais

A **Figura 8.4** lista os valores de IG para itens alimentares comuns categorizados como IG alto (70 ou mais), IG moderado (55 a 69) e baixo IG (55 ou menos). A classificação do índice de um alimento não depende simplesmente de sua classificação como um carboidrato "simples", como monossacarídeos e dissacarídeos, ou "complexo", como amido e fibra. Isso ocorre porque o amido no arroz branco e nas batatas possui um IG mais elevado do que dos açúcares simples, particularmente a frutose, nas maçãs e nas peras. O teor de fibras em um alimento diminui a taxa de digestão; assim, ervilhas, feijões

Baixo índice glicêmico (55 ou menos)		Índice glicêmico moderado (55 a 69)		Índice glicêmico alto (70 ou mais)	
Liberação mais lenta				**Liberação mais rápida**	
Suco de toranja	48	Melão-cantalupo	65	Glicose	100
Suco de cenoura	43	Mamão	59	Cenoura	92
Suco de laranja	46-53	Uvas-passas	64	Mel	87
Morangos	40	Milho, doce	59	Cereal de milho	80
Peras	33-42	Cereal de trigo	67	Arroz branco	72
Uvas	46-49	Arroz integral	66	Batata, purê instantâneo	80
Ameixas	24-53	Beterraba	64		
Maçãs	28-44	Abacaxi	66	Pão branco	70
Bananas, verdes/ maduras	30-52	Panqueca	67	*Pretzel*	83
		Pipoca	55	Baguete francesa	95
Lentilhas	29	Espaguete	58	Melancia	72
Amendoim	13	Bebidas esportivas, Gatorade®	50	Tâmara	103
Feijões do tipo branco, roxo e verde	29-36	Pães macios, hambúrguer/ cachorro-quente	61	Lucozade, bebida adoçada com glicose	95
Cerejas	23				
Sorvete, baunilha	38	Biscoitos, tipo água e sal/*muffin*	53-65	Vianinha	73
Leite, integral/2%/1%/ de soja/achocolatado	27-35	Cereal Kellog's® Raisin Bran/Special K®	54-61	Batata-vermelha, cozida sem casca	98
Iogurte, desnatado com/sem fruta	24-40	Geleia/ bala de gelatina	55-63	Maltose	110
Barra de chocolate, M&M's® de amendoim/ barra de Snickers®	33-49	Massa	51-55	Bala de gelatina	80
		Quinoa, cozida	53	Cebola	75
Bagel, farinha branca	33	*Pizza*, de queijo	60	Arroz jasmine	89
Chips de batata	51	*Waffle*	67	Tortilha de milho	70
Aveia	49	Ervilhas, enlatadas/ congeladas	52	Quiche	98
		Pão, integral	52		

Figura 8.4 Índice glicêmico para fontes comuns de carboidratos, categorizadas em índice glicêmico alto (70 ou mais), índice glicêmico moderado (55 a 69) ou índice glicêmico baixo (55 ou menos).

LIGAÇÕES COM O PASSADO

August Krogh (1874-1949)

August Krogh começou sua carreira no laboratório do renomado médico e fisiologista dinamarquês Christian Harald Bohr (1855-1911; pai do físico e ganhador do prêmio Nobel de física de 1922 Niels Henrik Bohr [1885-1962] e do matemático dinamarquês Harald Bohr [1887-1951]), que foi treinado pelo fisiologista alemão Carl Ludwig (1816-1895) em Leipzig. Bohr já havia esclarecido a dinâmica da contração muscular e da solubilidade do oxigênio em diferentes fluidos, incluindo o sangue. Seus estudos do oxigênio influenciaram os experimentos iniciais de Krogh a respeito da respiração tecidual em animais. Krogh elaborou um equipamento para medir a troca de gases respiratórios em caracóis, sapos e peixes. O trabalho de Krogh intitulado *An account of the structure and function of the lungs and air sacks of birds*, o equivalente a uma dissertação de mestrado (1899), provou que o oxigênio difundia-se rapidamente através das membranas pulmonares finas, enquanto a pele eliminava dióxido de carbono. Experimentos subsequentes a respeito dos transportes de gases corrigiram a visão que prevalecia na época de que os pulmões eram estruturas semelhantes a glândulas que *secretavam* oxigênio e dióxido de carbono. Krogh estabeleceu que as trocas gasosas pulmonares eram realizadas pelo mecanismo de difusão, e não de secreção. O problema resolvido por Krogh foi se os gases nitrogênio e nitrogenados eram liberados pelo corpo como subprodutos normais do metabolismo. Em 1906, ele provou que o nitrogênio gasoso permanecia constante, resolvendo uma questão incômoda na fisiologia. A abordagem inovadora de Krogh para esse problema e outros, utilizando métodos respiratórios para quantificar a dinâmica do nitrogênio, ganhou fama. Os métodos se sucederam sem o uso da metodologia alemã tradicional, que media o teor de nitrogênio nos alimentos ingeridos e nas fezes, nos fluidos e na urina excretados. Krogh publicou quase 300 artigos científicos, muitos dos quais são considerados "clássicos" da fisiologia do exercício. Ele também projetou uma bicicleta ergométrica com ímãs e pesos para quantificar a geração de potência e a intensidade do exercício. Esse visionário pioneiro da fisiologia do exercício foi laureado com o prêmio Nobel em fisiologia ou medicina em 1920 pela descoberta do mecanismo de regulação dos capilares no músculo esquelético.

---

e outros legumes possuem um IG baixo. A ingestão de lipídios e proteínas tende a fazer com que a passagem do alimento pelo intestino delgado seja mais lenta, reduzindo o IG do teor de carboidratos que acompanha aquela refeição. A estratégia mais rápida de repor o glicogênio após a atividade física de longa duração é consumindo alimentos com um IG moderado ou alto em detrimento dos alimentos classificados como tendo IG baixo, mesmo que a refeição de reposição contenha uma pequena quantidade de lipídios e proteínas. A adição de proteínas líquidas ao suplemento de carboidratos pode aumentar a magnitude da ressíntese de glicogênio. Durante as primeiras 2 horas de recuperação, com o teor de glicogênio muscular em seus níveis mais baixos, o consumo de uma solução contendo um polímero de glicose com baixa osmolalidade reabastece os estoques de glicogênio mais rapidamente do que uma solução energeticamente equivalente, mas composta por monômeros com alta osmolalidade. Esse efeito benéfico das soluções com baixa osmolalidade sobre o reabastecimento do glicogênio é explicado por dois fatores:

- Esvaziamento gástrico mais rápido e a consequente chegada da glicose ao intestino delgado mais rapidamente
- Aumento da captação de glicose pelos músculos, independentemente de insulina e estimulada no pós-exercício. A adição de L-arginina a uma bebida contendo carboidratos não oferece benefícios adicionais para a reposição dos carboidratos.

A necessidade de glicogênio no músculo anteriormente ativo aumenta a ressíntese dessa molécula no período posterior à atividade física. Quando os alimentos se tornam disponíveis após a atividade física, quatro fatores facilitam a captação celular de glicose:

1. Meio hormonal refletido por uma elevação nos teores de insulina.
2. Sensibilidade tecidual à insulina aumentada e aumento de outras proteínas transportadoras; exemplos incluem GLUT1 e GLUT4, membros de uma família de transportadores facilitadores de monossacarídeos, que medeiam a atividade de transporte da glicose por difusão passiva.
3. Níveis baixos de catecolaminas.
4. Aumento da atividade da glicogênio sintase, um tipo específico de enzima de armazenamento de glicogênio.

Alimentos com alto índice glicêmico: um possível papel na obesidade

Cerca de 25% da população adulta produz excesso de insulina em resposta a um "desafio" constituído pela ingestão de carboidratos rapidamente absorvidos, ou com alto IG. Indivíduos com resistência à insulina, ou seja, que precisam de mais insulina para regular a glicemia, aumentam seu risco de obesidade por consumirem constantemente uma dieta rica em alimentos com alto IG. Essas pessoas frequentemente ganham peso porque a insulina em excesso facilita a oxidação de glicose à custa da oxidação dos ácidos graxos; o excesso de insulina também estimula o armazenamento de lipídios no tecido adiposo.

O aumento de insulina em resposta à ingestão de carboidratos com alto IG diminui a glicemia de maneira anormal. Essa hipoglicemia de rebote dispara sinais de fome, que podem levar a um excesso de ingestão de alimentos. Um cenário repetitivo de hiperglicemia seguida por hipoglicemia exerce grandes efeitos em indivíduos obesos sedentários, que apresentam maior resistência à insulina e uma resposta insulínica exagerada a um desafio de glicose. A participação regular em atividades físicas de intensidade baixa a moderada produz os seguintes benefícios:

1. Melhora a sensibilidade à insulina, reduzindo a quantidade necessária de insulina para uma dada captação de glicose.
2. Estimula a oxidação dos ácidos graxos plasmáticos, reduzindo a disponibilidade dessas moléculas para o fígado, por sua vez reduzindo qualquer aumento nas concentrações plasmáticas de lipoproteína de densidade muito baixa (VLDL) e de triglicerídeos.
3. Exerce uma influência positiva e potente para a queima de energia e o controle do peso.

Índice de insulina dos alimentos

Enquanto o IG classifica os alimentos de acordo com o quanto eles conseguem elevar a glicemia, ele não leva em consideração a resposta concomitante de insulina. Geralmente, a secreção de insulina é bastante proporcional à glicemia (nível de glicose sanguínea) pós-prandial (após uma refeição). Por sua vez, o estímulo para a secreção de insulina não depende apenas dos carboidratos. O conceito de **índice de insulina** explora a importância dos estímulos da dieta e da insulinemia pós-prandial provocados por diferentes alimentos, com diferentes índices glicêmicos. Consumir alimentos ricos em proteínas, ou adicionar proteínas a uma refeição rica em carboidratos, aumenta modestamente a secreção de insulina em indivíduos diabéticos, sem elevar a glicemia. Semelhantemente, a adição de uma grande quantidade de lipídios a uma refeição rica em carboidratos aumenta a secreção de insulina, enquanto as respostas plasmáticas de glicose diminuem.

O índice de insulina compara a resposta insulínica a diferentes alimentos administrados em uma porção padronizada de 1.000 quilojoules (o equivalente métrico das calorias; 1 kJ = 0,239 kcal) com 220 mℓ de água, sendo que o pão feito com farinha branca é a comparação de referência.

O índice glicêmico geralmente prediz o índice de insulina, mas existem algumas exceções notáveis. Por exemplo, o arroz integral possui um IG de 104 e um valor de índice de insulina correspondente de apenas 62; uma barra de chocolate possui um IG de 79, com índice de insulina correspondente de 122. Além disso, alguns alimentos ricos em proteínas e lipídios (p. ex., ovos, carne bovina, peixe, lentilha, queijo, bolo e rosquinhas) induzem tanta secreção de insulina quanto alguns alimentos ricos em carboidratos. Para a secreção de insulina, carne bovina é igual a arroz integral e peixe é igual a pão integral.

Efeito estimulador da insulina proveniente da ingestão de proteínas durante a recuperação

O consumo de uma mistura de aminoácidos e proteína hidrolisada do soro do leite contendo leucina e fenilalanina livres (0,4 g/kg/h) em uma bebida com carboidratos (0,8 g/kg/h) facilita o armazenamento de mais glicogênio muscular sem o desconforto gastrintestinal da ingestão de uma bebida contendo apenas carboidratos com a mesma concentração. Essa vantagem está relacionada ao efeito insulinotrófico (aumento da produção e da atividade da insulina) dos níveis plasmáticos mais elevados de aminoácidos. O benefício da adição de proteínas e/ou aminoácidos e a liberação aumentada de insulina associada a essa adição sobre a reposição

Uso de suplementos em diferentes grupos atléticos

Metanálise abrangente de 159 estudos científicos documentou o uso de suplementos em participantes de diferentes atividades esportivas. Os sete principais esportes foram abordados por 14 estudos com jogadores de futebol americano, 12 com nadadores e jogadores de futebol, 10 com fisiculturistas e jogadores de basquete, 9 com jogadores de vôlei e 8 com lutadores. Os dados também incluíram o uso de suplementos entre bailarinos, ginastas, praticantes de atletismo, maratonistas, triatletas, golfistas, esquiadores, jogadores de lacrosse, surfistas, frequentadores de academia, patinadores de velocidade no gelo, esgrimistas e muitos outros esportes populares. Os métodos de pesquisa incluíam entrevistas, recordatórios dietéticos e questionários de frequência alimentar. Jogadores de futebol do sexo masculino e fisiculturistas apresentaram a maior prevalência de uso de suplementos dietéticos. Os autores concluíram que a prevalência global do uso de suplementos dietéticos era elevada, com cerca de 60% dos atletas consumindo suplementos de vários tipos com vitaminas e minerais, sendo os mais comuns polivitamínicos, poliminerais, vitamina C, proteínas, bebidas esportivas e barras esportivas. Atletas dos gêneros masculino e feminino apresentaram valores semelhantes para a prevalência do uso da maior parte dos suplementos dietéticos. Entretanto, maior proporção de mulheres utilizava ferro e menor proporção utilizava vitamina E, proteínas e creatina. Na maior parte dos grupos estudados, menos de 10% utilizavam os suplementos fitoterápicos *Echinacea*, alho, ginkgo biloba, ginseng e erva-de-são-joão. Apesar da grande heterogeneidade nas metodologias avaliadas, os atletas de elite utilizavam mais suplementos dietéticos do que os outros atletas. Para a maior parte dos suplementos dietéticos, a prevalência de uso era semelhante em homens e mulheres em uma grande variedade de atividades esportivas.

Fontes:

Druker I et al. Identifying and assessing views among physically-active adult gym members in Israel on dietary supplements. J Int Soc Sports Nutr. 2017; 14:37.

Knapik JJ et al. Prevalence of dietary supplement use by athletes: systematic review and meta-analysis. Sports Med. 2016; 46:103.

Valentine AA et al. Dietary supplement use, perceptions, and associated lifestyle behaviors in undergraduate college students, student-athletes, and ROTC cadets. J Am Coll Health. 2017; 15:1.

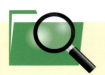

Informações adicionais: O consumo de bebidas adoçadas com açúcar aumenta o risco de doenças – um perigo disfarçado?

Conhecimento

O xarope de milho rico em frutose (XMRF), um adoçante popular que lembra a sacarose, é derivado do amido do grão de milho. Historicamente, o amido de milho foi isolado pela primeira vez nos Estados Unidos dos grãos do milho norte-americano ou do milho indiano pelo químico britânico Thomas Kingsford (1814-1869), quando ele trabalhava em uma fábrica de amido em Nova Jersey; seu filho Thomson construiu a fábrica de amido Kingsford em Oswego, no estado de Nova Iorque, em 1846 (www.rootsweb.ancestry.com/~nyoswego/towns/cityoswego/starch.html). O processamento do amido de milho se transformou em um grande produto da indústria alimentícia, conforme esse adoçante barato ganhou proeminência ao redor do mundo. Quando o amido de milho é degradado completamente, ele gera uma solução de 100% de glicose. A composição química do XMRF consiste em cerca de 24% de água, sendo o restante frutose e glicose. As três formas principais de XMRF incluem XMRF-42 (utilizado em bebidas, alimentos processados, cereais e comidas assadas), XMRF-55 (utilizado principalmente em refrigerantes) e o XMRF-90, que ao ser misturado com o XMRF-55 gera o XMRF-42. Análises do teor de frutose em 20 dos refrigerantes mais populares revelaram que o teor *total* de açúcar nas bebidas era entre 85 e 128% mais elevado do que listado no rótulo: o teor de frutose no XMRF utilizado no preparo das bebidas era de, *em média*, 59%, com um teor de 65% em várias marcas importantes.

Na metade dos anos 1970, o custo da importação do açúcar derivado da cana-de-açúcar ou da beterraba se tornou proibitivamente caro, fazendo com que a indústria dos alimentos buscasse adoçantes alternativos. Os produtores de refrigerantes começaram rapidamente a substituir o açúcar pelo XMRF, que é mais barato, e, por volta da metade dos anos 1980, todos os refrigerantes não dietéticos continham XMRF. Um norte-americano médio consome atualmente entre 50 e 70 g de XMRF diariamente em bebidas adoçadas, o que se traduz em um consumo extra diário de 200 a 250 kcal.

Impacto para a saúde

A associação entre ingestão de bebidas adoçadas e ganho de peso e com os riscos de sobrepeso e obesidade fez com que pesquisadores sugerissem que o consumo de carboidratos refinados (dentre os quais o XMRF representa o mais prevalente) possivelmente causa danos metabólicos maiores do que o consumo de ácidos graxos saturados. Metanálise recente de 11 estudos com aproximadamente 300.000 participantes alerta que o consumo de bebidas adoçadas com açúcar e XMRF, incluindo suco de fruta concentrado, eleva bastante o risco de diabetes melito tipo 2 – com o risco persistindo até mesmo se a energia não contribui para um aumento no peso corporal. Exemplos dessas bebidas adoçadas incluem refrigerantes, sucos de frutas, chá gelado e bebidas energéticas, de reposição de eletrólitos e vitamínicas. O estudo mostrou que indivíduos que bebem diariamente uma ou mais porções de bebidas não dietéticas apresentavam um aumento no risco de diabetes melito tipo 2 de 26% em comparação com os indivíduos que bebiam menos de uma porção mensal. Um risco 20% mais elevado também foi observado para obesidade central, hipertensão arterial sistêmica, hipercolesterolemia, resistência à insulina e falta de atividades físicas – um conjunto de fatores que aumenta o risco de doença cardiovascular, acidente vascular encefálico e diabetes melito tipo 2.

Os autores alertaram que essa análise observacional não foi projetada para demonstrar uma relação de causa e efeito. A relação poderia simplesmente refletir o fato de que consumidores de bebidas não dietéticas levam um estilo de vida geralmente menos saudável – incluindo falta de exercício e práticas dietéticas ruins – em comparação com os indivíduos que evitam essas bebidas. Os autores também concluíram que os dados "fornecem evidências empíricas de que a ingestão de bebidas adoçadas deve ser limitada para reduzir o risco de doenças metabólicas crônicas relacionadas com a obesidade". Um estudo de acompanhamento prospectivo de 20 anos envolvendo 40.389 homens saudáveis também confirmou que o consumo de bebidas adoçadas com açúcar estava relacionado com um risco elevado de diabetes melito tipo 2, enquanto a associação entre bebidas adoçadas artificialmente e diabetes melito tipo 2 era explicada principalmente pelo estado de saúde, mudanças no peso antes da participação no estudo, dietas e índice de massa corporal. Um relatório de agosto de 2011 do Centers for Disease Control and Prevention (CDC) revelou que 50% dos norte-americanos bebem um refrigerante ou outra bebida adoçada todos os dias, sendo que uma em cada 20 pessoas ingere o equivalente a mais de quatro latas de refrigerante por dia!

Fontes:

Engel S et al. Effect of high milk and sugar-sweetened and non-caloric soft drink intake on insulin sensitivity after 6 months in overweight and obese adults: a randomized controlled trial. Eur J Clin Nutr. 2018; 72:358.

González-Domínguez R et al Synergic effects of sugar and caffeine on insulin-mediated metabolomic alterations after an acute consumption of soft drinks. Electrophoresis. 2017; 38:2313.

Heiss SN, Bates BR. When a spoonful of fallacies helps the sweetener go down: the Corn Refiner Association's use of straw-person arguments in health debates surrounding high-fructose corn syrup. Health Commun. 2016; 31:1029.

McKeown NM et al. Sugar-sweetened beverage intake associations with fasting glucose and insulin concentrations are not modified by selected genetic variants in a ChREBP-FGF21 pathway: a meta-analysis. Diabetologia. 2018; 61:317.

Verster JC, Koenig J. Caffeine intake and its sources: a review of national representative studies. Crit Rev Food Sci Nutr. 2017; 16:1.

Yang L et al. Consumption of carbonated soft drinks among young adolescents aged 12 to 15 years in 53 low- and middle-income countries. Am J Public Health. 2017; 107:1095.

Comparação do teor de açúcar em diferentes bebidas da Coca-Cola e da Pepsi

De acordo com o Centers for Disease Control and Prevention, aproximadamente metade da população norte-americana consome 355 mℓ de bebidas adoçadas todos os dias, sendo que os homens consomem mais bebidas adoçadas do que as mulheres, e adolescentes e jovens adultos são os maiores consumidores entre todos os grupos etários.

	Açúcar (g)	g/mℓ
Cherry Coke®	42	0,12
Coca-Cola® Vanilla	42	0,12
Coca-Cola® caffeine free	39	0,11
Coca-Cola® Classic	40,5	0,11
Coca-Cola® Regular	39	0,11
Mello Yello®	48	0,14
Fanta® Laranja	44	0,12
Minute Maid® Fruit Punch	43	0,12
Pepsi® Caffeine Free	41	0,12
Pepsi® Wild Cherry	42	0,12
Pepsi-Cola®	41	0,12
Pepsi® Throwback	40	0,11
Sierra Mist® Cranberry Splash	40	0,11
Mountain Dew®	46	0,13
Citrus Blast®	38	0,11
Mug® Cream Soda	47	0,13

Fontes: Nutrition Connection. Disponível em: *http://product-nutrition.thecoca-colacompany.com/welcome*. Acesso em: 24 out 2017; Pepsico. Disponível em: *www.pepsicobeverage-facts.com*. Acesso em: 24 out. 2017.

Ogden CL et al. Consumption of sugar drinks in the United States, 2005-2008. NCHS Data Brief, No 71. Hyattsville, MD: National Center for Health Statistics, 2011. Disponível em: *www.cdc.gov/nchs/data/databriefs/db71.html/*. Acesso em: 16 jul. 2018.

do glicogênio não é maior do que simplesmente adicionar carboidratos a mais ao suplemento de recuperação. Atletas treinados alcançaram taxas de síntese de glicogênio iguais tanto com a ingestão de um suplemento de glicose e proteína, quanto de um suplemento contendo apenas carboidrato (1,2 g/kg/h). Suplementos ingeridos em intervalos de 30 minutos ao longo de períodos de 5 horas de recuperação produziram taxas máximas de ressíntese de glicogênio. *A ingestão adicional de proteínas ou aminoácidos não aumentou a taxa de síntese de glicogênio.*

Otimização da reposição de glicogênio

Pesquisas abordaram a seguinte questão: é melhor comer refeições grandes ou lanches mais frequentes contendo carboidratos com alto IG para melhorar a reposição do glicogênio? Um estudo comparou 24 horas de reposição de carboidratos com dois padrões de ingestão de refeições isocalóricas contendo carboidratos com alto IG:

1. "Empanturrar-se" de uma única refeição grande, com sua resposta de glicose e de insulina maior.
2. "Mordiscar" lanches menores e mais frequentes, produzindo uma resposta de glicose e de insulina mais estável.

Os dois estilos de alimentação *não produziram diferenças* nos níveis finais de glicogênio muscular. Desse modo, as pessoas devem comer carboidratos com alto IG após um exercício intenso; a frequência de refeições e lanches deve se encaixar com o apetite individual e com a disponibilidade de alimentos após a atividade física.

A reposição do glicogênio leva tempo

Evite legumes, frutose e laticínios quando for necessário repor rapidamente as reservas de glicogênio, porque a velocidade de absorção intestinal desses alimentos é mais lenta. Ocorre uma ressíntese mais rápida de glicogênio se o indivíduo permanecer relativamente inativo durante a recuperação. Com uma ingestão ideal de carboidratos, os estoques de glicogênio são repostos em uma taxa de aproximadamente 5 a 7% por hora. Mesmo nas melhores circunstâncias, demora pelo menos 20 horas para o restabelecimento dos estoques de glicogênio após uma sessão de exercícios que depletem essa molécula.

A reposição dos níveis ideais de glicogênio beneficia indivíduos envolvidos em três tipos de atividades físicas: treinamento intenso regular, competição de torneios com rodadas de qualificação e eventos competitivos com apenas um ou dois dias de recuperação agendados.

Antes dos métodos atuais para o estabelecimento do peso mínimo de luta para um lutador greco-romano (ver Capítulo 14, *Balanço Energético, Atividade Física e Controle do Peso*), os lutadores que perdiam quantidades consideráveis de glicogênio e de água utilizando restrição alimentar e de fluidos antes da pesagem para "estar no peso" também se beneficiavam de uma estratégia adequada de reposição de glicogênio. Para lutadores greco-romanos universitários, a perda de peso em curto prazo proveniente da restrição energética sem desidratação também prejudicou a capacidade de realização de atividades anaeróbicas. O desempenho anaeróbico foi recuperado até valores próximos à linha de base quando esses atletas consumiam refeições contendo 75% de carboidratos nas próximas 5 horas (equivalente a 21 kcal/kg de massa corporal). Não ocorrem melhoras se a dieta de realimentação contiver apenas 45% de carboidratos. Mesmo sem a reposição total dos níveis de glicogênio, algum grau de reposição durante a recuperação beneficia o desempenho em *endurance* na próxima sessão de atividades. Por exemplo, repor os carboidratos após um período de recuperação de apenas 4 horas após uma atividade física com depleção de glicogênio gera um desempenho em *endurance* melhor no exercício subsequente do que um cenário semelhante, mas sem consumo de carboidratos durante a recuperação.

Importância de consumir o tipo certo de carboidrato

Para avaliar a influência da estrutura de um carboidrato sobre a reposição do glicogênio, oito ciclistas do sexo masculino diminuíram o teor de glicogênio no músculo vasto lateral com 60 minutos de ciclismo a 75% do $VO_{2máx}$ seguidos por seis sessões de 1 minuto a 125% do $VO_{2máx}$. Doze horas após a atividade física de depleção de glicogênio, eles consumiram uma refeição com 3.000 quilocalorias (razão de carboidrato para lipídios para proteínas de 65%:20%:15%). Uma solução contendo glicose, maltodextrina (um polímero de glicose), amido ceroso (100% amilopectina) ou amido resistente (100% de amilose) forneceu todo o carboidrato da refeição de recuperação. A **Figura 8.5** mostra que as biopsias musculares, realizadas 24 horas após a recuperação, revelaram o menor nível de depleção de glicogênio com a refeição de amido resistente (alto teor de amilose, baixo IG) em comparação com as outras refeições com outros carboidratos mais rapidamente hidrolisáveis. Ater-se à ingestão prescrita de carboidratos no período de recuperação imediata produz uma reposição mais desejável de glicogênio do que deixar os atletas ingerirem a quantidade de alimentos que eles quiserem.

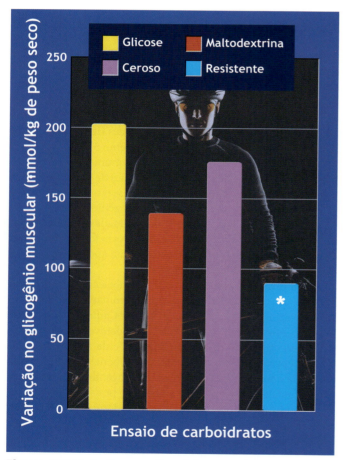

Figura 8.5 Variações no glicogênio muscular com diferentes fontes de carboidratos de teor energético semelhante no período de 24 horas após um exercício de depleção de glicogênio. (*) Denota um valor significativamente menor do que glicose, maltodextrina e amido ceroso. (Adaptada, com permissão, de McArdle WD, Katch FI, Katch VL. Sports and exercise nutrition. 4th ed. Philadelphia: Wolters Kluwer Health; 2013. Utilizada, com permissão, de Jozsi AC et al. The influence of starch structure on glycogen resynthesis and subsequent cycling performance. Int J Sports Med. 1996; 17:373.)

A proteína ingerida durante a atividade de *endurance* pode retardar a fadiga

Leucina, valina e isoleucina, os aminoácidos de cadeia ramificada (AACR) do músculo, podem ser oxidados no metabolismo energético durante a atividade física, fazendo com que eles desempenhem um papel importante durante as atividades de *endurance*. Entretanto, ainda não está claro se o consumo de um suplemento proteico *durante* a atividade física fornece um impulso ergogênico. Duas linhas de pesquisa sugerem que o consumo de proteínas durante a atividade física poderia beneficiar o desempenho em *endurance*:

1. **Aumento do estímulo de insulina**: uma combinação de suplemento de carboidrato com proteína consumida durante a atividade física estimula a secreção de insulina, que, por sua vez, conserva o glicogênio muscular e hepático conforme a atividade física progride
2. **Supressão da fadiga central**: o nível de AACR circulantes diminui conforme a *endurance* progride. Ao mesmo tempo, o aminoácido essencial triptofano é descarregado da albumina em uma taxa elevada para o plasma sanguíneo. A ingestão de AACR durante a atividade física para manter suas concentrações plasmáticas deve atrasar a fadiga induzida pela serotonina e, subsequentemente, aumentar o desempenho em *endurance*.

Fontes:
Davis JM. Carbohydrates, branched-chain amino acids, and endurance: the central fatigue hypothesis. Int J Sport Nutr. 1995; 5(Suppl):S29.
Davies RW et al. The effect of whey protein supplementation on the temporal recovery of muscle function following resistance training: A systematic review and meta-analysis. Nutrients. 2018; 10:2.
Reidy PT, Rasmussen BB. Role of ingested amino acids and protein in the promotion of resistance exercise-induced muscle protein anabolism. J Nutr. 2016; 146:155.
Xu M et al. Endurance performance and energy metabolism during exercise in mice with a muscle-specific defect in the control of branched-chain amino acid catabolism. PLoS One. 2017; 12:e0180989.

Refeições pré-atividade física

O índice glicêmico pode ajudar a formular a composição da alimentação imediatamente anterior à atividade física. A ideia básica é fazer com que a glicose esteja disponível para manter os níveis sanguíneos de açúcar e sustentar o metabolismo muscular, e ao mesmo tempo minimizar o excesso de liberação de insulina. O objetivo, poupar as reservas de glicogênio, requer a estabilização da glicemia e a otimização da mobilização e do catabolismo dos lipídios. O consumo de alimentos com baixo IG (p. ex., amido com um alto teor de amilose) menos de 30 minutos antes da atividade física promove uma taxa de absorção de glicose relativamente baixa para a circulação sanguínea durante a atividade. Isso elimina uma elevação abrupta nos níveis de insulina e também fornece um suprimento constante de "liberação lenta" de glicose a partir do trato gastrintestinal conforme a atividade física progride. Esse efeito deve beneficiar atividades físicas intensas e longas. Além disso, um nível plasmático de insulina relativamente normal teoricamente preserva a disponibilidade sanguínea de glicose e as reservas de glicogênio. Como mencionado anteriormente, o consumo de carboidratos com alto índice glicêmico (açúcares simples) imediatamente antes da atividade física faz com que a glicemia aumente rapidamente, o que é chamado de **resposta glicêmica**. Essa resposta frequentemente dispara uma liberação excessiva de insulina, chamada de **resposta insulinêmica**. Uma cascata de três fatores afeta negativamente o desempenho em *endurance*:

1. Hipoglicemia de rebote.
2. Diminuição do catabolismo de lipídios.
3. Depleção precoce das reservas de glicogênio.

Vários estudos mostram que é inteligente consumir carboidratos com baixo IG (amido com alto teor de amilose ou carboidratos moderadamente glicêmicos com um alto teor de fibra da dieta) no período de 45 a 60 minutos antes da atividade física. A resposta a esse regime permite menor taxa de absorção de glicose para o sangue e reduz um efeito glicêmico de rebote em potencial. Para ciclistas treinados que realizaram um exercício aeróbico intenso, uma refeição pouco glicêmica antes do exercício composta por lentilhas prolongou a *endurance* em comparação com alimentações compostas por glicose ou por uma refeição com alto IG de batatas com teor equivalente de carboidratos. Os níveis de glicose sanguínea mais elevados durante os estágios finais do exercício acompanharam a alimentação pré-exercício pouco glicêmica.

Captação de glicose, eletrólitos e água

No Capítulo 10, *Atividade Física: Termorregulação, Balanço Hídrico e Reidratação*, nós mostraremos que a ingestão de fluidos antes e durante a atividade física minimiza os efeitos deletérios da desidratação sobre três fatores: dinâmica

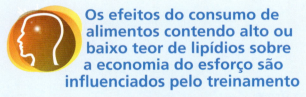

Os efeitos do consumo de alimentos contendo alto ou baixo teor de lipídios sobre a economia do esforço são influenciados pelo treinamento

O consumo de uma dieta hiperlipídica durante 7 dias, contendo 74% de sua energia derivada de lipídios, reduz a economia do exercício de todo o corpo (*i. e.*, aumenta o custo do oxigênio para uma determinada atividade física) em mais de 10% para homens sedentários. Essa dieta também aumenta significativamente os tempos de reação para tarefas simples e diminui a função cognitiva, medida pelo poder de atenção. Praticamente qualquer aumento no custo de oxigênio para a atividade física afetaria profundamente o desempenho em atividades intensas de *endurance*. Para testar se uma dieta semelhante afetaria negativamente a economia do exercício em todo o corpo em homens com treinamento de *endurance* e, desse modo, prejudicaria o desempenho aeróbico, 16 homens com treinamento de *endurance* receberam de maneira randomizada uma dieta hiperlipídica (70% das calorias provenientes de lipídios) ou com teor moderado de carboidratos (50% das calorias provenientes de carboidratos). A eficiência do exercício foi avaliada em uma bicicleta ergométrica e o desempenho aeróbico foi medido durante um ensaio de uma hora. Foram coletadas biopsias musculares para avaliar o teor de proteínas mitocondriais. Apesar de o nível de ácidos graxos livres plasmáticos ter sido 60% maior na dieta hiperlipídica em comparação com a outra dieta, não foram observadas mudanças na economia corporal ou na função mitocondrial. Entretanto, o desempenho em *endurance* foi menor na dieta hiperlipídica, o que provavelmente foi resultante de uma depleção precoce do glicogênio. Geralmente, o treinamento prévio parece reduzir os efeitos deletérios de refeições ricas em lipídios sobre a economia corporal. Além disso, ao se preparar para uma competição, o atleta deve levar em consideração a importância da flexibilidade metabólica e como ela impacta a "melhor" utilização dos substratos energéticos nas células musculares.

Fontes:
Burke LM. Re-examining high-fat diets for sports performance: did we call the "nail in the coffin" too soon? Sports Med. 2015; 45(Suppl 1):33.
Burke LM et al. Low carbohydrate, high fat diet impairs exercise economy and negates the performance benefit from intensified training in elite race walkers. J Physiol. 2017; 595:2785.
Heatherly AJ et al. Effects of ad libitum low-carbohydrate high-fat dieting in middle-age male runners. Med Sci Sports Exerc. 2018; 50:570.
Purdom T et al. Understanding the factors that effect maximal fat oxidation. J Int Soc Sports Nutr. 2018; 15:3.

cardiovascular, regulação da temperatura e desempenho no exercício.

A adição de carboidratos à bebida de reidratação oral fornece energia adicional proveniente da glicose durante atividades de *endurance* prolongadas, quando as reservas corporais de glicogênio são depletadas lentamente. A determinação de uma mistura ótima de fluidos/carboidratos e de seu volume a ser consumido durante atividades de *endurance* é importante para a minimização da fadiga e a prevenção da desidratação. O consumo de um grande volume de fluido diluído prejudica a captação de carboidratos, enquanto uma solução concentrada de açúcar prejudica a reposição de fluidos.

A taxa de esvaziamento gástrico afeta de maneira importante a absorção de fluidos e nutrientes pelo intestino delgado. A atividade física com intensidade de até 75% do $VO_{2máx}$ impacta pouco ou nada o esvaziamento gástrico e intensidades acima de 75% do $VO_{2máx}$ reduzem a taxa de esvaziamento gástrico. O volume gástrico influencia o esvaziamento gástrico; sua taxa diminui conforme o volume de fluido gástrico diminui. Dessa maneira, faz sentido manter um volume de fluidos relativamente grande no estômago para acelerar o esvaziamento gástrico.

Considerações importantes: esvaziamento gástrico e absorção de fluidos

A taxa de esvaziamento gástrico afeta grandemente a absorção de fluidos e nutrientes pelo intestino delgado. A **Figura 8.6** ilustra os principais fatores que influenciam o esvaziamento gástrico e a absorção de fluidos no intestino delgado. Ocorrem poucos efeitos negativos da atividade física sobre o esvaziamento gástrico até uma intensidade de cerca de 75% do máximo, limiar a partir do qual a taxa de esvaziamento é reduzida. O esvaziamento gástrico diminui quando os fluidos ingeridos contêm uma concentração excessiva de partículas em solução (osmolalidade elevada) ou quando eles possuem um alto teor energético. Qualquer fator que prejudique a captação de fluidos impacta negativamente o esforço prolongado realizado em climas quentes, quando a ingestão e a absorção adequadas de água possuem papéis essenciais para a segurança e a saúde dos atletas. *A ingestão de bebidas de reidratação oral contendo até 8% de glicose e sódio causa pouco efeito negativo sobre o esvaziamento gástrico.* Essa bebida facilita a captação de fluidos pelo lúmen intestinal por causa do cotransporte ativo de glicose e sódio através da mucosa intestinal, estimulando a captação passiva de água pela ação da osmose. Desse modo, a água é reposta efetivamente e a captação adicional de glicose contribui para a manutenção da glicemia. A glicose adicional pode, então, poupar o glicogênio muscular e hepático ou fornecer reservas de glicose durante os estágios finais de atividade física com duração mais longa. *Manter um volume de fluido gástrico relativamente grande representa o principal fator que acelera o esvaziamento gástrico para compensar qualquer efeito inibitório do teor de carboidratos na bebida.*

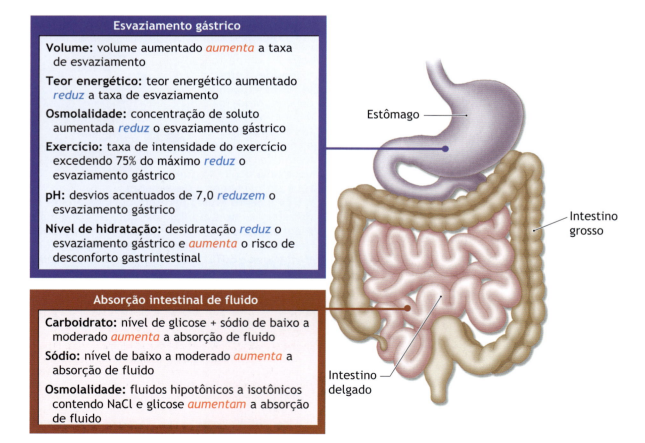

Figura 8.6 Principais fatores que afetam o esvaziamento gástrico (estômago) e a absorção de fluido (intestino delgado).

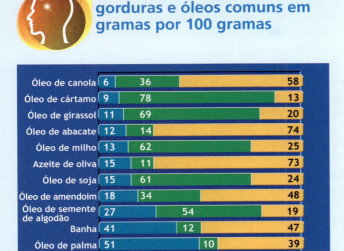

Teor de ácidos graxos em gorduras e óleos comuns em gramas por 100 gramas

Óleo	Saturados	Poli-insaturados	Monoinsaturados
Óleo de canola	6	36	58
Óleo de cártamo	9	78	13
Óleo de girassol	11	69	20
Óleo de abacate	12	14	74
Óleo de milho	13	62	25
Azeite de oliva	15	11	73
Óleo de soja	15	61	24
Óleo de amendoim	18	34	48
Óleo de semente de algodão	27	54	19
Banha	41	12	47
Óleo de palma	51	10	39
Sebo bovino	52	2	44
Manteiga	66	4	30
Óleo de coco	92	2	6

Percentual de cada ácido graxo

Fonte: Dados das Food Composition Tables, U.S. Department of Agriculture; www.ndb.nal.usda.gov. Gráfico usado com a permissão de McArdle WD, Katch FI, Katch VL. Exercise physiology: nutrition, energy, and human performance. 8th ed. Baltimore: Wolters Kluwer Health; 2015, com base nos dados do U.S. Departament of Agriculture.

das moléculas concentradas de açúcar sobre o esvaziamento gástrico diminui, mantendo o volume plasmático. Os polímeros de cadeia curta contendo de três a 20 unidades de glicose derivados da clivagem do amido de milho reduzem a quantidade de partículas em solução. Menos partículas facilitam o movimento da água do estômago para a absorção intestinal.

A adição de uma pequena quantidade de glicose e sódio (sendo a glicose o fator mais importante) à solução de reidratação oral *não* afeta negativamente o esvaziamento gástrico. Isso também facilita a captação de fluidos no lúmen intestinal porque o rápido cotransporte de glicose e sódio através da mucosa intestinal estimula a captação passiva de água pela ação osmótica. A água é reposta efetivamente e a captação adicional de glicose contribui para a manutenção da glicemia, servindo a dois objetivos:

1. Poupar glicogênio muscular e hepático.
2. Fornecer glicose sanguínea se as reservas de glicogênio diminuírem durante os estágios posteriores da atividade física.

Controvérsia se a adição de sódio às bebidas esportivas previne a desidratação. A adição de quantidades moderadas de sódio ao fluido ingerido afeta minimamente a absorção de glicose e não altera a contribuição da glicose ingerida para a geração total de energia durante a atividade física prolongada. O sódio extra, o íon mais abundante no espaço extracelular (0,5 a 0,7 g/ℓ) ajuda a manter as concentrações plasmáticas de sódio. Dois posicionamentos do American College of Sports Medicine (ACSM) recomendam que as bebidas esportivas contenham de 0,5 a 0,7 g de sódio por litro de fluido consumido quando a duração da atividade

Recomendações práticas

O consumo de 400 a 600 mℓ de fluidos 20 minutos antes da atividade física otimiza o efeito benéfico do aumento do volume gástrico sobre a passagem de fluidos e nutrientes para o intestino delgado. A ingestão regular de 150 a 250 mℓ de fluidos em intervalos de 15 minutos ao longo da atividade repõe continuamente os fluidos que são movidos para o intestino, mantendo um volume gástrico relativamente grande e constante. Esse protocolo fornece cerca de 1 ℓ de fluido por hora para o intestino delgado, um volume que satisfaz as necessidades da maior parte dos atletas de *endurance*. Pesquisas prévias indicaram que fluidos mais frios deixam o estômago mais rapidamente do que fluidos em temperatura ambiente. Pesquisas agora confirmam que a temperatura do fluido *não* exerce uma influência importante durante a atividade física. Bebidas contendo álcool ou cafeína induzem um efeito diurético (sendo que os efeitos do álcool são mais pronunciados), o que facilita a perda de água. Ambas as bebidas são contraindicadas como repositoras de fluidos.

Importância da concentração dos fluidos

Se a bebida contiver um polímero de glicose de cadeia curta ou maltodextrina em vez de açúcares simples, o efeito negativo

Novas diretrizes aumentam os limites de consumo dietético de colesterol nos Estados Unidos

O Dietary Guidelines Advisory Committee (DGAC) realizou uma reviravolta completa a respeito das recomendações sobre a ingestão dietética de colesterol, recomendando que sejam removidos os limites de colesterol dietético do *Guia alimentar para norte-americanos* de 2015. Isso representa o oposto do que tem sido preconizado desde 1960 a respeito da imposição das limitações sobre consumo de colesterol. Isso não significa que os níveis sanguíneos de colesterol não sejam importantes como um indicador de risco para a saúde. Em vez disso, as evidências científicas indicam que apenas cerca de 20% de seu colesterol sanguíneo é proveniente de sua dieta. O fígado produz o restante do colesterol corporal.

Claras ou gemas de ovos para a saúde?

Claras

Alimento com baixo teor energético (17 kcal), livre de lipídios, contendo a maior parte das proteínas do ovo (4 g); também contém 55 mg de sódio, 53,8 mg de potássio, 4,9 mg de fósforo, 3,6 mg de magnésio, 2,3 mg de cálcio, 1,3 μg de folato e 6,6 μg de selênio.

versus

Gemas

Contém o colesterol do ovo (210 mg), lipídio total (4,5 g), ácidos graxos saturados (1,6 g), ácidos graxos poli-insaturados (0,7 g), ácidos graxos monoinsaturados (2 g), pequenas quantidades das vitaminas A, D, B_{12}, B_6, cálcio e magnésio. Uma gema de ovo médio cru contém cerca de 55 a 65 kcal, proteína (2,7 g), sódio (8 g), potássio (19 g) e os carotenoides luteína (143 g) e zeaxantina (94 g).

Dados sobre luteína e zeaxantina: Goodrow EF et al. Consumption of one egg per day increases serum lutein and zeaxanthin concentrations in older adults without altering serum lipid and lipoprotein cholesterol concentrations. The Journal of Nutrition. 2006; 136:2519.

Para determinar o percentual de carboidratos em uma bebida, divida o teor de carboidratos (em gramas) pelo volume de fluidos (em mililitros) e multiplique por 100. Por exemplo, 80 g de carboidratos em 1 ℓ (1.000 mℓ) de água representam uma solução a 8% (80 ÷ 1.000 × 100). Uma bebida Gatorade® típica contém cerca de 14 g de açúcar em uma garrafa de 240 mililitros, o equivalente a cerca de 6 g por 100 mℓ, ou 6%. A bebida para desportistas Powerade® contém 8% de açúcar. Ambas as bebidas de reidratação caem dentro da faixa geralmente recomendada de 4 a 8% de açúcar.

Condições ambientais e da atividade interagem, influenciando a composição ótima da solução de reidratação. A reposição de fluidos se torna significativa para a saúde e para a segurança durante esforços aeróbicos intensos em ambientes quentes e úmidos por intervalos de 30 a 60 minutos. Nesse tipo de ambiente, nós recomendamos uma solução de carboidratos e eletrólitos mais diluída, contendo menos de 5% de carboidratos. Em ambientes mais frios, quando a desidratação não é um fator muito importante, uma bebida mais concentrada, contendo 15% de carboidratos, basta. Existem poucas diferenças entre glicose, sacarose ou amido como a fonte preferida de carboidrato ingerido nas bebidas durante a atividade física.

A reposição ótima de carboidratos varia entre 30 e 60 g por hora. A **Tabela 8.3** compara bebidas de reposição de fluidos populares voltadas para a reposição dos fluidos perdidos em atividades físicas por causa de seus teores de carboidratos e minerais, além de sua osmolalidade. É difícil recomendar uma bebida de reposição de fluidos que seja "melhor" para satisfazer as necessidades dos atletas de diferentes modalidades esportivas, levando ainda em consideração idade, gênero, momento da

física exceder uma hora. Esses posicionamentos são benéficos para atletas de *ultraendurance*, que correm risco de hiponatremia associada ao exercício (HAE, uma intoxicação por água que pode causar problemas médicos sérios e, até mesmo, a morte). Um ponto de vista se opõe às recomendações do ACSM sobre a ingestão de sal em bebidas esportivas. Em linhas gerais, pesquisas recentes de cientistas da África do Sul e da Austrália demonstraram que a HAE é resultante principalmente de uma ingestão de fluidos incomumente grande antes, durante ou após um evento, e não da depleção de sal durante a atividade.

Bebida de reidratação oral recomendada: como avaliar as bebidas esportivas

Uma bebida contendo entre 5 e 8% de carboidratos e eletrólitos consumida durante o exercício no calor ajuda a regular a temperatura e o balanço hídrico tão efetivamente quanto água pura. Como um bônus, essa bebida mantém o metabolismo da glicose, fornecendo uma taxa de chegada ao intestino de 5,0 kcal/min e preserva o glicogênio durante atividade física prolongada. O consumo de uma solução desse tipo em um ambiente quente também melhora a capacidade de realização de *endurance* em uma atividade física subsequente.

Os vegetarianos consomem proteína suficiente?

Em 2013, o maior estudo desse tipo comparou as diferenças nos perfis nutricionais entre não vegetarianos, semivegetarianos, pescovegetarianos, ovolactovegetarianos e vegetarianos estritos (veganos). Foram incluídos 71.751 participantes (média de idade de 59 anos). Os não vegetarianos apresentavam as menores ingestões de proteínas vegetais, fibras, betacaroteno e magnésio e apresentaram as maiores ingestões de ácidos graxos saturados, *trans*, araquidônico e docosa-hexaenoico em comparação com as pessoas seguindo os padrões dietéticos vegetarianos. Os vegetarianos apresentaram menor ingestão energética, mas sua ingestão diária de proteínas variava menos de 5% em relação ao grupo não vegetariano. Todos os grupos excederam a ingestão recomendada de proteínas, com média maior do que 70 g/dia, um valor quase duas vezes maior do que o recomendado.

Rizzo NS et al. Nutrient profiles of vegetarian and nonvegetarian dietary patterns. J Acad Nutr Diet. 2013; 113:1610.

Capítulo 8 • Considerações Nutricionais para o Treinamento Intenso e a Competição Esportiva

TABELA 8.3

Comparação de bebidas para a reposição de fluidos perdidos na atividade física.

Bebidas	Sabores	Fonte de CHO	Conc CHO (%)	Sódio (mg)	Potássio (mg)	Outros minerais e vitaminas	Osmolalidade (mOsm/ℓ)
Gatorade® Thirst Quencher, Stokely-Van Camp, Inc., uma subsidiária da Quaker Oats Company	Lima-limão, limonada, ponche de frutas, laranja, *citrus cooler*	S/G (pó) S/G sólidos em xarope (líquido)	6	110	25	Cloro, fósforo	280-360
Exceed® Ross Laboratories	Lima-limão, laranja	F/polímeros de G	7,2	50	45		
Quickick®, Cramer Products, Inc.	Lima-limão, ponche de frutas, laranja, uva, limonada	F/S	4,7	116	23	Cloro, cálcio, magnésio, fósforo	250
Sqwincher®, the Activity Drink, Universal Products, Inc.	Lima-limão, ponche de frutas, limonada, laranja, uva, morango, toranja	G/F	6,8	60	36	Cálcio, cloro, fósforo	305
10-K®, Beverage Products, Inc.	Lima-limão, laranja, ponche de frutas, limonada, chá gelado	S/G/F	6,3	52	26	Cloro, fósforo, cálcio, magnésio, vitamina C	470
USA Wet®, Texas Wet, Inc.	Lima-limão, laranja, ponche de frutas	S	6,8	62	44	Vitamina C, cloro, fósforo	350
Coca-Cola®, Coca-Cola, EUA	Regular, Classic, Cherry	XMRF/S	10,7 a 11,3	9,2	Traço		
Sprite®, Coca-Cola, EUA	Lima-limão	XMRF/S	10,2	28	Traço	Cloro, fósforo	450
Suco de *cranberry*		XMRF/S	15	10	61		
Suco de laranja		F/S/G	11,8	2,7	510	Fósforo	600 a 715
Água				Baixo[a]	Baixo[a]		
Powerade®		XMRF/M	8	73	33		695
All-Sport®		XMRF	8 a 9	55	55	Fósforo, vitamina C	890
10 K®		S/G/F	6,3	54	25	Fósforo, cálcio, ferro, vitaminas C e A, niacina, riboflavina, tiamina	690
Cytomax®		XMRF/S	7 a 11	10	150		
Breakthrough®		M/F	8,5	60	45		
Everlast®		S/F	6	100	20		
Hydra Charge®		M/F	8	-	Traço		
SportaLYTE®		M/F/G	7,5	100	60		

Tamanho da porção: 240 mℓ; [a]depende da origem da água.
S: sacarose; F: frutose; G: glicose; XMRF: xarope de milho rico em frutose; M: maltodextrina.

temporada e nível de competição. As principais empresas de bebidas esportivas reservam a maior parte de seu orçamento de propaganda para tentar convencer as pessoas de que seu produto é o "melhor". Em 2016, os norte-americanos gastaram mais de US$ 6,5 bilhões, principalmente com os dois principais produtos – Gatorade® e Powerade®. Na porção oposta do espectro, os publicitários não direcionam suas bebidas para o mercado atlético. Um relatório de 2014 feito pelo Yale Rudd Center for Food Policy & Obesity mostrou que as companhias de bebida gastaram US$ 866 milhões para fazer propaganda de bebidas "não saudáveis" para crianças e adolescentes. Os quatro principais achados desse relatório são:

1. A bebida infantil típica contém 16 g de açúcar, mais do que o recomendado para um dia inteiro.
2. Algumas bebidas infantis podem ter redução do teor de açúcar, mas 36% delas contêm adoçantes artificiais.
3. Marcas de bebidas energéticas e de bebidas adoçadas estão utilizando extensivamente Facebook, Twitter e YouTube para alcançar o público mais jovem.
4. Empresas de bebidas continuam a direcionar seus esforços de *marketing* para a juventude negra e latina, que possuem taxas de obesidade maiores que os jovens brancos.

A **Figura 8.7** apresenta uma diretriz geral para a ingestão de fluidos a cada hora durante a atividade física para uma dada quantidade de reposição de carboidratos. Embora exista uma permuta entre ingestão de carboidratos e esvaziamento gástrico, o estômago esvazia até 1.700 mℓ de água por hora, mesmo quando é ingerida uma solução contendo 8% de carboidratos. Aproximadamente 1.000 mℓ de fluidos consumidos por hora representam provavelmente os valores de volume ótimo para prevenir a desidratação, porque ingestões maiores de fluidos podem causar desconforto gastrintestinal.

Terminologia da hidratação

- *Normo-hidratação*: variação diária normal de água
- *Hiper-hidratação*: nova condição basal com aumento do teor de água
- *Hipo-hidratação*: nova condição basal com redução do teor de água
- *Reidratação*: processo de ganho de água, passando do estado hipo-hidratado para o estado normo-hidratado.

Dietas hiperlipídicas *versus* hipolipídicas para o treinamento de *endurance* e o desempenho físico

Adaptações a dietas hiperlipídicas consistentemente apresentam um deslocamento no uso de substratos no sentido de maior oxidação de lipídios durante a atividade física. Os defensores de dietas hiperlipídicas argumentam que um aumento em longo prazo nos lipídios da dieta serve a três objetivos:

1. Estimula a queima de lipídios pelo aumento da capacidade de mobilizar e catabolizar esse substrato energético.
2. Conserva as reservas de glicogênio.
3. Contribui para um aumento na capacidade de *endurance* em condições de pouco glicogênio.

Para investigar possíveis benefícios, uma pesquisa comparou a capacidade de *endurance* em dois grupos contendo 10 homens jovens com capacidades aeróbicas semelhantes e que consumiram uma dieta hiperglicídica (65% kcal proveniente de carboidratos) ou uma dieta hiperlipídica (62% kcal proveniente de lipídios) durante sete semanas. Cada grupo treinou por 60 a 70 minutos a 50 a 85% da capacidade aeróbica, 3 dias por semana durante as semanas 1 a 3, e 4 dias por semana durante as semanas 4 a 7. Após a sétima semana de treinamento, o grupo consumindo a dieta hiperlipídica trocou seu padrão alimentar por uma dieta hiperglicídica. A **Figura 8.8** mostra o desempenho no exercício para ambos os grupos. Os indivíduos que consumiram a dieta hiperglicídica (mostrados em *laranja*) obtiveram um desempenho 37% melhor após sete semanas de treinamento (102,4 minutos) do que o grupo que consumiu

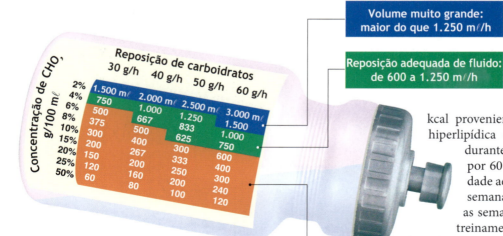

Figura 8.7 Volume de fluido a ser ingerido a cada hora para obter o valor mostrado de carboidrato (grama por hora). (Utilizada, com permissão, de McArdle WD, Katch FI, Katch VL. Exercise physiology: nutrition, energy, and human performance. 8th ed. Baltimore: Wolters Kluwer Health; 2015.)

> ### O consumo de suplementos pode não afetar as doenças
>
> Pense de novo se você estiver contando com a sua pílula diária multivitamínica e multimineral (MVM) para afastar doenças crônicas como o câncer e as doenças cardiovasculares. As duas revisões sistemáticas mais recentes da literatura científica mundial relataram que a suplementação MVM em populações saudáveis possui um efeito protetor apenas modesto na mortalidade por todas as causas, na mortalidade ou na incidência de câncer e na mortalidade ou na incidência de doenças cardiovasculares. A duração da suplementação não fez diferença nos estados das doenças. Infelizmente, os norte-americanos gastam mais de US$ 30 bilhões por ano com esses suplementos, o que tem chance bem pequena de alcançar mudanças significativas na saúde deles.
>
> Fontes:
> Blumberg JB et al. The evolving role of multivitamin/multimineral supplement use among adults in the age of personalized nutrition. Nutrients. 2018; 10:2.
> Fortmann SP. Vitamin, mineral, and multivitamin supplements for the primary prevention of cardiovascular disease and cancer: a systematic evidence review for the U.S. Preventive Services Task Force [Internet]. Rockville: Agency for Healthcare Research and Quality (US); 2013. Report No.: 14-05199-EF-1.

a dieta hiperlipídica (65,2 minutos; mostrados em *vermelho*). Quando o grupo consumindo a dieta hiperlipídica passou a ingerir a alimentação hiperglicídica durante a semana 8, ocorreu apenas uma pequena melhora na *endurance*, de 11,5 minutos. Consequentemente, a melhora total no desempenho de *endurance* após o período de 8 semanas foi de 115% para o grupo com dieta hiperlipídica, enquanto a *endurance* do grupo que consumiu a dieta hiperglicídica apresentou melhora substancial e fisiologicamente significativa de 194%.

Uma dieta hiperlipídica estimula respostas adaptativas que auxiliam o catabolismo de lipídios, mas pesquisas confiáveis ainda não demonstraram benefícios consistentes para o exercício ou treinamento provenientes dessa modificação da dieta. Um comprometimento na capacidade de treinamento e sintomas de letargia, excesso de fadiga e classificações elevadas de esforço percebido usualmente acompanham a atividade física que é realizada em períodos de dieta hiperlipídica. É preciso considerar cuidadosamente os potenciais riscos para a saúde ao recomendar uma dieta com mais de 60% da energia total provenientes de lipídios. Essa preocupação pode não valer para atletas com níveis elevados de gasto energético diário. O aumento do percentual de energia de uma dieta proveniente de lipídios para valores de 50% em indivíduos fisicamente ativos que mantêm o peso corporal estável não afeta negativamente os fatores de risco de doenças cardiovasculares, incluindo o perfil de lipoproteínas plasmáticas. Além disso, as pesquisas disponíveis não sustentam a noção popular de que a redução da ingestão de carboidratos e o aumento da ingestão de lipídios em níveis maiores do que 30% da energia total otimize a "zona" metabólica para o desempenho em *endurance*. Já a restrição da ingestão de lipídios da dieta para níveis consideravelmente abaixo dos valores recomendados também prejudica o desempenho em exercícios de *endurance*.

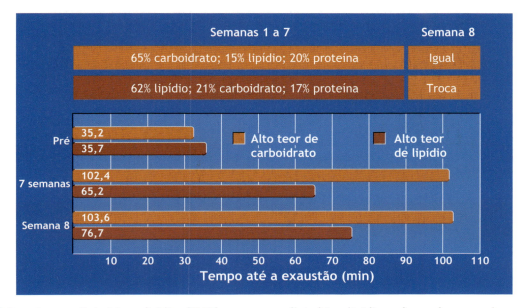

Figura 8.8 Efeitos de uma dieta hiperglicídica (CHO) *versus* uma dieta hiperlipídica sobre o desempenho em *endurance*. O grupo que consumiu a dieta hiperlipídica por sete semanas passou a consumir a dieta CHO durante a semana 8. O teste de *endurance* consistia em pedalar uma bicicleta ergométrica em uma taxa desejada. (Adaptada, com permissão, de McArdle WD, Katch FI, Katch VL. Exercise physiology: nutrition, energy, and human performance. 8th ed. Baltimore: Wolters Kluwer Health; 2015.)

SAÚDE PESSOAL E NUTRIÇÃO PARA O EXERCÍCIO 8.1

Escolha entre diferentes tipos de lipídios para a dieta

Os lipídios não apenas fornecem combustível para a geração de energia, mas também ajudam na absorção das vitaminas lipossolúveis, desempenham papéis importantes na membrana plasmática, contribuem para a síntese de hormônios esteroides e isolam e protegem órgãos vitais. A maior parte dos lipídios está armazenada no tecido adiposo para que sejam liberados na corrente sanguínea na forma de ácidos graxos livres, que são classificados como monoinsaturados, poli-insaturados e saturados. Cada um desses tipos de lipídios exerce efeitos diferentes sobre o colesterol e a deposição de lipoproteínas nas artérias e, consequentemente, no risco de doença arterial coronariana.

Escolha do lipídio dietético adequado

A **Tabela 1** mostra as escolhas alimentares disponíveis para diferentes tipos de lipídios com base em como eles afetam o colesterol total e as diferentes frações lipoproteicas.

Tabela 1 Escolha o lipídio certo para a sua dieta.

Melhor escolha	Escolha aceitável	Escolha ruim
Ácidos graxos monoisaturados	Ácidos graxos monoisaturados	Ácidos graxos saturados/hidrogenados
Efeitos sobre o colesterol e as lipoproteínas		
• Reduz o colesterol total • Reduz o LDL-colesterol • Sem efeito sobre o HDL-colesterol	• Reduz o colesterol total • Reduz o LDL-colesterol • Reduz o HDL-colesterol	• Aumenta o colesterol total • Aumenta o LDL-colesterol • Reduz o HDL-colesterol
Exemplos de alimentos		
Óleos vegetais: abacate, canola, oliva, amendoim	**Óleos vegetais:** milho, cártamo, gergelim, soja, girassol, margarina sem gordura *trans*, maionese, molhos para saladas à base de maionese	**Óleos vegetais tropicais:** coco, palma, semente de palma, manteiga de cacau
		Óleos hidrogenados: margarina, gordura vegetal
Oleaginosas: avelãs, amêndoas, faias, castanha-de-caju, nozes da família *Carya*, macadâmia, manteiga de amendoim natural, amendoins, noz-pecã, pistache	**Frutas secas oleaginosas:** castanha-do-pará, nozes-americanas, pinhão, nozes-inglesas	**Gorduras animais:** *bacon*, gordura bovina, gordura de frango, gema de ovo, carnes gordurosas, gordura de cordeiro, banha, *pepperoni*, gordura de porco, carne de porco salgada, linguiça, salsicha
Outros: óleo de peixe (ácidos graxos ômega-3)	**Sementes:** gergelim, abóbora, girassol	**Laticínios:** manteiga, queijo (regular, *light*, baixo teor de gordura), *cream cheese*, requeijão, sorvete, creme de leite, leite integral, leite semidesnatado

Fonte: American Heart Association (www.aha.org), Centers for Disease Control and Prevention (www.CDC.gov) e American College of Sports Medicine (www.acsm.org).

Resumo

1. A refeição pré-competição (rica em carboidratos e com teores relativamente baixos de lipídios e proteínas) deve incluir alimentos prontamente digeríveis e contribuir para as necessidades de energia e de fluidos no exercício.
2. Três horas devem fornecer tempo suficiente para digerir e absorver a refeição pré-competição.
3. Refeições líquidas preparadas comercialmente oferecem uma abordagem prática para a nutrição pré-competição e a suplementação energética.
4. A atividade física aeróbica intensa por 1 hora diminui o glicogênio hepático em cerca de 55%, enquanto uma sessão extenuante de 2 horas praticamente depleta todo o teor de glicogênio hepático e, especificamente, nos músculos exercitados.
5. Bebidas contendo carboidratos consumidas durante a atividade física aumentam o desempenho em *endurance* por manterem a glicemia.

Capítulo 8 • Considerações Nutricionais para o Treinamento Intenso e a Competição Esportiva **289**

6. A glicose fornecida ao sangue pode poupar o glicogênio existente nos músculos ativos ou agir como uma "reserva" de glicose sanguínea para uso posterior se o glicogênio muscular for depletado.

7. O índice glicêmico (IG) fornece uma medida relativa do aumento da glicemia após o consumo de um alimento contendo 50 g de um carboidrato digerível (carboidratos totais menos fibras) e compara esses valores com um período de 2 horas de um carboidrato "padrão" (usualmente pão branco ou glicose) ao qual é atribuído um valor de 100.

8. A carga glicêmica quantifica o efeito glicêmico total de uma porção típica de alimento.

9. Para a reposição rápida de carboidratos após a atividade física, comece a consumir imediatamente alimentos contendo carboidratos com índice glicêmico moderado ou alto (50 a 75 g de carboidratos por hora).

10. Com a ingestão ótima de carboidratos, os estoques de glicogênio são repostos a uma taxa de cerca de 5 a 7% por hora.

11. Utilize o IG para formular a alimentação imediatamente anterior à atividade física; alimentos com um IG baixo são digeridos e absorvidos em uma taxa relativamente menor.

12. A manutenção de um volume de fluidos gástricos relativamente grande ao longo da atividade física aumenta o esvaziamento gástrico.

13. O volume gástrico ótimo ocorre com o consumo de 400 a 600 mℓ de fluidos imediatamente antes da atividade física, seguido por uma ingestão regular de fluidos de 250 mℓ a cada 15 minutos depois disso.

14. A ingestão de bebidas concentradas contendo açúcar diminui a taxa de esvaziamento gástrico e prejudica o balanço hídrico durante a atividade física e o estresse térmico.

15. A bebida de reidratação oral ideal contém entre 5 e 8% de carboidratos e ela não impacta negativamente o balanço hídrico e a termorregulação.

16. A manutenção da osmolalidade plasmática com a adição de sódio na bebida de reidratação reduz o débito urinário e sustenta o estímulo osmótico dependente de sódio para a ingestão de líquidos.

Teste seu conhecimento | Respostas

1. **Falso.** Ocorre uma depleção significativa nas reservas de carboidratos ao longo de um período de 8 a 12 horas sem alimentação, mesmo que o indivíduo normalmente siga recomendações dietéticas adequadas. Desse modo, o jejum antes da competição ou do treinamento intenso não faz sentido fisiológico porque ele depleta rapidamente os estoques de glicogênio hepático e muscular, o que subsequentemente prejudica o desempenho. Ao individualizar o plano alimentar pré-competição, considere os seguintes fatores: (1) preferência alimentar, (2) "estado psicológico" do competidor e (3) digestibilidade dos alimentos.

2. **Falso.** A refeição pré-competição ideal maximiza os estoques de glicogênio muscular e hepático e fornece glicose para a absorção intestinal durante a atividade física. A refeição deve conter entre 150 e 300 g de carboidratos (3 a 5 g/kg de massa corporal na forma líquida ou sólida), ser consumida 3 a 4 horas antes do exercício e conter quantidades relativamente pequenas de lipídios e fibras para facilitar o esvaziamento gástrico e minimizar o desconforto gastrintestinal.

3. **Falso.** A atividade física aeróbica intensa por 1 hora diminui o glicogênio hepático em cerca de 55%, enquanto um trabalho extenuante de 2 horas depleta quase totalmente o teor de glicogênio no fígado e nas fibras musculares exercitadas. Além disso, sessões de 1 a 5 minutos de atividade física máxima e repetitiva intercaladas por períodos de atividade física com intensidade menor – como ocorre no futebol, no hóquei no gelo, no hóquei sobre a grama, no handebol e no tênis – diminui consideravelmente as reservas de glicogênio hepático e muscular. Pesquisas mostram que o desempenho físico e mental nessas condições melhora com a suplementação de carboidratos durante a atividade física. A alimentação com carboidratos durante a atividade física intensa e prolongada também permite que os indivíduos se exercitem em intensidades maiores de esforço.

4. **Falso.** O IG funciona como um indicador da habilidade de um carboidrato elevar a glicemia. Esse índice expressa o percentual da área total sob a curva de resposta da glicose sanguínea para um determinado alimento em comparação com a glicose. O aumento na glicemia – chamado de *resposta glicêmica* – é determinado após a ingestão de um alimento contendo 50 gramas de carboidrato e comparando esses valores ao longo de um período de 2 horas com um "padrão" de carboidrato (usualmente pão branco ou glicose), ao qual foi designado um valor de 100.

5. **Verdadeiro.** O método mais rápido de repor carboidratos após a atividade física requer o consumo de alimentos com índices glicêmicos moderados ou altos em vez de alimentos com IG menor, mesmo se a refeição de reposição contiver pequenas quantidades de lipídios e proteínas. Além disso, a ingestão de lipídios e proteínas retarda a passagem dos alimentos no intestino delgado, reduzindo o IG do teor de carboidratos que acompanha a refeição.

6. **Falso.** A ressíntese mais rápida de glicogênio ocorre se o indivíduo permanecer inativo durante a recuperação. Com a ingestão ótima de carboidratos (alimentos altamente glicêmicos), os estoques de glicogênio são repostos em uma taxa de cerca de 5 a 7% por hora. Desse modo, mesmo nas melhores circunstâncias, demora pelo menos 20 horas para o restabelecimento das reservas de glicogênio após uma sessão de atividade física que deplete o glicogênio.

7. **Falso.** O consumo de 400 a 600 mℓ de líquidos 20 minutos antes da atividade física otimiza o efeito benéfico de um volume gástrico aumentado sobre a passagem de fluidos e nutrientes para o intestino delgado. Desse modo, a ingestão regular de 150 a 250 mℓ de fluidos (em intervalos de 15 minutos) ao longo da atividade física reabastece continuamente os fluidos no estômago; isso mantém um volume gástrico relativamente grande e constante. Esse tipo de protocolo fornece cerca de 1 ℓ de fluido por hora para o intestino delgado, um volume que satisfaz as necessidades da maior parte dos atletas de *endurance*.

8. **Falso.** Uma bebida contendo de 5 a 8% de carboidratos-eletrólitos consumida durante a atividade física no calor contribui para a regulação da temperatura e o balanço hídrico tão efetivamente quanto a água pura. Como um bônus, essa bebida ajuda a manter o metabolismo da glicose (fornecendo uma taxa de absorção intestinal de 5,0 kcal/min) e as reservas de glicogênio durante a atividade física prolongada.

9. **Verdadeiro.** A adição de quantidades moderadas de sódio aos fluidos ingeridos exerce um efeito mínimo sobre a absorção de glicose ou a contribuição da glicose ingerida para a geração total de energia na atividade física prolongada. O sódio extra (0,5 a 0,7 g/ℓ) contribui para manter as concentrações plasmáticas de sódio. A hiponatremia ocorre por causa de grandes perdas de sódio no suor associadas à ingestão de grandes quantidades de água pura. A manutenção da osmolalidade plasmática com o sódio adicionado à bebida de reidratação também reduz o débito urinário e mantém o estímulo osmótico dependente de sódio para a ingestão de água.

10. **Falso.** A ingestão de bebidas concentradas de açúcar diminui a taxa de esvaziamento gástrico, o que poderia prejudicar o balanço hídrico durante a atividade física e o estresse térmico. A solução de reidratação oral ideal contém entre 5 e 8% de carboidratos. Essa formulação permite o reabastecimento dos estoques de carboidratos sem afetar negativamente o balanço hídrico e a termorregulação.

Bibliografia

Abrahin O et al. Swimming and cycling do not cause positive effects on bone mineral density: a systematic review. Rev Bras Reumatol Engl Ed. 2016; 56:345.

Alghannam AF et al. Restoration of muscle glycogen and functional capacity: role of post-exercise carbohydrate and protein co-ingestion. Nutrients. 2018; 10:2.

American College of Sports Medicine and Academy of Nutrition and Dietetics, Dietitians of Canada. Nutrition and Athletic Performance. Med Sci Sports Exerc. 2016; 45:543.

Baeza-Raja B et al. Neurotrophin receptor regulates energy balance in obesity. Cell Rep. 2016; 14:255.

Giezenaar C et al. Effect of age on blood glucose and plasma insulin, glucagon, ghrelin, CCK, GIP, and GLP-1 responses to whey protein ingestion. Nutrients. 2017; 10:1.

Gómez-Bruton A et al. Do 6 months of whole-body vibration training improve lean mass and bone mass acquisition of adolescent swimmers? Arch Osteoporos. 2017; 12:69.

Gomez-Bruton A et al. The effect of swimming during childhood and adolescence on bone mineral density: a systematic review and metaanalysis. Sports Med. 2016; 46:365.

Hull MV et al. Availability of a sports dietitian may lead to improved performance and recovery of NCAA division I baseball athletes. J Int Soc Sports Nutr. 2017; 14:29.

Impey SG et al. Whey protein augments leucinemia and post-exercise p70s6k1 activity compared to a hydrolysed collagen blend when in recovery from training with low carbohydrate availability. Int J Sport Nutr Exerc Metab. 2018; 14:1.

Kelishadi R et al. Association between screen time and snack consumption in children and adolescents: The CASPIAN-IV study. J Pediatr Endocrinol Metab. 2017; 30:211.

Kerksick CM et al. International society of sports nutrition position stand: nutrient timing. J Int Soc Sports Nutr. 2017; 14:33.

Kouvelioti R et al. Effects of dairy consumption on body composition and bone properties in youth: A systematic review. Curr Dev Nutr. 2017; 1:e001214.

Leech RM et al. Temporal eating patterns: associations with nutrient intakes, diet quality, and measures of adiposity. Am J Clin Nutr. 2017; 106:1121.

Li L et al. Effects of whey protein in carbohydrate-electrolyte drinks on postexercise rehydration. Eur J Sport Sci. 2018; 1:1.

Mani BK et al. Ghrelin mediates exercise endurance and the feeding response post-exercise. Mol Metab. 2018; 9:114.

Marquet LA et al. Enhanced endurance performance by periodization of CHO intake: "sleep low" strategy. Med Sci Sports Exerc. 2016; 48:663.

Moro T et al. Muscle protein anabolic resistance to essential amino acids does not occur in healthy older adults before or after resistance exercise training. J Nutr. 2018; 148:900.

Purdom T et al. Understanding the factors that effect maximal fat oxidation. J Int Soc Sports Nutr. 2018; 15:3.

Ribeiro-Dos-Santos MR et al. Prolonged practice of swimming is negatively related to bone mineral density gains in adolescents. J Bone Metab. 2016; 23:149.

Rondanelli M et al. Whey protein, amino acids, and vitamin D supplementation with physical activity increases fat-free mass and strength, functionality, and quality of life and decreases inflammation in sarcopenic elderly. Am J Clin Nutr. 2016; 103:830.

Saltiel AR. Insulin signaling in the control of glucose and lipid homeostasis. Handb Exp Pharmacol. 2016; 233:51.

Tenforde AS et al. Low bone mineral density in male athletes is associated with bone stress injuries at anatomic sites with greater trabecular composition. Am J Sports Med. 2018; 46:30.

Upshaw AU et al. Cycling time trial performance 4 hours following glycogen-lowering exercise is enhanced similarly with recovery nondairy chocolate beverages vs chocolate milk. Int J Sport Nutr Exerc Metab. 2016; 26:65.

Xie BC et al. The effects of Tai Chi exercise on bone mineral density in postmenopausal women. J Sports Med Phys Fitness. 2018.

Capítulo 9

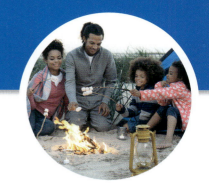

Como Fazer Escolhas Sábias no Supermercado

Destaques

- O que o alimento significa para você?
- Agências governamentais de vigilância
- Rótulo alimentar (quadro de informações nutricionais)
- Como determinar o percentual de nutrientes em um alimento
- Paradoxo fome-obesidade

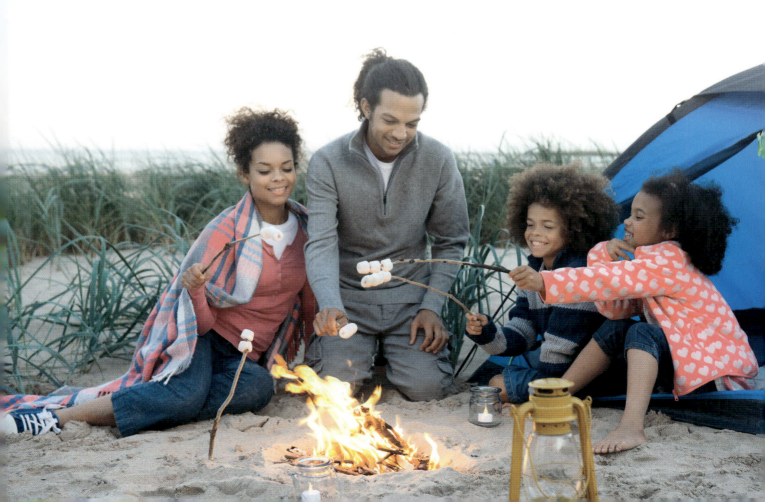

Teste seu conhecimento

Selecione verdadeiro ou falso para as 10 afirmações abaixo e confira as respostas que se encontram ao fim do capítulo. Refaça o teste após terminar de ler o capítulo; você deve acertar 100%!

		Verdadeiro	Falso
1.	A maior parte das pessoas escolhe os alimentos com base em duas variáveis importantes – sabor e valor nutricional.	○	○
2.	FTC significa Federal Trade Commission, a agência governamental norte-americana que regula a publicidade de alimentos em vários meios de comunicação diferentes.	○	○
3.	A qualidade nutricional de um alimento é baseada apenas em sua proporção de proteínas e lipídios.	○	○
4.	As leis federais norte-americanas dizem que os vendedores de suplementos dietéticos devem garantir que seus produtos sejam seguros e efetivos.	○	○
5.	Os suplementos dietéticos devem fornecer informações precisas a respeito de seus ingredientes, que devem ser claramente listados na embalagem.	○	○
6.	ATF significa Bureau of Alcohol, Tobacco, Firearms, and Explosives, que fiscaliza as leis federais norte-americanas relacionadas com álcool, tabaco, armas de fogo e explosivos.	○	○
7.	Os valores diários de referência nos rótulos alimentares consideram uma ingestão diária de 3.000 quilocalorias como representativa da ingestão energética média da maior parte dos adultos.	○	○
8.	O termo *saudável* pode ser utilizado em um rótulo alimentar sem satisfazer qualquer critério estabelecido de promoção de benefícios para a saúde.	○	○
9.	O paradoxo fome-obesidade se refere à teoria de que os indivíduos muito obesos estão sempre com fome.	○	○
10.	A obesidade continua a crescer em uma taxa epidêmica nos Estados Unidos apesar de algumas mudanças significativas nos padrões e comportamentos alimentares.	○	○

O consumo ideal de alimentos de um ponto de vista nutricional e de equilíbrio energético significa alcançar as necessidades nutricionais para a manutenção, o reparo e o crescimento tecidual sem uma ingestão excessiva de energia. Satisfazer necessidades nutricionais específicas de indivíduos de diferentes idades, tamanhos corporais e níveis de atividade física requer reconhecer as diferenças individuais na digestão e levar em consideração a capacidade corporal de armazenamento de nutrientes. Também inclui considerar como diferentes nutrientes interagem metabolicamente e os componentes importantes da nutrição corporal ideal. É complicado estabelecer recomendações dietéticas específicas para homens e mulheres fisicamente ativos que participam de competições esportivas por causa das peculiaridades das necessidades energéticas e das demandas de treinamento das diferentes modalidades esportivas e das preferências dietéticas individuais.

As diretrizes nutricionais atualizadas formam o arcabouço para o planejamento e a avaliação da ingestão de alimentos por indivíduos que se exercitam regularmente. Este capítulo aborda aspectos a respeito das escolhas alimentares, as diretrizes governamentais dos Estados Unidos e o impacto da indústria dos alimentos no que faz com que cada um de nós escolha diariamente o que comer ao longo dos anos. Essencialmente, as necessidades nutricionais de indivíduos sedentários ou fisicamente ativos dependem da realização de escolhas inteligentes dentro das demandas normais da atividade e do estresse de qualquer treinamento antes de competições.

O que o alimento significa para você?

Nosso corpo mudou pouco em comparação ao dos nossos ancestrais; porém, durante o último século, o mundo em que vivemos mudou radicalmente. A era das invenções tecnológicas prosperou e afetou profundamente todos os aspectos da sociedade. Historiadores sociais argumentam convincentemente que a introdução do dispositivo revolucionário *smartphone* em 9 de janeiro de 2007 (*www.telegraph.co.uk/technology/2017/01/08/iphone-turns-10-10-ways-changed-world/*) mudou o modo como nos comunicamos utilizando redes sociais (p. ex., Twitter, Facebook, Snapchat, aplicativos de mensagem). Outras descobertas tecnológicas pioneiras incluem a inovação de Johannes Gutenberg (1398-1468) de imprimir a partir de tipos móveis na metade do século XV até o criativo professor de ciência da computação do MIT J. C. R. Licklider (1915-1990), cujo trabalho pavimentou a computação interativa, baseada em seu livro seminal *Galactic Network* e inspirou o conceito de internet (*www.internethalloffame.org/brief-history-internet*). Esses eventos "disruptivos" ao longo da história da inovação incluem a criação de um suprimento alimentar abundante, de baixo custo e alta densidade energética, grandes redes de transporte e de comunicação para distribuí-lo e luxos como alimentos congelados e equipamentos de cocção super-rápidos para prepará-los. As pessoas agora têm mais liberdade de escolher alimentos a partir de literalmente milhares de opções, muito mais do que jamais tiveram. Isso se traduz em cerca de 8.900 itens em mercados locais a mais de 50.000 itens em grandes cadeias de supermercados. Alguns cientistas sociais chamam essa quantidade de escolhas de "sobrecarga de opções". Consequentemente, muitos fatores interagem para influenciar a seleção de alimentos e os padrões alimentares individuais.

Fatores que afetam as escolhas alimentares

Cerca de um quarto da população norte-americana consome quantidades expressivas de alimentos com elevada densidade energética, que frequentemente excedem as necessidades diárias de energia. Além da fome, o alimento satisfaz necessidades sociais e pessoais profundas. Compreender os fatores que nos compelem a ingerir determinados alimentos ajuda a fazer escolhas sábias a respeito das opções alimentares.

Tradições seculares

Procurar o alimento e o prazer da alimentação frequentemente está misturado com outros impulsos humanos profundamente inseridos em nossas culturas. Por exemplo, o alimento se tornou uma parte central do compartilhamento. Nós oferecemos comida e bebida para quem visita nossas casas; a maior parte das pessoas também aceita a comida e a bebida que o anfitrião oferece, mesmo que não esteja com fome ou que não goste particularmente daquele alimento. Os atletas aprendem quais alimentos comer com seus técnicos, que podem oferecer carnes e ovos ou bebidas especiais, mesmo que esses técnicos nunca tenham tido nenhum curso formal em nutrição esportiva ou mesmo lido fontes confiáveis na área da nutrição. Essas experiências alimentares herdadas por treinadores, técnicos ou pais frequentemente persistem até a vida adulta e são passadas adiante como uma "tradição alimentar".

Primeiras experiências: emoção e família

As primeiras experiências alimentares estão misturadas com grandes forças emocionais, particularmente associadas aos nossos cuidadores ou pais. Para muitas pessoas, alguns alimentos estão associados a segurança e amor, além de sentimentos de conforto e momentos "bons" (p. ex., reuniões familiares, feriados, ocasiões especiais) ou também momentos "ruins" (p. ex., castigos, falta de dinheiro, falta de disponibilidade de alimentos). Como adultos, nós podemos rejeitar algumas dessas primeiras escolhas alimentares, mas ainda gostarmos delas porque elas nos conectam com experiências positivas da infância.

Associações positivas e negativas

Memórias específicas de eventos do passado frequentemente influenciam as escolhas alimentares. Durante a infância, doces e lanches são frequentemente utilizados como recompensas por um bom comportamento ou são negados como forma de punição. Ao contrário, eles podem ser rejeitados se estiverem associados a experiências negativas. Essa resposta, que é aprendida, desempenha um papel significativo nas escolhas alimentares e pode ajudar a explicar por que muitos adultos comem demasiadamente, em uma tentativa de se sentirem bem. À primeira vista, isso parece lógico e simplista, mas a realidade é bem mais complicada, conforme nós discutiremos nas seções a seguir.

Uma experiência perniciosa associada à ingestão de um alimento em particular pode provocar uma aversão àquele alimento em longo prazo. A aversão alimentar pode persistir mesmo se a experiência específica for esquecida. Muitos atletas que experimentam uma mudança no desempenho frequentemente associam essa mudança a um alimento ou a uma refeição em particular. Isso cria condições para algumas práticas bizarras antes de eventos atléticos, como comer precisamente os mesmos alimentos (ao mesmo tempo) antes de cada competição enquanto vestem as mesmas roupas, escutar uma música ou assistir a um vídeo em particular, ficar sentados por horas em silêncio de frente para um espelho ou armário, ou ainda rezar por períodos extensos.

Medo dos alimentos

As crianças frequentemente resistem a comer alimentos novos ou diferentes e ingerem apenas os alimentos familiares fornecidos por seus cuidadores. Infelizmente, quando nós crescemos, frequentemente classificamos os alimentos consumidos como "normais" e os alimentos consumidos por outras pessoas como "curiosos" ou "estranhos". Isso dita algumas preferências alimentares que podem gerar um medo de alguns alimentos, e essa ideia pode ser passada de geração em geração. Atletas que viajam para outros países "longínquos" frequentemente temem ingerir alimentos que eles nunca pensaram em comer antes, por exemplo, *balut* (embrião de pato em desenvolvimento fervido); *surströmming* (peixe podre coletado após oito meses de fermentação sem refrigeração); *casu marzu* (queijo apodrecido contendo larvas vivas); tarântulas ao molho barbecue, grelhadas ou fritas; vinho de cobra feito a partir de cobras venenosas; *hormigas culonas* (formigas grandes salgadas e assadas); ratos (secos, refogados ou fritos); libélulas cozidas; carne grelhada de cão ou gato; cérebro de esquilos e macacos; pênis de touro; caracol cru; e *paniki* (morcego frugívoro preparado em leite de coco fervente). Essas escolhas alimentares consideradas insanamente desagradáveis pelo nosso referencial de cultura ocidental constituem a base alimentar comum e aceita de muitos países ao redor do mundo. Infelizmente, essas escolhas alimentares podem coincidir com um desempenho competitivo ruim porque os atletas que são convidados em países que servem essas comidas (China, Camboja, Tailândia, América do Sul, Vietnã e até mesmo a Itália) algumas vezes precisam ingerir esses alimentos por causa da tradição. Esse tipo de prática alimentar pode afetar gravemente o padrão alimentar de um indivíduo (e a experiência pode até mesmo afetar o estado mental dessa pessoa) e, desse modo, impactar o desempenho atlético nos dias que se seguem a essa experiência alimentar. O desenvolvimento de um paladar variado durante idades precoces expande os prazeres alimentares individuais mais adiante na vida; isso permite que o atleta se ajuste a novas situações sem experimentar consequências indesejáveis ou inesperadas.

Conveniência e disponibilidade

Embora os hábitos alimentares se desenvolvam lentamente conforme envelhecemos, a disponibilidade dos alimentos desempenha um papel considerável no estabelecimento desses hábitos. Por exemplo, redes de *fast-food* são facilmente encontráveis na América do Norte e na Europa; elas oferecem alternativas relativamente baratas e com alta densidade energética às refeições preparadas em casa. Pais ocupados frequentemente contam com esses alimentos como refeições principais de suas famílias, infelizmente negligenciando as frutas e os vegetais frescos locais. Muitos estabelecimentos de *fast-food* atraem crianças pequenas oferecendo "áreas recreativas" internas ou externas, fornecendo brinquedos "grátis" e disponibilizando um local em que as crianças podem interagir facilmente com outras crianças. Ao longo dos anos as crianças crescem acostumadas a comerem com distrações ou choram para conseguir determinados alimentos, que elas podem nem gostar, apenas para conseguir o brinquedo. Máquinas de vendas automáticas em escolas e no local de trabalho substituem as refeições preparadas em casa. De fato, a pressa para encontrar refeições de *fast-food* fez com que fosse substituído o tradicional jantar em família que consistia tipicamente em grãos integrais, carnes magras, frutas e vegetais. A maior parte das nações ocidentais se tornou "nações *fast-food*" fixadas na conveniência e na disponibilidade, com pouca atenção ao valor nutricional dos alimentos. Os atletas não são exceção – eles acabam sendo presas dos mesmos hábitos do resto do mundo. Nesse caso, quando o desempenho em alto nível está em jogo, fazer escolhas nutricionais ruins pode impactar negativamente o desempenho competitivo.

Prazer

Muitos fatores determinam o prazer de um alimento, incluindo fatores biológicos, psicológicos e culturais. As necessidades biológicas de saciedade e nutrição desempenham um papel primário no prazer derivado da alimentação. Outros fatores, como sabor, textura, cor e aroma do alimento, individualmente ou em combinação, também influenciam esse impulso biológico por intermédio de fatores químicos que conhecidamente ativam áreas cerebrais associadas ao prazer – circuitos de recompensa ao longo do feixe medial do prosencéfalo (que carrega fibras do hipotálamo lateral para os núcleos septais e para o tegmento do mesencéfalo), área tegmental ventral (ATV), núcleo acumbente, amídala e córtex pré-frontal.

Paladar

O paladar (ou gustação) representa um dos cinco sentidos tradicionais e se refere à habilidade de detectar o sabor dos alimentos, determinados minerais e outros sabores por intermédio de órgãos sensoriais concentrados na superfície superior da língua. O paladar pode ser categorizado em cinco gostos básicos:

- Doce
- Amargo
- Azedo
- Salgado
- Umami.

Todos os gostos básicos são classificados como apetitosos ou aversivos, dependendo do efeito do alimento sobre os nossos sentidos. Os gostos humanos básicos, que evoluíram ao longo de centenas de milhares de anos da evolução dos mamíferos, contribuem apenas parcialmente para a sensação e o sabor do alimento na boca. Outros fatores que contribuem incluem o cheiro detectado pelo epitélio olfatório do nariz, a textura detectada por uma variedade de mecanorreceptores e sensores musculares e a temperatura detectada por termorreceptores altamente sensíveis.

O prazer associado ao gosto, à textura e ao aroma é aprendido dentro de um conceito de percepção e cultura. Por exemplo, as preferências alimentares, os gostos e os prazeres no leste asiático diferem bastante daqueles na Europa Ocidental ou na América do Norte. Além disso, o gosto está intimamente relacionado às sensações olfatórias; os indivíduos que perdem a habilidade de sentir cheiros exibem mudanças marcantes nas preferências alimentares. Muitos produtores de alimentos capitalizam sobre a ligação entre cheiro, gosto e prazer alimentar adicionando substâncias químicas que mimetizam cheiros e gostos específicos. Agora é possível comprar quase qualquer "alimento" alterado quimicamente para ter o gosto de outra coisa. Veja o exemplo do café. Você pode bebê-lo puro e experimentar o sabor, o cheiro e a textura do grão cru de café. Adicione baunilha e caramelo e as sensações básicas mudam drasticamente. Adicione leite e açúcar para obter novas sensações. Centenas de cafés alterados quimicamente utilizando combinações de tempero e adoçantes artificiais (e outros ingredientes) podem satisfazer virtualmente qualquer preferência pessoal. Um fabricante de café popular oferece centenas de escolhas em suas marcas. Dentro dessas escolhas o consumidor pode selecionar o café que ele prefere ao

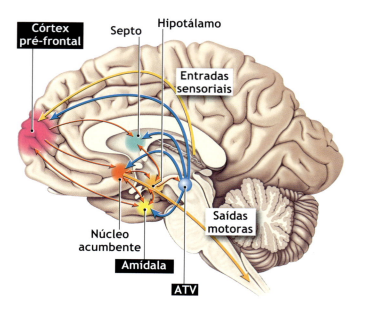

longo de um espectro de força (chamado de perfil de torra) e de leve até escuro, passando pelos tons médios. Os fabricantes até encontraram um modo de reproduzir quimicamente o gosto da carne bovina, de aves ou ovina e adicionar esse "sabor" a produtos não animais e vendê-los, como, por exemplo, "vegetais com sabor de carne".

Custo

O custo dos alimentos desempenha um papel importante na determinação da escolha alimentar. A partir de 1950, a industrialização da produção de alimentos; o início dos subsídios norte-americanos à produção de trigo, milho e soja; e a comercialização das indústrias de carne bovina, de aves e de porco mudaram drasticamente as escolhas alimentares. Essa tendência resultou na produção abundante e barata de alimentos, como evidenciado pelo grande aumento nas vendas de *fast-food* nos seis continentes. Os norte-americanos agora gastam mais dinheiro em *fast-food* – US$ 110 bilhões – do que em filmes, músicas, livros, revistas e jornais somados.

O consumidor norte-americano típico gasta quase 1.200 dólares por ano com *fast-food*; 7 de cada 10 deles optam por *fast-food* até três vezes por semana, enquanto 7% admitem ingerir esse tipo de alimento pelo menos uma vez por dia. É chocante que 5% da população norte-americana tenha revelado ingerir comidas industrializadas em todas as refeições do dia. O McDonald's, a maior rede de restaurantes de *fast-food*, tem mais de 36.000 restaurantes em mais de 119 países espalhados pelo mundo, com 1,7 milhão de empregados que alimentam diariamente 68 milhões de pessoas (aproximadamente igual às populações de Tailândia, França e Reino Unido)! Esses números continuarão a aumentar porque o McDonald's abre um restaurante a cada 14,5 horas em algum lugar do mundo. Atualmente, a quantidade de restaurantes do McDonald's é maior do que a soma dos seus concorrentes Burger King (14.000), Wendy's (6.500), Taco Bell (6.200) e Arby's (3.400).

Em comparação com as pessoas há 30 anos, os indivíduos nas nações industrializadas compartilham as seguintes quatro características a respeito do seu consumo "alimentar" diário. Eles consomem:

1. Mais alimentos totais.
2. Mais lanches.
3. Porções maiores.
4. Mais energia.

Também desempenham um papel os novos produtos, particularmente os mais convenientes, os menos caros, o crescimento do setor alimentício "longe de casa" e a publicidade cada vez maior, além das mudanças nos padrões de enriquecimento dos alimentos.

As bebidas fornecem um exemplo de como subsídios governamentais, *marketing* e suas forças relacionadas mudaram os padrões e as tendências de consumo alimentar. Nos últimos 15 anos o consumo de leite diminuiu, o consumo de álcool foi estabilizado e até diminuiu um pouco e o consumo de refrigerantes e água engarrafada aumentou drasticamente.

Como escolher os alimentos com base em seus valores nutricionais

Escolher os alimentos com base em seus valores nutricionais, ao contrário dos outros motivos para a escolha alimentar, é um comportamento aprendido conscientemente. A escolha dos alimentos nutritivos pode coexistir com outras gratificações, incluindo prazer físico, satisfação emocional, economia financeira e conveniência. Aprender a comer nutritivamente requer motivação, conhecimento e compromisso, mas, uma vez aprendido, isso pode se tornar um "hábito" por toda a vida.

Como escolher os alimentos com base na densidade nutricional

A determinação da **densidade nutricional** de um alimento, ou o "quão saudável ele é", fornece informações úteis para atletas e outras pessoas que treinam regularmente. Um conceito de densidade nutricional considera a quantidade de um nutriente específico (proteínas, vitaminas e minerais) por 100 gramas ou por 1.000 quilocalorias do alimento. Essencialmente, a comparação dos alimentos em relação às suas densidades nutricionais determina a melhor fonte alimentar para um determinado nutriente. Computar o **Índice de Qualidade Nutricional (IQN)** dos alimentos torna essa comparação mais prática. Usualmente, o numerador do IQN se refere à quantidade de nutriente por 100 gramas de alimento dividido pela **Recomendação Dietética Populacional** (RDA) para aquele nutriente. O denominador representa a quantidade de quilocalorias por 100 gramas dividida pela média populacional de ingestão energética diária (3.000 kcal para os homens e 2.000

O alto consumo de refrigerantes está relacionado com taxas elevadas de obesidade

Em 18 estados dos EUA, mais de 26% dos adultos consomem refrigerantes e sucos com açúcar de adição de maneira regular, pelo menos uma vez por dia. As bebidas com adição de açúcar representam uma das maiores fontes de açúcar adicionado nas dietas norte-americanas, coexistindo com uma série de resultados indesejados para a saúde, principalmente diabetes melito tipo 2 em crianças e adultos. De acordo com o Centers for Disease Control and Prevention (CDC, *www.cdc.gov/pcd/issues/2014/13_0304.htm*), cinco estados norte-americanos o maior percentual da população consumindo refrigerantes e/ou sucos de frutas industrializados também possuem uma taxa inaceitavelmente elevada de obesidade, mostrada entre parênteses:

- Mississippi: 41,4% (35,1%)
- Tennessee: 39,2% (33,7%)
- Nevada: 36,3% (26,2%)
- Oklahoma: 34,5% (32,5%)
- Georgia: 33,1% (30,3%).

kcal para as mulheres). Um IQN maior que 1,0 significa que o alimento é uma fonte adequada daquele nutriente; um IQN menor que 1,0 indica que ele é uma fonte inadequada. Por motivos de conveniência na classificação, um alimento considerado "bom" possui um IQN entre 2 e 6, enquanto um IQN acima de 6 denota uma fonte "excelente" daquele nutriente.

IQN = (quantidade de nutriente por 100 gramas ÷ RDA daquele nutriente) ÷ (quilocalorias em 100 gramas ÷ média populacional de ingestão energética diária)

Os exemplos a seguir determinam qual alimento constitui a melhor fonte de proteína: leite integral, leite com 2% de gordura, leite com 1% de gordura, um ovo cru, *cookie* com gota de chocolate ou um hambúrguer Big Mac do McDonald's. Os cálculos se aplicam a um homem adulto (idade entre 25 e 50 anos) com uma ingestão energética diária média de 3.000 quilocalorias.

O exemplo a seguir ilustra como calcular o IQN de proteínas em um ovo cru:

- **Passo 1:** calcule a quantidade de proteínas em 100 g de ovos (28,4 g). Como há 3,52 g de proteína em 28,4 g de ovos (0,124 g de proteína por 1 g de ovo), 100 g de ovos possuem 12,4 g de proteína
- **Passo 2:** divida o resultado do Passo 1 por 63 g (RDA de proteínas para homens adultos com idade entre 25 e 50 anos); o que equivale a 12,4 g ÷ 63 g = 0,17
- **Passo 3:** calcule a quantidade de quilocalorias em 100 g de ovos. Como 28,34 g têm 40 quilocalorias (1,41 kcal por 1 g de ovo), então 100 g de ovos têm 141 quilocalorias
- **Passo 4:** divida o resultado do Passo 3 por 3.000 kcal (gasto energético diário para um homem adulto médio): 141 kcal ÷ 3.000 kcal = 0,047
- **Passo 5:** divida o resultado do Passo 2 pelo resultado do Passo 4 para obter o IQN de proteínas no ovo: 0,17 ÷ 0,047 = 4,2.

Os outros itens alimentares possuem os seguintes valores de IQN de proteína: leite integral = 2,67; leite 2% = 3,24; leite 1% = 3,75; *cookie* com gotas de chocolate = 0,61; Big Mac = 0,525. A conclusão inevitável é que o ovo fica em primeiro lugar, e o leite com 1% de gordura fica em segundo lugar como as melhores fontes de proteínas por quantidade de alimento em comparação com esses outros itens alimentares.

Uma classificação de IQN como excelente para um único nutriente não reflete uma classificação equivalente para os outros nutrientes. Nenhum alimento individual é classificado como excelente para todos os nutrientes. *Essencialmente, não existe um alimento perfeito; alguns alimentos são mais nutritivos para um nutriente, em particular por quantidade de alimento consumido.*

O índice de densidade de nutrientes agregados ganha em popularidade

O **índice de densidade de nutrientes agregados** (ANDI, na sigla em inglês, *Aggregate Nutrient Density Index; www.micronutrients. com/wp-content/uploads/2015/07/ANDI-chart.pdf*) fornece um modo alternativo de calcular a qualidade nutricional de um alimento. O índice foi desenvolvido para incluir a influência de muitos nutrientes conhecidamente saudáveis (p. ex., vegetais, feijões, sementes e oleaginosas, frutas e ervas) e não apenas proteínas, vitaminas e minerais, como no IQN. Os 36 nutrientes a seguir estão incluídos no ANDI:

1. Alfacaroteno	12. Luteína	23. Resveratrol
2. Inibidores da angiogênese	13. Licopeno	24. Riboflavina
	14. Magnésio	25. Selênio
3. Inibidores da aromatase	15. Manganês	26. Vitamina A
	16. Niacina	27. Vitamina B_1
4. Betacaroteno	17. Organossulfetos	28. Vitamina B_2
5. Cálcio	18. Ácido pantotênico	29. Vitamina B_6
6. Colina		30. Vitamina B_{12}
7. Cobre	19. Fósforo	31. Vitamina C
8. Fibra	20. Fitosterol	32. Vitamina E
9. Folato	21. Potássio	33. Vitamina K
10. Glicosinolatos	22. Amido resistente	34. Zeaxantina
11. Ferro		35. Zinco.

As quantidades de nutrientes do ANDI, que normalmente são expressas utilizando diferentes medidas (p. ex., miligramas, microgramas, unidade internacional) são convertidas para um percentual do valor da Ingestão Dietética de Referência (DRI; do inglês, *dietary reference intakes*) para obter um valor comum para cada nutriente. Não existe atualmente DRI para carotenoides, glicosinolatos ou para a pontuação ORAC (do inglês *Oxygen Radical Absorbance Capacity*, ou Capacidade de Absorção de Radicais de Oxigênio, em tradução livre), uma unidade de medida para a atividade dos antioxidantes que foi desenvolvida pelo National Institute on Aging (NIA; *www.nia. nih.gov*). A criação de metas numéricas leva em consideração as pesquisas disponíveis e o conhecimento atual a respeito dos benefícios desses nutrientes. Os nutrientes possuem o mesmo peso, exceto aqueles da pontuação ORAC. A pontuação ORAC possui um peso de 2 (como se fossem dois nutrientes) por causa da suposta importância dos nutrientes antioxidantes para a boa saúde. A soma do valor total dos nutrientes de um alimento é então multiplicada por uma fração, para fazer com que os valores mais elevados (*i.e.*, mais nutritivos) sejam iguais a 1.000; desse modo, todos os alimentos são comparados em uma escala numérica que vai de 1 a 1.000.

A seguir estão os valores de ANDI para 20 alimentos comuns:

Alimento	ANDI	Alimento	ANDI
Couve	1.000	Batata-inglesa	31
Couve-manteiga	1.000	Leite desnatado	36
Couve-chinesa	824	Peito de frango	27
Espinafre	707	Carne bovina	20
Couve-de-bruxelas	672	Macarrão branco regular	18
Cenouras	240	Batatas *chips*	11
Morangos	212	Sorvete de baunilha	9
Laranjas	98	Batatas fritas	7
Batatas-doces	83	Bebida à base de cola	0,6
Pistache	48	Tofu	0

A relação entre o valor ORAC do alimento e seu benefício para a saúde não foi estabelecida de forma precisa. Apesar disso, alimentos com pontuações ORAC maiores neutralizarão mais efetivamente os radicais livres prejudiciais do que os alimentos com pontuações menores nessa escala. De acordo com a teoria dos radicais livres no envelhecimento, o consumo de alimentos com uma pontuação ORAC elevada diminuiria os processos oxidativos e os danos subsequentes causados pelos radicais livres, que podem contribuir para a degeneração tecidual e as doenças relacionadas com o envelhecimento. Uma grande variedade de alimentos foi avaliada utilizando essa metodologia, sendo que alguns temperos, frutas vermelhas e legumes apresentaram uma alta pontuação ORAC.

Apetite *versus* fome

Apetite e fome não possuem os mesmos significados. O **apetite** representa o desejo de comer e é afetado por fatores externos e psicológicos; ele leva à pergunta *o que eu quero comer?* A resposta é influenciada pelo olfato, pela visão, pela temperatura, pela umidade, por preferências aprendidas e pelo contexto da refeição (com quem você está, local, hora do dia e influências medicamentosas e metabólicas). A **fome** representa o impulso interno de comer, baseado principalmente em modulações fisiológicas centrais (hipotálamo, nervo vago) e periféricas (glicemia, aumento dos hormônios glucagon, grelina [o hormônio produzido no estômago e no pâncreas, que estimula o apetite] e leptina [hormônio produzido pelo tecido adiposo que antagoniza as ações da grelina e da insulina]) e que leva à pergunta *o que eu vou comer?*

Como controlar o que comemos: políticas alimentares e nutricionais

Durante os últimos 75 anos, mudanças dramáticas positivas e negativas impactaram o cenário alimentar e nutricional. O exemplo mais expressivo de mudança negativa diz respeito ao foco restrito das companhias multinacionais em lucro em vez do bem-estar do consumidor. Coletivamente, as companhias alocam bilhões de dólares anuais para sustentar supostos "benefícios para a saúde" em suplementos vitamínicos e minerais, alimentos especiais e vários outros suplementos dietéticos. Semelhantemente, fabricantes de equipamentos de produtos para a prática de exercícios em casa frequentemente adotam estratégias de *marketing* falsas e mentirosas para estimular a venda de seus produtos. Sem dúvidas, essas campanhas publicitárias caras funcionam. Quase 100 milhões de norte-americanos gastam bilhões de dólares com os mais de 55.600 suplementos dietéticos disponíveis no mercado, e mais de US$ 3 bilhões em equipamentos para a prática de exercícios – mesas e dispositivos para reduzir as circunferências abdominal e da coxa; bicicletas ergométricas; esteiras sem cinto; "deslizadores"; "modeladores de cabeça e pescoço". Adicionalmente, numerosos DVDs e comerciais de TV prometem rotinas fáceis de exercícios para emagrecer rapidamente e reduzir o peso corporal e o excesso de gordura corporal "sem uma gota de suor".

O guia alimentar de 2015-2020 encoraja padrões alimentares saudáveis[1]

O guia alimentar de 2015-2020 (*http://health.gov/dietaryguidelines/2015/guidelines/*) inclui seis fatores que contribuem para um padrão alimentar saudável:

- Consumo de uma variedade de vegetais de todos os subgrupos – verde-escuros, vermelhos e laranja, legumes (feijões e ervilhas)
- Consumo de mais frutas, especialmente frutas inteiras

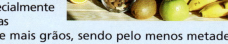

- Consumo de mais grãos, sendo pelo menos metade deles integrais
- Consumo de laticínios semidesnatados ou desnatados, inclusive leite, iogurte, queijo e ou bebidas fortificadas de soja
- Consumo de uma variedade de alimentos proteicos, incluindo frutos do mar, carnes magras e aves, ovos, legumes (feijões e ervilhas) e oleaginosas, sementes e produtos à base de soja
- Consumo de óleos vegetais (p. ex., canola, milho, oliva, amendoim, cártamo, soja e girassol), ricos em ácidos graxos monoinsaturados e poli-insaturados; evite óleos tropicais (p. ex., coco e palma), ricos em ácidos graxos saturados.

[1]N.R.T.: No Brasil, o guia alimentar para a população brasileira, lançado em 2014, encoraja a adoção de uma alimentação saudável e tem 10 passos para isso:
- Faça de alimentos *in natura* ou minimamente processados a base da alimentação
- Utilize óleos, gorduras, sal e açúcar em pequenas quantidades ao temperar e cozinhar alimentos e ao criar preparações culinárias
- Limite o consumo de alimentos processados
- Evite o consumo de alimentos ultraprocessados
- Coma com regularidade e atenção, em ambientes apropriados e, sempre que possível, com companhia
- Faça compras em locais que ofertem variedades de alimentos *in natura* ou minimamente processados
- Desenvolva, exercite e partilhe habilidades culinárias
- Planeje o uso do tempo para dar à alimentação o espaço que ela merece
- Dê preferência, quando fora de casa, a locais que sirvam refeições feitas na hora
- Seja crítico quanto a informações, orientações e mensagens sobre alimentação veiculadas em propagandas comerciais.

A Food and Drug Administration (FDA; *www.fda.gov/*) é a agência governamental norte-americana que deve regular as oito categorias de produtos a seguir:[2]

1. Alimentos.
2. Fármacos (prescritos, de venda liberada e genéricos).

---
[2]N.R.T.: No Brasil, esta regulação e fiscalização é realizada pela Agência Nacional de Vigilância Sanitária (Anvisa).

3. Dispositivos médicos (p. ex., marca-passos, lentes de contato, dispositivos auditivos, medidores de glicose).
4. Produtos biológicos (p. ex., vacinas).
5. Alimentos e fármacos veterinários.
6. Cosméticos.
7. Produtos que emitem radiação (p. ex., telefones celulares, *lasers*, micro-ondas).
8. Produtos combinados.

A FDA também regula suplementos dietéticos, mas sob um conjunto diferente de regulamentações em relação aos produtos de fármacos e alimentos "convencionais". O **Dietary Supplement Health and Education Act de 1994 (DSHEA;** *www.fda.gov/food/dietarysupplements/default.htm*) exige que o fabricante de suplementos dietéticos assuma a responsabilidade para garantir que seu suplemento satisfaça todas as regras de segurança antes de vendê-lo. A FDA pode adotar ações legais contra qualquer tipo de suplemento dietético inseguro após sua chegada ao mercado. Geralmente, os produtores não precisam registrar seus suplementos dietéticos na FDA nem receber sua aprovação antes de produzi-los e vendê-los. Os fabricantes devem certificar que a informação dos rótulos seja verdadeira e não seja enganosa.

As responsabilidades da FDA após a chegada dos suplementos ao mercado incluem monitorar sua segurança, como o registro de reações adversas relacionadas a esses suplementos dietéticos e informações sobre o produto, incluindo rotulagem, alegações, bulas e a literatura que acompanha o produto. Outra agência importante, a Federal Trade Commission (FTC; *www.ftc.gov/*) regula a propaganda dos suplementos dietéticos. O Nutrition Labeling and Education Act de 1990 (NLEA) define os suplementos dietéticos comumente consumidos e vendidos, como cápsulas, pastilhas, líquidos ou pós. Isso também engloba vitaminas, minerais essenciais, proteínas, aminoácidos, substâncias botânicas como ginseng, extratos de glândulas animais, extrato de alho, óleo de peixe, fibras como goma arábica, compostos que não são geralmente reconhecidos como alimentos ou nutrientes, como bioflavonoides, enzimas, germânio, ácidos nucleicos, ácido para-aminobenzoico, rutina e misturas desses ingredientes.

A China vai limitar o consumo de carne para afetar positivamente a emissão de gases do efeito estufa.

Ao contrário dos EUA, onde esforços intensos de *lobby* entre políticos, pesquisadores e grupos de interesse especial podem afetar as diretrizes nutricionais (p. ex., os grandes esforços de *lobby* da indústria da carne para a manutenção do *status quo* a respeito do consumo de carne no *Guia alimentar* de 2015), o Ministério da Saúde do governo chinês, em cooperação com a Sociedade Nutricional Chinesa, instituiu novas políticas para limitar o consumo de carne vermelha. O novo guia recomenda que a população de 1,3 bilhão de pessoas mantenha uma ingestão diária de 40 a 75 g de frutos do mar; 40 a 75 g de carne bovina, suína e de frango; e 40 a 50 g de ovos. A ingestão diária atual dos chineses é quase o dobro dessas quantidades – cerca de 170 g de carne bovina, suína, de frango e ovina. Infelizmente, esses números aumentarão consideravelmente até 2030 (veja a figura adiante), o que significa que a população chinesa continuará a experimentar aumentos sem precedentes nos níveis de obesidade, diabetes melito e doenças cardiovasculares, particularmente a hipertensão arterial sistêmica. O principal motivo para a defesa da redução do consumo de carne (e do aumento do número de adeptos de dietas mais saudáveis) diz respeito aos benefícios ambientais esperados até o ano de 2030, visando à redução substancial das emissões dos gases responsáveis pelo efeito estufa.

Conexão entre redução da ingestão de carne vermelha e gases do efeito estufa

As reduções do consumo de carne vermelha e das emissões de gases do efeito estufa podem estar relacionadas da seguinte maneira:

1. O gado necessário para sustentar o consumo atual de carne vermelha impacta profundamente a produção de carbono climática (emissões totais do gás relacionado ao efeito estufa CO_2 [GEE, gás do efeito estufa]) do país onde o gado é criado e, consequentemente, do mundo.
2. Vacas e ovelhas liberam quantidades consideráveis de metano por intermédio de sua "fermentação entérica" – eructações, principalmente – e pela produção diária de estrume. Um animal pesando 220 kg produz 13,2 kg de estrume diariamente, o que equivale a 2.185 kg por ano. Uma vaca maior em confinamento, pesando 600 kg, poderia produzir quase três vezes mais estrume diariamente (36 kg, o equivalente a cerca de 6,6 toneladas anuais).

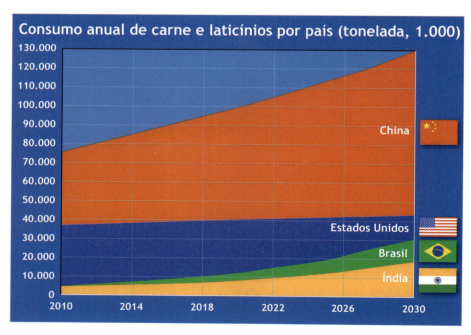

3. A energia necessária para sustentar a pecuária aumenta proporcionalmente à quantidade de animais criados.
4. As emissões do gado podem contribuir para até 15% dos GEE totais.
5. A redução das emissões do gado decorrentes de menor consumo de carne vermelha poderia, teoricamente, reduzir as emissões totais de GEE em aproximadamente 15%, excedendo a produção anual de GEE combinada da França e da Bélgica.
6. A diminuição das emissões de CO_2 poderia ajudar a frear o aumento lento, porém constante, da temperatura ambiental superficial, conhecida como aquecimento global – que aumentou a temperatura global média em 0,9°C em relação aos valores de 1880, aumentou a produção de CO_2 para 406,7 partes por milhão e reduziu a massa de gelo ártico em 13,2% por década (*http://earthobservatory.nasa.gov/Features/GlobalWarming/page2.php*; *https://science2017.globalchange.gov*; *https://climate.nasa.gov*).

O pedido para reduzir o consumo de carne diz respeito à espécie do animal que é consumido. Bovinos e ovinos produzem mais gases do efeito estufa por quilograma de carne do que outras espécies. O frango, que é convertido em alimento mais eficientemente e utiliza menos espaço de criação, produz apenas uma pequena fração dos gases gerados pelos bovinos. Se a tendência de consumo de carne dos chineses se mantiver, o consumo total de carne triplicará em relação ao consumo atual anual dos Estados Unidos. O gráfico da página anterior mostra que, entre 2010 e 2016, o consumo de carne nos Estados Unidos se manteve estável e relativamente inalterado desde 2013. Já na China, o aumento tem sido elevado desde 2010 e sem perspectiva de redução para os próximos 25 anos.

O gráfico desta página mostra o consumo de carne atual chinês e sua projeção futura por tipo de animal e o impacto que seria causado se os chineses adotassem as novas recomendações do *Guia alimentar*. A parte superior mostra a variação na emissão de gases do efeito estufa por quilograma de carne consumido, incluindo as contribuições dos laticínios e do cultivo de soja.

Várias estratégias podem reduzir as emissões de gases do efeito estufa causadas pelo gado sem necessariamente reduzir o consumo de carne; elas incluem a redução da fermentação entérica das vacas pela adição de substâncias químicas à ração; melhor manejo do estrume; e criar menos animais, porém maiores. Se essas estratégias forem adotadas e bem-sucedidas, as emissões de gases do efeito estufa provenientes do gado poderiam ser reduzidas a até um sexto dos níveis atuais. Independentemente da efetividade dessas estratégias, o governo e os especialistas em nutrição esperam que esse novo *Guia* que recomenda "coma menos carne" exerça um grande impacto.

Publicidade e embalagens

No fim dos anos 1970, ocorreu uma renovação no interesse a respeito da nutrição e da alimentação saudáveis quando a comunidade médica associou as dietas ricas em colesterol com hipercolesterolemia, um fator de risco importante para as doenças cardiovasculares. Além disso, estudos epidemiológicos de grande escala relacionaram muitos tipos de câncer com práticas dietéticas. Coincidentemente, o movimento crescente de aptidão física que apareceu na América do Norte no início dos anos 1960 somou-se às conexões entre dieta e doenças cardiovasculares e entre dieta e câncer. As academias aumentaram em número nos Estados Unidos e artigos nas mídias não científicas

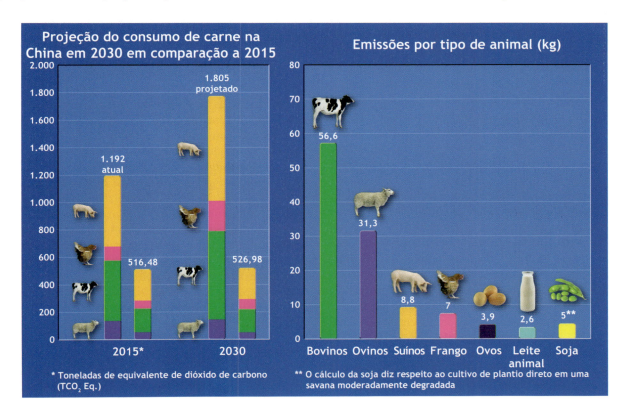

A FDA age para proteger os consumidores de suplementos dietéticos perigosos

A Food and Drug Administration (FDA) anunciou os resultados de uma varredura nos suplementos dietéticos disponíveis nos EUA ao longo de um ano inteiro, buscando identificar produtos potencialmente perigosos ou falsificados. Essa varredura resultou em processos civis e ações criminais contra 117 produtores e/ou distribuidores de suplementos dietéticos ou de produtos contaminados vendidos falsamente como suplementos dietéticos. Um processo criminal foi aberto contra a empresa USPlabs LLC, conhecida pelos seus suplementos para exercícios e perda de peso e vendidos com os nomes de Jacked and OxyElite Pro. As 11 acusações feitas contra USPlabs incluem a participação em um esquema para importar ingredientes da China, utilizando certificados de análise falsificados e rótulos falsos. Eles então alteravam os documentos sobre a fonte e a natureza dos ingredientes dos seus suplementos. A empresa USPlabs dizia aos revendedores que utilizava ingredientes naturais de plantas, quando, na realidade, ela utilizava um estimulante produzido em uma fábrica da China. Os acusados sabiam de estudos que relacionavam esses produtos à toxicidade hepática, mas não tomaram ações sobre esse assunto.

A FDA continua a alertar os consumidores norte-americanos sobre os riscos associados a alguns produtos vendidos sem prescrição médica, vendidos falsamente como suplementos dietéticos e que contêm ingredientes ativos ocultos. Essa agência revelou que mais de 100 produtos continham ingredientes ativos ocultos. Esses suplementos eram vendidos mais frequentemente para a melhora da atividade sexual, perda de peso e fisiculturismo.

Fonte: *www.fda.gov/Food/DietarySupplements/default.htm.*

---

passaram a promover as últimas novidades sobre como melhorar a aptidão física e a saúde comendo bem e se exercitando regularmente, com uma variedade de atividades físicas.

Objetivo da publicidade: modelar o comportamento

A publicidade tenta objetivamente criar, modelar e alterar as percepções a respeito do que comemos e de como nos exercitamos. A indústria dos alimentos e das bebidas gasta mais de US$ 50 bilhões por ano em publicidade e promoção para venderem seus produtos e mais outras centenas de milhões em *lobby*. As estatísticas mais recentes indicam que conglomerados de alimentos e bebidas alocam mais de US$ 5 milhões em publicidade diariamente para vender alimentos "não saudáveis" para crianças. Além disso, 98% de todas as propagandas de alimentos vistas por crianças são de produtos ricos em lipídios, açúcar ou sódio, e a maior parte deles com baixo teor de fibras. Essas empresas utilizam televisão, rótulos, propagandas dentro das lojas, sorteios e redes sociais para vender seus produtos. As propagandas de televisão desempenham um papel central nesse ataque de publicidade – crianças e adolescentes assistem em média a 10 propagandas relacionadas a alimentos todos os dias. Aproximadamente um terço dos anúncios vende doces e lanches, um quarto deles vende cereais e um décimo vende *fast-food*. Apenas 5% dos anúncios estão relacionados com alimentos e bebidas saudáveis. Nenhuma propaganda estimula o aumento do consumo de frutas e vegetais. Isso representa uma desconexão real entre as diretrizes federais que enfatizam a ingestão de uma dieta saudável e os grandes produtores de alimentos (e seu *lobby* poderoso). Isso acaba efetivamente arruinando os esforços para fazer com que as pessoas mudem seus hábitos alimentares e façam escolhas saudáveis (*https://letsmove.obamawhitehouse. archives.gov/about*; *https://letsmove.obamawhitehouse.archives. gov/eat-healthy*).

As companhias de alimentos também fornecem verbas para departamentos acadêmicos e institutos de pesquisa; elas patrocinam convenções, reuniões e conferências e contribuem para a produção de "folhetos explicativos". Companhias como Coca-Cola, Nestlé, Dupont, Monsanto, Unilever, Hershey's, Procter & Gamble, Quaker, Red Bull e SlimFast frequentemente patrocinam revistas de nutrição e ajudam a patrocinar conferências científicas ao redor do mundo. Para citar um entre muitos exemplos, o Department of Food Science at Purdue University convida muitas empresas patrocinadoras, por uma taxa anual de US$ 5 mil, a opinarem sobre o currículo e outros assuntos relacionados (*https://ag.purdue.edu/foodsci/ documents/ia_brochure.pdf*). Companhias de alimentos e fármacos financiam o custo de publicação de artigos científicos em conferências que eles frequentemente patrocinam. Em alguns casos, as empresas patrocinam departamentos inteiros dentro de universidades. Com algumas exceções, projetos de pesquisa patrocinados pela indústria (e suas publicações científicas) produzem resultados positivos para esses produtos (*www.foodpolitics.com/2016/01/viewpoint-food-industry-funding-of-food-and-nutrition-research/*; *www.eatdrinkpolitics. com/wp-content/uploads/ASNReportFinal.pdf*).

A McDonald's Corporation, o maior comprador de carne suína e bovina e de batatas nos EUA, e o segundo maior comprador de frango, gasta mais do que qualquer outra companhia no mundo em propaganda de seus produtos. Em 2016, o McDonald's gastou US$ 1,46 bilhão em publicidade, o que disparou para mais de US$ 2 bilhões em publicidade direta (rádio, televisão e material impresso). Compare isso com a soma que o National Cancer Institute dos Estados Unidos gastou para promover a boa nutrição, menos de US$ 1 milhão! Os produtores de refrigerantes gastam mais de US$ 1 bilhão todos os anos para anunciarem seus produtos. De acordo com a National Soft Drink Association (NSDA; *www.every-day-wisdom.com/soft-drink-consumption.html*), o consumo de

Afirmações sobre benefícios para a saúde feitas pela indústria de alimentos e bebidas: não acredite!

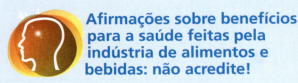

As indústrias de alimentos, bebidas e as redes de restaurantes dizem que elas trabalham a favor da saúde, mas suas ações mostram o contrário. Essas empresas gastam bilhões de dólares para promover virtualmente alimentos não saudáveis em todos os lugares que as crianças vão. Aqui estão alguns fatos recentes sobre o direcionamento intenso de propagandas de *junk food* para crianças:

1. Mais de US$ 2 bilhões são gastos todos os anos em propagandas para as crianças (mais de US$ 5 milhões por dia). As três principais fontes de propaganda são redes de *fast-food* (US$ 714 milhões), refrigerantes (US$ 395 milhões) e cereais matinais (US$ 186 milhões).
2. As crianças assistem em média mais de 10 propagandas relacionadas a alimentos todos os dias – quase 4.000 por ano.
3. A publicidade gasta em *videogames* interativos excede US$ 1 bilhão por ano, sendo que cerca de 6 milhões de crianças com idade entre 3 e 11 anos visitam algum tipo de plataforma *online* de jogos todos os meses.
4. Quase todas as propagandas de alimentos assistidas pelas crianças são de produtos com teores elevados de lipídios, de açúcar ou sódio, e 79% deles são pobres em fibras.

Esses anúncios se pagam...

1. Quase 40% das dietas infantis contêm açúcares de adição e lipídios não saudáveis.
2. Apenas 21% dos jovens com idade entre 6 e 19 anos ingerem as cinco ou mais porções recomendadas de frutas e vegetais por dia.
3. Quando as crianças são expostas a conteúdos televisivos com propagandas de alimentos, elas acabam consumindo 45% mais comida do que crianças expostas ao mesmo conteúdo, mas sem propagandas.

Fontes:
Boyland EJ, Whalen R. Food advertising to children and its effects on diet: review of recent prevalence and impact data. Pediatr Diabetes. 2015; 16:331.
Boyland EJ et al. Advertising as a cue to consume: a systematic review and meta-analysis of the effects of acute exposure to unhealthy food and nonalcoholic beverage advertising on intake in children and adults. Am J Clin Nutr. 2016; 103:519.
Vilaro MJ et al. Weekday and weekend food advertising varies on children's television in the USA but persuasive techniques and unhealthy items still dominate. Public Health. 2017; 142:22.

---

refrigerantes excede 600 porções de 340 gramas por pessoa por ano. Em comparação com os dados de 50 anos atrás, o consumo de refrigerantes nos Estados Unidos duplicou para as mulheres e triplicou para os homens. Os maiores consumidores são homens jovens, com idade entre 12 e 29 anos, cujo consumo médio é de 1,9 litro por dia, ou 605 litros por ano, o dobro do consumo anual de leite!

Agências governamentais tentam policiar a indústria dos alimentos, legislando sobre os produtores podem propagandear seus produtos. Infelizmente, nenhuma diretriz estadual ou federal requer que a empresa declare todos os fatos a respeito de um produto que sustentem uma declaração em particular. Produtores de muitos suplementos dietéticos, por exemplo, se permitem o luxo de interpretar os "fatos" a respeito da eficácia de seus produtos. Consequentemente, o consumidor deve decifrar o que aquela propaganda de fato significa e interpretar a informação nos rótulos alimentares.[3]

---

[3] N.R.T.: No Brasil, a Anvisa regulamenta o uso de alegações de propriedades funcionais ou de saúde, não sendo permitidas alegações medicamentosas ou terapêuticas. As alegações devem ser substanciadas por evidências científicas atuais, consistentes e de qualidade, não sendo permitidas as que não puderem ser comprovadas e demonstradas. Além disso, elas não podem induzir o consumidor ao erro quanto às reais características e propriedades dos produtos, e o alimento deve ser seguro para o consumo.
Fontes: Resolução nº 17, de 30 de abril de 1999. Diretrizes básicas para avaliação de risco e segurança dos alimentos. Resolução nº 18, de 30 de abril de 1999. Diretrizes básicas para análise e comprovação de propriedades funcionais e/ou de saúde alegadas em rotulagem de alimentos. Resolução nº 19, de 30 de abril de 1999. Procedimentos para registro de alimento com alegação de propriedades funcionais e/ou de saúde em sua rotulagem.

Agências governamentais de vigilância

A Tabela 9.1 apresenta uma visão geral sobre as diferentes agências que garantem a segurança alimentar nos Estados Unidos. As agências listadas na tabela também trabalham com outras agências governamentais, como a Consumer Product Safety Commission (*www.cpsc.gov*), para reforçar o Poison Prevention Packaging Act (*www.cpsc.gov/Regulations-Laws--Standards/Statutes/Poison-Prevention-Packaging-Act*); com o Federal Bureau of Investigation (FBI; *www.fbi.gov*), para reforçar o Federal Anti-Tampering Act; e com o U.S. Postal Service (*www.usps.com*) para reforçar as leis que proíbem as fraudes por correio.

Federal Trade Commission

A FTC regula as publicidades de produtos alimentícios na televisão, no rádio e na imprensa escrita e processa legalmente produtores que fazem publicidade com base em declarações infundadas ou anúncios enganosos. Por exemplo, se um anúncio na televisão disser "o consumo deste suplemento reduz os riscos de câncer de cólon", a FTC pode requerer que o produtor prove essa afirmação. A FTC tem autoridade para remover um produto do mercado se a afirmação não possuir verificação.

A FTC descreve sua missão como: "Aplicar uma variedade de leis de proteção ao consumidor e antitruste federais. A comissão busca garantir que o mercado nacional funcione

Parte 3 • Nutrição Ideal para a Pessoa Fisicamente Ativa

TABELA 9.1

As agências de segurança alimentar dos EUA monitoram a produção e a distribuição dos alimentos em níveis municipal, estadual e federal.

Agência	Funções
U.S. Department of Health and Human Services	
Food and Drug Administration *www.fda.gov*	Supervisiona todos os alimentos nacionais e importados vendidos em comércios interestaduais, incluindo ovos, mas não carnes e aves
Centers for Disease Control and Prevention *www.cdc.gov*	Supervisiona todos os alimentos; investiga em conjunto com agências municipais, estaduais e federais as fontes de doenças alimentares; desenvolve e defende políticas de saúde pública para a prevenção de doenças relativas aos alimentos; conduz pesquisas para ajudar a evitar as doenças relativas aos alimentos
U.S. Department of Agriculture	
Food Safety and Inspection Service *www.fsis.usda.gov*	Supervisiona carnes e aves nacionais e importadas e seus produtos relacionados, como ensopados de carne ou frango, *pizzas* e comidas congeladas, produtos processados a partir de ovos (geralmente líquidos, congelados ou secos pasteurizados)
Cooperative State Research, Education, and Extension Service *www.usda.gov/topics/rural/ cooperative-research-and-extension-services*	Supervisiona todos os alimentos nacionais, alguns importados (em conjunto com universidades e faculdades norte-americanas, desenvolve programas de pesquisa e educação a respeito da segurança alimentar para fazendeiros e consumidores)
National Agricultural Library USDA/FDA Foodborne Illness Education Information Center *www.nal.usda.gov/fnic/*	Supervisiona todos os alimentos (mantém um banco de dados de programas de computador, recursos audiovisuais, pôsteres, jogos, guias para os professores e outros materiais educativos a respeito da prevenção de doenças alimentares)
U.S. Environmental Protection Agency *www.epa.gov*	Supervisiona a água potável (regula substâncias e resíduos tóxicos para evitar sua entrada no ambiente e na cadeia alimentar, ajuda os estados a monitorar a qualidade da água potável e a descobrir modos de evitar sua contaminação, determina a segurança de novos pesticidas, estabelece os níveis de tolerância para resíduos de pesticidas nos alimentos e publica diretrizes sobre o uso seguro de pesticidas)
U.S. Department of Commerce	
National Oceanic and Atmospheric Administration *http://www.noaa.gov/*	Supervisiona os produtos derivados de peixes e frutos do mar (por intermédio de seu programa de inspeção de frutos do mar, inspeciona e certifica os materiais para pescaria, as plantas dos locais de processamento de frutos do mar e oferece serviços para a determinação dos padrões sanitários federais)
U.S. Department of the Treasury	
Bureau of Alcohol, Tobacco and Firearms *www.atf.gov*	Supervisiona bebidas alcoólicas, exceto vinhos contendo menos de 7% de teor alcoólico (reforça as leis de segurança alimentar a respeito da produção e da distribuição de bebidas alcoólicas; investiga casos de produtos alcoólicos adulterados, algumas vezes com a ajuda da FDA)
U.S. Customs Service	Supervisiona alimentos importados (trabalha em conjunto com agências regulatórias federais para garantir que todos os produtos entrando e saindo dos Estados Unidos estejam de acordo com as leis e regulamentos norte-americanos)
U.S. Department of Justice *www.usdoj.gov*	Supervisiona todos os produtos (processa companhias e indivíduos suspeitos de violarem as leis de segurança alimentar; por intermédio do US Marshals Service retira alimentos inseguros que ainda não estejam no mercado, se for ordenado pelos tribunais)
Federal Trade Commission *www.ftc.gov*	Supervisiona todos os alimentos (reforça uma variedade de leis que protegem os consumidores de práticas injustas, enganosas ou fraudulentas, incluindo a publicidade enganosa e infundada)
Governos estaduais e locais	Supervisiona todos os alimentos dentro de suas jurisdições (trabalha com a FDA e outras agências federais para implementar os padrões de segurança alimentar para peixes, frutos do mar, leite e outros alimentos produzidos dentro das divisas estaduais; inspeciona restaurantes, mercearias e outros estabelecimentos de venda de alimentos, bem como fazendas com produção de leite e fábricas de processamento de leite, moinhos e outros locais de manufatura de alimentos dentro das jurisdições locais; embarga [interrompe a venda de] produtos alimentares inseguros feitos ou distribuídos dentro das divisas estaduais)

competitivamente e que seja vigoroso, eficiente e livre de restrições indevidas". A FTC também trabalha para aumentar a fluidez do mercado, eliminando atos ou práticas injustos ou enganosos. Em relação à atividade e à aptidão física, a FTC mantém a vigilância a respeito de declarações falsas e enganosas sobre aparelhos para a prática de exercícios. Como agência nacional de proteção ao consumidor, a FTC oferece conselhos para separar o que é fato e o que é ficção em relação à aptidão física. A FTC evita que alguns produtores promovam – sem evidência – que seus calçados, vestuários, equipamentos ou outros aparatos para a realização dos exercícios oferecem um modo fácil de se condicionar fisicamente. A campanha educacional da FTC para os consumidores fornece informações úteis para a compra de equipamentos para a prática de exercícios. Em geral, os esforços da FTC estão direcionados para a interrupção de ações que ameacem as oportunidades de exercício da escolha informada por parte dos consumidores. A FTC também realiza análises econômicas para sustentar seus esforços de aplicação das leis e para contribuir para as deliberações de políticas do congresso, do ramo executivo ou de outras agências independentes, além dos governos estaduais e municipais, quando solicitado. O trabalho cooperativo dessas agências ajuda a impedir intenções maliciosas de muitos grupos e de produtores de alimentos que, de outra maneira, conduziriam suas operações sem supervisão suficiente (para seu deleite) com apenas um objetivo – *maximizar o lucro independentemente das consequências econômicas ou para a saúde do consumidor*. Menos regulamentação governamental nessa área crucial para a saúde e a segurança certamente geraria caos pelas diversas empresas de alimentos e suplementos.

Food and Drug Administration

A FDA representa uma das 13 agências dentro do Department of Health and Human Services (DHHS; *www.hhs.gov*). Exceto pelos produtos derivados de aves e carnes, a FDA regula o que os produtores podem declarar nos rótulos alimentares – a segurança de cosméticos, remédios e dispositivos médicos; e os alimentos e fármacos para animais domésticos e de fazendas. A FDA também decide quais aditivos os produtores podem colocar nos alimentos, inclusive os perigos em potencial dos aditivos alimentares (contaminantes), infecções alimentares, substâncias tóxicas, alimentos constituídos artificialmente, produtos biológicos, dispositivos médicos, produtos radiológicos e resíduos de pesticidas.

LIGAÇÕES COM O PASSADO
Edward Smith (1819-1874)

Edward Smith, um médico, advogado da saúde pública e apoiador de reformas sociais, defendia melhores condições de vida para os indivíduos das classes menos favorecidas do Reino Unido, inclusive os prisioneiros. Ele acreditava que eles eram maltratados porque eles não recebiam alimentos adicionais ao realizarem uma "esteira punitiva" exaustiva. Em 1863, o primeiro estudo sobre o consumo alimentar patrocinado pelo governo em famílias de baixa renda, supervisionado por Smith, provou a inadequação de suas dietas. O pão era o alimento básico (8,7 kg por adulto por semana) seguido por batatas (1,09 kg), leite (453,6 g), carnes (362,9 g), açúcar (0,23 kg) e gorduras (0,14 kg). Uma ingestão alimentar diária de 2.190 kcal (9.167 kJ) consistia em 370 g de carboidratos, 53 g de lipídios e 55 g de proteínas. Smith argumentava que os prisioneiros que consumiam uma dieta com 93% de carboidratos ficariam doentes. Desse modo, a dieta tinha consequências sociais. Debilitados pela fraqueza, os prisioneiros não seriam capazes de realizar trabalhos pesados após a liberdade e estariam mais propensos a voltarem ao crime.

Smith observou prisioneiros na roda de engrenagem, cujos degraus lembravam as rodas de um barco a vapor vitoriano. Os prisioneiros permaneciam na roda por 15 minutos, em seguida ficavam 15 minutos em repouso e repetiam esse ciclo por um total de 4 horas de trabalho, três vezes por semana. Para superar a resistência de uma vela sobre o teto da prisão, que estava ligada à roda de engrenagem, cada homem percorria o equivalente a 2,3 km em uma ladeira íngreme.

Uma das seis maiores agências da FDA (Tabela 9.1), o **Center for Food Safety and Applied Nutrition** (CFSAN; *www.fda.gov/food/default.htm*) regula bilhões de dólares de alimentos importados e produtos cosméticos vendidos no comércio interestadual. O CFSAN emprega quase 800 pessoas, que realizam as duas missões a seguir:

- Manter a cadeia de produção de alimentos segura, nutritiva e saudável
- Garantir que os rótulos nos alimentos e nos cosméticos mantenham um alto grau de precisão.

Esses dois objetivos fazem sentido quando consideramos que cerca de um quinto de cada dólar consumido nos Estados Unidos é gasto com alimentos e cosméticos. Os consumidores gastam 25 centavos de cada dólar consumido com produtos regulados pela FDA. Dessa quantidade, aproximadamente 75% são gastos em alimentos.

304 Parte 3 • Nutrição Ideal para a Pessoa Fisicamente Ativa

A equipe especializada do CFSAN inclui químicos, microbiologistas, toxicologistas, tecnologistas de alimentos, patologistas, farmacologistas, nutricionistas, médicos, epidemiologistas, matemáticos e sanitaristas. Suas cinco principais áreas de responsabilidade incluem:

1. Cosméticos e corantes.
2. Rótulos alimentares.
3. Alimentos e bebidas vegetais e derivados do leite.
4. Aprovação para o mercado.
5. Substâncias nutritivas especiais, como suplementos dietéticos e fórmulas infantis.

O que é um suplemento dietético?

A lei define um "**suplemento dietético**", tipicamente vendido na forma de tabletes, cápsulas, géis, líquidos, pós ou barras, como um produto ingerido por via oral contendo um "ingrediente dietético", cuja finalidade é suplementar a dieta. Os "ingredientes dietéticos" podem incluir vitaminas, minerais, ervas, aminoácidos, enzimas, tecidos orgânicos, material glandular e metabólitos. Os suplementos dietéticos também podem ser extratos ou concentrados de plantas ou alimentos. A lei exige que os produtos vendidos como suplementos dietéticos devem ser rotulados claramente como tal.

O DSHEA de 1994 reduziu o controle da FDA sobre os suplementos vitamínicos, minerais, enzimáticos, hormonais, botânicos, compostos por aminoácidos ou ervas, que foram então reclassificados como "alimentos" e não fármacos. Com o DSHEA, a aprovação pela FDA requer provas convincentes de pureza, segurança e eficácia (por ensaios clínicos) para o consumo público de substâncias farmacêuticas de venda livre ou com prescrição. A publicidade dos suplementos dietéticos *não* requer esse tipo de aprovação porque eles são considerados "alimentos". Ao contrário dos remédios, que devem satisfazer exigências de segurança e eficácia antes de chegarem ao mercado, a legislação impõe que a FDA prove que um suplemento é danoso antes que ele seja removido do mercado. O enaltecimento dos benefícios de um suplemento pode ocorrer desde que o fabricante garanta *apenas* a segurança do suplemento e não declare benefícios de combate a doenças. Desde o estabelecimento do DSHEA, a venda de suplementos dietéticos nos Estados Unidos aumentou absurdamente, passando de US$ 5 bilhões em 1994 para quase US$ 10 bilhões em 1997 e chegando a mais de US$ 50 bilhões em 2017, com uma taxa de crescimento anual esperada de 4% até 2020. Sessenta e oito por cento dos adultos norte-americanos consideram-se usuários de suplementos, de acordo com a pesquisa conduzida pelo Council for Responsible Nutrition realizada em 2014 (CRN; *www.crnusa.org*). Na categoria de vendas para a nutrição esportiva e a perda de peso, o crescimento das vendas foi de 15% em 2017, chegando a US$ 35 bilhões, excedendo o produto interno bruto da maior parte dos países do mundo, se ajustarmos os valores *per capita*.

Um fabricante de um suplemento contendo ferro não pode fazer uma declaração não comprovada a respeito do produto, como, por exemplo, *ele cura anemia*. Entretanto, declarações mais genéricas a respeito de "estrutura e função" são permitidas, como *o ferro é importante para a síntese de hemoglobina nos eritrócitos*. O aspecto assustador desse controle reduzido sobre a indústria dos suplementos diz respeito ao fato de que o consumo em excesso de muitos suplementos mimetiza os efeitos perigosos de outras substâncias químicas e fármacos obtidos ilegalmente. A atuação do Congresso para tentar restringir a FDA em sua luta para controlar e monitorar as vendas de suplementos parece ser contraproducente e não estar ao lado dos melhores interesses para o consumidor.

Regras para os suplementos dietéticos. Para fortalecer o DSHEA de 1994, a FDA aprovou uma nota sobre suplementos dietéticos em setembro de 1997. A FDA publicou regras finais que forneciam aos consumidores informações um pouco mais completas nos rótulos dos suplementos dietéticos. Essas regras implementavam algumas das principais provisões do DSHEA de 1994, designadas para facilitar o acesso do público aos remédios "naturais". O ato requeria que a FDA desenvolvesse regras de rotulagem adaptadas especificamente para os produtos contendo ingredientes como vitaminas, minerais, ervas ou aminoácidos, cujo objetivo fosse suplementar a dieta.

As novas regras requerem que esses produtos sejam rotulados como suplementos dietéticos (p. ex., "suplemento dietético de vitamina C") e que contivessem um quadro de "Informações do suplemento" (**Figura 9.1**), com as seguintes informações apresentadas de maneira clara (*www.fda.gov/Food/GuidanceRegulation/GuidanceDocumentsRegulatoryInformation/DietarySupplements/ucm070597.htm*):

1. O título "Informações do suplemento" deve estar destacado para permitir uma identificação fácil.
2. A informação deve estar listada "por porção". Os tamanhos das porções são determinados pelas recomendações do fabricante para o consumo em uma única ocasião.
3. Os nutrientes que devem estar listados nos rótulos dos alimentos convencionais devem ser listados quando presentes e omitidos quando ausentes.
4. "Outros ingredientes dietéticos" (p. ex., ervas, fitoquímicos) que não tenham recomendações de consumo diário devem ser listados como parte do rótulo mostrado adiante. A quantidade presente deve ser declarada e identificada como não tendo recomendações de consumo.
5. A lista dos ingredientes dietéticos no quadro nutricional (tanto para nutrientes quanto para não nutrientes) pode incluir a fonte do ingrediente. Se a fonte estiver declarada, ela não deve ser listada novamente na lista de ingredientes.
6. A parte da planta presente deve ser declarada quando houver substâncias botânicas na formulação, que devem ser identificadas pelo seu nome comum usual. Além disso, a nomenclatura binomial em latim é necessária se o nome usual não estiver presente na lista *ervas comercializáveis*, publicada pela American Herbal Products Association (*www.ahpa.org*).
7. Misturas patenteadas podem ser listadas com o peso utilizado da mistura total. Quando isso for feito, os componentes da mistura devem ser listados em ordem decrescente de predominância por peso.

Informações do suplemento
Porção quatro (4) cápsulas

Quantidade por porção			%VD
Betacaroteno natural com carotenoides adicionais misturados	5.000 UI		100%
Alfa caroteno	1.000 UI		*
Vit. C (ácido ascórbico)	1.000 mg		1.167%
Bioflavonoides	50 mg		*
Ascorbil palmitato	50 mg		*
Vit. D_3 (colecalciferol)	1.000 UI		250%
Vit. E (natural) (succinato)	200 UI		667%
Vit. B_1 (tiamina)	100 mg		6.667%
Vit. B_2 (riboflavina)	25 mg		1.470%
Vit. B_3 (niacinamida niacina)	125 mg		625%
Vit. B_5 (ácido pantotênico)	250 mg		2.500%
Vit. B_6 (piridoxina HCl)	50 mg		2.500%
Ácido fólico	800 µg		200%
Vit. B_{12} (cianocobalamina)	500 µg		833%
Biotina	600 µg		200%
Magnésio (citrato)	100 mg		25%
Cálcio (citrato)	100 mg		10%
Iodo (alga)	150 µg		100%
Zinco (L-monometionina)	25 mg		167%
Selênio (GarliSelect®)	200 µg		285%
Cobre	1 mg		50%
Manganês	3 mg		150%
Cromo (ChromeMate®)	300 µg		375%
Molibdênio	125 µg		169%
Boro	3 mg		*
Sílica (cavalinha)	5 mg		*
PABA	50 mg		*
Trimetilglicina (TMG)	50 mg		*
Ácido alfa lipoico	50 mg		*
Luteína (OptiLut®)	6 mg		*
Licopeno	3 mg		*
Resveratrol (extrato 50%)	25 mg		*
Extrato de semente de uva (95% polifenóis)	25 mg		*
Extrato de chá-verde (98% polifenóis)	25 mg		*
Extrato de cardo-mariano (70% silimarina)	25 mg		*
Extrato de mirtilo (25% antocianidinas)	25 mg		*

Outros ingredientes: celulose, estearato de magnésio

*Valor diário (VD) não estabelecido.

Figura 9.1 Exemplo do quadro de "Informações do Suplemento".

Cuidado, consumidor (em latim, *caveat ēmptor*), com pureza e potência. Os suplementos dietéticos não precisam passar pelo mesmo controle de qualidade de pureza e potência dos fármacos, permitindo variações consideráveis na concentração dos compostos. As pílulas e os pós chamados de "100% naturais" vendidos como suplementos dietéticos podem causar efeitos colaterais indesejáveis e perigosos. Entre eles temos envenenamento por chumbo, impotência, letargia, sono "muito profundo", náusea, vômitos, diarreia, arritmia cardíaca (por causa da presença de pesticidas poderosos, ervas, contaminantes tóxicos ou drogas e hormônios proibidos) e foram reprovados em testes de uso de substâncias ilícitas em atletas tentando tratar por conta própria vários problemas ou melhorar suas funções físicas.

8. Quando estiverem presentes em quantidades maiores ou iguais a 0,5 g, as gorduras *trans* devem ser listadas na tabela "Informações do suplemento" em uma linha separada, abaixo da informação sobre as gorduras saturadas.

Quadro de "Informações do suplemento". As regras também estabeleceram parâmetros para o uso de termos como *alta potência* e *antioxidante* quando utilizados nos rótulos dos suplementos dietéticos. *Apesar dessa tentativa governamental de elevar os padrões da indústria, os consumidores devem reconhecer que não existe um controle de qualidade completo para os suplementos dietéticos.* As regras também requerem que os rótulos dos produtos contendo ingredientes botânicos identifiquem a parte da planta que foi utilizada. As duas diretrizes a seguir se aplicam para o uso dos termos *alta potência* e *antioxidante* nos rótulos alimentares:

1. O termo **alta potência** pode ser utilizado para descrever um nutriente em um produto alimentar, inclusive nos suplementos dietéticos, a 100% ou mais da DRI estabelecida para aquela vitamina ou aquele mineral. O termo alta potência também pode ser utilizado em produtos com mais de um ingrediente se dois terços dos nutrientes no produto estiverem presentes em níveis maiores do que 100% da DRI.

2. O termo **antioxidante** pode ser utilizado em conjunto com as declarações definidas atualmente para "boa fonte" e "rico" para descrever um nutriente para o qual evidências científicas mostrem que, após a absorção de uma quantidade suficiente desse nutriente, ele (p. ex., vitamina C) inativa radicais livres ou evita o estresse oxidativo.

Propagandas de preparações de "alimentos saudáveis" contendo ervas naturais frequentemente prometem perda de peso, crescimento muscular, aumento da capacidade de *endurance* um "barato" livre de drogas. Alguns grupos acreditam que esses produtos não passem de drogas mascaradas como suplementos dietéticos. Para tanto, os fabricantes declaram que esses produtos são suplementos dietéticos e escapam dos rígidos controles da FDA sobre alimentos e fármacos. Muitos compostos não se adequam às regras de rotulagem do DSHEA para a identificação adequada e correta de seus ingredientes. *Dito de forma simples, os fabricantes de suplementos não precisam garantir que todos os ingredientes estejam presentes no rótulo.* Nesse sentido, organizações independentes como o ConsumerLab (*www.consumerlab.com*) fornecem "selos de aprovação" sobre o controle de pureza e qualidade, segurança, eficácia e o potencial para efeitos colaterais de vários suplementos dietéticos e voltados para a nutrição esportiva. Isso inclui suplementos botânicos, vitamínicos e minerais que afetam saúde, bem-estar e nutrição.

Bureau of Alcohol, Tobacco, Firearms and Explosives

O Bureau of Alcohol, Tobacco, Firearms and Explosives (ATF; *www.atf.gov*) regula a qualificação e a operação de destilarias, cervejarias, vinícolas, importadores e distribuidores de produtos relacionados com o álcool. O ATF National Laboratory, fundado em 1886, testa novos produtos que chegam ao mercado e se os produtos já no mercado representam risco para a saúde dos consumidores. O ATF também garante que os rótulos das bebidas alcóolicas não contenham informações enganosas e avalia todos os rótulos. O ATF mantém estatísticas sobre a produção doméstica norte-americana de álcool e tabaco.

Department of Agriculture

O U.S. Department of Agriculture (USDA; *www.usda.gov*) lida com serviços de agricultura e pecuária, incluindo os estrangeiros, alimentos, nutrição, serviços ao consumidor, segurança alimentar, publicidade e programas regulatórios, fontes naturais e meio ambiente, pesquisa, educação, economia e desenvolvimento rural.

O Center for Nutrition Policy and Promotion (*www.cnpp. usda.gov*) coordena as políticas nutricionais no USDA e fornece liderança na educação nutricional dos consumidores. Os objetivos do programa incluem fornecer aos indivíduos acesso a uma dieta mais nutritiva, melhorando os hábitos alimentares das crianças norte-americanas e ajudando os fazendeiros a encontrarem distribuidores para seus alimentos produzidos sob as regras das autoridades de assistência aos fazendeiros. O Centro age como uma ligação entre a ciência básica e o consumidor e se relaciona com o DHHS para a revisão e a disseminação do *Guia alimentar para os norte-americanos*, que representa as declarações do governo federal sobre as políticas nutricionais formuladas por um consenso de profissionais da ciência e da medicina. O USDA regula os rótulos alimentares de produtos derivados de aves e carnes.

O USDA's Food and Nutrition Information Center (FNIC) mantém uma presença ativa na internet (*https://www.nal.usda. gov/fnic*), onde os usuários podem ler, baixar ou imprimir as informações. Os indivíduos podem acessar textos completos da bibliografia do FNIC, suas listas de recursos e folhetos explicativos sobre educação nutricional, nutrição humana e administração dos serviços de alimentação. O FNIC também mantém um banco de dados atualizado para consultar calorias da maior parte dos itens e dos grupos alimentares; é possível pesquisar pelo nome do fabricante e encontrar informações nutricionais de alimentos específicos, além de listas de alimentos geradas a partir dos teores de nutrientes. Como um exemplo, o teor total de lipídios de um cachorro-quente feito de carne de búfalo e bovina fabricado pela empresa Rocky Mountain Natural Meat Company contém 160 quilocalorias, 16 g de lipídios, 12 g de proteínas, não contém fibras ou açúcares e lista 13 ingredientes em seu rótulo, variando de búfalo, carne bovina, água, aromatizantes, sal e sorbitol, até extratos de páprica e nitrato de sódio!

Rótulo alimentar (quadro de informações nutricionais)

A FDA e o Food Safety and Inspection Service (FSIS; *www.fsis. usda.gov/*) do USDA prepararam regulações a respeito da informação nutricional contida nos rótulos dos alimentos para (1) ajudar os consumidores a escolherem dietas mais saudáveis e (2) oferecer um incentivo para que as companhias alimentícias melhorem as qualidades nutricionais de seus produtos.

Em 20 de maio de 2016, a FDA introduziu o novo Quadro de Informações Nutricionais (QIN; *www.fda.gov/Food/*

GuidanceRegulation/GuidanceDocumentsRegulatoryInformation/LabelingNutrition/ucm385663.htm). A data limite para a adequação a essas novas regras de QIN foi 26 de julho de 2018 para fabricantes com vendas anuais iguais ou maiores do que US$ 10 milhões e 26 de julho de 2019 para os fabricantes com vendas anuais menores do que US$ 10 milhões. O quadro anterior era utilizado desde 2006. O novo QIN reflete as recomendações dietéticas mais recentes, relatórios consensuais e dados de pesquisas nacionais, incluindo o *Guia alimentar para os norte-americanos* de 2015-2020 (ver Capítulo 7, *Como Fazer Escolhas Nutricionais Recomendadas e Saudáveis para o Indivíduo Fisicamente Ativo*), recomendações da ingestão de nutrientes do Institute of Medicine (IOM), dados de ingestão coletados pela National Health and Nutrition Examination Survey (NHANES) e comentários públicos. O novo quadro possui um *design* mais limpo e arejado (**Figura 9.2B**), incorpora a ciência nutricional mais recente para facilitar o trabalho dos consumidores que queiram fazer escolhas alimentares bem informadas e manter práticas dietéticas saudáveis. Ao contrário do quadro antigo, mostrado na **Figura 9.2A**, o novo Quadro de Informações Nutricionais aborda mudanças em três categorias principais:

1. **Maior compreensão da ciência nutricional**
   - Torna obrigatória a informação a respeito de "açúcares adicionados" no quadro. O novo "quadro de açúcar" inclui agora os açúcares adicionados e os açúcares que ocorrem naturalmente nos alimentos. Muitos especialistas recomendam consumir menos calorias provenientes de açúcar adicionado porque elas reduzem a ingestão de alimentos ricos em nutrientes e aumentam a ingestão energética
   - Valores diários (VD) atualizados de sódio, fibra dietética e vitamina D. O VD, utilizado para calcular o Valor Diário Percentual listado no quadro, ajuda os consumidores a compreenderem a informação nutricional no contexto da dieta diária total
   - Requer que os fabricantes declarem as quantidades de potássio e vitamina D porque esses nutrientes agora possuem significância para a saúde pública. Cálcio e ferro continuam a ser listados e as vitaminas A e C podem ser incluídas voluntariamente
   - Enquanto ainda existe a exigência de listagem de "gorduras totais", "gorduras saturadas" e "gorduras *trans*" no quadro, ele remove a informação "calorias da gordura" porque as pesquisas mostram que o tipo de gordura é mais importante que a quantidade (em quilocalorias) de gordura ingerida.

2. **Atualização do tamanho da porção e novas necessidades para alguns tamanhos de embalagem**
   - Mudanças no tamanho da porção para refletir como as pessoas comem e bebem hoje em dia, que mudou desde que os tamanhos das porções foram estabelecidos quase três décadas atrás. Por lei, a informação do quadro sobre tamanho de porção deve ser baseada no que as pessoas comem de fato e não no que elas deveriam estar comendo (**Figura 9.2**)
   - Requer que alimentos embalados, incluindo bebidas tipicamente consumidas de uma vez só, sejam rotulados como

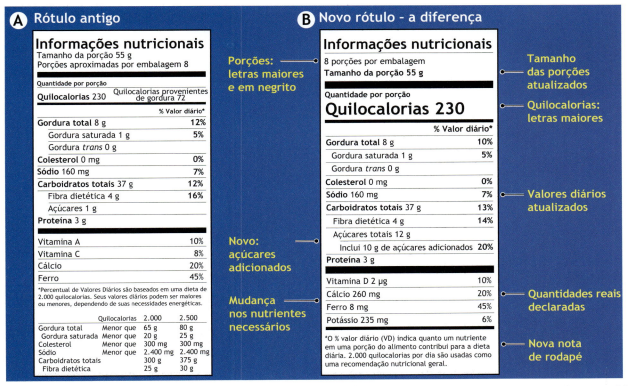

Figura 9.2 Novo rótulo alimentar "Informações nutricionais" da FDA. (*www.fda.gov/food/guidanceregulation/guidance-documentsregulatoryinformation/labelingnutrition/ucm385663.htm*).

porção única e que as informações a respeito de energia e nutrientes sejam declaradas para a embalagem completa. Por exemplo, uma garrafa de refrigerante de 590 mℓ, consumida tipicamente em uma única ingesta, seria rotulada como "uma porção" em vez de "mais de uma porção"
- Para algumas embalagens que são maiores e poderiam ser consumidas em mais de uma única oportunidade, os fabricantes devem fornecer quadros com duas colunas, para indicar as informações energéticas e nutricionais tanto "por porção" quanto "por embalagem". Exemplos seriam uma garrafa de refrigerante de 710 mℓ ou um pote de sorvete de 473 mℓ. Dessa maneira, as pessoas seriam capazes de compreender facilmente quantas calorias e nutrientes estão consumindo se comerem ou beberem a embalagem inteira de uma vez só.

3. **Aparência reestilizada**
   - Faz com que as calorias e os tamanhos das porções sejam destacados para enfatizar as informações atuais a respeito de obesidade, diabetes melito e doenças cardiovasculares
   - Desloca o valor percentual diário para a esquerda do quadro, a fim de que apareça antes. Essa mudança importante permite que o valor percentual diário informe a quantidade de alguns nutrientes consumidos a partir de um alimento em particular no contexto da dieta diária total
   - Mudanças no rodapé para explicar mais facilmente o significado de valor percentual diário.

Valores diários

Esses dois conjuntos de valores de referência relatam os nutrientes no contexto da rotulagem nutricional: **valores diários de referência (VDR)** e **ingestão diária de referência (IDR)**.

Esses valores interpretam a informação sobre a quantidade de um nutriente presente em um alimento, permitindo a comparação dos valores nutricionais de produtos alimentícios. Crianças a partir dos quatro anos de idade e adultos possuem VDR estabelecidos, assim como IDR, exceto as proteínas. Existem VDR para: gorduras totais, gorduras saturadas, colesterol, carboidratos totais, fibra dietética, sódio, potássio e proteína.

Foram estabelecidas IDR para vitaminas, minerais e proteínas para crianças com menos de quatro anos de idade, gestantes e lactantes. Para reduzir possíveis confusões no consumidor, o quadro de informações nutricionais inclui um único termo, o **valor diário (VD)**, para designar tanto o VDR quanto a IDR. O quadro inclui especificamente %VD, exceto para proteínas, que não é necessário a menos que seja feita alguma declaração sobre o teor proteico do produto ou se o produto for direcionado para bebês ou crianças com menos de quatro anos de idade. A **Tabela 9.2** lista os VD, com base na ingestão energética de 2.000 quilocalorias para adultos e crianças com idade maior que quatro anos.

Ingestão dietética de referência

A ingestão dietética de referência (DRI) representa um sistema de recomendações feitas pelo Institute of Medicine of

Diferenças entre o quadro de "Informações nutricionais" e o quadro de "Informações do suplemento".

Quadro de informações nutricionais*	Quadro de informações do suplemento
Deve listar os ingredientes com as DRI ou os VDR	Deve listar ingredientes dietéticos sem as DRI ou os VDR
Não pode listar a fonte do ingrediente dietético	Pode listar a fonte do ingrediente dietético
Não pode listar a parte da planta da qual o alimento deriva	Deve incluir a parte da planta da qual o ingrediente dietético é derivado
Deve listar as quantidades de nutrientes iguais a "zero"	Não deve listar as quantidades de nutrientes iguais a "zero"
Não é necessário listar a fonte do ingrediente dietético na declaração do ingrediente se ela for listada no quadro de "Informações do suplemento"	

*A regra final da FDA sobre rótulos de alimentos se tornou obrigatória a partir de 26 de julho de 2016, com a data final estabelecida para o dia 26 de julho de 2018 (www.regulations.gov/document?D=FDA-2012-N-1210-0875).

TABELA 9.2
Valores diários (VD) baseados em uma ingestão energética de 2.000 kcal para adultos e crianças (a partir de quatro anos de idade).

Componente alimentar	Valor diário	Componente alimentar	Valor diário
Gorduras totais	65 g	Niacina	20 mg
Gorduras saturadas	20 g	Vitamina B_6	2 mg
Colesterol	300 mg	Folato	400 µg
Sódio	2.400 mg	Vitamina B_{12}	6 µg
Potássio	3.500 mg	Biotina	300 µg
Carboidratos totais	300 g	Ácido pantotênico	10 mg
Fibra dietética	25 g	Fósforo	1.000 mg
Proteínas	50 g	Iodo	150 µg
Vitamina A	5.000 UI	Magnésio	400 mg
Vitamina C	60 mg	Zinco	15 mg
Cálcio	1.000 mg	Selênio	70 µg
Ferro	18 mg	Cobre	2 mg
Vitamina D	400 UI	Manganês	2 mg
Vitamina E	30 UI	Cromo	120 µg
Vitamina K	80 µg	Molibdênio	75 µg
Tiamina	1,5 mg	Cloro	3.400 mg
Riboflavina	1,7 mg		

Os nutrientes estão listados na ordem exigida.

the U.S. National Academy of Sciences. O sistema de DRI é utilizado nos EUA e no Canadá, e foi discutido anteriormente no Capítulo 2, *Micronutrientes e Água*, e se aplica ao público geral e aos profissionais de saúde. As DRI substituíram a **recomendação dietética populacional** (RDA; em inglês, *recommended dietary allowances*) desenvolvida durante a Segunda Guerra Mundial para investigar problemas de nutrição que pudessem impactar a defesa nacional. Ela foi utilizada para a elaboração de recomendações nutricionais para as Forças Armadas, os civis e as populações fora do país que poderiam precisar de auxílio alimentar. A RDA final foi publicada em 1941 e foi revisada a cada 5 a 10 anos até 1997, quando o Institute of Medicine (agora a National Academy of Medicine; https://nam.edu), em cooperação com pesquisadores do Canadá, desenvolveram a DRI, que constitui uma abordagem individualizada mais abrangente para as recomendações nutricionais.

Descritores da composição de nutrientes

A Tabela 9.3 apresenta as diretrizes para as declarações e as descrições que os produtores podem utilizar nos rótulos alimentares para a promoção dos seus produtos.

Definições adicionais

As regulações de rotulagem também fornecem diretrizes para as seguintes definições adicionais:

- **Percentual livre de gorduras:** um produto contendo essa declaração deve ter baixos teores de gordura ou ser um produto sem gordura. Além disso, a declaração deve refletir com precisão a quantidade de gordura presente em 100 g do alimento. Desse modo, se um alimento contiver 2,5 g de gordura por 50 g, a declaração deve ser de que ele é "95% livre de gordura"
- **Implícitos:** esses tipos de declarações são proibidas quando elas indicam erroneamente que um alimento contém ou não um nível significativo de um nutriente. Por exemplo, a declaração de que um produto contém um ingrediente conhecido como uma fonte de fibras (p. ex., "feito com farelo de aveia") é proibida, a menos que o produto contenha farelo de aveia o bastante para satisfazer a definição de "boa fonte" de fibras. Como um outro exemplo, uma declaração de que um produto não contenha "óleos tropicais" é permitida, mas apenas para alimentos com baixos níveis de gordura saturada, porque os consumidores têm associado os óleos tropicais a altos níveis de gordura saturada.

Capítulo 9 • Como Fazer Escolhas Sábias no Supermercado   **309**

TABELA 9.3

Requisitos para declarações de fabricantes nos rótulos dos alimentos.

Declaração	Requisitos que precisam ser cumpridos antes de usar a declaração no rótulo do alimento
Livre de gordura	Menos de 0,5 g de gordura por porção, sem adição de gordura ou óleo
Baixa gordura	3 g ou menos de gordura por porção
Menos gordura	25% ou menos de gordura do que no alimento com o qual ele é comparado
Livre de gordura saturada	Menos de 0,5 g de gordura saturada e 0,5 g de ácidos graxos *trans* por porção
Livre de colesterol	Menos de 2 mg de colesterol por porção e menos de 2 g de gordura saturada por porção
Baixo colesterol	20 mg ou menos de colesterol por porção e 2 g ou menos de gordura saturada por porção
Calorias reduzidas	Pelo menos 25% menos calorias por porção do que o alimento com o qual ele é comparado
Baixas calorias	40 quilocalorias ou menos por porção
Extramagro	Menos de 5 g de gordura, 2 g de gordura saturada e 95 mg de colesterol por porção (100 g) de carne bovina, aves ou frutos do mar
Magro	Menos de 10 g de gordura, 4,5 g de gordura saturada e 95 mg de colesterol por porção (100 g) de carne bovina, aves ou frutos do mar
Light (gordura)	50% ou menos de gordura do que no alimento com o qual ele é comparado (p. ex., 50% a menos do que o queijo regular do fabricante)
Light (calorias)	Um terço menos calorias do que no alimento com o qual ele é comparado
Alto teor de fibras	5 g ou mais de fibras por porção
Livre de açúcar	Menos de 0,5 g de açúcar por porção
Livre de sódio ou livre de sal	Menos de 5 mg de sódio por porção
Teor reduzido de sódio	140 mg ou menos por porção
Baixo teor de sódio	35 mg ou menos por porção
Saudável	Um alimento com baixo teor de gorduras, gorduras saturadas, colesterol e sódio e que contenha pelo menos 10% dos valores diários de vitamina A, vitamina C, ferro, cálcio, proteínas ou fibras
"Alto", "Rico em" ou "Excelente fonte de"	20% ou mais do valor diário para um determinado nutriente por porção
"Menor", "Menos" ou "Reduzido"	Pelo menos 25% a menos de um determinado nutriente ou calorias em relação ao alimento com o qual ele é comparado
"Baixo", "Pequeno", "Poucos" ou "Baixa fonte de"	Uma quantidade que permitiria o consumo frequente do alimento sem exceder os valores diários para aquele nutriente; essa declaração pode ser feita apenas se ela se aplicar a todos os alimentos semelhantes
"Boa fonte de", "Maior" ou "Adicionado"	O alimento fornece 10% ou mais do valor diário para um dado nutriente em relação ao alimento com o qual ele é comparado

- **Refeições e pratos principais:** declarações de que uma refeição ou prato principal é "livre" de um nutriente como sódio ou colesterol devem satisfazer os mesmos padrões para alimentos individuais. Outras declarações podem ser feitas em circunstâncias especiais. Por exemplo, "baixo teor de calorias" significa que a refeição ou prato principal contém 120 quilocalorias ou menos por 100 g. "Teor de sódio reduzido" significa que o alimento tem 140 mg ou menos de sódio por 100 g. "Baixo teor de colesterol" significa que o alimento contém 20 mg de colesterol ou menos por 100 g e não mais do que 2 g de gordura saturada. "*Light*" significa que a refeição ou prato principal possui baixos teores de gorduras ou energia
- **Alimentos padronizados:** qualquer declaração de teor de nutrientes como "teor de gordura reduzido", "baixo teor de calorias" e "*light*" deve ser utilizada em conjunto com um termo padronizado se o novo produto satisfizer essas três diretrizes:

1. O produto foi formulado especificamente para satisfazer os critérios da FDA para aquela declaração.
2. O produto não é nutricionalmente inferior ao alimento padronizado tradicional.
3. O produto obedece às regras de composição estabelecidas pela FDA.

Um novo produto contendo uma declaração também deve ter características de desempenho semelhantes àquelas do alimento padronizado tradicional e de referência. Se isso não ocorrer – e as diferenças se limitarem materialmente ao uso do produto –, seu rótulo deve declarar as diferenças para a informação dos consumidores (p. ex., não recomendado para assar).

O que significa "fresco"?

A FDA lançou diretrizes informais e não obrigatórias para o uso do termo "fresco". A agência fez isso por causa de preocupações acerca de possíveis usos errados desse termo em alguns rótulos alimentares. A regulação define "fresco" para sugerir que um alimento é cru ou que não foi processado. Nesse contexto, "fresco" pode descrever um alimento cru, um alimento que nunca foi congelado ou aquecido ou um alimento que não contém conservantes (baixos níveis de irradiação são permitidos). "Congelado fresco" e "fresco congelado" podem descrever alimentos que foram rapidamente congelados quando ainda estavam frescos. Nesse processo, aperfeiçoado em 1922 pelo fundador da indústria de alimentos congelados, o inventor Clarence Birdseye (1886-1956), os alimentos são congelados expondo-os a temperaturas criogênicas, ou com nitrogênio líquido a −196°C (a figura adiante mostra o desenho da patente original de Birdseye para a máquina transportadora e de congelamento). O branqueamento, uma fervura rápida antes do congelamento para evitar a perda de nutrientes, é permitido. Os outros usos do termo "fresco", como em "leite fresco" ou "pão fresco assado" permanecem inalterados.

Quadro de informações nutricionais para produtos derivados de carne e aves

O quadro de informações nutricionais deve estar presente em todos os cortes embalados de carne bovina, avícola, suína e ovina. Esse quadro inclui a quantidade de calorias e a gramatura total de lipídios e de gordura saturada contidos em um produto. Além disso, qualquer item que tenha uma declaração de percentual de carne magra como "76% magra" em seu rótulo também deve listar seu teor de lipídios, fazendo com que seja mais fácil para o consumidor compreender as quantidades de proteína e lipídios no produto.

O objetivo do quadro é fornecer aos consumidores informações suficientes no mercado para que eles avaliem o teor de nutrientes nos principais cortes de carnes, permitindo que eles selecionem produtos derivados de carnes e aves que se encaixem em uma dieta saudável que satisfaça as necessidades individuais ou familiares. Exemplos dos principais cortes de carnes e aves crus e com um único ingrediente incluem, mas não estão limitados a: peito de frango inteiro ou sem osso e outros pedaços, e bifes como peito bovino ou filé-mignon. Exemplos de carne moída ou fatiada incluem, mas não estão limitados a hambúrguer e carne de peru moída.

A informação fornecida no rótulo das carnes pode chocar algumas pessoas; por exemplo, ela mostra que uma porção de 114 g de uma carne bovina 73% magra contém 350 kcal, sendo que 270 kcal são provenientes de lipídios! Isso equivale a 60% da ingestão diária sugerida de gordura saturada em uma dieta de 2.000 kcal. A **Figura 9.3** mostra um exemplo de rótulo alimentar de um produto orgânico hipotético contendo 10 vegetais com sabor de carne.

Aditivos alimentares

Um fabricante que queira incluir um aditivo em um alimento deve seguir diretrizes específicas da FDA. O produtor deve testar e garantir que o aditivo corresponda ao que é declarado. A FDA também requer que o aditivo seja detectado e medido no produto e que ele não produza efeitos indesejáveis para a saúde (p. ex., câncer ou defeitos congênitos) quando administrado em doses elevadas a animais. Existem diretrizes rígidas para que a FDA aprove um aditivo.

Aproximadamente 700 aditivos foram incluídos inicialmente em uma lista de aditivos **geralmente reconhecidos como seguros** (referidos como **GRAS**). Uma lista expandida GRAS atualmente inclui cerca de 2.000 agentes flavorizantes e 200 agentes corantes. Essas substâncias não recebem

Dados nutricionais	
5 porções por embalagem	
Tamanho da porção 28,4 g	
Quantidade por porção	
Calorias	**160**
	% Valor diário*
Gordura total 19 g	29%
Gordura saturada 1 g	60%
Gordura *trans* 0 g	
Gordura poli-insaturada 2 g	
Gordura monoinsaturada 2 g	
Colesterol 84 mg	28%
Sódio 120 mg	5%
Carboidratos totais 12 g	4%
Fibra dietética 9 g	36%
Açúcares totais 13 g	
Inclui 12 g de açúcares adicionados	24%
Proteína 21 g	42%
Vitamina D 92 UI	23%
Cálcio 210 mg	21%
Ferro 5,22 mg	29%
Potássio 490 mg	14%

*O % valor diário (VD) indica quanto um nutriente em uma porção do alimento contribui para a dieta diária. 2.000 quilocalorias por dia são usadas como uma recomendação nutricional geral.

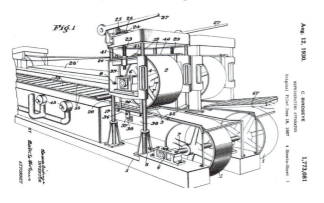

Figura 9.3 Exemplo de rótulo alimentar para um hambúrguer vegetariano orgânico hipotético.

aprovação permanente e passam por revisões periódicas. Aditivos incluem emulsificantes, estabilizantes e espessantes (para fornecer textura, suavidade e consistência); nutrientes como a vitamina C adicionada aos sucos de frutas ou iodeto de potássio adicionado ao sal para melhorar seu valor nutritivo; agentes flavorizantes para aumentar o sabor; agentes fermentadores para preparar produtos assados ou para controlar a acidez ou a alcalinidade; conservantes, antioxidantes, sequestrantes e agentes antifúngicos para evitar que o alimento estrague, que as gorduras fiquem rançosas e para evitar o crescimento de microrganismos; agentes corantes para aumentar a atratividade do alimento; descolorantes para clarear os alimentos e acelerar a maturação do queijo; e umectantes e agentes antiaglomerantes para reter a umidade e manter os produtos como sais e pós fluindo livremente.

Alimentos para bebês

A FDA não permite o uso amplo de declarações a respeito de nutrientes em alimentos para bebês e crianças. A agência pode propor declarações no futuro especificamente para esses alimentos. Os termos "não adoçado" e "não salgado" podem ser utilizados nesses alimentos porque eles dizem respeito ao sabor e não ao teor de nutrientes.

Declarações sobre a saúde

Regulações atuais permitem agora a realização de declarações sobre relações entre a ingestão de um nutriente ou alimento e o risco de doenças ou problemas de saúde. As declarações podem ser feitas de quatro maneiras:

- Referências de terceiros como o National Cancer Institute ou a American Heart Association
- Declarações
- Símbolos como um coração
- Vinhetas ou descrições.

Qualquer que seja a escolha, a declaração deve satisfazer as regras para as declarações autorizadas sobre a saúde. Por exemplo, não pode ser declarado um grau de redução de risco; pode ser utilizada apenas a palavra "pode" ao discutir a relação entre nutriente-doença ou alimento-doença. Além disso, as declarações devem deixar claro que outros fatores desempenham um papel naquela doença. As declarações sobre saúde também devem ser apresentadas de modo que os consumidores compreendam a relação entre o nutriente e a doença e a importância daquele nutriente para uma dieta diária. A frase a seguir exemplifica uma declaração adequada sobre a saúde:

> "Apesar de muitos fatores afetarem as doenças cardiovasculares, dietas pobres em gordura saturada e colesterol podem reduzir o risco dessas doenças."

Declarações sobre as relações entre nutrientes e doenças

As declarações sobre as relações entre nutrientes e doenças a seguir são categorizadas como declarações *aprovadas* sobre a saúde ou como declarações *qualificadas* (as pesquisas indicam, mas não são conclusivas):

1. **Declarações aprovadas sobre a saúde**
   - Fibras solúveis de alguns alimentos e risco de doença arterial coronariana
   - Gordura dietética e câncer
   - Gordura saturada/colesterol e risco de doença arterial coronariana
   - Cálcio e osteoporose; cálcio, vitamina D e osteoporose
   - Grãos, frutas e vegetais contendo fibras e câncer
   - Produtos à base de frutas, vegetais e grãos com fibras, particularmente fibras solúveis e risco de doença arterial coronariana
   - Carboidratos adoçantes não cariogênicos e cáries dentárias
   - Esteróis vegetais e ésteres de esteróis vegetais e doença arterial coronariana
   - Folato e defeitos no tubo neural
   - Sódio e hipertensão arterial sistêmica
   - Aveia e *psyllium* e doença cardiovascular
   - Proteína da soja e doença cardiovascular.

2. **Declarações aprovadas sobre a saúde feitas por autoridades**
   - Grãos integrais e doença cardiovascular e alguns tipos de câncer
   - Alimentos contendo grãos integrais com teor moderado de lipídios e risco de doença cardiovascular
   - Potássio e hipertensão arterial sistêmica e acidente vascular encefálico
   - Água contendo flúor e redução do risco de cáries
   - Gorduras saturadas, colesterol e gorduras *trans* e risco de doença cardiovascular
   - Substituição da gordura saturada na dieta por ácidos graxos insaturados e redução no risco de doença cardiovascular.

3. **Declarações qualificadas sobre a saúde (pesquisas apoiam a afirmação, mas não são conclusivas)**
   - Benefícios para a saúde do coração dos ácidos graxos ômega-3
   - A ingestão de 42,6 g de nozes por dia pode reduzir o risco de doença arterial coronariana
   - A ingestão diária de duas colheres de sopa (23 g) de azeite de oliva pode reduzir o risco de doença arterial coronariana por causa da gordura monoinsaturada no azeite de oliva.

4. **Declarações sobre a saúde com aprovação negada**
   - Fibra dietética e câncer (farelo de trigo e câncer de cólon)
   - Fibra dietética e doença cardiovascular
   - Vitaminas antioxidantes e câncer
   - Zinco e função imune de idosos.

Rotulagem dos ingredientes

A lista de ingredientes em um rótulo alimentar representa a listagem de cada ingrediente em ordem decrescente de predominância por peso, isto é, os ingredientes mais pesados são listados primeiramente e os ingredientes menos pesados são listados por último (p. ex., ingredientes: feijão-carioca, água e sal).

A água adicionada na preparação de um alimento é considerada um ingrediente. A água adicionada deve ser identificada na lista de ingredientes e listada na ordem decrescente de predominância por peso (p. ex., ingredientes: água, feijão-branco e sal).

Sempre são listados os nomes comuns ou usuais dos ingredientes, a menos que exista um regulamento que forneça um termo diferente. Por exemplo, é utilizado o termo "açúcar" em vez do nome científico "sacarose" (p. ex., ingredientes: maçãs, açúcar, água e condimentos).

A listagem dos ingredientes-traço depende de se esses ingredientes estão presentes em uma quantidade significativa e se eles têm uma função conhecida. Um aditivo incidental não possui função ou apresenta um efeito técnico no produto final e não é declarado no rótulo. Um aditivo incidental está usualmente presente porque ele pode ser um ingrediente de outro ingrediente. Sulfitos são considerados incidentais apenas se estiverem presentes em concentrações menores do que 10 partes por milhão, ou ppm.

A listagem de gorduras e óleos alternativos (rotulagem "e/ou") é permitida apenas no caso de alimentos que contenham quantidades relativamente pequenas de gorduras ou óleos adicionados (p. ex., alimentos nos quais as gorduras ou óleos adicionados não são o ingrediente predominante) e apenas se o produtor for incapaz de predizer qual gordura ou óleo será utilizado (p. ex., ingredientes: óleo vegetal [contém um ou mais dos seguintes: óleo de milho, óleo de soja ou óleo de cártamo]).

Quando um conservante químico aprovado é adicionado ao alimento, a lista de ingredientes deve incluir tanto o nome comum ou usual do conservante quanto a função dessa substância, incluindo termos ou frases como *conservante, para retardar a decomposição, um inibidor de mofo, ajuda a proteger o sabor* ou *promove a retenção da cor* (p. ex., ingredientes: bananas desidratadas, açúcar, sal e ácido ascórbico para promover a retenção da cor).

Condimentos, sabores naturais ou sabores artificiais podem ser declarados na lista de ingredientes utilizando seus nomes comuns ou utilizando declarações como "condimentos", "sabor", "sabor natural" ou "sabor artificial" (p. ex., ingredientes: fatias de maçã, água, xarope de cana, xarope de milho, amido de milho modificado, temperos, sal, sabor natural e sabor artificial).

Os condimentos, como páprica, cúrcuma, açafrão e outros, que também sejam corantes, devem ser declarados tanto pelo termo "condimentos e corante" ou pelos nomes comuns, como "páprica".

Os pós vegetais devem ser declarados pelo nome comum ou usual (p. ex., "aipo em pó").

Agentes corantes artificiais devem ser listados se eles forem certificados como agentes corantes pelo Federal Food, Drug, and Cosmetic Act (FD&C Act; *www.fda.gov/regulatoryinformation/lawsenforcedbyfda/federalfooddrugandcosmeticactfdcact/default.htm*). Eles são listados pelos nomes específicos ou abreviados como "vermelho FD&C nº 40" ou "vermelho 40."

As cores não certificadas são listadas como "cor artificial", "corante artificial" ou pelos seus nomes específicos comuns ou usuais (p. ex., "corante caramelo" e "suco de beterraba").

Novos requisitos para os rótulos de cardápios e de máquinas de vendas automáticas

Como parte do Affordable Care Act de 2012, em 2016 (*www.fda.gov/food/guidanceregulation/guidancedocumentsregulatoryinformation/ucm461934.htm*), a FDA exigiu que os restaurantes e estabelecimentos semelhantes de vendas de alimentos com 20 ou mais unidades listem as informações sobre teor calórico nos itens padronizados do cardápio nos próprios cardápios ou em placas, incluindo placas de cardápio em estabelecimentos *drive-thru*. As regras propostas também se aplicam às máquinas de venda automáticas, às cafeterias e às lojas de conveniências e doces, mas não aos balcões de vendas em cinemas e teatros.

Exemplos específicos de alimentos incluídos nessa regra, quando estes são oferecidos por uma cadeia com 20 ou mais unidades, incluem:

- Refeições de restaurantes em que o cliente permanece no local
- Alimentos comprados em janelas de *drive-thru*
- Refeições em que o cliente leva o alimento para casa (p. ex., *pizza*, comida chinesa, comida tailandesa)
- Alimentos pedidos a partir de um cardápio ou de uma placa em lojas ou *delicatessens* (p. ex., sanduíches customizados)
- Alimentos que o próprio consumidor se serve a partir de balcões frios ou quentes em um restaurante ou em uma loja
- Bolinhos em padarias ou cafeterias
- Pipoca comprada em cinemas ou parques de diversões
- Bola de sorvete, *milkshake*, *sundae*
- Alimentos em máquinas de vendas devem conter as informações calóricas em uma posição fácil de ler antes da compra.

A declaração da informação nutricional no rótulo deve incluir os 13 itens a seguir:

1. Calorias totais, quilocalorias.
2. Calorias provenientes de lipídios (a menos que o produto contenha menos de 0,5 g de lipídios), quilocalorias.
3. Gordura total, gramas.
4. Gordura saturada, gramas.
5. Gordura *trans*, gramas.
6. Colesterol, miligramas.
7. Sódio, miligramas.
8. Carboidratos totais, gramas.
9. Fibras dietéticas, gramas.
10. Açúcares, gramas.
11. Proteínas, gramas.
12. Vitaminas.
13. Minerais.

Esses requisitos de rotulagem representam uma grande vitória para os consumidores. Pesquisas conduzidas pela FDA e por outras organizações mostram que os consumidores utilizam essas informações nutricionais ao fazerem suas escolhas alimentares.

Como determinar o percentual de nutrientes em um alimento

A **Tabela 9.4** apresenta as informações nutricionais para 10 hambúrgueres das cadeias de franquia mais populares dos Estados Unidos. Várias dessas empresas não fornecem informações adequadas para que os consumidores determinem prontamente as calorias totais na forma de gordura, ou fazem com que essa informação seja bem difícil de ser encontrada. Em muitos casos, esse tipo de ausência de informação é revelador e embaraçoso para os fabricantes que destacam seu "compromisso em fornecer refeições saudáveis para o consumidor". Não é surpreendente que os fabricantes escondam essas

Capítulo 9 • Como Fazer Escolhas Sábias no Supermercado   **313**

TABELA 9.4

Comparação entre a informação nutricional de 10 hambúrgueres de cadeias de *fast-food* populares dos EUA.

Item	Total (kcal)	Lipídios (g)	Lipídios (kcal)	Gordura total (%) (kcal)	Gordura saturada (g)	Col (mg)	Sódio (mg)	CHO (g)	PTN (g)
Burger King; Triplo Whopper	1.140	75	675	59	27	205	1.110	79	63
Carl's Jr; $6 Burger	890	54	486	55	20	130	2.040	58	45
Five Guys; Bacon Cheeseburger	920	62	558	61	29,5	180	1.310	40	51
Hardee's; $6 Thick Burger	950	59	531	56	21	130	2.020	58	45
In-N-Out; Double-double (com cebola)	670	41	369	55	18	120	1.440	39	37
Jack in the Box; Bacon Ultimate Cheeseburger	940	66	594	63	27	125	1.840	45	41
McDonald's; Angus com Bacon e Queijo	790	39	351	44	17	145	2.070	63	45
Sonic; Super Sonic Bacon Double Cheeseburger (com maionese)	1.370	96	864	63	36	260	1.610	55	3.378 mg
Wendy's; Triple	1.020	62	558	55	28	240	1.820	43	71
White Castle; Double Smokey Bacon Ranch	420	29	261	62	8	40	1.100	22	13

Verifique a informação nutricional mais atualizada no *site* de cada restaurante. Col: colesterol; CHO: carboidrato; PTN: proteína. Calorias dos lipídios = lipídios g × 9.

informações e deixem para o consumidor determinar quanta gordura contribui para o valor calórico total do alimento. Muitas cadeias de venda de hambúrgueres não fornecem mais as informações impressas quando requisitadas e passaram a manter apenas uma cópia dessas informações "atrás do balcão" ou "na sala do gerente", fazendo com que seja mais difícil para o cliente descobrir essas informações. Alguns estabelecimentos também colocam uma tabela na parede atrás do balcão, fazendo com que seja virtualmente impossível ler os valores nutricionais.

Aprenda a ler os rótulos dos alimentos

Para ilustrar a importância da compreensão dos componentes de um rótulo alimentar, a **Tabela 9.5** compara quatro produtos populares da companhia The Hershey Company em relação

TABELA 9.5

Alerta ao consumidor: aprenda a interpretar as informações nutricionais para determinar o percentual de um nutriente em particular em relação ao teor energético total de um alimento.

Item	Quantidade	kcal total	Proteína g	% kcal*	Carboidrato g	% kcal*	Lipídio g	% kcal*
Chocolate ao leite Hershey's (2% de gordura)	1 xícara (226,8 g)	190	8	16,8	29	61,0	5	23,7
Chocolate Hershey's Kisses	9 pedaços (42,5 g)	220	3	5,5	23	41,8	13	53,0
Hershey's Reese's Peanut Butter Cup	2 xícaras (51,0 g)	280	6	8,6	26	37,1	17	54,6
Hershey's New Trail – barra de granola sabor manteiga de amendoim coberta com chocolate	36,9 g	190	2	4,2	24	50,5	9	42,6

*Essa coluna, que representa o percentual das calorias totais para cada um dos macronutrientes, não foi fornecida pelo fabricante. Para calcular a contribuição percentual de um nutriente em particular, multiplique o valor energético do nutriente (proteínas e carboidratos = 4 kcal/g; lipídios = 9 kcal/g) pela quantidade de gramas. Expresse o valor em relação à quantidade total de calorias. Por exemplo, para computar o percentual de lipídios no chocolate Hershey's Kisses (a última coluna), multiplique 9 (kcal/g) × 13 (quantidade de gramas), obtendo 117 kcal. Então, (117 ÷ 220) × 100 = 53%, que é o percentual de calorias provenientes de lipídios! Dados de informações nutricionais para os consumidores. The Hershey Company, Departamento de Atendimento ao Cliente, caixa postal 815, Hershey, PA 17033-0815. Os valores percentuais foram computados a partir das informações listadas na tabela fornecida pela Hershey's; os dados percentuais não estavam incluídos na tabela.

aos seus teores de proteínas, carboidratos e lipídios (*www.hersheys.com*). A comparação inclui o valor energético (quilocalorias) e a quantidade (gramas) do nutriente. A leitura da nota de rodapé da tabela facilmente revela o percentual de um nutriente em relação ao teor calórico total do produto (que não é fornecido pelo fabricante). Em um panfleto nutricional da Hershey's amplamente distribuído para os consumidores, uma pergunta comum a respeito de seus chocolates é a seguinte: "quantas calorias uma barra miniatura Hershey's contém?". A resposta do fabricante: "existem 40 calorias em uma barra miniatura da Hershey's. Essa mesma quantidade de calorias se aplica para todas as barras miniaturas da Hershey's – chocolate ao leite, chocolate amargo especial, chocolate ao leite com amendoim e chocolate ao leite com arroz crocante". Infelizmente, esse informativo não revela que as barras de chocolate contêm aproximadamente 50% de gordura independentemente do tamanho das barras! O consumidor não precisa ter as habilidades do detetive da literatura Jacques Clouseau (o inspetor dos filmes da Pantera Cor-de-Rosa) para fazer essas descobertas. Isso se aplica a qualquer alimento; apenas faça os mesmos cálculos realizados para os produtos de chocolate listados na **Tabela 9.5**.

O que as pessoas comem

A comparação dos alimentos consumidos ao redor do mundo revela fatos e tendências surpreendentes que fornecem noções a respeito da epidemia mundial de obesidade e diabetes melito tipo 2. A **Figura 9.5** mostra os dados de consumo de alimentos para cinco nações industrializadas, tanto para alimentos processados e ultraprocessados quanto para alimentos *in natura* ou minimamente processados consumidos no ano de 2009 (*www.nytimes.com/2010/04/04/business/04metrics.html*). Pouca coisa mudou nesses padrões entre 2009 e 2017, exceto pelo fato de que as pessoas estão comendo mais alimentos embalados e processados do que alimentos frescos. *Nenhum país abraçou o movimento de embalagens de alimentos secos tão avidamente quanto os Estados Unidos. Os norte-americanos comem 31% mais alimentos industrializados do que alimentos frescos; eles consomem mais alimentos embalados por pessoa do que os cidadãos de todos os outros países.* Pizzas congeladas prontas para comer, jantares preparados no micro-ondas e lanches doces ou salgados empacotados constituem uma porção considerável da dieta norte-americana típica.

Os norte-americanos consomem mais sal, açúcar e gordura do que os habitantes de qualquer outro país. Estudos epidemiológicos têm mostrado que dietas com níveis elevados desses nutrientes estão associadas a taxas elevadas de doença cardiovascular, diabetes melito tipo 2 e obesidade. Os japoneses ingerem grandes quantidades de produtos marinhos congelados e empacotados; porém, esse alimento raramente é processado e contém poucos aditivos químicos. Alguns europeus comem uma quantidade semelhante à dos norte-americanos

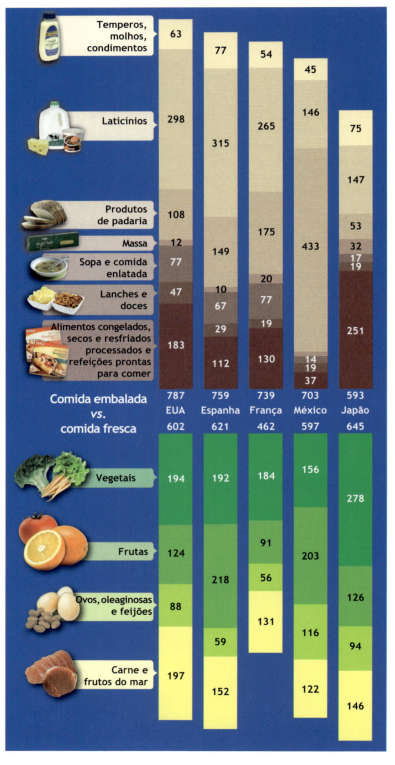

Figura 9.5 Consumo de alimentos processados e ultraprocessados *versus* alimentos *in natura* e minimamente processados para cinco nações industrializadas.

Informações adicionais: Alimentos e padrões dietéticos associados a redução no risco de câncer e maior sobrevivência após o diagnóstico da doença

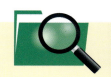

Estudos científicos controlados randomizados esclareceram muitos aspectos de como os alimentos afetam o risco de câncer, fazendo com que organizações mundiais ajustassem suas recomendações para a prevenção do câncer.[1] Nas ciências nutricionais, não existe evidência científica suficiente para que as autoridades determinem diretrizes com confiança. As pessoas que, diariamente, tomam decisões a respeito de suas dietas ficam impacientes com a evolução do consenso científico. Nesse caso, é possível invocar o *princípio da precaução*. Esse princípio é amplamente utilizado em toxicologia e em saúde ambiental e pode ser aplicado para a nutrição.

O princípio da precaução diz que se uma ação ou uma política possui uma possibilidade de causar dano ao público (ou ao ambiente), na ausência de consenso científico de que essa ação política não seja perigosa, o ônus da prova de que *não* há perigo recai sobre aqueles tomando a ação. Por exemplo, a União Europeia invoca o princípio da precaução "quando existem motivos razoáveis de preocupação de que perigos em potencial possam impactar o ambiente, a saúde humana, animal ou vegetal e quando dados científicos pertinentes impossibilitam uma avaliação detalhada dos riscos".[2] Essa abordagem pode ser útil para a prevenção do câncer porque é pouco plausível a realização de ensaios controlados randomizados e por causa do longo período de latência entre exposição e diagnóstico do câncer.[3]

Um estudo desenvolveu um conjunto de princípios dietéticos aplicáveis a seis áreas em que existe evidência de uma influência da dieta, mesmo se esta for inconclusiva (ver tabela).[4] A figura apresenta as evidências disponíveis sobre os efeitos de alguns alimentos em diferentes tipos de câncer.

Áreas da dieta e sugestões.

Área	Diretriz dietética sugerida
Leite e derivados	Limitar ou evitar laticínios pode reduzir o risco de câncer de próstata
Álcool	Limitar ou evitar o álcool pode reduzir o risco de câncer de boca, faringe, laringe, esôfago, cólon, reto e mama
Carne vermelha e processada	Evitar carnes vermelhas e processadas pode reduzir o risco de câncer colorretal
Carnes cozidas em altas temperaturas	Evitar carnes grelhadas e fritas pode reduzir o risco de câncer de cólon, reto, mama, próstata, rim e pâncreas. Nesse contexto, carne se refere a carne vermelha, aves e peixes
Produtos derivados da soja	O consumo de derivados da soja durante a adolescência pode reduzir o risco de câncer de mama na vida adulta. Os produtos da soja também podem reduzir o risco de recorrência e de mortalidade do câncer de mama em mulheres previamente tratadas para essa doença
Frutas e vegetais	Aumentar o consumo de frutas e vegetais na dieta possivelmente reduz o risco de alguns tipos comuns de câncer

Fonte: Gonzales RD et al. Applying the precautionary principle to nutrition and cancer. J Am Coll Nutr. 2014; 28:1.

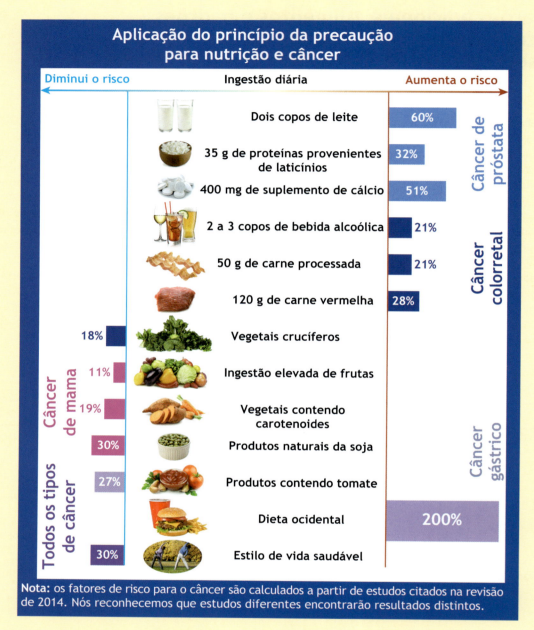

Adaptada, com permissão, de Levin S. Applying the Precautionary Principle to Nutrition and Cancer. Physicians Committee for Responsible Medicine. Disponível em: *www.pcrm.org/health/reports/applying-the-precautionary-principle-to-cancer*. Fonte: Gonzales JF et al. Applying the precautionary principle to nutrition and cancer. J Am Coll Nutr. 2014; 33:239.

Referências bibliográficas:

1. Kushi LH et al. American Cancer Society guidelines on nutrition and physical activity for cancer prevention: reducing the risk of cancer with healthy food choices and physical activity. CA Cancer J Clin. 2012; 62:30.
2. Lassale C et al. Separate and combined associations of obesity and metabolic health with coronary heart disease: a pan-European case-cohort analysis. Eur Heart J. 2018; 39:397.
3. Blumberg J et al. Evidence-based criteria in the nutritional context. Nutr Rev. 2010; 68:478.
4. World Cancer Research Fund and the American Institute for Cancer Research. Food, Nutrition, Physical Activity, and the Prevention of Cancer: A Global Perspective. Washington, DC: American Institute for Cancer Research, 2007.

de alimentos processados *per capita*, mas a maior parte desses alimentos consiste em pães e laticínios e não artigos de pastelaria congelados para serem preparados na torradeira, cremes artificiais sem laticínios e produtos processados contendo até 50 ingredientes diferentes.

Distorção no tamanho das porções

As mudanças nas tendências dos comportamentos alimentares coincidem com a classificação atual feita pelo Centers for Disease Control and Prevention de que cerca de dois terços dos adultos nos EUA com idade entre 20 e 70 anos têm sobrepeso ou obesidade. Parte desse aumento no peso corporal está relacionada a quase 400% de aumento entre 1965 e 2015 na proporção de alimentos consumidos em restaurantes e redes de *fast-food* por crianças. As porções aumentadas de batatas fritas e refrigerantes frequentemente são de duas a cinco vezes maiores do que seus tamanhos originais, quando foram lançadas. Por exemplo, em 1955, as batatas fritas do McDonald's pesavam 68 g (estava disponível apenas o tamanho pequeno), contendo 210 kcal; em 2016, o McDonald's oferecia quatro tamanhos: infantil, 37 g e 110 kcal; pequeno, 71 g e 230 kcal; médio, 110 g e 340 kcal; e grande, 168 g e 510 kcal!

Comer um combo de pipoca média e refrigerante no cinema é igual a ingerir três Quarteirões com Queijo do McDonald's com 12 pequenas porções (ponta de faca) de manteiga em termos de teor energético! De acordo com as análises laboratoriais realizadas pelo Center for Science in the Public Interest (CSPI; *www.cspinet.org*), uma pipoca grande comprada em uma das maiores cadeias de cinema dos Estados Unidos continha 1.160 quilocalorias e uma quantidade assustadora de 60 gramas de lipídios. Uma pipoca pequena continha 670 quilocalorias – a mesma quantidade de uma porção individual de *pizza* de pepperoni do Pizza Hut (*https://fastfoodnutrition.org/pizza-hut*).

Tamanho extra: uma tendência norte-americana

O tamanho crescente das porções alimentares norte-americanas está relacionado com a dependência cada vez maior das indústrias alimentícias dos EUA no *marketing de valor*, uma técnica utilizada para aumentar os lucros. Esse processo encoraja os consumidores a gastarem um pouco mais de dinheiro comprando porções cada vez maiores, o que supostamente faz com que o consumidor tenha a sensação de que ele "fez um bom negócio".

Os custos energéticos e nutricionais negativos de fazer esses "negócios" nas cadeias de restaurante *fast-food*, nas lojas de conveniência e em

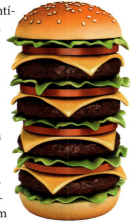

outros estabelecimentos são enormes. Aumentar os tamanhos das porções frequentemente aumenta o preço apenas modestamente, mas aumenta substancialmente o teor de calorias e gorduras nas refeições – contribuindo invariavelmente para a alimentação excessiva e a obesidade. Para as empresas de alimentos, os custos financeiros atuais das porções maiores são relativamente pequenos, porque o custo do alimento em si é baixo (em média cerca de 20% do valor de venda) em relação aos custos de trabalho, empacotamento, transporte, *marketing* e outras despesas diretas e indiretas. Desse modo, mesmo quantidades relativamente pequenas do dinheiro extra que os consumidores gastam aumentando suas porções para outras maiores são traduzidas em grandes lucros para as corporações.

Além de utilizar o preço para encorajar a compra das porções maiores, os restaurantes de *fast-food* particularmente encorajam ativamente seus consumidores a aumentarem suas porções com cartazes em cima do balcão ou com incentivos verbais de seus empregados. Eles também encorajam os consumidores a combinarem seus pratos principais com bebidas e acompanhamentos com alta densidade energética e com grandes margens de lucro, como batatas fritas ("promoções", "combos") – uma técnica da indústria dos alimentos chamada de "venda casada". Essa prática influencia profundamente as escolhas alimentares dos consumidores e, eventualmente, sua saúde.

Um pequeno custo financeiro gera um aumento gigantesco de energia

Por um pequeno aumento no preço, os consumidores podem comprar porções maiores e acabam consumindo substancialmente mais energia, gorduras saturadas e sal. Considere

Tipo de pipoca	Quilocalorias	Gordura total (g)	Gordura saturada (g)	Preço (US$)
Pequena (241 g, sem manteiga)	300	20	14	**5,00**
Pequena (241 g, com manteiga)	470	37	22	**5,00**
Média (368,5 g, sem manteiga)	650	43	31	**6,00**
Média grande (368,5 g, sem manteiga)	900	60	43	**6,50**
Média grande (425,2 g, com manteiga)	1.200	7	56	**6,50**
Grande (496,1 g, sem manteiga)	1.160	77	55	**7,00**
Grande (496,1 g, com manteiga)	1.640	126	73	**7,00**

o exemplo a seguir que um dos autores observou recentemente a respeito da pipoca disponível em um cinema local (ver tabela).

Aumentar um saco de pipoca pequeno para um médio custa 20% a mais, mas adiciona 350 kcal a mais, um aumento de 116%. Aumentar a pipoca para uma unidade grande aumenta o custo em apenas 40%, mas a carga energética é aumentada em 286%! Nesse exemplo, enquanto a adição de manteiga aumenta minimamente o custo, o aumento nas calorias e nas gorduras é enorme.

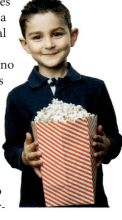

Dicas para evitar a distorção no tamanho das porções

A tendência de aumento do tamanho das porções se espalhou para as mercearias e as máquinas de venda automáticas, onde um *bagel* se tornou um "*BAGEL*" e um saco de batatas *chips* "individual" pode facilmente alimentar mais de uma pessoa. A seguir estão algumas dicas para ajudar a evitar ciladas comuns no tamanho das porções:

1. **Pratique o controle das porções ao comer fora de casa**
   - Coma uma porção de vegetais crus de baixo teor energético antes de sair; não tem problema tentar e "estragar" o seu jantar com essa abordagem
   - Divida um prato principal com um amigo
   - Peça ao garçom uma caixa "para levar" e já separe metade da sua refeição quando ela chegar à mesa
   - Pergunte se a entrada pode ser "aumentada" para substituir uma refeição inteira (ela ainda será menor do que uma porção inteira de prato principal).
2. **Pratique o controle das porções ao comer em casa**
   - Substitua a taça de doces por uma tigela de frutas
   - Para minimizar as tentações de segundas e terceiras repetições, sirva todos os alimentos no prato e não deixe a panela sobre a mesa
   - Mantenha o excesso de comida fora do alcance para desencorajar o excesso de alimentação
   - Coma uma porção de vegetais crus de baixo teor energético
   - Beba um copo de água de 240 mℓ antes de comer.
3. **Pratique o controle das porções ao assistir à TV e quando fizer lanches**
   - Se possível, tente nunca comer em frente à TV
   - Ponha a quantidade que você deseja comer em uma vasilha em vez de comer direto da embalagem original
   - Prepare lanches de baixo teor energético, como vegetais crus, se você sabe que assistirá à televisão durante o jantar
   - Fique alerta em relação às embalagens grandes; embalagens maiores significam mais alimentos consumidos
   - Divida o conteúdo de um pacote grande em vasilhas menores e deixe as porções adicionais guardadas

- Armazene os alimentos tentadores como biscoitos, batatas *chips* ou sorvete fora da visão direta, como em uma prateleira alta ou no fundo do congelador. Ponha os alimentos mais saudáveis na altura dos olhos e na frente dos outros alimentos
- Adicione pipoca sem manteiga à sua dieta
- Coma cereais feitos com grãos integrais ou pipoca sem manteiga em vez de batatas *chips* e doces.

Pessoas ativas com pressa: comer em restaurantes de *fast-food*

Atletas e homens e mulheres fisicamente ativos que seguem diretrizes prudentes para o consumo alimentar ainda devem fazer escolhas a partir de uma ampla gama de alimentos. Assim como o indivíduo típico, essas pessoas são bombardeadas com um aporte contínuo de propagandas que os incentiva a consumir uma marca em particular ou a "dar um descanso" e comer em um restaurante favorito. Muitos atletas comem suas refeições em "mesas de treinamento" específicas para aquele esporte durante a temporada competitiva. Os meses fora da temporada e de verão constituem um desafio para a manutenção da nutrição ótima que minimize a ingestão total de gordura e enfatize carboidratos complexos não refinados e ao mesmo tempo garanta quantidades adequadas de vitaminas e minerais a partir de todos os principais grupos alimentares.

Uma ida *ocasional* a um restaurante de *fast-food* pode perturbar temporariamente a ingestão recomendada de carboidratos complexos maiores e de alimentos ricos em fibras e com baixo teor de gordura. Entretanto, visitas regulares a estabelecimentos de *fast-food* podem destruir as recomendações nutricionais. Por exemplo, almoçar no McDonald's e comer dois Big Macs, uma porção de 113 g de batatas fritas e um *milk-shake* de chocolate com 473 mℓ "custa" 2.040 kcal totais, com 40% delas provenientes de lipídios! E isso não inclui as calorias do café da manhã e do jantar, sem mencionar os lanches que constituem as calorias totais diárias consumidas. O jantar facilmente excederia 1.500 kcal, e mesmo a ingestão de um café da manhã "saudável" somaria outras 400 kcal. Esse tipo de plano alimentar diário coloca o atleta em rota de colisão com o ganho de peso, apesar dos gastos generosos de energia com treinamentos ou competições.

Fontes étnicas da má nutrição

O órgão não governamental CSPI (*https://cspinet.org/library*) publica informações a respeito de uma variedade de alimentos e tópicos relacionados com a saúde, incluindo a análise de itens dos cardápios de vários restaurantes étnicos. Considere as consequências nutricionais de comer em restaurantes chineses e mexicanos. Para a análise dos alimentos típicos de restaurantes chineses, o CSPI comprou porções para viagem de 15 pratos populares provenientes de 20 restaurantes chineses de preço médio em Washington, DC, Chicago e São Francisco. Para os pratos mexicanos, eles compraram porções para viagem de 15 entradas e pratos principais populares em 19 restaurantes mexicanos de preço médio. O CSPI construiu uma "mistura" de nove amostras de cada prato (p. ex., porções iguais dos tacos de frango de nove restaurantes foram misturadas).

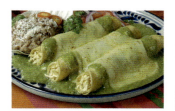
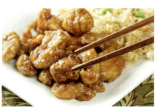

Um laboratório independente analisou os alimentos para a determinação de suas calorias totais, lipídios, gorduras saturadas, colesterol e sódio. A **Tabela 9.6** mostra exemplos do teor lipídico de pratos chineses e italianos típicos, incluindo entradas e pratos principais. O alto teor de gorduras nesses itens alimentares deve servir como um aviso de que a qualidade nutricional de muitos alimentos em restaurantes étnicos e temáticos populares permanece um atoleiro nutricional.

As oito conclusões a seguir, formuladas a partir das análises do CSPI, ilustram que "comer fora" regularmente em um restaurante étnico não representa um hábito alimentar mais saudável do que comer em restaurantes populares de *fast-food* nos EUA – como Arby's, Burger King, In-N-Out Burguer, Kentucky Fried Chicken, McDonald's, Taco Bell ou Wendy's.

1. O jantar chinês médio contém mais sódio do que as necessidades diárias. Ele também tem 70% dos lipídios diários, 80% do colesterol diário e quase metade das recomendações diárias de ácidos graxos saturados.
2. Uma porção de *lo mein* contém tanto sal quanto uma *pizza* de queijo inteira da Pizza Hut.
3. Uma porção de frango *kung pao* (52% de lipídios) contém tantos lipídios quanto quatro quarteirões com queijo do McDonald's.
4. Uma porção de *nachos* com carne e queijo contém tantos lipídios quanto 10 *donuts* com glacê do Dunkin' Donuts.
5. Um *burrito* de frango contém o teor de sódio recomendado para um dia inteiro.
6. Um prato de *chile relleno* contém tanta gordura saturada quanto 27 fatias de *bacon*.
7. Uma salada de frango oriental contém mais gordura do que um sanduíche de 30 cm do Subway acompanhado por um *donut* de creme bávaro do Dunkin' Donuts.
8. Nove pedaços de muçarela frita contêm tantos lipídios quanto meio pacote de manteiga (um quarto de xícara ou quatro colheres de sopa).

Paradoxo fome-obesidade

Que a fome e a obesidade existem lado a lado no mundo industrializado é um pensamento não intuitivo, mas as pesquisas mostram que ambas coexistem dentro do mesmo indivíduo e dentro da mesma casa. Esse fenômeno, chamado de **paradoxo fome-obesidade**, foi proposto pela primeira vez em 1995 pelo renomado bioquímico e pesquisador da nutrição e da obesidade William Dietz (1945-; *https://publichealth.gwu.edu/departments/prevention-and-community-health-office-dean/william-dietz*). Dietz ajudou a criar elaborar o *Clinical guidelines on the identification, evaluation, and treatment of overweight and obesity*, um relatório importante de 1998 que reclassificou muitos norte-americanos que eram "eutróficos" como indivíduos com "sobrepeso".

A obesidade conota ingestão energética excessiva e a fome reflete um suprimento inadequado de alimentos; o aumento da prevalência de obesidade e de fome na mesma população parece um paradoxo. Foi proposto que a associação entre fome e obesidade na mesma pessoa ou grupo pode ser explicada pelo elevado teor de lipídios nos alimentos ingeridos quando o indivíduo tem poucos recursos financeiros para comprar alimentos mais saudáveis. Uma explicação alternativa é de que a obesidade pode representar uma resposta adaptativa a uma insuficiência alimentar episódica. Se a obesidade estiver associada à insuficiência alimentar como a hipótese sugere, então a prevenção da obesidade em populações empobrecidas pode requerer o aumento da oferta de alimentos em vez de sua restrição, visando alcançar um padrão mais uniforme de consumo alimentar.

Desde a introdução dessa hipótese, uma grande quantidade de estudos mostrou uma ligação entre obesidade e fome. Por exemplo, um estudo de 1999 demonstrou em uma amostra populacional selecionada aleatoriamente composta por 193 mulheres com idade ente 20 e 30 anos, que o índice de massa corporal (IMC) no grupo com insegurança alimentar era de 28,2 kg/m^2 em comparação com o IMC de 25,6 kg/m^2 no grupo com segurança alimentar. Nos lares com insegurança alimentar, 37% das mulheres apresentavam um IMC maior do que 29 kg/m^2, em comparação com apenas 26% das mulheres no grupo de segurança alimentar.

Um estudo posterior mostrou que a prevalência de sobrepeso em mulheres aumentava progressivamente conforme a insegurança alimentar aumentava, saindo de 34% para aquelas com segurança alimentar, passando para 41% entre aquelas com insegurança alimentar leve e chegando a 52% para aquelas com insegurança alimentar moderada. Os pesquisadores concluíram que a insegurança alimentar consistia em um preditor significativo de sobrepeso em mulheres, com mulheres em situação de insegurança alimentar moderada tendo 30% mais chances de ter sobrepeso do que as mulheres em situação de segurança alimentar. Além disso, pesquisas subsequentes têm mostrado que, paradoxalmente, fornecer alimentos extras para meninas em situação de insegurança alimentar fazia com que elas ganhassem *menos* peso. Para essas meninas, um programa de assistência alimentar reduziu as chances de estar em risco de sobrepeso em 68% em comparação com meninas que não participaram do programa.

Pobreza e obesidade estão relacionadas com fome e insegurança alimentar

O Life Sciences Research Office (*www.lsro.org*) descreve a insegurança alimentar quando "*possibilidade da disponibilidade de alimentos seguros e nutricionalmente adequados ou habilidade de adquirir alimentos aceitáveis de modos socialmente*

TABELA 9.6

Teor lipídico de alimentos de restaurantes chineses e italianos, e entradas, pratos principais e acompanhamentos de restaurantes "temáticos" populares (cadeias de restaurantes).

Alimento	Calorias totais	Lipídio (g)	Lipídio (kcal)	Lipídio (%)
Chinês*				
Frango *kung pao*	1.275	75	675	53
Rolinho primavera	190	75	99	52
Porco *moo shu*	1.220	64	576	47
Porco com molho agridoce	1.635	71	639	39
Carne com brócolis	1.180	46	414	35
Frango do general Tso	1.607	59	531	33
Carne crocante com laranja	1.798	66	594	33
Sopa quente e azeda	109	4	36	32
Lo mein da casa	1.048	36	324	31
Arroz frito da casa	1.498	50	450	30
Chow mein de frango	1.067	32	288	28
Tofu *hunan*	931	28	252	27
Camarão com molho de alho	972	27	243	25
Vegetais refogados	778	19	171	22
Camarão *sichuan*	949	19	171	18
Italiano				
Fetuccini Alfredo	1.505	97	873	58
Lasanha	954	53	477	50
Manicotti com queijo	697	38	342	49
Berinjela à parmegiana	1.212	62	558	46
Ravióli de queijo	615	26	234	38
Vitela à parmegiana	1.070	44	396	37
Espaguete com salsicha	1.025	39	351	34
Marsala de frango com espaguete	1.155	39	351	30
Espaguete com almôndegas	1.170	39	351	30
Espaguete com molho de carne	900	25	225	25
Linguini com molho de mariscos vermelhos	899	23	207	23
Espaguete com molho de tomate	850	17	153	18
Pão com alho do Olive Garden (cadeia de restaurantes italianos), 226,8 g	818	40	360	44
Calamari frito	1.032	70	630	61
Antepasto (carnes, queijos, vegetais marinados e molhos variados, tomate, alface)	631	47	423	67
Molho picante de alcachofra e espinafre com alho	266	15	135	51
Bread sticks e molho, 1 unidade	116	2,6	23	20
Giardino de frango	484	11	99	20
Capellini primavera	281	4,7	42	15
Entradas				
Chili, 1 xícara	350	16	144	41
Asinhas de frango, 12 pedaços (368,5 g)	700	48	432	62
Muçarela frita, 9 pedaços (226,8 g)	830	51	459	55
Batata recheada, 8 pedaços (340,2 g)	1.120	79	711	64

(continua)

TABELA 9.6 (Continuação)

Teor lipídico de alimentos de restaurantes chineses e italianos, e entradas, pratos principais e acompanhamentos de restaurantes "temáticos" populares (cadeias de restaurantes).

Alimento	Calorias totais	Lipídio (g)	Lipídio (kcal)	Lipídio (%)
Pratos principais e acompanhamentos				
Frango grelhado, 170,1 g	270	8	72	27
Com batata assada recheada + 1 colher de sopa de creme azedo + 1 xícara de vegetais	640	14	126	20
Com batata assada recheada + uma xícara de vegetais	950	42	378	40
Bife de contrafilé, 198,5 g	410	20	180	44
Com batata assada recheada + 1 colher de sopa de creme azedo + 1 xícara de vegetais	780	26	234	30
Com 2 xícaras de batatas fritas + 1 xícara de vegetais	1.060	54	486	46
Com batata assada recheada + 1 xícara de vegetais	1.090	54	486	45
Salada Caesar com frango e molho	660	46	414	63
Sanduíche de frango grelhado com queijo e *bacon*	650	30	270	42
Com 2 xícaras de batatas fritas	1.230	61	549	45
Com 11 anéis de cebola	1.550	94	846	55
Fajitas de carne com 4 tortilhas	860	31	279	32
Com guacamole, creme azedo, pico de *gallo*, cubos de queijo	1.190	63	567	48
Fajitas de frango com 4 tortilhas	840	24	216	26
Salada de frango oriental com molho	750	49	441	59
Coxas de frango, 5 pedaços (255,2 g)	620	34	306	49
Com 2 xícaras de batatas fritas + 1 xícara de salada de repolho + 4 colheres de sopa de molho	1.640	106	954	58
Hambúrguer com guarnição	660	36	324	49
Com 2 xícaras de batatas fritas	1.240	67	603	49
Com 11 anéis de cebola	1.550	101	909	59
Costela com molho *barbecue*, 14 costelas (453,6 g)	770	54	486	63
Sundae de *brownie* com molho (283,5 g)	1.130	57	513	45
Sanduíche de filé com creme de queijo (15 cm)	680	35	315	46
Com duas xícaras de batatas fritas	1.270	66	594	47
Torta de frango	680	37	333	49
Sanduíche de peito de peru (368,5 g)	740	34	306	41
Sanduíche de filé e queijo do Subway (15 cm)	370	13	117	32
Massa com lagosta, camarão e vieira	536	23	207	39

*Porções alimentares sem arroz.

aceitáveis são limitadas ou incertas". A fome, em sua interpretação mais ampla, representa a sensação desagradável ou dolorosa causada pela falta de alimentos, uma consequência da insegurança alimentar com relação óbvia com a pobreza. Claramente, a obesidade segue um gradiente socioeconômico distinto; entre as mulheres, as maiores taxas de obesidade estão associadas a baixos níveis de renda e educação formal, sendo que as maiores taxas de obesidade estão relacionadas com os menores níveis de renda.

O custo elevado dos alimentos mais saudáveis e o custo menor dos alimentos energeticamente densos que oferecem calorias vazias podem mediar a associação entre a pobreza e a obesidade. Os alimentos energeticamente densos mais baratos e menos nutritivos podem, por sua vez, promover um consumo excessivo. Batatas *chips*, chocolate, *donuts*,

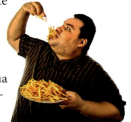

pizza, muitos alimentos étnicos e lanches salgados oferecem o maior teor energético na dieta com os menores preços, além de apresentarem níveis elevados de palatabilidade, prazer e satisfação.

É muito bem estabelecido que fome e insegurança alimentar, que comumente acompanham a subnutrição e a pobreza, estão comumente associadas à desnutrição. Surpreendentemente, um estado de superalimentação pode estar associado à subnutrição. Essa condição paradoxal existe porque as dietas de muitas pessoas vivendo na pobreza consistem em quantidades adequadas de energia para satisfazer ou exceder as necessidades diárias, mas não possuem a qualidade nutricional para melhorar a saúde e prevenir as doenças crônicas. Desse modo, ambos os aspectos da má nutrição – subnutrição e supernutrição – se encontram em indivíduos que vivem na pobreza ou que têm fornecimento inadequado de alimentos.

Movimento orgânico

O movimento orgânico tem apresentado um crescimento global constante. A primeira introdução nos EUA ocorreu com o Ato de Produção de Alimentos Orgânicos de 1990. Esse ato requer que a Secretaria de Agricultura "estabeleça uma lista nacional de substâncias permitidas e proibidas que identifique as substâncias sintéticas que podem ser utilizadas e as substâncias não sintéticas que não podem ser utilizadas na produção e no manuseio dos produtos orgânicos".

Embora seja uma parte pequena do mercado de alimentos, as vendas "orgânicas" têm crescido aproximadamente 20% todos os anos desde 1999 nos Estados Unidos; a venda geral de alimentos cresceu apenas cerca de 3%. Em 2016, a venda de alimentos orgânicos alcançou US$ 43,3 bilhões. Essa tendência deve continuar uma vez que grandes cadeias de supermercados, incluindo WalMart, Costco, Krogers e outras redes (p. ex., Amazon-Whole Foods, Albertsons, Publix e Safeway) expandem suas ofertas de produtos orgânicos. A rede Costco se tornou a maior vendedora de alimentos orgânicos, comercializando mais de US$ 5 bilhões por ano desde 2015. Em 2017, segundo relatos do USDA, três de cada quatro supermercados vendiam produtos orgânicos. De acordo com uma pesquisa do USDA de 2014, havia 12.634 fazendas produtoras de alimentos orgânicos nos Estados Unidos, uma quantidade que já dobrou, chegando a 24.650 fazendas com certificação orgânica em maio de 2017 (e 37.032 ao redor do mundo). Apesar desse aumento, as vendas de produtos orgânicos representam apenas entre 4 e 5% do total das vendas da indústria alimentícia.

O movimento orgânico nos Estados Unidos continua a aumentar, com 81% dos lares norte-americanos alegando que algumas vezes compram pelo menos um item orgânico. Os ganhos explosivos no mercado orgânico fizeram com que alguns agricultores ou produtores desenvolvessem práticas inadequadas, tentando rotular errônea e intencionalmente alguns alimentos como orgânicos – o que gera uma multa de US$ 10 mil.

A maior parte dos países industrializados no mundo estabeleceu seus próprios processos de certificação para os produtos orgânicos. Mas esses processos variam entre os países. O processo geralmente envolve o estabelecimento de padrões para o cultivo, o armazenamento, o processamento, o empacotamento e a distribuição, que incluem os quatro requisitos a seguir:

1. Evitar o uso de substâncias químicas sintéticas que não estejam na Lista Nacional de Substâncias Permitidas e Proibidas (*www.ams.usda.gov/rules-regulations/organic*; p. ex., fertilizantes, pesticidas, antibióticos, aditivos alimentares, organismos geneticamente modificados, irradiação e o uso de biossólidos).

2. Uso de terras que estejam livres de substâncias químicas sintéticas proibidas por uma quantidade determinada de

---

Os vegetarianos consomem proteína suficiente?

Estudos compararam as diferenças nos perfis de nutrientes consumidos entre não vegetarianos, semivegetarianos, pescetarianos, ovolactovegetarianos e vegetarianos estritos (veganos). As pesquisas incluíram 71.751 participantes (idade média de 59 anos). Os não vegetarianos apresentavam as menores ingestões de proteínas vegetais, fibras, β-caroteno e magnésio e apresentaram as maiores ingestões de ácidos graxos saturados, *trans*, araquidônico e docosa-hexaenoico em comparação com as pessoas seguindo os padrões dietéticos vegetarianos. Os vegetarianos apresentaram menor ingestão energética, mas sua ingestão diária de proteínas variava menos de 5% em relação ao grupo não vegetariano. Todos os grupos excederam a ingestão recomendada de proteínas, com média maior do que 70 g/dia, um valor quase duas vezes maior do que o recomendado. Em outro estudo de larga escala que avaliou as concentrações plasmáticas de aminoácidos entre indivíduos que comem carne vermelha, pessoas que comem peixe e vegetarianos (que não comem carne ou peixe, mas ingerem produtos derivados do leite e/ou ovos), as concentrações de 6 dos 21 aminoácidos variou significativamente em relação à dieta, com as concentrações de metionina, triptofano e tirosina sendo maiores nos comedores de peixes e nos vegetarianos. Não foram observadas diferenças entre os grupos em relação à ingestão de nutrientes. Não foram observadas correlações estatisticamente significativas entre aminoácidos plasmáticos e consumo total de proteínas a partir de diferentes tipos de alimentos de origem animal.

Fontes:

Rizzo NS et al. Nutrient profiles of vegetarian and nonvegetarian dietary patterns. J Acad Nutr Diet. 2013; 113:1610.

Schmidt JA et al. Plasma concentrations and intakes of amino acids in male meat-eaters, fish-eaters, vegetarians and vegans: a cross-sectional analysis in the EPIC-Oxford cohort. Eur J Clin Nutr. 2016; 70:306.

Padrões para os alimentos orgânicos

As vendas dos alimentos orgânicos agora constituem quase 4% de todas as vendas de alimentos nos Estados Unidos e as projeções indicam que as vendas de frutas e vegetais orgânicos devem crescer 13% durante todo o futuro previsível. A principal razão para o interesse crescente nos alimentos orgânicos parece ser sua suposta maior qualidade nutricional e seus níveis reduzidos de pesticidas e de outros compostos perigosos em comparação com os alimentos produzidos convencionalmente.

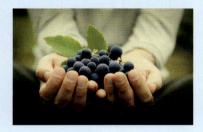

Para serem classificados como orgânicos, os produtores devem aderir a estas quatro diretrizes:

- Nenhum uso de fertilizantes sintéticos
- Nenhuma aplicação de pesticidas ou inseticidas sintéticos
- Nenhuma aplicação de produtos de origem animal ou vegetal que tenham sofrido engenharia genética
- Uso de práticas de crescimento ambientalmente adequadas e sustentáveis.

Para os produtos orgânicos animais, os padrões exigem:

- Uso de alimentos 100% orgânicos para os animais
- Os animais têm acesso obrigatório ao ambiente quando o tempo permitir
- Nenhum uso de antibióticos, hormônios para o crescimento ou subprodutos animais
- O esterco deve ser colhido de modo a prevenir a contaminação da água ou das terras de plantio.

anos (frequentemente, três anos ou mais); manter registros detalhados por escrito da produção e das vendas para a fiscalização.
3. Manter a separação física dos produtos orgânicos dos produtos não certificados.
4. Passar por inspeções periódicas no local em que os alimentos são produzidos.

Em alguns países, o governo supervisiona a certificação, e o uso comercial do termo orgânico é legalmente restrito. Os produtores orgânicos certificados estão sujeitos às mesmas regulações de agricultura e segurança alimentar que se aplicam aos produtores não certificados. Porém, a verificação adequada dos padrões nas fazendas "orgânicas" menores é limitada e controversa. Os EUA, a União Europeia, o Canadá e o Japão possuem legislações abrangentes a respeito dos orgânicos, com o termo "orgânico" sendo utilizado apenas pelos produtores certificados. Ser capaz de incluir a palavra "orgânico" em um alimento se torna uma vantagem para o mercado consumidor atual, mas não garante que o produto seja legitimamente orgânico. O objetivo da certificação é proteger os consumidores do mau uso do termo e fazer com que a compra dos orgânicos seja mais fácil.

Nos EUA, a legislação orgânica federal define três níveis de orgânicos.

1. Os produtos feitos completamente com ingredientes e métodos organicamente certificados podem ser rotulados como "100% orgânicos."
2. Os produtos com pelo menos 95% de ingredientes orgânicos podem utilizar o termo "orgânico". Ambas as categorias podem conter o selo de alimento orgânico do USDA (*www.ams.usda.gov/rules-regulations/organic/organic-seal*).
3. Uma terceira categoria, contendo pelo menos 70% de ingredientes orgânicos, pode ser rotulada como "feita com ingredientes orgânicos".

Os alimentos orgânicos supostamente são livres da maioria dos pesticidas, fertilizantes, antibióticos e hormônios e não sofreram engenharia genética. Os produtores orgânicos devem enriquecer o solo e demonstrar tratamento humanizado para com os animais.

Resumo

1. Muitos fatores afetam as escolhas alimentares – tradições, primeiras experiências alimentares, emoções, medos, disponibilidade dos alimentos e qualidade nutricional.
2. O prazer associado ao sabor, à textura e ao aroma do alimento é aprendido dentro de um contexto de percepção e cultura.
3. Muitos produtores capitalizam na relação entre cheiro, sabor e prazer causado pelo alimento adicionando substâncias químicas que mimetizam determinados cheiros e sabores de modo que é possível comprar quase qualquer "alimento" quimicamente alterado para ter o gosto de outro.
4. A determinação da densidade de nutrientes de um alimento ou "o quão saudável ele é" fornece informações úteis a respeito de sua qualidade nutricional, indicada pelo IQN.
5. Apetite e fome se referem a entidades diferentes. O apetite representa o desejo de comer e é afetado por fatores externos e psicológicos. A fome representa um ímpeto interno para comer e é baseada principalmente em sistemas fisiológicos centrais e periféricos.
6. Novas regulações da FDA, sob a égide do Serviço de Inspeção e Segurança Alimentar do U.S. Department of

Agriculture (USDA) requerem que os fabricantes adiram às diretrizes ao relacionarem um nutriente com um benefício médico ou para a saúde.

7. Quatro agências governamentais (FTC, FDA, USDA e ATF) formulam as regras, regulamentos e requisitos legais a respeito da publicidade, do empacotamento e dos rótulos de alimentos e bebidas alcoólicas.

8. O Nutrition Labeling and Education Act de 1990 (NLEA) requer que os produtores de alimentos sigam estritamente os regulamentos a respeito do que pode e do que não pode estar escrito nos rótulos alimentares.

9. O formato do quadro nutricional nos alimentos deve declarar o teor dos nutrientes por porção como um percentual dos valores diários (os novos valores de referência dos rótulos).

10. Os novos "% do valor diário" consistem em dois conjuntos de padrões dietéticos: VDR e DRI.

11. Os VDR estabelecidos para os macronutrientes incluem as fontes de energia (lipídios, carboidratos [inclusive as fibras] e proteínas) e substâncias não calóricas (colesterol, sódio e potássio).

12. O DRI substitui o termo "RDA". As novas DRI permanecem iguais às RDA antigas.

13. Os rótulos dos alimentos devem indicar a quantidade de um nutriente em particular, mas não existe obrigatoriedade de listar seu percentual relativo em um alimento.

14. Desde 1º de janeiro de 2012 os quadros nutricionais obrigatórios em todos os alimentos empacotados aparecem em 40 dos cortes mais comumente comprados de carne bovina, aves, porco e ovinos.

15. Os quadros de informações nutricionais devem incluir a quantidade de calorias, os gramas de gordura total e o teor de gordura saturada.

16. Um produto que deseje incluir um aditivo em um alimento deve seguir diretrizes específicas da FDA para comprovar suas declarações.

17. Uma lista de aditivos que são geralmente reconhecidos como seguros, ou GRAS, atualmente inclui cerca de 2.000 agentes flavorizantes e 200 agentes corantes.

18. A lei de reforma da saúde norte-americana, que passou a valer a partir de 2012, requer que os restaurantes e os estabelecimentos de vendas de alimentos com 20 ou mais pontos de venda listem as informações a respeito do teor energético para os itens presentes em todos os cardápios.

19. O nível de renda e educação, a origem racial e étnica, a localização geográfica e os interesses pessoais influenciam a quantidade, o tipo e a qualidade do alimento que é consumido por um grupo em particular ou por um indivíduo dentro desse grupo.

20. As pessoas que comem frequentemente em restaurantes *fast-food* usualmente duplicam suas ingestões energéticas em comparação com as pessoas que comem em casa.

21. A organização de vigilância não governamental intitulada Center for Science aumenta a consciência pública a respeito do teor nutricional dos alimentos e refeições favoritos, frequentemente com resultados alarmantes, particularmente a respeito dos teores de gorduras saturadas e do teor energético excessivo.

22. O paradoxo fome-obesidade se refere à observação contraintuitiva de que fome e obesidade coexistem dentro do mesmo indivíduo e dentro da mesma casa e estão intimamente relacionadas com a "má nutrição".

23. Alimentos mais baratos, menos nutritivos e energeticamente densos promovem um excesso de consumo e causam obesidade.

24. A má nutrição proveniente da subnutrição e da supernutrição ocorre quando as pessoas vivem em pobreza e com acesso inadequado a alimentos ricos em nutrientes.

Teste seu conhecimento | Respostas

1. **Falso.** Muitos fatores determinam as escolhas alimentares além do sabor e do valor nutricional, incluindo tradição e preferências familiares, emoções, medos, associações positivas e negativas, conveniência e disponibilidade e custo.

2. **Verdadeiro.** O FTC regula a publicidade dos alimentos em televisão, rádio, imprensa escrita e internet e move ações legais contra produtores que anunciam declarações não comprovadas ou que praticam propagandas enganosas. O FTC tem autoridade para remover um produto do mercado se suas declarações não puderem ser verificadas.

3. **Falso.** A qualidade nutricional de um alimento ou o quanto ele é saudável (algumas vezes chamada de densidade de nutrientes) é baseada em muitos fatores, incluindo a quantidade de nutrientes que conhecidamente promovem a saúde (p. ex., proteínas, minerais, vitaminas, fibras, fitoquímicos) em relação ao valor energético total do alimento. Não existe um alimento perfeito; alguns alimentos são mais nutritivos do que outros por quantidade de um nutriente em particular consumido.

4. **Falso.** A propaganda dos suplementos dietéticos não requer aprovação governamental porque os suplementos são considerados alimentos e não fármacos. Ao contrário dos fármacos, que devem satisfazer muitos requisitos de segurança e eficácia antes de chegarem ao mercado, a legislação exige que a FDA prove que o suplemento é perigoso para que ele seja removido do mercado. As propagandas dos suplementos podem ocorrer com as únicas exigências de que o fabricante garanta a segurança do suplemento e de que o suplemento não declare benefícios para o combate de doenças.

5. **Verdadeiro.** As novas regras de 1997 requerem que os suplementos sejam rotulados como suplementos dietéticos (p. ex., "suplemento dietético de vitamina C") e que apresentem um quadro de "Informações do suplemento" semelhante ao quadro de "Informações nutricionais" que aparece na maior parte dos alimentos processados. Devem estar presentes no quadro uma indicação de porção adequada; informações sobre 14 nutrientes, incluindo sódio, vitamina A, vitamina C, cálcio e ferro, quando presentes em níveis significativos; outros minerais e vitaminas, se forem adicionados ou como parte de uma declaração nutricional no rótulo; ingredientes dietéticos sem DRI estabelecida; e, se o produto contiver uma mistura patenteada de ingredientes, a quantidade total da mistura e a identidade de cada ingrediente dietético nessa mistura (embora as quantidades dos ingredientes individuais não sejam exigidas). As regras também requerem que os rótulos dos produtos contendo ingredientes botânicos identifiquem a parte da planta que é utilizada.

6. **Verdadeiro.** Bureau of Alcohol, Tobacco, Firearms and Explosives (ATF) é uma organização de vigilância dentro do Departamento do Tesouro dos EUA. Ele passou a existir em 1972, após se separar do Serviço de Receita Interna (Alcohol, Tobacco, and Firearms Division). O ATF possui responsabilidades dedicadas à redução dos crimes violentos, à coleta de impostos e à proteção ao público. Ele aplica leis e regulamentos federais relacionados ao álcool, ao tabaco, às armas de fogo, aos explosivos e aos incêndios criminosos.

7. **Falso.** Uma ingestão diária de 2.000 quilocalorias serve como a quantidade de calorias de referência para a determinação dos VDR para os nutrientes que produzem energia. O nível de 2.000 quilocalorias foi escolhido, em parte, porque ele é próximo às necessidades energéticas das mulheres pós-menopausa, o grupo com o maior risco de ingestão excessiva de energia e lipídios.

8. **Falso.** Um alimento "saudável" deve conter baixos teores de lipídios e gorduras saturadas e conter quantidades limitadas de colesterol e sódio. Além disso, um alimento com um único ingrediente deve fornecer pelo menos 10% de pelo menos um dos seguintes itens: vitaminas A ou C, ferro, cálcio, proteínas ou fibras. Um produto tipo refeição, como pratos congelados, deve fornecer pelo menos 10% de duas ou três dessas vitaminas ou minerais, ou proteínas, ou fibras, além de satisfazer os outros critérios. O teor de sódio deve ser menor do que 360 miligramas por porção para os alimentos individuais e menor do que 480 miligramas por porção para os produtos tipo refeição que carreguem a palavra "saudável".

9. **Falso.** O paradoxo fome-obesidade se refere à observação não intuitiva de que a fome e a obesidade coexistem dentro do mesmo indivíduo ou dentro da mesma casa. Esse paradoxo é mediado pela pobreza e pela insegurança alimentar, quando as pessoas não possuem acesso físico, social ou econômico adequado a alimentos suficientes, nutritivos e seguros que satisfaçam suas necessidades dietéticas e suas preferências alimentares para uma vida ativa e saudável. O paradoxo centra na associação entre pobreza e obesidade e é mediado pelo alto custo dos alimentos mais saudáveis e pelo menor custo dos alimentos densamente energéticos, que oferecem calorias vazias. Alimentos energeticamente densos mais baratos e menos nutritivos podem, por sua vez, promover seu consumo e causar obesidade.

10. **Falso.** Tendências significativas têm ocorrido nos comportamentos alimentares. Por exemplo, os norte-americanos estão aumentando suas porções não apenas nos restaurantes de *fast-food*, mas também em seus próprios lares. Ocorreu um aumento progressivo no tamanho das porções de hambúrgueres, burritos, tacos, batatas fritas, refrigerantes, sorvetes, tortas, *cookies* e lanches salgados entre os anos 1970 e 1990, independentemente de se as pessoas comem fora ou em casa. O tamanho dos hambúrgueres preparados em casa aumentou de 160 g em 1977 para 238 g em 2017. Durante o mesmo período, os hambúrgueres nas redes de *fast-food* aumentaram de 173 gramas para 204 g. O aumento do tamanho dos pratos principais também afetou os comportamentos alimentares das crianças na pré-escola. O tamanho grande dessas porções pode constituir uma influência ambiental "obesogênica" que contribui para a ingestão excessiva de energia durante as refeições.

Bibliografia

Adriouch S et al. Prospective association between a dietary quality index based on a nutrient profiling system and cardiovascular disease risk. Eur J Prev Cardiol. 2016; 23:1669.

Bleich SN et al. A systematic review of calorie labeling and modified calorie labeling interventions: impact on consumer and restaurant behavior. Obesity (Silver Spring). 2017; 25:2018.

Bolhuis DP et al. Salt promotes passive overconsumption of dietary fat in humans. J Nutr. 2016; 146:838.

Bragg MA et al. Marketing food and beverages to youth through sports. J Adolesc Health. 2018; 62:5.

Byrd K et al. Adding sodium information to casual dining restaurant menus: beneficial or detrimental for consumers? Appetite. 2018; 125:474.

Cantu-Jungles TM et al. A meta-analysis to determine the impact of restaurant menu labeling on calories and nutrients (ordered or consumed) in U.S. adults. Nutrients. 2017; 9:108.

Carter KA, González-Vallejo C. Nutrient-specific system versus full fact panel: testing the benefits of nutrient-specific front-of-package labels in a student sample. Appetite. 2018; 125:512.

Christoph MJ et al. Who values gluten-free? Dietary intake, behaviors, and sociodemographic characteristics of young adults who value gluten-free food. J Acad Nutr Diet. 2018; 118:1389.

Darmon N. A nutrient density standard for vegetables and fruits. Nutrients per calorie and nutrients per unit cost. J Acad Nutri Diet. 2005; 105:1881.

Ekwaru JP et al. The economic burden of inadequate consumption of vegetables and fruit in Canada. Public Health Nutr. 2017; 20:515.

Guidance for Industry, Food Labeling; Nutrient Content Claims; Definition for "High Potency" and Definition for "Antioxidant" for Use in Nutrient Content Claims for Dietary Supplements and Conventional Foods. U.S. Department of Health and Human Services, Food and Drug Administration, Center for Food Safety and Applied Nutrition, 2008.

Güzel S et al. Investigating the nutritional value of foods targeting children. Eat Weight Disord. 2018.

Hennig B et al. The role of nutrition in influencing mechanisms involved in environmentally mediated diseases. Rev Environ Health. 2018; 33:87.

Hernandez DC et al. Gender disparities in the food insecurity-overweight and food insecurity-obesity paradox among low-income older adults. J Acad Nutr Diet. 2017; 117:1087.

Kawamura H et al. Dietary intake of inorganic phosphorus has a stronger influence on vascular-endothelium function than organic phosphorus. J Clin Biochem Nutr. 2018; 62:167.

Koh KA et al. The hunger – obesity paradox: obesity in the homeless. J Urban Health. 2012; 89:952.

Kohri S et al. An oxygen radical absorbance capacity-like assay that directly quantifies the antioxidant's scavenging capacity against AAPH-derived free radicals. Anal Biochem. 2009; 386:167.

Koltover VK. Free radical timer of aging: from chemistry of free radicals to systems theory of reliability. Curr Aging Sci. 2017; 10:12.

Liang J et al. Parental control and overconsumption of snack foods in overweight and obese children. Appetite. 2016; 100:181.

Litescu SC et al. Methods for the determination of antioxidant capacity in food and raw materials. Adv Exp Med Biol. 2010; 698:241.

Mie A et al. Human health implications of organic food and organic agriculture: a comprehensive review. Environ Health. 2017; 16:111.

Moreno JP et al. Impact of child summertime obesity interventions on body mass index, and weight-related behaviours: a systematic review and meta-analysis protocol. BMJ Open. 2017; 7:e017144.

Muhammad A et al. How income and food prices influence global dietary intakes by age and sex: evidence from 164 countries. BMJ Glob Health. 2017; 2:e000184.

Nestle M. Corporate funding of food and nutrition research. JAMA Intern Med. 2016; 176:13.

Nettle D et al. Food insecurity as a driver of obesity in humans: the insurance hypothesis. Behav Brain Sci. 2017; 40:e105.

Park BY, Seo J, Park H. Functional brain networks associated with eating behaviors in obesity. Sci Rep. 2016; 6:23891.

Potvin Kent M, Pauzé E. The frequency and healthfulness of food and beverages advertised on adolescents' preferred web sites in Canada. J Adolesc Health. 2018; 63:102.

Raptou E et al. Investigating the influence of eating habits, body weight and television programme preferences on television viewing time and domestic computer usage. Perspect Public Health. 2017; 137:59.

Ravetz G. At last, some movement on food labelling. Vet Rec. 2018; 182:298.

Robinson TN et al. Screen media exposure and obesity in children and adolescents. Pediatrics. 2017; 140(Suppl 2):S97.

Roseman MG et al. Attitude and behavior factors associated with frontof-package label use with label users making accurate product nutrition assessments. J Acad Nutr Diet. 2018; 118:904.

Soo J et al. Changes in the nutritional quality of fast-food items marketed at restaurants, 2010 v. 2013. Public Health Nutr. 2018; 21:2117.

Tan L et al. What's on You Tube? A case study on food and beverage advertising in videos targeted at children on social media. Child Obes. 2018; 14:280.

Wetherill MS et al. Food choice considerations among American Indians living in rural Oklahoma: the THRIVE study. Appetite. 2018; 128:14.

PARTE 4

Termorregulação e Balanço Hídrico durante o Estresse Térmico

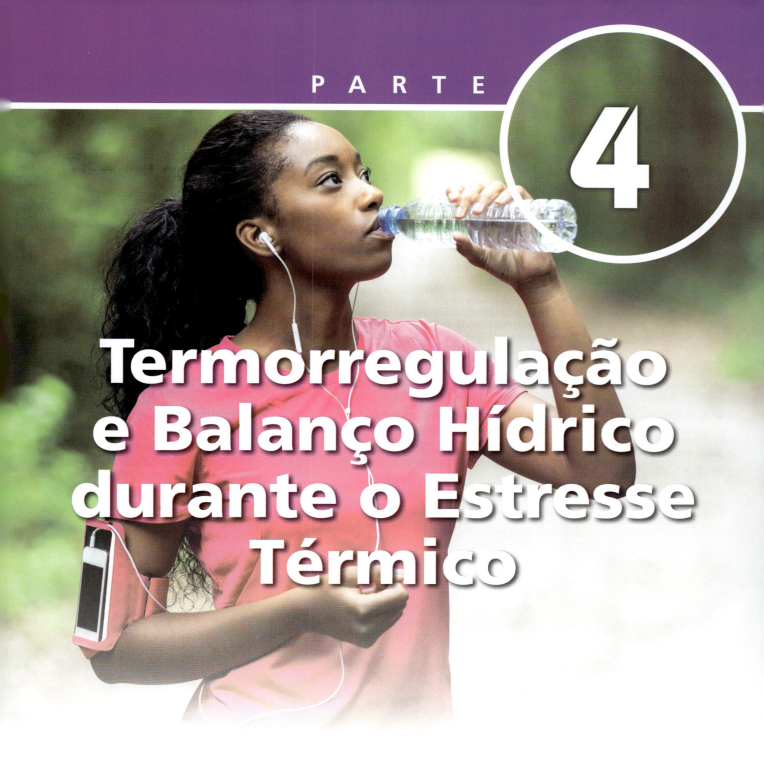

Capítulo 10 Atividade Física: Termorregulação, Balanço Hídrico e Reidratação, 328

Capítulo 10

Atividade Física: Termorregulação, Balanço Hídrico e Reidratação

Destaques

- Desafio do estresse ambiental

Mecanismos da termorregulação
- Equilíbrio térmico
- Avaliação do estresse térmico ambiental

Termorregulação durante a atividade física no calor
- Temperatura central durante a atividade física
- Hiponatremia: redução da concentração de sódio nos líquidos corporais

- Fatores que melhoram a tolerância ao calor
- Efeitos do vestuário sobre a termorregulação no calor
- Nutrição em ambientes quentes
- Problemas de saúde causados pelo calor: complicações provenientes do estresse térmico excessivo
- Atividade física em clima frio e termorregulação

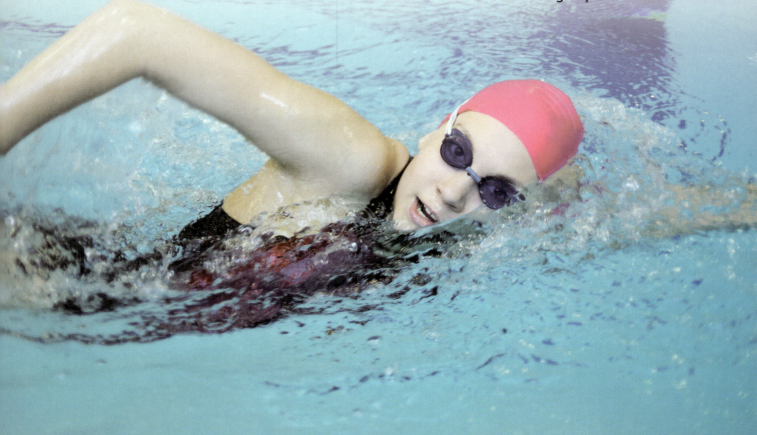

Teste seu conhecimento

Selecione verdadeiro ou falso para as 10 afirmações abaixo e confira as respostas que se encontram ao fim do capítulo. Refaça o teste após terminar de ler o capítulo; você deve acertar 100%!

		Verdadeiro	Falso
1.	A temperatura corporal central permanece estável apesar de variações significativas na temperatura ambiental.	○	○
2.	O hipotálamo contém o centro de coordenação central para a regulação da temperatura.	○	○
3.	O corpo perde calor principalmente por intermédio do mecanismo físico da irradiação.	○	○
4.	A umidade relativa se refere a quão seco o ambiente se torna em um clima quente.	○	○
5.	O ADH é o principal hormônio poupador da água.	○	○
6.	O exercício em um estado de desidratação geralmente aumenta o risco de lesões provocadas pelo calor.	○	○
7.	O mecanismo da sede fornece uma medida precisa para a reposição da água perdida durante a atividade física.	○	○
8.	Não é possível consumir água demais.	○	○
9.	A temperatura do ar é o principal determinante do estresse fisiológico em potencial produzido pelo calor ambiental.	○	○
10.	A atividade física no calor requer um aumento na ingestão energética.	○	○

As consequências da termorregulação são consideráveis – o preço de sua falha é a morte. Neste capítulo, nós focaremos o desafio ambiental que as altas temperaturas ambientais representam. Um indivíduo consegue tolerar uma diminuição da temperatura corporal central de 10 °C, mas pode não sobreviver com um aumento de apenas 5 °C. Essa última condição é chamada de **morte relacionada à hipertermia** e ocorreu mais de 100 vezes nos últimos 40 anos entre jogadores de futebol americano de ensino médio, universitários e profissionais, que acabaram morrendo por causa do estresse térmico excessivo durante um treino ou uma competição. A hipertermia e a desidratação estão relacionadas com as mortes de três praticantes de luta greco-romana universitários no segundo semestre de 1997. As lesões provocadas pelo calor também ocorrem comumente durante operações militares e combate a incêndios, e são experimentadas por trabalhadores que laboram em condições quentes e úmidas, além de em eventos atléticos de duração prolongada. Os atletas que utilizam ilegalmente eritropoietina, um hormônio que aumenta a produção de eritrócitos, apresentam um risco ainda mais elevado de desenvolvimento de lesões provocadas pelo calor. O aumento em sua viscosidade sanguínea por causa do hematócrito elevado é magnificado conforme ocorre desidratação durante o exercício em um ambiente quente.

O conhecimento a respeito da termorregulação e dos modos mais eficazes de manter seus mecanismos reduz significativamente as tragédias relacionadas com o calor. Técnicos, atletas, organizadores de corridas e eventos esportivos, assim como aqueles que fornecem o aconselhamento nutricional, devem utilizar estratégias focadas nos fatores que contribuem para o ganho de calor e a desidratação durante a atividade física em um ambiente quente. Devem ser focadas as abordagens comportamentais mais eficazes (p. ex., agendamento prudente dos eventos; aclimatação; vestuário adequado; e reposição de líquidos e eletrólitos antes, durante e após a atividade física) para diminuir o potencial de efeitos negativos sobre o desempenho e a segurança.

Desafio do estresse ambiental

O corpo humano constante e automaticamente se ajusta para manter os nutrientes e outras substâncias químicas corporais em níveis normais para a manutenção da saúde e o desempenho ótimo. Uma mudança no ambiente externo, seja causada por aumento ou por diminuição na temperatura ambiental, seja causada por redução na pressão atmosférica em grandes altitudes, pode desafiar significativamente o corpo a manter suas funções e sua estabilidade normais. Nós homenageamos o incomparável cientista francês Claude Bernard (1813-1878; ver Conexões com o passado, no Capítulo 14, *Balanço Energético, Atividade Física e Controle do Peso*), um dos primeiros a reconhecer que o corpo é, na maioria das vezes, capaz de se proteger contra estressores ambientais e manter a estabilidade do ambiente interno por intermédio de diversos mecanismos fisiológicos. Esse processo de manutenção da estabilidade interna, chamada por Bernard de *milieu intérieur* (o meio interno), representa o princípio por trás do conceito de *homeostase*, que foi utilizado pela primeira vez pelo renomado fisiologista da Harvard University Walter Cannon (1871-1945), que também cunhou o termo *resposta de luta ou fuga*.

Estressores ambientais importantes como calor, frio, hipóxia, barulho, alimentos, escuridão, traumatismo e patógenos desafiam o meio interno. As adaptações corporais para balancearem o estresse ambiental podem ser de curto prazo (chamadas de *acomodação*), podem ter duração intermediária (chamadas de *aclimatação*) ou ser de longo prazo (chamadas de *adaptação genética*). A acomodação e a aclimatação envolvem um conjunto complexo de respostas adaptativas, enquanto a adaptação genética se refere a adaptações morfológicas ou fisiológicas de característica semipermanente, ou outras que ocorrem ao longo de muitas gerações dentro de uma espécie para combater com sucesso o desafio imposto por condições ambientais extremas.

A acomodação e a aclimatação requerem um conjunto único de respostas adaptativas sujeitas a variabilidades substanciais intra e interindividuais. Em geral, a maioria dos indivíduos é capaz de sofrer aclimatação adequada a virtualmente todos os ambientes estressantes do planeta após cerca de 8 a 14 dias de exposição, enquanto a perda da aclimatação ocorre em cerca de 14 a 28 dias. As diferenças individuais nos processos de acomodação e aclimatação dependem dos seis fatores a seguir:

- Características genéticas
- Recursos disponíveis
- Idade, particularmente na pré-adolescência e nas idades avançadas
- Natureza e duração das exposições prévias
- Quantidade de experiências prévias semelhantes
- Respostas emocionais e psicológicas (preocupação, medo, pânico, autoconfiança) aos estressores ambientais.

MECANISMOS DA TERMORREGULAÇÃO

Equilíbrio térmico

A Figura 10.1 mostra a temperatura dos tecidos mais profundos, ou **central**, em equilíbrio dinâmico entre os fatores que adicionam e subtraem o calor corporal. Esse equilíbrio é resultante da integração de três mecanismos que:

- Alteram a transferência de calor para a periferia ou **superfície**
- Regulam o resfriamento evaporativo
- Variam a taxa de produção de calor.

A temperatura central aumenta rapidamente quando o ganho de calor excede a perda de calor, como ocorre durante a atividade física vigorosa em um ambiente quente.

A Tabela 10.1 resume os mecanismos que regulam a temperatura corporal; cada um deles responde de maneira gradativa, aumentando ou diminuindo conforme o necessário para preservar a termorregulação dentro de limites estreitos.

A Tabela 10.2 apresenta os dados termodinâmicos para a produção de calor (consumo de oxigênio) e a perda de calor por intermédio do suor durante o repouso e durante a atividade física máxima. O corpo ganha uma quantidade considerável de calor a partir das reações do metabolismo energético, particularmente nos músculos ativos. Apenas com o tremor, a taxa metabólica total aumenta entre três e cinco vezes. Durante a atividade física sustentada realizada por homens e mulheres aerobicamente aptos, a taxa metabólica frequentemente aumenta entre 20 e 25 vezes acima dos níveis de repouso, chegando a valores de 20 kcal/min; uma produção de calor dessa magnitude poderia teoricamente aumentar a temperatura central em 1°C a cada 5 ou 7 minutos! O corpo também absorve calor a partir do ambiente pela irradiação do sol e de objetos mais quentes que o corpo. A perda de calor ocorre pelos mecanismos físicos da irradiação, da condução e da convecção. Entretanto, a evaporação ou vaporização da água a partir da pele e das vias respiratórias constitui a via mais importante para a perda de calor. O resfriamento evaporativo em condições ótimas contribui para uma perda de calor de cerca de 18 kcal/min.

Os ajustes circulatórios constituem um "ajuste fino" para a regulação da temperatura. A conservação do calor ocorre pelo desvio rápido do sangue para porções mais profundas das cavidades craniana, torácica e abdominal, incluindo porções da massa muscular. Isso otimiza o isolamento térmico fornecido pela gordura subcutânea e por outras áreas da superfície corporal. Ao contrário, o acúmulo excessivo de calor interno dilata os vasos periféricos que conduzem o sangue quente para a periferia, que é mais fria. Durante a atividade física no calor, o estímulo forte para o equilíbrio térmico pode aumentar a taxa de produção de suor para valores tão altos quanto 3,5 ℓ/h.

Medição da temperatura corporal

Existe um gradiente térmico dentro do corpo, sendo que a temperatura corporal central ($T_{central}$) é mais elevada e a temperatura superficial (T_{pele}) é mais fria. A temperatura corporal média ($\bar{T}_{corpo}$) representa a média entre as temperaturas da pele e interna. Os locais comuns para a estimativa da temperatura central média ($\bar{T}_{central}$) são o reto, o ouvido (temperatura timpânica) e o esôfago (temperatura esofágica). A estimativa

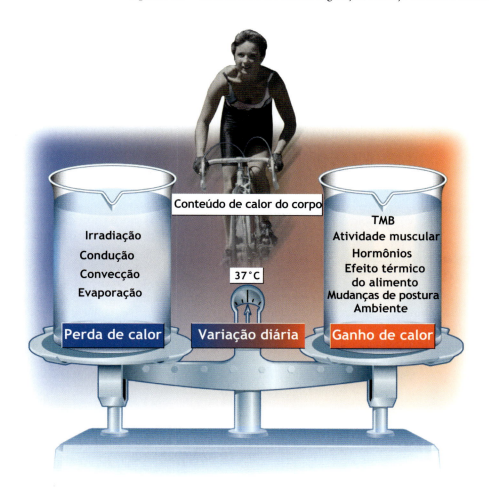

Figura 10.1 Dez fatores que contribuem para o ganho ou a perda de calor para a regulação da temperatura central em aproximadamente 37 °C.

TABELA 10.1
Mecanismos de regulação da temperatura.

Estimulados pelo frio	Mecanismo
Diminuição da perda de calor	Vasoconstrição dos vasos da pele; redução postural da área superficial (curvar-se)
Aumento da produção de calor	Tremores e aumento da atividade voluntária; aumento da secreção de tiroxina e de epinefrina
Estimulados pelo calor	**Mecanismo**
Aumento da perda de calor	Vasodilatação dos vasos subcutâneos da pele; sudorese
Redução da produção de calor	Redução do tônus muscular e da atividade voluntária; redução da secreção de tiroxina e de epinefrina

TABELA 10.2
Termodinâmica no repouso e durante a atividade física.

Produção de calor corporal	Repouso	Exercício máximo
(Captação de 1 ℓ O_2 = ~4,82 kcal); dieta mista	~0,25 ℓ O_2/min	~4,0 ℓ O_2/min
	~1,2 kcal/min	~20,0 kcal/min
Capacidade corporal de resfriamento evaporativo		**Sudorese máxima**
(Cada 1 mℓ de suor evaporado = ~0,6 kcal de perda de calor corporal)		30 mℓ/min = ~18 kcal/min
Temperatura central aumenta	Não aumenta	~1° C a cada 5 a 7 min

da T_{pele} é feita utilizando-se sensores infravermelhos de temperatura bastante sensíveis ou termistores na pele (com fios ou sem fios), que são colocados em vários locais da pele. A temperatura média da pele ($\bar{T}_{pele}$) representa a média ponderada de diferentes temperaturas da pele, o que reflete a proporção da superfície corporal que cada local representa (p. ex., braços, tronco, pernas, cabeça). A $\bar{T}_{corpo}$ é calculada da seguinte maneira:

$$\bar{T}_{corpo} = (0,6 \times \bar{T}_{central}) + (0,4 \times \bar{T}_{pele})$$

A proporção relativa da temperatura média corporal representada pelo centro do corpo é igual a 0,6 (60%) e 0,4 (40%) para a pele.

Regulação hipotalâmica da temperatura central

*O **hipotálamo** contém o centro de coordenação neural central para a regulação da temperatura.* Esse grupo de neurônios especializados na base do encéfalo serve como um "termostato" (usualmente programado e regulado cuidadosamente a 37 °C ± 1 °C), fazendo os ajustes termorregulatórios para compensar desvios a partir da temperatura estabelecida. Ao contrário do termostato em um prédio, o hipotálamo não consegue "desligar" o calor; ele consegue apenas iniciar respostas que protegem o corpo do ganho ou da perda de calor.

Os mecanismos de regulação de calor se tornam ativados de dois modos:

1. Mudanças na temperatura do sangue que perfunde o hipotálamo estimulam diretamente esse centro de controle termorregulatório.
2. Receptores térmicos na pele fornecem informações para a modulação da atividade hipotalâmica.

A **Figura 10.2** mostra diversas estruturas dentro da pele e dos tecidos subcutâneos. O quadro à direita mostra a dinâmica da evaporação do suor a partir da superfície da pele. Receptores térmicos periféricos responsivos a mudanças rápidas no calor e no frio existem predominantemente na forma de terminações nervosas livres na pele. A maior quantidade de receptores cutâneos para o frio se encontra próxima à superfície da pele; eles desempenham um papel importante para o início das respostas regulatórias aos ambientes frios. Os receptores térmicos cutâneos agem como um "sistema de alerta inicial" que carrega informações sensoriais para o hipotálamo e o córtex cerebral. Essa comunicação direta evoca ajustes fisiológicos adequados para a conservação ou a dissipação do calor conforme o indivíduo busca conscientemente alívio desse desafio térmico.

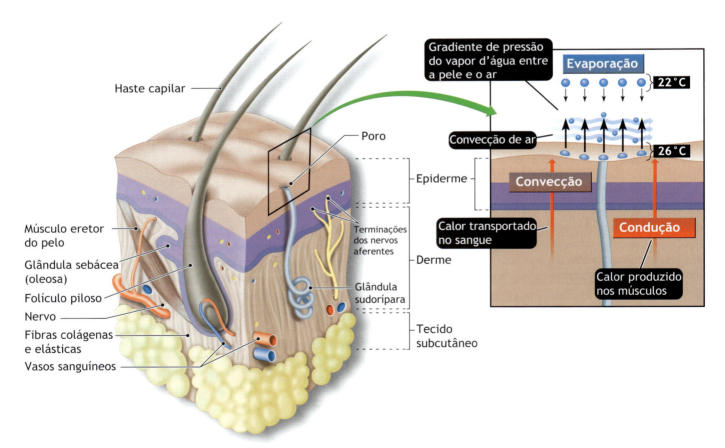

Figura 10.2 *À esquerda*: ilustração esquemática da pele e estruturas subjacentes. O aumento da superfície da pele à *direita* mostra as dinâmicas de condução, convecção e evaporação do suor para a dissipação do calor corporal. Cada 1 ℓ de água evaporada a partir da pele transfere 580 kcal de energia térmica para o ambiente.

Termorregulação durante o estresse térmico: perda de calor

Os mecanismos termorregulatórios corporais protegem principalmente contra o superaquecimento. A defesa contra um aumento na temperatura central é crucial durante a atividade física em ambientes quentes. Nessa situação, existe uma competição entre os mecanismos que mantêm um grande fluxo de sangue muscular para o fornecimento de oxigênio e de nutrientes e a remoção de produtos metabólicos e os mecanismos que fornecem uma regulação adequada da temperatura corporal. A **Figura 10.3** ilustra as vias potenciais para a troca de calor em um ser humano se exercitando. A perda de calor corporal ocorre de quatro modos: irradiação, condução, convecção e evaporação.

Perda de calor por irradiação

Os objetos emitem continuamente ondas eletromagnéticas de calor. Como os nossos corpos usualmente estão mais quentes do que o ambiente, a troca líquida de energia térmica irradiante ocorre do corpo pelo ar para objetos sólidos e mais frios. Esse tipo de transferência térmica, semelhante a como os raios do sol aquecem o planeta, não requer contato molecular entre os objetos. Apesar de temperaturas quase congelantes, um indivíduo consegue permanecer quente absorvendo energia térmica irradiante suficiente a partir da luz solar direta (ou refletida pela neve, pela areia ou pela água). O corpo absorve a energia térmica irradiante quando a temperatura de um objeto no ambiente excede a temperatura da pele.

Perda de calor por condução

A perda de calor por condução transfere calor diretamente para um líquido, um sólido ou um gás passando de uma molécula para a outra. A circulação transporta a maior parte do calor corporal para a periferia, mas uma pequena quantidade se move continuamente por condução diretamente dos tecidos mais profundos para a superfície mais fria. A perda de calor por condução envolve o aquecimento das moléculas de ar e das superfícies mais frias em contato com a pele.

A taxa de perda de calor por condução depende da existência de um gradiente de temperatura entre a pele e as superfícies ao redor dela, além de suas propriedades térmicas. Pessoas que caminham em ambientes quentes ganham quantidades consideráveis de calor por causa da atividade física e do ambiente. É possível obter um pouco de alívio descansando sobre uma pedra fria protegida do sol. A condutância entre a superfície fria da pedra e a superfície quente do corpo facilita a perda de calor.

Perda de calor por convecção

A eficácia da perda de calor por condução pelo ar depende de quão rapidamente o ar próximo ao corpo é trocado uma vez que ele é aquecido. Com pouco ou nenhum movimento do

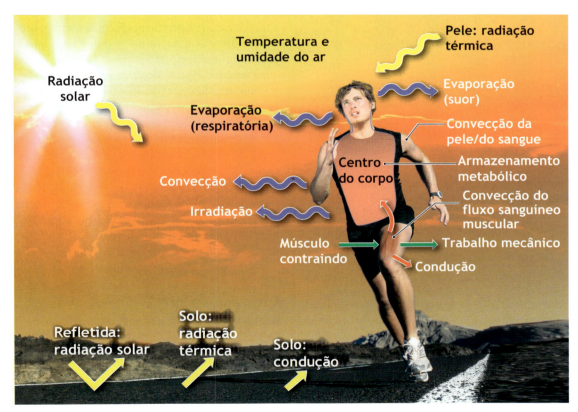

Figura 10.3 Produção de calor dentro dos músculos ativos e sua transferência subsequente do centro do corpo para a pele. Em condições ambientais adequadas, o excesso de calor corporal é dissipado para o ambiente e a temperatura central é estabilizada dentro de uma faixa estreita. (Adaptada, com permissão, de Gisolfi CV, Wenger CB. Temperature regulation during exercise: old concepts, new ideas. Exerc Sport Sci Rev. 1984; 12:339.)

ar, ou convecção, o ar quente próximo à pele age como uma zona de isolamento, minimizando assim a perda de calor por condução. Já se o ar mais frio repõe continuamente o ar mais quente que cerca o corpo (como ocorre quando venta, em uma sala com um ventilador ou durante uma corrida), a perda de calor aumenta porque as correntes convectivas carregam o calor para longe. Por exemplo, as correntes de ar se movendo a 6,4 km/h resfriam o corpo com o dobro da eficiência do ar que se move a 1,6 km/h.

Perda de calor por evaporação

A evaporação do suor constitui o principal mecanismo fisiológico para a perda de calor e, desse modo, para a defesa contra o superaquecimento. A vaporização da água a partir das vias respiratórias e da superfície da pele transfere continuamente calor para o ambiente. Cada litro de água vaporizada transfere 580 quilocalorias de energia térmica do corpo para o ambiente.

Em resposta ao estresse térmico, entre 2 e 4 milhões de **glândulas sudoríparas** (**écrinas**) secretam grandes quantidades de solução salina hipotônica (0,2 a 0,4% de NaCl). O resfriamento ocorre quando o suor evapora a partir da superfície da pele. A pele resfriada, então, resfria o sangue desviado do interior do corpo para a superfície. Junto com a perda de calor pelo suor, aproximadamente 350 mℓ de água escapam pela pele todos os dias (o que é chamado de *transpiração insensível*) e evapora para o ambiente. Além disso, aproximadamente 300 mℓ de água são vaporizados diariamente a partir das membranas mucosas das vias respiratórias.

Perda evaporativa de calor em altas temperaturas ambientais

O aumento da temperatura ambiental reduz a eficácia da perda de calor por condução, convecção e irradiação. Quando a temperatura ambiental excede a temperatura corporal, esses três mecanismos de transferência térmica acabam contribuindo para o ganho de calor. Quando isso ocorre (ou quando condução, convecção e irradiação *não conseguem* dissipar adequadamente uma grande carga de calor metabólico), a evaporação de suor a partir da pele e a vaporização da água pelo trato respiratório constituem os únicos mecanismos de dissipação de calor. *A taxa de sudorese aumenta diretamente com a temperatura ambiental*, o que significa que a taxa de produção de suor aumenta proporcionalmente com a elevação da temperatura do ar ambiente. Para um indivíduo relaxando em um ambiente quente e úmido, a recomendação normal diária de 2 ℓ de líquidos frequentemente duplica ou triplica por causa da perda evaporativa de líquidos.

Perda de calor em umidades elevadas

A **Figura 10.4** ilustra as influências da intensidade da atividade física e das condições ambientais sobre a taxa de produção de suor. Três fatores determinam a evaporação do suor pela pele:

1. Área superficial exposta ao ambiente.
2. Temperatura e umidade relativa do ar ambiente.
3. Correntes convectivas de ar ao redor do corpo.

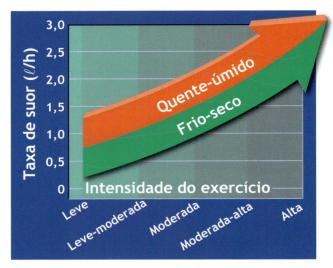

Figura 10.4 Taxas de transpiração aproximada por hora relacionadas com condições ambientais e intensidade do exercício.

De longe, a umidade relativa exerce o maior impacto sobre a eficácia da perda de calor por evaporação.

A **umidade relativa** se refere ao percentual de água no ar ambiente em uma temperatura em particular comparado à quantidade total de umidade que o ar consegue carregar. Por exemplo, uma umidade relativa de 40% significa que o ar ambiente contém apenas 40% da capacidade de carregar umidade em uma temperatura específica. Com o aumento da umidade, a pressão de vapor do ar ambiente se aproxima daquela da pele úmida (aproximadamente 40 mℓ de mercúrio). Consequentemente, a perda de calor por evaporação é prejudicada, mesmo que uma grande quantidade de suor surja na pele e, eventualmente, até pingue. Isso representa uma perda inútil de água, que pode causar desidratação e superaquecimento. Secar continuamente a pele com uma toalha antes da evaporação do suor também prejudica o resfriamento evaporativo. *O suor não resfria a pele; o resfriamento da pele ocorre apenas quando o suor evapora.*

Os seres humanos conseguem tolerar temperaturas ambientais relativamente elevadas, desde que a umidade permaneça baixa. Por esse motivo, muitas pessoas preferem o conforto relativo de climas desérticos, secos e quentes a climas tropicais "mais frescos", porém mais úmidos.

Integração dos mecanismos de dissipação de calor

O sistema circulatório, fatores evaporativos e ajustes hormonais contribuem para a integração fina dos mecanismos de dissipação de calor do corpo.

Circulação

O sistema circulatório age como o principal "burro de carga" para o controle do equilíbrio térmico. Durante o repouso em um clima quente, a frequência cardíaca e o fluxo de sangue a partir do coração (débito cardíaco) aumentam, enquanto os vasos sanguíneos arteriais e venosos superficiais se dilatam para desviar o sangue quente para a superfície do corpo. Esse efeito se manifesta como uma face enrubescida em um dia quente ou durante uma atividade física vigorosa. Em estresses térmicos extremos, de 15 a 25% do débito cardíaco passa pela pele, aumentando grandemente a condutância térmica dos tecidos periféricos. O aumento do fluxo sanguíneo periférico favorece a perda de calor por irradiação, particularmente a partir das mãos, testa, antebraços, orelhas e área tibial das pernas.

Evaporação

O suor começa alguns segundos após o início de uma atividade física vigorosa. Após cerca de 30 minutos, a sudorese alcança um equilíbrio que está relacionado diretamente com a carga do exercício. Um grande fluxo sanguíneo cutâneo associado ao resfriamento evaporativo geralmente produz uma defesa térmica eficiente. O sangue periférico resfriado então retorna para os tecidos mais profundos, coletando calor adicional em seu retorno para o coração.

Ajustes hormonais

O estresse térmico dispara ajustes hormonais que conservam os sais e os líquidos perdidos no suor. Durante a exposição ao calor, a glândula hipófise libera o **hormônio antidiurético** (**ADH**; do inglês, *antidiuretic hormone*, um peptídeo com nove aminoácidos que também é conhecido como vasopressina), que aumenta a reabsorção de água nos túbulos renais e que faz com que a urina se torne mais concentrada. Dito de forma um pouco diferente, o principal efeito desse hormônio é conservar a água corporal pela redução da perda de líquidos na urina. De um ponto de vista prático, imagine caminhar no deserto ao meio-dia com temperaturas ambientais de 43,3°C. Seu corpo está suando profusamente, causando uma perda de água considerável e concentrando os solutos do sangue, o que aumenta a osmolaridade sanguínea. O ADH "age" facilitando a reabsorção de quase toda a água que seria perdida na urina. Ao mesmo tempo, durante uma única sessão de atividades físicas ou durante dias consecutivos de atividades físicas em um ambiente quente, o córtex suprarrenal libera o hormônio de conservação de sódio **aldosterona**, que aumenta a taxa de reabsorção de sódio pelos

LIGAÇÕES COM O PASSADO
William Harvey (1578-1657)

William Harvey descobriu que o sangue circula continuamente em uma única direção. Essa descoberta monumental acabou com um dogma médico de mais de 2.000 anos que dizia que o sangue se movia do lado direito para o lado esquerdo do coração através de poros no septo. Harvey anunciou sua descoberta durante uma aula de dissecção de 3 dias no Royal College of Physicians em Londres em 16 de abril de 1616. Doze anos mais tarde, ele publicou os detalhes em uma monografia de 72 páginas em latim exibida em uma feira de livros alemã, em Frankfurt, intitulada *Exercitatio Anatomica de Motu Cordis et Sanguinis in Animalibus* (*Um Tratado Anatômico sobre o Movimento do Coração e do Sangue nos Animais*). Essa monografia representou uma das contribuições mais importantes (e famosas) na história das análises fisiológicas humanas. Combinando novas técnicas de experimentação em criaturas vivas com avaliações matemáticas quantitativas e lógicas, Harvey deduziu que, ao contrário do que a opinião comum preconizava, o sangue fluía em apenas uma direção – do coração para as artérias e das veias de volta para o coração.

túbulos renais. A aldosterona também diminui a concentração de sódio no suor (*i. e.*, reduz a osmolalidade do suor), o que ajuda na conservação adicional dos eletrólitos.

Avaliação do estresse térmico ambiental

Cinco fatores diferentes da temperatura do ar determinam o estresse fisiológico imposto pelo calor:

- Tamanho corporal e teor de gordura
- Nível de treinamento
- Aclimatação
- Adequação da hidratação
- Fatores externos (correntes convectivas de ar; ganho de calor por irradiação; intensidade da atividade; quantidade,

tipo e cor do vestuário; e, mais importante, umidade relativa do ar). A morte de alguns jogadores de futebol americano por hipertermia ocorreu quando a temperatura do ar estava abaixo de 23,9 °C, mas a umidade relativa excedia os 95%.

A prevenção representa o modo mais efetivo para minimizar ou eliminar as lesões causadas pelo estresse térmico. A aclimatação reduz grandemente a chance de lesão por calor. Outra defesa envolve o uso da **temperatura global de bulbo úmido (WBGT)** para a avaliação do ambiente e a determinação de seu desafio térmico em potencial. Esse índice de estresse térmico ambiental, inventado e desenvolvido na década de 1950 pelo Exército e pela Marinha dos Estados Unidos para controlar eventos sérios de doenças causadas pelo calor em acampamentos militares, incorpora temperatura ambiental, umidade relativa e calor irradiante da seguinte maneira:

$$WBGT = 0{,}1 \times DBT + 0{,}7 \times WBT + 0{,}2 \times TG$$

Em que DBT representa a temperatura do bulbo seco (ar) na sombra, registrada por um termômetro normal de mercúrio que mede a temperatura do ar. WBT (contribui para 70% do índice) representa a temperatura registrada por um termômetro normal de mercúrio e por um termômetro com um fio que cerca o bulbo de mercúrio (bulbo úmido) exposto ao ar em movimento rápido sob a luz solar direta. Em uma umidade relativa elevada, ocorre pouco resfriamento evaporativo nesse bulbo úmido, de modo que a temperatura desse termômetro permanece semelhante àquela registrada pelo bulbo seco. Em um dia seco, ocorre evaporação no bulbo úmido. Isso aumenta a diferença entre os registros dos dois termômetros. Uma pequena diferença entre os registros indica uma alta umidade relativa, enquanto uma diferença grande indica pouca umidade no ar e uma alta taxa de evaporação. TG refere-se à temperatura no globo sob a luz solar direta, registrada por um termômetro com uma esfera preta de metal que cerca o bulbo. O globo preto absorve energia que irradia do ambiente e fornece a medida do ganho do calor por irradiação.

A Figura 10.5 ilustra o aparato para a medida da WBGT. A porção superior da tabela apresenta as diretrizes de WBGT para atividades atléticas visando à redução do risco de lesões causadas pelo calor. Esses padrões se aplicam a seres humanos com roupas leves; eles não consideram a carga térmica específica imposta pelos uniformes de futebol americano ou outros tipos de equipamentos. Para o futebol americano, a porção inferior de cada faixa de temperatura representa um guia mais prudente.

Uma indicação da carga térmica ambiental também é fornecida pelo termômetro de bulbo úmido porque seu registro reflete tanto a temperatura do ar quanto a umidade relativa. Um termômetro de bulbo úmido barato pode ser comprado em quase todas as empresas de venda de produtos industriais. A coluna à direita na Figura 10.6 apresenta as recomendações de estresse térmico baseadas na temperatura do bulbo úmido. Sem a temperatura do bulbo úmido, mas sabendo a umidade relativa por intermédio dos relatórios das estações meteorológicas locais na imprensa e na internet (*www.weather.com*), o **índice térmico** (Figura 10.6), elaborado pelo U.S. National Weather Service, também consegue avaliar o estresse térmico relativo. Algumas vezes chamado de "temperatura aparente", o índice fornece medição precisa da temperatura que é percebida quando a umidade relativa é combinada com a temperatura do ar. Os valores do índice térmico foram determinados para condições de vento leve e à sombra, de modo que a exposição à luz solar direta aumenta os valores em até 8 °C. Além disso, ventos fortes (particularmente em um ar quente e seco) representam um perigo extremo para competição de esportes ao ar livre. É preciso determinar o índice próximo ao local de competição para eliminar potenciais erros causados pela medição dos dados meteorológicos distantes do evento. Dados coletados a partir das variações em 24 horas na temperatura ambiental e na umidade relativa justificaram a mudança do horário da corrida da maratona das Olimpíadas de 1996 em Atlanta de 18h30 para 7h para reduzir o risco de lesões causadas pelo calor.

Impacto do clima sobre o desempenho na corrida

O desempenho em uma maratona diminui progressivamente conforme a temperatura global de bulbo úmido (WBGT) aumenta. A figura neste boxe ilustra a redução no desempenho em uma maratona por homens e mulheres conforme a WBGT aumentou de 10 para 25 °C, sendo que o desempenho de atletas mais lentos foi mais afetado.

Fontes:
Ely MR et al. Impact of weather on marathon running performance. Med Sci Sports Exerc. 2007; 39:487.
Maffetone PB et al. The Boston Marathon versus the World Marathon Majors. PLoS One. 2017; 12(9):e0184024.

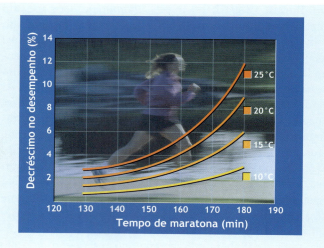

Capítulo 10 • Atividade Física: Termorregulação, Balanço Hídrico e Reidratação

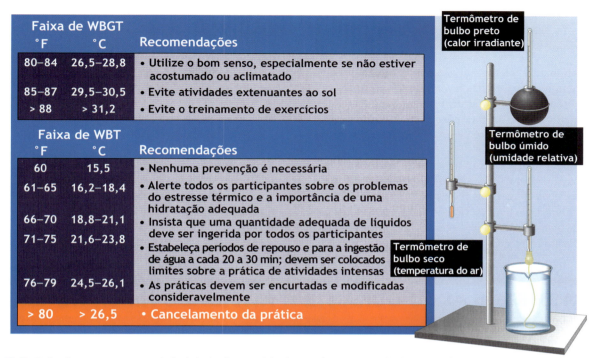

Figura 10.5 Guia de temperatura global de bulbo úmido (WBGT) para atividades ao ar livre e temperatura de bulbo úmido (WBT). (Adaptada, com permissão, de Murphy RJ, Ashe WF. Prevention of heat illness in football players. JAMA. 1965; 194(6):650-4. Copyright © 1965 American Medical Association. Todos os direitos reservados.)

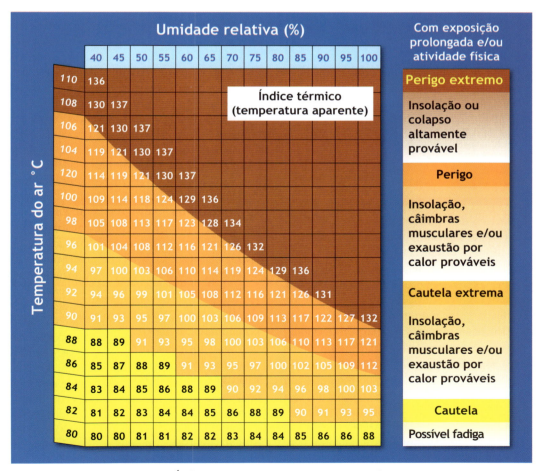

Figura 10.6 Índice térmico. O quão quente é muito quente?

Resumo

1. Os seres humanos toleram variações relativamente pequenas na temperatura interna ou central.
2. A exposição ao calor ou ao frio inicia mecanismos termorregulatórios que geram e conservam calor em temperaturas ambientais baixas e dissipam o calor em temperaturas elevadas.
3. O hipotálamo age como o "termostato" para a regulação da temperatura. Esse centro de coordenação inicia os ajustes detectados pelos receptores térmicos na pele e pelas mudanças na temperatura do sangue hipotalâmico.
4. O sangue quente é desviado do centro do corpo para a sua superfície em resposta ao estresse térmico.
5. Ocorre perda de calor por irradiação, condução, convecção e evaporação.
6. A evaporação constitui a principal defesa fisiológica contra o superaquecimento em altas temperaturas ambientais e durante a atividade física.
7. Ambientes quentes e úmidos diminuem dramaticamente a eficácia de perda de calor por evaporação, aumentando a vulnerabilidade a um estado perigoso de desidratação e aumento da temperatura central.

TERMORREGULAÇÃO DURANTE A ATIVIDADE FÍSICA NO CALOR

Ajustes do sistema cardiovascular e resfriamento evaporativo são os principais modos de dissipação do calor metabólico durante a atividade física em um clima quente. A sudorese excessiva promove uma perda de líquidos mais séria, com reduções concomitantes no volume plasmático. Esses dois fatores podem causar uma insuficiência circulatória e fazer com que a temperatura central alcance níveis letais – quando ela excede 42,2°C. Durante uma atividade física quase máxima no calor com desidratação associada, relativamente menos sangue chega às áreas periféricas para que ocorra a dissipação do calor. A redução do fluxo sanguíneo periférico reflete a tentativa corporal de manter o débito cardíaco apesar de uma diminuição no volume plasmático causada pelo suor.

Temperatura central durante a atividade física

O calor gerado pelos músculos ativos pode aumentar a temperatura central até os níveis de febre, que podem incapacitar o indivíduo se forem causados apenas por um estresse térmico externo. Corredores de longa distância não apresentaram efeitos prejudiciais com temperaturas retais de até 41°C, registradas no final de uma corrida. Dentro de alguns limites, um aumento na temperatura central causado pela atividade física não reflete uma insuficiência dos mecanismos de dissipação de calor. Ao contrário, ocorre um aumento bem regulado na temperatura central mesmo durante a atividade física em climas frios. *Provavelmente, um aumento modesto na temperatura central reflete um ajuste interno favorável que gera um ambiente térmico ótimo para as funções fisiológicas e metabólicas.*

Perda de água no calor: desidratação

A **desidratação** se refere a um desequilíbrio na dinâmica de líquidos quando a ingestão de líquidos não repõe a perda de água tanto do estado hiperidratado quanto do estado normoidratado.

Uma atividade física de intensidade moderada geralmente produz entre 0,5 e 1,5 ℓ de suor ao longo de um período de 1 hora. Ocorre uma perda considerável de água durante algumas horas de atividade física intensa em um ambiente quente. Mesmo se a atividade física for realizada em ambientes termicamente menos desafiadores, como natação e esqui *cross-country*, ainda ocorre a sudorese. Para o nadador, a imersão na água fria por si só também estimula a perda de água corporal por causa do aumento de produção de urina, que é induzido pelo frio. A perda de água não induzida pelo exercício ocorre quando boxeadores, halterofilistas e remadores (exemplos de atletas de potência) tentam agressivamente "alcançar o peso" por intermédio de perdas rápidas de peso induzidas pelas técnicas comuns de desidratação, o que inclui exposição ao calor em saunas, piscinas aquecidas ou banhos quentes; restrição de líquidos e alimentos; fármacos diuréticos e laxantes; ou vômitos. O atleta frequentemente combina várias técnicas na esperança de alcançar uma perda de peso ainda mais rápida.

Os compartimentos intracelular e extracelular contribuem para o déficit de líquidos (desidratação) que pode rapidamente chegar a níveis que impeçam a dissipação do calor, reduzam a tolerância ao calor, e comprometam gravemente a função cardiovascular e a capacidade de realização de exercícios. O risco de doenças induzidas pelo calor aumenta quando o indivíduo começa a se exercitar em um estado de desidratação.

A desidratação está relacionada com uma diminuição de 3% no peso corporal, o que reduz a taxa de esvaziamento gástrico, produzindo cólicas epigástricas e sensações de náusea. Evitar a desidratação não apenas otimiza o desempenho físico como também reduz as sensações de desconforto gastrintestinal associadas à perda de líquidos corporais. Como o suor é hipotônico em relação a outros líquidos corporais, a redução no volume plasmático causada pela sudorese aumenta a osmolalidade do plasma sanguíneo.

A **Figura 10.7** mostra a perda média de água por hora decorrente da sudorese em várias temperaturas ambientais

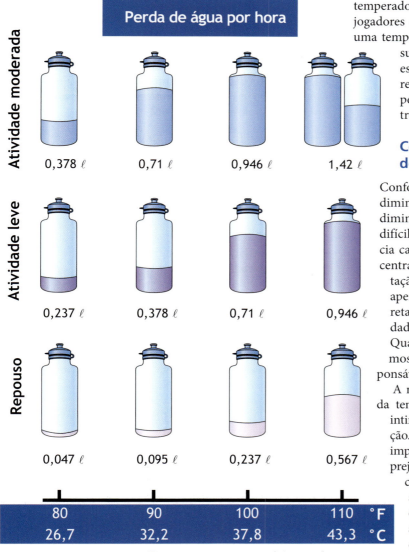

Figura 10.7 Perda média de água por hora em um adulto típico causada pela sudorese em várias temperaturas ambientais durante o repouso ou durante a atividade física de intensidade leve ou moderada.

para um adulto típico durante um repouso ou atividade física de intensidade leve ou moderada.

Magnitude da perda de líquidos

A perda de água pela sudorese em um indivíduo aclimatado alcança picos de cerca de 3 ℓ/h durante uma atividade física intensa no calor e chega a médias de quase 12 ℓ diários. Várias horas de sudorese intensa podem causar fadiga das glândulas sudoríparas, o que prejudica a regulação da temperatura central. Maratonistas de elite frequentemente experimentam perda de líquidos de mais de 5 ℓ durante a competição, o que representa entre 6 e 10% da massa corporal. Para maratonas ou ultramaratonas em velocidades menores, a perda média de líquidos raramente excede 500 mℓ/h. Mesmo em um clima temperado, ocorre uma perda média de líquidos de 2 ℓ em jogadores de futebol durante uma partida de 90 minutos em uma temperatura de cerca de 10°C. Há grande produção de suor e perda de líquidos subsequente em outros esportes além da corrida de longa distância; jogadores de futebol americano, basquete e hóquei também perdem grandes quantidades de líquidos durante treinos ou competições.

Consequências fisiológicas e para o desempenho

Conforme a desidratação progride e o volume plasmático diminui, o fluxo periférico de sangue e a taxa de sudorese diminuem e a termorregulação se torna cada vez mais difícil. Isso contribui para grandes aumentos na frequência cardíaca, na percepção do esforço e na temperatura central quando comparado aos estados de normo-hidratação e de fadiga prematura. Uma perda de líquidos de apenas 1% da massa corporal aumenta a temperatura retal até valores maiores do que quando a mesma atividade física é realizada no estado de normo-hidratação. Qualquer grau de desidratação prejudica os mecanismos circulatórios e de regulação da temperatura responsáveis por ajustar as demandas da atividade física.

A redução do fluxo sanguíneo periférico e o aumento da temperatura central durante a atividade física estão intimamente relacionados com o nível de desidratação. A desidratação de apenas 2% da massa corporal impede a capacidade de realização de trabalhos físicos, prejudica a função fisiológica e predispõe a doenças causadas pelo calor durante a atividade física em um ambiente quente. Para cada litro de suor perdido no estado desidratado, a frequência cardíaca durante a atividade aumenta em 8 batimentos/min, com uma diminuição correspondente de 1,0 ℓ/min no débito cardíaco. Uma grande porção da água perdida por intermédio do suor é proveniente do plasma sanguíneo, de modo que a capacidade circulatória diminui progressivamente conforme a produção de suor aumenta. A perda de líquidos corporais coincide com as seguintes cinco mudanças nas funções corporais:

- Diminuição do volume plasmático
- Redução do fluxo de sangue cutâneo para uma dada temperatura central
- Diminuição do volume sistólico cardíaco
- Aumento da frequência cardíaca
- Deterioração geral da eficiência circulatória e termorregulatória durante a atividade física.

Para o desempenho físico, a desidratação igual a 4,3% da massa corporal reduz a caminhada de *endurance* em 18%; ao mesmo tempo $VO_{2máx}$ diminui 22%. Esses mesmos experimentos mostraram a diminuição do desempenho em *endurance* (−22%) e de $VO_{2máx}$ (−10%) quando a desidratação era de apenas 1,9% da massa corporal. Claramente, mesmo uma desidratação pequena durante a atividade física impõe efeitos adversos termorregulatórios e prejudica o desempenho. Um grau moderado de hipoidratação ou hipertermia não exerce efeitos sobre o desempenho em exercícios anaeróbicos.

Uso de diuréticos

Atletas que utilizam diuréticos para perder água corporal e rapidamente "alcançar o peso" se colocam em uma desvantagem para o desempenho atlético. Essa perda rápida de água dispara uma redução desproporcional no volume plasmático, o que impacta negativamente a termorregulação e a função cardiovascular. Os fármacos diuréticos também prejudicam grandemente a função neuromuscular, que não é notada quando ocorre uma perda comparável de líquidos induzida apenas pela atividade física. Atletas que induzem vômitos e diarreia para a perda de peso não apenas produzem desidratação como também causam uma perda mineral excessiva, com fraqueza muscular e diminuição da função neuromuscular. Isso claramente dá uma vantagem competitiva ao oponente – um resultado completamente contrário ao que se desejava.

Reposição de água: reidratação

A reposição adequada de líquidos permite que se alcance todo o potencial do resfriamento evaporativo em seres humanos aclimatados. O planejamento adequado da reposição de líquidos mantém o volume plasmático para que a circulação e a sudorese progridam de modo ótimo. Seguir estritamente uma programação de reposição de água adequadamente planejada evita a desidratação e suas consequências, particularmente a hipertermia. Essa reposição é frequentemente "mais fácil de falar do que de fazer" porque alguns técnicos e atletas ainda acreditam que o consumo de água prejudica o desempenho. Se deixá-los por conta própria, a maioria dos indivíduos repõe voluntariamente apenas metade da água perdida (< 500 mℓ/h) durante a atividade física. Já alguns mamíferos utilizam estratégias superiores de conservação de água para evitar as consequências sérias da desidratação. Por exemplo, um camelo pode perder cerca de 30% de sua água corporal durante as longas caminhadas no calor do deserto sem efeitos deletérios porque seus mecanismos de conservação de água não comprometem os líquidos presentes no sangue, cujo volume permanece constante. Em vez disso, a perda de água é proveniente dos tecidos. Essa água evapora rapidamente pela pele, mantendo uma dissipação de calor adequada. Um camelo restabelece o balanço hídrico consumindo uma quantidade de água quase idêntica à que foi perdida. Nutricionistas esportivos devem permanecer vigilantes a respeito do papel central da hidratação para a termorregulação em seres humanos e seu impacto para evitar a deterioração do desempenho físico e, mais importante, da segurança.

Os "tratamentos gelados" – aplicação periódica de toalhas frias na testa e no abdome durante a atividade física, ou tomar um banho frio antes de se exercitar em um ambiente quente – não facilitam a transferência de calor na superfície do corpo em comparação à prática da mesma atividade sem molhar a pele. *Uma hidratação adequada fornece a defesa mais eficaz contra o estresse térmico, equilibrando a perda e a ingestão de água e não apenas jogando água sobre a cabeça ou o corpo.* A ingestão de líquidos a 4°C durante a atividade física aumenta o consumo de líquidos e melhora a *endurance* por minimizar o aumento da temperatura corporal e, desse modo, reduzir os efeitos do estresse térmico. Não existem evidências de que a restrição da ingestão de líquidos durante o treinamento prepare um indivíduo para obter melhores desempenhos no calor. *Um indivíduo bem hidratado sempre funciona em níveis fisiológicos e de desempenho maiores do que um indivíduo desidratado.*

Hidratação antes da atividade física

A ingestão de água "extra" (**hiperidratação**) antes de realizar atividade física em um ambiente quente protege em algum grau contra o estresse térmico porque isso promove os três efeitos a seguir:

1. Atrasa a desidratação.
2. Aumenta a sudorese durante a atividade física.
3. Diminui o aumento na temperatura central.

Esses efeitos contribuem para a melhora no desempenho físico e para a segurança em geral. Além de aumentar a ingestão de líquidos 24 horas antes da atividade extenuante no calor, nós recomendamos o consumo de 400 a 600 mℓ de água fria cerca de 20 minutos antes da atividade. A ingestão de líquidos antes do exercício aumenta o volume gástrico, um fator importante para otimizar o esvaziamento gástrico (Capítulo 8, *Considerações Nutricionais para o Treinamento Intenso e a Competição Esportiva*). Um regime sistemático de hiperidratação pelo consumo de 4,5 ℓ diários de líquidos 1 semana antes de uma competição de futebol com jogadores de elite jovens e aclimatados em Porto Rico aumentou as reservas corporais de água, apesar de um grande volume urinário, e melhorou a regulação da temperatura durante a competição. Essa sequência estruturada de hiperidratação antes do exercício produziu um volume de líquidos corporais 1,1 ℓ maior do que o produzido quando os jogadores consumiram seu volume normal diário de líquidos de 2,5 ℓ. No Capítulo 12, *Avaliação dos Recursos Ergogênicos Nutricionais*, discutiremos o papel da suplementação com glicerol para aumentar a hiperidratação antes do exercício.

A hiperidratação antes do exercício não substitui a necessidade de repor continuamente os líquidos durante a atividade física. Em atividades intensas de *endurance* no calor, equilibrar a perda de líquidos com sua ingestão frequentemente é impossível porque apenas cerca de 1.000 mℓ de líquidos deixam o estômago por hora. Esse volume não equivale à perda de suor, que chega a quase 2.000 mℓ por hora, gerando um déficit de água de 1.000 mℓ. Mesmo indivíduos com amplo acesso à água devem ser monitorados cuidadosamente durante a prática de atividades físicas no calor. *Mudanças no peso corporal indicam o grau de perda de água causada pela atividade física e a adequação da reidratação durante e após a atividade ou competição atlética.* Eliminar pequenos volumes de urina amarela e com odor forte fornece uma indicação qualitativa de uma hidratação inadequada. Indivíduos bem hidratados tipicamente produzem urina em grande volume, de cor clara e sem cheiro forte. Para atletas de equipe, dê a cada jogador uma garrafa tipo *squeeze* para enfatizar a importância da reposição de líquidos e monitorar o consumo de líquidos. A **Tabela 10.3** apresenta a ingestão recomendada de líquidos com a perda de peso durante a atividade física baseada em uma reposição de 80% do peso perdido. Embora esses padrões tenham sido desenvolvidos para uma prática de futebol de 90 minutos, eles são facilmente adaptados para a maioria das atividades físicas. O *site* da Gatorade fornece uma excelente discussão a respeito desse tópico, com ênfase especial no futebol americano (*www.gssiweb.org/en/Article/ sse-141-hydration-for-football-athletes*).

Os técnicos frequentemente requerem que os atletas se pesem antes e após um treino (após urinar) para monitorar o balanço hídrico; cada 450 g de peso perdido equivale a uma desidratação de 450 mℓ. A **Tabela 10.4** fornece uma ilustração prática para a determinação da quantidade e da taxa de perda de líquidos induzida pelo exercício. Para igualar adequadamente a perda de líquidos com a sua ingestão, divida a quantidade estimada de perda de líquidos por hora em um treino ou competição em períodos de 10 ou 15 minutos e ingira aquela quantidade de líquidos nesses intervalos. Por exemplo, nós recomendamos a ingestão de líquidos a cada 15 minutos para perdas de até 1.000 mℓ por hora, enquanto a ingestão de líquidos em intervalos de 10 minutos otimiza a reposição da perda de líquidos que excede 1.000 mℓ por hora. Torne a água disponível (e garanta que ela seja consumida) durante os treinos e as competições. Incentive os atletas a se reidratarem porque o mecanismo de sede indica com pouca precisão as necessidades de água, particularmente em crianças e idosos. Os idosos

TABELA 10.4

Cálculo da magnitude da perda de suor e da taxa de sudorese durante a atividade física.

A: PC antes da AF	61,7 kg
B: PC depois da AF	60,3 kg
C: Diferença de PC (A – B)	1.400 g
D: Volume de bebida	420 mℓ
E: Volume perdido na urina	90 mℓ
F: Perda de suor (C + D – E)	1.730 mℓ
G: Tempo de AF	90 min (1,5 h)
H: Taxa de sudorese (F ÷ G)	19,2 mℓ/min (1.152 mℓ/h)

AF: atividade física; PC: peso corporal em quilogramas; os cálculos para a taxa de sudorese (linha H) são para o indivíduo que se exercita durante 90 minutos (linha G) e que consome 420 mℓ de líquidos (linha D); PC: peso corporal; volume de urina em mililitros (linha E), medido antes da pesagem do peso corporal após a atividade física. (Adaptada de Gatorade Sports Science Institute. 1996; 9[Suppl 63].)

geralmente requerem tempos maiores para alcançar a reidratação após uma desidratação. Se a reidratação depender exclusivamente da sede do indivíduo, poderia levar vários dias para o restabelecimento do balanço hídrico após uma desidratação grave. *Beba um volume de líquidos equivalente a pelo menos entre 125 e 150% da perda de massa corporal durante a atividade física.* Os 25 ou 50% de água "extra" contribuem para a porção de água ingerida que é perdida na urina.

Bebidas flavorizadas ajudam. O consumo de bebidas flavorizadas altamente palatáveis e com adição de sal facilita a reidratação voluntária em crianças, jovens e adultos. Após uma atividade física, desidratação ou exposição ao calor, meninos consumiram voluntariamente uma destas três bebidas: (1) água pura, (2) água com sabor de uva ou (3) água com sabor de uva contendo 6% de carboidratos (14 g/237 mℓ) e 18 mmol/ℓ de NaCl (110 mg/237 mℓ). A bebida flavorizada contendo carboidratos e eletrólitos produziu a maior ingestão voluntária de líquidos (1.157 mℓ), seguida pela bebida flavorizada (1.112 mℓ), com os menores volumes sendo registrados para a água pura (610 mℓ).

Envelhecimento afeta a reidratação. Homens e mulheres idosos requerem atenção em particular durante a avaliação da reidratação após uma atividade física no calor. Ambos não se recuperam da desidratação tão efetivamente quanto os adultos mais jovens, provavelmente por causa de diminuição no estímulo da sede. Isso aumenta a suscetibilidade à hipoidratação crônica, o que gera um volume plasmático subótimo e uma diminuição na capacidade termorregulatória. Quando líquidos palatáveis estão prontamente disponíveis (p. ex., solução contendo carboidratos e eletrólitos), os idosos bebem quantidades suficientes para manter o balanço hídrico após a atividade física; essa solução de carboidratos e eletrólitos promove uma maior ingestão voluntária de líquidos e restabelece as perdas de volume plasmático mais rapidamente do que a água.

TABELA 10.3

Ingestão e disponibilidade recomendadas de líquidos para uma prática atlética extenuante de 90 minutos.

Perda de peso (kg)	Minutos entre pausas para hidratação	Líquido por pausa (mℓ)	Disponibilidade de líquidos para o time (ℓ)
3,6	Nenhuma prática	-	
3,4	Recomendado	-	
3,2	10	266	27,4
3,0	10	251	25,5
2,7	10	251	25,5
2,5	15	325	22,7
2,3	15	311	21,8
2,1	15	281	19,9
1,8	15	251	18,0
1,6	20	311	16,1
1,4	20	281	14,2
1,1	20	222	11,4
0,9	30	237	9,5
0,7	30	177	5,7
0,5	45	177	3,8
0,2	60	177	1,9

Valores calóricos de bebidas populares nos EUA

Valores calóricos de bebidas populares nos EUA.

Bebida	Calorias
Pepsi® Diet (592 mℓ)	0
Água com gás ou *club soda*	0
Chá com dois tabletes de açúcar (237 mℓ)	20
Café, com um creme para café vendido comercialmente e um tablete de açúcar (237 mℓ)	30
V-8® ou suco de tomate (237 mℓ)	70
Leite, desnatado (237 mℓ)	80
Cerveja, *light* (355 mℓ)	110
Suco de laranja (237 mℓ)	110
Gatorade® (592 mℓ)	130
Vinho, tinto (148 mℓ)	130
Suco de *cranberry* (237 mℓ)	140
Suco de uva (237 mℓ)	150
Cerveja, comum (355 mℓ)	150
Coca-Cola® ou 7 Up® (592 mℓ)	250
Caffe Latte do Starbucks, *venti* (preparado com leite integral) (592 mℓ)	340
7-Eleven® Super Big Gulp, Coca Cola (1.301 mℓ)	400
Burger King Shake de Baunilha, grande (946 mℓ)	410
McDonald's Chocolate Triple Thick Shake, grande (946 mℓ)	1.160

Fontes: *Sites* das empresas na internet e U.S. Department of Agriculture.

Sódio facilita a reidratação

No Capítulo 8, *Considerações Nutricionais para o Treinamento Intenso e a Competição Esportiva*, nós mostramos que a adição de uma quantidade moderada de sódio a uma bebida de reidratação fornece uma reidratação mais completa após a atividade física e após a desidratação induzida pela temperatura do que a água pura. O restabelecimento do equilíbrio de água e eletrólitos durante a recuperação ocorre mais efetivamente pela adição de quantidades moderadas ou elevadas de sódio à bebida de reidratação (100 mmol/ℓ, uma quantidade maior do que a encontrada em bebidas comerciais) ou pela combinação de alimentos sólidos com quantidades adequadas de sódio com a água pura. Uma pequena quantidade de potássio (2 a 5 mmol/ℓ) aumenta a retenção de água no espaço intracelular e pode diminuir as perdas extras de potássio resultantes da retenção de sódio pelos rins.

Os rins formam continuamente urina, de modo que o volume de líquido ingerido após a atividade física deve exceder o volume perdido no suor em 25 a 50% para o restabelecimento do balanço hídrico. A menos que a bebida tenha um teor de sódio suficientemente elevado, a ingestão de líquidos em excesso apenas aumenta a produção de urina *sem benefícios* para a reidratação. As "bebidas esportivas" típicas contêm entre 10 e 25 mmol de sódio/ℓ; a concentração plasmática normal de sódio varia entre 138 e 142 mmol/ℓ.

A **Figura 10.8** ilustra o efeito da adição de sódio a uma bebida de reidratação sobre a retenção dos líquidos ingeridos durante a recuperação da atividade física. Nesse estudo, seis homens saudáveis se exercitaram em um ambiente quente e úmido até que a sudorese tenha produzido uma perda de 1,9% do peso corporal. Eles ingeriram então 2.045 mℓ de uma entre quatro bebidas testadas contendo uma concentração de sódio de 2, 26, 52 ou 100 mmol/ℓ durante um período de 30 minutos que começou 30 minutos após o fim da atividade.

A partir da amostra de urina coletada após 1,5 hora, o volume urinário foi inversamente relacionado com o teor de sódio na bebida de reidratação. Ao final do período do estudo, ocorreu uma diferença no teor total de água corporal de 787 mℓ entre as condições em que foram ingeridas as bebidas com o menor teor de sódio em comparação com o maior teor de sódio. A bebida contendo uma concentração de sódio de 100 mmol/ℓ contribuiu para a maior retenção de líquido.

Com a atividade física prolongada no calor, a perda de suor depleta o corpo em 13 a 17 g de sal (2,3 a 3,4 g/ℓ de suor), cerca de 8 gramas a mais do que é consumido tipicamente em uma dieta diária. Portanto, parece prudente repor o sódio perdido por intermédio da adição de um terço de colher de chá de sal em 1 ℓ de água, porém os resultados podem variar devido a diferenças individuais na quantidade de sódio perdida no suor, o que pode impactar bastante os equilíbrios hídrico e eletrolítico (*www.precisionhydration.com/pages/war-on-cramp*).

Adicionar sal facilita a reidratação

A água pura absorvida pelo intestino dilui rapidamente a concentração plasmática de sódio. Uma diminuição na osmolalidade plasmática, por sua vez, estimula a produção de urina e reduz o estímulo normal dependente de sódio sobre o mecanismo da sede. Manter uma concentração plasmática de sódio relativamente alta (adicionando um pouco de sal ao líquido ingerido) alcança três objetivos: sustenta o estímulo à sede, promove a retenção dos líquidos ingeridos (menor débito urinário) e restabelece mais rapidamente o volume plasmático perdido durante a reidratação.

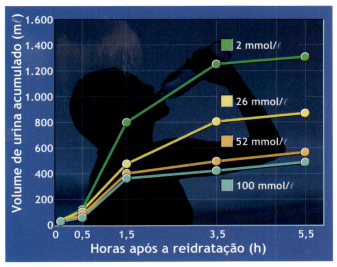

Figura 10.8 Volume de urina acumulado durante a recuperação de uma desidratação induzida pelo exercício. As bebidas de reidratação oral consistiam em quatro bebidas testadas (equivalente a 1,5 vez o peso corporal perdido, ou 2.045 mℓ) contendo sódio (e um ânion equivalente) em uma concentração de 2, 26, 52 ou 100 mmol/ℓ. (Adaptada, com permissão, de Springer Maughan RJ, Leiper JB. Sodium intake and post-exercise rehydration in man. Eur J App Physiol. 1995; 71(4):311-319. Copyright © 1995 Springer-Verlag.)

O American College of Sports Medicine (*http://journals.lww.com/acsm-msse/Fulltext/2007/02000/Exercise_and_Fluid_Replacement.22.aspx*) recomenda que as bebidas esportivas contenham entre 0,5 e 0,7 g de sódio por litro de líquido consumido durante a atividade física com duração de mais de 1 hora. A atividade física moderada produz perdas desprezíveis de potássio no suor. Mesmo em atividades físicas intensas, a perda de potássio no suor varia entre 5 e 18 miliequivalentes, o que não impõe perigos imediatos. É possível repor o potássio perdido com a sudorese intensa aumentando o consumo de alimentos ricos em potássio, como frutas cítricas e bananas. Um copo de suco de laranja ou de tomate repõe quase todo potássio, cálcio e magnésio excretados em 3 ℓ de suor. Exceto em casos incomuns, pequenos ajustes na ingestão alimentar e na conservação de eletrólitos pelos rins compensam adequadamente as perdas minerais impostas pela sudorese.

Hiponatremia: redução da concentração de sódio nos líquidos corporais

Quatro fatores principais são preocupantes durante a atividade física em climas quentes:

- Desidratação
- Diminuição do volume plasmático e a hemoconcentração resultante
- Diminuição do desempenho físico e da capacidade termorregulatória
- Aumento do risco de lesões (especialmente colapso induzido pelo calor).

Para a realização de atividades físicas de intensidade moderada em ambientes temperados, a água pura hipotônica é a "melhor" bebida recomendada. Ainda assim, agora nós sabemos que a ingestão excessiva de água em algumas situações de atividade física pode produzir complicações médicas potencialmente sérias provenientes de uma síndrome chamada de **hiponatremia** ou "intoxicação pela água" (*www.kidney.org/atoz/content/hyponatremia*). A hiponatremia ocorre quando a concentração sérica de sódio cai para valores abaixo de 135 mEq/ℓ; uma concentração sérica de sódio abaixo de 125 mEq/ℓ produz sintomas graves. Uma concentração plasmática de sódio baixa ao longo de muito tempo produz um desequilíbrio osmótico entre a barreira hematencefálica, promovendo um influxo rápido de água para o cérebro. O inchaço no tecido cerebral resultante produz uma cascata de sintomas que variam de leves a graves. Os sintomas leves incluem cefaleia, confusão, mal-estar, náuseas e câimbras. Os sintomas graves incluem convulsões, coma, edema pulmonar, parada cardíaca e morte.

A hiponatremia é mais prevalente do que se acreditava anteriormente

O cenário de atividade física que conduz ao desenvolvimento da hiponatremia envolve uma sobrecarga de água durante uma atividade física de alta intensidade e contínua, como uma ultramaratona com duração de 6 a 8 horas, particularmente em ambientes quentes. Ela também pode ocorrer em eventos com duração de menos de 4 horas, como maratonas normais. Em um grande estudo com mais de 18.000 corredores de *ultraendurance*, incluindo triatletas, aproximadamente 9% dos indivíduos com colapso apresentavam sintomas de hiponatremia. Os atletas, em média, beberam líquidos com um baixo teor de cloreto de sódio, de menos do que 6,8 mmol/ℓ. O corredor com a hiponatremia mais grave apresentava um nível sérico de sódio de 112 mmol/ℓ e excretou mais de 7,5 ℓ de urina diluída durante as primeiras 17 horas de hospitalização.

Pesquisadores monitoraram mudanças na massa corporal e na concentração sanguínea de sódio em 95 competidores que receberam cuidado médico e em 169 competidores que não precisaram de cuidados durante o triatlo Iron Man da Nova Zelândia em 1996 (natação de 3,8 km, ciclismo de 180 km e corrida de 42 km). Nos indivíduos com uma evidência clínica de desequilíbrio de líquidos ou eletrólitos, a massa corporal diminuiu 2,5 kg (−2,9 kg em competidores sem cuidado médico). A hiponatremia contribuiu para 9% das anomalias médicas (idêntico ao que foi relatado anteriormente). Um indivíduo com hiponatremia (Na = 130 mEq/ℓ) ingeriu 16 litros de líquidos durante a corrida, com um ganho de peso de 2,5 kg, fato compatível com a hipótese de que a sobrecarga de líquidos causa hiponatremia. Foi observada uma relação inversa entre a concentração de sódio após a corrida e o percentual de mudança na massa corporal; os indivíduos que perderam menos peso tenderam a ter uma concentração sérica de sódio mais elevada.

O nível de aclimatação também afeta a perda de sódio. Por exemplo, a concentração de sódio no suor varia entre 5 e 30 mmol/ℓ (115 a 690 mg/ℓ) em indivíduos totalmente aclimatados ao calor e varia entre 40 e 100 mmol/ℓ (920 a 2.300 mg/ℓ) em indivíduos não aclimatados. Além disso, alguns indivíduos produziram um suor relativamente mais concentrado independentemente de seu grau de aclimatação. *O desenvolvimento da hiponatremia requer perda extrema de sódio por intermédio de sudorese prolongada associada a diluição do sódio extracelular existente e redução na osmolalidade concomitante por causa do consumo de grandes volumes de líquidos contendo pouco ou nenhum sódio* (**Figura 10.9A**). Uma redução na concentração extracelular de solutos promove o movimento de água para dentro das células (**Figura 10.9B**). Uma movimentação de água de magnitude suficiente pode congestionar os pulmões, edemaciar o tecido cerebral e afetar negativamente o funcionamento do sistema nervoso central. A hiponatremia não tem sido relatada na participação em maratonas

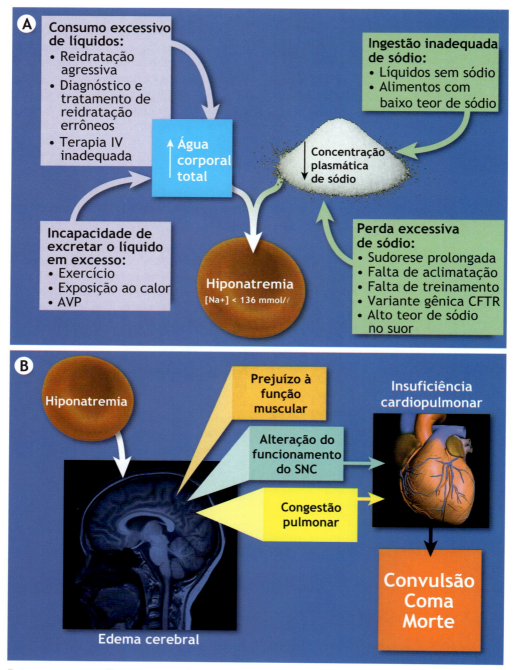

Figura 10.9 A. Fatores que contribuem para o desenvolvimento de hiponatremia. **B.** Consequências fisiológicas da hiponatremia. AVP: arginina vasopressina; CFTR: gene regulador de condutância transmembrana de fibrose cística. SNC: sistema nervoso central. (Adaptada de Montain SJ et al. Hyponatremia associated with exercise: risk factors and pathogenesis. Exer Sport Sci Rev. 2001; 29:113.)

sob estresses ambientais leves e quando práticas agressivas de hidratação não foram promovidas.

Várias horas de atividade física no calor podem causar uma perda considerável de sódio. A atividade em ambientes quentes e úmidos produz uma taxa de sudorese de mais de 1 ℓ/h, com uma concentração de sódio no suor variando entre 20 e 100 mEq/ℓ. Além disso, a ingestão frequente de grandes volumes de água pura retira sódio do líquido extracelular para a água intestinal que ainda não foi absorvida, diluindo ainda mais a concentração sérica de sódio. A atividade física ainda se soma ao problema porque a produção de urina diminui durante o exercício por causa de uma redução significativa no fluxo sanguíneo renal. Isso reduz a habilidade de o corpo excretar a água em excesso.

Atletas competitivos, recreativos e trabalhadores devem estar alertas para os perigos da hidratação excessiva e devem garantir que a ingestão de líquidos não exceda a perda de líquidos. A adição de um pouco de glicose à bebida de reidratação facilita a absorção intestinal de água pelo mecanismo de transporte glicose-sódio (Capítulos 3, *Digestão e Absorção de Nutrientes* e 8, *Considerações Nutricionais para o Treinamento Intenso e a Competição Esportiva*). Além disso, a manutenção de um estado abundante de carboidratos por intermédio da bebida de reidratação pode fornecer alguma proteção contra a hiponatremia associada ao exercício.

Fatores que melhoram a tolerância ao calor

A atividade física moderada realizada em um ambiente fresco se torna mais difícil se for realizada no primeiro dia quente da primavera. Os estágios iniciais do treinamento na primavera podem representar um perigo porque os mecanismos termorregulatórios ainda não estão ajustados ao desafio que representa a prática da atividade física durante o calor ambiente. *A exposição repetida a ambientes quentes, particularmente quando combinada com atividade física, melhora a capacidade de realização do exercício com menos desconforto durante a exposição ao calor.*

Aclimatação

A **aclimatação ao calor** se refere às adaptações fisiológicas que melhoram a tolerância ao calor. A **Figura 10.10** mostra que as maiores aclimatações ao estresse térmico ocorrem durante a primeira semana de exposição ao calor (2 a 4 horas por dia), com uma aclimatação essencialmente completa após 10 dias. Em termos práticos, pratique entre 15 e 20 minutos de atividade física de intensidade leve durante as primeiras sessões em um ambiente quente. A partir de então, as sessões podem aumentar sistematicamente até chegar à duração e à intensidade normais para o treinamento.

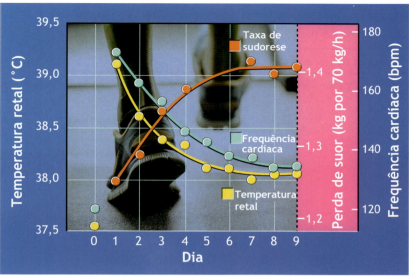

Figura 10.10 Temperatura retal média, frequência cardíaca e perda de suor durante 100 minutos diários de prática de atividade física no calor durante 9 dias consecutivos. No dia 1, os homens caminharam em uma esteira em uma intensidade de 300 kcal/h em um clima fresco. A partir de então, a mesma atividade diária ocorreu em um calor de 48,9°C (26,7°C de bulbo úmido). (Dados de Lind R, Bass DE. Optimal exposure time for development of acclimatization to heat. Fed Proc. 1963; 22:704.)

Produção aumentada de um suor mais diluído

A **Tabela 10.5** resume oito ajustes fisiológicos durante a aclimatação ao calor. Conforme a aclimatação progride, quantidades maiores de sangue são desviadas para os vasos cutâneos, facilitando a transferência de calor do centro para a periferia durante a atividade física. Uma distribuição mais efetiva do débito cardíaco mantém a pressão arterial durante o esforço; um limiar menor (início mais cedo) para a sudorese complementa essa aclimatação cardiovascular. Um começo mais precoce da sudorese inicia o resfriamento antes que a temperatura interna aumente demais. Após 10 dias de exposição ao calor, a capacidade de sudorese quase duplica e o suor se torna mais diluído (menos perda de sal) e apresenta uma distribuição melhor sobre a superfície da pele. O aumento da perda de suor em um indivíduo aclimatado gera uma necessidade maior de reidratação durante e após a atividade física. Ajustes na função circulatória e no resfriamento evaporativo permitem que o indivíduo aclimatado se exercite com menores temperaturas superficiais e centrais e com uma frequência cardíaca menor do que o indivíduo não aclimatado. A aclimatação ótima depende de uma hidratação adequada. Além disso, o indivíduo perde os principais benefícios da aclimatação ao calor entre 2 e 3 semanas após o retorno a um clima mais temperado.

A aclimatação total requer treinamento em clima quente

Como é esperado, o "condicionamento ao calor" em um clima frio produz resultados menos eficazes do que a aclimatação feita com exercícios semelhantes no calor. *A aclimatação completa ao*

TABELA 10.5
Ajustes fisiológicos durante a aclimatação ao calor.

Resposta de aclimatação	Efeito
Fluxo sanguíneo cutâneo melhor	Transporte do calor metabólico dos tecidos profundos para a superfície do corpo
Distribuição efetiva do débito cardíaco	Circulação adequada para a pele e os músculos para satisfazer as demandas do metabolismo e da termorregulação; maior estabilidade da pressão arterial durante o exercício
Limiar menor para o início da sudorese	O resfriamento evaporativo começa mais cedo durante o exercício
Distribuição mais efetiva do suor sobre a superfície da pele	Uso ótimo da superfície efetiva para o resfriamento evaporativo
Aumento da produção de suor	Maximiza o resfriamento evaporativo
Diminuição da concentração de sal no suor	O suor diluído preserva os eletrólitos no líquido extracelular
Diminuição das temperaturas cutânea e central e da frequência cardíaca para o exercício padrão	Libera uma porção maior do débito cardíaco para ser distribuída para os músculos ativos
Menor dependência do catabolismo de carboidratos durante o exercício	Efeito poupador de carboidratos

A água pura absorvida pelo intestino dilui rapidamente a concentração plasmática de sódio

Uma diminuição na osmolalidade plasmática estimula a produção de urina e reduz o estímulo normal dependente de sódio sobre o mecanismo da sede. Manter uma concentração plasmática de sódio relativamente alta (adicionando um pouco de sal ao líquido ingerido) alcança três objetivos:

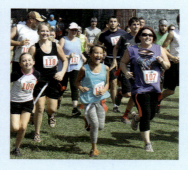

1. Sustenta o estímulo à sede.
2. Promove a retenção dos líquidos ingeridos por intermédio de menor débito urinário.
3. Restabelece mais rapidamente o volume plasmático perdido durante a reidratação.

calor não consegue ocorrer sem a exposição ao estresse térmico ambiental. Indivíduos que treinam e competem em climas quentes apresentam uma vantagem termorregulatória maior do que os indivíduos que treinam em climas mais frios e que competem apenas periodicamente em um clima quente.

Crianças

Crianças pré-púberes apresentam uma quantidade maior de glândulas sudoríparas ativadas pelo calor por unidade de área cutânea do que adolescentes e adultos, mas elas suam menos e alcançam temperaturas centrais mais elevadas durante o estresse térmico. Essas diferenças termorregulatórias provavelmente duram até a puberdade, mas apenas limitam a capacidade de prática de exercícios durante estresses térmicos extremos. A composição do suor é diferente entre crianças e adultos; adultos têm maiores concentrações de sódio e de cloreto, mas menores concentrações de lactato, H^+ e potássio. As crianças demoram mais para se aclimatarem ao calor do que os adolescentes e os adultos jovens. *De um ponto de vista prático, crianças expostas ao estresse térmico ambiental devem se exercitar em intensidades menores e devem ter mais tempo para se aclimatarem do que os competidores mais velhos.*

Diferenças entre homens e mulheres

Comparações iniciais entre homens e mulheres mostraram que os homens tinham uma maior tolerância ao estresse térmico ambiental durante a atividade física. Infelizmente, a pesquisa tinha falhas porque as mulheres se exercitavam consistentemente em intensidades maiores em relação às suas capacidades aeróbicas. Quando homens e mulheres de aptidão física igual foram comparados, as diferenças sexuais na termorregulação se tornaram muito menos pronunciadas. *Geralmente, as mulheres toleram os estresses térmico e fisiológico da atividade física tão bem quanto os homens de níveis de aclimatação e aptidão física comparáveis; ambos os gêneros possuem um grau de aclimatação semelhante.*

Sudorese

Existe uma diferença sexual na termorregulação em relação à sudorese. As mulheres possuem mais glândulas sudoríparas ativadas pelo calor por unidade de área cutânea do que os homens, mas elas suam *menos* prolificamente. As mulheres começam a suar em temperaturas cutâneas e centrais mais elevadas; elas produzem menos suor para uma carga de exercício ou calor semelhante, mesmo quando possuem uma aclimatação comparável à dos homens.

Resfriamento evaporativo *versus* circulatório

Apesar de uma menor produção de suor, as mulheres apresentam uma tolerância ao calor semelhante à dos homens de aptidão aeróbica igual quando eles praticam o mesmo nível de atividade física. *As mulheres dependem mais dos mecanismos circulatórios para a dissipação do calor, enquanto ocorre um resfriamento evaporativo maior nos homens.* Claramente, a menor produção de suor para a manutenção do equilíbrio térmico protege as mulheres da desidratação durante a atividade física em temperaturas ambientais elevadas.

Razão entre a área superficial corporal e a massa corporal

As mulheres possuem uma razão entre a área superficial corporal e a massa corporal relativamente grande, uma característica dimensional favorável para a dissipação do calor. Dito de um modo diferente, as mulheres menores possuem maior superfície externa por unidade de massa corporal exposta ao ambiente. Consequentemente, em condições idênticas de exposição ao calor, as mulheres se resfriam em uma taxa mais rápida do que os homens por causa de sua massa corporal menor disposta em uma área superficial relativamente maior. Nesse sentido, as crianças também possuem uma vantagem "geométrica" durante o estresse térmico porque meninos e meninas possuem áreas superficiais maiores por unidade de massa corporal do que os adultos.

O nível de gordura corporal influencia a termorregulação

O excesso de gordura corporal influencia negativamente o desempenho em ambientes quentes. Como o calor específico da gordura corporal excede o do tecido muscular, a gordura aumenta a qualidade isolante da superfície, retardando a condução de calor para a periferia. O indivíduo com sobrepeso relativamente grande possui uma razão entre a área superficial corporal (ASC) e a massa corporal (MC) relativamente pequena para a evaporação do suor em comparação com um indivíduo mais magro e menor. Considere os IMC teóricos para indivíduos mais magros (20 a 24,9 kg/m²), com sobrepeso (25 a 29,9 kg/m²) e obesos (> 30 kg/m²) do mesmo gênero e idade. Utilizando a média de várias equações para a predição da ASC que levam em consideração o IMC (Capítulo 13, *Avaliação da Composição Corporal e Observações Específicas para Esportes*), o indivíduo mais magro teria uma ASC maior do que o indivíduo com sobrepeso e a pessoa obesa teria a maior ASC.

O excesso de gordura corporal é somado diretamente ao custo metabólico das atividades de sustentação de peso, além de retardar a troca efetiva de calor. As demandas adicionais dos pesos dos equipamentos (como os uniformes do futebol americano), das competições intensas e de ambientes quentes e úmidos são somadas a esses efeitos. Desse modo, um indivíduo com sobrepeso experimenta uma dificuldade considerável na regulação da temperatura e no desempenho físico. Um colapso fatal induzido pelo calor ocorre 3,5 vezes mais frequentemente em adultos jovens obesos do que em indivíduos cujas massas corporais se encontram dentro de limites razoáveis.

Fatores relacionados com a idade

Fatores relacionados com a idade afetam a dinâmica termorregulatória apesar da equivalência entre adultos jovens e mais velhos na capacidade de regulação da temperatura central durante o estresse térmico. O envelhecimento atrasa o início da sudorese e reduz a magnitude de sua resposta possivelmente de três maneiras:

- Modificação da sensibilidade dos termorreceptores
- Limitação da produção de suor pelas próprias glândulas sudoríparas

- Produção de suor limitada pela desidratação com reposição insuficiente de líquidos.

O envelhecimento também altera a estrutura e o funcionamento intrínsecos da própria pele e de sua vasculatura. As mudanças vasculares incluem a diminuição da sensibilidade vascular periférica, que prejudica a vasodilatação cutânea local por causa de dois fatores:

1. Liberação menor do tônus vasomotor.
2. Vasodilatação menos ativa após o início da sudorese.

Idosos se recuperam menos da desidratação em comparação com adultos mais jovens por causa de uma diminuição no estímulo da sede. Isso faz com que os idosos estejam em um estado crônico de hipoidratação (com um volume plasmático menor do que o ótimo), o que poderia prejudicar a dinâmica termorregulatória.

Efeitos do vestuário sobre a termorregulação no calor

Materiais diferentes absorvem água em taxas diferentes. Algodão e linho absorvem prontamente a umidade. Ao contrário, segundas-pele "pesada" e roupas de borracha ou plástico produzem uma umidade relativa alta próxima à pele e retardam a evaporação da umidade. Isso inibe ou evita o resfriamento evaporativo. A cor também desempenha um papel importante; cores escuras absorvem mais calor na forma de raios de luz (energia) e contribuem para o ganho de calor por irradiação.

Alguns tecidos são melhores do que outros para drenar a umidade

Tecidos com ação capilar sobre a umidade (p. ex., polipropileno, Coolmax®, Drylite™, DRI-FIT®) que aderem próximo à superfície da pele fornecem uma transferência ótima de calor e umidade da pele para o ambiente, particularmente durante atividades físicas de alta intensidade em climas quentes. Esses tecidos conduzem a umidade para *longe* da pele. Eles também oferecem benefícios durante a prática de atividades físicas em ambientes frios porque roupas secas, ao contrário das roupas ensopadas com suor, reduzem grandemente o risco de hipotermia.

Fontes:

Hooper DR et al. Synthetic garments enhance comfort, thermoregulatory response, and athletic performance compared with traditional cotton garments. J Strength Cond Res. 2015; 29:700.

Jiao J et al. Effects of body-mapping-designed clothing on heat stress and running performance in a hot environment. Ergonomics. 2017; 60:1435.

Por exemplo, camisetas pretas absorvem todos os comprimentos de onda sem refletir nenhum deles enquanto roupas de cores mais claras refletem os raios térmicos para longe do corpo. Isso significa que uma camisa branca reflete todos os comprimentos de onda da luz e, desse modo, absorve a menor quantidade de energia – ou calor.

Uniformes de futebol americano

Os uniformes e equipamentos de futebol americano representam uma barreira considerável para a dissipação do calor durante a exposição ao calor ambiental. Mesmo com tecidos porosos largos, envoltórios, protetores de ombro (com cobertura de plástico), capacete e outros objetos da "armadura", acabam isolando até 50% da superfície corporal dos benefícios do resfriamento evaporativo. Apenas o uso dos 6 a 7 kg de equipamentos para a prática do futebol americano aumenta a carga metabólica, sem mencionar o desafio térmico causado pelo jogo em uma superfície artificial quente e das qualidades de retenção de calor do equipamento. O grande tamanho corporal desses atletas também aumenta a carga térmica, particularmente para os jogadores ofensivos e defensivos, que possuem uma razão entre a ASC e a MC relativamente pequena e um percentual maior de gordura corporal do que os jogadores das outras posições.

O capacete moderno de ciclismo não prejudica a dissipação do calor

O uso de um capacete comercial para a prática de ciclismo fornece uma proteção considerável contra possíveis lesões na cabeça, mas esse capacete impede os processos termorregulatórios em um ambiente quente e seco ou quente e úmido? A cabeça consiste em uma via importante de perda de calor durante a atividade física e muitos ciclistas competitivos acreditam que não usar o capacete reduz o estresse térmico e o desconforto físico. Essa crença persiste mesmo que o *design* dos capacetes atuais seja aerodinâmico e leve, com espaços de ventilação para os resfriamentos convectivo e evaporativo. Para avaliar as respostas fisiológicas e de percepção ao uso de um capacete, ciclistas competitivos dos sexos masculino e feminino pedalaram por 90 minutos a 60% da captação máxima de oxigênio tanto em ambientes quentes e secos (35°C, umidade relativa de 20%) quanto quentes e úmidos (35°C, umidade relativa de 70%) com ou sem um capacete protetor. As medições incluíram captação de oxigênio; frequência cardíaca; temperaturas central, cutânea e da pele da cabeça; taxas de esforço percebido; e sensações térmicas percebidas na cabeça e no corpo. Os resultados mostraram que a prática do exercício em um ambiente quente e úmido produziu um estresse térmico significativamente maior, mas o uso do capacete durante o exercício *não* aumentou o nível de estresse térmico dos corredores ou a sensação de calor percebida na cabeça ou no corpo.

Nutrição em ambientes quentes

Muito do que os pesquisadores sabem sobre os efeitos dos ambientes quentes sobre o desempenho humano e as questões nutricionais relacionadas surgiu de pesquisas realizadas em militares entre as décadas de 1930 e 1960 (*www.dtic.mil/dtic/tr/fulltext/u2/a197471.pdf*).

Ingestão alimentar durante a exposição ao calor

Estudos cuidadosos realizados entre 1941 e 1946 a respeito da ingestão alimentar a partir de provisões dadas para tropas compostas por indivíduos fisicamente aptos e ativos baseados em locais com climas quentes e úmidos (temperatura média diária de 22 a 29°C, com temperaturas durante a tarde frequentemente ≥ 32,2°C) em comparação com as tropas baseadas em um ambiente frio (temperatura média diária de 18,3°C, com temperaturas durante a tarde ≤ 22,2°C) sugerem uma relação inversa entre ingestão energética e temperatura ambiental média (**Tabela 10.6**). Os dados revelaram uma redução consistente na ingestão energética voluntária por cada aumento de temperatura em grau Celsius em uma faixa que variava de –6,7 a 37,8°C. A redução na ingestão energética não pôde ser explicada por diferenças na taxa metabólica basal (uma diferença de no máximo 10 a 20%), no peso corporal ou no tipo de atividade física.

A proteína total consumida permaneceu essencialmente igual em cada ambiente, embora o percentual de ingestão de lipídios e carboidratos no clima quente tenha sido menor do que no clima frio. As pequenas diferenças sugeriram que os indivíduos provavelmente comem aproximadamente a mesma quantidade independentemente do ambiente, mas são consumidas menos calorias no calor. Essa redução energética provavelmente pode ser explicada por dois fatores:

1. Redução no gasto energético (e a redução na ingestão de energia) por causa do efeito redutor do calor sobre o nível de atividade física.
2. Redução no consumo de alimentos gerando uma redução correspondente no efeito térmico dos alimentos (Capítulo 6, *Medida da Energia nos Alimentos e Durante a Atividade Física*) e, portanto, diminuição da carga imposta pelo calor e o apetite.

Efeitos do calor e da atividade física sobre as necessidades minerais

Uma quantidade significativa de atletas, técnicos e profissionais acredita nos efeitos positivos do consumo de suplementos minerais acima dos níveis recomendados durante o estresse térmico. Infelizmente para eles, não existem dados que sustentem um efeito positivo da suplementação mineral além dos níveis recomendados sobre o desempenho físico.

A atividade física extenuante prolongada no calor altera o metabolismo do cromo, do cobre, do ferro, do magnésio e do zinco, o que frequentemente persiste por vários dias durante a recuperação. Algumas mudanças nas concentrações plasmáticas de minerais podem ser atribuídas a uma fase aguda que ocorre com o estresse tecidual induzido pelo exercício ou por um trauma tecidual real. Além disso, reduções nas concentrações plasmáticas de minerais podem refletir o aumento da excreção de minerais na urina e no suor induzido pela exposição às temperaturas elevadas.

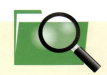

Informações adicionais: Consequências não planejadas do uniforme de futebol americano

O uso do uniforme de futebol americano pode predispor os atletas à exaustão pelo calor induzida pelo esforço ou à hipertermia grave induzida pelo exercício no limiar para o colapso induzido pelo calor, quando a temperatura retal excede 39°C. Pesquisadores da cinesiologia conduziram experimentos controlados e randomizados para avaliar como duas configurações diferentes de uniformes de futebol americano impactam a tolerância ao exercício, incluindo as respostas térmicas, cardiovasculares, hematológicas e de percepção em um ambiente quente e úmido. O objetivo da pesquisa era avaliar como as respostas fisiológicas e psicológicas podem monitorar a segurança dos atletas.

Dez homens com mais de 3 anos de experiência em competições como atacantes de futebol americano (idade = 23,8 anos, altura = 183,9 cm, massa corporal = 117,4 kg, percentual de gordura corporal = 30,1%) completaram três protocolos de exercícios controlados que consistiam em um levantamento repetitivo de uma caixa (erguer, carregar e depositar uma caixa de 20,4 kg em uma frequência de 10 levantamentos por minuto durante 10 minutos), recuperação sentada (10 minutos) e até 60 minutos de caminhada em esteira. Os experimentos foram conduzidos em condições ambientais quentes e úmidas. Todos os homens foram testados utilizando as seguintes configurações de vestuário: (1) um uniforme parcial (PARC), que incluía o uniforme da Liga Nacional de Futebol Americano (NFL), sem o capacete e os protetores de ombros; (2) um uniforme completo (COMP), que incluía o uniforme completo da NFL; ou (3) uma roupa controle (CONT), composta por meias, tênis e *short*. Os *status* de hidratação, alimentar e de atividade física foram controlados. Os pesquisadores avaliaram a taxa de produção de suor, a temperatura retal, a frequência cardíaca, a pressão arterial, o tempo de exercício em esteira até a exaustão, a temperatura cutânea, a taxa de esforço percebido, a percepção térmica, a percepção de sede, a percepção de dor muscular para momentos específicos, que foram equiparados entre os testes, volume plasmático, lactato plasmático, glicose plasmática, osmolalidade plasmática, massa corporal e massa de gordura.

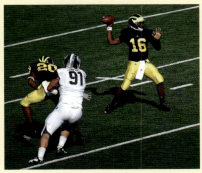

Imagem cortesia de V. Katch

Durante 19 de 30 experimentos, os participantes interromperam a atividade como resultado de exaustão voluntária. A taxa média de produção de suor, a temperatura retal, a frequência cardíaca e o tempo de exercício em esteira na condição CONT foram diferentes daquelas medidas nas condições PARC e COMP; não ocorreram diferenças significativas para as medidas de percepção, volume plasmático, lactato plasmático, glicose plasmática ou osmolalidade plasmática. A exaustão ocorreu nas condições COMP e PARC na mesma temperatura retal de 39,2 °C. As pressões arteriais sistólica e diastólica indicaram um desenvolvimento de hipotensão durante a atividade em todas as situações. Em comparação com a condição PARC, a condição COMP resultou em taxa mais rápida de aumento da temperatura retal, em diminuição no tempo de exercício em esteira e em quantidade menor de levantamentos completos realizados. Curiosamente, o aumento na temperatura retal esteve altamente correlacionado com a massa corporal magra durante a condição COMP e o tempo de exercício em esteira esteve positivamente relacionado com a massa de gordura total durante as condições CONT e PARC. Não foram observadas diferenças nas escalas de percepção entre as condições PARC e COMP.

Os autores concluíram que:

1. A adição de um uniforme com ou sem os protetores de ombros aumentou a taxa de elevação da temperatura retal, a temperatura cutânea e a classificação de esforço percebido em uma dada carga de trabalho e diminuiu a quantidade de atividade física que o indivíduo pode praticar com segurança.
2. O tempo de exercício diminuiu nas condições de uniforme completo e parcial em comparação com a condição controle, mas as classificações de percepção não refletiram o aumento do estresse térmico, com poucas diferenças de percepção entre a condição controle e as condições de uniforme parcial ou completo.
3. A atividade física com o uniforme completo ou parcial produziu maior estresse fisiológico do que sem o uniforme. Esse achado indica que a temperatura interna crítica e a hipotensão foram concomitantes à exaustão durante o estresse térmico sem compensação (COMP) ou quase sem compensação (PARC).
4. As características antropométricas influenciaram o acúmulo de calor e o tempo até a exaustão.

A conclusão é que o uniforme e os protetores utilizados pelos jogadores de futebol americano prejudicam a dissipação do calor corporal gerado durante a atividade física em um grau maior do que o vestuário utilizado pelos indivíduos que praticam esse esporte recreativamente. Isso é particularmente verdadeiro para os indivíduos com tamanho corporal grande, como os jogadores das linhas ofensiva e defensiva.

Fontes:

Armstrong LE et al. The American football uniform: uncompensable heat stress and hyperthermic exhaustion. J Athl Train. 2010; 45:117.

Davis JK et al. Thermoregulation, fluid balance, and sweat losses in American football players. Sports Med. 2016; 46:1391.

Hitchcock KM et al. Metabolic and thermoregulatory responses to a simulated American football practice in the heat. J Strength Cond Res. 2007; 21:710.

Lopez RM et al. Superficial cooling does not decrease core body temperature before, during, or after exercise in an American football uniform. J Strength Cond Res. 2012; 26:3432.

Miller KC et al. Temperate-water immersion as a treatment for hyperthermic humans wearing American football uniforms. J Athl Train. 2017; 52:747.

TABELA 10.6

Temperatura ambiental e ingestão média calculada de nutrientes: tropas norte-americanas no Oceano Pacífico (Havaí, Guadalcanal, Guam, Iwo Jima, Luzon: ambiente quente) em comparação com tropas na América do Norte (EUA: ambiente frio).

Variável	Havaí	Guadalcanal	Guam	Iwo Jima	Luzon	Estados Unidos
Temp. média (°C)	22,8	29,4	27,2	25,6	28,3	18,3
kcal/dia	3.400	3.400	3.500	3.500	3.200	3.900
Carboidratos (g)	460	450	480	470	430	520
Lipídios (g)	124	129	123	129	120	147
Proteínas totais (g)	110	110	115	115	100	125

Fonte: Institute of Medicine. Nutritional Needs in Hot Environments: Applications for Military Personnel in Field Operations. Washington, DC: National Academies Press; 1993.

Efeitos do calor e da atividade física sobre as necessidades de vitaminas

Algumas pesquisas entre os anos de 1920 e 1960 sugeriram que a atividade física produzia uma perda significativa de vitaminas no suor. Isso levou algumas pessoas a concluírem que a prática de exercícios em ambientes quentes aumenta as deficiências vitamínicas, elevando as necessidades de vitaminas. Entretanto, o consenso atual sustenta um efeito negligenciável da perda de vitaminas no suor induzido pelo calor.

As pesquisas estão revelando se a atividade física extrema em um ambiente quente aumenta as necessidades de algumas vitaminas e/ou se os suplementos vitamínicos reduzem o estresse térmico. Por exemplo, as necessidades de vitaminas do complexo B podem aumentar quando se vive e trabalha em ambientes quentes. Algumas dessas vitaminas são perdidas no suor, de modo que poderia ocorrer uma deficiência ao longo do tempo se a sudorese profusa estiver associada a uma ingestão dietética insuficiente. Desse modo, se a ingestão energética permanecer inadequada em relação às demandas energéticas da atividade física no calor, a ingestão de vitaminas poderia estar comprometida. Nós não estamos cientes de pesquisas com seres humanos que indiquem que a exposição a um ambiente quente com ou sem exercício aumente as necessidades de ácido fólico e vitamina B_{12} além dos níveis recomendados.

No início da década de 1920, a vitamina C recebeu uma atenção popular como um nutriente para reduzir os efeitos do estresse térmico. O aumento da ingestão de vitamina C em 250 mg além dos níveis diários recomendados pode reduzir o estresse térmico durante a aclimatação em indivíduos com níveis de vitamina C adequados, porém baixos. Alguns dados também têm mostrado que a exposição em longo prazo a um ambiente quente pode comprometer o *status* de vitamina C. Desse modo, os suplementos de vitamina C podem ser benéficos para os indivíduos que vivem e trabalham em um ambiente quente. Ingestões de altas doses não são recomendadas porque o excesso de vitamina C afeta negativamente a absorção de vitamina B_{12}.

Não existe um motivo convincente para a recomendação de suplementos de vitamina D para pessoas que trabalhem no calor. A exposição à luz do sol provavelmente constitui um estímulo suficiente para um *status* adequado de vitamina D.

Problemas de saúde causados pelo calor: complicações provenientes do estresse térmico excessivo

Do ponto de vista da saúde e da segurança, é muito mais fácil evitar uma lesão causada pelo calor do que remediá-la. Entretanto, se uma pessoa não consegue perceber os sinais normais de estresse térmico – sede, cansaço, estupor e distúrbios visuais –, a descompensação cardiovascular dispara uma série de complicações debilitantes chamadas de **doenças causadas pelo calor**. Os distúrbios relacionados com o calor se tornam mais aparentes em indivíduos com sobrepeso e baixo condicionamento físico, naqueles com intolerância prévia ao calor e naqueles que se exercitam quando estão desidratados. As doenças causadas pelo calor, em ordem de gravidade crescente, incluem câimbras induzidas pelo calor, exaustão induzida pelo calor, e colapso pelo calor induzido pelo esforço. Não existe uma demarcação clara entre essas doenças porque os sintomas usualmente se sobrepõem. Os efeitos acumulados de múltiplos estímulos adversos interagindo entre si podem produzir uma doença causada pelo calor e pelo exercício. Quando uma doença séria provocada pelo calor ocorre, apenas uma ação corretiva imediata utilizando a reidratação pode reduzir o problema até que chegue auxílio médico.

O Boxe Saúde pessoal e nutrição para o exercício 10.1 apresenta causas, sinais, sintomas e medidas de prevenção para diferentes doenças causadas pelo calor.

Atividade física em clima frio e termorregulação

A exposição humana ao frio extremo produz desafios fisiológicos e psicológicos consideráveis. O frio é um membro considerável dos estressores ambientais terrestres por causa de suas

SAÚDE PESSOAL E NUTRIÇÃO PARA O EXERCÍCIO 10.1

Reconhecimento e tratamento de sinais e sintomas de distúrbios relacionados com o calor

A dissipação de calor em seres humanos ocorre por dois mecanismos:

1. Redistribuição do sangue dos tecidos mais profundos para a periferia.
2. Ativação dos mecanismos de resfriamento pela evaporação de suor da superfície da pele e das vias respiratórias.

Ajustes fisiológicos durante o estresse térmico

No repouso, o débito cardíaco, a vasoconstrição e a vasodilatação movem o volume sanguíneo central para a pele, e milhares de capilares até então dormentes na camada mais externa da pele se abrem, acomodando o fluxo sanguíneo. A condução de calor para longe do sangue quente, que ocorre na superfície fria da pele, ocorre sem prejuízo às funções corporais de dissipação de calor. Já a produção de calor durante a atividade física frequentemente sobrecarrega os mecanismos de dissipação de calor, especialmente em altas temperaturas ambientais e umidade elevada.

Sinais e sintomas de distúrbios relacionados com o calor

Todos os anos nos Estados Unidos, o calor extremo causa, em média, 658 mortes – mais do que os tornados (*www.cdc.gov/media/releases/2013/p0606-extreme-heat.html*). Cerca de metade dessas mortes ocorre em homens e mulheres com mais de 65 anos de idade. Se os sinais normais de estresse térmico não forem percebidos – sede, cansaço, torpor e distúrbios visuais –, a compensação cardiovascular começa a falhar. Isso inicia uma cascata de complicações debilitantes chamadas coletivamente de **doenças causadas pelo calor**.

Câimbras, síncope, exaustão e insolação causados pelo calor constituem os principais distúrbios causados pelo calor em ordem crescente de gravidade. Não existe uma demarcação clara entre esses distúrbios porque os sintomas frequentemente se sobrepõem. Quando ocorrem os sintomas de um distúrbio grave causado pelo calor, as ações imediatas devem incluir a redução do estresse térmico e a reidratação do indivíduo até a chegada da ajuda médica. A tabela lista as causas, os sinais, os sintomas e os métodos de prevenção das quatro categorias de distúrbios causados pelo calor.

Distúrbios causados pelo calor: causas, sinais, sintomas e prevenção.

Condição	Causas	Sinais e sintomas	Prevenção
Câimbras	Atividade física intensa e prolongada no calor	Enrijecimento, câimbras, espasmos musculares involuntários; hiponatremia	Interrupção da atividade física; reidratação
Síncope	Vasodilatação periférica e acúmulo de sangue venoso; hipotensão arterial; hipoidratação	Tontura; síncope, principalmente na posição vertical durante o repouso ou a atividade física; palidez; temperatura retal elevada	Garantia da aclimatação e da reposição de líquidos; redução do esforço em dias quentes; evitar ficar de pé
Exaustão	Balanço hídrico negativo	Exaustão; hipoidratação; pele corada; redução da sudorese em desidratação extrema; temperatura retal elevada	Hidratação adequada antes da atividade física e reposição adequada durante ela; garantia da aclimatação
Insolação	Hipertermia extrema levando à insuficiência termorregulatória; agravada pela desidratação	Emergência médica requerendo medidas imediatas e emergenciais; inclui hiperpirexia (temperatura retal > 41 °C); ausência de sudorese e déficit neurológico (desorientação, convulsão e coma)	Garantia da aclimatação; identificação e exclusão de indivíduos em risco; adaptação das atividades para os limites climáticos

consequências potencialmente letais. A regulação da temperatura central durante o estresse causado pelo frio é exacerbada durante as cinco condições a seguir:

1. Fadiga crônica induzida pelo esforço.
2. Perda de sono.
3. Nutrição inadequada.
4. Isolamento tecidual reduzido.
5. Diminuição na produção de calor decorrente do tremor.

A Tabela 10.7 apresenta as mudanças fisiológicas associadas à hipotermia de leve a grave.

A água representa um meio excelente para o estudo dos ajustes fisiológicos ao frio. O corpo perde calor cerca de duas a quatro vezes mais rapidamente na água fria em comparação com o ar à mesma temperatura. O calor metabólico gerado pela atividade muscular contribui para a termorregulação durante o estresse causado pelo frio. Os tremores ocorrem frequentemente se a pessoa permanecer inativa em uma piscina ou no mar por causa da grande perda condutiva de calor. Nadar em um ritmo relativamente lento em uma água a 18 °C requer cerca de 500 mℓ de oxigênio a mais por minuto do que nadar num ritmo semelhante em uma água a 26°C. O oxigênio adicional está diretamente relacionado com o custo energético a mais imposto pelo tremor conforme o corpo tenta combater a perda de calor. Nesse ponto, a temperatura central diminui por causa do calor metabólico adicional causado pelo tremor e pela atividade física, que não conseguem conter a grande perda de calor.

Diferenças individuais no teor de gordura corporal exercem um efeito considerável sobre a função fisiológica em um ambiente frio, tanto durante o repouso quanto durante o

TABELA 10.7

Temperatura central e mudanças fisiológicas associadas que ocorrem quando a temperatura central diminui; as pessoas respondem diferentemente a cada nível de temperatura central.

Estágio	Temperatura central (°C)	Mudanças fisiológicas
Normotermia	37,0	
Hipotermia leve	35,0	Tremor máximo, aumento da pressão arterial
	34,0	Amnésia; disartria; erros de julgamento; mudanças de comportamento
	33,0	Ataxia; apatia
Hipotermia moderada	32,0	Estupor
	31,0	O tremor para; as pupilas se dilatam
	30,0	Arritmias cardíacas; redução do débito cardíaco
	29,0	Inconsciência
Hipotermia grave	28,0	Possível fibrilação ventricular; hipoventilação
	27,0	Perda dos reflexos e do movimento voluntário
	26,0	Distúrbios acidobásicos; nenhuma resposta à dor
	25,0	Redução do fluxo sanguíneo cerebral
	24,0	Hipotensão arterial; bradicardia; edema pulmonar
	23,0	Sem reflexos da córnea; arreflexia
	19,0	Silêncio eletroencefalográfico
	18,0	Assistolia
	15,2	Temperatura mais baixa na qual já se registrou a sobrevivência de uma criança de hipotermia acidental
	13,7	Temperatura mais baixa na qual já se registrou a sobrevivência de um adulto de hipotermia acidental

Fonte: Castellani JW et al. American College of Sports Medicine. American College of Sports Medicine position stand: prevention of cold injuries during exercise. Med Sci Sports Exerc. 2007; 38:2012.

Três estágios da queimadura induzida pelo frio

Estágio 1: a pele parece amarelada ou esbranquiçada, frequentemente com sensações leves de queimação. Esse estágio relativamente leve pode ser revertido aquecendo gradualmente a área afetada.
Estágio 2: desaparecimento da dor com o rubor e o edema da pele. O tratamento pode produzir bolhas e descolamento da pele.
Estágio 3: a pele passa a ter uma aparência de cera e fica dura, ocorre morte de células da pele, além de edema por causa do prejuízo ao fluxo sanguíneo. O dano usualmente é permanente, com perda nervosa por causa da privação de oxigênio. As áreas de queimaduras pelo frio ficam descoloridas – arroxeadas primeiramente e, depois, pretas. O dano nervoso produz uma redução na sensibilidade das áreas com queimadura. Sem sentir a área queimada, é vital checar se há cortes ou rachaduras na pele. A pele aberta e infectada pode causar gangrena (necrose tecidual), precisando de amputação. A imagem deste boxe mostra uma lesão bilateral profunda de queimadura causada pelo frio em ambos os pés.

O reaquecimento e a prevenção da infecção ao longo de um período de 6 semanas são determinantes para saber se o tecido sobreviverá após a queimadura induzida pelo frio. Quando ocorre um dano irreversível, o tecido deve ser removido cirurgicamente.

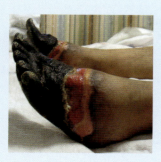

Fonte: imagem utilizada, com permissão, de Southerland J et al. McGlamry's comprehensive textbook of foot and ankle surgery. Philadelphia: Wolters Kluwer Health; 2012.

esforço. Nadadoras de mar aberto bem-sucedidas possuem mais gordura subcutânea do que nadadores do sexo masculino e outros atletas de *endurance*. Ao nadar em uma água fria, a gordura corporal adicional aumenta bastante a eficácia do isolamento térmico porque o sangue periférico se move mais longe da superfície corporal (*www.ncbi.nlm.nih.gov/pmc/articles/PMC3853191/*). Para atletas mais gordos, nadar muitas horas em água frias (mesmo com seus corpos cobertos com gordura) ocorre com diminuições mínimas na temperatura central. Ao contrário, a temperatura central diminui em nadadores mais magros, que não conseguem evitar a perda de calor para a água.

Aclimatação ao frio

Os seres humanos se adaptam melhor à exposição crônica ao calor do que à exposição crônica ao frio. Evitar o frio ou diminuir seus efeitos são a resposta básica dos esquimós, que vivem nas regiões circumpolares, e dos habitantes da Sibéria Oriental, do Alasca, do Canadá e da Groenlândia. As vestimentas desses povos que vivem em ambientes muito frios promovem um "microclima" quase tropical.

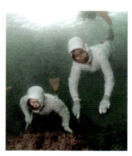

Alguma indicação de adaptação ao frio veio de estudos com as Ama (Ama-San; *https://mubi.com/films/ama-san*), as mergulhadoras livres da Coreia e da península Shima do Japão, que mergulham inclusive durante a gestação, até mesmo no dia do parto. Elas toleram a exposição prolongada diária ao mergulho em águas a 10 °C para buscarem mariscos, algas e outros alimentos. Além da questão psicológica, um aumento de 25% no metabolismo em repouso contribui para sua tolerância ao frio. Curiosamente, as mergulhadoras Ama apresentam níveis de gordura corporal semelhantes aos de não mergulhadores.

Um tipo de adaptação ao frio ocorre após a exposição prolongada ao ar frio. Um aumento na produção de calor não acompanha a perda corporal de calor e os indivíduos se regulam a uma temperatura central mais baixa no frio. Algumas adaptações periféricas também refletem uma forma de aclimatação durante um estresse intenso causado pelo frio. A repetição da exposição ao frio nas mãos ou nos pés estimula aumentos no fluxo sanguíneo nessas áreas, conforme observado em indivíduos que manipulam redes e peixes em ambientes frios. Essas adaptações locais facilitam a perda de calor regional porque elas fornecem um tipo de autodefesa. Isso ocorre porque a circulação vigorosa nas áreas expostas as defende contra danos teciduais provocados pela hipotermia localizada, conhecidos como *congelamento*, ou lesão, ou destruição da pele e dos tecidos subjacentes – dos quais a **queimadura induzida pelo frio** é um bom exemplo. Essa lesão tecidual séria ocorre nas partes do corpo mais afastadas do coração (dedos das mãos, dedos dos pés, nariz e orelhas) e em áreas maiores e mais expostas.

Informações adicionais: Perda considerável de líquidos durante a prática de atividades físicas no inverno

O risco de desidratação aumenta durante a prática de atividades físicas em invernos rigorosos porque o ar mais frio contém menos umidade do que o ar mais quente, particularmente em grandes altitudes. Consequentemente, volumes maiores de líquidos deixam as vias respiratórias conforme o ar frio e seco é umidificado e aquecido até a temperatura corporal. Esse processo de condicionamento do ar pode gerar uma perda diária de líquidos de 1 litro. O estresse causado pelo frio também aumenta a produção de urina, que aumenta a perda total de líquidos do corpo. Além disso, muitas pessoas se vestem demais para a prática de atividades externas durante o inverno. Conforme a atividade física progride e a produção de calor aumenta, o ganho de calor excede a perda de calor, iniciando uma resposta de sudorese. Todos esses fatores são ampliados quando muitas pessoas consideram que não é importante consumir líquidos antes, durante e após a prática de atividades físicas prolongadas em climas frios. A imagem neste quadro mostra um exemplo de um sistema de hidratação leve e com vários usos que fornece acesso pronto a líquidos *durante* atividades prolongadas no frio, como na prática de esqui nórdico ou alpino, em *trekking* que envolva escalar montanhas ou gelo em grandes altitudes, ciclismo de distância ou corrida em qualquer tipo de clima e relevo. Esses novos sistemas de hidratação possuem sistemas de fluxo de ar embutidos que dissipam o calor acumulado na bolsa interna da mochila. O líquido passa através de uma mangueira (porção superior da imagem) e, então, chega ao orifício de consumo, que o usuário ativa quando desejar consumir o líquido (*www.outdoorgearlab.com/Hydration-Pack-Reviews*). No meio militar, sistemas de hidratação modulares e utilizados nas costas são frequentemente acoplados às mochilas; os soldados usam os sistemas de hidratação durante operações em ambientes hostis quentes ou frios, especialmente durante missões de longa duração, quando o suprimento de água é crítico para a manutenção da eficiência e da saúde. Muitos estilos e configurações diferentes de sistemas de hidratação estão disponíveis em lojas esportivas e de ciclismo, além da internet e em grandes redes varejistas.

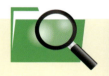

Avaliação do estresse causado pelo ambiente frio

O aumento da participação em atividades de inverno aumenta as lesões causadas pela superexposição ao frio. A vasoconstrição periférica pronunciada durante a exposição ao frio intenso provoca reduções perigosas na temperatura da pele das extremidades corporais. *Os sinais de alerta iniciais das lesões provocadas pelo frio incluem dormência nos dedos das mãos e dos pés ou sensação de ardor no nariz e nas orelhas.* Não dar atenção aos sinais de superexposição causa lesões provocadas pelo frio.

Índice de resfriamento pelo vento

O National Weather Service (*www.nws.noaa.gov*) adotou em 1973 e modificou em 2001 o **índice de resfriamento pelo vento**, apresentado na **Figura 10.11**. Com base nos avanços da ciência, tecnologia e modelamentos computacionais, a revisão de 2001 oferece um modo mais preciso e útil de entender os perigos dos ventos frios e das temperaturas congelantes, fornecendo valores de limiar para as lesões causadas pelo frio. Por exemplo, uma leitura de temperatura ambiental a –1,11°C é equivalente a –12,8°C com uma velocidade do vento de 40,2 km/h e uma leitura de –12,2°C equivale a –23,9°C na mesma velocidade do vento. Se o indivíduo correr, esquiar ou praticar skate ao vento, o resfriamento efetivo aumenta diretamente com a velocidade empregada. Correr a 12,9 km/h com vento frontal de 19,3 km/h gera o equivalente a uma velocidade do vento de 32,2 km/h. Já correr a 23,9 km/h com um vento a 19,3 km/h nas costas gera uma velocidade relativa do ar de apenas 6,4 km/h. A *zona branca* na porção esquerda da figura denota um perigo relativamente pequeno de lesões causadas pelo frio em um indivíduo vestido adequadamente. Já as *zonas amarela*, *laranja* e *vermelha* indicam limiares de risco de lesões causadas pelo frio; o perigo para as áreas expostas, especialmente orelhas, nariz e dedos, aumenta conforme se move para a direita na tabela. Na *zona vermelha*, o índice de resfriamento pelo vento equivalente oferece riscos sérios de congelamento da pele exposta em poucos minutos.

O trato respiratório durante a atividade física em climas frios

A temperatura ambiental fria não danifica as vias respiratórias. Mesmo no frio extremo, o ar entra nos brônquios a uma temperatura entre 27°C e 32°C. O aquecimento do ar frio que é respirado

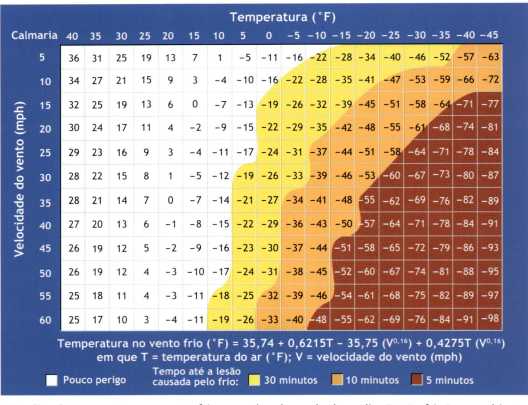

Figura 10.11 O índice de temperatura no vento frio, o modo adequado de avaliar "quão frio" um ambiente está. A figura mostra as temperaturas no vento frio para o risco relativo de lesões e os tempos previstos para o congelamento da pele facial exposta. A pele úmida exposta ao vento esfria mais rapidamente. Se a pele permanecer seca e exposta ao vento, a temperatura ambiental utilizada para a tabela de vento frio deve ser 10°C mais baixa do que a temperatura ambiental real. (Fonte: Castellani JW et al. American College of Sports Medicine. American College of Sports Medicine position stand: prevention of cold injuries during exercise. Med Sci Sports Exerc. 2006; 38:2012.)

aumenta bastante sua capacidade de reter umidade. A umidificação do ar frio inspirado causa perda de calor e de água pelo trato respiratório quando grandes volumes ventilatórios são necessários durante uma atividade física intensa. Isso contribui para secura na boca, uma sensação de queimação na garganta, irritação do trato respiratório e desidratação generalizada. Utilizar um cachecol ou uma balaclava que cubra o nariz e a boca e armazenar a água do ar exalado (e, portanto, aquecer e umedecer a próxima inalação) ajudam a minimizar os sintomas respiratórios desconfortáveis.

Resumo

1. Os fluxos sanguíneos muscular e cutâneo aumentam durante a atividade física no calor, enquanto o suprimento sanguíneo para os outros tecidos é temporariamente comprometido.

2. A temperatura central normalmente aumenta durante a atividade física; o estresse relativo da atividade física determina a magnitude do aumento. Um aumento bem regulado da temperatura gera um ambiente mais favorável para as funções metabólicas e fisiológicas.

3. O aumento da sudorese prejudica as reservas de líquidos, gerando um estado relativo de desidratação. A sudorese excessiva sem reposição de líquidos diminui o volume plasmático e a temperatura central aumenta consideravelmente.

4. A prática de atividades físicas em um ambiente quente e úmido constitui um desafio termorregulatório porque uma grande perda de suor em ambientes de alta umidade contribui pouco para o resfriamento evaporativo.

5. Em um ambiente quente, a perda de líquidos em valores maiores do que 2% da massa corporal impede a dissipação do calor, compromete a função cardiovascular e diminui a capacidade de realização de atividades físicas.

6. A reposição adequada de líquidos mantém o volume plasmático de modo que a circulação e a sudorese progridam em níveis ótimos.

7. O esquema de reposição de líquidos ideal durante a atividade física iguala a ingestão de líquidos com a perda de líquidos e é monitorado efetivamente pela avaliação das variações do peso corporal.

8. A cada hora, o intestino delgado consegue absorver cerca de 1.000 mℓ de água. Os principais fatores que afetam a taxa de absorção incluem o volume gástrico e a osmolalidade da bebida de reidratação oral.

9. A sudorese excessiva e a ingestão de grandes volumes de água pura durante a atividade física prolongada predispõem à hiponatremia, conhecida como intoxicação pela água.

10. Eletrólitos na bebida de reidratação facilitam a reposição de líquidos mais eficientemente do que a ingestão de água pura.

11. O estresse térmico repetido inicia ajustes termorregulatórios que melhoram a capacidade de realização de atividades físicas e reduzem o desconforto em uma exposição ao calor subsequente.

12. A aclimatação ao calor dispara uma redistribuição favorável no débito cardíaco e aumenta a capacidade de formação de suor. A aclimatação total geralmente ocorre após cerca de 10 dias de exposição ao calor.

13. O envelhecimento afeta a função termorregulatória, mas a aclimatação a um estresse térmico moderado não se deteriora consideravelmente com a idade.

14. Quando avaliados em relação aos seus níveis de aptidão física e aclimatação, mulheres e homens apresentam uma eficiência termorregulatória semelhante durante a atividade física.

15. As mulheres produzem menos suor do que os homens à mesma temperatura central.

16. O vestuário ideal para o clima quente consiste em roupas leves, largas e de cor clara.

17. Tecidos que conduzem a umidade sobre a pele otimizam a transferência de calor e umidade da pele para o ambiente.

18. Os uniformes de futebol americano representam uma barreira significativa para a dissipação do calor porque eles isolam efetivamente cerca de 50% da superfície corporal, impedindo os benefícios do resfriamento evaporativo.

19. Durante a atividade física em ambientes quentes e úmidos, o capacete moderno de ciclismo não aumenta o nível de estresse térmico ou a sensação de calor percebida na cabeça ou no corpo em relação à condição sem capacete.

20. Em ambientes quentes, há uma redução consistente na ingestão energética voluntária por grau Celsius na faixa entre −6,7 e 37,8°C.

21. Vários índices práticos de estresse térmico (p. ex., índice térmico) utilizam a temperatura ambiental e a umidade relativa para avaliar o desafio térmico em potencial que aquele ambiente representa para um indivíduo se exercitando.

22. Os principais tipos de distúrbios causados pelo calor incluem câimbras induzidas pelo calor, exaustão induzida pelo calor e colapso.

23. O colapso induzido pelo calor representa o distúrbio mais grave e complexo entre eles.

24. A temperatura oral subestima a temperatura central após uma atividade física vigorosa.

25. A água conduz cerca de 25 vezes mais calor do que o ar; desse modo, a imersão em água entre 28°C e 30°C constitui um estresse considerável causado pelo frio.

26. A gordura subcutânea constitui um isolamento excelente contra o frio; ela aumenta a efetividade vasomotora que

356   **Parte 4** • Termorregulação e Balanço Hídrico durante o Estresse Térmico

ajuda o corpo a manter um grande percentual de calor metabólico.

27. Indivíduos mais gordos apresentam menos estresse térmico e cardiovascular e maior tolerância ao exercício durante a exposição ao frio em comparação com pessoas mais magras.

28. O índice de resfriamento pelo vento determina a interação dos efeitos da temperatura ambiental com a velocidade do vento sobre a pele exposta.

29. A temperatura do ar ambiental inspirado não constitui um perigo para o trato respiratório; a evaporação da água nas vias respiratórias durante a atividade no frio amplifica a perda de líquidos.

Teste seu conhecimento | Respostas

1. **Falso.** A temperatura central (a temperatura dos tecidos profundos) permanece em equilíbrio dinâmico entre fatores que adicionam e que subtraem calor corporal. Esse equilíbrio é resultante dos mecanismos integrativos que alteram transferência de calor para a periferia (superfície), que regulam o resfriamento evaporativo e que alteram a taxa de produção de calor.

2. **Verdadeiro.** O hipotálamo contém o centro de coordenação para a regulação da temperatura. Esse grupo de neurônios especializados na base do encéfalo age como um "termostato" (usualmente configurado e cuidadosamente regulado a 37°C ± 1°C) que faz ajustes termorregulatórios quando ocorrem desvios da temperatura regulada. Ao contrário de um termostato em um prédio, o hipotálamo não consegue "desligar" o calor; ele apenas dispara respostas que protegem o corpo do ganho ou da perda de calor.

3. **Falso.** A perda de calor corporal ocorre de quatro modos: irradiação, condução, convecção e evaporação. A evaporação do suor constitui a maior defesa fisiológica contra o superaquecimento. A vaporização da água a partir das vias respiratórias e da superfície da pele transfere continuamente calor para o ambiente. Para cada litro de água vaporizada, 580 quilocalorias de energia térmica são transferidas do corpo para o ambiente.

4. **Falso.** A evaporação do suor a partir da pele depende de três fatores: (1) superfície exposta ao ambiente, (2) temperatura e umidade relativa do ar ambiente, e (3) correntes convectivas de ar ao redor do corpo. De longe, a umidade relativa exerce o maior impacto sobre a eficácia da perda evaporativa de calor. A umidade relativa se refere ao percentual de água no ar ambiente em uma dada temperatura em comparação com a quantidade total de umidade que o ar consegue carregar. Por exemplo, uma umidade relativa de 40% significa que o ar ambiente contém apenas 40% da capacidade de conter umidade àquela temperatura específica.

5. **Verdadeiro.** Durante o estresse térmico, a hipófise libera ADH. Esse hormônio aumenta a absorção de água pelos túbulos renais, fazendo com que a urina se torne mais concentrada durante o estresse térmico. Essa ação do ADH ajuda a proteger contra a desidratação durante um estresse térmico.

6. **Verdadeiro.** A desidratação se refere a um desequilíbrio na dinâmica de líquidos quando a sua ingestão não repõe a perda de água quando se sai do estado hiperidratado ou normoidratado. Um exercício moderado geralmente produz uma perda de suor de 0,5 a 1,5 ℓ durante um período de 1 hora. Ocorre uma perda de água significativa durante várias horas de atividade física intensa em um ambiente quente. O risco de doenças causadas pelo calor aumenta grandemente quando um indivíduo começa a se exercitar já em um estado de desidratação. A desidratação associada à diminuição de 3% no peso corporal também reduz a taxa de esvaziamento gástrico, aumentando as câimbras epigástricas e as sensações de náuseas.

7. **Falso.** Incentive os indivíduos a se reidratarem porque o mecanismo da sede indica com pouca precisão as necessidades de água, particularmente em crianças e idosos. Se dependesse apenas da sede, a maioria dos indivíduos reporia voluntariamente apenas metade da água perdida durante a atividade física. Pode levar vários dias para o restabelecimento do balanço hídrico após uma desidratação grave. Beba pelo menos 125 a 150% da quantidade perdida de líquidos (perda de peso corporal) imediatamente após se exercitar. Os 25 a 50% de água "extra" contribuem para a porção de água ingerida que é perdida na urina.

8. **Falso.** A ingestão excessiva de água em algumas condições de atividades físicas produz complicações clínicas potencialmente sérias por causa da síndrome chamada de *hiponatremia*, ou intoxicação pela água. A hiponatremia ocorre quando a concentração sérica de sódio cai para valores abaixo de 135 mEq/ℓ; uma concentração sérica de sódio abaixo de 125 mEq/ℓ dispara sintomas graves. Uma concentração plasmática de sódio sustentadamente baixa gera um desequilíbrio osmótico através da barreira hematencefálica, causando um influxo rápido de água para os tecidos cerebrais, resultando em edema. Esse efeito produz uma cascata de sintomas que variam de moderados (cefaleia, confusão, mal-estar, náuseas e câimbras) a graves (convulsões, coma, edema pulmonar, parada cardíaca e morte).

9. **Falso.** Outros fatores além da temperatura do ar determinam o estresse fisiológico imposto pelo calor. Eles incluem (1) tamanho corporal e gordura, (2) nível de treinamento, (3) aclimatação, (4) adequação da hidratação e

(5) fatores externos (correntes convectivas de ar; ganho de calor por irradiação; intensidade da atividade física; quantidade, tipo e cor da roupa; e, mais importante, a umidade relativa do ar ambiente).

10. **Falso.** Estudos iniciais em militares baseados nos trópicos sugeriram uma relação inversa entre ingestão energética e temperatura ambiental local média. Uma redução consistente na ingestão energética voluntária por grau Celsius ocorreu na faixa entre –6,7 e 37,8°C. A diferença na ingestão energética não pôde ser explicada por diferenças na taxa metabólica basal, no peso corporal ou no tipo de atividade física.

Bibliografia

Acharya P et al. Assessing heat stress and health among construction workers in a changing climate: a Review. Int J Environ Res Public Health 2018;15:2.

Akerman AP, et al. Heat and dehydration additively enhance cardiovascular outcomes following orthostatically-stressful calisthenics exercise. Front Physiol 2017;8:756.

Allan R, et al. Postexercise cold water immersion modulates skeletal muscle PGC-1α mRNA expression in immersed and nonimmersed limbs: evidence of systemic regulation. J Appl Physiol (1985) 2017;123:451.

Ayotte D Jr, Corcoran MP. Individualized hydration plans improve performance outcomes for collegiate athletes engaging in in-season training. J Int Soc Sports Nutr 2018;15:27.

Baert J, et al. Influence of physical activity on hydration state in children with obesity before and after a weight loss program. Acta Clin Belg 2018;20:1.

Baker LB. Sweating rate and sweat sodium concentration in athletes: a review of methodology and intra/interindividual variability. Sports Med 2017;47(Suppl 1):111.

Bibiloni MDM, et al. Hydration habits before, during and after training and competition days among amateur basketball players. Nutr Hosp 2018;35:612.

Bowes H, et al. Swim performance and thermoregulatory effects of wearing clothing in a simulated cold-water survival situation. Eur J Appl Physiol 2016;116:759.

Budd GM. Wet-bulb globe temperature (WBGT)—its history and its limitations. J Sci Med Sport 2008;11:2.

Butts CL, et al. Effects of a phase change cooling garment during exercise in the heat. Eur J Sport Sci 2017;17:1065.

Chlíbková D, et al. Description of three female 24-h ultra-endurance race winners in various weather conditions and disciplines. Chin J Physiol 2017;60:231.

Costa RJS, et al. Considerations for ultra-endurance activities: part 1— nutrition. Res Sports Med 2018:1;16.

Cramer MN, et al. Does attenuated skin blood flow lower sweat rate and the critical environmental limit for heat balance during severe heat exposure? Exp Physiol 2017;102:202.

Cramer MN, Jay O. Biophysical aspects of human thermoregulation during heat stress. Auton Neurosci 2016;196:3.

Davis JK, et al. Thermoregulation, fluid balance, and sweat losses in American football players. Sports Med 2016;46:1391.

Dervis S, et al. A comparison of thermoregulatory responses to exercise between mass-matched groups with large differences in body fat. J Appl Physiol (1985) 2016;120:615.

Fujii N, et al. Body temperature and cold sensation during and following exercise under temperate room conditions in cold-sensitive young trained females. Physiol Rep 2017;5:20.

Gagnon D, et al. Age modulates physiological responses during fan use under extreme heat and humidity. Med Sci Sports Exerc 2017;49:2333.

Gillis DJ, et al. The influence of a menthol and ethanol soaked garment on human temperature regulation and perception during exercise and rest in warm, humid conditions. J Therm Biol 2016;58:99.

Giuriato G, et al. Muscle cramps: a comparison of the two-leading hypothesis. J Electromyogr Kinesiol 2018;41:89.

Godek SF, et al. Cold-water immersion cooling rates in football linemen and cross-country runners with exercise-induced hyperthermia. J Athl Train 2017;52:902.

Harris L. Electrolytes: oral electrolyte solutions. FP Essent 2017;459:35.

Hew-Butler TD, et al. Sodium supplementation is not required to maintain serum sodium concentrations during an Ironman triathlon. Br J Sports Med 2006;40:255.

Hew-Butler TD, et al. Statement of the Third International Exercise-Associated Hyponatremia Consensus Development Conference, Carlsbad, California, 2015. Clin J Sport Med 2015;25:303.

Hoffman MD, et al. Considerations for ultra-endurance activities: part 2—hydration. Res Sports Med 2018;28:1.

Ibrahim NS, et al. Effects of prolonged running in the heat and cool environments on selected physiological parameters and salivary lysozyme responses. J Exerc Sci Fit 2017;15:63.

Irwin C, et al. Effects of acute exercise, dehydration and rehydration on cognitive function in well-trained athletes. J Sports Sci 2018;36:247.

Iyoho AE, et al. Modeling of gender differences in thermoregulation. Mil Med 2017;182:295.

Jay O, Morris NB. Does cold water or ice slurry ingestion during exercise elicit a net body cooling effect in the heat? Sports Med 2018;48(Suppl 1):17.

Keen DA, et al. The impact of post-exercise hydration with deep-ocean mineral water on rehydration and exercise performance. J Int Soc Sports Nutr 2016;16:13.

Lee BJ, et al. Whole body precooling attenuates the extracellular HSP72, IL-6 and IL-10 responses after an acute bout of running in the heat. J Sports Sci 2018;36:414.

Love TD, et al. Measured and perceived indices of fluid balance in professional athletes. The use and impact of hydration assessment strategies. Eur J Sport Sci 2018;24:1.

MacLeod H, et al. Effects of heat stress and dehydration on cognitive function in elite female field hockey players. BMC Sports Sci Med Rehabil 2018;10:12.

McDermott BP, et al. National Athletic Trainers' association position statement: fluid replacement for the physically active. J Athl Train 2017;52:877.

Murugappan KR, et al. Case study: fatal exertional rhabdomyolysis possibly related to drastic weight cutting. Int J Sport Nutr Exerc Metab 2018;12:16.

Notley SR, et al. Aging impairs whole-body heat loss in women under both dry and humid heat stress. Med Sci Sports Exerc 2017;49:2324.

O'Connor FG, et al. Exertional heat stroke, the return to play decision, and the role of heat tolerance testing: a clinician's dilemma. Curr Sports Med Rep 2018;17:244.

Oh RC, et al. Collapse in the heat - from overhydration to the emergency room - three cases of exercise-associated hyponatremia associated with exertional heat illness. Mil Med 2018;183:e225.

Otani H, et al. Effects of solar radiation on endurance exercise capacity in a hot environment. Eur J Appl Physiol 2016;116:769.

Périard JD, et al. Cardiovascular adaptations supporting human exercise-heat acclimation. Med Sci Sports Exerc 2016;48:845.

Pullinger SA, et al. Controlling rectal and muscle temperatures: can we offset diurnal variation in repeated sprint performance? Chronobiol Int 2018;20:1.

Romain J, et al. Effects of a new selective compression garment on thermoregulation and muscular oscillations during exercise. Comput Methods Biomech Biomed Engin 2017;20(sup1):179.

Takeshima K, et al. Effect of the timing of ice slurry ingestion for precooling on endurance exercise capacity in a warm environment. J Therm Biol 2017;65:26.

Veneroso CE, et al. Physical performance and environmental conditions: 2014 World Soccer Cup and 2016 Summer Olympics in Brazil. Temperature (Austin) 2015;2:439.

Willmott AG, et al. The effects of single versus twice daily short term heat acclimation on heat strain and 3000m running performance in hot, humid conditions. J Therm Biol 2016;56:59.

Wohlfert TM, Miller KC. Does pre-cooling with whole-body immersion affect thermal sensation or perceived exertion? A critically-appraised topic. J Sport Rehabil 2018;21:1.

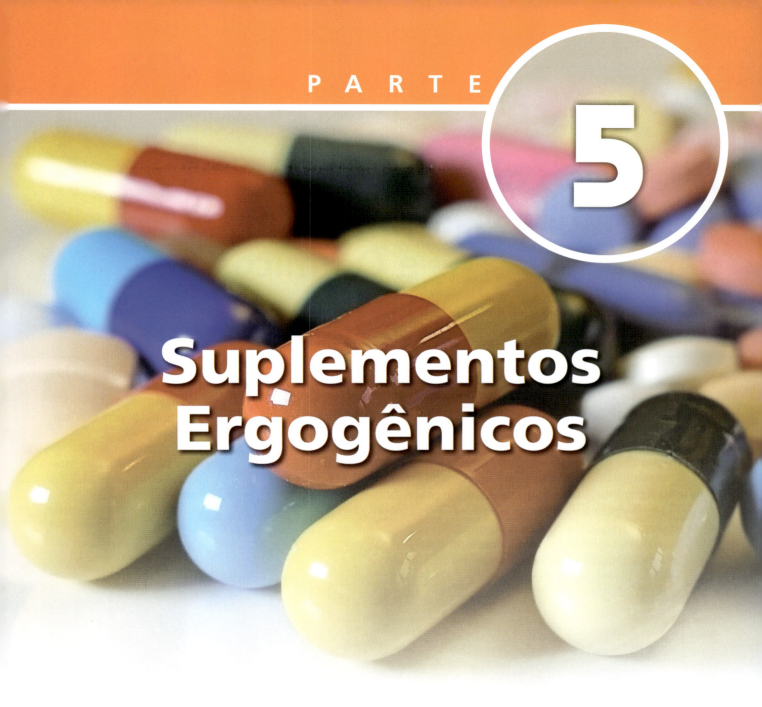

PARTE 5

Suplementos Ergogênicos

Capítulo 11   Avaliação dos Suplementos Ergogênicos Farmacológicos e Químicos, 360

Capítulo 12   Avaliação dos Recursos Ergogênicos Nutricionais, 401

Capítulo 11

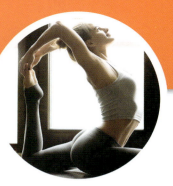

Avaliação dos Suplementos Ergogênicos Farmacológicos e Químicos

Destaques

- As substâncias ergogênicas são complexas e controversas
- Uso e abuso de suplementos entre atletas de elite
- Esteroides anabolizantes
- Clembuterol e outros agonistas β_2-adrenérgicos: substitutos para os esteroides anabolizantes?
- Hormônio do crescimento humano: um concorrente dos esteroides
- Androstenediona: suplemento nutricional pró-hormonal benigno ou fármaco potencialmente perigoso?
- Anfetaminas
- Cafeína
- Ginseng e efedrina
- Álcool
- Carga de fosfato
- Compostos anticortisol: glutamina e fosfatidilserina
- β-hidroxi-β-metilbutirato
- Reforço hormonal sanguíneo
- Um olhar para o futuro

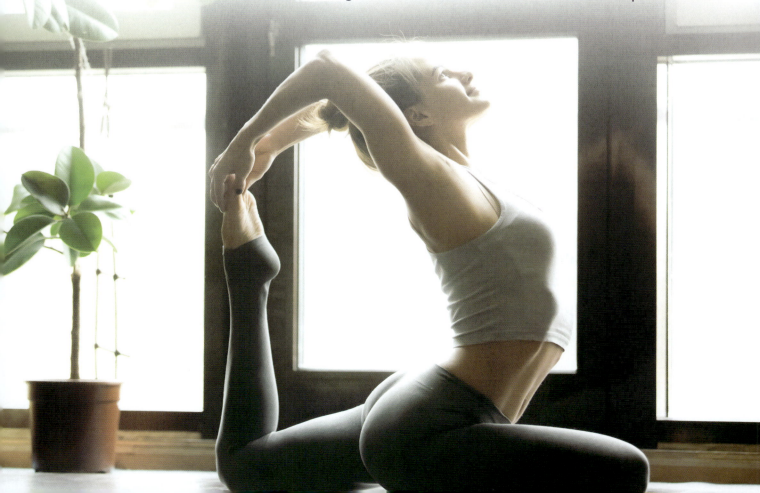

Teste seu conhecimento

Selecione verdadeiro ou falso para as 10 afirmações abaixo e confira as respostas que se encontram ao fim do capítulo. Refaça o teste após terminar de ler o capítulo; você deve acertar 100%!

		Verdadeiro	**Falso**
1.	O uso de fármacos ergogênicos pelos atletas começou a ser relatado nos tempos modernos (após 1900) e coincide com a habilidade de criar "novas" substâncias químicas em laboratório.	○	○
2.	O termo "efeito placebo" na pesquisa sobre o exercício se refere à habilidade de um tratamento ou composto afetar um indivíduo psicologicamente, de tal modo que melhore seu desempenho físico independentemente de qualquer efeito fisiológico real.	○	○
3.	Os esteroides anabolizantes mimetizam a função do hormônio masculino natural testosterona, de modo que existem poucos riscos de que eles causem efeitos colaterais perigosos.	○	○
4.	A androstenediona, um hormônio intermediário ou precursor entre DHEA e testosterona, aumenta significativamente o desempenho em *endurance*.	○	○
5.	As anfetaminas são perigosas e não devem ser consumidas por atletas.	○	○
6.	A cafeína não exerce qualquer efeito ergogênico além do aumento do estado de alerta em alguns indivíduos.	○	○
7.	O termo *alimento funcional* se refere aos efeitos que alimentos específicos exercem sobre a função muscular e a responsividade ao treinamento de resistência.	○	○
8.	O fitoterápico *efedrina* possui efeitos comprovados seguros e positivos para os participantes em esportes, particularmente como uma substância que facilita a perda de gordura.	○	○
9.	O consumo de quantidades baixas a moderadas de álcool (p. ex., uma ou duas cervejas) após o exercício acelera a reidratação e reabastece os estoques de carboidratos depletados.	○	○
10.	O β-hidroxi-β-metilbutirato (HMB), um metabólito bioativo gerado a partir da clivagem do aminoácido essencial de cadeia ramificada leucina, diminui a perda de proteínas durante o estresse por inibir o catabolismo das proteínas.	○	○

Indivíduos em vários níveis de aptidão física utilizam agentes farmacológicos e químicos acreditando fortemente que um determinado fármaco influenciará positivamente sua habilidade, força, potência, *endurance* ou responsividade ao treinamento. Em uma cultura voltada para o uso de remédios e competitiva, o uso de fármacos com objetivos ergogênicos[1] continua a crescer entre atletas nas fases da pré-adolescência e no ensino médio. Entre atletas mais velhos e mais altamente competitivos (inclusive os surfistas), o uso de substâncias ilegais é como um câncer infectando os pilares das competições esportivas. Quando vencer se torna o objetivo máximo, a trapaça se torna difundida nos níveis mais elevados de competição. Alguns dos nossos maiores heróis esportivos passaram para o "lado obscuro", trapaceando por causa do uso clandestino de fármacos para melhorar o desempenho físico – e sendo pegos por causa de suas indiscrições.

Frequentemente, pouco pode ser feito para evitar o abuso de fármacos por atletas visando ao ganho de uma vantagem competitiva, apesar das poucas evidências científicas "reais" indicando um efeito de melhora do desempenho por parte de muitos desses compostos. Ironicamente, os atletas trabalham duro para promover todos os aspectos de sua saúde. Eles treinam fortemente por muitas horas diárias ao longo de muitos anos, algumas vezes por décadas, geralmente comem refeições balanceadas e recebem atenção médica de elite mesmo para lesões que poderiam parecer leves. Porém, ainda assim, eles ingerem de propósito agentes sintéticos, muitos dos quais promovem efeitos negativos sobre a saúde, que variam desde náusea, perda de libido, alopecia, prurido e irritabilidade até um conjunto de condições com potencial para ameaçar a vida e até mesmo causar morte súbita.

Existem informações consideráveis a respeito dos possíveis efeitos ergogênicos que determinadas práticas nutricionais e farmacológicas podem exercer sobre o desempenho e o treinamento de exercícios. Elas incluem testemunhos e avais para o uso de produtos não testados feitos por profissionais e organizações esportivas, publicidade, comerciais de televisão, redes sociais e internet. Isso também inclui estudos que exaltam potenciais benefícios para o desempenho causados pelo

---

[1]Ergogênico (que produz trabalho) refere-se à aplicação de recursos nutricionais, físicos, mecânicos, psicológicos, fisiológicos ou farmacológicos para melhorar a capacidade de realização de exercícios, o desempenho atlético e a responsividade ao treinamento. Incluídas nessa categoria encontram-se as substâncias que preparam um indivíduo para a prática do exercício, melhoram a eficiência do exercício ou facilitam o processo de recuperação.

uso de álcool, anfetaminas, hormônios, carboidratos, aminoácidos (consumidos sozinhos ou em combinação), ácidos graxos, cafeína, compostos tamponantes, óleo de gérmen de trigo, vitaminas, minerais, agonistas catecolaminérgicos, precursores e estimulantes de hormônios esteroides e, até mesmo, maconha e cocaína.

Existem evidências bem documentadas a respeito da natureza viciante da cocaína e do seu potencial para a geração de riscos significativos para a saúde. Pesquisas nunca provaram que a cocaína exerça um efeito ergogênico. Os estudos foram limitados aos animais (por motivos óbvios), e os resultados mostram que a cocaína dispara uma resposta exagerada de catecolaminas durante o exercício submáximo, aumenta a depleção de glicogênio no músculo esquelético e faz com que o lactato se acumule rapidamente no sangue – todos esses efeitos são indesejáveis e prejudicam o desempenho físico.

A Tabela 11.1 fornece exemplos de ingredientes e as declarações frequentemente *não comprovadas* (e muitas vezes incorretas) propagandeadas pelos fabricantes de suplementos nutricionais no mercado da aptidão física. A maior parte das pessoas acredita que esses compostos aumentem a resposta ao exercício. Mais da metade da população geral dos Estados Unidos consome algum tipo de suplemento vendido legalmente, acreditando que eles melhorem a aparência física, a saúde geral e facilitem escolhas saudáveis para o estilo de vida; nesse sentido, os produtos que são propagandeados agressivamente nos meios de comunicação de massa como redutores da gordura e favorecedores da massa muscular frequentemente se tornam "*best-sellers*" instantâneos. Essas crenças persistem apesar da evidência de que menos de 25% dos suplementos utilizados pelos adultos foram recomendados por um médico ou profissional de saúde confiável.

As substâncias ergogênicas são complexas e controversas

Existem várias explicações para o interesse cada vez maior em fatores ergogênicos, que não sejam uma habilidade física inata ou o comprometimento para a atividade física, para melhorar a capacidade de realização de exercícios e a responsividade ao treinamento. Em primeiro lugar, mais pessoas participam em competições atléticas amadoras e profissionais de alto nível. Em segundo lugar, o sucesso nas competições traz reconhecimento e aprovação pessoais, mas também traz recompensas mais tangíveis, que variam desde bolsas de estudo até contratos profissionais lucrativos e contratos publicitários. Ao mesmo tempo, muitos laboratórios dedicados à pesquisa da fisiologia aplicada e da ciência dos exercícios estudam como agentes farmacológicos e modificações nutricionais, além de suplementos, afetam o fornecimento de energia, o metabolismo muscular, a função fisiológica e o crescimento e o desenvolvimento.

Em uso desde a Antiguidade

Os atletas da Grécia antiga, entre 700 e 300 a.C., usavam cogumelos alucinógenos, sementes de plantas e testículos de cães com objetivos ergogênicos, já os gladiadores romanos ingeriam o equivalente à anfetamina para melhorar o desempenho no Circus Maximus (cerca de 200 a 300 d.C.). A origem da palavra "*doping*" é atribuída à palavra holandesa *doop*, um suco ou molho viscoso feito a partir do ópio. Os cavalos, nas exibições durante as culturas antigas bizantina, romana e grega, tomavam uma bebida alcoólica gerada a partir do mel para fazer com que eles corressem o mais rápido possível ao redor de uma pista alongada, frequentemente com 800 m de comprimento e até 350 m de largura; os gladiadores também ingeriam comumente estimulantes como estricnina (um pó cristalino, branco, sem odor e amargo) como uma maneira de reduzir as sensações de fadiga

e as lesões e, assim como é feito hoje em dia com a anfetamina, para aumentar o "vigor" durante as competições "lute ou morra". De acordo com o historiador inglês John P. Balsdon (1901-1977; *https://books.google.com/books?id=fZ7tAAAAMAAJ*), a última corrida de biga registrada no Circus Maximus romano ocorreu em 549 d.C. Os atletas na era vitoriana, durante o século XV, utilizavam rotineiramente cafeína, álcool, nitroglicerina, heroína, cocaína e outros estimulantes para ganhar uma vantagem competitiva. Na metade do século XIX na Europa, uma mistura tônica composta por vinho Bordeaux e cocaína natural extraída das folhas de cacau e desenvolvida pelo químico francês Ange-François Mariani (1821-1873) era vendida como um curativo e para objetivos medicinais e recreativos visando "incrementar" o corpo. Os atletas consumiriam a bebida para evitar a fadiga, algumas vezes inclusive durante o desempenho esportivo! Hoje em dia, os suplementos dietéticos consistem em extratos vegetais, vitaminas, minerais, enzimas e hormônios não prescritos e não regulados. Para influenciar positivamente a saúde e o desempenho em exercícios, esses suplementos devem fornecer um nutriente que não seja obtido de modo adequado na dieta ou exercer uma influência semelhante a um fármaco sobre as funções celulares.

Não sem riscos

O uso indiscriminado de substâncias proclamadas como ergogênicas aumenta a probabilidade de efeitos colaterais adversos que variam desde um desconforto físico relativamente benigno até episódios de ameaça à vida. Muitos desses compostos não seguem as regras de rotulagem para a identificação correta dos ingredientes contidos neles. Até 20% dos suplementos nutricionais avaliados continha substâncias que poderiam causar um resultado positivo no *doping*, incluindo nandrolona, testosterona e outros esteroides não declarados no rótulo. Os suplementos analisados incluíam polivitamínicos e minerais, proteínas e creatina. Esses achados chamam a atenção para a

Capítulo 11 • Avaliação dos Suplementos Ergogênicos Farmacológicos e Químicos

TABELA 11.1

Ingredientes comumente anunciados pelos fabricantes de suplementos nutricionais.

A definição/os atributos alegados foram retirados palavra por palavra do material fornecido pelos fabricantes, dos rótulos das embalagens e dos materiais promocionais sobre os produtos encontrados na internet, além de anúncios em revistas de musculação e fisiculturismo.

Suplemento	Atributo alegado
Ginseng americano	Restabelece a energia após uma grande fadiga. Relatado como revigorante e estimulante. Age como um tônico geral. Um agente de reforço
Cevada	Usada por atletas para a geração de energia. Extremamente nutritiva e repleta com vitaminas, proteínas, minerais, clorofila e enzimas
AACR	Aminoácidos de cadeia ramificada que ajudam os músculos a sintetizar outros aminoácidos para o crescimento muscular. Ajudam os músculos a absorver glicose sanguínea para a geração de energia
Cromo (picolinato)	Ativa enzimas envolvidas no uso da glicose e das proteínas e aumenta a massa corporal magra. Aumenta o vigor
Colostro	Aumenta a força e a massa corporal magra
CoQ$_{10}$	Desempenha um papel na produção de energia. Antioxidante potente. Intensifica os sistemas corporais totais
Cordyceps	Supertônico renomado. Aumenta a potência física e a energia mental
Monoidrato de creatina	Aumenta a energia e o desempenho atlético e melhora significativamente a massa e a força musculares
DHEA	Regula o metabolismo e aumenta a massa muscular enquanto queima gordura. Fortalece e mantém o sistema imunológico e aumenta a energia. Aumenta o bem-estar físico. Um suplemento maravilhoso
Enzimas digestivas	Quebram as partículas de alimentos para que sejam armazenadas no fígado e nos músculos para a geração de energia. Ajudam a formar novos tecidos musculares
Epimédio	Um tônico e estimulante poderoso. Ajuda a fortalecer ossos e articulações
Eucômia	Tônico energético poderoso. É utilizada frequentemente por atletas para fortalecer as articulações e o corpo
Extrato de guaraná	Aumenta a energia e o estado de alerta. Aumenta os processos de queima de gordura
Noz-de-cola	Aumenta a energia e o estado de alerta. Aumenta os processos de queima de gordura
L-carnitina	Controla os aumentos dos estoques de gordura do corpo, convertendo nutrientes em energia. Queima a gordura corporal e melhora o desempenho atlético
L-glutamina	Promove a síntese de proteínas e glicogênio nos músculos e no fígado. Evita o catabolismo muscular. Ajuda a tamponar o ácido lático durante o treinamento. Alivia a fadiga. Promove a recuperação
Raiz de alcaçuz	Fortalece os músculos. Regula a glicemia. O maior destoxificante conhecido pelo homem sem efeitos colaterais
Ácido lipoico	Composto essencial para a produção de energia nos músculos e a normalização da glicemia. Combate a formação de radicais livres
L-lisina	Aminoácido essencial para todas as proteínas. Utiliza os ácidos graxos necessários para a produção de energia. Importante para a recuperação de lesões esportivas
Carbonato de magnésio	Essencial para as enzimas vitais. Ajuda na transmissão dos impulsos nervosos e musculares. Evita a fraqueza muscular
Inhame-selvagem mexicano	Aumenta o bem-estar físico, melhora a energia e diminui a gordura corporal. Melhora a habilidade de lidar com situações estressantes. Clareia a mente
Muirapuama	Estimulante que melhora o desempenho esportivo por causa da agitação que ela produz. Aumenta a energia
NAC	Reduz a fadiga muscular e melhora o metabolismo hepático. Ajuda a principal enzima antioxidante, glutationa peroxidase
Raiz de urtiga	Rica em vitaminas, lipídios e clorofila. Aumenta a potência aeróbica e a força muscular. Anti-inflamatório e diurético leve
Extrato de testículo	Principal fonte de produção natural de testosterona. Ajuda o corpo a reter mais proteínas e nitrogênio para aumentar a massa e a força musculares
PAK	Melhora significativamente os desempenhos aeróbico e anaeróbico, aumentando a produção de energia. Reduz o ácido lático
Fosfatidilserina	Impede o aumento de cortisol induzido pelo exercício, que possui um efeito anticatabólico nos músculos e nos tecidos

(continua)

364 Parte 5 • Suplementos Ergogênicos

TABELA 11.1 (Continuação)

Ingredientes comumente anunciados pelos fabricantes de suplementos nutricionais.

A definição/os atributos alegados foram retirados palavra por palavra do material fornecido dos fabricantes, dos rótulos das embalagens e dos materiais promocionais sobre os produtos encontrados na internet, além de anúncios em revistas de musculação e fisiculturismo.

Suplemento	Atributo alegado
Fitoesteróis	Melhoram o desempenho físico. Possuem atividade anabolizante geral dentro das células musculares. Permitem que os atletas se adaptem a cargas mais intensas de treinamentos
Cloreto de potássio	Essencial para a manutenção do balanço de fluidos dentro dos músculos. Ajuda na contração muscular e na conversão de glicose em glicogênio para a geração de energia
Casca de quebracho	Estimulante altamente efetivo. É conhecida por melhorar o humor e aumentar a energia. Aumenta a força e a potência gerais. Ótima para *endurance*
Radix angelicae	Utilizado como um tônico para o aumento da massa muscular. Nutre o sangue e ativa a circulação sanguínea
Radix astragali	Fortalece os músculos e melhora a função metabólica. Tônico potente do sistema imunológico. Fabuloso para as lesões causadas pelas lutas
RNA-DNA	Aumenta a energia celular e a síntese proteica. Ajuda a reconstruir as células, garantindo reparo e crescimento após o treinamento. Uma boa proteína
Geleia real	Alta concentração de nutrientes, especialmente das vitaminas do complexo B. Alta concentração de vitaminas, minerais, enzimas e aminoácidos
Serenoa repens	Contém fitoesteróis que melhoram o desempenho físico e possui efeitos profundos sobre o metabolismo da testosterona
Schisandra chinensis	Aumenta a *endurance* e fortalece todo o corpo. Um tônico poderoso que melhora a memória
Selênio	Aumenta a imunidade e neutraliza muitos radicais livres e substâncias carcinogênicas. Antioxidante vital
Ginseng siberiano	Ajuda na adaptação a todos os tipos de estresse. Melhora a capacidade sanguínea de transporte de oxigênio. Promove vigor mental e físico, aumenta o metabolismo, dá ânimo e melhora a *endurance* em condições estressantes. "Faz o corpo funcionar"
Smilax	Aumenta a força e o tamanho musculares. Aumenta a produção natural da própria testosterona do corpo
Sumagre	Rico em nutrientes. Contém 19 aminoácidos diferentes e eletrólitos. Ajuda a oxigenar o sistema e a aumentar e a manter a massa muscular magra
Vanadil sulfato	Ajuda a aumentar o crescimento e o desenvolvimento musculares e reduz os estoques de gordura corporal
Vitamina C	Antioxidante poderoso necessário para o reparo e o crescimento dos tecidos. Protege contra infecções e melhora a imunidade
Vitamina E	Um antioxidante potente. Melhora o uso de oxigênio. Aumenta a resposta imune e melhora o desempenho atlético
Wild oats	Ajudam na digestão e aumentam os níveis de testosterona. Aumentam a potência aeróbica e a força muscular. Ótimas para aumentar a massa muscular
Erva-mate	Ajuda a aliviar a fadiga e o estresse. Limpa o sangue e estimula a mente. Um queimador de gordura em áreas corporais vitais
Casca de ioimbina	Os atletas do gênero masculino utilizam essa erva por causa de seus efeitos conhecidos de aumento de massa muscular. Melhora o desempenho esportivo e aumenta a energia
Aspartato de zinco	Ajuda na síntese proteica e na formação do colágeno. Essencial para o crescimento e o desenvolvimento dos atletas e para melhorar o desempenho

possibilidade real de que pode ocorrer contaminação cruzada em laboratórios que produzem tanto produtos hormonais quanto suplementos nutricionais.

No horizonte

Pode não estar longe o dia em que indivíduos que nasçam sem determinados genes "da sorte" que aumentem o crescimento e o desenvolvimento e, consequentemente o desempenho em exercícios, possam simplesmente adicioná-los utilizando a nova técnica de engenharia genética CRISPR[2] (*http://sitn.hms.harvard.edu/flash/2014/crispr-a-game-changing-genetic-*

---

[2]Acrônimo para repetição palindrômica curta interespaçada e agrupada regularmente (do inglês, *clustered regularly interspaced short palindromic repeat*), técnica criada pela bioquímica norte-americana da University of California at Berkeley Jennifer Doudna (1964-), reconhecida amplamente por suas contribuições fundamentais para a bioquímica e a genética (e vice-campeã do prêmio Personalidade do Ano em 2016). Ela recebeu o prestigioso prêmio japonês Japan International Prize de 2017 por seus feitos excepcionais em ciência e tecnologia, avançando as fronteiras do conhecimento (*www.japanprize.jp/en/index.html*).

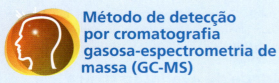

Método de detecção por cromatografia gasosa-espectrometria de massa (GC-MS)

A testagem de amostras de urina é o método "padrão-ouro" para a detecção do uso de drogas ilícitas. O procedimento padrão de testagem adiciona substâncias químicas à urina seca, a mistura é vaporizada com calor e, então, o vapor passa por uma coluna absorvente e por um campo eletromagnético, utilizando o método da cromatografia gasosa (CG) associada à espectrometria de massa (EM), desenvolvida na década de 1950. Essa metodologia analítica precisa utiliza um padrão distinto ou "assinatura" feita pelas moléculas nas substâncias químicas defletidas pelo campo magnético e o compara com padrões conhecidos de substâncias químicas. Além da detecção de esteroide, essa metodologia pode identificar outras substâncias, incluindo álcool, anfetaminas, metanfetaminas, MDMA (*ecstasy*), barbitúricos, fenobarbital, benzodiazepínicos, maconha, cocaína, cotinina (um produto da clivagem da nicotina) morfina, antidepressivos tricíclicos (TCA), dietilamida do ácido lisérgico (LSD), metadona e fenciclidina (PCP, pó de anjo, *krystal ice*). O tempo de análise até a obtenção dos resultados de confirmação pode variar de um dia para os barbitúricos até 3 a 30 dias para os esteroides. A tecnologia GC-MS foi utilizada pela primeira vez nos jogos olímpicos de 1996 em Atlanta.

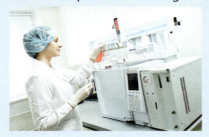

graxos ômega-3 e fitoquímicos) que produzem bem-estar, saúde, função corporal ótima ou que reduzam o risco de doenças (como ilustrado na **Figura 11.1**). Exemplos incluem muitas substâncias polifenólicas (fenóis simples e flavonoides em frutas, vegetais e oleaginosas), carotenoides, isoflavonas da soja, óleo de peixe e componentes das oleaginosas com propriedades antioxidantes que diminuem o risco de doença vascular e de câncer. Os principais alvos desse ramo cada vez maior da ciência dos alimentos incluem as funções gastrintestinais, os sistemas antioxidantes, o metabolismo dos macronutrientes e a redução do risco cardiovascular. Claramente, existem implicações enormes no aumento da compreensão do papel que a nutrição desempenha sobre a melhora do potencial genético individual, da resistência às doenças e da qualidade global do desempenho físico, variando ao longo de um espectro desde um participante recreativo até um atleta de elite. Infelizmente, a base científica gerada pelas pesquisas nesse campo da nutrição humana frequentemente acaba se tornando uma presa de comerciantes inescrupulosos (*http://nutritionfacts.org/?s=scam+artists*).

A biotecnologia também tem criado o campo emergente da **nutracêutica transgênica** – o uso de genes introduzidos em uma planta ou animal hospedeiro para modificar uma via bioquímica e, assim, "criar" uma nova substância "geneticamente modificada" com propriedades bastante diferentes da planta ou do animal original. Os efeitos em longo prazo do consumo de substâncias geneticamente modificadas (ou organismos, chamados de GMO, do inglês *genetically modified organism*) ainda não são conhecidos. Uma busca na base de dados PubMed resultou em 304 citações para o termo "*transgenic nutraceuticals*" (publicadas desde agosto de 1997 até o dia 7 de novembro de 2017). Essa linha de pesquisa relativamente nova foca uma classe de componentes bioativos "naturais" de alimentos em um vetor não alimentício com funções fisiológicas e terapêuticas (p. ex., vacinas proteicas farmacêuticas e anticorpos monoclonais) para promover a prevenção das

engineering-technique), introduzindo um *doping* indetectável com DNA e não com drogas. Nesse caso, o *"doping* genético" utilizaria para fins errados as aplicações médicas da terapia gênica que pode tratar aterosclerose, fibrose cística, paralisia cerebral e outras doenças e a utilizaria para aumentar o tamanho, a velocidade e a força de seres humanos saudáveis. Por exemplo, genes que fazem com que os músculos aumentem seriam ideais para corredores de velocidade, halterofilistas e outros atletas de potência. Já os atletas de *endurance* se beneficiariam de genes que aumentassem a quantidade de eritrócitos (p. ex., o gene da eritropoietina) ou que estimulassem o desenvolvimento dos vasos sanguíneos (p. ex., o gene do fator de crescimento endotelial vascular).

Uma crença crescente no potencial de determinados alimentos para a promoção da saúde culminou com a cunhagem do termo **alimento funcional**. Além de satisfazer as três necessidades nutricionais básicas – sobrevivência, satisfação da fome e prevenção de efeitos adversos – os alimentos funcionais consistem nos alimentos e em seus compostos bioativos (p. ex., azeite de oliva, produtos derivados da soja, ácidos

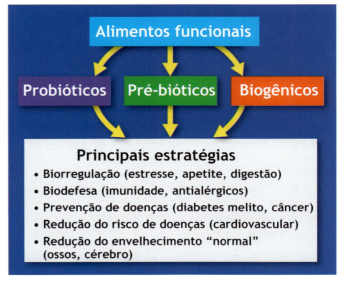

Figura 11.1 Cinco estratégias da ciência da nutrição funcional.

Atenção, atleta

A U.S. Anti-Doping Agency (USADA; www.usantidoping.org) envia uma mensagem clara para os atletas em seu *site* na internet:

O uso de suplementos dietéticos/nutricionais é completamente por conta e risco dos atletas, mesmo se os suplementos forem "aprovados" ou "verificados". Se você utiliza suplementos dietéticos/nutricionais você pode acabar tendo um teste positivo para uma substância proibida não declarada no rótulo do produto. Isso resultaria em uma violação de *doping*.

As últimas reuniões científicas da USADA, entre os anos de 2002 a 2015, são de interesse de educadores, pesquisadores e atletas (www.usada.org/science/symposium/). Por exemplo, em outubro de 2015 o simpósio intitulado "Projetando um programa efetivo de dissuasão" abordou os conceitos básicos de dissuasão e como eles podem ser empregados nas estratégias práticas de organizações e laboratórios *antidoping*. Uma busca no banco de dados PubMed (www.ncbi.nlm.nih.gov/pubmed/?term=transgenic+nutraceuticals) em agosto de 2018 encontrou 330 citações para o termo "*transgenic nutraceuticals*".

doenças e seus tratamentos. Os nutracêuticos são diferentes dos alimentos funcionais no sentido de que eles fornecem seus ingredientes ativos *dentro* da matriz alimentar. Por definição, os compostos nutracêuticos se encontram no *continuum* entre alimentos, suplementos alimentares e fármacos. Exemplos incluem o remodelamento das glândulas mamárias das vacas para a adição ou a deleção de proteínas específicas do leite ou ainda a adição de oligossacarídeos e o desenvolvimento de novos óleos alimentares que não requeiram a hidrogenação química, que produz os ácidos graxos *trans* indesejáveis. Por intermédio da engenharia genética, os cientistas conseguem aumentar dramaticamente os níveis de vitamina C em plantas e sementes de vegetais aumentando a expressão de um gene que recicla a vitamina C daquele vegetal. Sem dúvidas, uma parte desses produtos biotecnológicos chegará aos entusiastas de exercícios na forma da próxima onda de supostos melhoradores de desempenho (p. ex., http://nutraintlgroup.com fornece uma lista de ingredientes nutricionais esportivos).

Substâncias proibidas aparecem em suplementos

Muitos suplementos proibidos, alguns contendo fármacos de venda restrita poderosos, porém não declarados, esteroides anabolizantes e compostos semelhantes a anfetaminas, acabam retornando para o mercado sem modificações ou minimamente modificados apenas um ano depois de sua proibição, em média. A regulação dos suplementos nos Estados Unidos é diferente dos medicamentos e as empresas não precisam da aprovação da FDA antes de vender esses produtos.[3]

Necessidade de avaliação crítica

As companhias gastam dinheiro e esforço consideráveis para mostrar um efeito benéfico de uma suposta "substância" nutricional. Frequentemente, um "efeito placebo" e não a "substância" melhora o desempenho – o indivíduo apresenta um desempenho de maior nível por causa do poder da sugestão resultante da crença de que uma substância ou procedimento funciona. Nutricionistas esportivos, profissionais da saúde e treinadores físicos devem avaliar o mérito científico de artigos e propagandas de produtos nutricionais que eles podem acabar recomendando.

Para separar a "onda" de *marketing* do que é fato científico, nós propomos cinco áreas para questionar a validade das declarações a respeito da eficácia de substâncias ergogênicas químicas, farmacológicas e nutricionais:

1. **Justificativa**
   - **Racional científico**: o estudo representa uma "pescaria científica" ou é fornecido um raciocínio claro a respeito de por que um determinado tratamento produziria um efeito? Por exemplo, existe uma base teórica para acreditar que a ingestão de creatina aumente os níveis intramusculares de creatina e de fosfocreatina, possivelmente melhorando a capacidade de geração de potência em curto prazo. Ao contrário, não existe base teórica para a hipótese de que a hiperidratação, a respiração de gases com alto teor de oxigênio ou a ingestão de triglicerídios de cadeia média melhore o desempenho em uma corrida de 100 metros.
2. **Indivíduos**
   - **Animais ou seres humanos**: muitos mamíferos exibem dinâmicas metabólicas e fisiológicas semelhantes, mas ainda existem diferenças significativas entre as espécies, o que limita as extrapolações para os seres humanos. Por exemplo, os modelos para os processos patológicos, as necessidades nutricionais, as dinâmicas hormonais e o crescimento e o desenvolvimento frequentemente são bastante diferentes entre os seres humanos e outros mamíferos
   - **Gênero**: respostas gênero-específicas às interações de atividades físicas, treinamento e necessidades nutricionais e de suplementação limitam a extrapolação dos achados para o gênero que não foi estudado
   - **Idade**: a idade frequentemente interage influenciando o resultado de um tratamento experimental. Intervenções eficazes em idosos podem não se aplicar a crianças em crescimento ou a adultos jovens e de meia-idade
   - **Status de treinamento**: o estado de aptidão física e o nível de treinamento influenciam a eficácia (ou a ineficácia) de uma dieta ou de uma intervenção com

---

[3]N.R.T.: No Brasil, a Agência Nacional de Vigilância Sanitária (Anvisa) fiscaliza e regulamenta a fixação de identidade e qualidade de alimentos para praticantes de atividade física/atletas por meio da Portaria nº 222, de 24 de março de 1998, e da RDC nº 18, de 27 de abril de 2010, que dispõem sobre alimentos para atletas.

suplementos em particular. Os tratamentos que beneficiam os indivíduos não treinados (p. ex., substâncias químicas ou procedimentos que melhorem a desinibição neurológica) frequentemente possuem poucos efeitos em atletas de elite que participam e competem rotineiramente em níveis máximos de alerta
- **Nível basal da nutrição**: a pesquisa deve estabelecer o estado nutricional dos indivíduos antes do tratamento experimental. Claramente, um suplemento nutricional administrado a um grupo desnutrido acaba melhorando o desempenho físico e a responsividade ao treinamento. Esse tipo de intervenção nutricional não consegue demonstrar se os mesmos efeitos ocorrem quando os indivíduos recebem o suplemento com sua ingestão nutricional dentro dos níveis recomendados. Por exemplo, deve causar pouca surpresa que a suplementação com ferro melhora a aptidão aeróbica em um grupo com anemia ferropriva. Não é possível inferir que a suplementação com ferro forneça esse tipo de benefício a *todas* as pessoas
- **Status de saúde**: as intervenções farmacológicas, nutricionais e hormonais afetam profundamente os doentes, mas oferecem pouco ou nenhum benefício aos indivíduos com saúde. Os achados das pesquisas em grupos de indivíduos enfermos não devem ser generalizados para populações saudáveis.

3. **Amostragem, indivíduos e desenho experimental**
   - **Alocação aleatória ou autosseleção**: aplique os achados das pesquisas apenas a grupos semelhantes à amostra estudada. Se indivíduos voluntários são "autosselecionados" em um grupo experimental, o tratamento experimental produz os resultados ou ocorreu uma mudança na motivação daquela pessoa para participar do estudo? Por exemplo, o desejo de entrar em um estudo sobre perda de peso pode produzir comportamentos que causem a perda ponderal independentemente do tratamento experimental em si. Existem grandes dificuldades em realizar uma amostragem verdadeiramente aleatória de indivíduos nos grupos experimental e controle. Quando as pessoas se voluntariam para um experimento, elas devem ser designadas aleatoriamente para uma condição controle ou experimental, em um processo que é chamado de **randomização**. Quando todos os indivíduos recebem o suplemento experimental e o tratamento placebo, a administração do suplemento é balanceada e metade dos indivíduos recebe o suplemento primeiro, enquanto a outra metade recebe o placebo primeiro
   - **Estudo duplo-cego, placebo-controlado**: o experimento ideal para avaliar os efeitos de aumento do desempenho causado por um suplemento exógeno requer que os indivíduos experimentais e controles permaneçam não cientes, ou "cegos", sobre a substância que está sendo administrada. Para alcançar esse objetivo, os indivíduos devem receber uma quantidade e/ou forma semelhante da substância proposta. Os indivíduos no grupo-controle recebem um controle inerte (quimicamente inativo), ou placebo. O tratamento com placebo avalia a possibilidade de os indivíduos apresentarem um bom desempenho ou

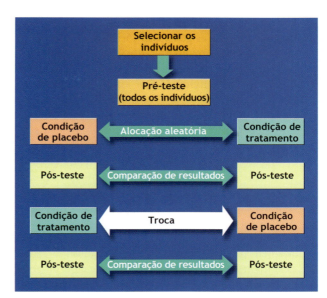

Após uma seleção adequada dos participantes, eles são pré-testados e, então, designados para o grupo experimental (tratamento) ou para o grupo-controle (placebo). Após o tratamento, é administrado um pós-teste. Os participantes, então, trocam de tratamento durante o mesmo período da primeira condição. Isso é seguido por um segundo pós-teste. As comparações entre os pós-testes determinam o grau de "efeito do tratamento".

uma resposta melhor simplesmente porque eles receberam uma substância que eles *acreditam* que trará benefícios (chamado de efeito psicológico ou placebo).

Para reduzir ainda mais o viés experimental que poderia influenciar o resultado, os indivíduos que administram o tratamento e registram a resposta também não devem saber quem recebeu o tratamento ou o placebo. Nesse tipo de experimento **duplo-cego** é crucial que tanto os investigadores quanto os indivíduos não saibam das condições experimentais
- **Controle de fatores estranhos**: em condições ideais, os experimentos devem ser tão semelhantes quanto possível nos grupos experimental e controle, exceto pela variável do tratamento. A alocação aleatória dos indivíduos nos grupos experimental ou controle ajuda a equalizar os fatores que poderiam influenciar indevidamente o resultado do estudo
- **Adequação das medidas**: as ferramentas de avaliação que medirão os resultados da pesquisa devem ser reprodutíveis, objetivas e válidas. Um teste em escada de três minutos para a predição da capacidade aeróbica máxima e a interactância infravermelha para avaliar o teor de gordura corporal representam ferramentas imprecisas para responder a questões importantes acerca da eficácia de uma suposta substância ergogênica.

4. **Conclusões**
   - **Os achados devem ditar as conclusões**: as conclusões de um estudo científico devem seguir logicamente os achados daquela pesquisa. Frequentemente, os investigadores que estudam substâncias ergogênicas

extrapolam as conclusões além do escopo de seus dados. As implicações e as generalizações dos achados das pesquisas devem permanecer dentro do contexto das medidas realizadas, dos indivíduos testados e da magnitude das respostas individuais. Por exemplo, aumentos nos níveis de hormônios anabolizantes em resposta a um suplemento dietético refletem apenas isso; eles não indicam necessariamente aumento na responsividade ao treinamento ou melhora no nível da função muscular. Semelhantemente, melhoras em um teste de capacidade de geração de potência anaeróbica com uma suplementação com creatina não justifica a conclusão de que a creatina exógena melhore a "aptidão física" global

- **Análise estatística adequada**: uma análise estatística inferencial faz predições e inferências a respeito de uma população em particular a partir de dados amostrais retirados aleatoriamente daquela população. Esse tipo de abordagem estatística quantifica o potencial de que o acaso tenha causado o resultado daquela pesquisa. Outras estatísticas devem avaliar as médias, a variabilidade e o grau de associação ou correlação entre as diferentes variáveis
- **Significado estatístico *versus* prático**: encontrar uma significância estatística com um tratamento experimental em particular significa apenas que existe uma grande probabilidade de que aqueles resultados *não* tenham ocorrido por acaso. É preciso avaliar a magnitude do efeito para que ele tenha um impacto real sobre a fisiologia e/ou o desempenho. Uma redução na frequência cardíaca de 3 batimentos por minuto durante um exercício submáximo pode alcançar uma significância estatística (maior do que a ocorrência aleatória), mas ainda assim conferir pouco efeito prático sobre a aptidão aeróbica ou a função cardiovascular.

5. **Disseminação dos achados**
   - **Publicação em uma revista com avaliação por pares**: uma pesquisa de alta qualidade resiste aos rigores da avaliação e da revisão crítica feita por colegas com experiência naquela área específica de investigação. A **revisão pelos pares** fornece uma medida de controle de qualidade sobre a interpretação acadêmica daqueles achados. Publicações em revistas populares (p. ex., *People, Glamour, Self, Men's Fitness, Muscle and Fitness, Flex*) ou em jornais semiprofissionais (p. ex., *Physician and Sports Medicine, ACSM's Health & Fitness Journal*) não passam pelo mesmo grau de rigor do que um artigo revisado por pares e publicado em um jornal científico (p. ex., *Sports Medicine, Journal of the International Society of Sports Nutrition, Medicine and Science in Sports and Exercise, International Journal of Sports Nutrition* e *Exercise Metabolism*). Infeliz e frequentemente, não ocorre nenhuma revisão externa quando editores pedem artigos para serem escritos em troca de uma taxa predeterminada por aquele serviço! Até pior, autoproclamados "especialistas" na nutrição esportiva e na aptidão física frequentemente pagam editores gananciosos por espaço em suas revistas (ou concordam em escrever um artigo em troca de um espaço para publicidade), para promoção de seu ponto de vista particular. Em alguns casos, os chamados especialistas

são donos da revista, como ocorreu nas décadas de 1980 e 1990, quando o dono de uma linha popular de equipamentos de exercício de resistência era dono de revistas populares de aptidão física, como uma estratégia de promover o equipamento!

Financiamento da indústria e conflito de interesses

O "efeito de financiamento da indústria" descreve a correlação íntima entre os resultados desejados de um estudo por parte de quem paga por ele e os resultados relatados para aquele estudo. Esse efeito de financiamento é robusto, particularmente nas pesquisas das áreas de drogas e alimentos/bebidas, que recebam patrocínios. Por exemplo, os estudos financiados por empresas são cerca de quatro vezes mais propensos a encontrar uma conclusão pró-indústria do que os estudos com financiamento independente. As estatísticas são ainda piores para pesquisas financiadas pela indústria dos alimentos e das bebidas, em que o patrocínio é cerca de quatro a oito vezes mais propenso a encontrar resultados favoráveis aos interesses financeiros dos patrocinadores do que as pesquisas sem o financiamento industrial. Curiosamente, nenhum dos estudos de intervenção sobre refrigerantes ou leite com apoio da indústria teve resultado desfavorável. Coincidência? Talvez? Nós achamos que não!

Além do financiamento direto para pesquisas por parte da indústria, muitos pesquisadores são pagos adicionalmente (propina por trás dos panos) para fazer parte dos conselhos da empresa, atuando como consultores ou assessores, ou como palestrantes pagos. A propina está ligada necessariamente de modo direto (ou indireto) ao financiamento da indústria que vai além da simples publicação de estudos científicos. Em muitos casos, pesquisadores e acadêmicos são pagos para produzirem opiniões, revisões científicas ou para introduzirem "novas" maneiras de ver algum tópico de interesse que favoreça os produtos da indústria.

Exposto em *The New York Times*

Dois artigos publicados no jornal *The New York Times*, em agosto e setembro de 2015, descrevem o apoio da Coca-Cola para pesquisadores acadêmicos que fundaram a Global Energy Balance Network. O objetivo era promover a atividade física como um método eficiente de prevenção de obesidade. O artigo utilizava *e-mails* obtidos por intermédio de requisições de acesso à informação para documentar como a Monsanto, uma empresa multinacional de biotecnologia para a agricultura, e a indústria dos alimentos orgânicos recrutaram professores e pesquisadores para fazer *lobby*, escrever e se dirigir ao Congresso em nome dessas indústrias. Os pesquisadores patrocinados pela Coca-Cola negaram qualquer influência externa da indústria patrocinadora sobre os vários relatos científicos publicados. Ainda assim, o financiamento extramuros feito por grandes organizações multinacionais e consultorias muito bem pagas feitas por pesquisadores da ciência do exercício gera dúvidas a respeito do conflito de interesse – particularmente quando o resultado dessas pesquisas quase que invariavelmente gera conclusões favoráveis às organizações financiadoras.

Esses exemplos ilustram como a indústria pode utilizar o financiamento das pesquisas acadêmicas para modificar a narrativa e direcionar o público, além de "fabricar dúvidas" sobre os dados científicos e, dessa maneira, fazer com que seja mais difícil estabelecer limites regulatórios ou diretrizes sobre o consumo de determinados alimentos e seus efeitos sobre a saúde. Não é surpreendente que a primeira indústria a utilizar essa estratégia tenha sido a do tabaco.

Manual da Coca-Cola

Em 2015, a Coca-Cola revelou o pagamento de milhões de dólares a 115 pesquisadores e profissionais de saúde (*https://observer.com/2015/10/here-are-the-people-coca-cola-has-paid-to-manufacture-health-claims/*). Especificamente, a empresa gastou US$ 21,8 milhões para patrocinar pesquisas a favor da indústria e US$ 96,8 milhões em parcerias com organizações de saúde, incluindo o pagamento direto de US$ 2,1 milhões de dólares a especialistas de saúde, principalmente acadêmicos. Esse dinheiro foi utilizado com apenas um propósito – aumentar as vendas dos produtos da Coca-Cola e gerar uma mensagem a favor da empresa.

Como ilustrado na figura a seguir, entre os 115 indivíduos que a Coca-Cola admitiu ter pago, 58% eram nutricionistas, 20%, pesquisadores acadêmicos, 7% eram profissionais médicos, 6% eram especialistas em aptidão física, 5% eram autores, 3%, *chefs* de cozinha, e 1% eram *chefs* ou representantes da indústria de alimentos. Essas pessoas eram pagas para espalhar uma mensagem a favor dos refrigerantes, seja de maneira ciente ou não. Usualmente, isso ocorria produzindo pesquisas ou uma mensagem que reduzisse qualquer negatividade a respeito da imagem do refrigerante. Por exemplo, produzir pesquisas científicas a respeito do efeito da atividade física sobre o peso corporal ou sobre como o gasto energético em detrimento à ingestão energética faz com que o foco sobre o consumo de refrigerantes seja desviado, reduzindo a visão negativa sobre os produtos da Coca-Cola. Desse modo, a Coca-Cola tentou posicionar seus produtos como uma força positiva na promoção da saúde. Atualmente, a principal estratégia da indústria dos refrigerantes é desviar a culpa da obesidade da ingestão de muitos alimentos nutricionalmente vazios e energeticamente densos para pouca atividade física!

Uso e abuso de suplementos entre atletas de elite

Uma pesquisa realizada com atletas universitários pela National Collegiate Athletic Association (NCAA; *www.ncaa.org*) indicou que 29% dos participantes utilizou suplementos nutricionais durante o ano anterior. O suplemento mais popular, a creatina (26%), foi seguido pelo uso de aminoácidos (10%), com androstenediona, cromo e efedrina sendo utilizados por cerca de 4% dos atletas. A alta prevalência de casos positivos de *doping* ocorre entre atletas em esportes que enfatizam a velocidade e a potência. O Comitê Olímpico Internacional (COI; *www.olympic.org/*) começou as testagens de fármacos estimulantes na competição olímpica realizada em 1968 na Cidade do México após a morte do famoso ciclista britânico de 29 anos, Thomas Simpson, ganhador do *Tour de France*, causada por superdosagem de anfetaminas durante a subida ao Monte Ventoux na região da Provença, ao sul da França. As testagens têm crescido consistentemente, com o início das testagens aleatórias e não programadas no atletismo em 1989, passando para a administração de 3.500 testes antes da cerimônia de abertura dos Jogos de Inverno de 2002 em Salt Lake City, 4.500 testes realizados durante os Jogos de Pequim, 6.250 amostras de sangue e urina analisadas nas Olimpíadas de Londres em 2012 e mais de 5.000 testes realizados nas Olimpíadas do Rio de 2016. Apesar dos novos procedimentos *antidoping* nas Olimpíadas de Inverno de 2018 em PyeongChang, pelo menos quatro atletas foram suspensos pelo uso de substâncias proibidas. O mundo observará como a lista de substâncias proibidas mais recente da World Anti-Doping Agency (*www.wada-ama.org/sites/default/files/resources/files/2016-09-29_-_wada_prohibited_list_2017_eng_final.pdf*), que inclui as três categorias de substâncias e métodos listados a seguir, será implementada nas Olimpíadas de Tóquio de 2021:

- **Substâncias e métodos sempre proibidos**
  - Agentes anabolizantes
  - Hormônios peptídicos, fatores de crescimento e substâncias relacionadas e miméticos
  - Agonistas β_2
  - Moduladores hormonais e metabólicos
  - Diuréticos e outros agentes mascarantes
- **Métodos proibidos**
  - Manipulação de sangue e componentes sanguíneos
  - Manipulação química e física
  - *Doping* genético
- **Substâncias e métodos proibidos em competições**
  - Estimulantes
  - Narcóticos
  - Canabinoides
  - Glicocorticosteroides
- **Substâncias proibidas em esportes particulares**
  - Álcool
  - β-bloqueadores.

A World Anti-Doping Agency (WADA; *https://www.wada-ama.org/*) elaborou um documento "central" importante a respeito do *doping* em esportes. O código se tornou efetivo em 1º de janeiro de 2004 e se tornou uma ferramenta poderosa e eficiente para os esforços *antidoping* em todo o mundo. A WADA

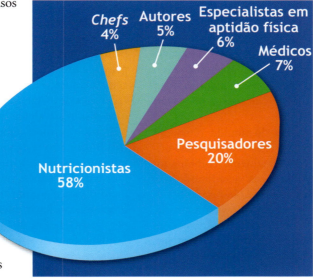

também publica um resumo das estatísticas dos testes *antidoping*, de 2003 a 2016 (*www.wada-ama.org/en/resources/laboratories/anti-doping-testingfigures*), sendo que os dados das testagens de 2016 podem ser encontrados em *www.wada-ama.org/sites/default/files/resources/files/2016_anti-doping_testing_figures.pdf*.

Nas seções a seguir discutiremos agentes farmacológicos e químicos alegadamente utilizados para melhorar o desempenho físico, aumentar a qualidade e a quantidade do treinamento e aumentar a adaptação do corpo à atividade física regular. O Capítulo 12, *Avaliação dos Recursos Ergogênicos Nutricionais*, discute o papel da suplementação nutricional com objetivos ergogênicos.

Os cinco mecanismos a seguir indicam como componentes alimentares e agentes farmacológicos podem melhorar o desempenho físico:

1. Funcionar como um estimulante do sistema nervoso central ou periférico (p. ex., cafeína, colina, anfetaminas, álcool).
2. Aumentar o armazenamento ou a disponibilidade de um substrato limitante (p. ex., carboidratos, creatina, carnitina, cromo).
3. Agir como uma fonte de energia suplementar (p. ex., glicose, triglicerídios de cadeia média).
4. Reduzir ou neutralizar os subprodutos metabólicos que inibem o desempenho (p. ex., bicarbonato de sódio ou citrato de sódio, ácido pangâmico, fosfato).
5. Facilitar a recuperação (p. ex., carboidratos com alto índice glicêmico, água).

Esteroides anabolizantes

Os esteroides anabolizantes disponíveis para uso terapêutico nas formas oral, injetável e intradérmica se tornaram proeminentes no início dos anos de 1950 para o tratamento de pacientes deficientes em andrógenos naturais ou com doenças com perda muscular. Outros usos legítimos dos esteroides incluem os tratamentos de osteoporose e câncer de mama feminino grave e para contrabalancear o declínio excessivo na massa corporal magra e aumentar a gordura corporal que ocorrem frequentemente em homens idosos, pessoas com HIV e em indivíduos em diálise renal.

O uso disseminado de esteroides supostamente começou na equipe de halterofilismo norte-americana de 1955, que utilizou a metandrostenolona, uma molécula modificada e sintética da testosterona. Do início dos anos de 1950 até a queda do muro de Berlim em 1989, foi conduzida uma prática sistemática e cuidadosamente planejada de *doping* em atletas competitivos da Alemanha Oriental com o uso de formulações contendo outros esteroides anabolizantes.

Até 5 milhões de atletas ao redor do mundo (90% dos homens e 80% das mulheres fisiculturistas profissionais) utilizam andrógenos atualmente, frequentemente combinados com estimulantes, hormônios e diuréticos, acreditando que seu uso aumente a eficácia do treinamento. Mesmo no beisebol, entrevistas com os treinadores e os jogadores estimam que até 30% dos profissionais utilizam esteroides anabolizantes em sua busca para o aumento do desempenho. Curiosamente, uma pesquisa com 500 usuários de esteroides relatou que quase 80% deles não eram atletas e utilizavam esses fármacos com objetivos cosméticos. A maior parte deles administrava em si mesmos injeções intramusculares, com quase um em cada dez relatando técnicas perigosas de injeção.

Estrutura e ação dos esteroides

Os esteroides anabolizantes funcionam e possuem estrutura química semelhantes ao principal hormônio masculino, a testosterona – mostrada na figura adiante. Por se ligar a sítios receptores especializados, principalmente nos músculos, a testosterona contribui para as características sexuais secundárias masculinas, que incluem as diferenças de gênero na massa e na força musculares que se desenvolvem no início da puberdade. Os efeitos androgênicos ou masculinizantes desse hormônio são atenuados pela manipulação sintética da estrutura química dos esteroides para aumentar o crescimento muscular causado pela retenção de nitrogênio e pelo acúmulo tecidual anabolizante. Ainda ocorrem efeitos masculinizantes com o uso de esteroides derivados sinteticamente apesar dessas alterações químicas, particularmente em mulheres.

Os atletas que utilizam esses esteroides tipicamente fazem isso durante o seu período atleticamente ativo. Eles combinam múltiplas preparações de esteroides na forma oral ou injetável acreditando que vários andrógenos terão ações fisiológicas diferentes. Essa prática, chamada de "*stacking*", aumenta a dose progressivamente dos esteroides, o que é chamado de "*pyramiding*", usualmente em ciclos de seis a 12 semanas. Infelizmente, as quantidades utilizadas excedem bastante as doses médicas recomendadas. O atleta, então, altera a dose do esteroide ou o utiliza em combinação com outros fármacos vendidos com receita médica antes da competição para reduzir o risco de ser detectado durante as testagens.

Políticas farmacológicas dos esportes profissionais

Em outubro de 2003, a Liga Nacional de Futebol Americano dos Estados Unidos (NFL) começou a testar seus jogadores para a substância tetra-hidrogestrinona (THG), conhecida pelo apelido "*the clear*", um esteroide anabolizante e androgênico sintético e ativo oralmente. Essa ação foi tomada na esperança de evitar outro escândalo como o que envergonhou o atletismo há alguns anos. Os especialistas *antidoping* têm criticado continuamente a NFL e a Liga Nacional de Beisebol (MLB) por não testarem o uso de hormônio do crescimento humano (hGH). No início de agosto de 2011, a NFL e o sindicato dos jogadores chegaram a um acordo sobre os procedimentos para a administração de testes aleatórios em qualquer momento ou lugar, mesmo no dia do jogo, particularmente para o hGH. Em 2011, um jogador do Colorado Rockies Triple-A com experiência prévia considerável nas ligas principais recebeu uma suspensão de 50 jogos após um resultado positivo para hGH. Ele se tornou o primeiro atleta profissional norte-americano punido pelo uso de hGH. Em relação ao abuso de outras substâncias para a melhora do desempenho, e sob a pressão do Congresso norte-americano, os jogadores e os donos dos times da MLB concordaram na aplicação de penalidades mais duras para os jogadores que testarem positivo; uma suspensão de 50 jogos para a primeira violação, uma suspensão de 100 jogos para a segunda violação e uma proibição vitalícia para a terceira infração. O primeiro jogador da MLB banido definitivamente foi o arremessador do time NY Mets, Jerry Mejía, que foi punido em 2016 por ter testado positivo para uma droga para a melhora do desempenho três vezes no mesmo ano! Desde 2005, 49 jogadores diferentes da liga principal foram afetados pelas regras *antidoping*, além de outros 71 jogadores da liga principal, mas que eram da liga secundária quando foram testados, jogadores que atuam apenas na liga secundária ou ex-jogadores da MLB.

Más notícias para os membros da equipe de atletismo da Rússia

Más notícias vieram em 10 de novembro de 2015, quando a comissão independente da WADA lançou um relatório de 323 páginas sobre a prática de *doping* dos atletas de elite das equipes russas de atletismo. Esse relatório, que contava com evidências a partir de gravações, *e-mails*, testemunhos, admissões de culpa e testes reprovados, implicava toda a estrutura esportiva, desde atletas, técnicos, médicos, representantes esportivos e membros dos serviços de segurança da Rússia. Esse escândalo de *doping* revelou que o Serviço Federal de Segurança da Rússia (FSP) supervisionou o laboratório de testagem de *doping* durante as Olimpíadas de Sochi de 2014, além de receberem atualizações regulares diretamente do diretor do laboratório, que mascarou resultados positivos e extorquiu alguns atletas para fazer isso. Em relação às falhas inerentes ao sistema que confia que um país supervisione seu próprio programa de monitoramento de abuso de drogas, um advogado canadense e membro longevo do Comitê Olímpico Internacional, que liderou a comissão independente da WADA comentou "eu espero que eles reconheçam que está na hora de mudar." Isso pode ser difícil, uma vez que a WADA não possui recursos para administrar os testes em seus próprios laboratórios, de modo que ela transfere essa responsabilidade para as federações esportivas internacionais e para os comitês olímpicos nacionais. Justamente quando as autoridades internacionais acreditavam que as más notícias sobre o escândalo de *doping* russo haviam acabado, surgiram mais alegações sobre *doping*, dessa vez envolvendo 454 amostras das Olimpíadas de Pequim de 2008, que foram retestadas. Dessas amostras, ocorreram resultados suspeitos de 31 atletas de 12 países e seis esportes. O Comitê Olímpico Russo também revelou que seus atletas compunham quase metade daquele grupo de Pequim. Entre eles estão 11 competidores de atletismo, dois halterofilistas e um remador.

A dose é um fator-chave

Boa parte da confusão a respeito da efetividade ergogênica dos esteroides anabolizantes é resultado de variações em desenhos experimentais, no uso de controles pouco adequados e em diferenças nas doses e nas drogas específicas (de 50 a mais de 200 mg/dia *versus* a dose média usual de 5 a 20 mg), na duração do tratamento, na intensidade do treinamento, nas técnicas de medida, na variação individual e na suplementação nutricional.

Variações nas doses dos anabolizantes contribuem para a confusão e para a diferença de credibilidade entre cientistas e usuários a respeito da eficácia verdadeira dessas substâncias. Pesquisadores estudaram 43 homens saudáveis com alguma experiência em treinamento de resistência. Foram controlados fatores como dieta (ingestão de energia e proteínas) e exercícios (levantamento de peso padrão três vezes por semana) e as doses de esteroides excederam as de estudos prévios em seres humanos (600 mg de enantato de testosterona injetada semanalmente ou placebo).

Foram avaliadas mudanças nos valores médios iniciais de massa livre de gordura (MLG) por pesagem hidrostática (Capítulo 12, *Avaliação dos Recursos Ergogênicos Nutricionais*), as áreas transversais dos músculos tríceps e quadríceps foram avaliadas por ressonância nuclear magnética e a força muscular foi medida pela repetição máxima (1 RM) após dez semanas de tratamento. Os homens que receberam os hormônios e continuaram a treinar ganharam cerca de 0,5 quilograma de tecido magro por semana, sem aumento na gordura corporal ao longo do período de tratamento relativamente curto. Mesmo o grupo que recebeu o fármaco, mas não treinou, teve aumentos em massa e força musculares em comparação com o grupo que recebeu placebo, mas as diferenças desse grupo foram menores do que as observadas no grupo que treinou enquanto tomava testosterona.

O uso de esteroides anabolizantes não está diminuindo

O uso de esteroides anabolizantes usualmente é combinado com o treinamento de resistência e o aumento da ingestão de proteínas para melhorar força, velocidade e potência. A imagem de um indivíduo que abusa do uso de esteroides frequentemente remonta a halterofilistas excessivamente musculosos; entretanto, o abuso também ocorre frequentemente entre atletas profissionais e amadores de ciclismo, *skate*, *surf*, tênis, atletismo, beisebol, hóquei, futebol americano, futebol e natação. As estimativas conservadoras das autoridades federais dos EUA são de que o tráfico ilegal de esteroides exceda os US\$ 300 milhões anuais. Nos Estados Unidos, mais de um milhão de adultos utilizaram esteroides e 41% de uma grande amostra obtida a partir da Substance Abuse and Mental Health Services Administration (*www.samhsa.gov*) disseram que os esteroides eram "muito fáceis" de se obter.

Cada vez mais prevalente entre atletas e não atletas jovens

Os esteroides são frequentemente obtidos no mercado clandestino ou no equivalente legal e a androstenediona é comprada frequentemente em lojas de produtos de nutrição. De acordo com a U.S. Drug Enforcement Agency (DEA; *www.dea.gov/index.shtml*), os esteroides anabolizantes são contrabandeados ilegalmente do México por vários túneis na fronteira com a Califórnia e de países da Europa para os Estados

Unidos. Relatórios recentes desse órgão indicam que cidadãos russos, romenos e gregos são os maiores traficantes de esteroides e os principais responsáveis por quantidades substanciais de esteroides que chegam aos Estados Unidos. Infelizmente, a falta de controle internacional sobre as fontes estrangeiras faz com que seja impossível atacar o tráfico em sua origem. Indivíduos mal informados tipicamente consomem doses grandes e prolongadas sem monitoramento médico para alterações possivelmente perigosas na função fisiológica. É particularmente preocupante o abuso de esteroides entre meninos e meninas com idades tão jovens quanto os 10 anos e alunos de ensino médio que não participam de esportes coletivos. Os riscos incluem a virilização extrema e a interrupção prematura e irreversível do crescimento ósseo em crianças que, caso não fossem expostas aos esteroides, continuariam a crescer. Os adolescentes que usam esteroides citam a melhora do desempenho atlético como o motivo mais comum para seu consumo, embora 25% deles tenham citado a melhora da aparência física – simplesmente querer parecer melhor – como o principal motivo. Nessa luta de autoimagem, um transtorno na imagem corporal (insatisfação/infelicidade com as porções corporais superior e inferior e/ou com as características faciais), com sintomas marcantes de dismorfia muscular (ver Capítulo 15, *Transtornos Alimentares*), contribui para o abuso de esteroides anabolizantes entre adolescentes e homens jovens.

Eficácia questionada

Por mais de sete décadas, pesquisadores e atletas têm debatido os efeitos reais dos esteroides anabolizantes sobre a composição corporal e o desempenho físico. Boa parte da confusão sobre a eficácia ergogênica dos esteroides anabolizantes é resultante de variações nas nove variáveis a seguir:

1. Desenho experimental.
2. Seleção inadequada dos controles.
3. Diferenças em fármacos específicos.
4. Doses.
5. Duração do tratamento.
6. Suplementação nutricional concomitante.
7. Intensidade do treinamento.
8. Técnicas de avaliação.
9. Diferenças individuais na resposta.

O efeito androgênico residual relativamente pequeno com o uso de esteroides também aumenta a função do sistema nervoso central, fazendo com que o atleta seja mais agressivo (o chamado comportamento agressivo), competitivo e resistente à fadiga. Esses efeitos de facilitação permitem que o atleta treine mais intensamente por um período de tempo maior ou que ele acredite que ocorreu de fato melhora no treinamento. Alterações anormais no humor e disfunção psiquiátrica também estão associadas ao uso de andrógenos.

Pesquisas iniciais com animais sugerem que o tratamento com esteroides anabolizantes, quando combinado com exercícios e ingestão proteica adequada, estimula a síntese de proteínas e aumenta o teor de proteínas da arquitetura subcelular do músculo – miosina, miofibrilas e fatores sarcoplasmáticos. Outros dados não mostraram benefícios com o tratamento com esteroides sobre o peso dos músculos da perna em ratos submetidos a uma sobrecarga funcional por intermédio da remoção cirúrgica do músculo sinérgico. O tratamento com esteroides anabolizantes não complementou a sobrecarga funcional no estímulo ao desenvolvimento muscular.

A resposta dos seres humanos à ingestão de esteroides é frequentemente difícil de interpretar. Alguns estudos mostram ganho de peso corporal e redução da gordura corporal com o uso de esteroides em homens treinados, enquanto outros estudos não apresentaram efeitos sobre a força e a potência ou a composição corporal, mesmo com ingestão suficiente de energia e proteínas para sustentar um efeito anabolizante. Quando o uso de esteroides produziu ganho de peso corporal, a natureza da composição desses ganhos em relação a seus teores de água, músculo e gordura não estava clara.

Pacientes que realizam tratamento dialítico e aqueles infectados pelo vírus da imunodeficiência humana (HIV) experimentam muitas vezes desnutrição, redução na massa muscular e uma fadiga crônica. Para os pacientes em diálise, um suplemento durante seis meses com o esteroide anabolizante decanoato de nandrolona aumentou a massa corporal magra e a capacidade funcional diária. Semelhantemente, um regime suprafisiológico moderado de andrógenos que incluía o esteroide anabolizante oxandrolona facilitou substancialmente o ganho de tecido magro e de força muscular com o treinamento de resistência em homens portadores de HIV em comparação com a administração apenas da terapia de reposição de testosterona.

Riscos para a saúde dos esteroides anabolizantes

Existe um debate a respeito dos riscos para a saúde com os esteroides anabolizantes utilizados pela população atlética porque grande parte da pesquisa sobre os riscos dos esteroides é proveniente de observações médicas. Doses prolongadas e elevadas de esteroides frequentemente prejudicam a função endócrina normal da testosterona. A administração de esteroides durante 26 semanas a atletas de potência do gênero masculino reduziu os níveis séricos de testosterona para menos da metade daquele observado no início do estudo; esse efeito durou até de 12 a 16 semanas após o término do uso de esteroides. Infertilidade, concentrações reduzidas de espermatozoides (azoospermia) e diminuição do volume testicular representam problemas adicionais para o indivíduo que abusa de esteroides. A função das gônadas usualmente retorna ao normal vários meses após a interrupção do uso de esteroides.

Outras alterações hormonais que acompanham o uso de esteroides por homens incluem um aumento de sete vezes na concentração de estradiol, o principal hormônio feminino. Os níveis mais elevados de estradiol representam o valor médio em mulheres saudáveis e possivelmente explica a ginecomastia (desenvolvimento excessivo das glândulas mamárias masculinas, algumas vezes até secretando leite) vista em homens utilizando

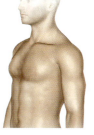

esteroides. O uso de esteroides com o treinamento de exercícios também causa danos ao tecido conjuntivo que diminuem a força tênsil e a complacência elástica dos tendões. Os indivíduos que injetam esteroides também enfrentam o risco de contrair ou transmitir HIV/AIDS ou hepatite por causa da reutilização de agulhas não estéreis.

O abuso de esteroides também está tipicamente associado às seguintes consequências clínicas em homens e mulheres:

Homens	
Atrofia testicular	Redução da contagem de espermatozoides ou infertilidade
Alopecia	Possível disfunção renal
Aumento do risco de câncer de próstata (a estimulação crônica da próstata pode aumentar o tamanho da glândula, o que é chamado de hipertrofia prostática)	Possível crescimento patológico do ventrículo e sua disfunção, quando combinado com treinamento de resistência
Lesões e alterações na função cardiovascular e em culturas celulares do miocárdio	Prejuízos à adaptação da microvasculatura cardíaca ao treinamento físico e aumento da agregação plaquetária sanguínea

Mulheres	
Virilização (mais aparente nas mulheres do que nos homens)	Aumento do clitóris e problemas fisiológicos semelhantes aos experimentados pelos homens – possível disfunção renal, lesões e alterações na função cardiovascular e nas culturas celulares do miocárdio
Voz mais grave	Alteração do ciclo menstrual
Aumento dramático no tamanho das glândulas sebáceas	Acne, hirsutismo (excesso de pelos corporais e faciais)
Diminuição do tamanho dos seios	Distúrbios no padrão normal de crescimento decorrentes do fechamento prematuro das placas de crescimento ósseo (também ocorrem em meninos)
Possível crescimento ventricular patológico e sua disfunção quando combinado com treinamento de resistência. Aumento da agregação plaquetária sanguínea	Prejuízo na adaptação da microvasculatura cardíaca ao treinamento físico

Para os adolescentes, ocorre prejuízo ao crescimento por causa da maturação esquelética prematura e da aceleração das mudanças da puberdade e o risco de não alcançar a estatura esperada se o uso de esteroides preceder a fase de crescimento rápido típica (estirão do crescimento) da adolescência nos ossos longos e em outras partes do esqueleto entre os 13 e os 19 anos de idade (exceto em mulheres, cuja pelve cresce lenta e continuamente até a idade adulta).

Uso de esteroides e doenças com risco para a vida

Efeitos consideráveis de redução do tempo de vida causados pelos esteroides ocorreram em ratos adultos expostos ao tipo e aos níveis relativos de esteroides utilizados por seres humanos fisicamente ativos. Um ano após encerrar a exposição de seis meses aos esteroides, como mostrado na **Figura 11.2**, 52% dos camundongos que receberam as altas doses havia morrido em comparação com apenas 35% dos camundongos que receberam a dose baixa e 12% dos animais-controles que não receberam o hormônio exógeno. A autópsia realizada nos camundongos tratados com esteroides revelou uma ampla gama de efeitos patológicos que não apareceram até muito tempo após a interrupção do uso de esteroides. As doenças mais prevalentes incluíam tumores hepáticos e renais, linfossarcomas (câncer das glândulas linfáticas) e lesões cardíacas, frequentemente combinadas. Uma exposição por um período de seis meses representa um quinto da expectativa de vida de um camundongo-macho, uma duração relativa consideravelmente maior do que as exposições da maior parte das pessoas ao uso de esteroides. Várias dessas patologias, particularmente o dano hepático, são observadas tipicamente em seres humanos que usam esteroides.

A **Tabela 11.2** lista os efeitos colaterais e os riscos médicos decorrentes do uso crônico de esteroides anabolizantes. A preocupação está centrada na evidência sobre possíveis ligações entre o abuso de andrógenos e a função hepática anormal. O fígado metaboliza os andrógenos quase exclusivamente, fazendo com que ele seja particularmente suscetível aos danos causados pelo uso em longo prazo de esteroides e pelo excesso tóxico. Um dos efeitos sérios dos andrógenos sobre o fígado ocorre quando ele desenvolve várias lesões distribuídas aleatoriamente e repletas

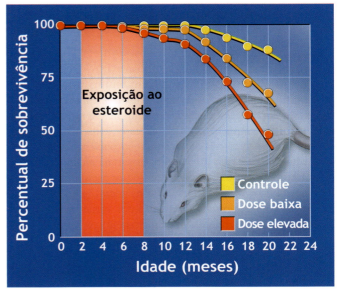

Figura 11.2 Efeitos de redução do tempo de vida pelo uso de esteroides anabolizantes exógenos em camundongos. (Adaptada de Bronson FH, Matherne CM. Exposure to anabolic-androgenic steroids shortens life span of male mice. Med Sci Sports Exerc. 1997; 29:615.)

saudáveis rapidamente reduz o colesterol associado à lipoproteína de alta densidade (HDL), aumenta tanto o colesterol associado à lipoproteína de baixa densidade (LDL) quanto o colesterol total, além de reduzir a taxa entre HDL e LDL. O HDL dos halterofilistas que utilizaram esteroides anabolizantes apresentava média de 26 mg/dℓ contra 50 mg/dℓ nos halterofilistas que não utilizavam esteroides. A redução do HDL-colesterol a esse nível indica um risco de doença arterial coronariana para o usuário de esteroides. O HDL-colesterol permaneceu baixo entre os halterofilistas, mesmo após a interrupção do uso de esteroides por pelo menos oito semanas entre os ciclos consecutivos de administração de esteroides. Os efeitos em longo prazo do uso de esteroides sobre a morbidade e a mortalidade cardiovasculares ainda não foram quantificados.

LIGAÇÕES COM O PASSADO

Francis Gano Benedict (1870-1957)

Francis G. Benedict recebeu seu grau de bacharel na Universidade de Harvard em 1893, seu grau de mestre em 1894 e seu diploma de PhD (*magna cum laude*) na Ruprecht-Karls-Universität Heidelberg, na Alemanha, em 1895. Um químico, Benedict foi assistente de Wilbur Olin Atwater no Departamento de Química da Wesleyan University em Connecticut. Durante um período de 12 anos, eles conduziram mais de 500 experimentos envolvendo o repouso, o exercício e a dieta utilizando o calorímetro de Atwater-Rosa (Capítulo 6, *Bioenergética dos Nutrientes Durante o Exercício e o Treinamento*). Seus resultados apareceram em seis boletins do Office of Experiment Stations of the U.S. Department of Agriculture sob o título geral *Experiments on the metabolism of matter and energy in the human body*. Além disso, Benedict publicou estudos sobre a ação fisiológica do álcool (que se mostraram controversos e foram combatidos por organizações de abstinência) e os efeitos do exercício muscular e do esforço mental sobre o metabolismo energético. Quando Atwater morreu em 1907, Benedict se tornou diretor do Nutrition Laboratory (Boston), um posto que ele manteve por 30 anos até sua aposentadoria. A transferência da Wesleyan University para Boston forneceu a Benedict acesso fácil a estabelecimentos médicos de ponta. Seu trabalho no metabolismo respiratório foi complementar ao dos cientistas em campos aliados da saúde, como o endocrinologista renomado Elliott P. Joslin (1869-1962), o primeiro médico norte-americano a se especializar no controle do diabetes (*www.joslin. org/about/elliot_p_joslin_md.html*). Benedict estudou o metabolismo em recém-nascidos, crianças e adolescentes em fase de crescimento, pessoas em inanição, atletas e vegetarianos; ele também investigou os efeitos da dieta, da regulação da temperatura e do exercício sobre o metabolismo.

Declaração de posicionamento sobre os esteroides anabolizantes

Como parte de seu programa educacional de grande abrangência, o American College of Sports Medicine (ACSM) fez um posicionamento sobre o uso e o abuso de esteroides anabolizantes-androgênicos. Nós apoiamos seu posicionamento, que se encontra a seguir.

Declaração de posicionamento do American College of Sports Medicine sobre o uso de esteroides anabolizantes

Com base em uma pesquisa abrangente na literatura mundial e em uma análise cuidadosa das declarações feitas a favor e contra a eficácia dos esteroides anabolizantes-androgênicos na melhora do desempenho físico humano, o posicionamento do American College of Sports Medicine é de que:

1. Os esteroides anabolizantes androgênicos associados a uma dieta adequada e ao treinamento podem contribuir para incrementos no peso corporal, frequentemente no compartimento de massa magra.
2. Os ganhos na força muscular alcançados pelo exercício intenso e pela dieta adequada podem ocorrer pelo uso elevado de esteroides anabolizantes androgênicos em algumas pessoas.
3. Os esteroides anabolizantes androgênicos não aumentam a potência anabolizante ou a capacidade muscular de realização de exercício.

de sangue, chamadas de peliose hepática. A ruptura das cavidades repletas de sangue pode causar hemorragias internas graves e potencialmente fatais. Em casos extremos, o fígado eventualmente se torna insuficiente e o paciente morre. Nós apresentamos esses dados para enfatizar os efeitos colaterais potencialmente sérios, mesmo quando um médico prescreve o fármaco na dose recomendada. Alguns atletas utilizam esteroides de maneira intermitente, às vezes por várias décadas, com doses diárias excedendo os valores terapêuticos típicos (5 a 20 mg *versus* 50 a 200 mg usados por alguns atletas). Além disso, os competidores frequentemente associam diferentes esteroides a outras drogas para, supostamente, melhorar o desempenho – uma prática chamada de polifarmácia.

Uso de esteroides e lipoproteínas plasmáticas

O uso de esteroides anabolizantes, particularmente os andrógenos 17-alquilados oralmente ativos, por homens e mulheres

TABELA 11.2

Efeitos colaterais e riscos para a saúde do uso de esteroides anabolizantes.

Homens		Mulheres	
Aumento	**Diminuição**	**Aumento**	**Diminuição**
Atrofia testicular	Contagem de esperma	Mudança na voz	Tecido mamário
Ginecomastia	Níveis de testosterona	Pelo facial Irregularidades menstruais Aumento do clitóris	

Homens e mulheres		
Aumento	**Diminuição**	**Possível efeito**
LDL-C	HDL-C	Hipertensão arterial sistêmica
LDL-C/HDL-C		Dano ao tecido conjuntivo
Potencial para doença neoplásica hepática		Dano miocárdico
Agressividade, hiperatividade, irritabilidade		Infarto do miocárdio
Isolamento e depressão em consequência da interrupção do uso		Comprometimento da função tireoidiana
Acne		Alteração da estrutura miocárdica
Peliose hepática		

LDL-C: colesterol associado à lipoproteína de baixa densidade; HDL-C: colesterol associado à lipoproteína de alta densidade.

4. Os esteroides anabolizantes androgênicos estão associados a efeitos adversos sobre o fígado, o sistema cardiovascular, o sistema reprodutor e o *status* psicológico em ensaios terapêuticos e em pesquisas limitadas com atletas. Até que haja mais pesquisas, os perigos potenciais do uso de esteroides anabolizantes androgênicos por atletas devem incluir aqueles encontrados nos ensaios terapêuticos.

5. O uso de esteroides anabolizantes androgênicos por atletas é contrário às regras e aos princípios éticos da competição atlética, como defendido por muitas agências reguladoras de esportes. O American College of Sports Medicine sustenta esses princípios éticos e rejeita o uso de esteroides anabolizantes androgênicos por atletas.

O ACSM considera esse tipo de substância química como "ameaça séria à saúde e à segurança dos atletas e violação ao princípio do *fair play* esportivo. Qualquer esforço para disfarçar o uso de esteroides no esporte, utilizando substâncias modificadas, disfarçadas ou precursoras, põe atletas de elite, amadores e, até mesmo, recreativos em risco". Esse posicionamento e outro que ocorreu em 1996 a respeito de *doping* sanguíneo estão disponíveis para *download* em PDF gratuitamente em *http://journals.lww.com/acsm-msse/pages/collectiondetails.aspx?TopicalCollectionId=1.*

Clembuterol e outros agonistas β₂-adrenérgicos: substitutos para os esteroides anabolizantes?

Testes randomizados e extensos em atletas competitivos visando à identificação do uso de esteroides anabolizantes resultaram em uma grande quantidade de "substitutos" dos esteroides. Eles têm aparecido em redes ilícitas de suplementos, pelos correios e no mercado clandestino conforme os competidores tentam burlar a detecção. Um desses fármacos, a amina simpatomimética clemburerol, tornou-se popular entre os atletas por causa de seus supostos benefícios para o crescimento tecidual e a redução da gordura. Quando um fisiculturista interrompe o uso de esteroides antes da competição para evitar a detecção e uma possível desclassificação, o atleta passa a usar clemburerol para retardar a perda de massa muscular e facilitar a queima de gordura, para alcançar a aparência desejada. O clemburerol tem um apelo particular para os atletas do gênero feminino porque ele não produz os efeitos colaterais androgênicos causados pelos esteroides anabolizantes.

O clemburerol, que pertence a um grupo de compostos químicos (albuterol, clemburerol, salbutamol, salmeterol, terbutalina) classificados como agonistas β₂-adrenérgicos, facilita a responsividade dos receptores adrenérgicos à epinefrina, à norepinefrina e a outras aminas adrenérgicas circulantes. Uma revisão dos estudos disponíveis em animais indica que, quando o gado sedentário e em fase de crescimento é alimentado com doses maiores do que as prescritas na Europa para o uso humano na asma brônquica, o clemburerol redistribui a composição corporal, aumentando a deposição de proteínas musculares esqueléticas e cardíacas e reduz o ganho de gordura. O clemburerol, em combinação com a enzima conversora de angiotensina, β-bloqueadores, inibidores da angiotensina II e antagonistas da aldosterona, tem sido utilizado com algum sucesso em estudos com seres humanos para a insuficiência cardíaca grave. Outros possíveis efeitos positivos dos agonistas β₂-adrenérgicos incluem o uso de doses relativamente mais altas para melhorar o desempenho de asmáticos na corrida e na geração de potência muscular (*www.multibriefs.com/briefs/*

acsm/active022316.htm). A partir de janeiro de 2017, não existem limiares máximos para a desqualificação por causa da detecção de terbutalina e salmeterol, substâncias presentes na lista de proibição da WADA. Os efeitos colaterais de curto prazo relatados em seres humanos que acidentalmente receberam uma superdose pela ingestão de carne contaminada por clembuterol incluem tremor muscular, agitação, palpitações, tontura, náusea, cãibras musculares, aumento da frequência cardíaca (taquicardia) e cefaleia. Em resumo, o uso de clembuterol não pode ser justificado ou recomendado como uma substância ergogênica. Esse fármaco não deve ser utilizado para aplicações fora da área médica.

Outros agonistas β_2-adrenérgicos

As pesquisas focaram nos possíveis efeitos de aumento de força dos agonistas β_2-adrenérgicos simpatomiméticos diferentes do clembuterol. Homens com lesões na medula espinal cervical ingeriram diariamente 80 miligramas de metaproterenol durante quatro semanas em conjunto com a fisioterapia. Ocorreram aumentos na área transversal muscular estimada e na força dos músculos flexores do cotovelo e dos extensores do punho em comparação com a condição placebo. A administração de albuterol (16 mg/dia por três semanas) sem treinamento físico aumentou a força muscular de 10 a 15%. As doses terapêuticas de albuterol também facilitaram o ganho de força isocinética com o treinamento isocinético concêntrico/excêntrico de baixa velocidade. A ingestão de salbutamol em curto prazo com uma única dose aumentou a potência anaeróbica máxima no teste de exercício anaeróbico de Wingate (*www.scienceforsport.com/wingate-anaerobic-test/*).

Hormônio do crescimento humano: um concorrente dos esteroides

O hormônio do crescimento humano (hGH, do inglês *human growth hormone*), também conhecido como hormônio somatotrófico, foi desenvolvido em 1985 e aprovado pela FDA para ser utilizado em algumas doenças do adulto (*http://americanhistory.si.edu/blog/2012/10/human-growth-hormone.html*), compete agora com os esteroides anabolizantes no mercado ilícito de substâncias para o aumento tecidual e para a melhora do desempenho. Esse hormônio é produzido pela adeno-hipófise e facilita os processos de formação tecidual e do crescimento humano normal. Especificamente, o hGH estimula o crescimento ósseo e das cartilagens, aumenta a oxidação dos ácidos graxos e diminui a clivagem de glicose e aminoácidos. A redução da secreção de hGH (que acaba sendo 50% menor aos 60 anos em comparação com os 30 anos de idade) contribui para uma parte da diminuição da MLG e do aumento da massa de gordura que acompanham o envelhecimento; ocorre uma reversão desse padrão com a suplementação de hGH exógeno, produzido por bactérias que sofreram engenharia genética.

Crianças que sofrem de insuficiência renal ou de deficiência de hGH recebem hGH para ajudar a estimular o crescimento dos ossos longos. O uso de hGH é tentador para as atletas de força e potência porque, em níveis fisiológicos, ele estimula a captação de aminoácidos e a síntese proteica pelos músculos ativos, enquanto aumenta a clivagem de lipídios e conserva as reservas de glicogênio.

Pesquisas têm produzido resultados conflitantes a respeito dos benefícios reais da suplementação com hGH para reduzir

Resposta atenuada ao treinamento com albuterol

O benefício ergogênico do albuterol supostamente é proveniente dos seus efeitos estimuladores sobre os receptores β_2 nos músculos esqueléticos, aumentando a força e a potência musculares. Com o treinamento físico, os receptores β_2 musculares sofrem uma regulação negativa (tornam-se menos sensíveis a um determinado estímulo) por causa da exposição a longo prazo aos aumentos nos níveis sanguíneos de catecolaminas induzidos pelo treinamento. Isso faz com que o atleta treinado seja menos responsivo a um fármaco simpatomimético do que um indivíduo não treinado.

Os benefícios de tomar hGH superam os riscos?

Atletas jovens e adultos entusiastas do condicionamento físico que tomam hGH acreditam que eles ganham uma vantagem competitiva real, mas, na realidade, eles acabam sofrendo com um aumento na incidência de gigantismo e os adultos sofrem da síndrome da acromegalia. Além disso, efeitos colaterais menos visíveis incluem resistência à insulina, que pode causar diabetes melito tipo 2, retenção de líquidos e compressão do túnel do carpo. Outras complicações incluem nevralgia, dor muscular ou articular, inchaço dos tecidos corporais (edema), sensações de que a pele está formigando, síndrome do túnel do carpo, níveis indesejáveis de HDL- e LDL-colesterol e aumento no risco de diabetes melito e de crescimento de tumores malignos (massa vermelha mostrada no pulmão da imagem neste boxe). Ao comprar esse tipo de produto do mercado clandestino de regiões estrangeiras (p. ex., México, Europa, Ásia) ou de algum *site* da internet é possível receber um produto falsificado, o que não ocorre quando esse tipo de substância é comprado em uma farmácia com prescrição médica. As pessoas devem ficar vigilantes ao tentar obter efeitos com o uso de suplementos, *sprays*, pílulas ou adesivos contendo hGH.

a perda de massa muscular, a perda de massa óssea, o aumento na gordura corporal (particularmente gordura abdominal) e a diminuição do nível de energia associados ao envelhecimento. Por exemplo, homens saudáveis com idades entre 70 e 85 anos que receberam suplementos com hGH aumentaram sua MLG em 4,3% e reduziram sua massa de gordura em 13,1%. A suplementação não reverteu os efeitos negativos do envelhecimento sobre as medidas funcionais de força muscular e capacidade aeróbica. Os homens que receberam o suplemento experimentaram enrijecimento das mãos, mal-estar (desconforto ou inquietação geral), artralgia (dor articular, um sintoma de lesão, infecção, artrite ou reação alérgica a medicamentos) e inchaço nas extremidades inferiores por causa do excesso de retenção de fluidos, o que é chamado de edema. Em outro estudo, 16 homens jovens previamente sedentários que participaram de um programa de treinamento de resistência de 12 semanas receberam hGH recombinante diariamente (40 g/kg) ou um placebo. MLG, água corporal total e síntese proteica corporal (atribuída ao aumento da retenção de nitrogênio no tecido magro não muscular) aumentaram nos indivíduos que receberam hGH e não foram observadas diferenças entre os grupos na taxa de síntese proteica no músculo esquelético, nas circunferências do tronco e dos membros ou na função muscular nas medidas de força dinâmica e estática.

Um dos maiores estudos até o momento para a determinação dos efeitos do hGH sobre as mudanças na composição corporal e na capacidade funcional avaliou homens e mulheres saudáveis, com idades que variavam entre os 60 e os 89 anos. Os homens que ingeriram hGH ganharam 3,2 kg de massa corporal magra e perderam uma quantidade semelhante de massa de gordura. As mulheres ganharam cerca de 1,4 kg de massa magra e perderam 2,3 kg de massa de gordura em comparação com indivíduos que receberam um placebo. Os indivíduos permaneceram sedentários e não alteraram suas dietas durante os seis meses de estudo. Infelizmente, efeitos colaterais sérios foram observados entre 24 e 46% dos indivíduos. Esses efeitos incluíam pés e tornozelos edemaciados, dor articular, síndrome do túnel do carpo (inchaço do revestimento tendíneo sobre um nervo do punho) e o desenvolvimento de diabetes melito ou de uma condição pré-diabética. Assim como ocorreu em estudos anteriores, não foram observados efeitos do tratamento com hGH sobre as medidas de força muscular ou de capacidade de *endurance* apesar do aumento da massa corporal magra.

Ao longo das últimas décadas, indivíduos saudáveis conseguiam obter hGH apenas no mercado clandestino e, frequentemente, em uma fórmula adulterada. O uso de hGH derivado de cadáveres humanos (descontinuado nos Estados Unidos em 1985) para o tratamento de crianças com baixa estatura aumentou grandemente o risco de contrair a doença de Creutzfeldt-Jakob (*www.cdc.gov/prions/vcjd/*), um distúrbio infeccioso e incurável que deteriora o cérebro de modo fatal. Os fármacos com formas sintéticas do hGH, produzidas por engenharia genética, com efeitos colaterais leves ou raros – porém, alguns fatais – agora são utilizados para o tratamento de crianças e adultos com deficiência de hGH.

Um aumento considerável de clínicas antienvelhecimento ao redor dos Estados Unidos agora oferece hGH a milhares de idosos que estejam procurando "voltar no tempo" a um custo de US$ 1.000 ou mais por mês. Uma busca no *site* Google realizada em 25 de agosto de 2015 para o termo "*human growth hormone*" gerou 81.100.000 resultados; a adição do termo "antienvelhecimento" para refinar a pesquisa produziu "apenas" 2.860.000 resultados!

O excesso de produção de hGH durante o crescimento causa o gigantismo (*www.healthline.com/health/gigantism*), um distúrbio endócrino/metabólico que causa um tamanho anormal de todo o corpo ou de alguma de suas partes. A produção excessiva de hGH após o fim do crescimento gera um distúrbio irreversível chamado de acromegalia. O aumento do tamanho de mãos, pés e de porções da face caracteriza essa doença. Clinicamente, crianças que sofrem de insuficiência renal ou de deficiência de hGH recebem injeções desse hormônio três vezes por semana até a adolescência para ajudar a alcançar uma estatura próxima ao adequado para sexo e faixa etária. Em adultos jovens com hipopituitarismo (*https://emedicine.medscape.com/article/122287-overview*), a terapia de reposição de hGH melhora o volume muscular, a força isométrica e a capacidade de realização de exercícios. Também ocorre aumento na capacidade de *endurance* em pacientes com deficiência de hGH.

Discordância a respeito dos efeitos ergogênicos do hGH

Em um primeiro momento, o uso do hGH parece atrativo para o atleta de força e potência porque, em níveis fisiológicos, esse hormônio estimula a captação de aminoácidos e a síntese de proteínas musculares, enquanto aumenta a clivagem de lipídios e conserva os estoques de glicogênio. Ele também parece aumentar a síntese de proteínas no tecido conjuntivo. Entretanto, poucos estudos bem controlados avaliaram como os suplementos de hGH afetam indivíduos saudáveis que praticam treinamento físico. Em um estudo, homens bem treinados mantiveram uma dieta hiperproteica enquanto injetavam hGH biossintético ou um placebo. Durante seis semanas de treinamento de resistência padrão e uso de hGH, o percentual de gordura corporal diminuiu e o de MLG aumentou. Não ocorreu nenhuma mudança na composição corporal no grupo treinado e com placebo. Pesquisas subsequentes não sustentaram esses achados. Homens jovens previamente sedentários que participaram de um programa de treinamento de resistência por 12 semanas receberam suplementos de hGH humano recombinante (40 µg/kg) ou um placebo. A MLG, a água corporal total e a síntese proteica corporal aumentaram nos indivíduos que receberam hGH. Não foram encontradas diferenças entre os grupos na taxa de síntese proteica, no músculo esquelético e nas circunferências do tronco e dos membros. Os resultados mostraram efeitos equivalentes dos tratamentos-controle e experimental sobre a função muscular nas medidas de força dinâmicas e estáticas. Os autores atribuíram o aumento mais acentuado na síntese proteica corporal no grupo que recebeu hGH a uma possível retenção de nitrogênio em outro tecido magro que não seja o músculo esquelético (p. ex., tecido conjuntivo, fluidos e proteínas não contráteis).

Proposta de proibição para medicamento para a tireoide

As agências *antidoping* dos Estados Unidos e do Reino Unido solicitaram que a WADA proíba medicamentos sintéticos para a tireoide, pois essa prática altamente debatida – utilizada geralmente para acelerar a recuperação após sessões intensas – poderia melhorar o desempenho físico. Essa solicitação é resultante de aumentos nas taxas de distúrbios tireoidianos, alegados por técnicos e atletas, sendo muito mais alta nesse grupo do que na população em geral. Para que uma substância ou um método seja proibido, ele deve melhorar o desempenho, ser perigoso para a saúde do atleta e prejudicial ao *fair play*. Alguns médicos e treinadores argumentam que o treinamento intenso de *endurance* pode prejudicar a função tireoidiana, o que requereria suplementos exógenos para a tireoide. Para receber uma permissão de uso terapêutico de um fármaco e permanecer elegível para a competição, o atleta deve demonstrar uma necessidade clinicamente clara para a substância proibida. O método que as autoridades *antidoping* usariam para determinar quais atletas realmente precisam utilizar hormônios tireoidianos não está claro (e é um assunto problemático).

A DHEA é um "fármaco maravilhoso"?

O aumento no uso da desidroepiandrosterona (DHEA) sintética por atletas e pela população em geral tem levantado questões a respeito de sua segurança e eficácia. A DHEA e seu éster sulfatado, a DHEA sulfato ou DHEAS, um hormônio esteroide relativamente fraco, são sintetizados a partir do colesterol no córtex suprarrenal. A quantidade de DHEA produzida pelo corpo (chamada normalmente de "hormônio-mãe") supera a de todos os outros esteroides conhecidos; sua estrutura química lembra bastante a dos hormônios sexuais testosterona e estrogênio, com pequenas quantidades de DHEA agindo como precursor para esses hormônios, tanto em homens quanto em mulheres. A **Figura 11.3** destaca as principais vias para a síntese de DHEA, androstenediona e compostos relacionados. As *setas direcionais amarelas* significam conversões uni ou bidirecionais, incluindo os compostos intermediários. As substâncias sublinhadas agem como precursores de DHEA atualmente disponíveis no mercado norte-americano. Por exemplo, a androstenediona, um hormônio esteroide com 19 carbonos produzido pelas gônadas e pelas glândulas suprarrenais, age como um passo intermediário para a formação eventual de testosterona, de estrona e de estradiol. Essas conversões requerem enzimas especializadas (p. ex., 17-β-hidroxiesteroide desidrogenase para a testosterona e aromatase para estrona e estradiol). Muitos desses compostos pró-hormonais podem ser comprados com uma receita médica e, no caso da androstenediona, podem produzir efeitos colaterais estrogênicos indesejáveis, incluindo aumento e sensibilidade das mamas, edema no tornozelo e nas pernas, anorexia, inchaço, vômitos, cólicas abdominais e distensão abdominal.

A imprensa não especializada, *sites* na internet, catálogos de compras e a indústria de alimentos saudáveis descrevem a DHEA como um "super-hormônio" para aumentar a produção de testosterona, preservar a juventude, proteger contra câncer, doença cardiovascular, diabetes melito e osteoporose, aumentar a libido, facilitar o ganho de tecido magro e a perda de gordura, melhorar o humor e a memória, estender a vida e aumentar a imunidade contra vários agentes infecciosos, inclusive a AIDS. A WADA e o United States Olympic Committee (USOC) puseram a DHEA em sua lista de substâncias proibidas, com nível de tolerância zero.

A **Figura 11.4** ilustra a tendência geral dos níveis de DHEA plasmáticos ao longo da vida, além de seis declarações comuns feitas pelos produtores de suplementos contendo DHEA. Para meninos e meninas, os níveis de DHEA são substanciais durante o nascimento e, então, diminuem rapidamente. Ocorre um aumento constante na produção de DHEA entre os 6 e os 10 anos de

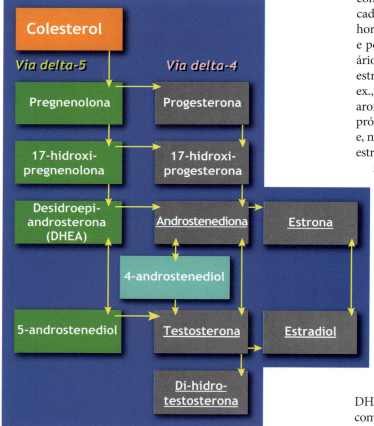

Figura 11.3 Vias metabólicas propostas para desidroepiandrosterona (DHEA), androstenediona e compostos relacionados. *Setas direcionais amarelas* significam conversões em um sentido e em dois sentidos. Compostos sublinhados são produtos precursores de DHEA atualmente disponíveis no mercado. (Utilizada, com permissão, de McArdle WD, Katch FI, Katch VL. Essentials of exercise physiology. 5th ed. Baltimore: Wolters Kluwer Health; 2015.)

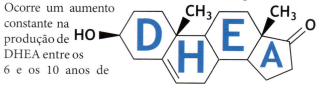

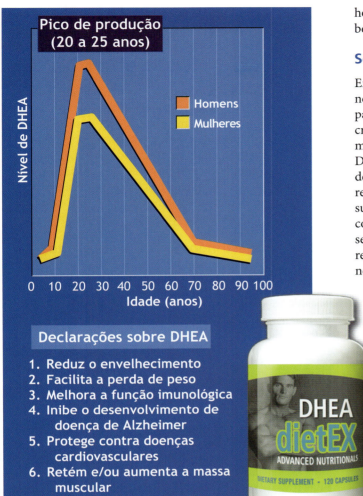

Figura 11.4 Tendência generalizada para níveis plasmáticos de DHEA para homens e mulheres durante a vida. (Adaptada, com permissão, de McArdle WD, Katch FI, Katch VL. Sports and exercise nutrition. 4th ed. Philadelphia: Wolters Kluwer Health; 2013.)

idade, uma ocorrência que alguns pesquisadores acreditam contribuir para o início da puberdade e das características sexuais secundárias. O pico de produção ocorre entre os 18 e os 25 anos de idade (e é maior nos homens do que nas mulheres).

Ao contrário dos esteroides suprarrenais glicocorticoides e mineralocorticoides, cujos níveis plasmáticos permanecem relativamente elevados durante o envelhecimento, um declínio lento nos níveis de DHEA começa após os 30 anos de idade. Por volta dos 75 anos, os níveis plasmáticos diminuem até cerca de 20% dos valores encontrados no início da vida adulta. Esse fato tem levantado especulações de que os níveis plasmáticos de DHEA possam servir como um marcador do envelhecimento biológico e da suscetibilidade a doenças. Um raciocínio popular é o de que a suplementação com DHEA reduz os efeitos negativos do envelhecimento se ela conseguir aumentar os níveis plasmáticos de DHEA até concentrações mais "jovens". Muitas pessoas usam suplementos com esse hormônio "natural" como uma precaução caso ele se prove benéfico, sem considerar seus perigos em potencial.

Segurança da DHEA

Em 1994, a FDA reclassificou a DHEA da categoria de um novo fármaco sem aprovação que requer prescrição médica para a categoria de suplemento dietético com venda sem prescrição. Apesar de seu significado quantitativo como um hormônio, os pesquisadores sabem pouco a respeito da relação de DHEA e saúde, além de envelhecimento, de seus mecanismos de ação celulares e moleculares e de seus possíveis sítios de receptores, além dos potenciais efeitos colaterais a partir de suplementos exógenos, particularmente em adultos jovens com níveis normais de DHEA. A dose adequada de DHEA em seres humanos não foi determinada. Existem preocupações a respeito de possíveis efeitos danosos sobre os lipídios sanguíneos, a tolerância à glicose e para a saúde da próstata, particularmente por causa de problemas médicos associados à suplementação hormonal e que não aparecem até muitos anos após o primeiro uso. *Apesar de sua popularidade entre entusiastas dos esportes, nenhuma evidência científica sustenta um efeito ergogênico com o uso de DHEA exógeno por homens e mulheres adultos jovens.* A lista de substâncias proibidas de 2016 da U.S. Anti-Doping Agency pode ser baixada em *www.usada.org/substances/prohibited-list/athlete-guide/*. A lista é categorizada por estimulantes, agentes anabolizantes, diuréticos, drogas e peptídios hormonais e seus análogos.

Androstenediona: suplemento nutricional pró-hormonal benigno ou fármaco potencialmente perigoso?

Muitos indivíduos fisicamente ativos utilizam o suplemento "nutricional" com venda liberada nos Estados Unidos androstenediona (além de androstenediol e norandrostenediol), acreditando que esses produtos esteroides sejam capazes de:

1. Estimular diretamente a produção endógena de testosterona ou algum de seus derivados androgênicos (ver **Figura 11.3**).
2. Permitir que eles treinem mais intensamente, acumulem massa muscular e reparem as lesões mais rapidamente.

A androstenediona ocorre naturalmente na carne e nos extratos de algumas plantas; muitos dos mais de 776.000 *sites* da internet que vendem a androstenediona declaram que ele é "um pró-hormônio, um metabólito apenas a um passo de distância na biossíntese da testosterona". Desenvolvido originalmente na Alemanha Oriental no final dos anos 1970 para aumentar o desempenho de seus atletas de elite, a androstenediona foi fabricada e vendida comercialmente pela primeira vez nos Estados Unidos em 1996. Chamando essa substância de suplemento e evitando declarações sobre benefícios médicos, as regras de 1994 da FDA permitiram que a androstenediona fosse vendida como um alimento. Muitos países consideram a androstenediona uma substância controlada, de modo que as pessoas viajam até os Estados Unidos para comprá-la, contribuindo ainda mais para as vendas cada vez maiores da indústria de suplementos. Os sistemas para a administração da androstenediona incluem cápsulas, géis percutâneos, adesivos transdérmicos, gomas de mascar e pastilhas sublinguais.

Proibição do esteroide

A androstenediona, um hormônio intermediário ou precursor entre a DHEA e a testosterona, ajuda o fígado a sintetizar outros hormônios esteroides biologicamente ativos. Normalmente produzida pelas glândulas suprarrenais e pelas gônadas (ovários nas mulheres), ela é convertida em testosterona por ação enzimática em diversos locais do corpo. Alguma androstenediona também é convertida em estrogênio. A NFL (*www.nfl.com*), a NCAA (*www.ncaa.com*), a Men's Professional Tennis Association (*www.atpworldtour.com*), a WADA e o COI proibiram seu uso porque essas organizações acreditam que ela fornece uma vantagem competitiva injusta e que ela pode prejudicar a saúde, de modo semelhante aos esteroides anabolizantes. O COI suspendeu o medalhista de ouro de arremesso de peso das Olímpiadas de 1996, Randy Barnes, proibindo-o de participar dos Jogos de Atlanta porque ele havia testado positivamente para androstenediona em outra competição internacional, mas permitiram que ele mantivesse sua medalha olímpica porque não havia resultado positivo naqueles jogos! A androstenediona ainda é uma substância proibida pelo COI e pelo United States Olympic Committee. Em 2004, a FDA proibiu a androstenediona por causa de seus potenciais efeitos anabólicos e androgênicos. A seguir são listados achados a respeito dos riscos para a saúde relacionados a essa substância:

1. Nenhum efeito favorável sobre a massa muscular.
2. Nenhum efeito favorável sobre o desempenho muscular.
3. Nenhuma alteração favorável na composição corporal.
4. Nenhum efeito favorável na síntese de proteínas musculares ou no anabolismo tecidual.
5. Elevação das concentrações plasmáticas de testosterona.
6. Elevação de uma variedade de subfrações do estrogênio.
7. Prejuízos ao perfil lipídico sanguíneo em homens aparentemente saudáveis.
8. Aumento na possibilidade de teste positivo para uso de esteroides.

Versões modificadas da androstenediona

Nos Estados Unidos, norandrostenediona e norandrostenediol são compostos noresteroides disponíveis para compra sem prescrição médica. Eles são quimicamente semelhantes à androstenediona e ao androstenediol, respectivamente, com pequenas modificações químicas que supostamente aumentam suas propriedades anabolizantes sem que sejam convertidos a testosterona, mas sim ao esteroide nandrolona. Essas modificações deveriam teoricamente conferir efeitos anabolizantes por causa da ativação direta dos receptores androgênicos localizados no músculo esquelético. Para testar essa hipótese, uma pesquisa avaliou oito semanas de suplementação com noresteroide em doses baixas sobre a composição corporal, as medidas das circunferências, a força muscular e os estados de humor de homens adultos jovens e com treinamento de resistência. Os homens receberam 100 miligramas de 19-nor-4-androstene-3,17-diona e 56 miligramas de 19-nor-4-androstene-3,17-diol (156 mg de noresteroides totais por dia) ou um placebo multivitamínico. Cada indivíduo também teve um treinamento de resistência quatro dias por semana durante a duração do estudo. A suplementação com noresteroides não promoveu efeitos adicionais em quaisquer das variáveis de composição corporal ou desempenho em exercícios avaliadas.

Tetra-hidrogestrinona: o esteroide oculto

A tetra-hidrogestrinona (THG ou "*the clear*") representa um esteroide anabolizante projetado originalmente por um químico orgânico norte-americano e desenvolvido por uma empresa norte-americana de suplementos nutricionais para escapar da detecção dos exames *antidoping* padrões. A THG está intimamente relacionada com os esteroides anabolizantes proibidos gestrinona e trembolona. Ela possui afinidade para os receptores de andrógenos e de progesterona, mas não de estrogênio. No núcleo celular, a THG se liga ao receptor de androgênio. Ali, ela modifica a expressão de muitos genes, ativando várias funções anabólicas e androgênicas. Essa "droga projetada" foi revelada ao público em 2003 quando a USADA (*www.usantidoping.org*), que supervisiona a testagem de todas as federações associadas ao United States Olympic Committee, foi contactada por um técnico de atletismo, que pediu anonimato, alegando que vários atletas de elite utilizavam essa droga. Esse mesmo técnico subsequentemente forneceu à USADA uma seringa contendo THG, que, então, foi utilizada para desenvolver um novo teste de detecção. A USADA, então, reanalisou 350 amostras de urina de participantes dos campeonatos de atletismo nos Estados Unidos de junho de 2003, além de 100 amostras aleatórias fora da competição. Seis atletas testaram positivo.

A fonte de THG foi identificada como sendo proveniente de uma empresa que analisava sangue e urina de atletas e, então, prescrevia uma série de suplementos para compensar deficiências vitamínicas e minerais. Entre seus clientes estavam atletas de alo escalão em muitos esportes profissionais e amadores. O desenvolvimento de um esteroide indetectável revela o perturbador mercado para essas drogas entre atletas dispostos a tentar qualquer substância para obter sucesso. A THG foi utilizada como droga de escolha de vários medalhistas de ouro em Olimpíadas, incluindo Marion Jones, uma corredora que se aposentou de sua carreira atlética em 2007 após admitir ter utilizado a THG antes das Olimpíadas de 2000 em Sidney. O jogador de primeira base da equipe New York Yankees, Jason Giambi, também testou positivo. É difícil documentar abusos de drogas ilícitas entre atletas de elite de diferentes modalidades esportivas. Apesar disso, o COI desqualificou 30 atletas, principalmente em eventos de biatlo e esqui *cross-country*, proibindo-os de participar das Olimpíadas de Inverno de

Alerta ao comprador

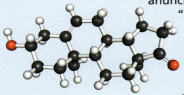

A quantidade de DHEA que o corpo produz excede a de todos os outros esteroides conhecidos, com as maiores concentrações no cérebro. Sua estrutura química lembra bastante aquela dos hormônios sexuais testosterona e estrogênio. Reportagens televisivas e propagandas anunciam a DHEA como um "super-hormônio", um "Santo Graal" que aumenta a produção de testosterona, preserva a juventude, revigora a vida sexual e anula os efeitos debilitantes do envelhecimento. Como a DHEA ocorre naturalmente, a Food and Drug Administration (FDA; www.fda.gov) não tem controle sobre sua distribuição ou as declarações a respeito de sua ação e eficácia. A imprensa leiga, as companhias de vendas *online* e a indústria da alimentação saudável descrevem a DHEA como uma pílula (disponível até mesmo como uma goma de mastigar, com cada goma contendo 25 mg) para curar praticamente qualquer doença.

2010, após eles testarem positivo para uma variedade de substâncias proibidas, incluindo hGH. Nas Olimpíadas de Inverno de 2014 em Sochi, dois atletas russos de biatlo testaram positivo para substâncias proibidas antes da competição e foram proibidos de participar das Olimpíadas.

Antes das Olimpíadas de 2012 em Londres, o italiano Alex Schwazer, campeão da caminhada de 50 quilômetros das Olimpíadas de 2008 em Pequim, testou positivo para EPO pouco antes dos jogos e foi banido até 2016. Em fevereiro de 2014, durante as Olimpíadas de Inverno em Sochi, três atletas de biatlo (dois russos e um lituano) testaram positivo para EPO recombinante antes da competição e tiveram sua participação proibida. Em um determinado ponto, 300 competidores internacionais receberam ou estavam aguardando receber sanções pelo uso ilegal de drogas. Exemplos confirmados de violações de *doping* e de desqualificação incluem o arremessador de martelo turco Elif Akbas (2013), o nadador australiano Anthony Alozie (2013), a arremessadora de peso russo Anna Avdeyeva (2013), a corredora Anna Yagupova (2014), o maratonista francês Abraham Kiprotich (2013) e o esquiador *cross-country* finlandês Juha Lallukka (2014). Desse modo, o protocolo de testagem da WADA foi validado para a substância proibida hGH.

Mais decepções em grandes esportes

Outra bomba a atingir o mundo esportivo envolveu a pentacampeã de Grand Slam, a tenista Maria Sharapova, a atleta do gênero feminino mais bem paga (US$ 70 milhões ao longo de oito anos em patrocínios da Nike) que, em 7 de março de 2016, admitiu ter utilizado a droga proibida pela WADA mildronato (agora em sua lista de moduladores hormonais e metabólicos), durante a competição do Aberto da Austrália de 2016. Dois dias após esse anúncio, sete atletas russos testaram positivo para mildronato. Esse medicamento anti-isquemia cardíaca trata a angina e o infarto do miocárdio, facilitando o transporte de oxigênio. Essa droga não possui aprovação da FDA e não está disponível legalmente nos Estados Unidos. Em um estudo de 2015 conduzida pela Partnership for Clean Competition (www.cleancompetition.org), foram coletadas 8.320 amostras de urina de homens e mulheres durante avaliações randomizadas para o controle de *doping* em esportes coletivos, de *endurance*, de força e outros ao redor do mundo. Ocorreram resultados positivos para mildronato em 182 amostras, ou 2,2% do total. Isso motivou a WADA para transferir essa droga da lista de substâncias monitoradas para a lista de substâncias proibidas – "por causa da evidência de seu uso por atletas com a intenção de melhorar o desempenho". Além disso, Endeshaw Negesse, a vencedora da maratona de Tóquio de 2015, foi banida de maneira definitiva após um teste positivo de mildronato.

A maior parte dos países ao redor do mundo possui altas expectativas para a eliminação da cultura enraizada de trapacear utilizando drogas proibidas até as Olimpíadas de 2016 no Rio. Os países observados mais de perto por causa de um histórico de escândalos de trapaça incluem Rússia, Ucrânia, Bielorrússia, Cazaquistão, Etiópia, Turquia, Marrocos e Quênia. Outros países também foram alertados sobre os procedimentos atuais, mais extensos, de testagem de drogas e poderão ver seus atletas descobertos utilizando substâncias ilegais para a melhora do desempenho (https://www.rediff.com/sports/report/drug-testing-lab-will-be-operational-for-olympics-rio-chief/20160304.htm).

O programa atlético universitário não está imune

Não são apenas os atletas olímpicos e profissionais que são pegos utilizando substâncias proibidas. Em um programa atlético das dez maiores universidades dos Estados Unidos, atletas de várias modalidades foram descobertos utilizando substâncias proibidas pela NCAA. De acordo com a revista The News-Gazette (www.chicagotribune.com/sports/college/ct-illini-drug-testing-20150826-story.html), atletas da University of Illinois testaram positivo para drogas proibidas 65 vezes durante o ano letivo de 2014-2015, mais do que em qualquer outro ano em pelo menos uma década – o próximo ano com mais resultados positivos foi o ano letivo de 2009-2010, com 52 testes positivos. O futebol americano apresentou a maior quantidade de testes positivos, seguido por beisebol, softbol e por basquete. Não foram identificados casos nas equipes de golfe e tênis. A maioria dos testes positivos foi para maconha, seguida por anfetaminas, efedrina e opiáceos.

Anfetaminas

As anfetaminas consistem em compostos farmacológicos que exercem um efeito estimulante poderoso sobre a função do sistema nervoso central. Quimicamente, a anfetamina pertence à família da fenetilamina, que inclui estimulantes e

> ### Os atletas de competição devem ler isso
>
> Atletas que tomam androstenediona podem ser reprovados em um teste de urina para o esteroide anabolizante proibido nandrolona porque esse suplemento frequentemente contém traços de contaminantes com quantidades tão pequenas quanto 10 mg de 19-norandrosterona, um marcador padrão para o uso de nandrolona. Muitas preparações de androstenediona possuem erros de rótulo grosseiros. A análise de nove marcas diferentes de doses de 100 mg indicou que ocorre uma grande flutuação no teor de androstenediona, variando de 0 a 103 mg, sendo que uma marca estava contaminada com testosterona. A mensagem final é: nem pense em tomar esse suplemento!
>
>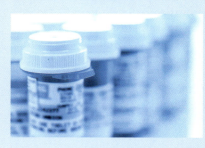
>
> Fontes:
> Abbate V et al. Anabolic steroids detected in bodybuilding dietary supplements—a significant risk to public health. Drug Test Anal. 2015; 7:609.
> Odoardi S et al. Determination of anabolic agents in dietary supplements by liquid chromatography-high-resolution mass spectrometry. Food Addit Contam Part A Chem Anal Control Expo Risk Assess. 2015; 32:635.
> Ribeiro VB et al. Polycystic ovary syndrome presents higher sympathetic cardiac autonomic modulation that is not altered by strength training. Int J Exerc Sci. 2016; 9:554.
> Vaclavik L et al. Mass spectrometric analysis of pharmaceutical adulterants in products labeled as botanical dietary supplements or herbal remedies: a review. Anal Bioanal Chem. 2014; 406:6767.

alucinógenos. A fórmula molecular da anfetamina, $C_9H_{13}N$ (N,α-metilfenitilamina) foi sintetizada pela primeira vez em 1887 pelo químico romeno Lazăr Edeleanu (1861-1941), como parte de seu projeto de doutorado em química na Universität Berlin. Por suas descobertas na química, ele recebeu a prestigiosa medalha Theophilus Redwood por seus feitos científicos na química analítica. Esse aspirante a químico não sabia que sua descoberta sobre a anfetamina teria um impacto profundo na arena atlética pelos próximos 130 anos.

Os atletas utilizam mais frequentemente a anfetamina e o sulfato de dextroanfetamina. As anfetaminas são simpatomiméticas porque seus efeitos mimetizam as ações dos hormônios simpáticos epinefrina e norepinefrina, aumentando a pressão arterial, a frequência cardíaca, o débito cardíaco, a frequência respiratória, o metabolismo e a glicemia. A ingestão de 5 a 20 mg de anfetaminas usualmente produz um efeito por 30 a 90 minutos após a ingestão. As anfetaminas supostamente aumentam o nível de alerta e a capacidade de trabalhar por diminuírem as sensações de fadiga muscular. Soldados da Segunda Guerra Mundial (britânicos e nazistas) usavam comumente anfetaminas para aumentar seus níveis de alerta e reduzir as sensações de fadiga (*www.huffingtonpost.com/2013/06/04/nazis-meth-world-war-ii_n_3384881.html*; *www.spiegel.de/international/the-nazi-deathmachine-hitler-s-drugged-soldiers-a-354606.html*). Os registros históricos revelam que as tropas britânicas podem ter utilizado até 72 milhões de comprimidos de anfetamina durante a guerra e a Força Aérea Real britânica foi bem-sucedida porque, como alguns historiadores dizem, "a metedrina venceu a Batalha da Inglaterra".

Perigos graves das anfetaminas

O ciclista dinamarquês Knut Enemark Jensen foi o primeiro atleta a morrer em uma competição olímpica tendo droga em seu organismo; ele sofreu um colapso em 26 de agosto de 1960, durante as Olimpíadas de Roma, enquanto realizava uma corrida em equipe de 100 quilômetros. Seu crânio fraturou quando ele desmaiou e caiu; a equipe médica inicialmente atribuiu seu desmaio à alta temperatura durante a prova. Essa explicação foi posta de lado quando a autópsia revelou traços de anfetamina e de outro vasodilatador, o betapiridilcarbinol, durante o exame *post mortem*.

O uso de anfetaminas está relacionado a cinco perigos:

1. O uso crônico causa dependência fisiológica ou emocional do fármaco. Isso frequentemente promove o uso cíclico de "aumentadores" (anfetaminas) e "diminuidores" (barbitúricos). Os barbitúricos reduzem ou tranquilizam o estado "hiper" causado pelas anfetaminas.
2. Efeitos colaterais gerais incluem cefaleia, tremor, agitação, insônia, náuseas, tontura e confusão; e todos eles impactam negativamente o desempenho em esportes.
3. O uso prolongado eventualmente requer maior quantidade do fármaco para alcançar o mesmo efeito porque a tolerância à anfetamina aumenta; isso pode agravar ou até mesmo causar distúrbios cardiovasculares e mentais. Os riscos médicos incluem hipertensão arterial sistêmica, intolerância à glicose, acidente vascular encefálico e morte súbita.
4. As anfetaminas suprimem os mecanismos normais para a percepção e a resposta à dor, à fadiga ou ao estresse térmico; esse efeito ameaça gravemente a saúde e a segurança.
5. A ingestão prolongada de doses altas produz perda de peso, paranoia, psicose, comportamento compulsivo repetitivo e danos aos nervos.

Uso de anfetamina e desempenho atlético

Os atletas utilizam anfetaminas para ficarem psicologicamente "animados" para a competição. No dia ou na noite antes de um evento, os competidores frequentemente parecem nervosos e irritáveis e têm dificuldade para relaxar e dormir. Nessas circunstâncias, eles tomam um barbitúrico para induzir o sono; eles, então, retomam a condição "hiper" tomando uma anfetamina. Esse ciclo depressivo-estimulador se torna potencialmente perigoso porque o estimulador age anormalmente após a ingestão do barbitúrico. Profissionais do esporte cobram a proibição das anfetaminas das competições atléticas. A maior parte

Capítulo 11 • Avaliação dos Suplementos Ergogênicos Farmacológicos e Químicos

dos grupos reguladores dos esportes possui regras a respeito de atletas que utilizam anfetamina. Ironicamente, a maior parte das pesquisas indica que as anfetaminas não melhoram o desempenho em vários tipos de exercícios. Exemplos incluem corridas repetitivas máximas em esteira com intervalos de 10 minutos de descanso, natações consecutivas de 90 a 360 m contra o relógio com 10 minutos de intervalo entre as repetições, corridas de 90 metros a 3,2 quilômetros contra o tempo, subida em degraus até a fadiga enquanto o participante carrega pesos equivalentes a um terço da massa corporal, 20 a 25 minutos de bicicleta ergométrica com cargas relativamente elevadas, tempo de reação e movimento a um estímulo visual e desempenho psicomotor durante um voo simulado. Talvez sua maior influência pertença ao campo psicológico, em que atletas inocentes acreditam que a ingestão de qualquer suplemento contribua para um desempenho superior. Um placebo contendo uma substância inerte frequentemente produz resultados *idênticos*.

Cafeína

A cafeína pertence a um grupo de compostos lipossolúveis chamados de *metilxantina* e é encontrada naturalmente em grãos de café, folhas de chá, chocolate, grãos de cacau e nozes de cola. É frequentemente adicionada a bebidas carbonatadas e a remédios de venda livre (listados na **Tabela 11.3**). Dependendo da preparação, uma xícara de infusão de café contém entre 60 e 150 mg de cafeína; o café instantâneo contém cerca

TABELA 11.3

Teor de cafeína de alguns alimentos e bebidas comuns e medicamentos de venda livre e com prescrição.

Bebidas e alimentos	Teor de cafeína (mg)
Café*	
Café, Starbucks, grande, 473 mℓ	330
Café, Starbucks, médio, 355 mℓ	260
Café, Starbucks, pequeno, 236 mℓ	180
Café, Starbucks, Americano, médio, 355 mℓ	150
Café, Starbucks, *latte* ou *capuccino*, grande, 473 mℓ	150
Coado, método de gotejamento, 236 mℓ	110 a 150
Coado, percolado, 236 mℓ	64 a 124
Instantâneo, 236 mℓ	40 a 108
Expresso, 30 mℓ	60 a 70
Chá, xícara de 150 mℓ*	
Infusão, 1 min	9 a 33
Infusão, 3 min	20 a 46
Infusão, 5 min	20 a 50
Chá gelado, 355 mℓ; chá instantâneo	12 a 36
Chocolate	
Baker's® meio amargo, 28 g; gotas de chocolate Baker's®, 1/4 de xícara	13
Chocolate quente, xícara de 150 mℓ, mistura pronta	6 a 10
Chocolate ao leite, 28 g	6
Chocolate doce/amargo, 28 g	20
Chocolate culinário (não adoçado), 28 g	35
Barra de chocolate, 100 g	12 a 15
Flã de chocolate, uma porção	12
Ovomaltine®, uma porção	0
Bebidas energéticas	
Red Bull®, 250 mℓ	83
Monster®, 236 mℓ	92
AMP®, 236 mℓ	71
5-Hour Energy®, descafeinado, 57 mℓ	6
5-Hour Energy® (energia extra), 57 mℓ	242
Full Throttle®, 236 mℓ	210
Rockstar®, 236 mℓ	31
NOS®, 473 mℓ	224
Refrigerantes, latas de 355 mℓ	
Jolt® cola (lata de 695 mℓ)	100
Mr. Pibb® livre de açúcar	59
Mellow Yello®, Mountain Dew	53 a 54

Bebidas e alimentos	Teor de cafeína (mg)
Tab®	47
Coca-Cola®, Coca-Cola® Diet, 7-Up® Gold	46
Shasta® Cola, Cherry Cola®, Diet Cola®	44
Dr. Pepper®, Mr. Pibb®	40 a 41
Dr. Pepper®, livre de açúcar	40
Pepsi® Cola	38
Diet Pepsi®, Pepsi® Light, Diet RC®, RC® Cola, Diet Rite®	36

Medicamentos de venda livre	Teor de cafeína (mg)
Remédios para resfriado	
Dristan®, Coryban-D®, Triaminicin®, Sinarest®	30 a 31
Excedrin®	65
Actifed®, Contac®, Comtrex®, Sudafed®	0
Diuréticos	
Aqua-Ban®	200
Pre-Mens Forte®	100
Analgésicos	
Vanquish®	33
Anacin®, Midol®	32
Ácido acetilsalicílico, qualquer marca; Bufferin®, Tylenol®, Excedrin® P.M.	0
Estimulantes	
Pastilha de Vivarin®, cápsula de NoDoz® de maior concentração, Caffedrine®	200
Pastilha de NoDoz®	100
Pastilha de Energets®	75
Auxílio no controle de peso	
Dexatrim®, Dietac®	200
Prolamine®	140

Analgésicos de venda com prescrição	Teor de cafeína (mg)
Cafergot®	100
Migrol®	50
Fiorinal®	40
Darvon® compound	32

*Infundir chá ou café por períodos maiores aumenta levemente o teor de cafeína. Dados oriundos dos rótulos dos produtos e dos fabricantes.

de 100 mg; a infusão de chá, entre 20 e 50 mg; e os refrigerantes cafeinados, cerca de 50 mg. Para uma comparação, 2,5 xícaras de café percolado contêm de 250 a 400 mg de cafeína ou entre 3 e 6 mg/kg de massa corporal. O intestino delgado absorve rapidamente a cafeína, com o pico de concentração plasmática alcançado entre 30 e 120 minutos – o suficiente para influenciar os sistemas nervoso, cardiovascular e muscular. A meia-vida metabólica da cafeína varia entre 3 e 8 horas. A meia-vida da cafeína é de cerca de 3 a 6 horas, o tempo necessário para que a sua concentração no sangue diminua pela metade. Para fazer uma comparação, são necessárias cerca de 10 horas para o *clearance* de outros estimulantes como a metanfetamina. A cafeína é uma possível exceção à regra contra a ingestão de estimulantes. Em doses moderadas, ela é bem tolerada. Em janeiro de 2004, o Comitê Olímpico Internacional (COI) removeu a cafeína de sua lista de substâncias restritas. Os limites de concentração sanguínea eram de 12 µg/mℓ, sendo que o limite da NCAA era de 15 µg/mℓ. O COI atualizou sua lista de substâncias proibidas em 2016, que pode ser baixada em *www.wada-ama.org/sites/default/files/resources/files/wada-2016-prohibited-list-en.pdf*.

Efeitos ergogênicos da cafeína

Evidências fortes dizem que o uso de cafeína melhora o desempenho físico. Uma pesquisa mostrou que a ingestão de 330 mg de cafeína em 2,5 xícaras de café percolado uma hora antes do exercício aumenta a intensidade do exercício de *endurance*. Os indivíduos se exercitaram em média 90,2 minutos sob o efeito da cafeína, indicado pelos *triângulos laranja* na **Figura 11.5** e 75,5 minutos sem cafeína (*losangos amarelos*). O consumo de cafeína antes do exercício aumentou o catabolismo de lipídios e reduziu a oxidação de carboidratos durante o exercício. A frequência cardíaca e a captação de oxigênio foram semelhantes nas duas condições, mas os indivíduos acreditaram que a cafeína fez com que a atividade física parecesse "mais fácil".

A cafeína também fornece um benefício ergogênico durante a natação máxima com durações menores do que 25 minutos. Em uma pesquisa com desenho duplo-cego e cruzado, sete nadadores de distância do sexo masculino e quatro do sexo feminino (< 25 minutos para natações de 1.500 m) consumiram cafeína (6 mg/kg de massa corporal) 2,5 horas antes de nadarem 1.500 m.

A **Figura 11.6** mostra que os tempos avaliados foram melhorados para cada 500 m nadados. O tempo total de natação foi em média quase 2% mais rápido com a cafeína (20:58,6 segundos) do que sem ela (21:21,8 segundos). A melhora do desempenho estava associada a menor concentração plasmática de potássio antes do exercício e a níveis de glicemia mais elevados ao fim do teste. Essas respostas sugerem um possível efeito da cafeína sobre o equilíbrio eletrolítico e a disponibilidade da glicose.

Mecanismo proposto para a ação ergogênica

Ainda não existe uma explicação precisa para a ação de melhora no desempenho da cafeína. Possivelmente, o efeito ergogênico

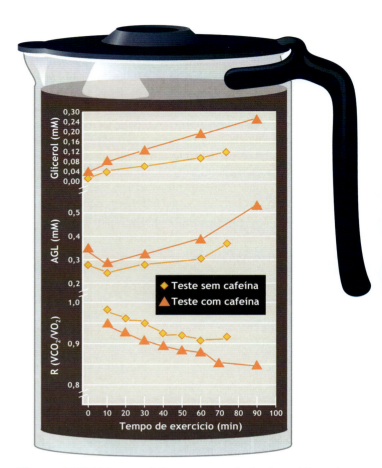

Figura 11.5 Valores médios para os níveis plasmáticos de glicerol, ácidos graxos livres (AGL) e para a taxa de troca respiratória (R) durante testes de exercício de *endurance* após a ingestão de líquidos contendo cafeína ou líquidos descafeinados. (Utilizada, com permissão, de McArdle WD, Katch FI, Katch VL. Essentials of Exercise Physiology. 5th ed. Baltimore: Wolters Kluwer Health; 2015. Adaptada, com permissão, de Costill DL et al. Effects of caffeine ingestion on metabolism and exercise performance. Med Sci Sports. 1978; 10:155.)

da cafeína (ou de compostos de metilxantina relacionados) no exercício de *endurance* intenso é resultante da facilitação do uso de lipídios como um combustível para o exercício, poupando as reservas limitadas de glicogênio hepático e muscular. Nas quantidades tipicamente administradas em seres humanos, a cafeína age de três das seguintes maneiras:

1. *Diretamente*, estimulando o tecido adiposo a liberar ácidos graxos.
2. *Indiretamente*, a partir do estímulo da liberação de epinefrina pela medula suprarrenal; a epinefrina então facilita a liberação de ácidos graxos dos adipócitos para o plasma sanguíneo. O aumento dos níveis de AGL plasmáticos incrementa a oxidação lipídica, o que, por sua vez, conserva o glicogênio hepático e muscular.
3. *Indiretamente*, produzindo efeitos analgésicos no sistema nervoso central e aumentando a excitabilidade motoneural para facilitar o recrutamento de unidades motoras.

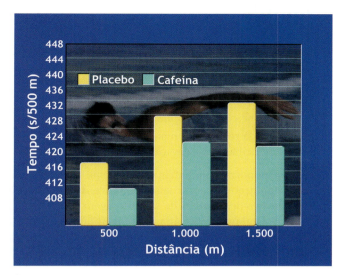

Figura 11.6 Períodos de tempo necessários para completar 500 m em uma prova de natação de 1.500 m em testes com indivíduos que receberam cafeína e placebo. A cafeína produziu tempos significativamente menores. (Utilizada, com permissão, de McArdle WD, Katch FI, Katch VL. Essentials of exercise physiology. 5th ed. Baltimore: Wolters Kluwer Health; 2015. Adaptada, com permissão, de MacIntosh BR, Wright BM. Caffeine ingestion and performance of a 1,500-metre swim. Can J Appl Physiol. 1995; 20:168.)

Os efeitos em *endurance* são frequentemente inconsistentes

A nutrição prévia pode contribuir parcialmente para a variação que é observada frequentemente entre as respostas individuais ao exercício após o consumo de cafeína. Ocorrem melhoras em atividades coletivas de *endurance* com a ingestão prévia de cafeína, mas os indivíduos que mantém uma alta ingestão de carboidratos apresentam uma redução na mobilização de AGL. Diferenças individuais na sensibilidade e na tolerância à cafeína, bem como respostas hormonais provenientes de padrões de consumo de cafeína em curto e em longo prazos também afetam as qualidades ergogênicas dessa substância. Interessantemente, os efeitos ergogênicos sobre a *endurance* são menores na cafeína do café do que em uma dose equivalente de uma cápsula de cafeína. Os componentes no café aparentemente antagonizam as ações da cafeína. Não ocorrem efeitos benéficos de modo consistente em consumidores habituais de cafeína. Isso indica que um atleta deve considerar uma "tolerância à cafeína" em vez de pensar que a cafeína forneça um benefício consistente a todas as pessoas. De um ponto de vista prático, os atletas devem evitar alimentos e bebidas contendo cafeína de 4 a 6 dias antes da competição para otimizar os potenciais benefícios ergogênicos dessa substância.

Efeitos sobre o músculo

A cafeína pode agir diretamente sobre o músculo aumentando a capacidade de realização de atividades físicas. Uma pesquisa com desenho duplo-cego avaliou as ações musculares voluntárias e estimuladas eletricamente em condições "livres de cafeína" e após a administração oral de 500 miligramas de cafeína. A estimulação elétrica do nervo motor removeu o controle do sistema nervoso central e quantificou os efeitos diretos da cafeína sobre o músculo esquelético. A cafeína não produziu nenhum efeito sobre a força muscular *máxima* durante as ações musculares voluntárias ou estimuladas eletricamente. Em contrapartida, para o esforço *submáximo*, a cafeína aumentou a geração de força em uma estimulação elétrica de baixa frequência antes e após a fadiga muscular. Desse modo, a cafeína exerce um efeito ergogênico direto e específico sobre o músculo esquelético durante estímulos repetitivos de baixa frequência. A cafeína pode aumentar a permeabilidade do retículo sarcoplasmático ao cálcio, permitindo que este mineral esteja prontamente disponível para a contração. A cafeína também pode influenciar a sensibilidade das miofibrilas ao cálcio. No Capítulo 12, *Avaliação dos Recursos Ergogênicos Nutricionais*, nós discutiremos como a cafeína diminui o efeito ergogênico da suplementação de creatina sobre a potência muscular em curto prazo.

Efeitos sobre a excitabilidade motoneural

A cafeína aumenta a excitabilidade dos motoneurônios e facilita o recrutamento de unidades motoras. Os efeitos estimulantes da cafeína não são resultantes da sua ação direta sobre o sistema nervoso central. Em vez disso, a cafeína estimula indiretamente o sistema nervoso bloqueando outro neuromodulador químico, a adenosina, que acalma os neurônios do cérebro e da medula espinhal. Quatro fatores possivelmente interagem para a produção do efeito facilitador da cafeína sobre a atividade neuromuscular:

1. Redução do limiar para o recrutamento de unidades motoras.
2. Alteração do acoplamento excitação-contração.
3. Facilitação da transmissão nervosa.
4. Aumento do transporte iônico dentro do próprio músculo.

Efeitos sobre o desempenho cognitivo e o humor

O estresse agudo pode causar mudanças no desempenho cognitivo e no humor, dois fatores que podem contribuir para o desempenho muscular por causa de um aumento na liberação do cortisol relacionado com o estresse. A adição de glicose a uma bebida com cafeína poderia impactar os efeitos sobre a cognição, o humor e a liberação de cortisol quando essas substâncias são combinadas em condições estressantes e de grande demanda física (p. ex., treinamento de combate a incêndio). Em um estudo duplo-cego e com análises mistas, 81 participantes receberam uma bebida de 330 mℓ contendo 50 g de glicose e 40 mg de cafeína ou 10,25 g de frutose/glicose e 80 miligramas de cafeína ou uma bebida placebo. A força de preensão e o desempenho da memória melhoraram significativamente após o consumo da bebida contendo 50 g de glicose e 40 mg de cafeína, e ambas as bebidas contendo cafeína melhoraram o desempenho em uma tarefa intensa de processamento de informação em comparação com o placebo. A bebida contendo 50 g de glicose e 40 mg de cafeína reduziu a ansiedade e os níveis relatados de estresse após um treinamento de combate a incêndio. Desse modo, em situações de estresse combinado com desempenho físico de alta demanda, uma bebida energética contendo cafeína e glicose pode ser um modo com bom custo-benefício (e eficiente) para manter os níveis de desempenho mental e reduzir os efeitos negativos do estresse sobre o humor.

O consumo de mais cafeína melhora o desempenho?

Para estudar os efeitos da ingestão de cafeína antes do exercício sobre a duração da atividade de *endurance*, nove ciclistas do gênero masculino treinados receberam um placebo ou uma cápsula contendo 5, 9 ou 13 mg/kg/h antes de uma atividade de ciclismo a 80% da geração máxima de potência, em um teste de $VO_{2máx}$. Todos os grupos que receberam cafeína tiveram uma melhora de 24% *sem benefícios adicionais* com a ingestão de quantidades acima de 5 mg/kg de massa corporal (**Figura 11.7**).

Perigo da cafeína

Indivíduos que normalmente evitam a cafeína podem experimentar efeitos colaterais indesejáveis quando a consomem. O consumo excessivo de cafeína estimula o sistema nervoso central e pode produzir os seguintes resultados indesejáveis: inquietude, cefaleia, insônia e irritabilidade, contrações musculares, tremores musculares, agitação psicomotora e contrações ventriculares esquerdas prematuras.

Os efeitos da cafeína como um diurético potente podem causar perda de fluidos desnecessária antes do exercício, que

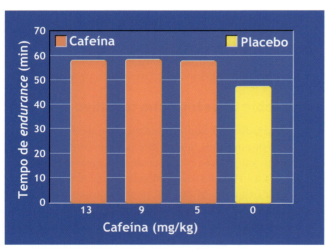

Figura 11.7 Desempenho em *endurance* (tempo até a fadiga) após a ingestão de diferentes concentrações de cafeína antes do exercício. O tempo de ciclismo (min) representa a média de nove ciclistas do gênero masculino. Todos os indivíduos que receberam cafeína tiveram desempenho significativamente melhor do que a condição placebo. Não ocorreu nenhuma relação dose-resposta entre a concentração de cafeína e o desempenho em *endurance*. (Utilizada, com permissão, de McArdle WD, Katch FI, Katch VL. Essentials of exercise physiology. 5th ed. Baltimore: Wolters Kluwer Health; 2015. Adaptada, com permissão, de Pasman WJ et al. The effect of different dosages of caffeine on endurance performance time. Int J Sports Med. 1995; 16:225.)

poderia impactar negativamente o equilíbrio térmico e o desempenho em exercícios em ambientes quentes. Esse efeito desidratante provavelmente é mínimo quando são consumidos fluidos durante a atividade física por dois motivos:

1. A liberação de catecolamina induzida pela atividade física reduz grandemente o fluxo sanguíneo renal e, desse modo, a produção de urina.
2. O aumento da reabsorção renal de solutos durante a atividade física facilita a conservação de água (efeito osmótico).

A ingestão normal de cafeína geralmente não constitui um risco significativo para a saúde, embora já tenham sido descritas mortes decorrentes de superdosagem de cafeína. A DL_{50} (a dose letal oral necessária para matar 50% da população) para a cafeína é estimada em 10 g (150 mg/kg de massa corporal). Desse modo, para uma mulher de 50 kg ocorreria um risco agudo para a saúde em uma ingestão de 7,5 g de cafeína. Uma toxicidade moderada de cafeína tem sido relatada em crianças pequenas consumindo 35 mg/kg de massa corporal. Existe uma indicação clara de uma *relação com formato de U invertido* entre algumas substâncias químicas exógenas e o desempenho físico (e a saúde e a segurança). Para a cafeína, se a ingestão de quantidades pequenas a moderadas produz efeitos desejáveis, o consumo em excesso pode ser devastador e, em casos extremos, causar a morte.

Ginseng e efedrina

A popularidade dos remédios à base de ervas tem crescido como uma possível maneira de melhorar a saúde, controlar o peso corporal e melhorar o desempenho físico. O ginseng e a efedrina são remédios botânicos vendidos comumente como suplementos nutricionais para "reduzir a tensão", "revitalizar", "queimar calorias" e "melhorar o desempenho físico e mental", particularmente durante momentos de fadiga e estresse.

Ginseng

Utilizado atualmente na medicina asiática para prolongar a vida, fortalecer e restaurar a função sexual e revigorar o corpo, a raiz de ginseng (*Panax ginseng*, frequentemente vendida como panax ou ginseng chinês) atualmente não possui uso médico reconhecido nos Estados Unidos, exceto como um agente suavizante em pomadas para a pele. As preparações comerciais de raiz de ginseng geralmente ocorrem na forma de pós, líquidos, tabletes ou cápsulas; alimentos e bebidas com grande publicidade também contém vários tipos e quantidade de ginsenosídeos.

Uma declaração comum sobre o ginseng no mundo ocidental é a sua habilidade de aumentar a disposição e de diminuir os efeitos negativos do estresse geral sobre o corpo. Relatos de efeitos ergogênicos frequentemente aparecem em revistas não tradicionais, mas uma revisão da literatura científica fornece pouca evidência que sustente sua eficácia para esses objetivos. Por exemplo, voluntários que consumiram 200 ou 400 mg de um concentrado de ginseng padronizado todos os dias durante 8 semanas em uma pesquisa com desenho duplo-cego não

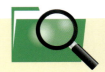

Informações adicionais: Consumo de café e tipos agressivos de câncer

Mantenha a ingestão de café a não mais que duas xícaras por dia, porque mais do que isso pode ser perigoso para a saúde. Esse é o aviso que muitos de nós temos ouvido ao longo dos anos. Aqui estão algumas boas notícias que podem acalmar as preocupações dos consumidores inveterados de café. Uma pesquisa recente na Suécia indica que o consumo de café está associado a uma redução no risco do subtipo mais agressivo de câncer de mama, o subtipo não responsivo a hormônio chamado de receptor de estrogênio (RE) negativo. Mulheres que bebiam cinco ou mais xícaras de café por dia apresentaram um risco 57% menor de desenvolvimento de câncer RE negativo em comparação com aquelas que bebiam menos de uma xícara diariamente. Um novo estudo da Harvard School of Public Health relata que homens que consomem seis ou mais xícaras de café diariamente experimentam um risco 20% menor de desenvolvimento de câncer de próstata, com um risco 60% menor de desenvolvimento da forma letal desse câncer. Mesmo a ingestão de uma a três xícaras diárias está associada a uma redução de 30% no risco de câncer letal. A redução do risco ocorreu mesmo se os homens ingerissem café regular ou descafeinado – indicando que compostos diferentes da cafeína promovem o efeito protetor. O café contendo cafeína está relacionado com a taxa de sobrevivência ao câncer de cólon, sendo que os maiores benefícios ocorreram naqueles que ingeriram pelo menos quatro xícaras diárias. Essas pessoas tinham 42% menos reincidência de câncer e tiveram 33% menos chance de morrer dessa doença.

Experimentos bem concebidos continuam a sustentar esses achados; desse modo, o café parece constituir um fator modificável capaz de reduzir os riscos dos tipos mais perigosos de determinados cânceres.

Fontes:

Carlström M, Larsson SC. Coffee consumption and reduced risk of developing type 2 diabetes: a systematic review with meta-analysis. Nutr Rev. 2018. doi: 10.1093/nutrit/nuy014

Liu J et al. Higher caffeinated coffee intake is associated with reduced malignant melanoma risk: a meta-analysis study. PLoS One. 2016; 11:e0147056.

Nikitina D et al. Relationship between caffeine and levels of DNA repair and oxidative stress in women with and without a BRCA1 mutation. J Nutrigenet Nutrigenomics. 2015; 8:174.

Reis CEG et al. Decaffeinated coffee improves insulin sensitivity in healthy men. Br J Nutr. 2018; 8:1.

Robertson TM et al. Postprandial glycaemic and lipaemic responses to chronic coffee consumption may be modulated by CYP1A2 polymorphisms. Br J Nutr. 2018; 119:792.

Wijarnpreecha K et al. Association between coffee consumption and risk of renal cell carcinoma: a meta-analysis. Intern Med J. 2017; 47:1422.

Xia J, et al. An up-to-date meta-analysis of coffee consumption and risk of prostate cancer. Urol J. 2017; 14:4079.

---

apresentaram efeitos do tratamento sobre o desempenho em exercícios submáximos ou máximos, nas taxas de esforço percebido ou nos parâmetros fisiológicos de frequência cardíaca, consumo de oxigênio ou nas concentrações de lactato sanguíneo. Do mesmo modo, não foram observados efeitos ergogênicos em vários parâmetros fisiológicos e de desempenho físico após uma semana de tratamento com um extrato de saponina de ginseng administrado em duas doses de 8 ou 16 mg/kg de massa corporal. Nos casos em que foram observados efeitos de eficácia, as pesquisas não utilizaram controles adequados, placebos ou protocolos duplos-cegos. Não existe evidência científica convincente de que a suplementação com ginseng ofereça qualquer efeito ergogênico para a função fisiológica ou o desempenho físico. O ginseng exerce pouca ação na prevenção do câncer, da depressão ou da perda de libido. Os efeitos colaterais incluem insônia, sangramento vaginal e cefaleia.

Efedrina

Com base em uma análise dos dados existentes, incluindo um estudo de segurança feito por um grupo independente de pesquisa (Rand Corporation; www.rand.org/pubs/research_briefs/RB4556/index1.html), a FDA anunciou em abril de 2004 a proibição da éfedra, quando pela primeira vez essa agência federal baniu um suplemento dietético. Ao contrário do ginseng, a medicina ocidental reconhece o potente composto alcaloide semelhante à anfetamina chamado efedrina (com efeitos fisiológicos simpatomiméticos), encontrado em várias espécies da planta *Ephedra sinica* (troncos secos da planta chamada Ma Huang ou "cânhamo-amarelo"). Por mais de 5.000 anos, os chineses têm utilizado essa planta e seus derivados como parte de seu arsenal médico tradicional. A planta éfedra contém dois componentes ativos principais que foram isolados pela primeira vez em 1928, a efedrina e a pseudoefedrina. O papel medicinal dessa erva foi incluído para o tratamento de asma, dos sintomas do resfriado comum, da hipotensão arterial, da incontinência urinária e como um estimulante central para o tratamento da depressão. Os médicos dos Estados Unidos interromperam o uso da efedrina como um descongestionante e como tratamento da asma na década de 1930, em troca de medicamentos mais seguros. A pseudoefedrina mais moderada ainda é comum em medicamentos para resfriados e gripes sem prescrição médica e tem sido utilizada clinicamente para o tratamento da congestão das mucosas que acompanha a febre do feno, a rinite alérgica, a sinusite e outras condições respiratórias. Em janeiro de 2004, ela foi removida da lista de substâncias proibidas pelo COI e foi colocada em um programa de monitoramento por causa da falta de evidências a respeito de efeitos ergogênicos. Ela agora está novamente proibida.

Atenção, consumidor: a cafeína em pó pode ser fatal

Uma única colher de chá de cafeína em pó (concentrado) vendida com vários nomes e podendo ser comprada prontamente de revendedores *online* na Amazon, nos *sites* Vitamin Shoppe e GNC, contém a quantidade de cafeína equivalente a beber 25 cafés-pretos da Starbucks de 240 mℓ, o que significa um teor total de cafeína de cerca de 6.000 mℓ ou 6 g! Vendida como um suplemento para aumentar a energia, a dose recomendada é de 1/16 de uma colher de chá, o que pode levar à superdosagem não intencional, uma vez que colheres especiais de medida seriam necessárias para medir exatamente a quantidade recomendada correta desse suplemento. Embora seja uma forma aparentemente benigna de uma substância comumente utilizada, em 2014 dois homens jovens morreram quase que instantaneamente por causa de um ataque epiléptico, que ocorreu após o consumo de uma bebida concentrada contendo cafeína. A FDA, que não regula os suplementos nutricionais, relatou anteriormente casos de tontura, delírio, náuseas, vômitos e taquicardia pelo consumo de uma quantidade muito menor desse composto. Esses eventos levaram a iniciativas para convencer a FDA a proibir a cafeína em pó.

A efedrina exerce efeitos centrais e periféricos, sendo que os últimos são refletidos pelo aumento da frequência cardíaca, do débito cardíaco e da pressão arterial. Por causa do seu efeito β-adrenérgico, a efedrina causa broncodilatação nos pulmões. Doses elevadas de efedrina podem produzir hipertensão arterial sistêmica, insônia, hipertermia e arritmias cardíacas. Outros possíveis efeitos colaterais incluem tontura, inquietação, ansiedade, irritabilidade, mudanças de personalidade, sintomas gastrintestinais e dificuldade de concentração. Não existem evidências confiáveis de que os produtos comerciais para a perda de peso contendo uma mistura de efedrina e de cafeína sejam eficazes para a perda ponderal a longo prazo.

Os potentes efeitos fisiológicos da efedrina levaram os pesquisadores a investigarem seu potencial como uma substância ergogênica. Não ocorreram efeitos com uma dose de 40 mg de efedrina sobre indicadores indiretos do desempenho em exercícios ou nas taxas de esforço percebido (TEP). A pseudoefedrina menos concentrada também não produziu efeitos sobre $VO_{2máx}$, TEP, eficiência aeróbica, geração de potência anaeróbica (teste de Wingate), tempo até a exaustão em uma bicicleta ergométrica e em um teste de ciclismo de 40 km ou sobre as medidas de desempenho esportivo e fisiológico durante 20 minutos de corrida a 70% do $VO_{2máx}$ seguida por uma corrida de 5.000 m contra o relógio.

FDA bane a efedrina

Em 31 de dezembro de 2003, o governo federal dos EUA anunciou a proibição da venda da éfedra, o capítulo final de uma longa história que ganhou atenção nacional após as mortes de dois jogadores de futebol americano – um jogador profissional da NFL e um atleta universitário – relacionadas ao uso de éfedra em 2001. Um pouco mais de um mês após a morte de um desses jogadores, a NFL se tornou a primeira organização esportiva a proibir o uso de éfedra. Em 2003, a FDA incluiu fortes ações para o cumprimento das regras contra empresas que estavam fazendo declarações não comprovadas a respeito de seus produtos contendo éfedra. No início de 2004, a proibição de efedrina começou a valer (*www.bevnet.com/news/2003/12-30-2003-fda.asp*).

Álcool

O **álcool**, mais especificamente o álcool etílico ou etanol (um tipo de carboidrato), é classificado como uma substância depressora. O álcool fornece 7 kcal de energia por grama (mℓ) da substância pura (100%). Adolescentes e adultos, atletas e não atletas abusam do álcool mais do que de qualquer outra substância nos EUA.

Uso de álcool entre os atletas

As estatísticas são conflitantes a respeito do uso de álcool entre atletas em comparação com a população geral. Em um estudo com atletas na Itália, 330 estudantes do ensino médio do gênero masculino não atletas consumiram mais cerveja, vinho e destilados e apresentavam mais episódios de ingestão de álcool em excesso (inclusive maiores taxas de tabagismo) do que 336 atletas. Curiosamente, o preditor mais forte do consumo de álcool dos participantes era o hábito de bebida de seus melhores amigos e de suas namoradas. Em outra pesquisa, homens fisicamente ativos bebiam menos álcool do que indivíduos sedentários. Alguns atletas possuem uma atitude mais negativa a respeito da ingestão de álcool do que a população geral, mas atletas universitários geralmente bebem mais e são mais propensos a dirigirem embriagados do que os universitários não atletas. Em uma amostragem de ex-atletas de primeira classe finlandeses, que competiram entre 1920 e 1965, o consumo atual de álcool por esses ex-atletas de *endurance* (idade média de 58 anos) foi menor do que o do grupo-controle de mesma idade. Um estudo sobre a relação entre participação atlética e depressão, ideias de suicídio e uso de substâncias entre estudantes do ensino médio de Kentucky relatou que o consumo de álcool de 823 atletas não era maior do que o do corpo estudantil geral da escola. Os atletas também relataram menos depressão, pensamentos sobre suicídio e fumo de cigarros e maconha do que os não atletas. Atletas adolescentes do sexo masculino também ingeriam 26% menos cerveja e 40% menos vinho e uísque do que os não atletas.

Vários estudos indicam que os atletas são mais propensos a participarem de sessões com grande ingestão de álcool em um curto período de tempo. Um questionário de autoavaliação analisou a ingestão de álcool de estudantes selecionados aleatoriamente em uma amostra nacional representativa de faculdades de quatro anos nos Estados Unidos. Em comparação com os estudantes não atletas, os atletas apresentavam risco maior de consumo excessivo de álcool em um curto período de tempo, definido como cinco ou mais bebidas alcoólicas em pelo menos uma ocasião nas últimas duas semanas para os homens e quatro ou mais bebidas para as mulheres, uso mais intenso de álcool e perigos relacionados à ingestão dessa substância. Os atletas também eram mais propensos do que os não atletas a se cercarem de (1) indivíduos que bebem demasiadamente e (2) um ambiente social propenso ao consumo excessivo de álcool. Esses achados sustentam a posição de que os futuros programas de prevenção do uso de álcool direcionados aos atletas devem abordar as influências sociais e ambientais únicas que afetam o grande uso de álcool atual pelos atletas.

Ação do álcool e os efeitos psicológico e fisiológico sobre o desempenho atlético

Níveis de álcool em bebidas e no corpo

Uma dose de álcool contém 28 g ou 28 mℓ de álcool 50%. Isso se traduz em 360 mℓ de cerveja regular (com cerca de 4% de álcool por volume) ou 150 mℓ de vinho (11 a 14% de álcool por volume). O estômago absorve entre 15 e 25% do álcool ingerido. O intestino delgado rapidamente absorve o restante, que é distribuído por todos os compartimentos corporais com água, particularmente os tecidos ricos em água do sistema nervoso central. A ausência de alimentos no trato digestivo facilita a absorção do álcool. Curiosamente, a substituição de misturas de álcool adoçadas artificialmente por misturas de sacarose possui um efeito marcante sobre a taxa de esvaziamento gástrico do álcool, resultando em elevação das concentrações sanguíneas de álcool. O fígado, o principal órgão para o metabolismo do álcool, remove o álcool em uma taxa de cerca de 10 g por hora, o equivalente ao teor alcoólico de uma dose. Consequentemente, o consumo de mais de uma dose por hora aumenta a alcoolemia, expressa em gramas por decilitro (g/dℓ).

O consumo de duas doses de álcool em uma hora produz uma alcoolemia entre 0,04 e 0,05 g/dℓ. Entretanto, fatores como idade, massa corporal, teor de gordura corporal e gênero influenciam o comportamento do álcool no sangue. Dependendo do estado, o limite legal para a intoxicação com álcool geralmente varia entre uma alcoolemia de 0,11 e 0,16 g/dℓ. Muitos congressistas norte-americanos têm solicitado por padrões nacionais consistentes para avaliar a concentração de álcool sanguínea excessiva. A agência federal independente intitulada National Transportation Safety Board dos EUA (NTSB; *www.ntsb.gov/safety/safety-recs/RecLetters/H-13-005-009.pdf*) recomenda um nível nacional de 0,05. Um nível alcoólico acima de 0,40 ($\geq$ 19 bebidas em 2 horas) leva ao coma, à depressão respiratória e, eventualmente, à morte.[4]

---

[4]No Brasil, o Código de Trânsito Brasileiro vigente estabelece como limite para criminalização do ato de beber e dirigir a concentração de álcool no sangue (alcoolemia) igual ou superior a 0,6 g/ℓ.

Informações adicionais: Cafeína e álcool: uma combinação desnecessária e potencialmente perigosa

Com a popularidade da mistura de bebidas contendo cafeína com o álcool, um novo produto apareceu nas prateleiras norte-americanas em 2008 – bebidas com cafeína prontas e misturadas com álcool. A partir de 2010, esses coquetéis ganharam grande popularidade, mas também o escrutínio da FDA (*https://www.cdc.gov/alcohol/fact-sheets/caffeine-and-alcohol.htm*). Essa agência de vigilância avaliou a literatura publicada com revisão por pares sobre o consumo concomitante de cafeína e álcool; consultou especialistas nos campos da toxicologia, da neurofarmacologia, da medicina emergencial e da epidemiologia; e revisou as informações fornecidas pelos fabricantes desses produtos. A FDA também realizou suas próprias análises laboratoriais independentes dos produtos vendidos em quatro companhias que foram alertadas de que seus produtos representavam um perigo para a saúde pública. A FDA declarou que a adição de cafeína às suas bebidas alcoólicas maltadas consistia em um "aditivo alimentício inseguro".

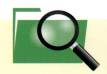

As bebidas, populares entre os jovens, são consumidas regularmente por 31% dos indivíduos com idade entre 12 e 17 anos e 34% das pessoas entre 18 e 24 anos de idade. As bebidas energéticas alcoólicas atualmente no mercado contêm entre 6 e 12% de álcool por volume. O CDC destaca que, quando as bebidas alcoólicas são misturadas com as bebidas energéticas, a cafeína pode mascarar os efeitos depressores do álcool. Ao mesmo tempo, a cafeína não altera o metabolismo hepático do álcool e, desse modo, não reduz as concentrações de álcool na respiração nem reduz o risco dos perigos atribuídos ao álcool. Indivíduos que consomem álcool misturado com bebidas energéticas são três vezes mais propensos a ingerir grandes quantidades de bebida em um curto período de tempo do que indivíduos que não relataram a mistura de álcool com bebidas energéticas.

Efeitos psicológicos e fisiológicos

Os atletas utilizam o álcool para aumentar o desempenho por causa de seus efeitos psicológicos e fisiológicos. No campo psicológico, alguns indivíduos argumentam que a ingestão de álcool antes da competição reduz a tensão e a ansiedade (efeito ansiolítico), aumenta a autoconfiança e promove a agressividade. O álcool também facilita a "desinibição" neurológica por causa de seu efeito estimulante inicial, porém transitório. Desse modo, o atleta acredita que o álcool facilita o desempenho físico na capacidade ou próxima da capacidade fisiológica máxima, particularmente para as atividades que requerem força e potência máximas. *As pesquisas não comprovaram nenhum efeito ergogênico do álcool sobre a força muscular, a potência anaeróbica em curto prazo ou as atividades aeróbicas em longo prazo.*

Embora ele aja inicialmente como um estimulante, o efeito final do álcool é uma depressão neurológica central generalizada (p. ex., memória, percepção visual, fala, coordenação motora). Esses efeitos estão relacionados diretamente com a concentração de álcool no sangue. A redução da função psicomotora causa o efeito do álcool sobre a redução dos tremores. Consequentemente, o uso de álcool é particularmente prevalente em atividades de tiro ao alvo com rifles e pistolas e com arco e flecha, que requerem firmeza e precisão. Alcançar um efeito antitremor também é o motivo por trás do uso de fármacos chamados β-bloqueadores, como o propranolol (*www.webmd.com/drugs/2/drug-10404-9168/propranolol-oral/propranololoral/details*), que diminuem o efeito excitante da estimulação simpática. A maior parte das pesquisas indica que o álcool, no melhor dos casos, não fornece benefícios ergogênicos; e, no pior, ele promove efeitos colaterais indesejáveis que prejudicam o desempenho (efeito ergolítico). Por exemplo, a depressão da função do sistema nervoso causada pelo álcool impacta profundamente todos os desempenhos esportivos que requerem equilíbrio, coordenação entre as mãos e os olhos, tempo de reação e a necessidade de processar informações rapidamente – praticamente todos os esportes! Esses efeitos variam consideravelmente entre as pessoas e se tornam aparentes em uma relação dose-resposta em concentrações sanguíneas de álcool acima de 0,05 g/dℓ. Em casos extremos, parece improvável que um indivíduo ou um time legalmente intoxicado conseguiria ter um desempenho ótimo em *qualquer* atividade esportiva competitiva.

O álcool prejudica a função cardiovascular. A ingestão de 1 g de álcool por quilograma de massa corporal durante 1 hora aumenta a alcoolemia um pouco acima de 0,10 g/dℓ. Esse nível, frequentemente observado em pessoas que "bebem socialmente", deprime agudamente a contratilidade miocárdica. Em termos de metabolismo, o álcool prejudica a capacidade hepática de síntese de glicose a partir de fontes sem carboidratos por intermédio da gliconeogênese. Cada um desses efeitos impacta o desempenho em atividades aeróbicas de alta intensidade que dependem grandemente da capacidade cardiovascular e da energia proveniente do catabolismo de carboidratos. O álcool não fornece benefícios como substrato energético e não altera favoravelmente a mistura metabólica nos exercícios de *endurance*. Além disso, a substituição de carboidratos de alto índice glicêmico por álcool durante o período de recuperação pós-exercício diminui o armazenamento ótimo de glicogênio.

Álcool e reposição de fluidos

O álcool exagera o efeito desidratante do exercício em um ambiente quente; ele age como um diurético potente, diminuindo a liberação de hormônio antidiurético na hipófise posterior e reduzindo a resposta da arginina-vasopressina. Ambos os efeitos prejudicam a termorregulação durante o estresse térmico, colocando o atleta em um risco mais elevado de lesão causada pelo calor durante o esforço físico.

Muitos atletas consomem bebidas contendo álcool após a atividade física ou a competição esportiva, de modo que uma questão legítima diz respeito ao grau com que o álcool prejudica a reidratação durante a recuperação. O efeito do álcool na reidratação foi estudado após uma desidratação induzida pelo exercício de cerca de 2% da massa corporal. Os indivíduos consumiram volumes de fluidos de reidratação equivalentes a 150% dos fluidos perdidos, contendo 0, 1, 2, 3 ou 4% de álcool. O volume urinário produzido durante o período de seis horas de estudo foi relacionado diretamente com a concentração urinária de álcool – o maior consumo de álcool produziu mais urina. Aumentos no volume plasmático durante a recuperação em comparação com o estado desidratado foram em média cerca de 8% quando o fluido de reidratação não continha álcool, mas de apenas 5% para as bebidas com um teor de álcool de 4%. A mensagem final é a seguinte: *bebidas contendo álcool impedem a reidratação.* O álcool age como um vasodilatador periférico e *não* deve ser consumido durante a exposição ao frio ou para facilitar a recuperação de uma hipotermia. Uma boa "bebida ardente" não te aquece!

Soluções-tampão

Ocorrem alterações significativas no equilíbrio ácido-base dos fluidos intra e extracelulares durante a atividade física máxima, com durações entre 30 e 120 segundos, porque as fibras musculares dependem predominantemente da transferência energética anaeróbica. Nessas condições, quantidades significativas de lactato se acumulam, com uma queda concomitante no pH intracelular. O aumento da acidez inibe a transferência energética e as capacidades contráteis das fibras musculares ativas, causando uma diminuição no desempenho esportivo.

A porção correspondente ao **bicarbonato** nos sistemas corporais de tamponamento consiste na principal linha de defesa contra o aumento das concentrações intracelulares de H^+ (ver Capítulo 3, *Digestão e Absorção de Nutrientes*). A manutenção de níveis elevados de bicarbonato extracelular libera rapidamente H^+ das células e atrasa o início da acidose intracelular. Esse processo promoveu a especulação de que o aumento das reservas de bicarbonato (alcalino) pode melhorar o desempenho em exercícios anaeróbicos subsequentes por retardar a diminuição do pH intracelular. Pesquisas nessa área produziram resultados conflitantes, talvez por causa de variações na dose de bicarbonato de sódio antes do exercício e do tipo de exercício para a avaliação dos efeitos ergogênicos.

Um estudo avaliou os efeitos da alcalose aguda induzida sobre o exercício de curto prazo fatigante, que aumentava grandemente o acúmulo de lactato. Seis corredores de distância média treinados fizeram uma corrida de 800 m em condições normais (controle) ou após a ingestão de uma solução de bicarbonato de sódio (300 mg/kg de massa corporal) ou uma quantidade semelhante de um placebo contendo carbonato de cálcio. A **Tabela 11.4** mostra que a bebida alcalina elevou o pH e os níveis de bicarbonato antes do exercício. Os indivíduos correram em média 2,9 segundos mais rapidamente no estado de alcalose e alcançaram valores maiores após o exercício de lactato sanguíneo, pH e concentração extracelular de H^+ do que as condições placebo ou controle. Efeitos ergogênicos semelhantes com a alcalose induzida também ocorrem no desempenho anaeróbico de curto prazo utilizando citrato de sódio.

O efeito ergogênico da alcalose antes do exercício com o uso de bicarbonato ou citrato de sódio antes de um exercício intenso e rápido ocorre por causa do aumento da transferência de energia anaeróbica durante a atividade. Aumentos no tamponamento extracelular causados pelos tampões exógenos podem facilitar o transporte de lactato e de H^+ através das membranas celulares dos músculos para o fluido extracelular durante o exercício fatigante. Isso retardaria a diminuição do pH intracelular e seus efeitos negativos subsequentes sobre a função muscular. Uma redução de 2,9 segundos no tempo de uma corrida de 800 m representa melhora expressiva e significativa; isso equivale a cerca de 19 m no ritmo da corrida, fazendo com que o último colocado chegasse em primeiro lugar na maioria das corridas.

O efeito ergogênico da alcalose antes do exercício (que não é proibido pela WADA) também ocorreu em mulheres fisicamente ativas que realizaram uma série de exercícios máximos em bicicleta ergométrica durante 60 segundos em dias diferentes em uma pesquisa com desenho duplo-cego (**Figura 11.8**) nas seguintes condições: (1) controle, nenhum tratamento; (2) dose de 300 mg/kg de massa corporal de bicarbonato de sódio em 400 mℓ de água flavorizada com baixo teor energético 90 minutos antes do teste; e (3) um placebo com dose equimolar de cloreto de sódio para manter o status intravascular de fluidos igual à condição com bicarbonato 90 minutos antes do teste. A capacidade de realização de exercícios foi representada pelo trabalho total realizado durante a corrida de 60 segundos. O boxe inserido na **Figura 11.8** mostra que o trabalho total realizado (quilojoules) e a geração máxima de potência (watts) alcançaram níveis maiores com o tratamento com bicarbonato antes do exercício do que nas condições controle ou placebo. O tratamento com bicarbonato também produziu níveis maiores de lactato sanguíneo nos períodos imediato e um minuto após o exercício; esse efeito explica a maior capacidade de trabalho atingida em exercícios anaeróbicos de curto prazo.

Os efeitos do bicarbonato dependem da dose e da anaerobiose

A interação entre a dose de bicarbonato e a natureza anaeróbica cumulativa da atividade física influencia os efeitos ergogênicos da alcalose pré-exercício. Para homens e mulheres, doses de pelo menos 0,3 g/kg ingeridas cerca de 1 a 2 horas antes da competição facilitam o efluxo de H^+ das células. Isso aumenta um esforço máximo único de duração entre um e dois minutos, incluindo exercícios com braços ou pernas em prazo mais longo, que causa a exaustão entre seis e oito minutos. Não surgiram efeitos ergogênicos para os exercícios típicos de treinamento de resistência (p. ex., agachamento, supino, rosca bíceps, *leg press*). Esforços máximos com menos de um minuto de duração podem melhorar o desempenho apenas em séries de exercícios repetitivos.

TABELA 11.4

Tempo de desempenho e perfil ácido-base em indivíduos nas condições controle, placebo e de alcalose pré-exercício induzida avaliados imediatamente antes e após uma corrida de 800 metros.

Variável	Condição	Pré-tratamento	Pré-exercício	Pós-exercício
pH	Controle	7,40	7,39	7,07
	Placebo	7,39	7,40	7,09
	Alcalose	7,40	7,49*	7,18**
Lactato (mmol/ℓ)	Controle	1,21	1,15	12,62
	Placebo	1,38	1,23	13,62
	Alcalose	1,29	1,31	14,29*
HCO_3^- padrão (mEq/ℓ)	Controle	25,8	24,5	9,9
	Placebo	25,6	26,2	11,0
	Alcalose	25,2	33,5[a]	14,3**
Tempo de *performance* (min:s)	Controle 2:05,8	Placebo 2:05,1	Alcalose 2:02,9***	

*Valores pré-exercício significativamente maiores do que valores pré-tratamento. **Valores na alcalose significativamente maiores do que os valores no placebo e no controle após o exercício. ***Tempo na alcalose significativamente mais rápido do que os tempos no placebo e no controle. (Adaptada de Wilkes D et al. Effects of induced metabolic alkalosis on 800-m racing time. Med Sci Sports Exerc. 1983; 15:277.)

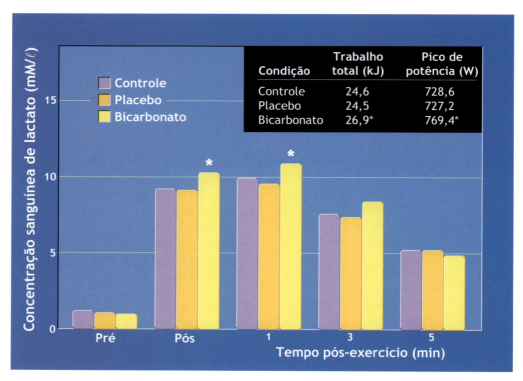

Figura 11.8 Efeitos da carga de bicarbonato sobre o trabalho total, o pico de geração de potência e os níveis sanguíneos de lactato após o exercício em mulheres moderadamente treinadas. (*) Significativamente maior do que controle ou placebo. (Utilizada, com permissão, de McArdle WD, Katch FI, Katch VL. Essentials of exercise physiology. 5th ed. Baltimore: Wolters Kluwer Health; 2015. Adaptada, com permissão, de McNaughton LR et al. Effect of sodium bicarbonate ingestion on high intensity exercise in moderately trained women. J Strength Cond Res. 1997; 11:98.)

Efeitos colaterais potenciais

Indivíduos que fazem a carga de bicarbonato frequentemente experimentam dores abdominais e diarreia cerca de uma hora após a ingestão de bicarbonato. Esse efeito colateral certamente minimizaria qualquer efeito ergogênico em potencial. A substituição de bicarbonato de sódio por citrato de sódio numa dose de 0,4 a 0,5 g/kg de massa corporal diminui a maior parte dos efeitos gastrintestinais, mas preserva os benefícios ergogênicos.

Desempenho em *endurance* de alta intensidade

A alcalose pré-exercício não beneficia o exercício aeróbico de baixa intensidade porque os níveis de pH e de lactato permanecem próximos aos níveis do repouso. Ao contrário, algumas pesquisas indicam benefícios no exercício aeróbico prolongado de intensidade maior. Mais especificamente, os tempos de corrida de ciclistas treinados do gênero masculino foram melhores após o consumo de citrato de sódio (0,5 g/kg de massa corporal) antes de um teste de 30 km do que nos grupos que receberam placebo. Apesar de um componente anaeróbico relativamente pequeno na atividade física aeróbica intensa em comparação com a atividade máxima em curto prazo, a ingestão de um agente tamponante antes da atividade facilita o efluxo de íons lactato e hidrogênio. Isso mantém o pH mais próximo aos níveis normais de repouso para a melhora da função muscular no esforço prolongado.

Carga de fosfato

O racional por trás da suplementação com fosfato antes do exercício (carga de fosfato) se baseia em aumentar os níveis de fosfato extracelular e intracelular. Isso poderia, por sua vez:

- Aumentar o potencial para a fosforilação de ATP
- Aumentar o desempenho em exercícios aeróbicos e a capacidade funcional do miocárdio
- Aumentar a extração periférica de oxigênio no tecido muscular por estimular a glicólise dos eritrócitos e promover a elevação dos níveis de 2,3-difosfoglicerato (2,3-DPG) nos eritrócitos.

O composto 2,3-DPG, produzido dentro dos eritrócitos durante as reações glicolíticas anaeróbicas, liga-se fracamente a subunidades da hemoglobina, reduzindo sua afinidade pelo oxigênio. Desse modo, quantidades adicionais de oxigênio são liberadas para os tecidos em uma dada diminuição na pressão celular de oxigênio.

Apesar do racional teórico para os efeitos ergogênicos da carga de fosfato, os benefícios não foram observados consistentemente. Alguns estudos apresentam melhoras no $VO_{2máx}$ e na diferença arteriovenosa de oxigênio após a carga de fosfato, enquanto outros estudos não relatam efeitos sobre o metabolismo aeróbico ou a função cardiovascular. Os principais motivos para as inconsistências nos achados das pesquisas incluem variações no modo e na intensidade da atividade física, na dose

SAÚDE PESSOAL E NUTRIÇÃO PARA O EXERCÍCIO 11.1

Metabolismo e consumo do álcool

Introdução

O uso abusivo de álcool por estudantes universitários é um problema persistente, representando a principal causa de morte entre pessoas com idades de 15 a 24 anos. Nos Estados Unidos, mais de 100.000 pessoas morrem todos os anos por problemas relacionados com o álcool (principalmente em relação à direção). Propagandas têm promovido os efeitos benéficos da ingestão "moderada" de bebidas. Muitas pessoas têm usado essa justificativa para aumentar o consumo de álcool.

Existe muita confusão a respeito (1) dos efeitos metabólicos do álcool, (2) da definição de níveis de ingestão, (3) da determinação de limites seguros de ingestão e (4) do papel do álcool como um nutriente.

Química e metabolismo do álcool

Um pouco do álcool é metabolizado nas células que revestem o estômago, enquanto a maior parte do álcool é metabolizada no fígado. Cerca de 10% são eliminados diretamente por difusão nos rins e nos pulmões. De um ponto de vista estrutural, o etanol contém um grupo hidroxila (OH$^-$) e lembra um carboidrato. Como ele é convertido diretamente para acetilcoenzima A (CoA) durante o catabolismo, ele não passa pela glicólise, ao contrário da glicose e do glicogênio. Consequentemente, o etanol não consegue fornecer substratos para a síntese de glicose (gliconeogênese). Em termos metabólicos, o álcool é metabolizado mais como um lipídio do que como um açúcar.

A concentração de álcool varia com o tipo de bebida. Em alguns países, os valores de "*proof*" indicam sua concentração, que é igual a 2 vezes a concentração percentual. Por exemplo, uma bebida 80-proof contém 40% de álcool. Ao discutir o consumo de álcool, "uma dose" se refere a uma garrafa de 360 mℓ de cerveja, uma taça de 150 mℓ de vinho ou o coquetel contendo 45 mℓ de um destilado 40%. Cada uma dessas bebidas contém cerca de 18 mℓ de álcool por peso.

Metabolismo do álcool em baixas concentrações sanguíneas de álcool

Com um consumo pequeno e níveis sanguíneos também pequenos de álcool, essa substância reage com o dinucleotídeo nicotinamida adenina (NAD) no citosol das células, formando acetaldeído e NADH sob a influência da enzima dependente de zinco álcool desidrogenase. O acetaldeído é então convertido em acetil-CoA (Capítulo 4, *Papel dos Nutrientes na Bioenergética*), gerando mais NADH. A acetil-CoA entra então no ciclo do ácido cítrico; as moléculas de NADH, FADH$_2$ e trifosfato de guanosina produzidas na formação de acetaldeído e de acetil-CoA e no ciclo do ácido cítrico fornecem energia para a síntese de trifosfato de adenosina (ATP; observe a figura).

Metabolismo do álcool em altas concentrações sanguíneas de álcool

Quando os níveis de álcool no sangue aumentam por causa da alta ingestão dessa substância, a álcool desidrogenase não consegue sustentar o metabolismo de conversão de todo o álcool em acetaldeído. Nessa situação, uma via metabólica alternativa, chamada de sistema microssomal de oxidação do etanol (MEOS, do inglês *microsomal ethanol-oxidizing system*), se torna ativada. O MEOS utiliza uma quantidade considerável de energia para clivar o álcool, ao contrário da via mais simples da álcool desidrogenase que produz rapidamente energia útil na forma de ATP. Normalmente, a MEOS metaboliza fármacos e outras substâncias externas no fígado. Sob o estresse da ingestão excessiva de álcool, o fígado "registra" o álcool como uma substância para ser clivada pela MEOS. A ativação crônica do MEOS causa mais tolerância ao álcool porque uma alta ingestão de álcool aumenta proporcionalmente sua taxa de clivagem.

Em vez de formar NADH como a álcool desidrogenase (como ocorre com uma ingestão moderada de álcool), o MEOS utiliza o fosfato de dinucleotídeo nicotinamida adenina (NADPH), um componente semelhante ao NADH. Entretanto, em vez de gerar moléculas de ATP potenciais pela formação de NADH no primeiro passo da clivagem do álcool, o MEOS utiliza energia em potencial do ATP (na forma de NADPH) conforme o NADPH é convertido em NADP. O uso de vias diferentes para o catabolismo do álcool, dependendo dos níveis de ingestão, ajuda a explicar por que os alcoólatras não ganham o peso esperado com base na energia consumida na forma de álcool. O uso elevado de álcool danifica a função hepática de uma maneira que prejudica outras vias metabólicas. Esse efeito em cascata também contribui para a redução da geração de energia associada ao uso elevado de etanol. Além disso, o álcool aumenta a taxa metabólica, contribuindo ainda mais para o aumento da perda de peso dos alcoólatras.

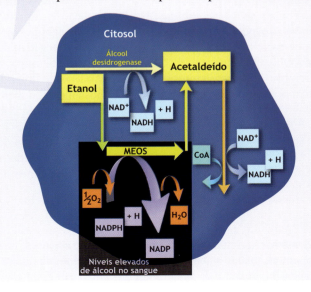

e na duração da suplementação, na padronização das dietas antes do exercício e nos níveis de aptidão física dos indivíduos.

Em um estudo, indivíduos com capacidades aeróbicas baixas ou altas consumiram uma bebida contendo 22,2 g de fosfato de cálcio dibásico ou um placebo contendo carbonato de cálcio. Cada indivíduo pedalou então durante 20 minutos em uma bicicleta ergométrica em uma intensidade equivalente a 70% de $VO_{2máx}$, descansaram por 30 minutos e, então, pedalaram em intensidades crescentes até a exaustão. Para os grupos de aptidão alta ou baixa, não ocorreram diferenças em nenhuma das variáveis medidas, inclusive os níveis de 2,3-DPG nos eritrócitos, o consumo de oxigênio máximo ou submáximo, o tempo de exercício até a exaustão e as concentrações plasmáticas de lactato no exercício submáximo.

Existem poucas evidências científicas confiáveis para a recomendação do fosfato exógeno como uma ajuda ergogênica. Pelo lado negativo, o excesso de fosfato plasmático estimula a secreção de paratormônio, o hormônio da paratireoide. A produção excessiva desse hormônio acelera a excreção renal de fosfato e facilita a reabsorção dos sais de cálcio nos ossos, promovendo uma perda de massa óssea.

Compostos anticortisol: glutamina e fosfatidilserina

Os suplementos glutamina e fosfatidilserina produzem um efeito anticortisol. A adeno-hipófise secreta o hormônio adrenocorticotrófico (ACTH), que induz a liberação do hormônio glicocorticoide cortisol, ou hidrocortisona, pelo córtex suprarrenal. O cortisol diminui o transporte de aminoácidos para as células; isso diminui o anabolismo e estimula a clivagem de proteínas em seus componentes aminoácidos em todas as células, exceto nas células hepáticas. A circulação entrega esses aminoácidos "liberados" para o fígado, para a gliconeogênese e geração de energia. O cortisol também age como um antagonista da insulina, inibindo a captação e a oxidação da glicose.

Uma concentração sérica elevada e prolongada de cortisol (usualmente por causa de ingestão terapêutica de glicocorticoides exógenos em remédios) causa uma clivagem excessiva de proteínas, desgaste tecidual e um balanço negativo de nitrogênio. O efeito catabólico potencial do cortisol exógeno convenceu muitos fisiculturistas e outros atletas de força e potência a utilizarem suplementos que, supostamente, inibem a liberação normal do cortisol corporal. Eles acreditam que a redução do aumento normal do cortisol após o exercício melhora o desenvolvimento muscular com o treinamento de resistência por atenuar o catabolismo proteico. Desse modo, a síntese de tecidos musculares progrediria sem impedimentos durante a recuperação.

Glutamina

A glutamina, um aminoácido condicionalmente essencial, fornece um efeito anticatabólico e de aumento da síntese proteica. O racional para o uso de glutamina é proveniente de resultados de pesquisas que mostraram que a suplementação de glutamina neutraliza efetivamente a clivagem de proteínas e o desgaste muscular provenientes do uso repetitivo de glicocorticoides exógenos. Em um estudo com ratas, a infusão de glutamina durante 7 dias inibiu a regulação negativa da síntese proteica e a atrofia no músculo esquelético com a administração crônica de glicocorticoides. Nenhuma pesquisa abordou a eficácia do excesso de glutamina para a alteração do meio hormonal normal e para a responsividade ao treinamento em homens e mulheres saudáveis. Os efeitos potenciais anticatabólicos e de síntese de glicogênio da glutamina exógena causaram a especulação de que a suplementação com glutamina poderia beneficiar as respostas ao treinamento de resistência. A suplementação diária de glutamina na dose de 0,9 grama por quilograma de massa tecidual magra em adultos jovens saudáveis durante 6 semanas de treinamento de resistência *não* afetou o desempenho muscular, a composição corporal ou a degradação de proteínas musculares em comparação com um placebo. Pesquisas com seres humanos indicam que a suplementação de glutamina antes do exercício *não* afeta a resposta imune após sessões repetitivas de atividade física intensa.

Fosfatidilserina

A fosfatidilserina (PS, do inglês *phosphatidylserine*), representa um glicerofosfolipídio típico de uma classe de lipídios naturais, e é um componente estrutural das membranas biológicas, particularmente na camada interna de todas as membranas plasmáticas celulares. A PS, por causa de seu potencial para a modulação de eventos funcionais na membrana plasmática (p. ex., quantidade e afinidade de sítios receptores na membrana), pode modificar a resposta neuroendócrina ao estresse.

Em um estudo, nove homens saudáveis consumiram 800 miligramas de PS derivada do córtex cerebral de bovinos diariamente durante 10 dias. Três intervalos de 6 minutos de exercício em bicicleta ergométrica de intensidade crescente induziram um estresse físico. Em comparação com a condição placebo, o tratamento com PS diminuiu a liberação de ACTH e cortisol sem afetar a liberação do hormônio do crescimento. Esses resultados confirmaram achados prévios de que uma única injeção intravenosa de PS reduzia a ativação do eixo hipotalâmico-hipofisário-suprarrenal promovida pelo esforço físico. A lecitina da soja fornece a maior parte da PS utilizada para a suplementação de atletas, embora as pesquisas que apresentaram efeitos fisiológicos tenham utilizado PS *derivada de bois*. Diferenças sutis na estrutura química dessas duas formas de PS podem causar diferenças na ação fisiológica, inclusive no potencial de efeitos negativos.

β-hidroxi-β-metilbutirato

O β-hidroxi-β-metilbutirato (HMB), o metabólito bioativo gerado a partir da clivagem do aminoácido essencial de cadeia ramificada leucina, pode diminuir a perda de proteínas por inibir o catabolismo proteico durante o estresse. Foi observada uma diminuição marcante na clivagem de proteínas e um leve aumento em sua síntese no tecido muscular de ratos e galinhas expostos ao HMB. Os dados também sugerem um aumento induzido pelo HMB na oxidação *in vitro* de ácidos graxos em células musculares mamíferas expostas ao HMB. Ocorreu um aumento induzido por HMB na oxidação de ácidos graxos em músculos de mamíferos. Seres humanos sintetizam entre 0,3 e 1,0 g de HMB diariamente, dependendo da quantidade de HMB nos alimentos ingeridos, sendo que cerca de 5% são derivados do catabolismo da leucina dietética. Frutas cítricas e bagre contêm pequenas quantidades de HMB. Para obter uma dose terapêutica, indivíduos utilizam suplementos de HMB por causa de seus supostos efeitos de retenção de nitrogênio que preveniriam ou reduziriam os danos musculares e inibiriam a proteólise com esforço físico intenso.

Na primeira parte de um estudo randomizado de duas partes mostrado na **Figura 11.9**, 41 indivíduos receberam 0, 1,5 ou 3,0 g de HMB diariamente em dois níveis de ingestão de proteínas, 115 ou 175 g por dia, durante três semanas. O objetivo era avaliar os efeitos do HMB exógeno sobre a resposta muscular esquelética ao treinamento de resistência. Durante esse período, os participantes realizaram treinamento de resistência por 1,5 hora por dia, 3 dias por semana. No segundo estudo, 28 homens jovens consumiram 0 ou 3,0 g de HMB por dia e tiveram treinamento de resistência duas a três horas, 6 dias por semana, durante sete semanas.

No primeiro estudo, a suplementação com HMB reduziu o aumento na proteólise muscular induzida pelo exercício, refletida pelos níveis de 3-metil-histidina urinária e creatina fosfocinase plasmática (CPK) durante as primeiras duas semanas de treinamento. Esses índices bioquímicos de dano muscular variaram entre valores 20 a 60% menores no grupo com suplementação com HMB. Esse grupo levantou mais peso total do que o grupo não suplementado durante cada semana de treinamento (**Figura 11.9A**), com os maiores efeitos no grupo que recebeu a maior suplementação de HMB. A força muscular aumentou 8% no grupo não suplementado, 13% no grupo que recebeu 1,5 g de HMB por dia e 18,4% no grupo que recebeu 3,0 g de HMB por dia. Proteínas adicionais (não indicadas no gráfico) não tiveram efeito positivo em nenhuma das medidas. A falta de efeito com as proteínas adicionais deve ser vista no contexto adequado porque o grupo que consumiu a quantidade "menor" de proteínas (115 g diariamente) recebeu o equivalente ao dobro da RDA de proteínas.

No segundo estudo, indivíduos que receberam o suplemento de HMB apresentaram teor de MLG maior do que os indivíduos sem suplementação nas semanas 2, 4 e 6 de treinamento (**Figura 11.9B**). Entretanto, na última medida durante o treinamento, a diferença entre os grupos diminuiu até o ponto em que não houve diferença estatisticamente significativa em relação aos valores antes do treinamento.

Os mecanismos de ação do HMB sobre o metabolismo muscular, sobre o aumento de força e sobre a composição corporal ainda não são conhecidos. Talvez esse metabólito iniba os processos proteolíticos normais que acompanham a sobrecarga muscular intensa. Os resultados demonstram um efeito ergogênico para a suplementação com HMB, mas ainda não está claro o quanto o HMB afeta os componentes corporais de proteína, ossos ou MLG. Os dados na **Figura 11.9B** indicam

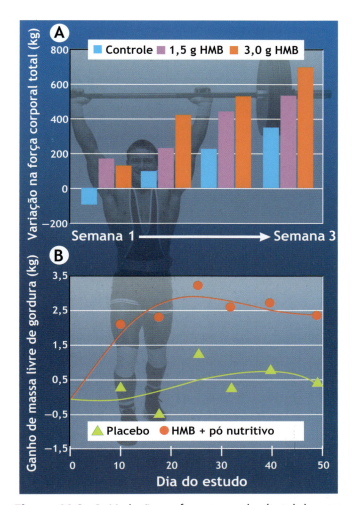

Figura 11.9 A. Variação na força muscular (total de peso levantado na porção corporal superior e exercícios na porção corporal inferior) durante o estudo 1 (semanas 1 a 3) em indivíduos suplementados com HMB. Cada conjunto de barras representa um conjunto completo de séries nas porções corporais superior e inferior. **B.** Mudança na massa corporal livre de gordura avaliada pela condutividade elétrica corporal total durante o estudo 2 para um grupo-controle que recebeu uma bebida contendo carboidratos (placebo) e um grupo que recebeu 3 gramas de HMB-Ca por dia misturados em um pó nutritivo (HMB + pó nutritivo). (Utilizada, com permissão, de Nissen S et al. Effect of leucine metabolite β-hydroxy-β-methylbutyrate on muscle metabolism during resistance-exercise training. J Appl Physiol. 1996; 81:2095. Adaptada, com permissão, de McArdle WD, Katch FI, Katch VL. Sports and exercise nutrition. 4th ed. Philadelphia: Wolters Kluwer Health; 2013.)

benefícios para a composição corporal potencialmente transientes com a suplementação, que alcançam um platô e tendem a diminuir até o estado não suplementado conforme o treinamento progride.

Nem todas as pesquisas mostram efeitos benéficos da suplementação de HMB com o treinamento de resistência. Um estudo avaliou os efeitos de quantidades variáveis da suplementação de HMB, aproximadamente 3 g/dia *versus* 6 g/dia,

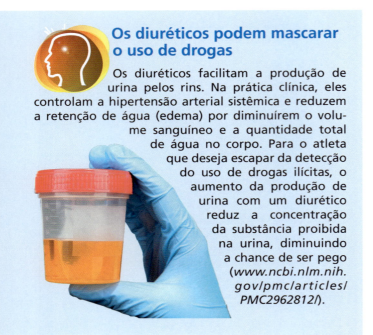

Os diuréticos podem mascarar o uso de drogas

Os diuréticos facilitam a produção de urina pelos rins. Na prática clínica, eles controlam a hipertensão arterial sistêmica e reduzem a retenção de água (edema) por diminuírem o volume sanguíneo e a quantidade total de água no corpo. Para o atleta que deseja escapar da detecção do uso de drogas ilícitas, o aumento da produção de urina com um diurético reduz a concentração da substância proibida na urina, diminuindo a chance de ser pego (www.ncbi.nlm.nih.gov/pmc/articles/PMC2962812/).

sobre a força muscular durante 8 semanas de treinamento de resistência em homens jovens não treinados. O principal achado do estudo indicou que a suplementação com HMB, independentemente da dose, *não produziu diferenças* na maior parte dos dados avaliados – inclusive na força 1 RM – em comparação com o tratamento com placebo. Estudos adicionais devem avaliar os efeitos a longo prazo da suplementação com HMB sobre a composição corporal, a resposta ao treinamento, a saúde e a segurança.

Reforço hormonal sanguíneo

Para eliminar o processo embaraçoso e lento do *doping* sanguíneo, os atletas de *endurance* utilizam agora a **epoetina** (**EPO**) recombinante, uma forma sintética da **eritropoetina**. Esse hormônio produzido pelos rins regula a produção de eritrócitos dentro da medula dos ossos longos. A epoetina exógena, disponível comercialmente desde 1988, se provou útil clinicamente no combate à anemia em pacientes com doença renal grave (www.ncbi.nlm.nih.gov/pmc/articles/PMC3375127/). Normalmente, uma redução na concentração de eritrócitos ou um declínio na pressão de oxigênio no sangue arterial – como ocorre em doenças pulmonares graves ou quando se sobe até altitudes elevadas – promove a liberação de EPO, estimulando a produção de eritrócitos. O aumento de 5 a 12% na hemoglobina e no hematócrito (percentual de eritrócitos em 100 mℓ de sangue) que ocorre tipicamente após um tratamento de 6 semanas com EPO melhora o desempenho em exercício de *endurance*. Infelizmente, se ela for administrada por conta própria de maneira não regulada e não monitorada – a simples injeção do hormônio requer muito menos sofisticação do que outros procedimentos de *doping* sanguíneo – o hematócrito pode aumentar até valores maiores do que 60%. Essa hemoconcentração perigosamente elevada e o aumento correspondente na viscosidade sanguínea aumentam a propensão a acidentes vasculares encefálicos, infartos agudos do miocárdio, insuficiência cardíaca e edema pulmonar. Infelizmente, o uso de EPO se tornou prevalente em competições nacionais e internacionais de ciclismo, contribuindo para pelo menos 18 mortes atribuídas a infartos agudos do miocárdio entre ciclistas de elite competitivos. Os níveis de hematócrito sanguíneo servem como um marcador representativo do abuso de EPO. Talvez os usos mais frequentes de EPO ocorram entre ciclistas que participam de competições internacionais. A comunidade médica tem enfatizado preocupações sobre as anomalias no metabolismo do ferro, que são observadas frequentemente em ciclistas de elite, cujos níveis séricos de ferro excedem 500 ng/ℓ, em comparação com os níveis normais de 100 ng/ℓ. A sobrecarga crônica com ferro aumenta o risco de disfunção hepática entre esses atletas.

Um olhar para o futuro

Enquanto vencer for a principal prioridade entre atletas de todas as idades, eles estarão dispostos a experimentar substâncias para melhorar o desempenho nos esportes e no exercício e a resposta ao treinamento. Realisticamente, nós vemos pouca esperança para desviar essa tendência. Bem ao contrário! Logo quando nós acreditávamos que a detecção estava melhorando, como nós já havíamos declarado com pouco otimismo na quarta edição deste livro, muitos atletas de elite de diversas áreas foram ou banidos para sempre ou tiveram uma proibição "relativamente" curta de participarem de seus esportes.

Nós esperamos com otimismo e evitamos apresentar uma perspectiva negativa, mas, nesse momento, nós não conseguimos oferecer muita coisa para a elaboração de um comentário positivo sobre como evitar a exploração comercial das competições atléticas. A busca por um aumento ergogênico por atletas tem suas bases há 2.500 anos, desde os Jogos Olímpicos da Antiguidade e, possivelmente, até em civilizações mais antigas. Talvez as novas gerações de equipamentos para os testes possam ficar um passo à frente dos abusadores, mas isso não parece muito certo. O aumento das legislações e das penas pode reduzir o abuso, mas a repressão às drogas ainda é problemática. Manter leis mais duras em níveis locais, estaduais e nacionais pode constituir algum alívio, mas, até agora, a vigilância pela repressão não acabou com o problema. Talvez uma identificação mais clara dos atletas com característica de risco e uma educação vigorosa a respeito do abuso de drogas e suas consequências para a saúde sejam necessárias. Focar a melhoria de habilidades para otimizar a capacidade de tomada de decisões e para fazer substituições mais saudáveis, desde os primeiros anos escolares até a universidade, oferece alguma esperança limitada para as futuras gerações. Nós certamente esperamos assim.

Desgraça para um atleta que trapaceou para vencer a qualquer preço

Em 12 de junho de 2012, a U.S. Anti-Doping Agency (USADA), uma agência semigovernamental que fiscaliza o *doping* em esportes nos Estados Unidos, acusou formalmente o renomado ciclista Lance Armstrong. As acusações afirmavam que a USADA coletou amostras de sangue de Armstrong em 2009 e em 2010 que apresentaram resultados "completamente consistentes com a manipulação sanguínea, incluindo o uso de eritropoietina (EPO) e/ou uso de transfusões de sangue".

As acusações também diziam que "vários ciclistas com conhecimento em primeira mão" testemunhariam que Armstrong utilizou a substância EPO, transfusões de sangue, testosterona e agentes mascarantes e que ele distribuiu e administrou essas substâncias a outros ciclistas entre 1998 e 2005. Além das acusações específicas contra Armstrong, as acusações também incluíam suas equipes de ciclismo, que teriam participado de uma "conspiração de *doping*", envolvendo "dirigentes da equipe, empregados, médicos e ciclistas de elite das equipes de ciclismo do Serviço Postal dos Estados Unidos e do Discovery Channel".

Em junho de 2012, a USADA acusou formalmente Armstrong de ter utilizado drogas para a melhoria do desempenho e, em agosto, eles anunciaram a anulação de todos os seus resultados de corrida desde agosto de 1998 (incluindo seus sete títulos do *Tour de France*) e uma proibição vitalícia de competir. Nas palavras do chefe executivo da USADA: "é de partir o coração esse exemplo de vencer a qualquer preço, que passa por cima da opção justa e segura. Não há sucesso em trapacear para vencer". Em 22 de outubro de 2012, a agência suíça Union Cycliste Internationale (*www.uci.ch*), o órgão que regula os esportes de ciclismo, endossou o veredito da USADA e confirmou a proibição da participação de Armstrong no ciclismo e a retirada de seus títulos. Armstrong é um de muitos exemplos de atletas muito bem-sucedidos que caíram em desgraça por tentar "trapacear" o sistema e que foram pegos e punidos. O que é realmente triste é que milhões de pessoas ao redor do mundo admiravam Armstrong, considerando-o um exemplo de atleta campeão e modelo de inspiração, humildade, altruísmo, respeito e de esforço incansável para despertar o melhor naqueles que o cercavam. Que decepção colossal em todas essas características tão importantes!

Resumo

1. Os recursos ergogênicos consistem em substâncias ou procedimentos que melhorem a capacidade de trabalho físico, a função fisiológica ou o desempenho atlético.

2. Os esteroides anabolizantes, agentes farmacológicos utilizados comumente como suplementos ergogênicos, funcionam de modo semelhante ao hormônio testosterona. Os resultados das pesquisas são frequentemente inconsistentes e o mecanismo de ação preciso não está claro.

3. Os efeitos colaterais negativos do uso de esteroides anabolizantes por homens incluem pelo menos nove efeitos deletérios: infertilidade, redução da concentração de espermatozoides, diminuição do volume testicular, ginecomastia, danos ao tecido conjuntivo que diminuem a força tênsil e a complacência elástica dos tendões, estimulação crônica da próstata, lesão e alterações funcionais na função cardiovascular e nas culturas de células miocárdicas, possível crescimento patológico e disfunção ventricular, e aumento da agregação plaquetária, que pode comprometer a saúde e a função do sistema cardiovascular, aumentando o risco de acidente vascular encefálico e de infarto agudo do miocárdio.

4. Os efeitos colaterais negativos únicos do uso de esteroides anabolizantes por mulheres incluem virilização (mais aparente do que nos homens), engrossamento da voz, aumento dos pelos faciais e corporais (hirsutismo), alteração da função menstrual, aumento dramático no tamanho das glândulas sebáceas, acne, diminuição do tamanho das mamas e aumento do clitóris. Os efeitos em longo prazo do uso de esteroides sobre a função reprodutora ainda não são conhecidos.

5. Os agonistas β_2-adrenérgicos clembuterol e albuterol aumentam a massa muscular esquelética e reduzem o ganho de gordura em animais, combatendo os efeitos do envelhecimento, da imobilização, da desnutrição e de doenças consumptivas. Um achado negativo mostrou o aumento da fadiga durante ações musculares intensas de curto prazo.

6. Existe um debate a respeito de se a administração de hormônio do crescimento exógeno a indivíduos normais e saudáveis promove aumentos na massa muscular, quando combinada com o treinamento de resistência.

7. Os níveis de DHEA diminuem consistentemente ao longo da vida adulta, levando muitas pessoas a utilizarem suplementos com esse hormônio na falsa esperança de otimizar o treinamento e combater os efeitos do envelhecimento.

8. Nenhum dado sustenta um efeito ergogênico dos suplementos de DHEA em homens e mulheres adultos jovens.

9. Resultados de pesquisas geralmente *não indicam efeitos* da suplementação com androstenediona sobre as concentrações séricas basais de testosterona ou a resposta ao treinamento em termos de tamanho e força musculares e composição corporal.

398 **Parte 5** • Suplementos Ergogênicos

10. Existem poucas evidências confiáveis de que as anfetaminas ajudem o desempenho físico ou as habilidades psicomotoras mais do que um placebo inerte.

11. Os efeitos colaterais das anfetaminas incluem dependência química, cefaleia, tontura, confusão e problemas gástricos.

12. A cafeína pode exercer um efeito ergogênico aumentando a duração do exercício aeróbico por promover o uso de lipídios para a geração de energia, conservando, assim, as reservas de glicogênio.

13. Não existe evidência científica confiável para concluir que a suplementação com ginseng ofereça benefícios para a função fisiológica ou o desempenho durante o exercício.

14. O consumo de álcool etílico produz um efeito ansiolítico agudo porque ele reduz temporariamente a tensão e a ansiedade, aumenta a autoconfiança e promove a agressividade.

15. O álcool não constitui um benefício ergogênico e possivelmente prejudica o desempenho atlético em geral (efeito ergolítico).

16. O aumento da reserva alcalina corporal antes do exercício anaeróbico por causa da ingestão de soluções-tampão de bicarbonato de sódio ou de citrato de sódio melhora o desempenho.

17. As doses dos tampões e a natureza anaeróbica cumulativa do exercício interagem, influenciando o efeito ergogênico da carga de bicarbonato (ou citrato).

18. Existem poucas evidências científicas para a recomendação dos fosfatos exógenos como uma substância ergogênica.

19. Uma decisão objetiva a respeito dos benefícios potenciais e dos riscos da glutamina, da fosfatidilserina e do HMB para fornecerem melhora anabolizante "natural" com o treinamento de resistência em indivíduos saudáveis ainda aguarda a realização de mais pesquisas.

20. A eritropoietina (EPO), um hormônio produzido pelos rins que regula a produção de eritrócitos dentro da medula dos ossos longos, aumenta a concentração de hemoglobina e de hematócrito, melhorando o desempenho em *endurance*. Riscos significativos acompanham seu uso não supervisionado.

21. Esforços *antidoping* por organizações de beisebol, futebol americano, atletismo e ciclismo estão tentando nivelar seus campos de ação pelo uso de metodologias altamente tecnológicas para a detecção do uso de esteroides anabolizantes, bem como de outras substâncias ergogênicas que possam aumentar o desempenho atlético individual.

Teste seu conhecimento | Respostas

1. **Falso.** Atletas da Grécia antiga utilizavam cogumelos alucinógenos com objetivos ergogênicos, enquanto gladiadores romanos ingeriam o equivalente da anfetamina para aumentar o desempenho no Circus Maximus. Atletas da era Vitoriana utilizavam rotineiramente substâncias químicas como cafeína, álcool, nitroglicerina, heroína, cocaína e o veneno de rato estricnina com objetivos competitivos.

2. **Verdadeiro.** Um "efeito placebo" se refere ao aumento do desempenho devido a fatores psicológicos em que o indivíduo tem um desempenho maior simplesmente por causa do poder sugestivo de acreditar que uma substância ou procedimento deve funcionar.

3. **Falso.** Os esteroides anabolizantes funcionam de maneira semelhante à testosterona, o principal hormônio masculino. Doses elevadas prolongadas de esteroides anabolizantes frequentemente prejudicam a função endócrina normal da testosterona, causam infertilidade, reduzem a concentração de espermatozoides (azoospermia), reduzem o volume testicular, induzem danos ao tecido conjuntivo, aumentam o tamanho da próstata, causam lesões e alterações na função cardiovascular e nas células miocárdicas em cultura, produzem um possível crescimento ventricular patológico e disfunção quando combinados com treinamento de resistência, prejudicam as adaptações microvasculares cardíacas e reduzem o suprimento de sangue no miocárdio, causando acidente vascular encefálico e infarto agudo do miocárdio.

4. **Falso.** Poucas evidências científicas sustentam as declarações sobre a eficácia ou sobre as qualidades anabolizantes dos compostos do tipo andro. Pesquisas mostram que a androstenediona (1) aumenta as concentrações plasmáticas de testosterona, (2) não exerce efeitos favoráveis sobre a massa muscular, (3) não afeta favoravelmente o desempenho muscular, (4) não altera favoravelmente a composição corporal, (5) não fornece efeitos benéficos sobre a síntese de proteínas musculares ou o anabolismo tecidual e (6) prejudica o perfil lipídico sanguíneo em homens aparentemente saudáveis.

5. **Verdadeiro.** Os cinco motivos a seguir argumentam contra o uso de anfetaminas por atletas: ele leva à dependência fisiológica ou emocional da droga; induz cefaleia, tremores, agitação, insônia, náusea, tontura e confusão e todos esses efeitos impactam negativamente o desempenho em esportes que requeiram reação e julgamentos rápidos; ingerir doses maiores eventualmente requer maiores quantidades da droga para alcançar o mesmo efeito porque a tolerância aumenta com o uso prolongado; agrava ou promove distúrbios cardiovasculares e mentais; suprime os mecanismos normais para a percepção e a resposta à dor, à fadiga ou ao estresse térmico; e pode produzir perda de peso indesejável, paranoia, psicose, comportamento compulsivo repetitivo e danos nervosos.

6. **Falso.** A ingestão de 2,5 xícaras de café regular cerca de uma hora antes do exercício aumenta a *endurance*

em exercícios aeróbicos extenuantes em condições laboratoriais, assim como ocorre em esforços com intensidades maiores e durações menores. Ocorreu um efeito ergogênico com a ingestão de cafeína nos minutos imediatamente anteriores ao exercício. Corredores de distância de elite que consumiram 10 mg de cafeína por quilograma de massa corporal imediatamente antes de uma corrida em esteira até a exaustão melhoram o tempo de desempenho em 1,9% em comparação com as condições placebo ou controle.

7. **Falso.** Uma crença crescente no potencial de determinados alimentos para a promoção da saúde levou à cunhagem do termo *alimento funcional*. Além de satisfazer três necessidades nutricionais básicas (sobrevivência, satisfação da fome e prevenção de efeitos colaterais), os alimentos funcionais compreendem os alimentos e seus componentes bioativos (p. ex., azeite de oliva, produtos da soja, ácidos graxos ômega-3) que promovam o bem-estar, a saúde e a função corporal ótima ou que diminuam o risco de doenças. Exemplos incluem muitas substâncias polifenólicas (fenóis e flavonoides simples encontrados em frutas e vegetais), carotenoides, isoflavonas da soja, óleos de peixe e componentes de oleaginosas que possuam propriedades antioxidantes que reduzam o risco de doenças vasculares e cânceres. Os principais alvos desse ramo em expansão da ciência dos alimentos incluem as funções gastrintestinais, os sistemas antioxidante e o metabolismo de macronutrientes.

8. **Falso.** Muitos produtos comerciais para a perda de peso já contiveram combinações de éfedra e cafeína, supostamente elaboradas para acelerar o metabolismo. Não existem evidências de que a perda de peso inicial obtida com altas doses de efedrina e cafeína dure mais do que 6 meses. Em 2003, a FDA determinou que seja adicionado um rótulo proeminente na frente de todos os produtos contendo éfedra listando morte, infarto agudo do miocárdio ou acidente vascular encefálico como possíveis consequências de seu uso. Além disso, uma avaliação recente de mais de 16.000 reações adversas mostrou que "cinco mortes, cinco infartos agudos do miocárdio, onze acidentes cerebrovasculares, quatro convulsões e oito casos psiquiátricos foram "efeitos sentinela" associados ao consumo prévio de éfedra ou efedrina". Em dezembro de 2003, a FDA proibiu o uso de éfedra como um suplemento dietético.

9. **Falso.** O efeito do álcool sobre a reidratação foi estudado após uma desidratação induzida pelo exercício de cerca de 2% da massa corporal. Aumentos no volume plasmático durante a recuperação em comparação com o estado desidratado eram de em média 8,1% quando o fluido de reidratação não continha álcool, mas de apenas 5,3% para a bebida contendo 4% de álcool. O resultado final é que as bebidas contendo álcool impedem a reidratação.

10. **Verdadeiro.** Muitos atletas com treinamento de resistência utilizam diretamente suplementos com HMB para prevenir ou retardar os danos musculares e reduzir a clivagem de músculos (proteólise) associada a um esforço físico intenso. Indivíduos que receberam um suplemento com HMB mostraram maior MLG do que os indivíduos não suplementados. Nem todas as pesquisas mostraram efeitos benéficos com a suplementação com HMB associada ao treinamento de resistência. Além disso, dados disponíveis indicam benefícios potencialmente transientes com a suplementação para a composição corporal, sendo que esta tende a voltar ao estado não suplementado conforme o treinamento progride. Estudos adicionais devem verificar os achados benéficos e avaliar os efeitos a longo prazo da suplementação com HMB sobre a composição corporal, a responsividade ao treinamento e a saúde e a segurança gerais.

Bibliografia

Albertson TE et al. The changing drug culture: use and misuse of appearance- and performance-enhancing drugs. FP Essent. 2016; 441:30.

Als-Nielsen B. Association of funding and conclusions in randomized drug trials. JAMA. 2003; 290:921.

Andrade WB et al. l-Arginine supplementation does not improve muscle function during recovery from resistance exercise. Appl Physiol Nutr Metab. 2018; 15:1.

Bekelman JE. Scope and impact of financial conflicts of interest in biomedical research: a systematic review. JAMA. 2003; 289:454.

Brand R, Koch H. Using caffeine pills for performance enhancement. An experimental study on university students' willingness and their intention to try neuroenhancements. Front Psychol. 2016; 7:101.

Brisola-Santos MB et al. Prevalence and correlates of cannabis use among athletes-a systematic review. Am J Addict. 2016; 25:518.

Broelz EK et al. Increasing effort without noticing: a randomized controlled pilot study about the ergogenic placebo effect in endurance athletes and the role of supplement salience. PLoS One. 2018; 13:e0198388.

Brownell KD. Thinking forward: the quicksand of appeasing the food industry. PLoS Med. 2012; 9(7):e1001254.

Callahan MJ et al. Single and combined effects of beetroot crystals and sodium bicarbonate on 4-km cycling time trial performance. Int J Sport Nutr Exerc Metab. 2017; 27:271.

Casazza GA et al. Energy availability, macronutrient intake, and nutritional supplementation for improving exercise performance in endurance athletes. Curr Sports Med Rep. 2018; 17:215.

Cheng H et al. Systematic review and meta-analysis of the effect of protein and amino acid supplements in older adults with acute or chronic conditions. Br J Nutr. 2018; 119:527.

Davies RW et al. The effect of whey protein supplementation on the temporal recovery of muscle function following resistance training: a systematic review and meta-analysis. Nutrients. 2018; 10:E221.

Diaz-Manzano M et al. Effectiveness of psycho-physiological portable devices to analyse effect of ergogenic aids in military population. J Med Syst. 2018; 42:84. Dzintare M, Kalvins I. Mildronate increases aerobic capabilities of athletes through carnitine-lowering effect. Curr Issues New Ideas Sport Sci. 2012; 5:59.

Eggebeen J et al. One week of daily dosing with beetroot juice improves submaximal endurance and blood pressure in older patients with heart failure and preserved ejection fraction. JACC Heart Fail. 2016; 4:428.

Görgens C et al. Mildronate (Meldonium) in professional sports — monitoring doping control urine samples using hydrophilic interaction liquid chromatography —high resolution/high accuracy mass spectrometry. Drug Test Anal. 2015; 7:973.

Goron A, Moinard C. Amino acids and sport: a true love story? Amino Acids. 2018; 50:969.

Gough LA et al. The reproducibility of 4-km time trial (TT) performance following individualised sodium bicarbonate supplementation: a randomised controlled trial in trained cyclists. Sports Med Open. 2017; 3:34.

Grimmer NM et al. Rhabdomyolysis secondary to clenbuterol use and exercise. J Emerg Med. 2016; 50:e71.

Guttinger S. Trust in science: CRISPR-Cas9 and the ban on human germline editing. Sci Eng Ethics. 2018; 24:1077.

Harty PS et al. Multi-ingredient pre-workout supplements, safety implications, and performance outcomes: a brief review. J Int Soc Sports Nutr. 2018; 15:41.

He X et al. β-Hydroxy-β-methylbutyrate, mitochondrial biogenesis, and skeletal muscle health. Amino Acids. 2016; 48:653.

Hoffman JR et al. Effects of β-alanine supplementation on carnosine elevation and physiological performance. Adv Food Nutr Res. 2018; 84:183.

Hou CW et al. Improved inflammatory balance of human skeletal muscle during exercise after supplementations of the ginseng-based steroid Rg1. PLoS One. 2015; 10:e0116387.

Kennedy MC. Cannabis: exercise performance and sport. A systematic review. J Sci Med Sport. 2017; 20:825. Review.

Khan MS et al. Enzymes: plant-based production and their applications. Protein Pept Lett. 2018; 25:136.

Kocoloski GM, Crecelius AR. Effects of single-dose dietary nitrate on oxygen consumption during and after maximal and submaximal exercise in healthy humans: a pilot study. Int J Exerc Sci. 2018; 11:214.

Koivisto AE et al. Antioxidant-rich foods and response to altitude training: a randomized controlled trial in elite endurance athletes. Scand J Med Sci Sports. 2018; 28(9):1982. doi: 10.1111/sms.13212.

Kroll JL et al. Acute ingestion of beetroot juice increases exhaled nitric oxide in healthy individuals. PLoS One. 2018; 13:e0191030.

Limmer M et al. Enhanced 400-m sprint performance in moderately trained participants by a 4-day alkalizing diet: a counterbalanced, randomized controlled trial. J Int Soc Sports Nutr. 2018; 15:25.

Maughan RJ et al. IOC consensus statement: dietary supplements and the high-performance athlete. Br J Sports Med. 2018; 52:439.

Montagna S, Hopker J. A Bayesian approach for the use of athlete performance data within anti-doping. Front Physiol. 2018; 9:884.

Mor A et al. Effect of carbohydrate-electrolyte consumption on insulin, cortisol hormones and blood glucose after high-intensity exercise. Arch Physiol Biochem. 2018; 1:7.

Nyakayiru J et al. Beetroot juice supplementation improves high-intensity intermittent type exercise performance in trained soccer players. Nutrients. 2017; 9. pii: E314.

O'Malley T et al. Nutritional ketone salts increase fat oxidation but impair high-intensity exercise performance in healthy adult males. Appl Physiol Nutr Metab. 2017; 42:1031.

Oskarsson J, McGawley K. No individual or combined effects of caffeine and beetroot-juice supplementation during submaximal or maximal running. Appl Physiol Nutr Metab. 2018; 43:697.

Owens DJ et al. Vitamin D and the athlete: current perspectives and new challenges. Sports Med. 2018; 48:3.

Peeling P et al. Evidence-based supplements for the enhancement of athletic performance. Int J Sport Nutr Exerc Metab. 2018; 28:178.

Pennisi E. The CRISPR craze. Science. 2013; 341:833.

Prins PJ et al. Energy drinks improve 5-km running performance in recreational endurance runners. J Strength Cond Res. 2016; 30:2979.

Puchowicz MJ et al. The critical power model as a potential tool for anti-doping. Front Physiol. 2018; 9:643.

Putz M et al. Development and validation of a multidimensional gas chromatography/combustion/isotope ratio mass spectrometry-based test method for analyzing urinary steroids in doping controls. Anal Chim Acta. 2018; 1030:105.

Richardson DL, Clarke ND. Effect of coffee and caffeine ingestion on resistance exercise performance. J Strength Cond Res. 2016; 30:2892.

Robinson AT et al. The effect of one week of a multi-ingredient dietary pre-workout supplement on resting and post-acute resistance exercise vascular function. Int J Sport Nutr Exerc Metab. 2018:1.

Russ DW et al. Dietary HMB and β-alanine co-supplementation does not improve in situ muscle function in sedentary, aged male rats. Appl Physiol Nutr Metab. 2015; 40:1294.

Salvador JP et al. New approach based on immunochemical techniques for monitoring of selective estrogen receptor modulators (SERMs) in human urine. J Pharm Biomed Anal. 2018; 156:147.

Solvsten CAE et al. The effects of voluntary physical exercise-activated neurotrophic signaling in rat hippocampus on mRNA levels of downstream signaling molecules. J Mol Neurosci. 2017; 62:142.

Tsai TW et al. Effect of green tea extract supplementation on glycogen replenishment in exercised human skeletal muscle. Br J Nutr. 2017; 117:1343.

Walsh NP. Recommendations to maintain immune health in athletes. Eur J Sport Sci. 2018; 18:820.

Wang D et al. Acute exercise ameliorates craving and inhibitory deficits in methamphetamine: an ERP study. Physiol Behav. 2015; 147:38.

Capítulo 12

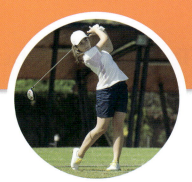

Avaliação dos Recursos Ergogênicos Nutricionais

Destaques

- Modificação da ingestão de carboidratos
- L-carnitina
- Cromo
- Coenzima Q_{10} (ubiquinona)
- Creatina
- Ribose: a próxima creatina?
- Inosina e colina
- Suplementação lipídica com triacilgliceróis de cadeia média
- Vanádio
- Piruvato
- Glicerol
- Recursos ergogênicos nutricionais

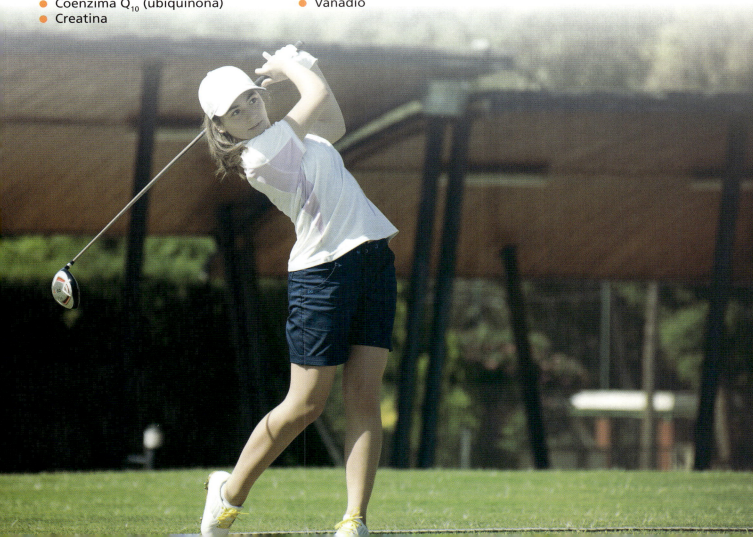

Teste seu conhecimento

Selecione verdadeiro ou falso para as 10 afirmações abaixo e confira as respostas que se encontram ao fim do capítulo. Refaça o teste após terminar de ler o capítulo; você deve acertar 100%!

		Verdadeiro	Falso
1.	Níveis reduzidos de glicogênio muscular induzem a fadiga durante o exercício aeróbico intenso.	○	○
2.	Podem ser realizadas estratégias nutricionais específicas para "superlotar" o músculo com glicogênio e, desse modo, atrasar o início da fadiga em uma corrida de maratona intensa e prolongada.	○	○
3.	Treinamento de resistência associado ao consumo de suplementos de ácidos graxos aumenta a força e o tamanho musculares.	○	○
4.	A suplementação com L-carnitina ajuda os atletas de *endurance* por aumentar a queima de gorduras e poupar o glicogênio hepático e muscular; ela também promove a perda de gordura em fisiculturistas.	○	○
5.	O cromo é um "queimador de gordura" e um "formador de músculos" bem documentado.	○	○
6.	A suplementação com creatina melhora o desempenho em exercícios intensos e de curta duração.	○	○
7.	Um número limitado de pesquisas indica um potencial para o piruvato exógeno como reposição parcial dos carboidratos dietéticos visando aumentar o desempenho em exercícios de *endurance* e promover a perda de gordura.	○	○
8.	O efeito de hiperidratação da suplementação com glicerol reduz o estresse térmico global durante o exercício, diminui a frequência cardíaca e a temperatura central e melhora o desempenho em *endurance* sob estresse térmico.	○	○
9.	Por causa de seu papel facilitador na fosforilação oxidativa e no transporte de elétrons, os atletas que usam suplementos de coenzima Q_{10} (CoQ_{10}) aumentam sua capacidade aeróbica e a dinâmica cardiovascular durante o exercício.	○	○
10.	A síndrome metabólica inclui uma variedade de fatores de risco lipídicos e não lipídicos de origem metabólica, que incluem o excesso de gordura corporal (particularmente a obesidade abdominal) e a inatividade física, o desenvolvimento de resistência à insulina, além de aumentar a incidência de doenças relacionadas com o risco de doenças cardiovasculares.	○	○

O Capítulo 11, *Avaliação dos Suplementos Ergogênicos Farmacológicos e Químicos*, destacou que esportistas frequentemente utilizam substâncias farmacológicas e agentes químicos proibidos para aumentar o treinamento e ganhar uma vantagem competitiva; eles também objetivam alcançar uma vantagem de melhora no desempenho consumindo alimentos e componentes alimentares específicos em sua dieta diária. Este capítulo foca os recursos ergogênicos nutricionais populares e seu impacto sobre o desempenho físico e o treinamento.

Modificação da ingestão de carboidratos

O desempenho físico é beneficiado com o aumento da ingestão de carboidratos antes, durante e após um exercício aeróbico intenso e um treinamento árduo. O estado de alerta e o humor também melhoram com a administração de uma bebida contendo carboidratos durante um dia de atividade aeróbica prolongada com períodos de descanso intercalados. A carga de carboidratos representa uma das modificações nutricionais mais populares para aumentar as reservas de glicogênio. A adesão prudente a essa técnica dietética melhora o desempenho em exercícios específicos, mas alguns aspectos da carga de carboidratos podem ser deletérios.

Fadiga relacionada aos nutrientes durante o exercício prolongado

O glicogênio armazenado no fígado e nos músculos ativos fornece a maior parte da energia para o exercício aeróbico intenso. O prolongamento desse tipo de exercício reduz as reservas de glicogênio e faz com que o catabolismo de lipídios contribua para um percentual progressivamente maior de energia a partir da mobilização de ácidos graxos no tecido adiposo e no fígado. O exercício que reduz intensamente os níveis de glicogênio muscular promove a fadiga. Isso ocorre mesmo se os músculos ativos tiverem oxigênio suficiente e energia potencial ilimitada a partir dos estoques de gordura. A ingestão de uma solução aquosa de glicose perto do ponto da fadiga permite que o exercício continue, mas, para todos os aspectos práticos, as "reservas de energia" do músculo estão vazias (*www.ncbi.nlm.nih.gov/pmc/articles/PMC4672006/*). Ocorre uma diminuição correspondente na geração de potência no exercício por causa da taxa menor de mobilização e catabolismo dos lipídios em comparação aos carboidratos.

As primeiras pesquisas nessa área começaram há mais de 100 anos, antes da Primeira Guerra Mundial, pelo pesquisador alemão Nathan Zuntz (1847-1920) e seus colegas, continuando até o início da década de 1920, com o trabalho dos fisiologistas do exercício dinamarqueses August Krogh (1874-1949) e Johannes Lindhard (1870-1947), seguidos pelos trabalhos dos fisiologistas suecos Per Olaf Åstrand (1922-2015) e Bengt Saltin (1935-2014). Os experimentos iniciais conduzidos cuidadosamente forneceram achados impressionantes – os desempenhos de *endurance* com mais de três horas de duração melhoraram marcantemente quando os atletas consumiam uma dieta hiperglicídica alguns dias antes do exercício. Já a substituição por uma dieta hiperlipídica reduzia marcantemente as reservas de glicogênio e reduzia a capacidade de realização de exercício aeróbico intenso (ver Capítulo 5, *Metabolismo dos Macronutrientes Durante o Exercício e o Treinamento*, Figura 5.5). Em uma série clássica de experimentos posteriores, foi mostrado que a capacidade de *endurance* triplicou em indivíduos alimentados com uma dieta hiperglicídica em comparação com uma dieta hiperlipídica isocalórica. Como os carboidratos representam o substrato energético mais importante durante várias horas de exercício intenso, os pesquisadores começaram a investigar modos adicionais e relativamente "simples" para aumentar as reservas corporais de glicogênio visando aumentar o desempenho durante atividades intensas e de longa duração; isso é conhecido como carga de carboidratos.

Aumento do armazenamento de glicogênio: plano dietético clássico com duas etapas

A Tabela 12.1 destaca o plano alimentar clássico com duas etapas para alcançar o efeito supercompensatório, primeiramente reduzindo o teor de glicogênio muscular com a prática de atividade física prolongada cerca de 6 dias antes da competição. A supercompensação de glicogênio ocorre *apenas* nos músculos específicos depletados pelo exercício, de modo que os atletas devem treinar bastante os músculos envolvidos em seus esportes durante a fase de depleção. A preparação para uma maratona requer uma corrida de 24 a 32 km, enquanto, para a natação e o ciclismo, cada atividade requer aproximadamente 90 minutos de exercício submáximo moderadamente intenso. O atleta mantém, então, uma dieta hipoglicídica (60 a 100 g/dia) por vários dias para depletar ainda mais as reservas de glicogênio. A depleção do glicogênio aumenta a formação de tipos intermediários da enzima sintetizadora de glicogênio, chamada de **glicogênio sintetase**, dentro das fibras musculares. Essa enzima facilita a conversão da glicose em glicogênio por transformar os polímeros curtos de glicose em polímeros

TABELA 12.1

Planejamento dietético em duas etapas para aumentar o armazenamento de glicogênio muscular.

Etapa 1 – Depleção	Dia 1: realização de um exercício exaustivo para depletar o glicogênio nos músculos específicos
	Dias 2, 3 e 4: ingestão de alimentos com baixos teores de carboidratos (um alto percentual de proteínas e lipídios na dieta diária)
Etapa 2 – Carga com carboidratos	Dias 5, 6 e 7: ingestão de alimentos ricos em carboidratos (percentual normal de proteínas na dieta diária)
Dia de competição	Seguir a dieta hiperglicídica pré-competição

Carboidrato e resultados cirúrgicos

Os resultados cirúrgicos bem-sucedidos frequentemente dependem de um estado nutricional ótimo, o que muitas vezes é prejudicado pelas restrições dietéticas pré-operatórias. O consumo de líquidos claros contendo carboidrato até duas horas antes da cirurgia constitui um modo eficiente para minimizar a resistência à insulina, melhorar o conforto do paciente e reduzir a duração da internação hospitalar. A oferta de soluções com carboidrato no pré-operatório agora é uma estratégia para a redução do estresse pré-operatório e para a aceleração do processo de recuperação – menos dias no hospital no pós-operatório, retorno mais rápido para as funções normais e redução na ocorrência de complicações cirúrgicas. Benefícios adicionais para o resultado no pós-operatório incluem a suplementação com substâncias chamadas de *imunonutrientes* (p. ex., ácidos graxos ômega-3, arginina, glutamina e nucleotídeos) para melhorar o sistema imunológico, a cicatrização e reduzir os marcadores de inflamação. A informação importante é que uma boa nutrição pré-operatória melhora o resultado pós-operatório.

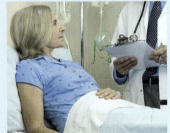

Fontes:
Kratzing C. Pre-operative nutrition and carbohydrate loading. Proc Nutr Soc. 2011; 70:311.
Longchamp A et al. Is overnight fasting before surgery too much or not enough? How basic aging research can guide preoperative nutritional recommendations to improve surgical outcomes: a mini-review. Gerontology. 2017; 63:228.

longos para o armazenamento de glicogênio no processo bioquímico de glicogenogênese. As maiores concentrações da glicogênio sintetase ocorrem dentro do período de uma hora após um exercício moderadamente intenso a cerca de 60% do $VO_{2máx}$. Então, pelo menos 3 dias antes da competição, o atleta passa a consumir uma dieta hiperglicídica, de 400 a 700 g diários, e mantém esse regime até a refeição anterior à competição. A dieta de supercompensação também deve conter quantidades adequadas de proteínas, minerais e vitaminas, além de água em abundância. Para os atletas que seguem o procedimento clássico da carga de carboidratos com duas etapas, os níveis supercompensados de glicogênio muscular permanecem estáveis em um indivíduo em repouso, sem exercícios, por pelo menos 3 dias desde que a dieta contenha cerca de 60% de seu valor energético provenientes de carboidratos.

O estado treinado facilita tanto a taxa quanto a magnitude da reposição de glicogênio. Para competições esportivas e o treinamento físico, uma dieta contendo entre 60 e 70% de energia provenientes de carboidratos geralmente fornece reservas adequadas de glicogênio hepático e muscular. Esse alto teor de carboidratos garante aproximadamente o dobro do nível de glicogênio muscular obtido com o consumo de uma dieta típica. Consequentemente, para indivíduos fisicamente ativos e bem nutridos, o efeito da supercompensação permanece relativamente pequeno. Durante o treinamento intenso, indivíduos que não aumentam sua ingestão energética diária e de carboidratos para satisfazer o aumento da demanda energética podem experimentar fadiga muscular crônica e estafa física associadas à redução das reservas de glicogênio.

Manipulação dietética cuidadosa

Os indivíduos devem aprender tudo que conseguirem a respeito da carga de carboidratos antes de tentar manipular a dieta e seus hábitos de exercícios para alcançarem um efeito de supercompensação. Se uma pessoa decide supercompensar após pesar os prós e os contras dessa estratégia dietética, o novo regime alimentar deve progredir em estágios durante o treinamento e não deve ser tentado pela primeira vez nos dias que antecedem uma competição. Por exemplo, um corredor deve começar com uma corrida longa seguida por uma dieta hiperglicídica. Ele deve manter um registro detalhado de como a manipulação dietética afeta o desempenho e registrar sensações subjetivas durante as fases de depleção e de reposição de glicogênio. Com os resultados positivos, o corredor deve repetir toda a série de depleção, dieta hipoglicídica e dieta hiperglicídica, mas manter a dieta com baixos níveis de carboidratos por apenas um dia. Se não houver efeitos colaterais, a dieta hipoglicídica deve aumentar gradualmente até, no máximo, 4 dias.

A **Tabela 12.2** apresenta exemplos de escolhas alimentares para a depleção de carboidratos (**etapa 1**) e para a carga de carboidratos (**etapa 2**) antes de uma competição hipotética de *endurance* com 3 horas de duração.

Aplicabilidade limitada e aspectos negativos

Os benefícios potenciais da carga de carboidratos se aplicam apenas a atividades aeróbicas intensas e prolongadas. A menos que o

TABELA 12.2

Exemplo de planos alimentares diários para a depleção de carboidratos (etapa 1) e a carga de carboidratos (etapa 2) antes de um evento de *endurance* com três horas de duração.

Refeição	Etapa 1 – Depleção	Etapa 2 – Carga com carboidratos
Café da manhã	0,5 xícara de suco de fruta 2 ovos 1 fatia de torrada integral 1 copo de leite integral	1 xícara de suco de fruta 1 tigela de cereal quente ou frio 1 a 2 *muffins* 1 colher de sopa de manteiga Café (creme/açúcar)
Almoço	170 g de hambúrguer 2 fatias de pão Salada (tamanho normal) 1 colher de sopa de maionese e molho para salada 1 copo de leite integral	57 a 85 g de hambúrguer com pão 1 xícara de suco 1 laranja 1 colher de sopa de maionese Torta ou bolo (fatia de 20 cm)
Lanche	1 xícara de iogurte	1 xícara de iogurte, fruta ou biscoitos
Jantar	2 a 3 pedaços de frango frito 1 batata assada com creme azedo 0,5 xícara de vegetais Chá gelado (sem açúcar) 2 colheres de sopa de manteiga	1 a 1,5 pedaço de frango assado 1 batata assada com creme azedo 1 xícara de vegetais 0,5 xícara de abacaxi com açúcar Chá gelado (com açúcar) 1 colher de sopa de manteiga
Lanche	1 copo de leite integral	1 copo de leite integral com achocolatado mais 4 biscoitos

Durante a etapa 1, a ingestão de carboidratos é de aproximadamente 100 g, 400 kcal; na etapa 2, a ingestão de carboidratos aumenta para 400 a 625 g ou algo em torno de 1.600 a 2.500 kcal.

atleta comece a competir em um estado de depleção, atividades com duração menor do que 60 minutos requerem apenas ingestão normal de carboidratos e reservas normais de glicogênio. A carga de carboidratos e os níveis elevados de glicogênio muscular e hepático associados não beneficiaram corredores treinados em uma corrida de 20,9 km em comparação com uma corrida após uma dieta hipoglicídica. Além disso, a realização de esforço anaeróbico máximo durante 75 segundos não aumentou quando a manipulação dietética pré-exercício aumentou a disponibilidade de glicogênio muscular acima do normal.

Na maior parte das competições esportivas e nos treinamentos físicos, uma ingestão diária de 60 a 70% da energia total na forma de carboidratos fornece reservas adequadas de glicogênio muscular e hepático. Essa dieta garante cerca de duas vezes os níveis de glicogênio muscular em comparação com a ingestão de 45 a 50% da energia total na forma de carboidratos da dieta norte-americana típica. Para atletas bem nutridos, qualquer efeito supercompensatório da carga de carboidratos permanece relativamente pequeno.

A adição de 2,7 g de água armazenada para cada grama de glicogênio faz com que essa molécula seja um combustível pesado, se comparado com a energia equivalente armazenada na forma de lipídios. O aumento do peso corporal por causa da retenção de água pode fazer com que o atleta se sinta pesado, "inchado" e desconfortável; qualquer carga extra acaba também aumentando o custo energético desse excesso de peso durante as corridas, atividades de escalada e esqui *cross-country*. Esse custo energético adicional pode anular quaisquer benefícios potenciais decorrentes do armazenamento adicional de glicogênio. Do lado positivo, a água liberada durante a clivagem do glicogênio ajuda na regulação da temperatura corporal, beneficiando a prática de atividades física em ambientes quentes.

O modelo clássico de supercompensação representa um risco em potencial para indivíduos com problemas de saúde específicos. Uma sobrecarga de carboidratos a longo prazo intermeada por períodos de alta ingestão de lipídios ou proteínas pode aumentar os níveis sanguíneos de colesterol e de ureia. Isso poderia afetar negativamente os indivíduos suscetíveis ao diabetes melito tipo 2 e a doenças cardiovasculares, ou ainda aqueles com deficiências em enzimas musculares ou com doenças renais. A incapacidade de ingerir uma dieta balanceada frequentemente pode produzir deficiências vitamínicas e minerais, particularmente de vitaminas hidrossolúveis, que passam então a requerer suplementação. O estado de depleção de glicogênio durante a primeira fase do protocolo reduz a capacidade individual de treinar intensamente, possivelmente resultando em efeitos deletérios para o treinamento durante o período de carga. A redução dramática dos carboidratos dietéticos durante 3 ou 4 dias também pode promover perda de tecido magro porque a proteína muscular age como substrato gliconeogênico para a manutenção da glicemia no estado de depleção de glicogênio.

Aumento do armazenamento de glicogênio: modificação no procedimento de carga

Seguir o protocolo dietético modificado e menos rigoroso do que o que é apresentado na Figura 12.1 minimiza ou elimina muitos dos efeitos negativos da sequência clássica de carga com glicogênio. Esse protocolo de 6 dias não requer exercício prévio até a depleção do glicogênio. O atleta se exercita cerca de 75% do VO$_{2máx}$ (85% da frequência cardíaca máxima) por 1,5 hora e, então, nos dias seguintes, gradualmente reduz ou elimina a duração do exercício. Durante os primeiros 3 dias, os carboidratos contribuem para cerca de 50% da energia total. Três dias antes da competição, o teor de carboidratos da dieta aumenta para 70% da ingestão energética total, repondo as reservas de glicogênio até aproximadamente o mesmo nível do obtido com o protocolo clássico.

Procedimento de carga rápida: uma necessidade de um dia

Os 2 a 6 dias necessários para alcançar níveis de glicogênio muscular supranormais representam uma limitação dos procedimentos típicos da carga de carboidratos. Uma pesquisa avaliou se um período curto de tempo que combina uma sessão relativamente curta de exercício intenso com apenas 1 dia de ingestão elevada de carboidratos alcança o efeito desejado de carga. Atletas com treinamento de *endurance* fizeram um exercício em bicicleta durante 150 segundos a 130% do VO$_{2máx}$, que foram seguidos por 30 segundos de ciclismo máximo. Durante o período de recuperação, os atletas consumiram 10,3 g/kg de massa corporal de alimentos contendo carboidratos de alto índice glicêmico. Os dados de biopsia apresentados na Figura 12.2 indicam que os níveis de carboidratos aumentaram 82% em todos os tipos de fibra muscular

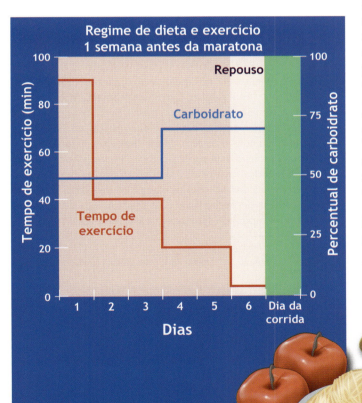

Figura 12.1 Repare que o teor de carboidratos na dieta aumenta nos últimos 3 dias, indicado pela linha *azul* para os dias 4 a 6, enquanto o tempo de atividade representado em *vermelho* diminui durante o mesmo intervalo de tempo. O dia da corrida é apresentado na barra *verde* (Adaptada, com permissão, de McArdle WD, Katch FI, Katch VL. Sports and Exercise Nutrition. 4th ed. Philadelphia: Wolters Kluwer Health, 2013.)

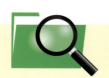

Informações adicionais: Probióticos – promessas vazias ou realidade?

O histórico de declarações para a saúde com o uso de microrganismos vivos nos alimentos, inicialmente as bactérias produtoras de ácido láctico, remonta desde a Antiguidade, incluindo escrituras hindus e do Novo Testamento. Durante muitos séculos no início dos impérios grego e romano, o clima naquela parte do Velho Mundo levou os agricultores a acreditarem que o consumo de produtos lácteos talhados forneceria benefícios para muitos males intestinais. Desde o início do campo da microbiologia, pesquisadores têm atribuído muitos efeitos para a saúde a mudanças no equilíbrio da microbiota intestinal. Relatos desde 1800 descrevem os muitos benefícios de alimentos fermentados com culturas 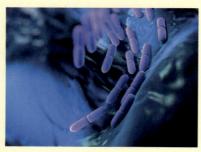 vivas (p. ex., bactérias produtoras de ácido láctico, lactobacilos, bifidobactérias, *Lactobacillus acidophilus*). Um zoologista russo, Ilya Ilyich Mechnikov (1845-1916; https://embryo.asu.edu/pages/ilya-ilyich-mechnikov-elie-metchnikoff-1845-1916; www.nobelprize.org/nobel_prizes/medicine/laureates/1908/), trabalhando no Instituto Pasteur de Paris, dividiu o prêmio Nobel em Fisiologia ou Medicina de 1908 com o médico e pesquisador alemão Paul Ehrlich (1854-1915) por seus trabalhos demonstrando que microrganismos benéficos podem substituir outros patogênicos para o tratamento de doenças intestinais. A ideia naquela época, que ainda prevalece, era de que essas substâncias melhoravam beneficamente o equilíbrio da microbiota intestinal, inibindo bactérias patogênicas e produtoras de toxinas e promovendo o crescimento da flora bacteriana benéfica.

O termo "probiótico", derivado do latim *pro* ("a favor") e do grego *bios* ("vida"), se refere a um produto contendo microrganismos que podem conferir os 11 benefícios a seguir:

1. Redução da frequência e da duração de diarreia associada a antibióticos (*Clostridium difficile*), infecção por rotavírus, quimioterapia e, em menor grau, diarreia do viajante.
2. Estímulo à imunidade humoral e celular.
3. Diminuição de metabólitos desfavoráveis (p. ex., amônia e enzimas pró-carcinogênicas no cólon).
4. Redução de efeitos indesejáveis em indivíduos com intolerância à lactose.
5. Redução da infecção por *Helicobacter pylori*.
6. Redução dos sintomas alérgicos.
7. Alívio da constipação intestinal.
8. Alívio da síndrome do intestino irritável.
9. Efeitos benéficos sobre o metabolismo mineral, particularmente sobre a densidade óssea.
10. Prevenção do câncer de cólon.
11. Redução das concentrações plasmáticas de colesterol e de triacilglicerol.

Culturas probióticas vivas frequentemente estão disponíveis em produtos lácteos fermentados e em alimentos fortificados com probióticos. A seguir encontram-se oito exemplos das cepas mais vendidas de probióticos, sendo que algumas delas podem ser encontradas em diferentes alimentos, tabletes, cápsulas e pós: *Bifidobacterium*, *Lactobacillus acidophilus*, *Lactobacillus casei*, *Bifidobacterium animalis*, *Bifidobacterium breve*, *Bifidobacterium infantis*, *Escherichia coli* e *Saccharomyces boulardii*.

Os atletas, treinadores, pesquisadores do exercício e nutricionistas esportivos têm interesse no potencial dos suplementos probióticos de modularem positivamente a microbiota intestinal e fornecerem um meio prático para melhorar a função intestinal e imunológica. Qualquer prática nutricional que aumente a função imunológica após o exercício certamente beneficiaria indivíduos expostos a altos níveis de estressores ambientais e físicos. Existem dados limitados a respeito dos benefícios potenciais da suplementação de probióticos para o exercício. Estudos futuros devem avaliar as questões de dose-resposta em várias condições de exercícios, os efeitos das espécies específicas de probióticos e os mecanismos de ação que afetam o desempenho esportivo (e a saúde global).

Fontes:

Gleeson M. Immunological aspects of sport nutrition. Immunol Cell Biol. 2016; 94:117.

Ibrahim NS et al. The effects of combined probiotic ingestion and circuit training on muscular strength and power and cytokine responses in young males. Appl Physiol Nutr Metab. 2018; 43:180.

Marshall H et al. Chronic probiotic supplementation with or without glutamine does not influence the eHsp72 response to a multiday ultraendurance exercise event. Appl Physiol Nutr Metab. 2017; 42:876.

Martarelli D et al. Effect of a probiotic intake on oxidant and antioxidant parameters in plasma of athletes during intense exercise training. Curr Microbiol. 2011; 62:1689.

Monda V, et al. Exercise modifies the gut microbiota with positive health effects. Oxid Med Cell Longev. 2017; 2017:3831972.

O'Brien KV et al. The effects of postexercise consumption of a kefir beverage on performance and recovery during intensive endurance training. J Dairy Sci. 2015; 98:744.

Rijkers GT et al. Health benefits and health claims of probiotics: bridging science and marketing. Br J Nutr. 2011; 24:1.

West NP et al. Probiotics, immunity and exercise: a review. Exerc Immunol Rev. 2009; 15:10.

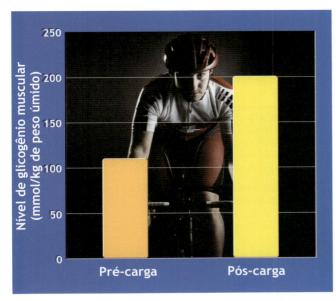

Figura 12.2 Concentração de glicogênio muscular do vasto lateral antes (pré-carga de carboidratos) e após 180 segundos de ciclismo de intensidade quase máxima seguidos por 1 dia de ingestão elevada de carboidratos (pós-carga de carboidratos). (Utilizada, com permissão, de McArdle WD, Katch FI, Katch VL. Essentials of exercise physiology. 5th ed. Baltimore: Wolters Kluwer Health, 2016.)

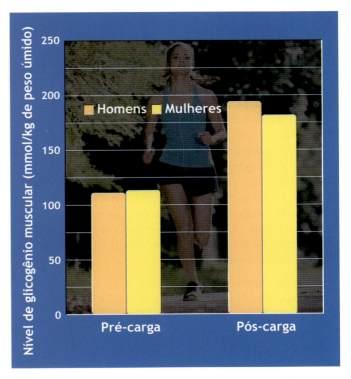

Figura 12.3 Concentrações de glicogênio muscular antes e após carga de carboidratos em homens e mulheres treinados. (Utilizada, com permissão, de McArdle WD, Katch FI, Katch VL. Exercise physiology: nutrition, energy, and human performance. 8th ed. Baltimore: Wolters Kluwer Health, 2015.)

do músculo vasto lateral após apenas 24 horas. Esse aumento no armazenamento de glicogênio é igual ou maior do que os valores relatados por outros pesquisadores utilizando uma abordagem de 2 a 6 dias de intervenção dietética. O procedimento de carga de curta duração beneficia indivíduos que desejem continuar com o treinamento normal sem o tempo necessário pelos outros protocolos e sem seus potenciais aspectos negativos.

Diferenças de gênero na supercompensação de glicogênio e no catabolismo da glicose durante o exercício

A existência de diferenças relacionadas com o gênero na supercompensação do glicogênio muscular permanece um assunto controverso. Um estudo relatou um aumento relativamente pequeno de 13% no teor de glicogênio muscular em mulheres quando elas substituíram sua dieta mista por uma dieta hiperglicídica. Outra pesquisa também indicou que as mulheres armazenavam menos glicogênio do que os homens quando a ingestão dietética de carboidratos aumentou de 60 para 75% da ingestão energética total. Esse aumento na ingestão de carboidratos como um percentual da energia total representa uma *ingestão total de carboidratos significativamente menor* em relação à massa corporal magra para as mulheres do que para os homens. A **Figura 12.3** ilustra que igualar a ingestão diária de carboidratos para homens e mulheres com treinamento de *endurance* a 12 g/kg de massa corporal magra por 3 dias consecutivos não resultou em diferenças na carga com glicogênio entre os gêneros. Esses e outros achados sustentam a noção de que homens e mulheres possuem uma capacidade *igual* de acumular glicogênio muscular quando alimentados com quantidades comparáveis de carboidratos em relação a sua massa corporal magra.

Existem diferenças de gênero no metabolismo de carboidratos durante o exercício antes e após o treinamento de *endurance*. Durante o exercício submáximo em percentuais equivalentes de VO$_{2máx}$ (i. e., a mesma carga relativa), as mulheres obtêm uma proporção menor de energia total a partir da oxidação dos carboidratos do que homens. Essa diferença de gênero na oxidação de substratos não persiste durante a recuperação.

Com protocolos de treinamento de *endurance* semelhantes, homens e mulheres diminuem o uso da glicose durante uma dada geração de potência submáxima. Na mesma carga relativa após o treinamento intenso, as mulheres apresentam um deslocamento exagerado no sentido do catabolismo de lipídios, enquanto os homens, não. Isso sugere que o treinamento de *endurance* induz um efeito poupador de glicogênio maior em um dado percentual de esforço máximo nas mulheres. As adaptações metabólicas de poupança de glicogênio poderiam beneficiar o desempenho de uma mulher durante uma competição intensa de *endurance*.

Suplementos de aminoácidos e outras modificações dietéticas para um efeito anabólico

Uma tendência emergente envolve o uso de suplementos nutricionais como uma alternativa legal para a ativação dos mecanismos anabólicos corporais normais. Mudanças dietéticas altamente específicas supostamente geram um meio hormonal que facilita a síntese proteica nos músculos esqueléticos. Além disso, muitos compostos nutricionais diferentes podem diminuir a clivagem dos tecidos corporais. Essas substâncias, conhecidas como compostos "anticatabólicos", diminuem a clivagem da maior parte das proteínas celulares, deslocando o equilíbrio metabólico na direção do aumento da síntese de tecidos. A **Tabela 12.3** resume brevemente as principais alegações a respeito dos seis suplementos dietéticos anticatabólicos mais comumente vendidos:

- α-Cetoglutarato
- Aminoácidos de cadeia ramificada (AACR)
- Caseína
- Glutamina
- Leucina
- Proteína do soro do leite (*whey protein*).

Mais de 100 companhias nos EUA produzem e/ou vendem suplementos de aminoácidos e/ou proteínas alegadamente ergogênicos. Muitas pessoas utilizam esses suplementos acreditando que eles aumentem a produção natural do corpo dos hormônios anabolizantes testosterona, hormônio do crescimento (GH) e fator de crescimento 1 semelhante à insulina (IGF-1) para aumentar o tamanho e a força musculares

TABELA 12.3

Principais funções de seis compostos nutricionais comumente divulgados.

Funções	Efetividade	Comentários/ preocupações
α-cetoglutarato: poupa glutamina (poupando, assim, o tecido muscular), a maior fonte de glutamina do corpo	Moderada a elevada	Bem tolerado, mas a segurança a longo prazo não está clara
Aminoácidos de cadeia ramificada (AACR): estimulam a síntese proteica, poupando os músculos	Moderada a elevada	Seguros
Caseína: ajuda a reduzir a clivagem proteica; aumenta a síntese de proteínas	Moderada a elevada	Pode elevar o colesterol sanguíneo
Glutamina: envolvida no metabolismo energético, poupando a clivagem de proteínas	Elevada	Requer altas doses; segura
Leucina: ajuda a poupar o tecido muscular	Moderada	Segura
Proteína do soro do leite (*whey protein*): fonte de aminoácidos essenciais; reduz o catabolismo proteico, poupa proteínas	Elevada	Segura

---

"Bater na parede" – um termo descritivo único

Entre as centenas de milhares de corredores que tentaram completar uma maratona n a súltimas três décadas, mais de dois quintos experimentaram depleção grave e limitante das reservas fisiológicas de carboidratos para o desempenho e milhares desistiram antes de alcançar a linha de chegada (aproximadamente 1 a 2% daqueles que iniciaram a corrida). Os maratonistas utilizam o termo **"bater na parede"** (os ciclistas de *endurance* também usam **"quebrar"**) para descrever as sensações de fadiga e desconforto nos músculos ativos associadas à depleção grave de glicogênio. Os fatores para o sucesso da corrida incluem a distribuição da massa muscular (músculos da perna relativamente grandes), altas densidades de glicogênio hepático e muscular, velocidade de corrida como uma fração elevada da capacidade aeróbica e um baixo custo de oxigênio com a corrida em uma determinada velocidade (alta economia de esforço). Corredores bem-sucedidos possuem grandes capacidades aeróbicas e armazenam glicogênio muscular e hepático suficiente para abastecer as corridas em ritmos que desafiam o recorde mundial atual de 2018 de 2:01:39 para os homens (do queniano Eliud Kipchoge) e de 2:15:25 para as mulheres (a britânica quatro vezes campeã olímpica Paula Radcliffe), sem depletar o glicogênio até um nível abaixo do crítico. Corredores com capacidades aeróbicas menores ou com massa muscular na perna relativamente pequena devem correr em ritmos menores ou se alimentar durante a corrida para evitar "bater na parede".

Fontes:
Burke LM et al. Post exercise muscle glycogen resynthesis in humans. J Appl Physiol (1985). 2017; 122:1055.
Laye MJ et al. Physical activity enhances metabolic fitness independently of cardiorespiratory fitness in marathon runners. Dis Markers. 2015; 2015:806418.
Rapoport BI. Metabolic factors limiting performance in marathon runners. PLoS Comput Biol. 2010; 10:6.

e reduzir o teor de gordura corporal. O racional para tentar utilizar estimulantes ergogênicos nutricionais surge a partir do uso clínico de infusão ou de ingestão de aminoácidos em pacientes com deficiências proteicas para regular a produção de hormônios anabólicos.

As pesquisas realizadas em indivíduos saudáveis *não* produziram evidências convincentes a respeito de um efeito ergogênico de um aumento dietético geral de suplementos orais contendo aminoácidos sobre a secreção hormonal, a responsividade ao treinamento ou o desempenho físico. Em estudos com desenhos e análises estatísticas adequados, suplementos de arginina, lisina, ornitina, tirosina e outros aminoácidos, sozinhos ou em combinação, *não* produziram efeitos sobre os níveis de GH, a secreção de insulina, várias medidas de potência anaeróbica ou um desempenho em corrida máxima no $VO_{2máx}$. Para idosos, a suplementação com proteína antes e após um treinamento de resistência *não* forneceu efeitos adicionais sobre os ganhos de massa e força musculares. Halterofilistas juniores de elite que utilizam regularmente suplementos com 20 aminoácidos *não* melhoraram seu desempenho físico ou as respostas em repouso ou induzidas pelo exercício de liberação de testosterona, cortisol ou GH. O uso indiscriminado de suplementos de aminoácidos em doses consideradas farmacológicas aumenta o risco de efeitos tóxicos diretos ou da geração de um desequilíbrio de aminoácidos.

Modos prudentes de afetar positivamente efeitos anabólicos

A manipulação de quatro variáveis relacionadas ao exercício e a nutrição nos períodos imediatamente antes e após o exercício pode impactar positivamente a responsividade ao treinamento de resistência por intermédio de mecanismos que alteram:

1. A disponibilidade de nutrientes.
2. Os metabólitos e as secreções hormonais circulantes.
3. As interações com receptores nos tecidos-alvo.
4. A tradução e a transcrição gênica.

Com o treinamento de resistência, a hipertrofia muscular ocorre a partir de deslocamentos no estado dinâmico normal do corpo de síntese e degradação de proteínas para um aumento na síntese tecidual. Os níveis hormonais normais de insulina e de GH imediatamente após um exercício de resistência estimulam o processo anabólico das fibras musculares enquanto inibem a degradação das proteínas musculares. *Modificações dietéticas que aumentem o transporte de aminoácidos para o*

LIGAÇÕES COM O PASSADO
Frederick Gowland Hopkins (1861-1947)

O ganhador do prêmio Nobel em Fisiologia ou Medicina de 1929, Frederick Hopkins, não alcançou sua proeminência no início do século XX seguindo as vias acadêmicas normais. Ele tinha muitos interesses, inclusive no estudo de invertebrados. Aos 17 anos de idade, quando ele finalmente saiu da escola, ele publicou um trabalho na revista *The Entomologist* sobre o besouro-bombardeiro. Logo depois, ele começou a trabalhar para uma empresa de seguros e, depois, para uma ferrovia e ele eventualmente entrou na Royal School of Mines e trabalhou em um laboratório privado de química. Hopkins qualificou-se como membro do Institute of Chemistry assistindo aulas na London's University College, fundada em 1826. Hopkins produziu estudos pioneiros na bioquímica nutricional e colaborou com o fisiologista Walter Morley Fletcher (1873-1933), mentor do futuro ganhador do prêmio Nobel Archibald V. Hill (1886-1977) no estudo da química muscular. Seu trabalho clássico de 1907 de fisiologia experimental empregou novos métodos para isolar o ácido láctico muscular. Exercícios anteriores com músculos estimulados mostraram grandes concentrações de ácido láctico, tanto no músculo estimulado quanto no não exercitado. Os métodos químicos de Fletcher e Hopkins reduziram a atividade enzimática muscular antes da análise, para isolar as reações. Eles descobriram que um músculo que se contrai em baixas concentrações de oxigênio produzia ácido láctico à custa de glicogênio.

músculo, a disponibilidade energética ou os níveis de hormônios anabólicos poderiam teoricamente melhorar o efeito do treinamento por elevar a taxa de anabolismo e/ou reduzir o catabolismo. Qualquer um desses efeitos poderia gerar um balanço proteico positivo, aumentando o crescimento muscular e melhorando a força.

A suplementação com carboidratos e proteínas no período de recuperação aumenta a resposta hormonal ao exercício de resistência

Estudos sobre a dinâmica hormonal e o anabolismo das proteínas indicam um efeito transiente, mas potencialmente ergogênico (um aumento de até quatro vezes na síntese proteica) dos suplementos de carboidratos e/ou proteínas consumidos *imediatamente após* sessões de exercício de resistência. Esse efeito da suplementação imediatamente após o exercício também pode ser efetivo para o reparo tecidual e a síntese de proteínas musculares após um exercício aeróbico.

Halterofilistas do gênero masculino que não utilizavam fármacos e com pelo menos 2 anos de experiência com treinamento de resistência consumiram suplementos de carboidratos e de proteínas imediatamente após uma sessão de treinamento de resistência padronizada. O tratamento incluía uma de quatro condições consumidas imediatamente após e também 2 horas após a sessão de treinamento:

- Um placebo de água pura
- Um suplemento com carboidratos (1,5 g/kg de massa corporal)
- Um suplemento proteico (1,38 g/kg de massa corporal)
- Um suplemento de carboidratos e proteínas (carboidrato, 1,06 g/kg de massa corporal; proteína, 0,41 g/kg de massa corporal).

Em comparação com o placebo, cada suplemento produziu um ambiente hormonal durante a recuperação condutivo à síntese proteica e ao crescimento de tecido muscular (p. ex., concentrações plasmáticas elevadas de insulina e de GH). Esses dados forneceram evidências indiretas para um possível benefício para o treinamento com o aumento da ingestão de carboidratos e/ou proteínas imediatamente após uma sessão de treinamento de resistência.

Outro estudo comparou os efeitos do consumo de glicose, proteína e creatina antes e após cada sessão de treinamento de resistência em comparação com a suplementação em horários distantes do treinamento (*i. e.*, momento da suplementação) sobre a hipertrofia das fibras musculares, a força muscular e a composição corporal. Homens habituados ao treinamento de resistência e com forças semelhantes foram alocados em um de dois grupos: um grupo que consumiu um suplemento (1 g/kg de massa corporal) de glicose, proteína e creatina imediatamente antes e após um treinamento de resistência e o outro grupo que recebeu a mesma dose de suplementos, porém apenas na manhã e tarde da noite. Medidas de composição corporal realizadas por absorciometria de raios X de dupla energia (DEXA; ver Capítulo 13, *Avaliação da Composição Corporal e Observações Específicas para Esportes*), força (1 RM), tipo de fibra muscular, área transversal, proteínas contráteis e os teores de creatina e glicogênio em biopsias do músculo vasto lateral 1 semana antes e após 10 semanas de um regime de treinamento de 10 semanas. A suplementação nos períodos imediatamente antes e após o exercício produziu aumentos mais marcantes na massa corporal magra e na força de 1 RM em duas das três medidas (**Figura 12.4**). Aumentos maiores na área transversal das fibras musculares tipo II e em seu teor de proteínas contráteis acompanharam mudanças na composição corporal, demonstrando que o momento da suplementação é uma estratégia dietética efetiva para aumentar as adaptações desejáveis ao treinamento de resistência.

A glicose pós-exercício aumenta o balanço proteico após o treinamento de resistência

Homens saudáveis familiarizados com o treinamento de resistência realizaram um exercício extensor do joelho unilateral

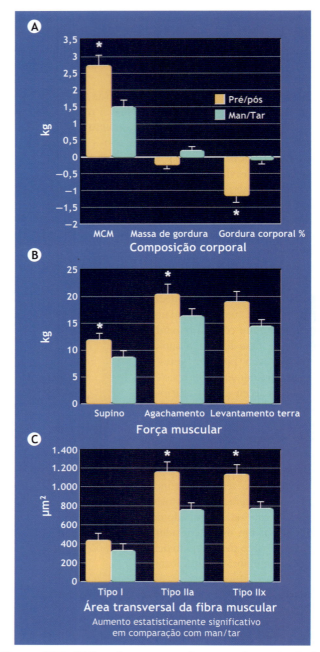

Figura 12.4 Efeitos do consumo de um suplemento de 1,0 g/kg de massa corporal de proteína, creatina e glicose imediatamente antes e após um treinamento de exercício de resistência (pré-exercício/pós-exercício) ou no início da manhã (Man) ou no fim da tarde (Tar) do dia do treinamento sobre as mudanças na composição corporal (**A**), força 1 RM (**B**) e área muscular transversal (**C**). (Utilizada, com permissão, de McArdle WD, Katch FI, Katch VL. Essentials of exercise physiology. 5th ed. Baltimore: Wolters Kluwer Health, 2016.)

consistindo em oito séries com 10 repetições a 85% da força máxima. Imediatamente após a sessão de exercícios e uma hora depois os indivíduos receberam um suplemento de glicose de 1,0 g/kg de massa corporal ou um placebo contendo aspartame. A **Figura 12.5** mostra que a suplementação com glicose reduziu a clivagem de proteínas miofibrilares, indicado pela redução da excreção urinária de 3-metil-histidina e de nitrogênio. Qualquer efeito benéfico da suplementação com glicose imediatamente após um exercício de resistência possivelmente é resultante de um aumento na liberação de insulina, o que aumentaria um balanço positivo de proteínas musculares durante a recuperação.

Os lipídios dietéticos afetam a homeostase neuroendócrina

O teor de lipídios na dieta pode modular a homeostase neuroendócrina em repouso na medida em que pode modificar a síntese tecidual. Uma pesquisa avaliou os efeitos de um exercício de resistência intenso sobre as concentrações plasmáticas pós-exercício de testosterona, um hormônio anabólico e anticatabólico liberado pelas células de Leydig dos testículos. Em concordância com pesquisas prévias, os níveis de testosterona aumentaram 5 minutos após o exercício. Um achado mais impressionante revelou uma associação íntima entre a composição nutricional na dieta regular individual e os níveis plasmáticos de testosterona durante o repouso. A **Tabela 12.4** mostra a quantidade e a composição de macronutrientes (proteínas, lipídios, ácidos graxos saturados, ácidos graxos monoinsaturados, taxa entre ácidos graxos insaturados e ácidos graxos saturados e taxa entre proteínas e carboidratos) correlacionadas com as concentrações de testosterona antes do exercício. Mais especificamente os níveis de lipídios

TABELA 12.4

Correlações entre concentração de testosterona pré-exercício e variáveis nutricionais selecionadas.

Nutriente	Correlação com testosterona*
Energia (kJ)	– 0,18
Proteína (%)	– 0,71**
CHO (%)	– 0,30
Lipídio (%)	0,72**
AGS (g/1.000 kcal/dia)	0,77***
AGMI (g/1.000 kcal/dia)	0,79***
AGPI (g/1.000 kcal/dia)	0,25
Colesterol (g/1.000 kcal/dia)	0,53
AGPI/AGS	– 0,63#
Fibra dietética (g/1.000 kcal/dia)	– 0,19
Proteína/CHO	– 0,59#
Proteína/lipídio	0,16
CHO/lipídio	0,16

Utilizada, com permissão, de Volek JS et al. Testosterone and cortisol in relationship to dietary nutrients and resistance exercise. J Appl Physiol. 1997; 82:49-54. Copyright © 1997 American Physiological Society. *Coeficiente de correlação de Pearson produto-momento. Os valores percentuais de nutrientes são expressos como um percentual da energia total diária; **P ≤ 0,01. ***P ≤ 0,005. #P ≤ 0,05. CHO: carboidrato; AGMI: ácidos graxos monoinsaturados; AGPI: ácidos graxos poli-insaturados; AGS: ácidos graxos saturados.

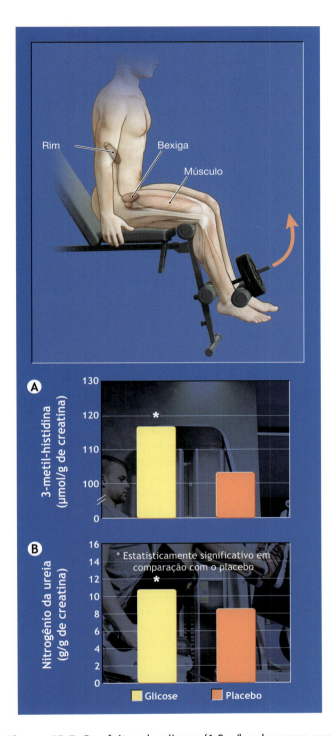

Figura 12.5 Os efeitos da glicose (1,0 g/kg de massa corporal) *versus* um placebo de aspartame ingeridos imediatamente após o exercício e 1 h depois sobre a degradação proteica refletida pela excreção urinária em 24 h de (**A**) 3-metil-histidina e (**B**) nitrogênio ureico urinário; (**C**) a taxa de síntese de proteínas musculares (SPM) medida pela taxa de incorporação do aminoácido leucina (L-[I−13C]) no músculo vasto lateral. As *barras* de SPM indicam diferença entre a perna exercitada e a controle para as condições de glicose e placebo. (Utilizada, com permissão, de McArdle WD, Katch FI, Katch VL. Essentials of exercise physiology. 5ª ed. Baltimore: Wolters Kluwer Health, 2016.)

412 — Parte 5 • Suplementos Ergogênicos

e de ácidos graxos saturados e monoinsaturados dietéticos foram os melhores preditores das concentrações de testosterona durante o repouso – os menores níveis de cada um desses componentes dietéticos estavam relacionados com níveis menores de testosterona. Esses achados concordam com estudos prévios que mostraram que uma dieta hipolipídica (de cerca de 20%) produziu níveis de testosterona menores do que uma dieta com um teor de lipídios de 40%.

Os dados na Tabela 12.4 também mostram que o percentual de proteínas na dieta se correlacionou *inversamente* com os níveis de testosterona (os *maiores* níveis de proteínas estavam relacionados com os *menores* níveis de testosterona). Como muitos atletas de resistência consomem quantidades consideráveis de proteína dietética, as implicações dessa associação para o treinamento físico permanecem sem resolução. Além disso, se baixos níveis de lipídios dietéticos diminuem os níveis em repouso de testosterona, então os indivíduos que consomem dietas hipolipídicas (p. ex., vegetarianos, lutadores, dançarinos e ginastas em dietas de restrição energética para a manutenção de um baixo peso corporal) podem experimentar uma redução na resposta ao treinamento. Atletas que apresentam uma redução dos níveis plasmáticos de testosterona com o treinamento excessivo podem se beneficiar de mudanças na composição de macronutrientes em suas dietas, aumentando a ingestão de lipídios.

L-carnitina

A L-carnitina, um ácido carboxílico de cadeia curta contendo nitrogênio e estereoisômero da carnitina (possui um arranjo espacial atômico diferente), representa um composto semelhante a vitamina com funções bem estabelecidas no metabolismo intermediário. A L-carnitina é encontrada principalmente na carne e nos produtos lácteos (a DL-carnitina é tóxica e *nunca* deve ser consumida). O fígado e os rins sintetizam a L-carnitina a partir dos aminoácidos metionina e lisina e cerca de 95% dos 20 g totais (120 mmol) de carnitina estão localizados dentro das células musculares. Teoricamente, aumentar a função da carnitina inibiria o acúmulo de lactato e melhoraria o desempenho no exercício. Os vendedores de L-carnitina focam atletas de *endurance* que acreditam que esse "estimulador metabólico" aumenta a queima de gordura e poupa glicogênio. Não é surpreendente que os benefícios de queima de gordura atribuídos à carnitina também sejam atraentes para fisiculturistas como um modo prático, porém sem comprovação, de redução da gordura corporal.

A taxa de oxidação de ácidos graxos afeta a intensidade do exercício aeróbico

A suplementação dietética para o aumento dos níveis intracelulares de L-carnitina deveria teoricamente elevar a transferência energética aeróbica a partir da clivagem dos lipídios e ao mesmo tempo conservar as reservas de glicogênio. Durante a atividade física prolongada, os ácidos graxos livres (AGL) plasmáticos frequentemente aumentam até um valor mais elevado do que o necessário pelo gasto energético real. A elevação dos lipídios plasmáticos pode ser resultante de uma inadequação na captação e na oxidação dos ácidos graxos pelas mitocôndrias por causa de uma concentração insuficiente de L-carnitina. A suplementação deveria ser mais benéfica em condições de depleção de glicogênio, o que aumenta a demanda pela oxidação dos ácidos graxos.

As pesquisas não mostram benefícios ergogênicos, alterações metabólicas positivas (aeróbicas ou anaeróbicas),

---

Glicogênio cerebral é importante para a resistência à fadiga

Uma pesquisa estabeleceu firmemente a importância do glicogênio hepático e muscular para sustentar um nível elevado de exercício de *endurance* prolongado, mas qual é o papel do teor de glicogênio cerebral na resistência à fadiga quando o suprimento de glicose a partir do sangue se torna inadequado (uma condição chamada de hipoglicemia)? Para investigar os efeitos do exercício prolongado que induz hipoglicemia e a depleção de glicogênio muscular sobre o teor de glicogênio cerebral, ratos Wistar machos correram em uma esteira com velocidade moderada por períodos de 30 a 120 minutos. A irradiação de micro-ondas de alta potência mediu então seus teores cerebrais de glicogênio, que permaneceram inalterados em relação aos níveis de repouso ao fim de 30 a 60 minutos de corrida. Após a corrida de 120 minutos, os níveis de glicogênio cerebral diminuíram entre 36 e 60% em cinco áreas cerebrais discretas. Os níveis de glicogênio cerebral em todas as cinco regiões após a corrida foram correlacionados positivamente com os níveis de glicose sanguínea e cerebral. Esse achado com animais sustenta a hipótese de que uma redução no teor cerebral de glicogênio pode estar relacionada de algum modo com a fadiga central durante o exercício prolongado.

Fontes:

Matsui T et al. Astrocytic glycogen-derived lactate fuels the brain during exhaustive exercise to maintain endurance capacity. Proc Natl Acad Sci USA. 2017; 114:6358.

Matsui T et al. Brain glycogen decreases during prolonged exercise. J Physiol. 2011; 589:3383.

Xirouchaki CE et al. Impaired glucose metabolism and exercise capacity with muscle-specific glycogen synthase 1 (gys1) deletion in adult mice. Mol Metab. 2016; 5:221.

Yang Q et al. Effects of macamides on endurance capacity and antifatigue property in prolonged swimming mice. Pharm Biol. 2016; 54:827.

melhora na recuperação ou efeitos de redução na gordura corporal com a suplementação com L-carnitina. Por exemplo, não existem diferenças nos níveis musculares de carnitina entre homens jovens e de meia-idade que consomem uma ingestão normal de carnitina, de cerca de 100 a 200 mg diários. Para esses indivíduos, variações típicas nos níveis de carnitina não refletem a capacidade de realização de metabolismo aeróbico. Além disso, não ocorrem déficits de L-carnitina durante o exercício prolongado ou o treinamento intenso. A baixa biodisponibilidade e a excreção renal rápida da carnitina oral faz com que seja altamente improvável que a suplementação afete os estoques musculares de carnitina em indivíduos saudáveis. Ingerir até 2.000 mg de L-carnitina, oral ou intravenosamente, durante o exercício aeróbico não afeta a mistura metabólica catabolizada ou o desempenho em *endurance*, a capacidade aeróbica nem o nível de exercício necessário para o início do acúmulo sanguíneo de lactato.

Administração a curto prazo e desempenho atlético

A administração a curto prazo de 2.000 mg de L-carnitina a atletas de *endurance* 2 horas antes de uma maratona e após 20 km de corrida aumentou as concentrações plasmáticas de todas as frações de carnitina. Os aumentos de carnitina não afetaram o desempenho na corrida, não alteraram a mistura metabólica durante a corrida nem melhoraram a recuperação. Mesmo com o exercício prolongado e intenso o bastante para depletar as reservas de glicogênio, os suplementos de L-carnitina não alteraram o metabolismo de substratos que indicasse um aumento na oxidação de lipídios. A suplementação com carnitina também não exerceu efeitos sobre o exercício anaeróbico repetitivo a curto prazo. O acúmulo de lactato, o equilíbrio acidobásico e o desempenho em cinco natações de 91 m com intervalos de dois minutos de repouso não foram diferentes entre os nadadores competitivos que consumiram 2.000 mg de L-carnitina em uma bebida cítrica 2 vezes/dia durante 7 dias e os nadadores que consumiram apenas a bebida cítrica.

Cromo

O cromo ocorre abundantemente no solo como cromita em concentrações que apresentam médias de 250 µg/kg de solo. Sua distribuição nas plantas varia entre 100 e 500 µg/kg e em alimentos entre 20 e 590 µg/kg. Esse mineral traço vermelho vivo age como um cofator, na forma de cromo trivalente, para uma proteína de baixo peso molecular que potencializa a função da insulina. Como discutido nos Capítulos 6, *Medida da Energia nos Alimentos e Durante a Atividade Física*, e 8, *Considerações Nutricionais para o Treinamento Intenso e a Competição Esportiva*, a insulina promove o transporte de glicose para dentro das células, aumenta o metabolismo dos ácidos graxos e promove a atividade enzimática celular que facilita a síntese proteica. A

imagem tridimensional apresentada nesta página de um complexo molecular contendo cromo mostra o arranjo dos átomos (*vermelho* = oxigênio; *azul* = nitrogênio; *preto* = carbono; *cinza* = cromo; *branco*, embaixo à esquerda = oxigênio).

A deficiência crônica de cromo aumenta os níveis sanguíneos de colesterol e reduz a sensibilidade à insulina, aumentando as chances de desenvolvimento de diabetes melito tipo 2. Alguns adultos norte-americanos consomem menos do que 50 a 200 µg de cromo por dia, faixa que é considerada a ingestão dietética diária estimada como segura e adequada. Isso ocorre principalmente porque os alimentos ricos em cromo – fermento biológico, brócolis, gérmen de trigo, oleaginosas, fígado, ameixa seca, gema de ovo, maçãs com casca, aspargos, cogumelos, vinho e queijo – não constituem em geral uma porção significativa da dieta regular. O processamento também remove uma quantidade considerável de cromo dos alimentos e o exercício extenuante e a ingestão elevada de carboidratos associada a ele promovem perdas urinárias de cromo, aumentando o potencial para a deficiência de cromo.

Benefícios associados ao cromo

O cromo, vendido como "queimador de gordura" e "formador de músculo", representa um dos suplementos minerais que mais vendem nos EUA, atrás apenas do cálcio – e suas vendas agora excedem US$ 1 bilhão anuais. A ingestão de cromo, em geral como picolinato de cromo, frequentemente chega a 600 µg diários. Essa combinação quelada com ácido picolínico supostamente melhora a absorção do cromo em comparação com o cloreto de cromo, seu sal inorgânico. As campanhas publicitárias concentram seus esforços para a venda de suplementos de cromo para fisiculturistas e outros indivíduos que treinam resistência como uma alternativa segura ao uso de esteroides anabolizantes para modificar favoravelmente a composição corporal, embora isso não seja comprovado.

A maior parte dos estudos que sugerem efeitos benéficos dos suplementos de cromo sobre a gordura corporal e a massa muscular inferem *incorretamente* as modificações na composição corporal a partir de mudanças no peso corporal ou em medidas antropométricas sem validação, em vez de métodos mais apropriados, como os discutidos no Capítulo 13, *Avaliação da Composição Corporal e Observações Específicas para Esportes*. Em um estudo, homens jovens realizaram treinamento de resistência durante 6 semanas e utilizaram suplementos diários contendo 200 µg (3,85 mmol) de picolinato de cromo por 40 dias. Eles apresentaram um pequeno aumento na massa corporal livre de gordura (MLG) e uma redução na gordura corporal. Nenhum dado foi apresentado que documentasse aumentos na força muscular.

Outro estudo relatou um aumento na massa corporal sem modificações na força muscular ou na composição corporal em estudantes universitários do sexo feminino sem treinamento prévio (não houve mudanças nos homens) que receberam suplementos diários com 200 µg de cromo durante um programa de treinamento de resistência de 12 semanas em comparação com controles não suplementados. Quando jogadores universitários de futebol americano receberam suplementos diários de 200 µg de picolinato de cromo durante 9 semanas não houve mudanças na composição corporal e na força muscular com um treinamento intenso de levantamento de peso em comparação com o grupo controle que recebeu placebo. Achados semelhantes de nenhum benefício para a composição corporal e para o desempenho físico surgiram em um estudo de 14 semanas realizado em lutadores da primeira divisão universitária, que combinaram a suplementação com picolinato de cromo com um programa de treinamento pré-temporada típico, em comparação com um treinamento idêntico sem suplementação.

Um estudo duplo-cego envolvendo 36 homens jovens avaliou os efeitos de uma suplementação diária com cromo (3,3 a 3,5 mmol como cloreto de cromo ou como picolinato de cromo) ou de um placebo durante 8 semanas de treinamento de resistência. Para cada grupo, as ingestões dietéticas de proteína, magnésio, zinco, cobre e ferro foram iguais ou maiores do que os níveis recomendados durante o treinamento; os indivíduos também mantiveram ingestões adequadas de cromo. A suplementação com cromo aumentou a concentração sérica de cromo e sua excreção urinária igualmente, independentemente da forma ingerida. Em comparação com o tratamento com placebo, a suplementação com cromo *não* afetou as modificações relacionadas com o treinamento na força muscular, no físico, na MLG ou na massa muscular.

Uma pesquisa adicional avaliou os efeitos da suplementação diária com 200 µgde suplemento de cromo sobre a força muscular, a composição corporal e a excreção de cromo em homens não treinados durante 12 semanas de treinamento de resistência. A força muscular melhorou 24% no grupo suplementado e 33% no grupo placebo. Não ocorreram mudanças em nenhuma das variáveis de composição corporal. O grupo que recebeu o suplemento apresentou maior excreção de cromo do que os controles após 6 semanas de treinamento. Os pesquisadores concluíram que os suplementos de cromo *não forneceram efeitos ergogênicos* em nenhuma das variáveis avaliadas.

A suplementação diária com 400 µg de picolinato de cromo por 9 semanas não promoveu perda de peso em mulheres obesas sedentárias, mas, ao contrário, promoveu ganho de peso durante o período de tratamento. Em apoio à suplementação com cromo, ocorreu uma maior perda de gordura corporal (e nenhum aumento na MLG) em indivíduos "recrutados em uma variedade de clubes atléticos e de aptidão física" que consumiram 400 µg diariamente durante 90 dias do que o observado em indivíduos que receberam placebo. A pesagem hidrostática e a DEXA avaliaram a composição corporal. Os dados de comparação da composição corporal pré-teste e pós-teste obtidos com a pesagem hidrostática não foram apresentados e a análise com DEXA indicou valores percentuais de gordura corporal de 42% tanto para os controles quanto para os grupos tratados experimentalmente, um nível de obesidade que parece extraordinário para membros de estabelecimento de aptidão física.

A perda de massa muscular afeta comumente os idosos, de modo que qualquer benefício potencial muscular com a suplementação com cromo deveria emergir nesse grupo. Isso não ocorreu para homens idosos envolvidos em treinamento de resistência intenso. Uma dose diária de 924 µg de picolinato de cromo não aumentou os ganhos de tamanho, força ou potência musculares nem de MLG em comparação com a condição sem suplementação. Entre indivíduos obesos engajados no programa de correção de condicionamento físico obrigatório da Marinha dos EUA, o consumo de 400 µg diários de picolinato de cromo não causou perdas maiores de peso corporal e de gordura corporal nem aumentou a MLG em comparação com o grupo que recebeu placebo.

Uma pesquisa abrangente com desenho duplo-cego estudou os efeitos de um suplemento diário de cromo (3,3 a 3,5 µmol como cloreto de cromo ou como picolinato de cromo) ou de um placebo durante 8 semanas durante um treinamento de resistência em homens jovens. Para cada grupo, as ingestões dietéticas de proteína, magnésio, zinco, cobre e ferro foram iguais ou maiores do que os níveis recomendados durante o treinamento; os indivíduos também mantiveram ingestões adequadas de cromo. A suplementação aumentou a concentração sérica de cromo e sua excreção urinária, independentemente da forma ingerida. A Federal Trade Commission (*www.ftc.gov/*) ordenou que os produtores de suplemento de cromo parem imediatamente de promover declarações não substanciadas sobre perda de peso e benefícios para a saúde (p. ex., redução da gordura corporal, aumento da massa muscular, aumento do nível de energia) para o picolinato de cromo. As empresas não podem mais declarar benefícios para a saúde com o consumo desse composto a menos que dados de pesquisas confiáveis comprovem essas declarações.

Efeitos colaterais potenciais do cromo

O cromo compete com o ferro pela ligação na transferrina, uma proteína plasmática que transporta o ferro dos alimentos ingeridos e dos eritrócitos danificados, transferindo-o para os tecidos que precisam de ferro. Pesquisadores observaram que fornecer 924 µg de picolinato de cromo diariamente a homens de meia-idade durante 12 semanas não afetou as medidas hematológicas ou os índices de metabolismo de ferro, nem o status de ferro. Pesquisas adicionais devem determinar se a suplementação com cromo acima dos valores recomendados afeta negativamente o transporte e a distribuição do ferro no corpo. Nenhum estudo avaliou a segurança da suplementação com picolinato de cromo a longo prazo ou a eficácia ergogênica da suplementação em indivíduos com status de cromo subótimo. A respeito da biodisponibilidade e dos minerais traço na dieta, o consumo excessivo de cromo inibe a absorção de zinco e de ferro. Em casos extremos, isso poderia induzir anemia ferropriva, reduzir a habilidade de treinar intensamente e afetar negativamente o desempenho em exercícios que requeiram um nível elevado de metabolismo aeróbico.

Más notícias em potenciais surgem de estudos nos quais culturas de tecidos humanos que receberam doses extremas de picolinato de cromo apresentaram danos cromossômicos eventuais. É preciso criticar o fato de que essas doses experimentais elevadas não ocorrem com a suplementação em seres humanos. Além disso, é possível argumentar que as células expostas continuamente ao excesso de cromo (p. ex., suplementação a longo prazo) acumulam esse mineral, retendo-o por anos.

Coenzima Q₁₀ (ubiquinona)

A **coenzima Q₁₀** (CoQ₁₀; *ubiquinona* na forma oxidada e *ubiquinol*, quando reduzida), encontrada principalmente em carnes, amendoim e óleo de soja, funciona como um componente integrante do sistema transportador de elétrons da mitocôndria na fosforilação oxidativa. Esse componente natural lipossolúvel presente em todas as células ocorre em concentrações elevadas dentro do tecido miocárdico. A CoQ₁₀ tem sido utilizada terapeuticamente para o tratamento das doenças cardiovasculares por causa do seu papel no metabolismo oxidativo e de suas propriedades antioxidantes que promovem a remoção dos radicais livres que danificam os componentes celulares. Por causa de seu efeito positivo sobre a captação de oxigênio e o desempenho em exercícios por pacientes cardiopatas, algumas pessoas consideram a CoQ₁₀ um nutriente ergogênico com potencial para melhorar o desempenho em *endurance*. Com base na crença de que a suplementação poderia aumentar o fluxo de elétrons pela cadeia respiratória e, assim, aumentar a síntese aeróbica de trifosfato de adenosina (ATP), a literatura popular diz que os suplementos com CoQ₁₀ melhoram o "vigor" e a função cardiovascular.

A suplementação com CoQ₁₀ aumenta os níveis séricos de CoQ₁₀, mas isso não melhora a capacidade aeróbica, o desempenho em *endurance*, a glicose plasmática ou os níveis de lactato durante cargas submáximas ou dinâmicas cardiovasculares em comparação com um placebo. Um estudo avaliou os suplementos orais de CoQ₁₀ sobre a tolerância ao exercício e a função dos músculos periféricos sobre homens saudáveis e de meia-idade. As medidas incluíram $VO_{2máx}$, limiar de lactato, resposta da frequência cardíaca, fluxo sanguíneo na extremidade superior e metabolismo. Durante 2 meses, os indivíduos receberam CoQ₁₀ (150 mg/dia) ou um placebo. Os níveis sanguíneos de CoQ₁₀ aumentaram durante o período de tratamento e permaneceram inalterados nos controles. Não ocorreram diferenças entre os grupos em nenhuma das variáveis fisiológicas ou metabólicas analisadas. Semelhantemente, para homens jovens e idosos treinados, a suplementação com CoQ₁₀ de 120 mg/dia por 6 semanas não beneficiou a capacidade aeróbica ou a peroxidação lipídica, um marcador de estresse oxidativo. Dados subsequentes também indicam que os suplementos de CoQ₁₀ (60 mg/dia combinados com vitaminas E e C) não afetaram a peroxidação lipídica durante o exercício em atletas de *endurance*. Ratos suplementados com CoQ₁₀ (10 mg/dia durante 4 dias) apresentaram uma supressão marcante da peroxidação lipídica induzida pelo exercício no fígado, no coração e no músculo gastrocnêmio. Outro estudo avaliou a administração de CoQ₁₀ a indivíduos com doença renal crônica (um estado inflamatório) que eram submetidos à diálise. Em um experimento duplo-cego, placebo controlado em que todos os indivíduos receberam placebo e CoQ₁₀ oral em um desenho cruzado, não ocorreram efeitos significativos na distância percorrida em um teste de caminhada de 6 minutos ou em marcadores do sistema oxidativo. Levando em consideração todas essas evidências, a ingestão de CoQ₁₀ de modo regular visando a melhora do desempenho aeróbico e das funções fisiológicas não parece oferecer qualquer benefício.

Creatina

Carne bovina, aves e peixes constituem fontes ricas de creatina; eles contêm aproximadamente 4 a 5 g por quilograma de alimento. O corpo sintetiza apenas cerca de 1 a 2 g desse composto orgânico contendo nitrogênio diariamente, principalmente nos rins, no fígado e no pâncreas, a partir dos aminoácidos arginina, glicina e metionina. Desse modo, quantidades dietéticas adequadas de creatina em geral são importantes para a obtenção das quantidades necessárias desse composto. A creatina, em conjunto com a enzima creatinoquinase e fosfatase forma a fosfocreatina (PCr), um substrato altamente energético encontrado principalmente no músculo esquelético. A PCr age como um "reservatório energético" para a célula, fornecendo rapidamente energia na ligação de fosfato para a síntese de ATP, o que é discutido em detalhes no Capítulo 4. A molécula de creatina apresentada nesta página é representada como esferas com ligações entre elas, consistindo de átomos de oxigênio (*vermelho*), carbono (*cinza*), nitrogênio (*azul*) e hidrogênio (*branco*).

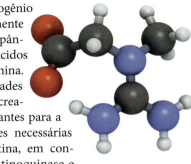

Como o reino animal contém os alimentos mais ricos em creatina, os vegetarianos experimentam uma desvantagem na obtenção de fontes acessíveis de creatina exógena.

A creatina recebeu notoriedade como uma ajuda ergogênica quando foi utilizada por corredores e corredores com barreiras britânicos nos Jogos Olímpicos de 1992 em Barcelona. A suplementação com creatina nos níveis recomendados exerce efeitos ergogênicos no exercício de alta intensidade e curta duração (5 a 10% de melhora) sem produzir efeitos colaterais perigosos. Os suplementos de creatina vendidos como monoidrato de creatina (CrH_2O) ocorrem na forma de pó, tablete, cápsula e líquido estabilizado. É possível comprar suplementos de creatina sem prescrição médica ou pela internet como um suplemento nutricional, normalmente sem garantia de pureza. Uma pesquisa recente no Google com o termo "suplemento de creatina" encontrou 611 mil resultados para esse suplemento popular (a pesquisa foi realizada no dia 20 de novembro de 2017 na língua inglesa). A ingestão de uma suspensão líquida de monoidrato de creatina na dose relativamente elevada de 20 a 30 g por dia durante 2 semanas aumentou as concentrações intramusculares de creatina livre e de PCr em até 30%. Esses níveis permaneceram elevados durante semanas após apenas alguns dias de suplementação. Os órgãos reguladores dos esportes não declararam a creatina uma substância ilegal.

Um componente importante dos fosfatos de alta energia

Os mecanismos fisiológicos precisos por trás da eficácia ergogênica potencial da suplementação com creatina são pouco conhecidos. A creatina passa através do trato digestivo sem ser alterada e é absorvida pela mucosa intestinal, alcançando a corrente sanguínea. Quase toda a creatina ingerida é incorporada dentro dos músculos esqueléticos, que passam a ter uma concentração média de 125 mM/ℓ/kg de músculo seco (variação de 90 a 160 mM/ℓ/kg de músculo seco) por intermédio de um transporte ativo mediado pela insulina. Cerca de 40% do total ocorre na forma de creatina livre; o restante é combinado rapidamente com fosfato, formando PCr. As fibras musculares de reação rápida, do tipo II, armazenam cerca de quatro a seis vezes mais PCr do que ATP. A PCr serve como um "reservatório energético" celular, fornecendo energia rápida na ligação do fosfato para a ressíntese de ATP (ver Capítulo 5, *Metabolismo dos Macronutrientes Durante o Exercício e o Treinamento*), o que é crucial para o esforço máximo que dura até 10 segundos. Com quantidades limitadas de PCr intramuscular, parece plausível que qualquer aumento na disponibilidade da PCr pode potencializar três efeitos ergogênicos:

1. Aumentar o desempenho repetitivo em atividades de força muscular e de potência a curto prazo.
2. Aumentar sessões curtas de *endurance* muscular.
3. Fornecer sobrecarga muscular maior, aumentando a efetividade do treinamento.

A ingestão de carboidratos facilita a carga com creatina

O consumo de creatina com uma bebida contendo açúcar aumenta a captação de creatina e o seu armazenamento no músculo esquelético. Durante 5 dias, os indivíduos receberam 5 g de creatina 4 vezes ao dia ou um suplemento de 5 g seguido após 30 minutos por 93 g de um açúcar simples de alto índice glicêmico 4 vezes ao dia. Para o grupo que utilizou apenas o suplemento de creatina, a PCr muscular aumentou 7,2%, a creatina livre, 13,5% e a creatina total, 20,7%. Ocorreram aumentos muito maiores no grupo suplementado com creatina e açúcar (aumento de 14,7% na PCr muscular, 18,1% na creatina livre e 33% na creatina total).

Efeitos colaterais indesejáveis

Evidências fracas indicam uma possível associação entre a suplementação com creatina e cãibras em várias áreas musculares durante competições ou treinos mais longos de futebol americano. Esse efeito pode resultar de um de dois fatores a seguir:

1. Alteração da dinâmica intracelular por causa de um aumento dos níveis de creatina livre e de PCr.
2. Um aumento do volume da célula muscular induzido por efeitos osmóticos (maior hidratação celular) causado por um aumento do conteúdo de creatina.

O consumo de creatina pode causar náuseas, problemas no trato gastrintestinal, indigestão e dificuldade em absorver os alimentos. Felizmente, não foram relatados efeitos adversos sérios que requeressem intervenção médica, mesmo com a suplementação de creatina durante até 4 anos.

Melhoras desejáveis no desempenho

A **Figura 12.6** ilustra claramente os efeitos ergogênicos positivos da carga com creatina sobre o trabalho total realizado durante o desempenho em exercício de ciclismo com *sprints* repetitivos. Homens fisicamente ativos, mas não treinados, realizaram conjuntos de *sprints* máximos na bicicleta ergométrica durante seis segundos com períodos de recuperação de 24, 54 ou 84 segundos entre os *sprints* para simular condições esportivas. As avaliações do desempenho ocorreram nas condições de carga de creatina (20 g/dia por 5 dias) ou placebo. A suplementação aumentou o conteúdo de creatina muscular em 48,9% e de PCr em 12,5%, comparado com o placebo. O aumento da creatina intramuscular produziu uma elevação de 6% no trabalho total realizado (251,7 kJ antes do suplemento *versus* 266,9 kJ após a carga com creatina) em comparação com o grupo que recebeu placebo (254,0 kJ antes do teste *versus* 252,3 kJ após o placebo). Os suplementos de creatina beneficiaram uma rotina de treino em que um jogador marca o outro correndo o tempo todo ao seu lado na quadra com posições simuladas por jogadores competitivos de *squash*. Ela aumenta o desempenho em ciclos repetitivos de *sprint* após 30 minutos de exercício submáximo e de carga constante no calor, sem afetar negativamente a dinâmica termorregulatória.

 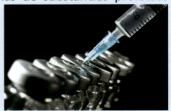

Substâncias proibidas

A World Anti-Doping Agency (WADA; http://list.wada-ama.org) representa uma fundação independente criada para promover, coordenar e monitorar os esforços contra o uso de drogas no esporte em todo o mundo. Apesar das regulações e das sanções aparentemente rigorosas contra atletas que são testados positivamente para uma ou mais das 11 categorias de substâncias proibidas listadas a seguir (que receberam proibições de competirem pela WADA), o Comitê Olímpico Internacional (COI) passou por cima da decisão da WADA e permitiu que centenas de atletas competissem nos Jogos Olímpicos de 2016 no Rio de Janeiro. Atletas que haviam sido previamente proibidos de competirem no Rio por causa de *doping* desafiaram a decisão e muitas das apelações foram acatadas, e foi permitido que eles competissem. As seguintes categorias de drogas estavam envolvidas:

1. Esteroides anabólicos androgênicos.
2. Hormônios e substâncias relacionadas.
3. ß$_2$-agonistas.
4. Antagonistas e moduladores hormonais.
5. Diuréticos e outros agentes mascaradores.
6. Estimulantes.
7. Narcóticos.
8. Canabinoides.
9. Glicocorticosteroides.
10. Álcool (em alguns esportes).
11. Betabloqueadores (em alguns esportes).

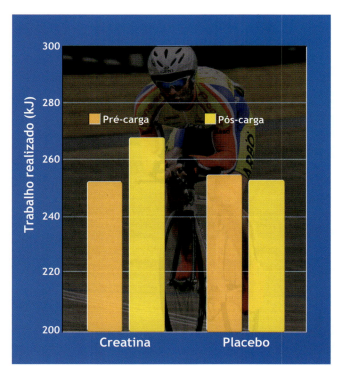

Figura 12.6 Efeitos da carga com creatina *versus* placebo sobre o trabalho total realizado durante o desempenho em ciclismo com *sprints* repetitivos a longo prazo (80 min). (Utilizada, com permissão, de McArdle WD, Katch FI, Katch VL. Exercise physiology: nutrition, energy, and human performance. 8th ed. Baltimore: Wolters Kluwer Health, 2015. Adaptada, com permissão, de Preen CD et al. Effect of creatine loading on long-term sprint exercise performance and metabolism. Med Sci Sports Exerc. 2001; 33:814.)

Esses benefícios ao desempenho muscular também ocorreram em homens mais velhos e fisicamente ativos.

A **Figura 12.7** destaca os mecanismos pelos quais a elevação dos níveis de creatina livre e de PCr intramusculares alcançada com a suplementação com creatina podem melhorar o desempenho em exercícios e a resposta ao treinamento. Além de beneficiar halterofilistas e fisiculturistas, a melhora na capacidade de geração de potência anaeróbica imediata beneficia também corredores de *sprint*, ciclistas, nadadores, praticantes de salto e movimentos máximos, rápidos e repetitivos no futebol americano e no vôlei. O aumento das concentrações intramusculares de PCr também permite que os indivíduos aumentem a intensidade do treinamento em atividades de força e potência.

Os suplementos orais de monoidrato de creatina (20 a 25 g/dia) aumentaram os níveis de creatina muscular e o desempenho em exercícios intensos, particularmente no esforço muscular intenso e repetitivo. O efeito ergogênico não variou entre vegetarianos e não vegetarianos. Mesmo doses diárias baixas de 6 g por 5 dias promoveram melhoras no desempenho repetitivo de potência. Para os jogadores de futebol americano da primeira divisão, a suplementação com creatina associada ao treinamento de resistência aumentou a massa corporal, a massa corporal magra, a hidratação celular e a força e o desempenho musculares. Semelhantemente, a suplementação aumentou a força e o tamanho musculares durante 12 semanas de treinamento de resistência.

A ingestão de uma alta dose de creatina ajuda a repor os níveis musculares de creatina após uma atividade física intensa. Esse tipo de "recarga" metabólica facilita a recuperação da capacidade contrátil do músculo. Isso permite que os atletas realizem atividade intensa repetida. A suplementação a curto prazo em homens saudáveis ingerindo 20 g por dia durante 5 dias consecutivos não afetou negativamente a pressão arterial, os níveis plasmáticos de creatina, a atividade de creatinoquinase (CK) plasmática ou as respostas renais avaliadas pela taxa de filtração glomerular ou pelas taxas de excreção de albumina e de proteínas totais. Para indivíduos saudáveis, não foram encontradas diferenças nos níveis plasmáticos e nas taxas de excreção urinária de creatinina, ureia e albumina entre os indivíduos controle e aqueles que consumiram creatina por intervalos de tempo que variavam entre 10 meses e 5 anos. A suplementação com creatina *não* melhorou significativamente o desempenho em atividades que necessitassem de níveis elevados de transferência energética aeróbica ou de respostas cardiovasculares e metabólicas. Ela também exerce pouco efeito sobre a força muscular isométrica e a força muscular dinâmica durante um movimento único de levantamento.

Efeitos sobre a massa e a composição corporais

Aumentos na massa corporal entre 0,5 e 2,4 kg frequentemente acompanham a suplementação com creatina, independentemente das mudanças a curto prazo nas concentrações de testosterona ou cortisol. São necessárias pesquisas para quantificar quanto desse ganho de peso ocorre por causa dos efeitos anabólicos da creatina sobre a síntese de tecido muscular e/ou a retenção osmótica de água intracelular por causa do aumento dos estoques de creatina.

Carga de creatina

Uma fase de "carga" envolve a ingestão de 20 a 30 g de creatina diariamente por 5 a 7 dias na forma de comprimido ou como pó adicionado a um líquido. A fase de manutenção ocorre após a fase de carga, em que o indivíduo utiliza suplementos diários de 2 a 5 g de creatina. Indivíduos que consomem dietas vegetarianas apresentam os maiores aumentos nos níveis de creatina muscular por causa do teor já baixo de creatina de suas dietas. Grandes aumentos caracterizam as pessoas "responsivas", ou seja, indivíduos com níveis basais normalmente baixos de creatina intramuscular e que apresentam as maiores respostas à suplementação.

Questões práticas para as pessoas que desejem elevar seus níveis intramusculares de creatina com a suplementação dizem respeito aos três fatores a seguir:

- A magnitude e o curso temporal do aumento de creatina intramuscular
- A dose necessária para manter um aumento de creatina
- A taxa de perda de creatina ou "lavagem" após a interrupção da suplementação.

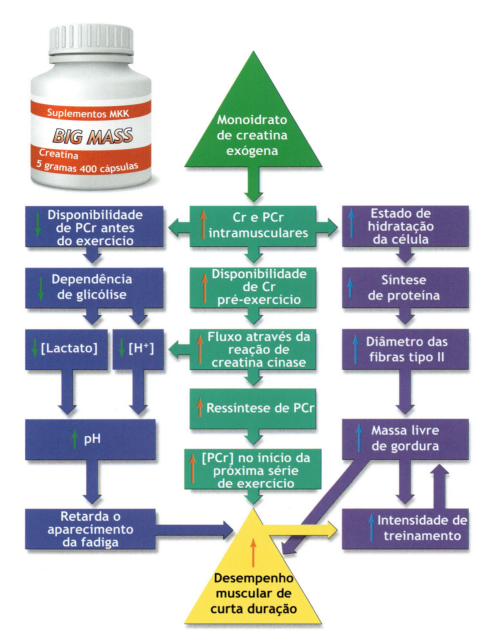

Figura 12.7 Possíveis mecanismos que explicam como a elevação da creatina (Cr) e da fosfocreatina (PCr) intracelulares pode melhorar o desempenho em exercícios intensos e a curto prazo e a resposta ao treinamento físico. (Utilizada, com permissão, de McArdle WD, Katch FI, Katch VL. Essentials of exercise physiology. 5th ed. Baltimore: Wolters Kluwer Health, 2016.)

Pesquisadores estudaram dois grupos de homens para testar essas perguntas.

Em um experimento, os homens ingeriram 20 g de monoidrato de creatina (aproximadamente 0,3 g/kg) por 6 dias consecutivos e, então, interromperam a suplementação. Biopsias musculares foram realizadas antes da ingestão dos suplementos e nos dias 7, 21 e 35. Semelhantemente, outro grupo de homens ingeriu diariamente 20 g de monoidrato de creatina durante 6 dias consecutivos. Em vez de interromper a suplementação, eles reduziram a dose para 2 g diários (aproximadamente 0,03 g/kg) por 28 dias adicionais. Após 6 dias, a concentração muscular de creatina aumentou em aproximadamente 20% (**Figura 12.8**). Após 35 dias sem a suplementação contínua, o teor de creatina muscular diminuiu gradualmente até a linha de base. O grupo que continuou a suplementação com a ingestão reduzida de creatina por 28 dias adicionais manteve os níveis musculares de creatina no nível elevado.

Para ambos os grupos, o aumento do conteúdo muscular total de creatina durante o período inicial de 6 dias de suplementação apresentou uma média de 23 mmol/kg de músculo seco. Isso representa cerca de 20 gramas, ou 17%, da creatina total ingerida. Interessantemente, um aumento semelhante de

20% na concentração de creatina muscular total ocorreu com apenas uma suplementação diária de 3 g. Esse aumento progrediu mais gradualmente e necessitou de 28 dias, ao contrário dos 6 dias necessários com o suplemento de 6 g.

Para "realizar a carga com creatina" rapidamente para o músculo esquelético, ingira 20 gramas de monoidrato de creatina diariamente durante 6 dias; substitua a dose por outra reduzida de 2 gramas/dia. Isso mantém os níveis elevados por até 28 dias. Se a rapidez da "carga" não for um problema, utilize uma suplementação de 3 g diários durante 28 dias para alcançar aproximadamente os mesmos níveis elevados.

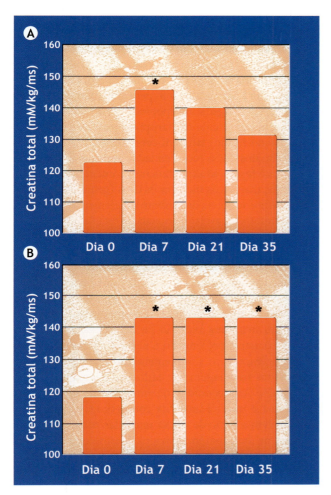

Figura 12.8 A. Concentração de creatina muscular total em seis homens que ingeriram 20 g de creatina durante 6 dias consecutivos e, então, interromperam a suplementação. Foram obtidas biopsias musculares antes da ingestão (dia 0) e nos dias 7, 21 e 35. **B.** Concentração de creatina muscular total em nove homens que ingeriram 20 g de creatina durante 6 dias consecutivos e, a partir de então, ingeriram 2 g de creatina diariamente durante os próximos 28 dias. Foram obtidas biopsias musculares antes da ingestão (dia 0) e nos dias 7, 21 e 35. Os valores se referem a médias por músculo seco (ms). *Significativamente diferente do dia 0. (Utilizada, com permissão, de McArdle WD, Katch FI, Katch VL. Essentials of exercise physiology. 5th ed. Baltimore: Wolters Kluwer Health, 2016.)

Interrompa o uso de cafeína quando utilizar creatina

A cafeína diminui o efeito ergogênico da suplementação com creatina. Para avaliar o efeito da ingestão de cafeína antes do exercício sobre os estoques intramusculares de creatina e o desempenho em exercícios intensos, indivíduos consumiram um placebo, um suplemento diário de creatina (0,5 g/kg de massa corporal) ou o mesmo suplemento de creatina adicionado de cafeína na dose de 5 mg/kg de massa corporal durante 6 dias. Em cada condição, eles realizaram um exercício de extensão intermitente e máxima do joelho até a fadiga em um dinamômetro isocinético. A suplementação com creatina, com ou sem cafeína, aumentou a PCr intramuscular entre 4 e 6% (avaliada por espectroscopia com ressonância magnética nuclear; *www2.chemistry.msu.edu/faculty/reusch/virttxtjml/spectrpy/nmr/nmr1.htm*). A produção de torque dinâmico também aumentou de 10 a 23% com o tratamento apenas com creatina em comparação com o placebo. O consumo de cafeína aboliu completamente o efeito ergogênico da creatina. Para otimizar os benefícios, os atletas devem se abster do consumo de alimentos e bebidas contendo cafeína 2 a 3 dias antes e durante a carga com creatina, o treinamento e a competição.

Ribose: a próxima creatina?

A ribose surgiu como um suplemento rival da creatina para aumentar a potência e reabastecer os compostos altamente energéticos após um exercício intenso. O corpo sintetiza prontamente a ribose, e a dieta fornece pequenas quantidades com o consumo de frutas e vegetais maduros. Metabolicamente, esse açúcar de cinco carbonos age como um substrato energético para a síntese de ATP. A ingestão de ribose exógena é estimulada como uma maneira de restabelecer rapidamente a quantidade limitada de ATP corporal. Para manter níveis ótimos de ATP e, assim, aumentar seu efeito ergogênico, as doses recomendadas de ribose variam entre 10 e 20 gramas diários. Claramente, qualquer composto que aumente os níveis de ATP ou que facilite sua síntese beneficiaria atividades físicas que requerem alta potência a curto prazo. Um estudo randomizado e duplo-cego avaliou os efeitos da suplementação oral com ribose (quatro doses diárias com 4 gramas por dose) sobre sessões repetidas de exercício máximo e sobre os estoques de ATP após contrações musculares máximas intermitentes. Não ocorreu diferença significativa em nenhuma medida entre os grupos ribose e placebo (p. ex., força de extensão isocinética intermitente do joelho, lactato sanguíneo e concentração plasmática de amônia). O exercício reduziu os níveis intramusculares de ATP e de adenina total imediatamente após o exercício e 24 horas mais tarde, mas a suplementação com ribose se provou ineficaz para facilitar a recuperação desses compostos.

Inosina e colina

Inosina

Muitos artigos populares e propagandas vendem a inosina como um aminoácido "essencial", quando na realidade ela é um derivado de ácido nucleico encontrado naturalmente na levedura (p. ex., utilizada para fazer cerveja e pão) e em vísceras (p. ex., rim e fígado). Na realidade, nem inosina nem colina são consideradas nutrientes essenciais. O corpo sintetiza inosina a partir de aminoácidos precursores e glicose. A molécula do nucleotídeo inosina mostrada na representação tridimensional consiste em átomos de hidrogênio (*branco*), carbono (*preto*), oxigênio (*vermelho*) e nitrogênio (*azul*).

Metabolicamente, a inosina participa da formação das purinas, como a adenina, um dos componentes estruturais do ATP. Atletas de força e potência utilizam suplementos de inosina acreditando que eles aumentam os estoques de ATP, melhorando a qualidade do treinamento e o desempenho competitivo. Alguns também dizem que a suplementação com inosina aumenta a síntese de 2,3-difosfoglicerato nos eritrócitos, facilitando a liberação de oxigênio da hemoglobina nos tecidos. Outros sugerem que a inosina desempenha um papel ergogênico de três maneiras:

- Estimula a liberação de insulina, acelerando o fornecimento de glicose ao miocárdio
- Aumenta a contratilidade cardíaca
- Age como uma substância vasodilatadora.

Essas três frases incluindo relatos testemunhais de vários atletas fornecem a base para a temática de *marketing* popular que exalta a inosina como um suplemento para aumentar o desempenho em exercícios aeróbicos e anaeróbicos. Dados objetivos não sustentam um papel ergogênico para a suplementação com inosina. Homens e mulheres jovens e idosos altamente treinados que utilizaram suplementos diários de 6.000 mg de inosina durante 2 dias não conseguiram melhorar o tempo de corrida de 4,8 km em esteira, o pico de captação de oxigênio, os níveis sanguíneos de lactato, a frequência cardíaca ou a PSE. Interessantemente, os indivíduos não conseguiram se exercitar durante o mesmo tempo em um teste de capacidade aeróbica quando suplementados com inosina em relação ao estado não suplementado. Em outro estudo, ciclistas competitivos do sexo masculino receberam um placebo ou um suplemento oral de inosina com 5.000 mg diariamente durante 5 dias. Eles realizaram então um teste de bicicleta de Wingate, um teste de *endurance* de 30 minutos em bicicleta ergométrica com velocidade escolhida pelo próprio participante e um *sprint* supramáximo de carga constante até a fadiga. Não ocorreram diferenças significativas em nenhuma das variáveis avaliadas entre as condições placebo e suplementada. Em concordância com o efeito ergolítico da inosina dito anteriormente, os ciclistas alcançaram a fadiga cerca de 10% mais rapidamente no teste de *sprint* supramáximo quando eles consumiram a inosina. Adicionalmente, os níveis séricos de ácido úrico aumentaram quase duas vezes após 5 dias de suplementação com inosina – um nível normalmente associado à gota (*www.mayoclinic.org/diseases-conditions/gout/basics/definition/con-20019400*), um distúrbio metabólico hereditário caracterizado por artrite aguda recorrente e pela deposição de cristais de urato no tecido conjuntivo e na cartilagem articular. *Esses achados contraindicam o uso de suplementos de inosina visando possíveis efeitos ergogênicos.*

Colina

Todos os tecidos animais contêm colina, um composto importante para o funcionamento celular normal. Embora os seres humanos sintetizem colina, assim como a inosina, ela deve ser obtida na dieta. A lecitina, um componente estrutural das lipoproteínas e da membrana plasmática fosfolipídica celular, e o neurotransmissor acetilcolina, que controla a ativação muscular na junção mioneural, incorporam a colina em suas estruturas químicas. A colina funciona como um agente lipotrófico como parte da molécula de lecitina tanto para reduzir o acúmulo de gordura hepática quanto para aumentar a captação de ácidos graxos pelo fígado. As lipoproteínas de densidade muito baixa (o principal veículo de transporte para os triacilgliceróis sintetizados no fígado) também contêm colina. A ingestão de colina abaixo dos níveis recomendados aumenta o teor de triacilgliceróis no fígado. Muitos alimentos contêm bastante colina; os alimentos mais ricos incluem os ovos (gema), a levedura, o fígado (bovino, de porco, de cordeiro), o gérmen de trigo, a soja, batatas desidratadas, aveias e vegetais da família do repolho.

Os suplementos de inositol e de colina reduzem o acúmulo de lipídios no fígado quando fornecidos a animais com deficiências nesses compostos. Os suplementos não afetaram o percentual de gordura nas carcaças de ratos com treinamento aeróbico, embora os animais suplementados tenham ganhado menos peso durante o período de treinamento. Além disso, não ocorreu nenhuma redução na colina plasmática com o exercício exaustivo prolongado e não foi observado nenhum efeito ergogênico com a suplementação em seres humanos. Fisiculturistas frequentemente utilizam "pós para a melhora metabólica" e "comprimidos queimadores de gordura" contendo colina e inositol antes da competição, esperando que eles aumentem a razão de massa muscular/massa de gordura, para alcançar uma aparência magra. Mesmo que os fabricantes de suplementos promovam esses produtos na internet e nas revistas de fisiculturismo, nós não estamos cientes de nenhuma pesquisa em seres humanos publicada em revistas científicas que sustente a suplementação com produtos contendo inositol ou colina para esses objetivos.

Suplementação lipídica com triacilgliceróis de cadeia média

Os alimentos ou os suplementos ricos em gordura aumentam os níveis de lipídios plasmáticos fazendo com que mais energia esteja disponível durante o exercício aeróbico prolongado? Para responder a essa pergunta, é preciso levar em consideração dois fatores. Em primeiro lugar, o consumo de triacilgliceróis   compostos predominantemente por ácidos

Capítulo 12 • Avaliação dos Recursos Ergogênicos Nutricionais **421**

graxos de cadeia longa contendo de 12 a 18 carbonos *retarda* o esvaziamento gástrico. Isso afeta negativamente a rapidez da disponibilidade dos lipídios exógenos e também a reposição de fluidos e carboidratos – fatores cruciais no exercício intenso de *endurance*. Em segundo lugar, após os processos normais de digestão e de absorção intestinal (normalmente um processo de 3 a 4 horas) os triacilgliceróis de cadeia longa são reorganizados com fosfolipídios, ácidos graxos e um invólucro de colesterol, formando gotículas de gordura chamadas de quilomícrons, que viajam de modo relativamente lento no sistema linfático até a circulação sistêmica. Uma vez na corrente sanguínea, os tecidos removem os triacilgliceróis ligados aos quilomícrons. Consequentemente, a taxa relativamente lenta de digestão, absorção e oxidação dos ácidos graxos de cadeia longa faz com que essa fonte energética seja indesejável como um suplemento para aumentar o metabolismo energético no músculo ativo durante o exercício.

Cadeias de lipídios

A maior parte dos ácidos graxos que ocorrem naturalmente formam uma cadeia de número par de átomos de carbono,

variando de 4 a 28, que são categorizados de curtos a muito longos. Os ácidos graxos seguem para diferentes destinos metabólicos dependendo do comprimento de suas cadeias e de seu grau de saturação.

- **Ácidos graxos de cadeia curta (AGCC):** < 6 carbonos (p. ex., ácido butírico, ácido acético e ácido caprílico), encontrados na manteiga e em algumas gorduras tropicais
- **Ácidos graxos de cadeia média (AGCM):** de 6 a 12 carbonos (p. ex., ácido láurico e ácido cáprico), encontrados no óleo de coco, no óleo de palma e no leite materno
- **Ácidos graxos de cadeia longa (AGCL):** de 13 a 21 carbonos (p. ex., ácido palmítico, ácido oleico e ácido esteárico), encontrados em gorduras animais, em peixes, no cacau, em sementes, em oleaginosas e em óleos vegetais
- **Ácidos graxos de cadeia muito longa (AGCML):** > 22 carbonos (p. ex., ácido cerótico), são muito longos para serem metabolizados diretamente na mitocôndria.

Os AGCC e os AGCM passam diretamente do trato gastrintestinal para a veia porta sem necessitarem de modificações para que sejam usados como fonte energética. Já os AGCL

Suplementos dietéticos: não são bem o que se esperava

Em fevereiro de 2015, o escritório do Procurador-Geral do estado de Nova Iorque expôs uma fraude aparentemente bastante praticada na indústria dos suplementos dietéticos. Quatro grandes revendedores nos EUA (GNC, Target, Walgreens e Walmart) foram acusados de vender produtos herbais contaminados que ou não tinham os principais componentes listados no rótulo ou seus níveis eram muito baixos. Muitos desses produtos continham quantidades significativas de excipientes com valor nutricional limitado.

Infelizmente, a lei federal dos EUA de 1994 que se aplica aos suplementos – o Ato Educacional sobre Suplementos Dietéticos para a Saúde (*http://ods.od.nih. gov/About/DSHEA_Wording.asp*) – protege muito mais as empresas que fabricam os produtos do que os consumidores que os compram. Esse Ato, lançado por parlamentares eleitos com fortes alianças financeiras com a indústria da fabricação de suplementos, permite que as empresas adicionem alegações de saúde a seus produtos sem evidência que comprove sua qualidade ou efetividade. Essencialmente, a indústria dos suplementos nutricionais está em um "sistema de honra" de autorregulação. A terceira parte do Código de Regulações Federais dos EUA requer que as fábricas de suplementos dietéticos sigam estritamente as boas práticas de fabricação (BPF). Se a FDA identificar violações às BPF, ela passa a ter autoridade para enviar avisos, confiscar produtos e fechar as fábricas.

Recado para o consumidor: aplique uma regra simples antes de comprar um suplemento – procure no rótulo um de dois selos de aprovação – seja o selo da Farmacopeia dos EUA mostrado aqui ou o selo da NSF (que pode ser

visto na página *www.nsf.org/about-nsf/nsf-mark/*). Se um desses selos não estiver visível no rótulo, não compre!

A descrição dos papéis da Farmacopeia dos EUA e da NSF inclui:

1. A Farmacopeia dos EUA (*www. usp.org*) é uma organização independente e sem fins lucrativos de cientistas que estabelecem padrões elevados para remédios, ingredientes alimentares e suplementos dietéticos. As empresas que fabricam suplementos podem solicitar que seus produtos e instalações sejam testados e revisados pela Farmacopeia. Centenas de produtos carregam esse selo.

2. A NSF (*www.nsf.org/services/by-industry/dietary-supplements/*), outra organização sem fins lucrativos, testa e certifica de modo independente os produtos de acordo com o único Padrão Nacional Norte-americano para suplementos dietéticos (Padrão NSF/ANSI 173) para a verificação de se os ingredientes que estão listados no rótulo estão presentes de fato no suplemento e de que não haja níveis perigosos de contaminantes. O programa de certificação para o esporte da NSF testa a presença de mais de 200 substâncias proibidas (p. ex., esteroides, anfetaminas, GH) em diversos produtos.

O ConsumerLab (*www.consumerlab.com*) e o Labdoor (*https://labdoor.com*) são laboratórios independentes que testam suplementos dietéticos e, por uma taxa, fornecem relatórios completos sobre uma variedade de pós proteicos, óleos de peixes, probióticos, suplementos de vitamina D e multivitamínicos.

requerem sais biliares para sua digestão e precisam ser incorporados aos quilomícrons para que sejam transportados pela linfa e, posteriormente, depositados na forma de gordura.

Triacilgliceróis de cadeia média

Esse tipo de cadeia lipídica fornece uma fonte rápida de ácidos graxos para a geração de energia. Os triacilgliceróis de cadeia média (TCM) são óleos processados e oferecidos frequentemente para pacientes com problemas de absorção intestinal e doenças consumptivas. A publicidade para os entusiastas de esportes vende os TCM como "queimadores de gorduras", "fonte de energia", "poupador de glicogênio" e "capaz de aumentar os músculos". Ao contrário dos triglicerídios de cadeia mais longa, os TCM contêm ácidos graxos saturados com 8 a 10 átomos de carbono em suas cadeias. Durante a digestão, eles são hidrolisados pela ação da lipase na boca, no estômago e no duodeno, formando glicerol e ácidos graxos de cadeia média (AGCM). A solubilidade em água dos AGCM faz com que eles se movam através da mucosa intestinal diretamente para a veia porta hepática sem a necessidade do transporte lento nos quilomícrons através do sistema linfático, como ocorre com os triacilgliceróis de cadeia longa. Uma vez nos tecidos, os AGCM se movem rapidamente através da membrana plasmática e se difundem até a membrana mitocondrial interna para serem oxidados. Eles passam para a mitocôndria de modo principalmente independente da ação do sistema carnitina-acil-CoA transferase, o que contrasta com a transferência e a taxa de oxidação mitocondrial relativamente lentas dos ácidos graxos de cadeia longa. Por causa de sua oxidação relativamente fácil, os TCM em geral não são armazenados como gordura corporal.

O destino dos TCM ingeridos. Os TCM aumentam rapidamente os níveis plasmáticos de ácidos graxos livres (AGL). Embora isso ainda não esteja definido, a suplementação com esses lipídios poderia poupar o glicogênio muscular e hepático durante atividades aeróbicas intensas. O consumo de TCM não inibe o esvaziamento gástrico, mas as pesquisas a respeito de seu uso no exercício são conflitantes. O consumo de 30 gramas de TCM, a quantidade máxima que se estima ser tolerada no trato gastrintestinal, antes do exercício contribuiu para apenas entre 3 e 7% do custo energético total do exercício.

O consumo de cerca de 86 g de TCM fornece resultados interessantes. Ciclistas com treinamento em *endurance* pedalaram por duas horas a 60% do $VO_{2máx}$; eles então realizaram imediatamente uma corrida bicicleta de 40 quilômetros. Durante cada uma das três corridas eles beberam 2 ℓ de um líquido contendo 10% de glicose, 4,3% de uma emulsão de TCM ou 10% de glicose e 4,3% de emulsão de TCM. A **Figura 12.9** mostra os efeitos das bebidas sobre a velocidade média nas corridas de 40 km. A substituição da bebida com

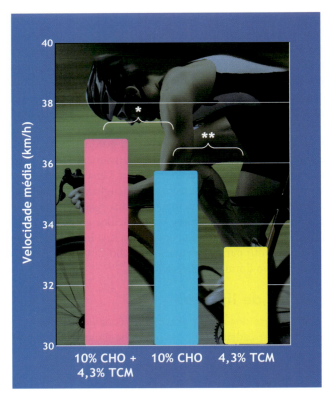

Figura 12.9 Efeitos da ingestão de carboidratos (CHO; solução de 10%), triacilglicerol de cadeia média (TCM; 4,3% em emulsão) e carboidrato mais TCM (10% CHO + 4,3% TCM) durante o exercício em um teste de ciclismo de 40 km realizado após duas horas de exercício a 60% do pico de captação de oxigênio. *Significativamente mais rápido do que o teste com 10% de CHO. **Significativamente mais rápido do que o teste com 4,3% de TCM. (Utilizada, com permissão, de McArdle WD, Katch FI, Katch VL. Essentials of exercise physiology. 5th ed. Baltimore: Wolters Kluwer Health, 2016.)

carboidratos pela emulsão de TCM prejudicou o desempenho no exercício em aproximadamente 8%. A combinação de carboidratos e TCM, que foi consumida repetidamente durante o exercício, produziu uma melhora de 2,5% na velocidade de ciclismo. Esse pequeno efeito ergogênico ocorreu com:

1. Uma redução na oxidação total dos carboidratos em um dado nível de captação de oxigênio.
2. Níveis circulantes finais de AGL e cetonas mais elevados.
3. Menores concentrações finais de lactato e de glicose.

A pequena melhora na *endurance* com a suplementação de TCM provavelmente ocorreu porque essa fonte exógena de ácidos graxos contribuiu para o gasto energético total do exercício e para a oxidação total de lipídios. O consumo de TCM não estimulou a liberação de bile (um agente emulsificante de lipídios) produzido pela vesícula biliar. Desse modo, cólicas e diarreia frequentemente acompanham a ingestão excessiva desse tipo de lipídio. Em geral, as alterações relativamente pequenas na disponibilidade e na oxidação dos substratos com o aumento da disponibilidade de AGL durante a

Vanádio

O vanádio, um elemento traço distribuído abundantemente na natureza, é proveniente do sal azulado de vanádio ácido, descoberto em 1801 pelo químico espanhol Andrés Manuel Del Río (1764-1849), colega do químico mais influente da França Antoine Lavoisier (ver Capítulo 6, *Medida da Energia nos Alimentos e Durante a Atividade Física*, Boxe Ligações com o passado). Esse elemento importante (número 23 na tabela periódica moderna; *www.chemicool.com*), sem uma ingestão diária recomendada, exibe propriedades semelhantes à insulina de facilitação do transporte de glicose e de seu uso pelo músculo esquelético, estimulando a síntese de glicogênio e ativando as reações glicolíticas. Em animais, a suplementação com vanádio atenuou os efeitos do diabetes melito, talvez por aumentar a disponibilidade de insulina. Em seres humanos, a administração de 50 mg de vanádio 2 vezes ao dia durante 3 semanas melhorou a sensibilidade hepática e muscular à insulina em pacientes com diabetes melito tipo 2, parcialmente por aumentar o efeito inibitório da insulina sobre a clivagem de lipídios. Não ocorreram alterações na sensibilidade à insulina em indivíduos não diabéticos. O metabolismo ótimo do iodo e a função tireoidiana também podem necessitar de uma ingestão adequada de vanádio. Rabanetes (79 μg/100 g) são as melhores fontes "naturais" de vanádio, seguidos por endro, azeitonas, produtos contendo cereais e grãos e óleos vegetais; carnes bovinas, peixes (particularmente bacalhau, vieira e atum enlatado) e aves contêm quantidades moderadas desse elemento.

Os fisiculturistas frequentemente consomem vanádio

Os fisiculturistas consomem suplementos de vanádio como parte de seu ritual diário de suplementação, em geral em sua forma oxidada como sulfato de vanadila. O vanádio frequentemente é combinado com minerais adicionais ou revestimentos, ou como bis-maltolato-oxovanádio (BMOV). Os entusiastas acreditam que o vanádio forneça a "aparência bombada", dando a aparência de hipertrofia muscular caracterizada por dureza, densidade e tamanho, por causa do aumento dos estoques musculares de glicogênio e da captação de aminoácidos. *As pesquisas não mostram um papel ergogênico da suplementação com vanádio*. Indivíduos não devem suplementar esse elemento porque um excesso extremo de vanádio é tóxico para o fígado. Em geral, os efeitos tóxicos documentados dos compostos de vanádio resultam em irritação local dos olhos e do trato respiratório superior em detrimento a toxicidades mais sistêmicas, mas o consumo de vanádio por meio da alimentação essencialmente não possui impactos negativos para os seres humanos.

Piruvato

Muitos atletas exaltam os efeitos ergogênicos do piruvato, o produto final com três carbonos derivado da clivagem citoplasmática da glicose no processo de glicólise. Seus defensores dizem que, como um substituto parcial dos carboidratos, o consumo de piruvato aumenta o desempenho em *endurance* e promove a perda de gordura. O ácido pirúvico, uma substância química relativamente instável, causa desconforto intestinal. Consequentemente, várias formas de sais desse ácido (p. ex., piruvato

---

A beterraba é o novo jardim do Éden ergogênico?

A beterraba (*Beta vulgaris*) é uma raiz também conhecida como beterraba vermelha. Além de seu uso como alimento e corante alimentar, a beterraba tem sido associada a aumento no desempenho de exercício de *endurance*, melhora do fluxo sanguíneo, redução da pressão arterial, além de efeitos favoráveis sobre a glicose pós-prandial e as respostas à insulina. Do ponto de vista nutricional, a beterraba contém potássio; magnésio; ferro; vitaminas A, B_6 e C; ácido fólico; carboidratos; proteína; antioxidantes e fibra solúvel. Sua popularidade na comunidade atlética como um "superalimento" se baseia em resultados de estudos recentes mostrando que a beterraba, especialmente em sucos e bebidas, possui efeitos ergogênicos por melhorar a oxidação muscular e aumentar a tolerância ao exercício durante práticas longas de exercício de *endurance*. Por causa do alto teor de nitratos da beterraba, ela pode ser um modulador importante na energética muscular e para o aporte de oxigênio durante o exercício, além de ajudar a recuperação subsequente por causa do ciclo de produção de óxido nítrico. A economia do exercício causada pela suplementação com beterraba (pequenos volumes [70 mℓ] contendo aproximadamente 4,8 mmol de nitrato) melhorou em atletas de caiaque (tanto os que competem em nível nacional quanto os que competem em nível internacional) durante atividades laboratoriais que necessitavam predominantemente das vias energéticas aeróbicas. Ainda não existe uma recomendação final sobre os benefícios ergogênicos da beterraba, mas os achados iniciais são encorajadores.

Fontes:
Clifford T et al. Beetroot juice is more beneficial than sodium nitrate for attenuating muscle pain after strenuous eccentric-bias exercise. Appl Physiol Nutr Metab. 2017; 42:1185.
Domínguez R et al. Effects of beetroot juice supplementation on intermittent high-intensity exercise efforts. J Int Soc Sports Nutr. 2018; 15:2. Review.
Kemp GJ. Beetroot juice supplementation reduces the oxygen cost of exercise without improving mitochondrial efficiency: but how? J Physiol. 2016; 594:253.
Papadopoulos S et al. Beetroot increases muscle performance and oxygenation during sustained isometric exercise, but does not alter muscle oxidative efficiency and microvascular reactivity at rest. J Am Coll Nutr. 2018; 9:1.

de sódio, potássio, cálcio ou magnésio) são vendidas como cápsulas, comprimidos ou pó. Os produtores de suplementos recomendam a ingestão de duas a quatro cápsulas diárias, um total de entre 2 e 5 g de piruvato distribuídos ao longo do dia e ingeridos com as refeições. Uma cápsula contém normalmente 600 mg de piruvato. O piruvato de cálcio contém aproximadamente 80 mg de cálcio com 600 mg de piruvato. Alguns vendedores recomendam uma dose de uma cápsula para cada 9 kg de peso corporal. Os produtores também combinam o monoidrato de creatina com o piruvato; 1 grama de piruvato de creatina contém cerca de 80 mg de creatina e 400 mg de piruvato. As doses recomendadas de piruvato variam de 5 a 20 g diários. O teor de piruvato na dieta normal varia de 100 a 2.000 mg diários. As maiores quantidades dietéticas ocorrem em frutas e vegetais, particularmente nas maçãs vermelhas (cada uma contém cerca de 500 mg), com quantidades menores na cerveja escura (80 mg a cada 360 mℓ) e vinho tinto (75 mg a cada 180 mℓ).

Efeitos sobre o desempenho em *endurance*

Dois estudos duplos-cegos e de desenho cruzado realizados pelo mesmo laboratório mostraram que 7 dias de suplementação diária com uma mistura de 100 g de piruvato (25 g) e de diidroxiacetona (DHA; 75 g, outro composto de três carbonos sintetizado durante a glicólise) aumentaram a *endurance* aeróbica nas extremidades superior e inferior do corpo em 20% em comparação com a realização do exercício após um suplemento de 100 g de um polímero de glicose isocalórico. A mistura de piruvato e de DHA aumentou o tempo até a exaustão em uma bicicleta ergométrica em 13 minutos (66 *versus* 79 min), enquanto o tempo de exercício da porção superior do corpo aumentou em 27 minutos (133 *versus* 160 min). As percepções subjetivas de esforço em determinados músculos e no corpo todo também foram menores quando os indivíduos se exercitaram após a ingestão da mistura de piruvato e de DHA em comparação com a condição placebo. As doses recomendadas variam entre 2 e 5 g de piruvato distribuídos ao longo do dia e ingeridos com as refeições.

Os defensores da suplementação com piruvato dizem que os aumentos nas concentrações extracelulares de piruvato elevam o transporte de glicose para dentro do músculo ativo. O aumento da "extração de glicose" a partir do sangue fornece uma fonte energética importante de carboidratos para sustentar o exercício aeróbico intenso enquanto, ao mesmo tempo, conserva os estoques intramusculares de glicogênio. Quando a dieta contém

Os suplementos herbais/botânicos não melhoram a recuperação da dor muscular de início tardio ou as adaptações ao treinamento de força, equilíbrio e função muscular

Pesquisadores avaliaram os efeitos de um suplemento registrado contendo a erva *Aphanizomenon flos-aquae*, mostrada na imagem neste boxe, além de várias substâncias herbais antioxidantes e anti-inflamatórias (StemSport® [SS], fabricado pela empresa Stemtech International, Inc., localizada em Pembroke Pines, no estado norte-americano da Flórida). A ideia básica diz que aumentar a nutrição para as células-tronco circulantes (e sua quantidade) com esses suplementos afetaria positivamente os marcadores de dano e de força musculares – incluindo uma redução na inflamação e, consequentemente, no dano muscular induzido pelo exercício durante a recuperação da dor muscular induzida pelo exercício (DMIE), além de impactar positivamente as adaptações de força resultantes do treinamento de resistência. Foram conduzidos dois experimentos utilizando um desenho randomizado, cruzado, duplo-cego e placebo-controlado, em que os indivíduos de um estudo receberam placebo ou SS (6.150 mg/dia) durante 14 dias e, no segundo estudo, eles receberam esses compostos durante um programa de treinamento de força com duração de 16 semanas. No primeiro estudo, a DMIE foi induzida no dia 7, tanto na condição placebo quanto no grupo suplementado, por intermédio da realização de repetições excêntricas em interação no grupo flexor do cotovelo não dominante. Foram realizadas medidas de inchaço muscular (circunferência do bíceps), força

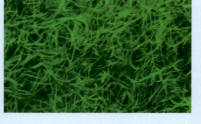

isométrica do flexor do cotovelo (utilizando um dinamômetro), dor muscular (escala visual), amplitude do movimento (na flexão e na extensão ativas do cotovelo) e na inflamação (proteína C reativa, interleucina 6 e fator de necrose tumoral α) na linha de base e 24, 48, 72 e 168 horas (1 semana) após o exercício excêntrico. O período de intervalo entre o cruzamento foi ≥ 14 dias. No segundo experimento, as medidas incluíram supino de 1 RM, *leg press* de 1 RM, altura do salto vertical, equilíbrio (*star excursion balance test [SEBT]* e *center of mass excursion*), força isocinética (flexão/extensão do cotovelo e do joelho) e percepção da recuperação avaliados na linha de base e após a intervenção de 12 semanas de treinamento de força. Não foram observadas diferenças estatisticamente significativas entre o grupo placebo e o grupo suplementado com SS nas medidas de dor, força isométrica, flexão do cotovelo, inchaço muscular, inflamação, força 1 RM, altura do salto vertical e força isocinética. Os dados de ambos os estudos sugerem que, quando comparado com o placebo, a suplementação nutricional para as células-tronco não (1) melhorou os resultados relacionados com a recuperação muscular após DMIE causada no braço nem (2) aumentou as adaptações induzidas pelo treinamento na força, no equilíbrio e na função muscular, além do treinamento sozinho.

Fontes:
Furlong J et al. Effect of an herbal/botanical supplement on strength, balance, and muscle function following 12 weeks of resistance training: a placebo controlled study. J Int Soc Sports Nutr. 2014; 11:23.
Rynders C et al. Effect of an herbal/botanical supplement on recovery from delayed onset muscle soreness: a randomized placebo-controlled trial. J Int Soc Sports Nutr. 2014; 11:27.

aproximadamente 55% das calorias totais provenientes de carboidratos, a suplementação com piruvato também aumenta os níveis de glicogênio muscular antes do exercício. Ambos os efeitos, maiores níveis de glicogênio antes do exercício e facilitação da captação e da oxidação de glicose pelos músculos ativos, beneficiam o exercício de *endurance* de modo semelhante aos efeitos ergogênicos da carga de carboidratos antes do exercício e da ingestão de glicose durante o exercício.

Promessas duvidosas de perda de gordura corporal

Algumas pesquisas indicam que a ingestão de piruvato exógeno aumenta a perda de gordura corporal, quando acompanhada de uma dieta hipocalórica. O papel exato do piruvato na facilitação da perda de peso ainda é desconhecido. O consumo de piruvato pode estimular atividades metabólicas fúteis – pequenos aumentos no metabolismo que não estão acoplados à produção de ATP, com desperdício energético. Infelizmente, os efeitos colaterais da ingestão diária de 30 a 100 g de piruvato incluem diarreia e problemas gastrintestinais. Técnicos, treinadores e atletas devem permanecer céticos sobre a eficácia da suplementação de piruvato em geral e, particularmente, sobre seu papel na perda de gordura corporal.

Glicerol

O glicerol desempenha quatro papéis importantes nas funções e nas estruturas corporais:

- É um componente da molécula de triacilglicerol
- É um substrato gliconeogênico
- É um constituinte dos fosfolipídios das membranas plasmáticas celulares
- É um metabólito natural osmoticamente ativo.

A molécula de glicerol contendo três carbonos alcançou notoriedade clínica com o manitol, o sorbitol e a ureia para ajudar a produzir uma **diurese osmótica** (aumento na micção). Clinicamente, a capacidade de influenciar o movimento da água dentro do corpo faz com que o glicerol seja efetivo na redução do acúmulo excessivo de fluidos no cérebro (edema cerebral) e na mácula no centro da retina (edema ocular). O efeito do glicerol sobre o movimento da água ocorre porque o glicerol extracelular entra nos tecidos do cérebro, no fluido cerebroespinal e no humor aquoso ocular em uma taxa relativamente lenta; isso gera um efeito osmótico que retira fluidos desses tecidos.

A ingestão de uma mistura concentrada de glicerol e água aumenta o volume de fluidos no corpo e a concentração de glicerol no plasma e no fluido intersticial. Isso promove a excreção de fluidos por causa de um aumento na taxa de filtração renal e de formação de urina. Os túbulos proximais e distais reabsorvem a maior parte desse glicerol, de modo que uma grande porção do filtrado renal também é reabsorvida, evitando uma diurese pronunciada. A reabsorção renal não ocorre com desidratantes teciduais como o manitol e o sorbitol, que promovem uma diurese osmótica verdadeira.

Os rins geralmente reabsorvem quase todo o glicerol dos alimentos e do metabolismo, por intermédio de um processo de ultrafiltração na cápsula glomerular. A concentração plasmática normal de glicerol durante o repouso apresenta uma média de aproximadamente 0,05 mmol/ℓ e frequentemente chega a 0,5 mmol/ℓ durante exercícios prolongados com depleção de carboidratos e aumento do catabolismo de lipídios. Aumentos exagerados na concentração de glicerol na urina provavelmente indicam o uso de glicerol exógeno, em geral ingerido em quantidades de 1,2 g/kg de massa corporal.

O glicerol facilita a absorção de água e reduz o estresse térmico

Quando consumido com 1 ou 2 ℓ de água, o glicerol facilita a absorção de água pelo intestino e provoca retenção de fluidos extracelulares, principalmente no compartimento de fluidos plasmáticos. O efeito de hiperidratação da suplementação com glicerol reduz o estresse térmico durante o exercício, o que é refletido pelo aumento da taxa de sudorese. Esse efeito pronunciado reduz a frequência cardíaca e a temperatura corporal durante o exercício e melhora o desempenho em *endurance* durante situações de estresse térmico. A redução do estresse térmico com a hiperidratação utilizando água e glicerol antes do exercício aumenta a segurança para o esportista. A dose de glicerol pré-exercício recomendada tipicamente é de 1,0 g de glicerol por kg de massa corporal diluído em 1 ou 2 ℓ de água. Esse efeito dura por até seis horas.

Nem todas as pesquisas são positivas

Nem todas as pesquisas demonstram benefícios termorregulatórios, cardiovasculares ou esportivos significativos com a hiperidratação com glicerol em relação à hiperidratação com água pura antes do exercício. Por exemplo, o glicerol exógeno diluído em 500 mililitros de água e consumido quatro horas antes do exercício não conseguiu promover retenção de fluidos ou efeitos ergogênicos. Além disso, não ocorreram vantagens cardiovasculares ou termorregulatórias com o consumo de glicerol em pequenos volumes de água durante o exercício. Os efeitos colaterais da ingestão de glicerol incluem náuseas, tontura, edema e delírio. Os defensores da suplementação com glicerol argumentam que qualquer proibição do uso de glicerol apenas aumentaria o risco de lesões induzidas pelo calor em atletas de elite, inclusive o colapso induzido pelo calor, que é potencialmente fatal.

Recursos ergogênicos nutricionais

A Tabela 12.5 apresenta uma lista de recursos na internet a respeito das ajudas ergogênicas nutricionais. Esses sítios fornecem informações a respeito de substâncias proibidas que podem ajudar especialistas em nutrição/exercício a fazerem escolhas informadas a respeito do uso de suplementos. Os atletas, em particular, precisam saber sobre as substâncias que são vendidas e promovidas para o ganho de músculos, a perda de gordura, o aumento da energia e a melhora do desempenho em exercícios e da responsividade ao treinamento. Os atletas competitivos que não conseguem monitorar de perto a lista atualizada de substâncias ilegais enfrentam a possibilidade de serem reprovados em um teste de drogas, tendo que lidar com as consequências previsíveis dessa infração.

Parte 5 • Suplementos Ergogênicos

TABELA 12.5

Sites da internet sobre recursos ergogênicos nutricionais.

Fonte	URL	Conteúdo
American College of Sports Medicine	*www.acsm.org*	Artigos, declarações de posicionamento e referências
Complementary and Alternative Medicine	*www.nal.usda.gov/fnic/ complementary-and- alternative-medicine*	Tópicos sobre medicina alternativa incluem artrite, câncer e saúde integrativa (menopausa, diabetes melito e suplementos dietéticos, hepatite C)
FDA, CFSAN (Center for Food Safety and Applied Nutrition)	*www.fda.gov/Food/ DietarySupplements/ default.htm*	Portal da FDA de informação, legislação e educação para os consumidores. Atualizações recentes sobre todos os assuntos a respeito dos suplementos
Food and Nutrition Information Center; Supplements and Ergogenic Aids for Athletes	*www.nal.usda.gov/fnic; www.nal.usda.gov/fnic/ dietary-supplements*	Informação confiável sobre regulamentação, relatórios e avisos; ervas, ajudas ergogênicas e medicina complementar e alternativa; informação geral e recursos sobre os suplementos dietéticos
Informed Choice	*https://www. informed-choice.org/ educational-resources*	Fornece informações aos atletas sobre produtos para a nutrição esportiva, fornecedores da indústria de nutrição esportiva e estabelecimentos de fabricação de suplementos. Monitora e certifica os testes adequados dos produtos suplementares e/ou suas matérias-primas
Interactive DRI for Healthcare Professionals	*www.nal.usda.gov/fnic/ interactiveDRI/*	Calcula as recomendações nutricionais diárias para o planejamento alimentar com base nas Ingestões Alimentares de Referência (DRI). Elas representam o conhecimento científico mais atual sobre as necessidades nutricionais, desenvolvidas pelo National Academy of Sciences´s Institute of Medicine
International Bibliographic Information on Dietary Supplements (IBIDS) Database	*https://ods.od.nih.gov/ HealthInformation/IBIDS. aspx*	Informações sobre a saúde, novidades e eventos, pesquisas, dúvidas frequentes e informativos sobre suplementos
Comitê Olímpico Internacional	*www.olympic.org/news/ fight-against-doping*	Entre muitas funções, tenta manter os atletas limpos, combatendo a prática de *doping* e estabelecendo uma política de tolerância zero para quem usa ou para quem fornece substâncias de *doping* aos atletas
Laboratórios do Consumidor	*www.consumerlab.com*	Revisões, testes de produtos, *rankings* de qualidade, comparações e visões de especialistas sobre os suplementos
National Center for Complementary and Alternative Medicine	*www.nccam.nih.gov*	Informações, pesquisas e revisões sobre a saúde e avaliação de suplementos e de tratamentos alternativos
The National Center for Drug Free Sport, Inc.	*www.drugfreesport.com*	Administra programas de testagem abrangentes; administra coletas nacionais e internacionais; desenvolve políticas de teste de drogas; fornece serviços educacionais para uma ampla gama de escolas, universidades e organizações atléticas amadoras ao redor do mundo
National Collegiate Athletic Association	*www.ncaa.org*	Todos os assuntos a respeito de suplementos, informações nutricionais e vídeos para a educação de atletas
National Institutes of Health, Office of Dietary Supplements	*www.health.nih.gov*	Listas completas para a informação sobre saúde elaboradas pelos National Institutes of Health
PubMed	*www.ncbi.nlm.nih.gov/ pubmed/*	É possível pesquisar na Biblioteca Nacional de Medicina dos EUA sobre tópicos desejados
Nutrição Esportiva, Cardiovascular e para o Bem-estar; Nutrição Esportiva	*www.scandpg.org/sports- nutrition/*	Dedica a promover práticas nutricionais que melhorem a saúde, a aptidão física e o desempenho esportivo; o avanço das práticas de nutrição esportiva. Principal objetivo: aplicar a ciência da nutrição esportiva para a melhora do desempenho e da aptidão física
Supplements Watch, Inc.	*www.supplementswatch. com*	Revisões científicas sobre produtos, revisões científicas, artigos e um *blog* sobre suplementos
U.S. Anti-Doping Agency	*www.usantidoping.org*	Lista das ajudas ergogênicas proibidas e outras informações para atletas e consumidores
U.S. Pharmacopeia	*www.usp.org/USPVerified*	A U.S. Pharmacopeial Convention (USP) dos EUA é uma organização científica sem fins lucrativos que estabelece padrões de qualidade, pureza, identidade e potência de remédios, ingredientes de alimentos e suplementos dietéticos produzidos, distribuídos e consumidos ao redor do mundo
World Anti-Doping Agency	*www.wada-ama.org*	Lista das ajudas ergogênicas proibidas e outras informações para atletas e consumidores

SAÚDE PESSOAL E NUTRIÇÃO PARA O EXERCÍCIO 12.1

Como identificar a síndrome metabólica

A modificação dos fatores de risco reduz grandemente a propensão ao desenvolvimento de doença arterial coronariana (DAC). Especificamente, um grande alvo terapêutico inclui uma série de fatores de risco lipídicos e não lipídicos de origem metabólica conhecidos como *síndrome metabólica*. Essa síndrome está relacionada intimamente ao distúrbio metabólico generalizado da *resistência à insulina*, quando as ações normais da insulina estão prejudicadas. O excesso de gordura corporal, particularmente a obesidade intra-abdominal, e a inatividade física promovem o desenvolvimento da resistência à insulina em alguns indivíduos geneticamente predispostos.

Os fatores de risco da síndrome metabólica são altamente concordantes; em geral, eles aumentam o risco de DAC em qualquer nível de colesterol associado à lipoproteína de baixa densidade (LDL). O diagnóstico da síndrome metabólica é realizado quando três ou mais determinantes de risco mostrados na Tabela anterior estão presentes. Esses determinantes incluem uma combinação de fatores de risco categóricos e limítrofes, que podem ser facilmente medidos.

Administração das causas por trás da síndrome metabólica

A redução de peso e o aumento da atividade física representam a primeira linha de terapia para a síndrome metabólica. A redução do peso facilita a diminuição do LDL-colesterol e reduz todos os fatores de risco da síndrome. A atividade física regular reduz os níveis de lipoproteína de muito baixa densidade (VLDL), aumenta os níveis de colesterol ligado à lipoproteína de alta densidade (HDL) e, em alguns indivíduos, reduz o LDL-colesterol. Ela também pode reduzir a pressão arterial, a resistência à insulina e influenciar favoravelmente a função cardiovascular.

Atividade para o aluno

Selecione dois membros "mais velhos" e influentes da sua família e determine seu grau de síndrome metabólica.

Identificação clínica da síndrome metabólica

Fator de risco	Nível de definição
Obesidade abdominal*	Circunferência da cintura**
Homens	> 102 cm
Mulheres	> 88 cm
Triglicerídios	≥ 150 mg/dℓ
HDL-colesterol	
Homens	< 40 mg/dℓ
Mulheres	< 50 mg/dℓ
Pressão arterial	≥ 130/≥ 85 mmHg
Glicose em jejum	≥ 110 mg/dℓ

Fonte: Third Report of the National Cholesterol Education Program (NCEP) Expert Panel on Detection, Evaluation, and Treatment of High Blood Cholesterol in Adults (Adult Treatment Panel III). National Heart, Lung, and Blood Institute. NIH publ. no. 01-3670, maio de 2001. **O sobrepeso e a obesidade estão associados à resistência à insulina e à síndrome metabólica. Entretanto, a presença de obesidade abdominal está mais correlacionada com os fatores de risco do que a presença de um índice de massa corporal (IMC) elevado. Portanto, a simples medida da circunferência abdominal é recomendada para a identificação do componente de peso corporal da síndrome metabólica. **Alguns homens podem desenvolver vários fatores de risco metabólicos quando a circunferência da cintura está aumentada apenas marginalmente (p. ex., 94 a 102 cm). Esses pacientes podem ter uma forte contribuição genética para a resistência à insulina. Eles se beneficiariam de mudanças nos hábitos de vida, do mesmo modo que homens com aumentos maiores na circunferência abdominal.

Fatores da síndrome metabólica	Presente no membro da família nº 1	Presente no membro da família nº 2
Sobrepeso ou obesidade	Sim ☐ Não ☐	Sim ☐ Não ☐
Diagnosticado com pré-diabetes ou diabetes melito	Sim ☐ Não ☐	Sim ☐ Não ☐
Usa anti-hipertensivos	Sim ☐ Não ☐	Sim ☐ Não ☐
Geralmente é fisicamente ativo na maior parte dos dias da semana	Sim ☐ Não ☐	Sim ☐ Não ☐
Usa hipolipemiantes	Sim ☐ Não ☐	Sim ☐ Não ☐
Peso adicional em torno da cintura ou IMC > 30 kg/m²	Sim ☐ Não ☐	Sim ☐ Não ☐

Em relação à síndrome metabólica, o que você concluiu em relação aos membros nº 1 e nº 2 da família?

Quais recomendações você faria para ambos os indivíduos?

Resumo

1. A carga de carboidratos geralmente aumenta a *endurance* em exercícios submáximos prolongados. Modificação no procedimento clássico de carga fornece o mesmo nível elevado de armazenamento de glicogênio sem as alterações dramáticas na dieta e na rotina de exercícios das pessoas. Um procedimento de carga rápida de 1 dia produz quase o mesmo armazenamento de glicogênio das técnicas mais prolongadas.

2. Homens e mulheres alcançam níveis de glicogênio muscular supramáximo iguais quando alimentados com quantidades comparáveis de carboidratos em relação à sua massa corporal magra.

3. Muitos atletas com treinamento de resistência suplementam suas dietas com aminoácidos, sozinhos ou combinados, para gerar um meio hormonal que facilite a síntese proteica no músculo esquelético. Pesquisas não mostram benefícios desse tipo de suplementação geral sobre os níveis de hormônio anabólicos ou sobre as medidas de composição corporal, tamanho muscular ou desempenho físico.

4. A suplementação com carboidratos e proteínas imediatamente no início da recuperação após um treinamento de resistência produz um ambiente hormonal permissível à síntese proteica e ao crescimento do tecido muscular (concentrações plasmáticas elevadas de insulina e de hormônio do crescimento).

5. O exercício ou o treinamento intenso a longo prazo não afetam negativamente os níveis intracelulares de carnitina. Isso explica por que a maior parte das pesquisas sobre a suplementação com carnitina não consegue mostrar um efeito ergogênico, alterações positivas no metabolismo ou redução na gordura corporal.

6. Muitas pessoas exaltam os suplementos de cromo (em geral na forma de picolinato de cromo) por causa de suas propriedades de queima de lipídios e de acúmulo de tecido muscular. Para os indivíduos com ingestão dietética adequada de cromo, as pesquisas não mostram nenhum efeito benéfico da suplementação com cromo sobre as mudanças relacionadas com o treinamento na força muscular, no físico, na massa corporal livre de gordura ou na massa muscular.

7. O excesso de cromo pode afetar negativamente o transporte e a distribuição de ferro no corpo. O excesso prolongado pode até mesmo contribuir para danos cromossômicos.

8. Atletas utilizam suplementos de coenzima Q_{10} (CoQ_{10}) para aumentar a capacidade aeróbica e a dinâmica cardiovascular. A suplementação com CoQ_{10} em indivíduos saudáveis não fornece efeitos ergogênicos sobre a capacidade aeróbica, a *endurance*, os níveis de lactato durante o exercício submáximo ou a dinâmica cardiovascular.

9. Na forma de suplemento, a creatina aumenta os níveis intramusculares de creatina e de fosfocreatina, aumenta a capacidade de geração de potência anaeróbica a curto prazo e facilita a recuperação após sessões repetitivas de esforço intenso.

10. A carga com creatina ocorre ingerindo-se 20 gramas de monoidrato de creatina durante 6 dias consecutivos. A redução da ingestão para valores de 2 g diários mantém os níveis intramusculares de creatina elevados.

11. O consumo de creatina com uma bebida contendo glicose aumenta a captação e o armazenamento de creatina no músculo esquelético. Provavelmente, isso é resultante da captação de glicose mediada pela insulina no músculo esquelético, o que facilita a captação de creatina.

12. Poucas pesquisas indicam que não há efeito da suplementação com inosina sobre as medidas fisiológicas ou de desempenho durante exercícios aeróbicos ou anaeróbicos. Um efeito decididamente negativo inclui um aumento nos níveis séricos de ácido úrico após apenas 5 dias de suplementação.

13. A colina forma parte da membrana plasmática fosfolipídica das células; ela também é um constituinte do neurotransmissor acetilcolina. Fisiculturistas frequentemente utilizam suplementos de colina para aumentar o metabolismo dos lipídios e alcançar uma aparência "definida". As pesquisas não demonstram esses efeitos.

14. Algumas pessoas acreditam que o consumo de triacilgliceróis de cadeia média (TCM) aumente o metabolismo dos lipídios e conserve o glicogênio durante o exercício de *endurance*. A ingestão de cerca de 86 gramas de TCM aumenta o desempenho em 2,5%.

15. O vanádio exerce propriedades semelhantes à insulina em seres humanos. Nenhuma pesquisa demonstrou um efeito ergogênico e uma ingestão extrema produz efeitos tóxicos.

16. A suplementação com piruvato supostamente aumenta o desempenho em *endurance* e promove a perda de gordura, mas pesquisas futuras devem verificar essas alegações.

17. A ingestão de glicerol antes do exercício promove hiperidratação, o que supostamente protege o indivíduo contra o estresse térmico e as lesões induzidas pelo calor durante o exercício de alta intensidade.

Teste seu conhecimento | Respostas

1. **Verdadeiro.** O glicogênio armazenado no fígado e nos músculos ativos fornece a maior parte da energia para o exercício aeróbico intenso. A redução nas reservas de glicogênio permite que o catabolismo dos lipídios forneça um percentual cada vez maior de energia a partir da mobilização dos ácidos graxos a partir do fígado e do tecido adiposo. O exercício que diminui intensamente o glicogênio muscular precipita a fadiga, embora os músculos ativos tenham oxigênio suficiente e estoque ilimitado de energia potencial a partir das gorduras armazenadas. Isso ocorre porque a clivagem aeróbica dos AGL ocorre em uma taxa equivalente a 50% da taxa de clivagem do glicogênio. A ingestão de uma solução de glicose e água perto do ponto de fadiga permite que o exercício continue, mas, de um ponto de vista prático, o "detector de combustível" indique que o "tanque" está vazio.

2. **Verdadeiro.** Uma combinação particular de dieta e exercício aumenta significativamente o glicogênio muscular, um procedimento chamado de *carga de carboidratos* ou *supercompensação de glicogênio*. Os atletas de *endurance* frequentemente utilizam essa técnica antes das competições porque ela aumenta o glicogênio muscular mais do que o possível apenas com uma dieta hiperglicídica. Normalmente, cada 100 gramas de músculo contêm cerca de 1,7 grama de glicogênio; a carga de carboidratos adiciona até 5 gramas de glicogênio a essa quantidade.

3. **Falso.** Pesquisas em indivíduos saudáveis não forneceram evidências convincentes a respeito de um efeito ergogênico com a suplementação oral de aminoácidos sobre a secreção hormonal, a responsividade ao treinamento ou o desempenho físico. Por exemplo, em estudos com desenho e análise estatística adequados, suplementos de arginina, lisina, ornitina, tirosina ou outros aminoácidos, sozinhos ou combinados, não produziram efeitos sobre os níveis de GH, a secreção de insulina, várias medidas de potência anaeróbica ou o desempenho máximo de corrida no $VO_{2máx}$.

4. **Falso.** Vital para o metabolismo normal, a carnitina facilita o influxo de aminoácidos de cadeia longa para a matriz mitocondrial, como parte do sistema carnitina-acil-CoA transferase. Teoricamente, o aumento da função da carnitina poderia inibir o acúmulo de lactato e aumentar o desempenho físico. O aumento dos níveis intracelulares de L-carnitina por intermédio da suplementação dietética deveria elevar a transferência energética aeróbica a partir da clivagem de lipídios e, ao mesmo tempo, conservar as reservas limitadas de glicogênio. As pesquisas não mostram benefícios ergogênicos, alterações metabólicas positivas aeróbicas ou anaeróbicas ou efeitos de redução da gordura corporal com a suplementação com L-carnitina.

5. **Falso.** Para indivíduos com ingestão dietética de cromo adequada, pesquisas não mostram efeitos benéficos da suplementação com cromo sobre as mudanças relacionadas com treinamento na força muscular, no físico, na massa corporal livre de gordura ou na massa muscular. O excesso de cromo pode afetar negativamente o transporte e a distribuição de ferro no corpo. O excesso prolongado pode danificar os cromossomos.

6. **Verdadeiro.** A suplementação com monoidrato de creatina no nível recomendado (20 a 25 g/dia) exerce efeitos ergogênicos em exercícios de alta intensidade e curta duração (melhoras de 5 a 10%) sem produzir efeitos colaterais perigosos. Relatos indicam uma possível associação entre a suplementação com creatina e cãibras em várias áreas musculares durante competições ou treinos prolongados feitos por jogadores de futebol americano.

7. **Verdadeiro.** Vários relatórios indicam efeitos benéficos do piruvato exógeno sobre o desempenho em *endurance*. Dois estudos de desenho cruzado e duplo-cego realizados pelo mesmo laboratório mostraram que 7 dias de suplementação de 100 g de uma mistura de piruvato (25 g) com 75 g de di-hidroxiacetona (DHA; outro composto de três carbonos formado durante a glicólise) aumenta a *endurance* aeróbica nas extremidades superior e inferior do corpo em 20% quando comparada com um suplemento de 100 g de um polímero de glicose isocalórico. Os defensores da suplementação com piruvato argumentam que os aumentos do piruvato extracelular elevam o transporte de glicose para dentro dos músculos ativos. O aumento da "extração de glicose" a partir do sangue fornece uma fonte energética de carboidratos importante para sustentar o exercício aeróbico de alta intensidade e, ao mesmo tempo, conservar os estoques intramusculares de glicogênio.

8. **Falso.** Nem todas as pesquisas demonstram benefícios termorregulatórios ou para o desempenho físico com a hiperidratação com glicerol em relação à hiperidratação com água pura antes do exercício. Os efeitos colaterais da ingestão de glicerol exógeno incluem náuseas, tontura, edema e delírios.

9. **Falso.** A CoQ_{10} funciona como um componente integral do sistema transportador de elétrons da oxidação fosforilativa da mitocôndria. A literatura popular vende os suplementos de CoQ_{10} para melhorar o "vigor" e aumentar a função cardiovascular com base na crença de que a suplementação poderia aumentar o fluxo de elétrons na cadeia respiratória e, desse modo, aumentar a síntese aeróbica de trifosfato de adenosina. Embora benefícios positivos tenham sido relatados em pacientes cardiopatas, a suplementação com CoQ_{10} em indivíduos saudáveis não fornece efeitos ergogênicos sobre a capacidade aeróbica, a *endurance*, os níveis de lactato

durante o exercício submáximo ou a dinâmica cardiovascular. Do lado negativo, a suplementação poderia promover a peroxidação lipídica na membrana plasmática e poderia causar, eventualmente, danos celulares.

10. **Verdadeiro.** Os fatores de risco para a síndrome metabólica em adultos e crianças são altamente relacionados entre si e sua administração representa um desafio em particular para a medicina. Primeiramente, os médicos encaram o dilema de como começar o tratamento do paciente, uma vez que a maior parte dos pacientes que são identificados com essa condição não demostra padrões de comportamento compatíveis com o tratamento, como tentar aumentar os níveis de atividade física diários e modificar padrões dietéticos ruins, porém enraizados. As pesquisas sugerem que uma dieta saudável, a redução de peso (quando necessário) e o aumento da atividade física representam a primeira linha terapêutica para a síndrome metabólica.

Bibliografia

Andrade WB et al. l-Arginine supplementation does not improve muscle function during recovery from resistance exercise. Appl Physiol Nutr Metab. 2018; 43(9):928. doi: 10.1139/apnm-2017-0594.

Applegate C et al. Influence of dietary acid load on exercise performance. Int J Sport Nutr Exerc Metab. 2017; 27:213.

Baird MB, Asif IM. Medications for sleep schedule adjustments in athletes. Sports Health. 2018; 10:35.

Burrus BM et al. The Effect of acute L-carnitine and carbohydrate intake on cycling performance. Int J Exerc Sci. 2018; 11:404.

Butts J et al. Creatine use in sports. Sports Health. 2018; 10:31.

Carswell AT et al. Influence of vitamin D supplementation by sunlight or oral D3 on exercise performance. Med Sci Sports Exerc. 2018. doi:10.1249/MSS.0000000000001721.

Close GL et al. New strategies in sport nutrition to increase exercise performance. Free Radic Biol Med. 2016; 98:144.

Crum EM et al. The effect of acute pomegranate extract supplementation on oxygen uptake in highly-trained cyclists during high-intensity exercise in a high altitude environment. J Int Soc Sports Nutr. 2017; 14:14.

Domínguez R et al. Effects of beetroot juice supplementation on intermittent high-intensity exercise efforts. J Int Soc Sports Nut. 2018; 15:2.

Domínguez R et al. Nutritional needs in the professional practice of swimming: a review. J Exerc Nutrition Biochem. 2017; 21:1.

Ellery SJ et al. Creatine for women: a review of the relationship between creatine and the reproductive cycle and female-specific benefits of creatine therapy. Amino Acids. 2016; 48:1807.

Fielding R et al. L-Carnitine supplementation in recovery after exercise. Nutrients. 2018; 10:E349.

Garthe I, Maughan RJ. Athletes and supplements: prevalence and perspectives. Int J Sport Nutr Exerc Metab. 2018; 28:126.

Gee TI, Deniel S. Branched-chain amino acid supplementation attenuates a decrease in power-producing ability following acute strength training. J Sports Med Phys Fitness. 2016; 56:1511.

Gokbel H et al. Effects of coenzyme Q10 supplementation on exercise performance and markers of oxidative stress in hemodialysis patients: a double-blind placebo-controlled crossover trial. Am J Ther. 2016; 23:e1736.

Hansen M et al. Protein intake during training sessions has no effect on performance and recovery during a strenuous training camp for elite cyclists. J Int Soc Sports Nutr. 2016; 13:9.

Hingst JR et al. Exercise-induced molecular mechanisms promoting glycogen supercompensation in human skeletal muscle. Mol Metab. 2018. doi: 10.1016/j.molmet.2018.07.001.

Hofmann M et al. Effects of elastic band resistance training and nutritional supplementation on muscle quality and circulating muscle growth and degradation factors of institutionalized elderly women: the Vienna Active Ageing Study (VAAS). Eur J Appl Physiol. 2016; 116:885.

Ikeda T et al. Effects and feasibility of exercise therapy combined with branched-chain amino acid supplementation on muscle strengthening in frail and pre-frail elderly people requiring long-term care: a crossover trial. Appl Physiol Nutr Metab. 2016; 41:438.

Kent GL et al. The effect of beetroot juice supplementation on repeat-sprint performance in hypoxia. J Sports Sci. 2018; 30:1.

Kerksick CM et al. ISSN exercise & sports nutrition review update: research & recommendations. J Int Soc Sports Nutr. 2018; 15:38.

Kreider RB et al. International Society of Sports Nutrition position stand: safety and efficacy of creatine supplementation in exercise, sport, and medicine. J Int Soc Sports Nutr. 2017; 14:18.

Peeling P et al. Evidence-based supplements for the enhancement of athletic performance. Int J Sport Nutr Exerc Metab. 2018; 21:1.

Ramírez-Campillo R et al. Effects of plyometric training and creatine supplementation on maximal-intensity exercise and endurance in female soccer players. J Sci Med Sport. 2016; 19:682.

Rawson ES et al. Dietary supplements for health, adaptation, and recovery in athletes. Int J Sport Nutr Exerc Metab. 2018; 28:188.

Rosas F et al. Effects of plyometric training and beta-alanine supplementation on maximal-intensity exercise and endurance in female soccer players. J Hum Kinet. 2017; 58:99.

Shepherd K, Peart DJ. Aerobic capacity is not improved following 10-day supplementation with peppermint essential oil. Appl Physiol Nutr Metab. 2017; 42:558.

Suzuki T et al. Oral L-citrulline supplementation enhances cycling time trial performance in healthy trained men: double-blind randomized placebo-controlled 2-way crossover study. J Int Soc Sports Nutr. 2016; 13:6.

Tallis J, Yavuz HCM. The effects of low and moderate doses of caffeine supplementation on upper and lower body maximal voluntary concentric and eccentric muscle force. Appl Physiol Nutr Metab. 2018; 43:274.

Tsai TW et al. Effect of green tea extract supplementation on glycogen replenishment in exercised human skeletal muscle. Br J Nutr. 2017; 117:1343.

Vallejo J et al. Cellular and physiological effects of dietary supplementation with β-hydroxy-β-methylbutyrate (HMB) and β-alanine in late middle-aged mice. PLoS One. 2016; 11:e0150066.

Waldron M et al. The effects of taurine on repeat sprint cycling after low or high cadence exhaustive exercise in females. Amino Acids. 2018; 50:663.

Warnock R et al. The effects of caffeine, taurine, or caffeine-taurine coingestion on repeat-sprint cycling performance and physiological responses. Int J Sports Physiol Perform. 2017; 12:1341.

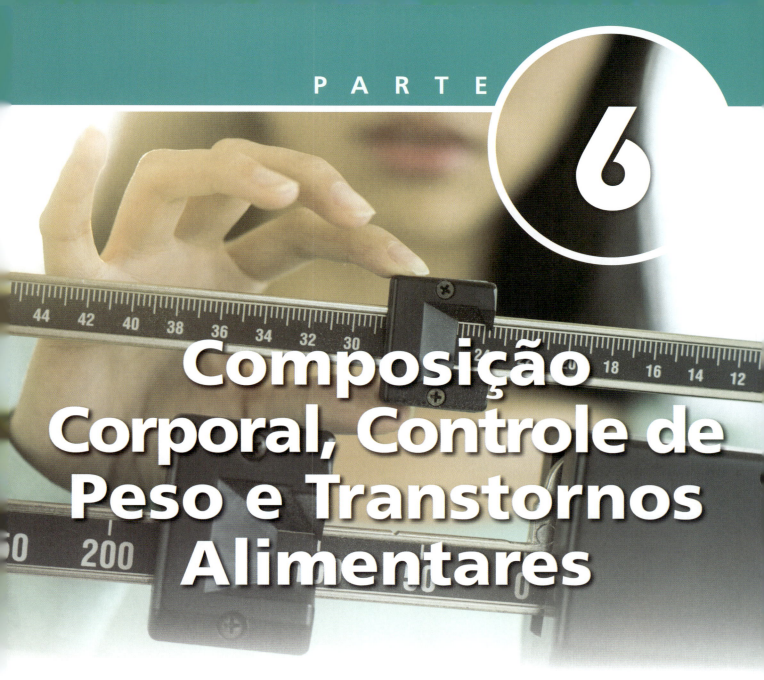

PARTE 6

Composição Corporal, Controle de Peso e Transtornos Alimentares

Capítulo 13   Avaliação da Composição Corporal e Observações Específicas para Esportes, 432
Capítulo 14   Balanço Energético, Atividade Física e Controle do Peso, 490
Capítulo 15   Transtornos Alimentares, 533

Capítulo 13

Avaliação da Composição Corporal e Observações Específicas para Esportes

Destaques

Avaliação da composição corporal
- Tabelas de peso/estatura
- Índice de massa corporal: um uso melhor para peso e estatura
- Padrões da Organização Mundial da Saúde e do National Institutes of Health dos EUA
- Composição corporal
- Massa corporal livre de gordura e massa corporal magra
- Magreza, atividade física regular e irregularidade menstrual
- Métodos diretos e indiretos para avaliação de tamanho e composição corporais
- Distribuição regional de gordura: a circunferência da cintura e a razão cintura-quadril
- Tomografia computadorizada, ressonância nuclear magnética, DEXA e ultrassom
- Como estimar a gordura corporal em grupos de atletas
- Valores populacionais médios de gordura corporal
- Como determinar a meta de peso corporal

Configuração física dos atletas campeões
- Somatotipagem e abordagem taxonômica de Sheldon
- Configuração física de atletas olímpicos e de elite
- Percentual de gordura corporal agrupado por categoria esportiva
- Tendências longitudinais do tamanho corporal para atletas de elite

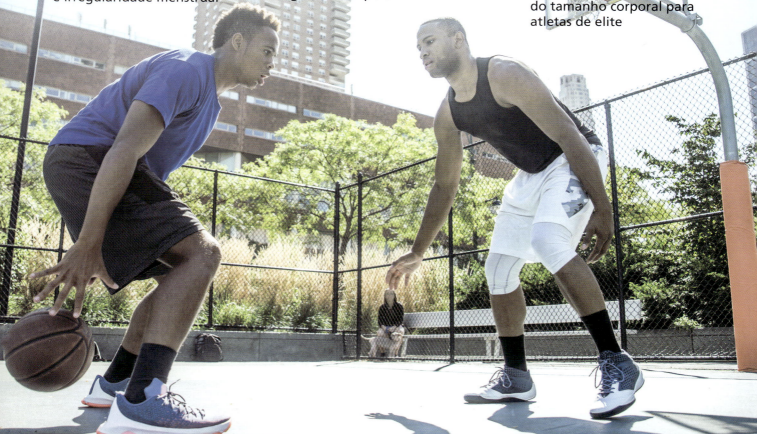

Teste seu conhecimento

Selecione verdadeiro ou falso para as 10 afirmações abaixo e confira as respostas que se encontram ao fim do capítulo. Refaça o teste após terminar de ler o capítulo; você deve acertar 100%!

		Verdadeiro	Falso
1.	A importância fundamental do índice de massa corporal (IMC) é ele permitir a classificação dos indivíduos pelo nível de gordura corporal e de massa muscular total.	○	○
2.	Um homem com estatura de 175,3 cm e massa corporal de 97,1 kg seria classificado como obeso.	○	○
3.	Homens e mulheres com *status* atlético superior geralmente têm valores semelhantes de composição corporal, particularmente de percentual de gordura corporal.	○	○
4.	A gordura corporal total se encontra em dois locais de armazenamento chamados subcutâneo e visceral.	○	○
5.	A descoberta fundamental de Arquimedes explica o conceito de gravidade específica.	○	○
6.	Um homem com densidade corporal de 1,0725 g/cm² tem teor de gordura corporal de 15% de massa corporal e massa de gordura de 7,5 kg.	○	○
7.	Uma mulher com circunferência de cintura de 96,5 cm se encontra logo abaixo do valor limiar para risco elevado das principais doenças.	○	○
8.	O percentual médio de gordura corporal para homens com idade universitária é de 15% e de 25% para mulheres da mesma faixa etária.	○	○
9.	Um arremessador de peso com 120 kg e 24% de gordura corporal que deseje obter um nível de gordura corporal de 15% deve perder 18,14 kg de gordura.	○	○
10.	Entre as atletas do sexo feminino, as fisiculturistas possuem o menor percentual de gordura corporal.	○	○

AVALIAÇÃO DA COMPOSIÇÃO CORPORAL

Nos últimos 85 anos, pesquisadores das áreas de educação física, ciência do exercício, nutrição, crescimento e desenvolvimento humanos, antropologia física, fisiologia aplicada e várias subdisciplinas da área médica focaram suas atenções na composição do corpo humano, nas suas proporções e em como aferir mais adequadamente seus vários componentes. A maior parte das metodologias atuais divide o corpo em dois compartimentos distintos: a **massa de gordura (MG)** e a **massa corporal livre de gordura (MLG)**, sendo a última frequentemente considerada equivalente à massa muscular. O benefício prático das pesquisas históricas e contemporâneas diz respeito a três perguntas simples que a maior parte das pessoas tenta responder em algum momento de suas vidas:

1. Quão gordo eu sou?
2. Eu preciso reduzir a gordura corporal para alcançar um tamanho corporal desejável?
3. Como posso reduzir a gordura corporal e aumentar a massa muscular de modo permanente?

Os motivos a seguir explicam por que uma avaliação precisa da composição corporal desempenha um papel importante em um programa abrangente de nutrição, aptidão física e de controle de peso:

- Fornece um ponto de partida para basear as decisões atuais e futuras sobre a perda e o ganho ponderal

- Fornece metas realistas sobre como alcançar da melhor maneira um equilíbrio "ideal" entre os compartimentos adiposo e livre de gordura corporal
- Está relacionada com o estado geral de saúde, tendo um papel importante na formulação dos objetivos em curto *e* longo prazo para a saúde e para a aptidão física
- Monitora as mudanças nos compartimentos adiposo e livre de gordura corporal durante os regimes de exercícios de diferentes durações e intensidades, além de programas de reabilitação que utilizam diferentes modalidades e práticas de tratamento
- Fornece uma mensagem importante a respeito da necessidade de modificar o estilo de vida, particularmente para aumentar a quantidade e a qualidade da atividade física a partir do início da vida adulta e ao longo de toda a vida
- Permite que os nutricionistas esportivos (e treinadores, técnicos, *personal trainers*, fisioterapeutas, quiropráticos, médicos, instrutores de exercícios) interajam com as pessoas para fornecerem informações de qualidade relacionadas à nutrição, ao controle de peso, ao exercício, ao treinamento e à reabilitação.

As seções a seguir discutirão as vantagens e as limitações das diversas técnicas utilizadas atualmente para avaliar a composição corporal. Nós começaremos com as tabelas de peso para estatura e em como determinar o tamanho corporal, seguido de como calcular o índice de massa corporal (IMC), a ferramenta de avaliação mais amplamente utilizada para tentar responder à pergunta *O que constitui sobrepeso e obesidade?* Infelizmente, ambas as medidas, consideradas "rápidas e convenientes" por contar apenas com o peso corporal (massa corporal) e a estatura (altura) não abordam a questão fundamental da composição corporal e do teor de gordura corporal. Nós apresentaremos sete métodos indiretos adicionais para avaliar a composição corporal:

1. Pesagem hidrostática.
2. Antropometria (derivada da palavra grega *anthropo*, que significa "humano" e *metron*, que significa "medida") – neste capítulo, se refere a técnicas padronizadas de avaliação das dobras cutâneas e circunferências (*www.cdc.gov/nchs/data/nhanes/nhanes_07_08/manual_an.pdf*).[1]
3. Análise da bioimpedância elétrica (BIA).
4. Tomografia computadorizada (TC).
5. Ressonância nuclear magnética (RNM).
6. Absorciometria de raios X de dupla energia (DEXA).
7. Pletismografia por deslocamento de ar (nome comercial BOD POD®).

Tabelas de peso/estatura

Em 1943, as **tabelas de peso/estatura** (propostas pela primeira vez pela Metropolitan Life Insurance Company e, então, revisadas em 1983) foram vislumbradas por cientistas atuariais da empresa (*www.beanactuary.org/what/*) para servir como marcos estatísticos para a avaliação das taxas de mortalidade, visando estabelecer os valores de prêmios de seguro de vida para homens e mulheres com idades entre 25 e 59 anos. Essas tabelas, matematicamente derivadas, foram chamadas originalmente de tabelas de peso "desejável", mas o termo "peso ideal" foi gradualmente associado a elas, e agora seu uso é comum como uma das variáveis da avaliação do risco de seguro de vida (*www.actuaries.org*). O National Institutes of Health dos EUA (*www.nhlbi.nih.gov/guidelines/obesity/bmi_tbl.htm*) disponibilizaram essas tabelas para o público na forma de PDF imprimível. As tabelas de peso para estatura *não* consideram causas específicas de morte (mortalidade) ou de estado de doença (morbidade) antes do óbito. Muitas versões das tabelas infelizmente recomendam faixas de peso "desejável" diferentes, com algumas delas considerando somatotipo, idade e sexo, enquanto outras não. Dois padrões de peso/estatura têm sido utilizados: a Tabela 13.1A fornece o primeiro padrão de massa corporal "desejável" para adultos ajustado por idade, enquanto a Tabela 13.1B apresenta padrões específicos para os sexos que foram propostos pela Metropolitan Life Insurance Company considerando o somatotipo. Os termos científicos adequados expressos em unidades SI para *altura* e *peso* são *estatura* (centímetros) e *massa* (quilogramas).

---

[1] N.R.T.: No Brasil, utilizamos os pontos de referência da OMS e o manual do SISVAN para aferição de medidas antropométricas (*https://bvsms.saude.gov.br/bvs/publicacoes/orientacoes_coleta_analise_dados_antropometricos.pdf*). Com relação a crianças de 0 a 5 anos e 5 a 19 anos, podemos utilizar para o cálculo rápido dos índices os programas *anthro* e *anthro plus*, ambos da OMS, disponíveis no *site* https://www.who.int/childgrowth/software/en/.

Limitações das tabelas de peso/estatura

As tabelas de peso para altura baseadas em estatística não fornecem informações confiáveis a respeito da composição relativa do corpo humano. Essas tabelas populares de peso/estatura possuem um valor limitado como um padrão para a avaliação do estado físico porque "sobrepeso" e "excesso de gordura" frequentemente descrevem aspectos diferentes de composição corporal para homens e mulheres fisicamente ativos. Os atletas competitivos claramente ilustram esse ponto; muitos excedem o peso médio para seu sexo e estatura, mas têm uma composição corporal magra, com um alto teor de músculos. Por exemplo, a maior parte dos atletas de potência e força (p. ex., fisiculturistas, jogadores de futebol americano e praticantes de algumas modalidades de atletismo) pesam mais do que a média dos

Benefícios à saúde associados a mais horas de sono

A insônia à noite pode ter uma associação direta com um aumento de IMC e obesidade. Isso parece um paradoxo porque o sono é um comportamento sedentário por essência, e as pessoas com padrões mínimos de atividade física possuem IMC maior do que as pessoas mais ativas. A National Sleep Foundation, dos EUA (*www.sleepfoundation.org*), diz que a duração do sono tem diminuído constantemente ao longo do último século. Pessoas que dormiam de cinco a seis horas por noite ganharam em média 2,0 kg a mais durante um período de 6 anos do que as pessoas que dormiam de sete a oito horas por noite. Em um estudo, foi encontrada uma correlação inversa entre a duração do sono e IMC em 1.024 participantes que dormiam menos de oito horas por noite. Em outro estudo de 2016 envolvendo 22.281 adultos, aqueles que dormiam mais (e possuíam IMC significativamente menor) apresentaram menores chances de desenvolverem doenças cardiovasculares. Parece seguro concluir que mais horas de sono estão associadas a uma saúde melhor. Menos tempo de sono está correlacionado com mais tempo acordado para consumir mais calorias!

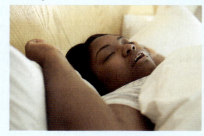

Fontes:
Bozkurt NC et al. Visceral obesity mediates the association between metabolic syndrome and obstructive sleep apnea syndrome. Metab Syndr Relat Disord. 2016; 14:217.
Glicksman A et al. Body fat distribution ratios and obstructive sleep apnea severity in youth with obesity. J Clin Sleep Med. 2017; 13:545.
Matsumoto T et al. Associations of obstructive sleep apnea with truncal skeletal muscle mass and density. Sci Rep. 2018; 25(8):6550.
St-Onge MP et al. Gender differences in the association between sleep duration and body composition: the Cardia Study. Int J Endocrinol. 2010; 2010:726071.

Capítulo 13 • Avaliação da Composição Corporal e Observações Específicas para Esportes

TABELA 13.1

Tabelas de peso/estatura e determinação da estrutura corporal.

A. *Pesos corporais sugeridos para adultos, com os ajustes recomendados para idades com base no National Institutes of Health.**

Estatura**	Peso (kg)***	
	19 a 34 anos	35 anos
152,50	44,00 a 58,06	48,99 a 62,60
155,0	45,81 a 59,87	50,35 a 64,86
157,5	47,17 a 62,14	52,16 a 67,13
160,0	48,53 a 63,96	53,98 a 68,95
162,5	50,35 a 66,22	55,34 a 71,21
165,00	51,71 a 68,04	57,15 a 73,48
167,5	53,53 a 70,31	58,97 a 75,75
170,0	54,88 a 72,57	60,78 a 78,02
172,5	56,70 a 74,39	62,60 a 80,74
175,0	58,51 a 76,66	64,41 a 83,01
178,0	59,87 a 78,92	66,22 a 85,27
180,0	61,69 a 81,19	68,49 a 88,00
183,	63,50 a 83,46	70,31 a 90,26
185,5	65,32 a 85,73	72,12 a 92,99
188,0	67,13 a 88,45	74,39 a 95,25
190,50	68,95 a 90,72	76,20 a 97,98
193,0	70,76 a 92,99	78,47 a 100,70
195,5	72,57 a 95,71	80,29 a 103,42
198,0	74,39 a 97,98	82,55 a 106,14

*Os pesos mais baixos frequentemente se aplicam a mulheres, que têm menos músculos e ossos. **Sem calçados. ***Sem roupas.

B. *Padrões de 1983 gênero-específicos propostos pela Metropolitan Life Insurance Company.#*

Homens

Estatura	Peso (kg)#		
	Estrutura pequena	Estrutura média	Estrutura grande
157,5	58,06 a 60,78	59,42 a 63,96	62,60 a 68,04
160,0	58,98 a 61,69	60,33 a 64,86	63,50 a 69,40
162,5	59,87 a 62,60	61,23 a 65,77	64,41 a 70,76
165, 0	60,78 a 63,50	62,14 a 67,13	65,32 a 72,57
167,5	61,69 a 64,41	63,05 a 68,49	66,22 a 74,39
170,0	62,60 a 65,77	64,41 a 69,85	67,58 a 76,20
172,5	63,50 a 67,13	65,77 a 71,21	68,95 a 78,02
175,0	64,41 a 68,49	67,13 a 72,57	70,31 a 79,83
178, 0	65,32 a 69,85	68,49 a 73,94	71,67 a 81,65
180,0	66,22 a 71,21	69,85 a 75,30	73,03 a 83,46
183,0	67,58 a 72,57	71,21 a 77,11	74,39 a 85,27
185,5	68,95 a 74,39	72,57 a 78,92	76,20 a 87,09
188,0	70,31 a 76,20	74,39 a 80,74	78,02 a 89,36
190,50	71,67 a 78,02	75,75 a 82,55	79,83 a 90,63
193,0	73,48 a 79,83	77,56 a 84,82	82,10 a 93,89

Mulheres

Estatura	Peso (kg)#		
	Estrutura pequena	Estrutura média	Estrutura grande
147,0	46,27 a 50,35	49,44 a 54,88	53,52 a 59,42
150,0	46,72 a 51,26	50,35 a 55,79	54,43 a 60,78
152,50	47,17 a 52,16	51,26 a 57,15	55,34 a 62,14
155,0	48,08 a 53,52	52,16 a 58,51	56,70 a 63,50
157,5	48,99 a 54,88	53,52 a 59,87	58,06 a 64,86
160,0	50,35 a 56,24	54,88 a 61,23	59,42 a 66,68
162,5	51,71 a 57,61	56,24 a 62,60	60,78 a 68,49
165, 0	53,07 a 58,97	57,61 a 63,96	62,14 a 70,31
167,5	54,43 a 60,33	58,97 a 65,32	63,50 a 72,12
170,0	55,79 a 61,69	60,33 a 66,68	64,86 a 73,94
172,5	57,15 a 63,05	61,69 a 68,04	66,22 a 75,75
175,0	58,51 a 64,41	63,05 a 69,40	67,58 a 77,11
177,50	59,87 a 65,77	64,41 a 70,76	68,95 a 78,47
180,5	61,23 a 67,13	65,77 a 72,12	70,31 a 79,83

#Os pesos para idades de 25 a 59 anos são baseados na menor mortalidade comparativa. Pesos em quilogramas de acordo com o tamanho da estrutura de homens vestindo roupas de usar em casa pesando 2,27 kg e sapatos com 2,54 cm de sola; para mulheres, roupas de usar em casa. (Adaptada de Statistical Bulletin, Metropolitan Life Insurance Company, New York City.)

Obesidade sarcopênica: uma preocupação crescente

A obesidade sarcopênica se refere a diminuições na massa muscular e ao aumento na massa de gordura relacionados com o envelhecimento. Citocinas inflamatórias (p. ex., compostos sinalizadores proteicos e peptídicos que permitem comunicações intercelulares) produzidas principalmente pela gordura visceral no tecido adiposo aceleram a clivagem dos músculos, mantendo o ciclo vicioso que inicia e sustenta essa condição. Uma amostra aleatória de 378 homens e 493 mulheres da Toscana, na Itália, com 65 anos ou mais foi avaliada para marcadores antropométricos, para a força de preensão manual e para citocinas pró-inflamatórias. Os participantes foram classificados de forma cruzada em relação aos tercis sexo-específicos de circunferência da cintura, de força de preensão manual e de obesidade, definida como um IMC igual ou superior a 30 kg/m². Após ajustar os dados para idade, sexo, nível educacional, histórico de tabagismo, atividade física e histórico de comorbidades, os componentes de obesidade sarcopênica foram associados a citocinas elevadas. Esses achados indicam que a obesidade afeta diretamente a inflamação, que, por sua vez, afeta negativamente a massa muscular (e a força), contribuindo para a obesidade sarcopênica. Esses resultados sugerem que as citocinas pró-inflamatórias podem impactar o desenvolvimento e a progressão da obesidade sarcopênica.

Fontes:

Cauley JA. An overview of sarcopenic obesity. J Clin Densitom. 2015; 18:499.

Liao CD et al. Effects of protein supplementation combined with resistance exercise on body composition and physical function in older adults: a systematic review and meta-analysis. Am J Clin Nutr. 2017; 106:1078.

Vlietstra L et al. Sarcopenic obesity is more prevalent in osteoarthritis than rheumatoid arthritis: are different processes involved? Rheumatology (Oxford). 2017; 56:1816.

---

padrões de peso/estatura instituídos pelas estatísticas da Metropolitan Life Insurance Company; o peso "extra" é simplesmente devido à massa muscular adicional e não à gordura corporal. Na **Tabela 13.1A**, a massa corporal desejável para um jogador de futebol americano profissional de 24 anos que tem 188 cm e 116 kg varia entre 67,3 kg e 88,6 kg. De modo semelhante,

um homem adulto jovem com a mesma estatura deveria pesar em média 85 kg. Utilizando qualquer um desses critérios, o "excesso de peso" do jogador significaria que ele deveria reduzir sua massa corporal em pelo menos 27 kg para alcançar o limite superior da faixa de peso desejável para um homem com a sua estatura. Ele ainda deve reduzir 3,6 kg adicionais para chegar ao valor "médio" dos homens norte-americanos. Se o jogador seguisse essas diretrizes, ele certamente prejudicaria sua carreira no futebol americano. Algumas pessoas de biotipos maiores têm realmente "sobrepeso", mas ainda assim podem estar dentro da faixa normal de gordura corporal, sem a necessidade de reduzir seu peso corporal. Nesse exemplo, o teor de gordura total do jogador de futebol americano em questão equivale a apenas 12,7% da massa corporal (em comparação com os 15% de gordura corporal de homens jovens sem treinamento), mesmo ele pesando 31 kg a mais do que a média. *Claramente, as tabelas de peso para estatura não devem estabelecer diretrizes para o peso de um jogador em atividade.* Essa observação, feita há quase 75 anos pelo médico e pesquisador da Marinha norte-americana Dr. Albert Behnke (1919-1990), ainda é um dos estudos clássicos de composição corporal mais citados, após observar 25 jogadores do time da Washington Redskins, da National Football League (NFL). Behnke e seus colegas foram os primeiros a avaliar a composição corporal de jogadores profissionais de futebol americano utilizando métodos diferentes das tabelas de peso/estatura existentes. De acordo com as tabelas de peso/estatura daquela época, 17 jogadores foram rejeitados para o serviço militar porque o seu *status* de "sobrepeso" indicava incorretamente "excesso de gordura corporal", o que os desqualificava para o serviço militar. A aplicação do princípio de Arquimedes de submersão na água para avaliar a gravidade específica do jogador (discutida com mais detalhes adiante) revelou que seu excesso de massa corporal, o que o desqualificava para entrar no serviço militar, consistia principalmente em massa muscular e não gordura! Essa descoberta significava claramente que o termo "sobrepeso" se refere apenas à massa corporal maior do que algum padrão, em geral, a massa corporal média para dada estatura – sem estar relacionada aos riscos de doenças sérias. Estar acima de algum valor de massa corporal "médio", "ideal" ou "desejável" com base em alguma tabela de peso-para-estatura não deve ditar se essa pessoa deve reduzir seu peso. Uma estratégia mais desejável, particularmente para as pessoas fisicamente ativas, avalia a composição corporal com técnicas mais sofisticadas revisadas neste capítulo.

Índice de massa corporal: um uso melhor para peso e estatura

Médicos e pesquisadores utilizam o **índice de massa corporal (IMC)**, calculado a partir da relação da massa corporal com o quadrado da estatura, que avalia a "normalidade" aparente do tamanho corporal. O IMC, originalmente calculado em 1832 pelo matemático, músico, astrônomo, estatístico e membro da Académie Royale de Belgique Adolphe Quetelet (1796-1874; *www.history.mcs.st-and.ac.uk/Biographies/*

Quetelet.html), que aplicou seu interesse apaixonado no cálculo das probabilidades de acordo com "curvas normais" para o estudo de características físicas e sociais, incluindo taxas de criminalidade e mortalidade. Na verdade, em 1853, Quetelet organizou a primeira conferência internacional de estatística. Ele utilizou o IMC para explicar suas observações sobre a população belga de que a massa corporal aumentava em relação ao quadrado da estatura. De 1832 a 1972, esse parâmetro era chamado de "Índice de Quetelet". Em 1972, o fisiologista norte-americano Ancel B. Keys (1904-2004; *www.bcmj.org/article/ancel-keys-and-lipid-hypothesis-early-breakthroughs-current-management-dyslipidemia*) estudou a influência da dieta sobre a saúde e foi o primeiro a utilizar o termo "índice de massa corporal" se referindo ao Índice de Quetelet. Keys acreditava que esse termo diferente seria a melhor aproximação para o percentual de gordura corporal do que as relações de massa e estatura.

$$IMC = \text{Massa corporal (kg)} \div \text{Estatura (m}^2)$$

Exemplo:
Homem: estatura = 175,3 cm, 1,753 m; massa corporal = 97,1 kg

$$IMC = 97,1 \text{ kg} \div (1,753 \text{ m} \times 1,753 \text{ m})$$
$$= 97,1 \div 3,073$$
$$= 31,6 \text{ kg/m}^2$$

Os padrões de classificação atuais para sobrepeso, excesso de gordura e obesidade consideram que a relação entre IMC e percentual de gordura corporal não se altera, independentemente de idade, sexo e etnia. Por exemplo, asiáticos possuem um maior teor de gordura corporal do que os caucasianos em qualquer nível de IMC e, portanto, apresentam risco mais elevado de doenças relacionadas com a gordura corporal, como obesidade, hipertensão arterial sistêmica e diabetes melito tipo 2. Mulheres hispano-americanas também têm um maior percentual de gordura corporal em qualquer IMC do que as mulheres euramericanas ou afro-americanas.

A importância desse índice facilmente obtido é ilustrada na **Figura 13.1** e se encontra não na predição de um excesso de gordura, mas, sim, em sua relação curvilínea com a mortalidade por todas as causas; isso significa que em IMC extremamente baixos, o risco de doenças gastrintestinais e pulmonares aumenta, enquanto o risco para doenças cardiovasculares, incluindo hipertensão arterial sistêmica, acidente vascular cerebral, diabetes melito tipo 2 e doença renal crônica aumenta com IMC maiores. O esquema de classificação na porção inferior da figura indica o nível de risco a cada aumento de cinco unidades no IMC. A menor categoria de risco para a saúde ocorre em indivíduos com IMC entre 20 e 25 kg/m², enquanto a maior categoria de risco inclui indivíduos cujos IMC excedam 40 kg/m². Para as mulheres, o IMC desejável varia entre 21,3 e 22,1 kg/m²; a faixa desejável correspondente para os homens é de 21,9 a 22,4 kg/m². Um aumento na incidência de hipertensão arterial sistêmica, obesidade, diabetes melito e doença arterial coronariana ocorre quando o IMC é maior do que 27,8 kg/m² em homens e 27,3 kg/m² em mulheres.

Limitações do índice de massa corporal para os atletas

Assim como ocorre para as tabelas de peso/estatura, o IMC não considera os componentes corporais de gordura e livre de gordura. Especificamente, outros fatores além do excesso de gordura corporal afetam o numerador da equação do IMC. Esses fatores incluem massa muscular e óssea e até mesmo o aumento no volume plasmático induzido pelo exercício. Um IMC elevado pode levar a uma interpretação incorreta de excesso de gordura corporal em pessoas magras e com excesso de massa muscular causada por uma constituição genética ou pelo treinamento físico.

O IMC classifica erroneamente atletas como tendo sobrepeso ou obesidade

A possibilidade de classificar erroneamente atletas como tendo sobrepeso ou excesso de gordura pelo IMC se aplica particularmente a pessoas grandes, como praticantes de algumas modalidades de atletismo, fisiculturistas, halterofilistas, lutadores de categorias de peso elevadas e jogadores profissionais de futebol americano. Por exemplo, o IMC de sete jogadores da linha defensiva de uma equipe da NFL (Dallas Cowboys) participante do Super Bowl apresentava média de 31,9 kg/m² (média do IMC da equipe inteira = 28,7

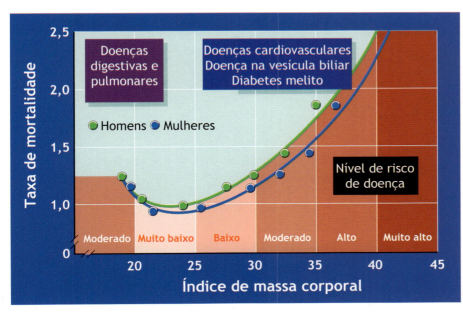

Figura 13.1 Relação curvilínea entre todas as causas de mortalidade e o índice de massa corporal baseada nos dados da American Cancer Society. (Utilizada, com permissão, de McArdle WD, Katch FI, Katch VL. Exercise physiology: nutrition, energy, and human performance. 8th ed. Baltimore: Wolters Kluwer Health; 2015.).

kg/m²), sinalizando claramente que esses atletas profissionais têm sobrepeso e colocando-os na categoria de risco moderado de mortalidade. Seu teor de gordura corporal, 18% para os jogadores das linhas de defesa, e 12,1% para o time inteiro, não indicam excesso de gordura, sugerindo um erro de classificação ao utilizar o IMC como padrão de sobrepeso.

Erros de classificação de peso corporal em relação à gordura corporal também se aplicam a um jogador típico da NFL entre os anos de 1920 a 1996. A **Figura 13.2** mostra o IMC médio de todos os 53.333 jogadores dos elencos da NFL em intervalos de 5 anos entre 1920 e 1996. O teor médio de gordura corporal durante o período compreendido entre o fim dos anos 1970 e os anos 1990 se encontra abaixo da faixa associada tipicamente aos homens com "peso normal". As equipes cujos jogadores tiveram seu teor de gordura corporal avaliado pela pesagem hidrostática incluíam os New York Jets, Washington Redskins, New Orleans Saints e Dallas Cowboys. Em média, todos os jogadores a partir de 1960 são classificados como tendo sobrepeso com base nas tabelas de peso-para-estatura usando as estatísticas da companhia de seguro. A partir de 1989, o IMC para *linebackers*, jogadores de habilidade e *defensive backs* representavam a "menor" categoria de risco de doenças enquanto os IMC dos jogadores das linhas ofensiva e defensiva alcançavam facilmente o risco "moderado". A partir de então, o IMC para *linebackers* mudou da categoria de risco baixo para a de risco moderado, e o IMC para os jogadores das linhas ofensiva e defensiva se aproximou rapidamente do risco "alto" e, desde 1991, permanecem nessa categoria. Em outra seção, nós exploramos as diferenças de tamanho corporal entre 35 jogadores das linhas ofensiva e defensiva dos times participantes do Super Bowl Denver Broncos e Carolina Panthers.

Ao contrário do que ocorre com os jogadores profissionais de futebol americano, o jogador médio da National

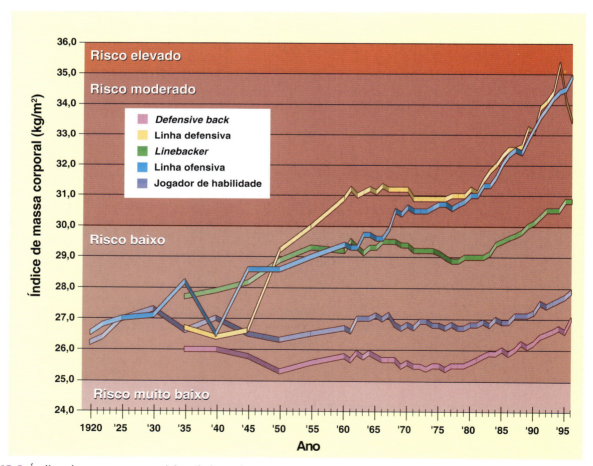

Figura 13.2 Índice de massa corporal (IMC) de todos os jogadores dos elencos da National Football League entre 1920 e 1996 (n = 53.333). As categorias incluem jogadores das linhas ofensiva e defensiva, *linebackers*, jogadores de habilidade (lançadores, recebedores, jogadores que começam atrás da linha de *scrimmage*) e *defensive backs*. As quatro faixas de cores horizontais se referem aos níveis de risco relativos de doença da Figura 13.1. De acordo com as diretrizes para a identificação, a avaliação e o tratamento de sobrepeso e obesidade, jogadores das linhas ofensiva e defensiva de 1980 até os dias atuais seriam classificados como obesos. (Os dados de IMC são cortesia de F. Katch.)

Baseball Association dos EUA (NBA) para a temporada de 1993 a 1994 tinha um IMC abaixo de 25 kg/m². Esse IMC relativamente baixo os colocava em uma categoria de baixo risco, mantendo-os fora da categoria de sobrepeso, embora as tabelas de peso para estatura os colocassem na categoria de sobrepeso. Considere duas superestrelas da NBA – a lenda Kobe Bryant, que jogou por toda a sua vida profissional para o Los Angeles Lakers, e o campeão de 2016 da NBA LeBron James, agora dos Los Angeles Lakers. Bryant pesava 99,8 kg e media 195 cm, e James pesa 113 kg, medindo 203,2 cm. Ambos os jogadores, pelos padrões do IMC (*www.nhlbi.nih.gov/heatlh/educational/lose_wt/BMI/bmicalc.htm*) seriam classificados como "sobrepeso" com o IMC de Bryant em 26,3 kg/m² e o de James em 27,4 kg/m²! Claramente, ambos os jogadores são magros, não possuem sobrepeso e apresentam um grande componente de tecido magro.

Esse grau do quão "grande" a pessoa é não se limita a atletas profissionais – ele também inclui atletas da primeira divisão de futebol americano universitário dos times do Big Ten, os jogadores da segunda e da terceira divisões e até mesmo os jogadores das equipes de ensino médio. Se esses achados forem generalizados, uma tendência comum em quase todos os níveis de futebol americano universitário – inclusive os melhores jogadores de linha de ensino médio – é de aumento da prevalência de jogadores com pesos superiores a 136 kg. Isso certamente não é um bom presságio de um ponto de vista da saúde no futuro porque esses atletas grandes frequentemente levam esse excesso de peso (tanto de gordura quanto livre de gordura) para os anos que se seguem à sua atividade esportiva.

Definições: sobrepeso, excesso de gordura e obesidade

Existe uma confusão considerável sobre o significado preciso dos termos **"sobrepeso"**, **"excesso de gordura"** e **"obesidade"** aplicado à composição corporal. Cada um desses termos frequentemente tem um significado diferente dependendo da situação e do contexto. A literatura médica geralmente reconhece "obesidade" como o extremo do contínuo de sobrepeso. Parte dessa questão foi abordada em uma declaração científica de 2017 realizada pela Endocrine Society a respeito da patogênese da obesidade (*http://academic.oup.com/edrv/article/38/4/267/3892397*), que cita mais de 500 artigos científicos a respeito de todos os aspectos de como forças genéticas, do desenvolvimento e ambientais, afetam o sistema de homeostase energética e seus mecanismos.

A cirurgia bariátrica pode apagar as alterações causadas pela obesidade?

Um dos pontos mais interessantes sobre a epidemia da obesidade é a tentativa de explicar os mecanismos corporais de defesa contra reduções no peso corporal. Quando se perde peso, o sistema neuroendócrino tenta "sabotar" os esforços para manutenção do peso até que aquele valor perdido seja recuperado. Os indivíduos que são submetidos à cirurgia bariátrica (*www.hopkinsmedicine.org/healthlibrary/test_procedures/gastroenterology/roux-en-y_gastric_bypass_weight-loss-surgery_135,65l*) simplesmente ingerem calorias a mais para recuperar o peso perdido no primeiro ano após a cirurgia? Talvez a cirurgia em si torne difícil comer além do necessário (restrição gástrica) ou interfira com processos digestórios (má absorção). Novas evidências sugerem que nenhum desses mecanismos seja o motivo verdadeiro do porquê essa cirurgia permaneça bem-sucedida na manutenção do peso perdido. Uma pesquisa recente forneceu argumentos convincentes que sustentam a ideia de que a cirurgia de *bypass* gástrico produz efeitos favoráveis a longo prazo reprogramando como o cérebro regula o peso. Estudos em camundongos mostram que, após uma cirurgia de *bypass* gástrico em Y de Roux, os animais começam a regular o seu peso corporal em um nível *menor* do que antes da cirurgia. Supreendentemente, camundongos que sofreram inanição até um peso mais baixo previamente à cirurgia recuperaram o peso após a cirurgia (embora até um valor bem menor do que apresentavam antes do experimento) sendo que esse ganho de peso se deu principalmente devido a um aumento na massa corporal magra. Essa resposta é diferente de animais (e seres humanos) que recuperam o peso perdido apenas por meio da restrição calórica, sendo que a maior parte desse peso recuperado é resultante de aumento da massa de gordura. Isso sugere que alterações neuroendócrinas causadas pela cirurgia disparam mecanismos neurais que defendem o organismo contra um valor mais elevado de gordura corporal, enquanto mantêm a sensibilidade a qualquer perda de massa corporal magra. Como exatamente isso acontece ainda não está claro; mas, com entendimentos melhores sobre os mecanismos moleculares e fisiológicos por trás desse tipo de reprogramação, os pesquisadores podem desenvolver medicamentos que mimetizem os efeitos positivos da cirurgia.

Fontes:
Campisciano G et al. Gut microbiota characterization in obese patients before and after bariatric surgery. Benef Microbes. 2018; 9:367.
Hao Z et al. Reprogramming of defended body weight after Roux-En-Y gastric bypass surgery in diet-induced obese mice. Obesity (Silver Spring). 2016; 24:654.
Yadav R et al. Effect of Roux-en-Y bariatric surgery on lipoproteins, insulin resistance, and systemic and vascular inflammation in obesity and diabetes. Front Immunol. 2017; 8:1512.

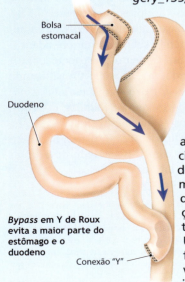

Bypass em Y de Roux evita a maior parte do estômago e o duodeno. Bolsa estomacal. Duodeno. Conexão "Y".

Pesquisas e discussões atuais entre diversas disciplinas enfatizam a necessidade de distinção entre sobrepeso, excesso de gordura e obesidade para garantir a consistência no seu uso e na sua interpretação. No contexto adequado, a condição de sobrepeso se refere simplesmente a um peso corporal maior do que alguma média de estatura e, talvez, idade, em geral com alguma unidade de desvio padrão ou percentual. Essa condição frequentemente acompanha um aumento de gordura corporal, mas nem sempre (como discutido na seção anterior) e pode ou não coincidir com as comorbidades de intolerância à glicose, resistência à insulina, dislipidemia e hipertensão arterial sistêmica.

Quando métodos de avaliação da gordura corporal estão disponíveis, os pesquisadores podem determinar com precisão o nível de gordura corporal de uma pessoa em um contínuo, que vai de baixo a elevado, independentemente da massa corporal. O excesso de gordura, então, se refere a uma condição na qual a gordura corporal excede os valores médios adequados para idade ou sexo em uma quantidade predeterminada. Na maior parte das situações, o **"excesso de gordura"** representa o termo correto ao avaliar os níveis de gordura corporal de uma pessoa ou de um grupo.

O termo obesidade se refere à condição de excesso de gordura que acompanha uma constelação de comorbidades, que incluem um ou mais dos nove componentes a seguir da **"síndrome da obesidade"**:

- Intolerância à glicose
- Resistência à insulina
- Dislipidemia
- Diabetes melito tipo 2
- Hipertensão arterial sistêmica
- Aumento das concentrações plasmáticas de leptina
- Aumento da quantidade de tecido adiposo visceral (TAV)
- Aumento do risco de doença arterial coronariana
- Presença de alguns tipos de câncer.

Homens e mulheres podem ser classificados como tendo sobrepeso ou excesso de gordura e, ainda assim, não exibir comorbidades da síndrome de obesidade. Nós pedimos cautela no uso do termo "obesidade" em todos os casos de peso corporal excessivo. Na imprensa médica e leiga, os termos obesidade, sobrepeso e excesso de gordura são frequentemente – porém erroneamente – utilizados como sinônimos para a designação da mesma condição. Sempre que possível, neste capítulo tentaremos reforçar o uso da terminologia correta.

Padrões da Organização Mundial da Saúde e do National Institutes of Health dos EUA

Em 1998, um painel de 24 especialistas recrutado pelo National Institutes of Health dos EUA (NIH; *www.nih.gov*) e pelo National Heart, Lung, and Blood Institute (NHLBI; *www.nhlbi.nih.gov*) adotou os padrões únicos da Organização Mundial de Saúde (WHO; *www.who.int*) e reduziram a demarcação de IMC para a classificação de "sobrepeso" (o estado antes da obesidade) para adultos de 27 para 25 kg/m². A **Figura 13.3** mostra os padrões atuais para a identificação da obesidade (definida como um IMC $\geq$ 30,0 kg/m²) para seis estaturas (de 1,68 m até 1,90 m). Pessoas com IMC de 30 kg/m² têm excesso de peso médio de 13,5 kg. Por exemplo, um homem com 1,83 m pesando 100,2 kg e uma mulher pesando 84,4 kg e medindo 1,68 m possuem um IMC de 30 kg/m² e ambos têm um excesso de peso de aproximadamente 13,5 kg. Os padrões atualizados classificam atualmente 65% dos adultos norte-americanos como tendo sobrepeso ou obesidade – uma quantidade chocante – um aumento consistente a partir dos 56% que eram encontrados há 20 anos! Considerando a obesidade, o CDC (*www.cdc.gov/obesity/data/adult.html*) relata que mais de um terço (34,9% ou 78,6 milhões) dos adultos nos EUA são classificados como obesos. Repare que, na ausência de medidas de gordura corporal, o termo correto para identificar os indivíduos com IMC elevado deveria ser "possuem excesso de gordura" em vez de "obesos".[2]

Quando um modelo não é o ideal

Há 40 anos, existia uma diferença de apenas 8% entre o peso corporal de modelos profissionais e o da mulher norte-americana. Em 2014, a média de peso corporal de uma modelo era aproximadamente 20 a 25% menor do que a média nacional do peso das mulheres de idade semelhante. Pressões comerciais enormes dominam as agências de modelos mais importantes ao redor do mundo a recrutarem modelos na faixa mais baixa do peso corporal dentro da categoria do que a maior parte das pessoas já consideraria "magra". Em um *site* famoso entre as pessoas que estão tentando uma posição como modelo (*http://modelingadvice.com/fashionModelSize.html*), são dadas as seguintes dicas para a "aparência ideal de uma modelo":

Para o biotipo corporal... alta e muito magra – 1,75 m a 1,78 m, tamanho 36 a 38, mas eu penso que eles adorariam um tamanho 34. Se você tem a média norte-americana de 1,68 m e tamanho 44, esqueça qualquer esperança de ser modelo nesta temporada... A indústria procura por alguém que tenha estrutura óssea pequena a média, que seja definida, mas não muito. Com um pescoço longo e gracioso, como um ganso, uma mandíbula quadrada e ossos da bochecha bem marcados... Os ombros devem ser largos e quadrados, e você deve aparentar ter pernas longas (mais pernas do que tronco).

---

[2] N.R.T.: No Brasil, houve aumento da incidência de obesidade em 67,8% nos últimos 13 anos, saindo de 11,8% em 2006 para 19,8% em 2018. Em 2018, os dados também apontaram que o crescimento da obesidade foi maior entre os adultos de 25 a 34 anos e 35 a 44 anos, com 84,2 e 81,1%, respectivamente. Apesar de o excesso de peso ser mais comum entre os homens, em 2018, as mulheres apresentaram obesidade ligeiramente maior, com 20,7%, em relação aos homens,18,7%. (Fonte: Pesquisa de Vigilância de Fatores de Risco e Proteção para Doenças crônicas por Inquérito Telefônico [Vigitel], de 2018, do Ministério da Saúde.)

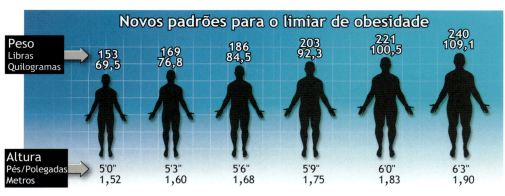

Figura 13.3 Novos padrões para o limiar de obesidade.

A situação sobre a prevalência da obesidade na infância e na vida adulta alcançou proporções epidêmicas, mais do que duplicando para os adultos nos EUA e ao redor do mundo nos últimos 30 anos. Pela primeira vez, a quantidade de pessoas com sobrepeso (IMC > 25 kg/m^2) superou a quantidade de pessoas com peso corporal desejável! Em termos de etnia e sexo, significativamente mais homens e mulheres negros, mexicanos, cubanos e porto-riquenhos são classificados como tendo sobrepeso em comparação com os caucasianos; infelizmente, o sobrepeso e a obesidade podem contribuir para 14% de todas as mortes causadas pelo câncer em homens e 20% em mulheres. Nós discutiremos a prevalência mundial do sobrepeso e da obesidade com maior profundidade no Capítulo 14, *Balanço Energético, Atividade Física e Controle do Peso*.

Os médicos aplicam a classificação a seguir com base no IMC para determinar a adequação do peso corporal de um indivíduo:

- Eutrofia: IMC ≤ 25,0 kg/m^2
- Sobrepeso: IMC 25,0 a 29,9 kg/m^2
- Obesidade (excesso de gordura com comorbidades): IMC ≥ 30,0 kg/m^2.[3]

Composição corporal

Uma abordagem para a avaliação da composição corporal vê o corpo humano como sendo formado por três componentes estruturais principais – músculo, gordura e osso. Diferenças marcantes de sexo nas quantidades relativas desses parâmetros constituem uma base conveniente para a comparação de homens e de mulheres aplicando o conceito de padrões de referência desenvolvido pelo pesquisador pioneiro na área da composição corporal, Dr. Albert Behnke (**Figura 13.4**). Os padrões incorporam as dimensões físicas médias de milhares de pessoas medidas por estudos antropométricos em grandes escalas realizadas em civis e militares e estudos separados envolvendo cadáveres para determinação da composição e estrutura dos tecidos para criar um **homem de referência** e uma **mulher de referência** teóricos. Esse modelo serve como um padrão referência de comparação ao avaliar diferentes grupos de homens e mulheres, incluindo atletas de vários grupos esportivos e também não atletas.

O homem e a mulher de referência

O homem de referência é mais alto e mais pesado, seu esqueleto pesa mais e ele possui maior massa muscular e um menor teor de gordura total do que a mulher de referência. Essas diferenças existem mesmo quando as quantidades de gordura, músculo e osso são expressas como percentual da massa corporal. Quanto da diferença entre os sexos na quantidade de gordura corporal está relacionado com fatores biológicos, comportamentais ou de estilo de vida não está claro. Provavelmente, diferenças hormonais desempenham um papel importante. O conceito de referências padrões não significa que homens e mulheres tenham de tentar alcançar essa composição corporal "ideal" ou que o homem e a mulher de referência reflitam padrões desejáveis para um estado ótimo de saúde. Em vez disso, o modelo de referência é útil para comparações estatísticas e interpretações de dados baseados em estudos populacionais de atletas de elite, indivíduos envolvidos com treinamento e atividade física, diferentes grupos étnicos e aqueles nos extremos do baixo peso e da obesidade, além de indivíduos tentando melhorar seu estado físico.

Gorduras essencial e de armazenamento

Nos modelos de referência de Behnke, a gordura total existe em dois sítios de armazenamento ou depósitos chamados **gordura essencial** e **gordura de armazenamento**.

Gordura essencial

A gordura essencial consiste na gordura armazenada na medula óssea, no coração, nos pulmões, no fígado, no baço, nos rins, nos intestinos, nos músculos e nos tecidos ricos em lipídios do sistema nervoso central. *O funcionamento fisiológico normal depende da gordura essencial*. Nas mulheres, a gordura essencial inclui a **gordura essencial sexo-específica** adicional, que os pesquisadores acreditam servir para funções biologicamente importantes como a gestação e outras questões relacionadas com hormônios. A **Figura 13.5** mostra a distribuição da gordura corporal para a mulher de referência. Como parte dos 5 a 9% das reservas adiposas sexo-específicas, a gordura mamária provavelmente constitui não mais do que 4% da massa corporal para as mulheres cujo teor de gordura corporal varie entre 14 e 35% da massa corporal. Isso significa que outros locais além das mamas (isto é, extremidade corporal inferior, incluindo a pelve, os quadris e as coxas) armazenam uma grande proporção da gordura essencial sexo-específica.

---

[3] N.R.T.: Os pontos de corte de IMC adotados no Brasil, segundo o padrão da OMS, são:
- Eutrofia: 18,5 a 24,9 kg/m^2
- Sobrepeso: 25 a 29,9 kg/m^2
- Obesidade: maior ou igual a 30 kg/m^2.

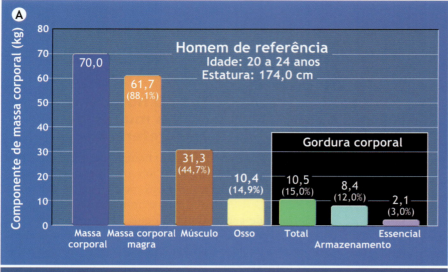

Gordura de armazenamento

Esse principal depósito de gordura consiste no acúmulo de gordura no tecido adiposo, que é formado por cerca de 83% de gordura pura, 2% de proteínas e 15% de água nas estruturas teciduais de suporte. A gordura de armazenamento inclui a gordura visceral que protege os vários órgãos dentro das cavidades torácica e abdominal e o grande volume de **tecido adiposo subcutâneo** depositado abaixo da superfície da pele.

Existe uma distribuição proporcional semelhante da gordura de armazenamento em homens e mulheres (12% da massa corporal em homens e 15% em mulheres), porém o percentual total de gordura essencial nas mulheres, que inclui a gordura sexo-específica, é, em média, 4 vezes maior do que nos homens. Considerando que a quantidade total de gordura de armazenamento no corpo de referência é de cerca de 8,5 kg, esse depósito representa teoricamente 63.500 kcal de energia disponível, ou a energia equivalente a jogar basquete sem parar durante 107 horas, jogar golfe em um ritmo de caminhada normal por 176 a 180 horas contínuas ou realizar movimentos rápidos com as pernas em uma piscina durante 10 dias sem parar. Para a corrida ao ar livre, essa quantidade de gordura representa o equivalente a correr sem parar a 5 min e 37,5 segundos por quilômetro por 114 horas – o suficiente para completar 29 maratonas

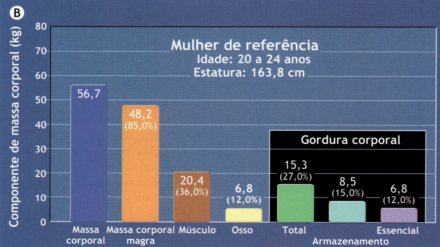

Figura 13.4 Modelo teórico de Behnke para um homem e uma mulher de referência. Os valores entre parênteses representam os valores específicos expressos como um percentual da massa corporal total. (Fonte: Katch VL et al. Contribution of breast volume and weight to body fat distribution in females. Am J Phys Anthropol. 1980; 53:93.)

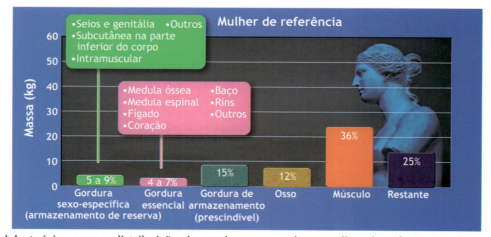

Figura 13.5 Modelo teórico para a distribuição da gordura corporal em mulher de referência cuja massa corporal é de 56,7 kg (estatura = 163,8 cm) e cuja gordura corporal é de 23,6%. (Fonte: Katch VL et al. Contribution of breast volume and weight to body fat distribution in females. Am J Phys Anthropol. 1980; 53(1):93-100. Copyright © 1980 Wiley-Liss, Inc., A Wiley Company. Utilizada com a autorização de John Wiley & Sons, Inc.)

Capítulo 13 • Avaliação da Composição Corporal e Observações Específicas para Esportes

consecutivas! O homem e a mulher de referência possuem percentuais semelhantes de gordura de armazenamento – aproximadamente 12% da massa corporal em homens e 15% em mulheres.

Massa corporal livre de gordura e massa corporal magra

Os termos "massa corporal livre de gordura" (MLG) e "massa corporal magra" (MCM) se referem a componentes corporais específicos. Esses termos frequentemente aparecem como sinônimos, porém existem diferenças sutis, mas reais. A MCM, uma entidade teórica, contém o pequeno percentual de gordura essencial não sexo-específica (equivalente a cerca de 4 a 7% da massa corporal), localizada principalmente dentro do sistema nervoso central, na medula óssea e nos órgãos internos. Ao contrário, a MLG representa o corpo destituído de toda a gordura extraível (MLG = massa corporal – massa de gordura). Behnke enfatizou que a MLG se refere a uma entidade *in vitro* (termo em latim para "em um tubo de ensaio", ou fora de um organismo vivo) apropriada para a análise de carcaças, enquanto a MCM representa uma entidade *in vivo* (termo em latim para "dentro do que vive") que permanece relativamente constante em relação a seu teor de água, matéria orgânica e minerais ao longo de toda a vida adulta. *Em adultos saudáveis e normalmente hidratados, a MLG e a MCM se diferem apenas em uma quantidade equivalente ao componente à gordura essencial.*

A MCM em homens e a **massa corporal mínima** em mulheres consistem principalmente em gordura essencial (e na gordura sexo-específica para as mulheres), músculos, água e ossos (ver **Figura 13.4**). Se o percentual de gordura corporal total do homem de referência é de 15,0% (gordura de armazenamento e gordura essencial), a densidade de um corpo hipotético "livre de gordura" atingiria um limite superior de 1,100 g/cm³. Na mulher de referência, a densidade média do corpo todo é de 1,040 g/cm³ e representa um percentual de gordura corporal de 27%; desse teor, aproximadamente 12% é formado por gordura corporal essencial. Uma densidade corporal de 1,072 g/cm³ representa a massa corporal mínima de 48,5 kg. Em termos práticos, os valores de densidade corporal acima de 1,068 g/cm³ para mulheres (14,8% de gordura corporal) e 1,088 g/cm³ para os homens (5% de gordura corporal) raramente ocorrem, exceto em atletas jovens, excepcionalmente magros e bem treinados.

A **Tabela 13.2** representa os valores percentuais de gordura corporal para alguns grupos de atletas dos sexos masculino e feminino, com uma atualização de 2014-2018 para estatura, peso e idade médios dos atletas mais proeminentes, classificados por diferentes esportes (p. ex., NBA, das associações Major League Baseball [MLB] e Major League Soccer [MLS], atletas olímpicos, de rúgbi, salto de esqui, lutadores de UFC e ginastas) e a distribuição por posição dentro de um esporte, como ala-pivô, armador, centrais, ala e ala-armador entre os jogadores de basquete (*www.businessinsider.com/average-height-weight-nfl-nba-players-2014-8*). Existem diferenças consideráveis entre esses diferentes grupos esportivos, incluindo variabilidade entre e dentro dos grupos atléticos.

TABELA 13.2

Percentual de gordura corporal para atletas dos sexos masculino e feminino.

Esporte*	Percentual de gordura corporal	
	Homens	**Mulheres**
Bailarinos	8 a 14	13 a 20
Beisebol/softbol	12 a 15	12 a 18
Basquete	6 a 12	20 a 27
Fisiculturismo	5 a 8	10 a 15
Canoagem/caiaque	6 a 12	10 a 16
Ciclismo	5 a 15	15 a 20
Futebol americano		
Backs	9 a 12	
Linebackers	13 a 14	
Jogadores das linhas	15 a 19	
Quarterbacks	12 a 14	
Ginastas	5 a 12	10 a 16
Jóquei	8 a 12	10 a 16
Hóquei no gelo/sobre grama	8 a 15	12 a 18
Orientação	5 a 12	12 a 24
Raquetebol	8 a 13	15 a 22
Alpinismo	5 a 10	13 a 18
Remo	6 a 14	12 a 18
Rúgbi		10 a 17
Esqui		
Alpino	7 a 14	18 a 24
Cross-country	7 a 12	16 a 22
Salto	10 a 15	12 a 18
Patinação de velocidade	10 a 14	15 a 24
Nado sincronizado		12 a 24
Natação	9 a 12	14 a 24
Tênis	12 a 16	16 a 24
Atletismo		
Arremesso de disco	14 a 18	22 a 27
Salto	7 a 12	10 a 18
Corrida de longa distância	6 a 13	12 a 20
Arremesso de peso	16 a 20	20 a 28
Corrida de velocidade	8 a 10	12 a 20
Decatlo	8 a 10	
Triatlo	5 a 12	10 a 15
Vôlei	11 a 14	16 a 25
Levantamento de peso	9 a 16	
Luta greco-romana	5 a 16	

*Os dados para esportes específicos foram compilados a partir da literatura científica.

Limite superior da massa corporal livre de gordura

A MLG dos lutadores de sumô (*rikishi*) de elite japoneses (*seki-tori*, uma das seis divisões do sumô com um histórico de mais de 2.000 anos; *www.sumotalk.com/structure.htm*) é

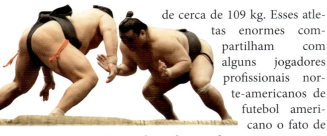

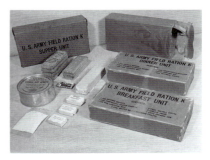

de cerca de 109 kg. Esses atletas enormes compartilham com alguns jogadores profissionais norte-americanos de futebol americano o fato de estarem entre os maiores atletas do mundo, com pesos iguais ou superiores a 159 kg. Parece improvável que os atletas nessa faixa de peso possuam menos de 15% de gordura corporal; a MLG dos maiores jogadores de futebol americano com 15% de gordura corporal teoricamente corresponderia a 135 kg. Com 20% de gordura corporal, a MLG seria de cerca de 127 kg. Mas esse valor é hipotético uma vez que não há dados confiáveis. Mesmo para um jogador profissional de basquete excepcionalmente grande (massa corporal de 138,3 kg e estatura de 210,8 cm), é improvável que o percentual de gordura corporal seja inferior a 10% da massa corporal. Desse modo, a massa de gordura é igual a 13,8 kg, e a MLG é de 114,2 kg – talvez um limite superior para o valor de MLG para um atleta com essas dimensões. A composição corporal de um jogador profissional de futebol americano excepcionalmente grande (da equipe Oakland Raiders da década de 1980 da NFL; dados não publicados do Dr. Robert Girandola, Department of Kinesiology, University of Southern California) determinada por testes sucessivos de pesagem hidrostática excede os valores de MLG apresentados na literatura científica. O jogador, cujo teor de gordura corporal avaliada utilizando esse método foi de 11,3% (massa corporal, 141,4 kg; estatura, 193 cm; IMC, 38,4 kg/m^2), tinha MLG de 125,4 kg, o valor máximo que já foi visto até abril de 2018.

Padrões mínimos para a magreza

Existe um limite biológico inferior de massa corporal que não pode ser ultrapassado sem prejudicar a saúde ou alterar as funções fisiológicas normais. A desnutrição em homens e mulheres se enquadra nessa categoria, como será discutido no Capítulo 14, *Balanço Energético, Atividade Física e Controle do Peso*, especialmente naqueles com transtornos alimentares complexos, como anorexia nervosa e transtorno dismórfico corporal (TDC; www.adaa.org/understanding-anxiety/related-illnesses/other-related-conditions/body-dysmorphic-disorder-bdd).

Homens

Para estimar o limite inferior de gordura corporal ou MCM nos homens, subtraia a gordura de armazenamento da massa corporal. Para o homem de referência, a MCM (61,7 kg) inclui aproximadamente 3% (2,1 kg) de gordura essencial. A retirada dessa reserva pode prejudicar a saúde e a capacidade de realização de exercícios vigorosos.

Experimentos de semi-inanição de Minnesota.

Entre novembro de 1944 e outubro de 1945, o fisiologista da Universidade de Minnesota Ancel Keys (www.nytimes.com/2004/11/23/obituaries/23_keys.html?r=0) conduziu um experimento clássico de nutrição patrocinado pelo Exército dos EUA sobre caquexia e fisiologia (www.mnopedia.org/event/starvation-experiment-dr-ancel-keys-1944-1945) (**Figura 13.6**). Keys estudou objetores conscientes ao serviço militar ou pacifistas que voluntariamente reduziram seus estoques de gordura corporal fazendo semi-inanição durante um experimento nutricional que durou 1 ano perto do fim da Segunda Guerra Mundial. Em 1941, Keys havia criado as famosas "rações K", pacotes nutricionais compactos utilizados pelos militares na Segunda Guerra Mundial e ilustrados na imagem anterior, que pode ser considerado o precursor da barra energética nutricional atual.

Um experimento subsequente na parte oposta do espectro estudou como "realimentar" milhões de vítimas de guerra, prisioneiros e refugiados ao redor do mundo. O governo havia especulado que a fome durante a guerra poderia causar desafios sérios para a realimentação quando a guerra acabasse. Um relatório de dois volumes desses experimentos, intitulado *A Biologia da Inanição Humana*, pode ser acessado em www.ncbi.nlm.nih.gov/pmc/articles/PMC1526048/, e sua leitura é recomendada para o estudo do consumo alimentar, prática dietética e ramificações psicológicas sobre os efeitos fisiológicos da caquexia com ingestão dietética subótima.

Mulheres

Ao contrário do limite inferior de massa corporal para o homem de referência, com 3% de gordura essencial, o limite inferior para a mulher de referência possui aproximadamente 12% de gordura essencial. Esse limite inferior teórico chamado

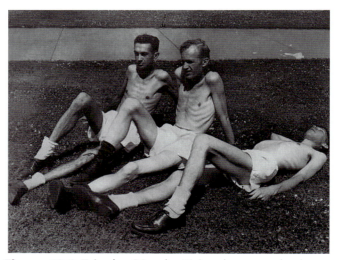

Figura 13.6 Três dos 36 voluntários descansando durante suas rotinas diárias no experimento de semi-inanição de Minnesota. (Cortesia de Hennepin County Library.)

de **massa corporal mínima** é igual a 48,5 kg para a mulher de referência. Geralmente, os percentuais de gordura corporal para as mulheres mais magras na população não são menores do que 10 a 12%; isso representa uma faixa estreita no limite inferior para a maior parte das mulheres saudáveis. Permanecemos céticos a respeito da avaliação das dobras cutâneas para a avaliação da gordura corporal quando esses valores são inferiores à faixa de gordura corporal mínima. Nós não estamos cientes de fórmulas para a conversão das dobras cutâneas que tenham sido validadas para mulheres "ultramagras" (p. ex., aquelas com anorexia nervosa ou maratonistas femininas "aparentemente magras"). *O conceito teórico de Behnke sobre a massa corporal mínima em mulheres, que incorpora cerca de 12% de gordura essencial, corresponde à MCM nos homens, que, por sua vez, inclui 3% de gordura essencial.*

Baixo peso e magreza

Os termos "baixo peso" e "magreza" descrevem condições consideravelmente diferentes. Medidas em nossos laboratórios focaram nas características estruturais de mulheres "aparentemente" magras. Elas foram avaliadas inicialmente de modo subjetivo como tendo aparência magra ou não. Cada uma das 26 mulheres então passou por uma avaliação antropométrica abrangente que incluía as medidas das dobras cutâneas, das circunferências, dos diâmetros ósseos e do percentual de gordura corporal e de MLG por **hidrodensitometria** (um padrão-ouro de medida explicado mais adiante neste capítulo).

Inesperadamente, o teor médio de gordura corporal das mulheres que pareciam "magras" foi de 18,2%, apenas cerca de sete a nove pontos percentuais abaixo dos valores médios de 25 a 27% de gordura corporal, tipicamente relatados para mulheres adultas jovens. Outro achado importante incluía a equivalência em quatro medidas de diâmetro ósseo do tronco e das extremidades para as mulheres de aparência magra, em comparação com 174 mulheres com teor médio de gordura de 25,6% e 31 mulheres com teor médio de gordura de 31,4%. Parecer magra não necessariamente corresponde a uma estrutura corporal pequena ou a um percentual excessivamente baixo de gordura corporal, como proposto no modelo de Behnke para a massa corporal mínima e para a gordura corporal essencial.

Nós propomos os três critérios a seguir para a identificação de uma mulher abaixo do peso:

1. Massa corporal menor do que a massa corporal mínima calculada a partir de medidas esqueléticas.
2. Massa corporal abaixo do 20º percentil para a estatura.
3. Percentual de gordura corporal menor do que 17% avaliada por um método criterioso (p. ex., hidrodensitometria ou DEXA).

Magreza, atividade física regular e irregularidade menstrual

As mulheres fisicamente ativas, particularmente as participantes de esportes de "baixo peso" ou "com aparência corporal preferida" (p. ex., corredoras, praticantes de nado sincronizado, remadoras de baixo, fisiculturistas, jóqueis, ciclistas, patinadoras no gelo, mergulhadoras, dançarinas, bailarinas e ginastas) têm riscos maiores de desenvolvimento dos três problemas médicos a seguir:

- Atraso da menarca
- Ciclo menstrual irregular (**oligomenorreia**)
- Interrupção completa das menstruações (**amenorreia**).

As disfunções menstruais e ovarianas são resultantes principalmente de mudanças na secreção pulsátil do hormônio luteinizante produzido pela hipófise, que é regulada pelo hormônio hipotalâmico chamado de hormônio liberador de gonadotrofina.

Na população geral, a amenorreia ocorre em 2 a 5% das mulheres em idade reprodutiva, mas alcança até 40% em alguns grupos atléticos. Como um grupo, as bailarinas permanecem excessivamente magras, com uma incidência maior de disfunção menstrual e de transtornos alimentares, além de apresentarem menarca mais tardiamente em comparação com as mulheres da mesma idade e não dançarinas. De um terço à metade das atletas do sexo feminino em esportes de *endurance* experimentam alguma irregularidade menstrual. Nas mulheres pré-menopausa, a irregularidade menstrual ou amenorreia acelera a perda óssea e reduz a densidade mineral óssea, além de aumentar concomitantemente o risco de lesões musculoesqueléticas durante a atividade física (*www.ncbi.nlm.nih.gov/pmc/articles/PMC1780157/*).

A **hipótese do estresse induzido pelo exercício** diz que um estresse físico crônico prolongado pode desequilibrar o eixo hipotálamo-hipófise-suprarrenal (HHSR) e a liberação de hormônio liberador de gonadotrofina, o que resulta frequentemente em irregularidades menstruais. Uma hipótese alternativa diz que uma reserva energética inadequada para o sustento de uma possível gravidez induz a interrupção da ovulação (**hipótese da disponibilidade energética**).

Alguns pesquisadores argumentam que um teor de gordura corporal de 17% representa um nível crítico para a menarca, enquanto são necessários 22% de gordura para sustentar um ciclo menstrual normal. Eles argumentam que teores de gordura corporal abaixo desses níveis causam distúrbios hormonais e metabólicos que impactam a menstruação. Pesquisas realizadas em animais identificaram a leptina (ver Capítulo 14, *Balanço Energético, Atividade Física e Controle do Peso*), um hormônio intimamente associado com os níveis de gordura corporal e o controle do apetite, como uma substância química mimetizadora da puberdade. Em concordância com esses dados, possivelmente existe uma conexão entre a regulação hormonal do início da maturidade sexual (e talvez a continuação da função sexual ótima) e os níveis de energia armazenada, refletidos pelo teor de gordura corporal acumulada.

Razão MCM para gordura corporal

A razão de massa magra para a gordura corporal (MCM, kg ÷ massa de gordura, kg) desempenha um papel essencial na função menstrual normal. Isso pode ocorrer por causa do papel da gordura periférica na conversão de andrógenos em

Etnia influencia o risco de diabetes melito tipo 2

O alto teor de gorduras e de carboidratos refinados da dieta porto-riquenha típica, além do seu estilo de vida sedentário, colocou os porto-riquenhos no segundo maior grupo étnico (os nativos da tribo Pima são o primeiro) na jurisdição dos EUA atingido pelo diabetes melito tipo 2. Vinte e cinco por cento dos porto-riquenhos com idades entre 45 e 74 anos são diabéticos. Cinquenta por cento das mulheres hispânicas e 40% dos homens hispânicos desenvolverão diabetes melito em algum momento durante a vida. Mudanças econômicas, sociais e nutricionais (excesso de alimentação e nutrição inadequada) ao longo dos últimos 20 a 30 anos, combinadas com uma redução na atividade física regular estão intimamente associadas com a epidemia da obesidade, que aumenta o risco de diabetes melito tipo 2 em aproximadamente 10 vezes. Nem todas as gorduras agem da mesma forma, porque tipos diferentes de gordura de armazenamento em excesso (subcutânea, visceral e retroperitoneal) na região abdominal contribuem significativamente para o risco de diabetes melito tipo 2 e de outras alterações negativas no perfil metabólico.

estrógenos ou por causa da produção de leptina pelo tecido adiposo. Outros fatores também podem agir, já que muitas mulheres fisicamente ativas que apresentam valores de gordura corporal abaixo do teor supostamente crítico de 17% apresentam ciclos menstruais normais sem sacrificar uma alta capacidade fisiológica e de realização de exercícios. Além disso, algumas atletas amenorreicas mantêm níveis de gordura corporal considerados compatíveis com a média populacional. As causas potenciais de disfunção menstrual incluem a relação complexa entre os fatores físicos, nutricionais, genéticos, hormonais, psicológicos e ambientais, incluindo a distribuição regional de gordura.

Sessões de exercício intenso estimulam a liberação de um grande conjunto de hormônios, alguns deles afetam negativamente a função reprodutiva normal. O esforço intenso e/ou prolongado que estimula a liberação de cortisol e de outros hormônios relacionados com o estresse também pode alterar a função ovariana por meio do eixo HHSR, apresentando ainda uma conexão com a síndrome da fadiga crônica (SFC; *www. ncbi.nlm.nih.gov/pmc/articles/PMC4045534/*).

É bastante provável que um teor de 13 a 17% de gordura corporal represente o nível mínimo de gordura para a função menstrual regular. Os efeitos e os riscos da amenorreia sustentada sobre a função reprodutora ainda não são conhecidos. Um ginecologista/endocrinologista deve avaliar a ausência de menstruações ou a interrupção dos ciclos normais porque isso pode refletir um mau funcionamento da hipófise ou da tireoide ou ainda uma menopausa prematura.

O consumo de refeições nutritivas e balanceadas de modo regular ajuda a prevenir ou reverter a amenorreia atlética, sem a necessidade de redução do volume ou da intensidade do treinamento. Essa abordagem pode levar até 1 ano para a promoção do ganho de peso sem intervenções farmacológicas e com a continuação da atividade física. Quando lesões em bailarinas jovens e amenorreicas impedem que elas se exercitem regularmente, a menstruação normal volta mesmo que o peso corporal permaneça baixo. Há 20 anos, ginastas do sexo feminino pesavam cerca de 9 kg a mais do que as atletas de hoje em dia. Quatro características, entre muitas outras (*http://casapalmera.com/blog/signs-and-causes-of-eating-disorders-among-athletes/*), permanecem comuns entre meninas e mulheres de *todas* as idades:

- Promoção de metas irreais de peso (p. ex., obsessão com a perda de peso)
- Padrões de transtornos alimentares (p. ex., obsessão com os alimentos e hábitos alimentares estranhos)
- Insatisfação geral com o corpo (p. ex., imagem corporal negativa)
- Características de personalidade (p. ex., depressão, isolamento, relações pobres, mudanças de humor frequentes).

Métodos diretos e indiretos para avaliação de tamanho e composição corporais

Duas abordagens gerais determinam os componentes de gordura e livre de gordura do corpo humano:

1. Medida direta pela análise química da carcaça animal ou do cadáver humano.
2. Estimativas indiretas pela **pesagem hidrostática**, por medidas antropométricas simples ou por outros procedimentos clínicos e laboratoriais, incluindo a medida da estatura (altura) e da massa corporal (peso).

Avaliação direta

Dois métodos avaliam diretamente a composição corporal. Uma técnica literalmente dissolve o corpo em uma solução química cáustica para determinar os componentes de gordura e livre de gordura da mistura. A outra técnica envolve o processo trabalhoso e demorado da dissecção física da gordura, dos sólidos do tecido adiposo que não são gordura, dos músculos e dos ossos. Existem quantidades consideráveis de pesquisas sobre a avaliação química direta da composição corporal em várias espécies animais, mas relativamente poucas pesquisas determinaram diretamente o teor de gordura em seres humanos. Essas análises requerem equipamentos laboratoriais especializados e envolvem questões éticas e problemas legais com a obtenção de cadáveres para a pesquisa (*http://medcure.org*; *www.sciencecare.com*; *www.biogift.org*).

O estudo de dissecção física humana mais completo foi publicado em 1984. A **Figura 13.7** apresenta os resultados de 25 cadáveres de adultos (idades variando entre 55 e 94 anos). Essa amostra incluiu seis homens e seis mulheres caucasianos embalsamados e seis homens e sete mulheres caucasianos não embalsamados. A altura de cada barra indica a média aritmética dos componentes do cadáver, expressa como um percentual do peso corporal, e as barras verticais roxas representam a variação.

A análise de cada cadáver incluiu a remoção do músculo esquelético e do cérebro, do coração, dos pulmões, do fígado, dos rins e do baço. Os ossos foram, então, separados das articulações e raspados para deixar as superfícies livres de músculo e tecido adiposo. Os músculos incluíam os ligamentos, e os ossos mantiveram as cartilagens das superfícies articulares. Baldes plásticos hermeticamente fechados armazenaram todos os tecidos dissecados, incluindo as raspagens. Os tecidos foram pesados com uma sensibilidade de até 0,1 grama, e suas densidades foram determinadas como uma razão de massa para volume. A dissecção completa de um cadáver levava aproximadamente 15 h e requeria uma equipe de 10 a 12 anatomistas e cinesiologistas.

A massa média de tecido adiposo nas mulheres era igual a 40,5% da massa corporal total, e, para os homens, esse valor era de 28,1% (**Figura 13.7**). Os pesquisadores introduziram o conceito de **peso livre de tecido adiposo (PLTA)** – a massa corporal total menos a massa de todo o tecido adiposo dissecável, que contém cerca de 83% de lipídios puros. Os músculos contribuíram para 52% do PLTA nos homens e 48,1% nas mulheres; os ossos constituíam 19,9% do PLTA nos homens e 21,3% nas mulheres. A combinação dos dados de homens e mulheres determinou que a proporção média de PLTA incluía 8,5% de pele, 50,0% de músculo e 20,6% de osso.

A avaliação direta da composição corporal indica que existe uma variabilidade individual na gordura corporal total (e diferenças individuais) apesar de as composições da massa esquelética, dos tecidos magros e dos tecidos adiposos permanecerem relativamente. A suposta constância desses tecidos permite que os pesquisadores desenvolvam equações matemáticas para predizer indiretamente o percentual de gordura corporal.

Avaliação indireta

Diferentes procedimentos indiretos avaliam comumente a composição corporal. Um deles envolve o **princípio de Arquimedes** aplicado à pesagem hidrostática (também chamada de *densitometria*, *hidrodensitometria* ou *pesagem subaquática*). Esse método calcula o percentual de gordura corporal a partir da **densidade de todo o corpo** (massa corporal, kg ÷ volume corporal, ℓ). Outros procedimentos populares para a predição da gordura corporal utilizam medidas da espessura das dobras cutâneas e das circunferências, raios X, condutividade ou impedância elétrica corporal total, ultrassom, tomografia computadorizada, DEXA, pletismografia, ressonância nuclear magnética e BOD POD®.

Pesagem hidrostática (princípio de Arquimedes)

O incomparável Arquimedes (287 a 212 a.C.), matemático, engenheiro, pesquisador e inventor grego, descobriu um princípio científico fundamental aplicado atualmente para a avaliação da composição do corpo humano (**Figura 13.8**). De acordo com a lenda (*http://ed.ted.com/lessons/mark-salata-how-taking-a-bath-led-to-archimedes-principle*), um acadêmico daquela época descreveu as circunstâncias a respeito desse evento da seguinte maneira:

> O rei Heron II da Sicília (306 a 215 a.C.) suspeitava que a sua coroa feita de ouro puro teria sido alterada pela substituição do ouro por prata. O rei exigiu que Arquimedes elaborasse um método para testar o teor de ouro da coroa sem derretê-la ou quebrá-la. Arquimedes ponderou sobre o problema por muitas semanas sem sucesso até que, em um dia, ele mergulhou em uma banheira cheia de água e observou a água transbordar. Ele pensou sobre isso por um tempo e, em seguida, extasiado pela alegria, pulou da banheira e correu nu pelas ruas de Siracusa gritando "Eureca, eureca, eu descobri uma forma de resolver o mistério da coroa do rei."

Arquimedes raciocinou que uma substância como o ouro deveria ter determinado volume proporcional à sua massa e que a medida do volume de um objeto com formato irregular precisaria da sua submersão em água e da coleta da quantidade de água que transbordasse do recipiente. Essencialmente, Arquimedes avaliou a **gravidade específica** da coroa com as gravidades específicas do ouro e da prata. Em outras palavras,

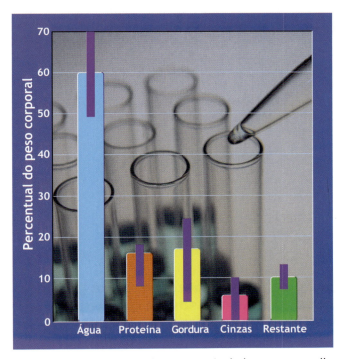

Figura 13.7 Vários tecidos corporais de homens e mulheres adultos com base em análises cadavéricas e expressos como um percentual da massa corporal total (em quilogramas). (Adaptada de Clarys JP et al. Gross tissue weights in the human body by cadaver dissection. Hum Biol. 1984; 56(3):459-73. Copyright © 1984 Wayne State University Press, com a autorização de Wayne State University Press.)

a gravidade específica se refere à razão da massa da coroa para as massas de prata e ouro em um mesmo volume. Ele também pensou que um objeto submerso ou flutuando em água é empurrado para cima por uma força contrária e de mesma intensidade do peso do volume de água que ele desloca. Essa força de empuxo ajuda a sustentar um objeto imerso contra a força da gravidade. *Isso torna a perda de peso do objeto na água igual ao peso do volume de água que ele desloca, de modo que a gravidade específica se refere à razão entre o peso de um objeto no ar dividido pela sua perda de peso na água.* A quantidade de *peso* perdida na água é calculada determinando o peso no ar menos o seu peso na água.

Gravidade específica = Peso no ar ÷ Perda de peso na água

É possível pensar a gravidade específica como o "quão pesado" um objeto é em relação ao seu volume. Objetos com o mesmo volume podem variar consideravelmente em densidade (definida como massa por unidade de volume). Um grama de água ocupa exatamente 1 cm³ a 4°C e sua densidade é igual a 1 g/cm³. A água alcança sua maior densidade a 4°C; o aumento da temperatura da água aumenta o volume de um grama de água e reduz sua densidade. Com a densitometria, é necessário corrigir o volume do objeto pesado na água pela densidade desta na temperatura em que a pesagem está sendo realizada. O efeito da temperatura distingue a densidade da gravidade específica. A **Figura 13.8** apresenta uma ilustração da descoberta de Arquimedes.

O princípio de Arquimedes permite a aplicação da hidrodensitometria para a determinação *indireta* do volume corporal e, a partir disso, calcular a densidade corporal e o percentual de gordura corporal. Esse foi o mesmo método utilizado pelo dr. Behnke em 1942 para determinar a gravidade corporal específica dos 25 jogadores do time de futebol americano Washington Redskins, notórios pela vitória de seu segundo campeonato da NFL no jogo contra o Chicago Bears por 14 a 6 e por terem o famoso *quarterback*, que entrou para o Hall da Fama da NFL Pro, Sammy Baugh (1,88 m; 81,7 kg), um dos maiores jogadores de todos os tempos (www.nytimes. com/2008/12/18/sports/football/18baugh.html). Esse importante estudo de Behnke abriu uma nova era das pesquisas científicas para o treinamento físico e o condicionamento dos atletas da NFL em relação a suas distribuições proporcionais de gordura corporal e de massa magra.

Como determinar a densidade corporal. Para motivos ilustrativos, considere uma mulher de 50 kg que pesa 2 kg quando submersa em água. De acordo com o princípio de Arquimedes, a perda de peso de 48 kg na água é igual ao peso de água deslocada. O volume de água deslocado pode ser calculado facilmente porque químicos determinaram a densidade da água em qualquer temperatura. Neste exemplo, 48 kg de água equivalem a 48 ℓ, ou 48.000 cm³ (1 g de água = 1 cm³ a 4°C). Se a mulher for medida a 4°C não é necessária nenhuma correção de densidade para a água. Na prática, os pesquisadores utilizam uma água mais quente para conforto e aplicam o

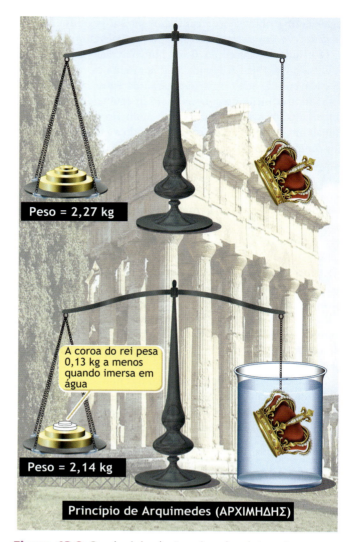

Figura 13.8 O princípio de Arquimedes determinou o volume e a gravidade específica da coroa do rei.

valor de densidade adequado para a água na temperatura em que ocorreu a medição. A densidade corporal total dessa pessoa é calculada da seguinte maneira:

$$\text{Massa, g} \div \text{Volume, cm}^3$$
$$50.000 \text{ g} \div 48.000 \text{ cm}^3 = 1,0417 \text{ g/cm}^3$$

Como calcular o percentual de gordura corporal e as massas de gordura e livre de gordura

Uma equação que incorpore a densidade corporal total a partir da pesagem hidrostática para estimar o percentual de gordura corporal é derivada a partir de três premissas:

1. As densidades da massa de gordura (todos os lipídios extraíveis a partir dos tecidos corporais, inclusive o adiposo) e da MLG (o restante dos tecidos e substâncias livres de lipídios, incluindo a água) permanecem relativamente constantes

SAÚDE PESSOAL E NUTRIÇÃO PARA O EXERCÍCIO 13.1

Como predizer o percentual de gordura corporal a partir do índice de massa corporal

O peso ajustado pelo quadrado da altura, chamado de índice de massa corporal ou IMC (em kg/m^2), apresentando valores superiores a 25 e 30 kg/m^2 indica sobrepeso e obesidade, respectivamente. A premissa por trás das diretrizes do IMC se encontra em sua suposta associação íntima com a gordura corporal e a morbidade e a mortalidade consequentes. Várias fórmulas predizem o percentual de gordura corporal (%GC) a partir do IMC, que pode fornecer uma indicação melhor de morbidade e de mortalidade do que o IMC sozinho.

Variáveis de medida

As seguintes variáveis predizem o percentual de gordura corporal (%GC) a partir do IMC:

- 1,00 ÷ IMC
- Idade em anos
- Sexo: masculino, feminino
- Etnia: caucasiana, afro-americana, asiática.

Equação

É possível predizer o %GC com a seguinte equação:

%GC = 63,7 − [864 × (1,00 ÷ IMC)] − (12,1 × sexo) + (0,12 × idade) + [129 × Asiático × (1 ÷ IMC)] − (0,091 × Asiático × idade) − (0,030 × Afro-americano × idade)

Em que sexo = 1 para os homens e 0 para as mulheres; Asiático = 1 para os asiáticos e 0 para as outras etnias; Afro-americano = 1 para afro-americanos e 0 para as outras etnias; idade em anos e IMC = peso corporal em kg ÷ estatura em m^2.

Exemplos

Exemplo 1: homem afro-americano; idade 30 anos; IMC = 25 kg/m^2

%GC = 63,7 − [864 × (1,00 ÷ IMC)] − (12,1 × sexo) + (0,12 × idade) + [129 × Asiático × (1 ÷ IMC)] − (0,091 × Asiático × idade) − (0,030 × Afro-americano × idade)

= 63,7 − (864 × 0,04) − (12,1 × 1) + (0,12 × 30) + (129 × 0 × 0,04) − (0,091 × 0 × 30) − (0,030 × 1 × 30)
= 63,7 − (34,56) − (12,1) + (3,6) + (0) − (0) − (0,9)
= 19,7%

Exemplo 2: mulher asiática; idade 50 anos; IMC = 30 kg/m^2

%GC = 63,7 − [864 × (1,00 ÷ IMC)] − (12,1 × sexo) + (0,12 × idade) + [129 × Asiático × (1 ÷ IMC)] − (0,091 × Asiático × idade) − (0,030 × Afro-americano × idade)

= 63,7 − (864 × 0,0333) − (12,1 × 0) + (0,12 × 50) + (129 × 1 × 0,0333) − (0,091 × 1 × 50) − (0,030 × 0 × 50)
= 63,7 − (28,80) − (0) + (6,0) + (4,295) − (4,55) − (0)
= 40,7%

Utilizando as mesmas estratégias computacionais dos exemplos 1 e 2, calcule o percentual de gordura corporal para os exemplos 3 e 4 a seguir.

Exemplo 3: homem asiático; idade 70 anos; IMC = 28 kg/m^2

Exemplo 4: homem branco; idade 55 anos; IMC = 24,5 kg/m^2

Precisão

O coeficiente de correlação entre o %GC predito (utilizando as fórmulas anteriores) e o %GC aferido (utilizando um modelo de quatro compartimentos para a estimativa da gordura corporal) é de r = 0,89 com um erro padrão de ± 3,9% unidades de gordura corporal para a estimativa do %GC de um indivíduo. Isso se compara favoravelmente com outros métodos de predição da gordura corporal que utilizam as dobras cutâneas e as circunferências.

Dados utilizados, com permissão, de McArdle WD, Katch FI, Katch VL. Exercise physiology: nutrition, energy, and human performance. 8th ed. Baltimore: Wolters Kluwer Health; 2015.

(tecido adiposo = 0,90 g/cm^3; tecido livre de gordura = 1,10 g/cm^3), mesmo com variações na gordura corporal total e nos componentes dos tecidos livres de gordura como ossos e músculos.

2. As densidades consideradas para os compartimentos da MLG em uma temperatura corporal de 37°C permanecem constantes intra e interindividuais: água, 0,9937 g/cm^3 (73,8% da MLG); minerais, 3,038 g/cm^3 (6,8% da MLG) e proteína, 1,340 g/cm^3 (19,4% da MLG).

3. O indivíduo sendo medido se difere do corpo de referência apenas em seu teor lipídico (assume-se que o corpo de referência possui 73,8% de água, 19,4% de proteína e 6,8% de minerais).

Equação de Siri para a predição do percentual de gordura corporal

O biofísico de Berkeley dr. William Siri (1926-2004) colaborou com o dr. Behnke, que então trabalhava na Escola de Saúde

450 Parte 6 • Composição Corporal, Controle de Peso e Transtornos Alimentares

Pública da UC Berkeley, em uma forma de converter as medidas de densidade corporal em gordura corporal, o que levou à formulação da sua equação de "Siri" para o cálculo do percentual de gordura corporal a partir da densidade corporal total, uma equação utilizada rotineiramente nas pesquisas sobre composição corporal.

A equação simplificada de Siri utiliza 0,90 g/cm³ para a densidade da gordura e 1,10 g/cm³ para a densidade do tecido livre de gordura (divida 495 pela densidade corporal e, então, subtraia 450):

> **Percentual de gordura corporal = 495 ÷ Densidade corporal – 450**

Com base nas três premissas anteriores, o exemplo a seguir incorpora o valor de densidade corporal de 1,0417 g/cm³ (determinado para a mulher no exemplo anterior):

> **Percentual de gordura corporal = 495 ÷ Densidade corporal – 450**
> = 495 ÷ 1,0417 – 450
> = 25,2%

A massa de gordura corporal é calculada multiplicando a massa corporal pelo percentual de gordura:

> **Massa de gordura (kg) = Massa corporal (kg) × (Percentual de gordura ÷ 100)**
> = 50 kg × 0,252
> = 12,6 kg

Subtraindo a massa de gordura da massa corporal, temos a MLG:

> **MLG (kg) = Massa corporal (kg) – Massa de gordura (kg)**
> = 50 kg – 12,6 kg
> = 37,4 kg

Nesse exemplo, 25,2%, ou 12,6 kg dos 50 kg de massa corporal consistem em gordura, com os 37,4 kg restantes representando a MLG.

Várias outras equações também estimam o percentual de gordura corporal a partir da densidade corporal. A diferença básica entre as fórmulas para o cálculo da gordura corporal geralmente é menor que 1% de unidade de gordura corporal para níveis de gordura entre 4 e 30%.

Limitações das premissas de densidade

Os valores de densidades generalizados para os tecidos livres de gordura (1,10 g/cm³) e para gordura (0,90 g/cm³) representam médias para adultos caucasianos jovens e de meia-idade. Essas "constantes" variam entre os indivíduos e os subgrupos demográficos, particularmente a densidade e a composição química da MLG. Essas variações impõem alguma limitação na divisão da massa corporal em seus componentes de gordura e de massa livre de gordura e, portanto, no cálculo do percentual de gordura corporal a partir da densidade corporal total. Especificamente, uma densidade média significativamente

maior de MLG ocorre nos afrodescendentes e nos hispânicos do que nos caucasianos (1,113 g/cm³ em afrodescendentes, 1,105 g/cm⁻³ em hispânicos e 1,100 g/cm³ em caucasianos). Também existem diferenças étnicas entre os adolescentes. Consequentemente, utilizando as equações existentes formuladas a partir de suposições feitas sobre indivíduos caucasianos para calcular a composição corporal a partir da densidade corporal de afrodescendentes ou hispânicos *superestima* a MLG e *subestima* o percentual de gordura corporal para essas populações. As modificações a seguir na equação de Siri calculam o percentual de gordura corporal a partir das medidas de densidade corporal para afrodescendentes:

> **Percentual de gordura corporal = 437,4 ÷ Densidade corporal – 392,8**

Aplicar valores constantes de densidade para diferentes tecidos em crianças em fase de crescimento ou em idosos também introduz erros na predição da composição corporal. Por exemplo, os teores de água e minerais da MLG mudam continuamente durante o período de crescimento; na outra extremidade do espectro de idade, ocorre desmineralização causada pela osteoporose durante o envelhecimento. A redução da densidade óssea diminui a densidade do tecido livre de gordura em crianças e em idosos, levando a valores abaixo da constante utilizada de 1,10 g/cm³. Isso invalida as premissas de densidades constantes de gordura e de MLG do modelo de dois compartimentos, *superestimando* o percentual de gordura corporal calculado a partir da densitometria. Por esse motivo, muitos pesquisadores não convertem a densidade corporal em percentual de gordura corporal em crianças pré-púberes e idosos. Outros aplicam um modelo multicompartimentalizado em crianças pré-púberes para o ajuste desses valores e para o cálculo do percentual de gordura corporal a partir da densidade corporal. A Tabela 13.3 apresenta equações ajustadas ao

TABELA 13.3

Percentual de gordura corporal estimado a partir da densidade corporal (DC) utilizando constantes de conversão específicas para sexo e idade levando em consideração as mudanças na densidade do tecido corporal livre de gordura conforme a criança cresce.

Idade (anos)	Meninos	Meninas
7 a 9	% Gordura = (5,38/DC – 4,97) × 100	% Gordura = (5,43/DC – 5,03) × 100
9 a 11	% Gordura = (5,30/DC – 4,86) × 100	% Gordura = (5,35/DC – 4,95) × 100
11 a 13	% Gordura = (5,23/DC – 4,81) × 100	% Gordura = (5,25/DC – 4,84) × 100
13 a 15	% Gordura = (5,08/DC – 4,64) × 100	% Gordura = (5,12/DC – 4,69) × 100
15 a 17	% Gordura = (5,03/DC – 4,59) × 100	% Gordura = (5,07/DC – 4,64) × 100

Fonte: Lohman T. Applicability of body composition techniques and constants for children and youth. Exerc Sports Sci Rev. 1986; 14:325.

nível de maturação para a predição do percentual de gordura corporal a partir da densidade corporal total para meninos e meninas com idades entre 7 e 17 anos.

A **Tabela 13.4** apresenta estimativas de densidade da MLG para diferentes subgrupos de homens e mulheres e as equações para o cálculo do percentual de gordura corporal. Elas foram derivadas a partir da densidade corporal total com base em premissas a respeito das densidades e proporções dos teores corporais de proteínas, minerais e água. Diferentes equações para a conversão da densidade corporal em percentual de gordura corporal geram valores diferentes dependendo das premissas utilizadas. Essa variação não reflete um erro inerente no método de pesagem hidrostática; na realidade, a pesagem hidrostática para a avaliação do volume corporal gera um erro técnico relativamente pequeno de menos de 1%.

Como medir o volume corporal

A **Figura 13.9** ilustra três exemplos de medida do volume corporal utilizando pesagem hidrostática. Primeiramente, a massa corporal do indivíduo é analisada com a precisão de ± 50 g em uma balança sensível. Um cinto de segurança ao redor da cintura evita que indivíduos menos densos (com mais gordura) flutuem para a superfície da água durante a etapa de submersão. Enquanto está sentado com a cabeça fora da água, o indivíduo realiza uma exalação forçada máxima e mergulha a cabeça abaixo da superfície. A respiração é interrompida por alguns segundos enquanto o peso subaquático é registrado. O indivíduo, então, repete esse procedimento de 8 a 12 vezes sucessivas. Essa técnica produz resultados extremamente consistentes, com uma pequena variação individual na pesagem subaquática e produz um valor estatisticamente válido e "verdadeiro" para seu peso subaquático. Mesmo quando se alcança a exalação total, ainda permanece um pequeno volume de ar nos pulmões (aproximadamente 800 a 1.600 mℓ) – chamado de **volume pulmonar residual (VPR)**. O cálculo do volume corporal requer a subtração desse efeito de empuxo do VPR, que pode ser medido imediatamente antes, durante ou imediatamente após a pesagem subaquática.

TABELA 13.4

Equações para o cálculo de gordura corporal a partir da densidade corporal (DC) com base em diferentes estimativas para a densidade corporal livre de gordura (DCLG).

Idade (anos)	Equação	DCLG*
Masculino		
Caucasiano		
7 a 12	%Gordura = 5,08/DC – 4,89	1,084
13 a 16	%Gordura = 5,07/DC – 4,64	1,094
17 a 19	%Gordura = 4,99/DC – 4,55	1,098
20 a 80	%Gordura = 4,95/DC – 4,50	1,100
Afro-americano		
18 a 22	%Gordura = 4,37/DC – 3,93	1,113
Japonês		
18 a 48	%Gordura = 4,97/DC – 4,52	1,099
61 a 78	%Gordura = 4,87/DC – 4,41	1,105
Feminino		
Caucasiana		
7 a 12	%Gordura = 5,35/DC – 4,95	1,082
13 a 16	%Gordura = 5,10/DC – 4,66	1,093
17 a 19	%Gordura = 5,05/DC – 4,62	1,095
20 a 80	%Gordura = 5,01/DC – 4,57	1,097
Americana nativa		
18 a 60	%Gordura = 4,81/DC – 4,34	1,108
Afro-americana		
24 a 79	%Gordura = 4,85/DC – 4,39	1,106
Hispânica		
20 a 40	%Gordura = 4,87/DC – 4,41	1,105
Japonesa		
18 a 48	%Gordura = 4,76/DC – 4,28	1,111
61 a 78	%Gordura = 4,95/DC – 4,50	1,100
Anoréxica		
15 a 30	%Gordura = 5,26/DC – 4,83	1,087
Obesa		
17 a 62	%Gordura = 5,00/DC – 4,56	1,098

Equações da literatura científica. *Cada estimativa de densidade corporal livre de gordura (DCLG) utiliza valores levemente diferentes para as proporções dos teores corporais de proteínas, minerais e água.

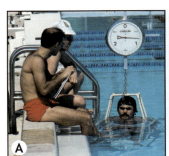
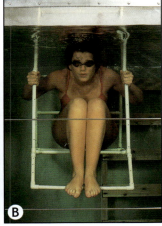
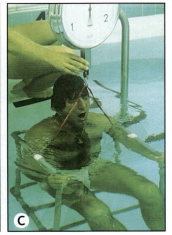

Figura 13.9 Mensuração do volume corporal por intermédio da pesagem hidrostática em piscina (**A**), tanque de aço inoxidável no laboratório (**B**) e piscina terapêutica em uma instalação profissional de treinamento de futebol americano (**C**).

Justificativa para a medida do volume pulmonar residual.

A maior fonte de erro no cálculo do volume corporal com o uso da pesagem hidrostática é resultante de erros na medida do VPR. A incapacidade de calcular o VPR subestima a densidade corporal total porque o volume de ar dos pulmões contribui para a sua flutuabilidade. Essa omissão gera artificialmente uma pessoa "mais gorda" quando convertermos a densidade corporal em percentual de gordura corporal. Mesmo em condições de campo (p. ex., em um local de treinamento esportivo; ver Figura 3.8A a C), a avaliação do volume pulmonar residual não pode ser negligenciada. Sua medida requer equipamentos especializados e relativamente caros, além de pessoal treinado. Em situações que não demandam precisão em nível acadêmico (triagem geral, avaliação de aptidão física, laboratório de ensino), as equações de predição do VPR com base em idade, sexo, estatura, massa corporal ou capacidade vital fornecem uma estimativa adequada.

O ciclo menstrual afeta os cálculos de gordura corporal.

Flutuações normais na massa corporal, principalmente o teor de água corporal, durante o ciclo menstrual geralmente não afetam a densidade corporal e o teor de gordura corporal avaliados pela pesagem hidrostática. Entretanto, algumas mulheres experimentam aumentos notáveis no teor de água corporal, superiores a 1,0 quilograma, nos dias que antecedem a menstruação. Uma retenção de líquidos dessa magnitude afeta a densidade corporal e gera um pequeno erro no cálculo do percentual de gordura corporal.

Exemplos de cálculos

Os dados de dois jogadores profissionais de futebol americano, um *offensive guard* e um *quarterback*, ilustram a sequência de passos utilizando a massa corporal, o peso subaquático, o volume pulmonar residual e o fator de correção da temperatura da água para calcular a densidade corporal, o percentual de gordura corporal, a massa de gordura e a MLG.

	Offensive guard	Quarterback
Massa corporal	110 kg	85 kg
Peso subaquático	3,5 kg	5,0 kg
Volume pulmonar residual	1,2 ℓ	1,0 ℓ
Temperatura da água	Fator de correção de 0,996	Fator de correção de 0,996

A perda de peso na água é igual ao volume corporal, de modo que o volume corporal do *offensive guard* passa a ser 110 kg – 3,5 kg = 106,5 kg, ou 106,5 ℓ; o volume corporal do *quarterback* (85 kg – 5,0 kg) é de 80,0 kg ou 80 ℓ. Dividir o volume corporal pelo fator de correção da temperatura da água de 0,996 aumenta um pouco o volume corporal de ambos os jogadores (106,9 ℓ para o *offensive guard* e 80,3 ℓ para o *quarterback*). Subtraindo o volume pulmonar residual, o volume corporal do *offensive guard* passa a ser 105,7 ℓ (106,9 ℓ – 1,2 ℓ) e para o *quarterback*, 79,3 ℓ (80,3 ℓ – 1,0 ℓ).

A densidade corporal é calculada como massa ÷ volume. A densidade corporal do *offensive guard* é de 110 kg ÷ 105,7 ℓ = 1,0407 kg/ℓ, ou 1,0407 g/cm³. A densidade correspondente para o *quarterback* é de 85,0 kg ÷ 79,3 ℓ = 1,0719 kg/ℓ, ou 1,0719 g/cm³.

A partir da equação de Siri, o percentual de gordura corporal é calculado da seguinte maneira:

Offensive guard: 495 ÷ 1,0407 – 450 = 25,6%

Quarterback: 495 ÷ 1,0719 – 450 = 11,8%

A massa total de gordura corporal é calculada da seguinte maneira:

Offensive guard: 110 kg × 0,256 = 28,2 kg

Quarterback: 85 kg × 0,118 = 10,0 kg

A MLG é calculada da seguinte maneira:

Offensive guard: 110 kg – 28,2 kg = 81,8 kg

Quarterback: 85 kg – 10,0 kg = 75,0 kg

A análise da composição corporal ilustra que o *offensive guard* tem mais do que o dobro de percentual de gordura corporal em relação ao *quarterback* (25,6 *versus* 11,8%) e quase três vezes mais gordura total (28,2 *versus* 10,0 kg). Já a MLG do *offensive guard*, que indica grandemente a massa muscular, excede a MLG do *quarterback*.

Medidas das dobras cutâneas

Procedimentos antropométricos simples predizem com precisão a quantidade de gordura corporal. O procedimento mais comum deles mede as **dobras cutâneas**. O racional para o uso das dobras cutâneas é resultado das relações próximas entre os três fatores a seguir:

- A gordura subcutânea é depositada diretamente abaixo da superfície da pele
- Depósitos viscerais de gordura corporal (p. ex., gordura intra-abdominal)
- Densidade do corpo humano intacto.

Adipômetro e locais de medida

Por volta de 1930, um paquímetro especial desenvolvido em laboratórios de pesquisa foi gerado para a avaliação precisa da composição corporal por meio da aferição da gordura subcutânea em locais escolhidos do corpo humano. O antropólogo físico e cientista pioneiro W. Montague Cobb (1906-1990); MD (Howard University College of Medicine), PhD (Case Western Reserve University) utilizou vários tipos de paquímetros com superfícies metálicas deslizantes e raios X para a avaliação das dimensões físicas do campeão olímpico de 1936, Jesse Owens (*www.cobbresearchlab.com/issue-1/2015/1/26/the-life-of-dr-william-montague-cobb*; as fotos desses paquímetros estão em exposição no Museu Nacional Smithsonian de História e Cultura Afro-americana, Washington DC). O dr. Cobb foi o primeiro afro-americano a receber um PhD em antropologia (e tem mais de 1.100 artigos e livros publicados sobre as interações da etnia com os esportes [*http://dh.howard.edu/cgi/viewcontent.cgi?article=1012&context=soci_fac*], biodiversidade esquelética e preocupações sociais). Em 1990, o dr. Cobb recebeu o prestigioso Prêmio por Distinção em Serviços da American Medical Association por ajudar a mudar a medicina moderna.

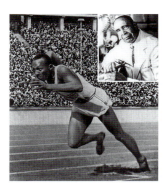

Os três **adipômetros** mostrados na **Figura 13.10** operam sob o mesmo princípio, como um paquímetro micrométrico que mede a distância entre dois pontos. Os locais anatômicos mais comuns para as medidas das dobras cutâneas incluem o tríceps, as regiões subescapular, suprailíaca, abdominal e a porção superior da coxa, como mostrado na **Figura 13.11**. Para obter mais precisão, o profissional deve fazer pelo menos duas ou três medidas em cada um desses locais no lado direito do corpo com o indivíduo em pé e o valor médio representa a pontuação "verdadeira" daquela dobra. Medidas são realizadas em cinco locais:

1. **Tríceps**: dobra vertical na linha média posterior do braço, no ponto médio entre a ponta do ombro e a ponta do cotovelo; o cotovelo permanece em uma posição estendida e relaxada.

2. **Região subescapular**: dobra oblíqua, logo abaixo da ponta inferior da escápula.
3. **Região suprailíaca (crista ilíaca)**: dobra levemente oblíqua, logo acima do osso do quadril (crista do osso ilíaco); a dobra segue a linha diagonal natural.
4. **Região abdominal**: dobra vertical 2,54 cm à direita do umbigo.
5. **Coxa**: dobra vertical na linha média da coxa, a dois terços de distância do ponto médio da patela até o quadril.

Outros locais frequentemente incluem:

- Tórax: dobra diagonal com seu eixo longo direcionado para o mamilo, na dobra axilar anterior, o mais alto possível
- Bíceps: dobra vertical na linha média posterior do antebraço
- Axilar médio: dobra vertical na linha axilar média ao nível do processo xifoide do esterno.

Utilidade das dobras cutâneas

As medidas das dobras cutâneas fornecem uma informação significativa a respeito da gordura corporal e de sua distribuição. Nós recomendamos dois modos práticos para o uso das dobras cutâneas:

1. Calcule a soma dos valores individuais das dobras cutâneas; o "somatório das dobras cutâneas" (Σ_{DC}) indica a gordura relativa entre as pessoas; ela também reflete as mudanças absolutas ou percentuais nas dobras cutâneas antes e após um programa de intervenção para ganho ou perda ponderal.
2. Incorpore equações matemáticas para a predição da densidade corporal ou do percentual de gordura corporal a partir de valores de dobras cutâneas individuais ou do Σ_{DC}. As equações se mostraram precisas para indivíduos de idade, sexo, nível de treinamento, grau de adiposidade e etnia semelhantes.

Quando esses critérios são alcançados, os valores de percentual de gordura corporal preditos variam entre 3 e 5% de unidades de gordura corporal em relação ao valor calculado utilizando a pesagem hidrostática.

Em nossos laboratórios, desenvolvemos as equações a seguir para a predição da gordura corporal a partir das dobras cutâneas do tríceps e subescapular em homens e mulheres jovens:

Mulher jovem, idade entre 17 e 26 anos:

Percentual de gordura corporal = 0,55 (A) + 0,31 (B) + 6,13

Homem jovem, idade entre 17 e 26 anos:

Percentual de gordura corporal = 0,43 (A) + 0,58 (B) + 1,47

Em ambas as equações, A = dobra cutânea do tríceps (mm) e B = dobra cutânea subescapular (mm).

Calculamos o percentual de gordura corporal "antes" e "após" uma mulher participar de um programa de condicionamento físico de 16 semanas. A gordura corporal era de 24,4% substituindo os valores antes do treinamento das dobras cutâneas do tríceps (22,5 mm) e subescapular (19,0 mm) na equação a seguir:

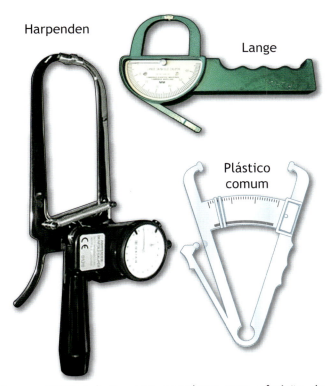

Figura 13.10 Adipômetros populares para aferição da gordura subcutânea. Os adipômetros Harpenden e Lange fornecem uma tensão constante em todas as aberturas da pinça.

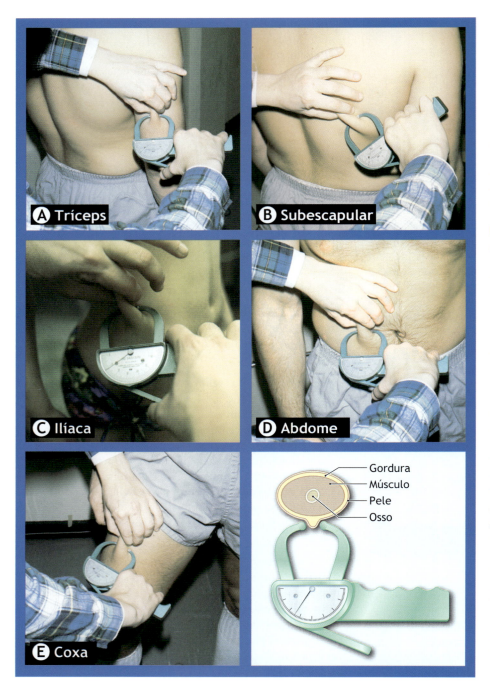

Figura 13.11 Localização anatômica de cinco medidas comuns de dobras cutâneas: **A.** Tríceps. **B.** Subescapular. **C.** Suprailíaca. **D.** Abdome. **E.** Coxa.

Percentual de gordura corporal = 0,55 (A) + 0,31 (B) + 6,13
= 0,55 (22,5) + 0,31 (19,0) + 6,13
= 12,38 + 5,89 + 6,13
= 24,4%

A substituição dos valores após o treinamento para as dobras cutâneas do tríceps (19,4 mm) e subescapular (17,0 mm) produz um valor de gordura corporal de 22,1%:

Percentual de gordura corporal = 0,55 (A) + 0,31 (B) + 6,13
= 0,55 (19,4) + 0,31 (17,0) + 6,13
= 10,67 + 5,27 + 6,13
= 22,1%

O percentual de gordura corporal determinado antes e após um programa de condicionamento físico ou de perda ponderal é útil para avaliar mudanças na composição corporal, frequentemente independentes das mudanças no peso corporal.

Dobras cutâneas, gordura corporal e idade

Em adultos jovens, a gordura subcutânea constitui aproximadamente metade do teor de gordura corporal total, com o restante pertencendo às gorduras visceral e orgânica. Conforme as pessoas envelhecem, uma quantidade proporcionalmente maior de gordura se deposita internamente em detrimento aos depósitos subcutâneos. Desse modo, o mesmo valor de dobra cutânea reflete um percentual de gordura corporal total *maior* para um grupo de faixa etária maior. *Por esse motivo, nós recomendamos utilizar* **equações gerais** *ajustadas pela idade para a predição da gordura corporal a partir das dobras cutâneas ou das circunferências em crianças e idosos.*

Tanto para as crianças brancas ou afro-americanas acima e abaixo do peso, as equações de duas dobras cutâneas a seguir predizem melhor o percentual de gordura corporal:

Percentual de gordura corporal = 9,02 + 1,09 (bíceps, mm) + 0,42 (panturrilha, mm)

Percentual de gordura corporal = 8,596 + 0,81 (bíceps, mm) + 0,40 (tríceps, mm) + 0,30 (subescapular, mm)

Como se tornar proficiente na aferição das dobras cutâneas. Uma pessoa pode se tornar um técnico habilidoso para a aferição das dobras cutâneas seguindo as nove diretrizes a seguir:

1. Localize com precisão e marque os locais anatômicos a serem medidos antes de realizar a aferição.
2. Leia a escala do adipômetro até a meia marcação mais próxima (p. ex., 0,5 mm) um a dois segundos após a aplicação do adipômetro na pele.

3. Realize pelo menos duas medidas em cada local e use a média para o cálculo da gordura corporal.
4. Realize as medidas em duplicata ou triplicata de maneira alternada em vez de fazer as duplicatas de modo consecutivo em cada local, para evitar a compressão da pele e da gordura subcutânea.
5. Não faça as medidas nos 15 min subsequentes à realização de um exercício físico; o deslocamento de fluidos corporais para a superfície da pele aumenta a leitura.
6. Pratique as medidas em pelo menos 50 homens e mulheres com tamanho corporal variando de "magro" a "obeso", incluindo atletas de diferentes modalidades esportivas. Faça várias aferições em diferentes dobras cutâneas para ganhar experiência antes de realizar as aferições "reais".
7. Obtenha treinamento a partir de indivíduos previamente treinados em como realizar as aferições das dobras cutâneas; isso permite que você compare seus resultados com os de um "especialista".
8. Faça as aferições em uma pele seca, sem hidratantes.
9. Se possível, participe de um curso que aborde a avaliação da composição corporal; algumas instituições de educação continuada oferecem cursos que emitem certificados sobre os procedimentos de avaliação da composição corporal.

Aspecto técnico da aferição das dobras cutâneas.

Uma pergunta frequentemente realizada sobre a aferição das dobras cutâneas diz respeito a quando ler o valor do adipômetro. O adipômetro deve permanecer sobre o local da medida por 1, 3 ou 5 segundos ou até que o ponteiro pare de

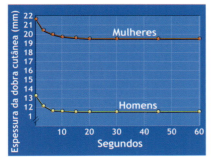

se mexer? Adipômetros de qualidade científica exercem uma força de compressão média de 10 g/mm² na abertura da pinça. Isso significa que o adipômetro sempre exerce a mesma pressão independentemente da espessura de pele e gordura. Após ser aplicado no local a ser medido, o adipômetro continua a deslocar a água intersticial subcutânea, o tecido conjuntivo e a gordura ao longo do período de aferição, até que a dobra cutânea realize uma força contrária que neutralize a pressão do adipômetro. A figura mostra os dados de compressão para as dobras do tríceps para 18 homens e 18 mulheres. São mostradas as mudanças instantâneas no adipômetro para o tempo de aferição em relação à espessura da dobra cutânea. Mais de 70% da compressão total da pele e da gordura subjacente ocorrem dentro dos primeiros 4 segundos após a aplicação do adipômetro. Para registrar a medida da pele e da gordura sem a compressão, a aferição deve ser feita logo que o adipômetro é aplicado à pele, já que ele exerce sua pressão máxima dentro de 1 a 2 s. Qualquer atraso prolongado na leitura do adipômetro subestima o valor real da dobra cutânea. A mudança absoluta na espessura da dobra cutânea entre os indivíduos após 60 segundos variou entre 0,3 e 4,5 mm. Embora não seja uma mudança absoluta radical, esse erro pode impactar a precisão dos cálculos de percentual de gordura corporal quando são utilizadas as equações de predição das dobras cutâneas. Por exemplo, a utilização do valor inicial sem compressão *versus* o valor final comprimido da dobra cutânea (após 60 segundos) produziu diferenças no percentual de gordura calculado entre 2 e 8 unidades de percentual de gordura (um erro entre 10 e 50%)! Esse grande erro não pode ser ignorado. Quase todos os estudos científicos que utilizam as dobras cutâneas não especificam quando aconteceu a leitura delas. É possível apenas supor que ela ocorreu imediatamente após a colocação do adipômetro sobre a pele, para a obtenção de um valor sem compressão.

Um dilema sobre como aferir as dobras cutâneas na obesidade.

A espessura das dobras cutâneas em pessoas com grande excesso de peso (ou clinicamente obesas) frequentemente excede a largura da abertura das pinças do adipômetro, fazendo com que seja difícil determinar adequadamente a equação de predição porque não existem padrões para julgar qual equação funciona "melhor". Além disso, uma equação de predição desenvolvida em um estudo (e que possui uma alta validade para a amostra medida) pode produzir erros de predição inaceitavelmente grandes ao serem aplicadas a um grupo diferente. As diferenças no indivíduo que realiza a aferição também introduzem variabilidade nos resultados. Isso significa que dois indivíduos que aferem as dobras cutâneas no mesmo local e na mesma pessoa frequentemente obtêm resultados díspares. Dois *personal trainers*, treinadores ou nutricionistas diferentes que avaliam as dobras cutâneas "antes" e "após" uma intervenção podem obter valores que simplesmente "não fazem sentido". É possível ficar em apuros ao dizer para um cliente como uma medida feita por uma pessoa após uma intervenção pode indicar um *aumento* após uma *redução* de peso de 9 kg em comparação com o valor original, mas que foi aferido por uma pessoa diferente! *A mensagem final que não pode ser esquecida é que o mesmo indivíduo deve tomar todas as aferições antes, durante e após uma intervenção.* Isso pode ser um programa de perda ponderal, um programa de aptidão física ou durante uma temporada de competição esportiva (p. ex., início, meio e fim da temporada). O mesmo se aplica a duas pessoas que aferem as dobras cutâneas ao longo de um período de meses ou anos com o objetivo de classificar ou acompanhar as mudanças no percentual de gordura corporal de uma pessoa.

Medidas de circunferência

A **Figura 13.12** mostra os seis locais mais comuns para a aferição das circunferências. Eles incluem abdome, quadris, coxa, braço direito, antebraço direito e panturrilha. As circunferências oferecem uma alternativa facilmente mensurável e válida às dobras cutâneas. Para evitar compressão da pele, aplique uma fita métrica de tecido ou plástico levemente sobre a superfície da pele no local da aferição, de modo que a fita fique fixa, porém não aperte a pele. Realize medidas em duplicata em cada local e utilize a média para gerar o valor final de cada local.

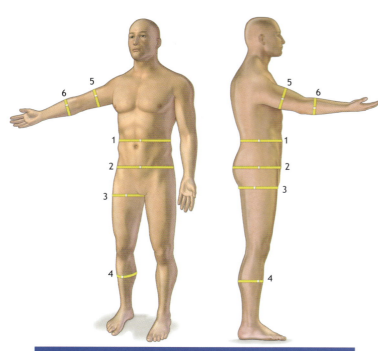

1. **Abdome:** 2,5 cm acima do umbigo
2. **Nádegas:** Máxima protrusão das nádegas com os calcanhares juntos
3. **Coxa direita:** Parte superior da coxa, logo abaixo das nádegas
4. **Panturrilha direita:** Circunferência mais vasta entre o tornozelo e o joelho
5. **Braço direito (bíceps):** Palma para cima, braço reto e estendido para frente do corpo; tomada no ponto médio entre o ombro e o cotovelo
6. **Antebraço direito:** Máxima circunferência com o braço estendido para frente do corpo

Figura 13.12 Locais para a aferição de diversas circunferências em seis locais anatômicos habituais. (Utilizada, com permissão, de McArdle WD, Katch FI, Katch VL. Exercise physiology: nutrition, energy, and human performance. 8th ed. Baltimore: Wolters Kluwer Health; 2015.)

Utilidade das circunferências

As circunferências se mostram mais úteis para o ranqueamento dos indivíduos dentro de um grupo de acordo com sua gordura relativa. Assim como ocorre com as dobras cutâneas, as equações baseadas em circunferências para a predição da densidade corporal e/ou do percentual de gordura corporal têm certa quantidade de erro, embora seja relativamente pequeno. Em média, em 70% das pessoas medidas, as equações serão capazes de predizer a gordura corporal dentro de uma faixa de ± 2,5 a 4,0% do valor obtido a partir da pesagem hidrostática, da DEXA ou com o uso de BOD POD®. O grau de erro na predição, ou incerteza da medida, depende se os indivíduos têm características físicas semelhantes ao grupo original de validação. Do ponto de vista prático, esses erros de predição relativamente pequenos fazem com que as equações baseadas em circunferências sejam particularmente úteis para os profissionais sem acesso a ambientes laboratoriais, como ocorre em academias, hospitais e estabelecimentos de fisioterapia. Dito de outra maneira, *a situação mais desejável ocorre quando a magnitude da incerteza da medida permanece relativamente sem consequências.*

Essas equações *não* devem ser utilizadas para a predição do teor de gordura em pessoas que pareçam excessivamente magras ou que participem regularmente de esportes extenuantes ou de treinamento de resistência, que podem aumentar a circunferência sem alterar a gordura subcutânea. Equações específicas baseadas nas circunferências são necessárias para estimar a composição corporal de homens e mulheres clinicamente obesos (ver a seção "Como predizer o percentual de gordura corporal a partir das circunferências para homens e mulheres com excesso de gordura"). As circunferências também podem ser utilizadas para a análise dos padrões de distribuição de gordura corporal, chamados de **padrão de gordura**, incluindo as modificações na distribuição de gordura durante o ganho ou a perda ponderal.

Método da circunferência para a predição do percentual de gordura corporal para indivíduos grandes

Ocorrem situações em que o biotipo de um indivíduo requer um conjunto diferente de equações de predição de composição corporal para um cálculo mais preciso do percentual de gordura corporal. Nesses casos, não deve ser utilizada a técnica das dobras cutâneas por quatro motivos destacados na seção a seguir; entretanto, o método da circunferência fornece uma avaliação mais válida do percentual de gordura corporal e com menos incerteza da medida.

Como predizer o percentual de gordura corporal a partir das circunferências para homens e mulheres com excesso de gordura. A estimativa do percentual de gordura corporal (%GC) em indivíduos com excesso de gordura utilizando as equações de predição com dobras cutâneas é problemático por causa da dificuldade em garantir medidas precisas e repetidas por causa da ampla massa de gordura subcutânea, que é distribuída de forma não uniforme. Além disso, com níveis elevados de gordura corporal, a proporção de gordura subcutânea para o total de gordura corporal se modifica, afetando a relação entre as dobras cutâneas e a densidade corporal (DC). Os quatro fatores a seguir limitam o uso das dobras cutâneas em indivíduos com excesso de gordura:

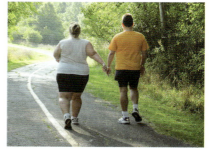

1. Dificuldade de selecionar e palpar os locais onde as medidas devem ser feitas.
2. A espessura da dobra cutânea pode exceder a abertura do adipômetro.
3. Variabilidade na composição do tecido adiposo afetar a compressibilidade da dobra cutânea.
4. Baixa fidedignidade das medidas das dobras cutâneas conforme a gordura corporal aumenta.

SAÚDE PESSOAL E NUTRIÇÃO PARA O EXERCÍCIO 13.2

Predição da gordura corporal a partir das medidas de dobras cutâneas, circunferências e BIA para diferentes grupos atléticos

A avaliação adequada da composição corporal permite a determinação do peso ótimo para competição, além de comparações entre atletas dentro do mesmo esporte e o monitoramento das mudanças nos componentes corporais de gordura e de massa magra resultantes de modificações dietéticas e/ou treinamento físico. Uma avaliação válida da composição corporal também

Método	Esporte	Sexo	Equação
Dobras cutâneas	Todos	Mulheres (18 a 29 anos)	D_C (g/cm³)* = 1,096095 − 0,0006952 (Σ4DC)** + 0,0000011 (Σ4DC)² − 0,0000714 (idade)
	Todos	Meninos (14 a 19 anos)	D_C (g/cm³)* = 1,10647 − 0,00162 (DC subescapular) − 0,00144 (DC abdominal) − 0,00077 (DC tríceps) + 0,00071 (DC axilar média)
	Todos	Homens (18 a 29 anos)	D_C (g/cm³)* = 1,112 −0,00043499 (Σ7DC)*** + 0,00000055 (Σ7DC) − 0,00028826 (idade)
	Todos	Homens e mulheres	%GC = 10,566 + 0,12077 (7DC)# − 8,057 (sexo) − 2,545 (etnia)
	Luta greco-romana	Meninos (EM)	D_C (g/cm³)* = 1,0982 − 0,000815 (Σ3DC)## − 0,00000084 (Σ3DC)²
BIA	Todos	Mulheres (NR)	MLG (kg) = 0,73 (E^2/R) + 0,23 (X_C) + 0,16 (P) + 2,0
	Todos	Mulheres (faculdade)	MLG (kg) = 0,73 (E^2/R) + 0,116 (P) + 0,096 (X_C) − 4,03
	Todos	Homens (faculdade)	MLG (kg) = 0,734 (E^2/R) + 0,116 (P) + 0,096 (X_C) − 3,152
	Todos	Homens (19 a 40 anos)	MLG (kg) = 1,949 + 0,701 (P) + 0,186 (E^2/R)
Antropometria (circunferências)	Todos	Mulheres (18 a 23 anos)	MLG (kg) = 0,757 (P) + 0,981 (Circ pescoço) − 0,516 (Circ coxa) + 0,79
	Balé	Mulheres (11 a 25 anos)	MLG (kg) = 0,73 (P) + 3,0
	Luta greco-romana	Meninos (13 a 18 anos)	DC (g/cm³)* = 1,12691 − 0,00357 (CB) − 0,00127 (CA) + 0,00524 (Circ antebraço)
	Futebol americano	Homens caucasianos (18 a 23 anos)	%GC = 55,2 + 0,481 (P) − 0,468 (E)

(Utilizada, com permissão, de McArdle WD, Katch FI, Katch VL. Exercise physiology: nutrition, energy, and human performance. 8th ed. Baltimore: Wolters Kluwer Health; 2015.)

*Use as fórmulas a seguir para converter a densidade corporal (D_C) para % de gordura corporal (GC): Homens %GC = [(4,95/D_C) − 4,50] × 100; Mulheres %GC = [(5,01/D_C) − 4,57] × 100; Meninos (7 a 12 anos) %GC = [(5,30/D_C) − 4,89] × 100; Meninos (13 a 16 anos) %GC = [(5,07/D_C) − 4,64] × 100; Meninos (17 a 19 anos) %GC = [(4,99/D_C) − 4,55] × 100. **4D_C (mm) = somatório de quatro dobras cutâneas: tríceps + suprailíaca anterior + abdominal + coxa. ***7D_C (mm) = somatório de sete dobras cutâneas: torácica + axilar média + tríceps + subescapular + abdominal + suprailíaca anterior + coxa. #7D_C (mm) = subescapular + tríceps + torácica + axilar média + suprailíaca + abdominal + coxa; sexo = 0 para feminino; 1 para masculino; etnia = 0 para caucasiano, 1 para afrodescendente. ##E = estatura (cm); R = resistência (Ω); XC = reatância (Ω); P = peso corporal (kg); Circ = circunferência (cm); coxa (cm) na dobra glútea; CA (cm): circunferência abdominal média = [(CA1 + CA2)/2], em que CA1 (cm) = circunferência abdominal anterior na porção média entre o processo xifoide do esterno e o umbigo e lateralmente entre a porção inferior da caixa torácica e as cristas ilíacas e CA2 (cm) = circunferência abdominal no nível do umbigo; NR = idade não relatada; EM = ensino médio.

SAÚDE PESSOAL E NUTRIÇÃO PARA O EXERCÍCIO 13.2

Predição da gordura corporal a partir das medidas de dobras cutâneas, circunferências e BIA para diferentes grupos atléticos (*continuação*)

consiste em um primeiro passo importante para a identificação de transtornos alimentares potenciais e para a formulação de um aconselhamento nutricional adequado. Na ausência da avaliação da gordura corporal pela pesagem hidrostática, têm sido utilizadas predições a partir das medidas de dobras cutâneas e/ou circunferências e da análise da bioimpedância elétrica (BIA) para diversos grupos atléticos.

O componente corporal livre de gordura pode variar, fazendo com que os modelos com múltiplos componentes sejam mais eficientes na conversão da densidade corporal em percentual de gordura corporal. A tabela apresentada aqui mostra equações utilizando dobras cutâneas, circunferências e BIA específicas para determinadas populações visando à avaliação da composição corporal de atletas em geral e de categorias esportivas específicas.

Exemplos de cálculos

Menino atleta (18 anos)

Dados: dobra subescapular (DCSE), 10 mm; dobra abdominal (DCAb), 18 mm; dobra do tríceps (DCT), 10 mm; dobra axilar média (DCAM), 8 mm

DC = 1,10647 − (0,00162 × DCSE) − (0,00144 × DCAb) − (0,00077 × DCT) + (0,00071 × DCAM)
  = 1,10647 − (0,00162 × 10) − (0,00144 × 18) − (0,00077 × 10) + (0,00071 × 8)
  = 1,10647 − 0,0162 − 0,02592 − 0,0077 + 0,00568
  = 1,06233

%GC = [(499 ÷ DC) − 455]
  = [(499 ÷ 1,06233) − 455]
  = 14,7%

Bailarina (20 anos)

Dados: peso corporal, 55,0 kg

MLG (kg) = (0,73 × P) + 3,0
  = 43,15 kg

%GC = [(P − MLG) ÷ P] × 100
  = [(55 − 43,15) ÷ 55] × 100
  = 21,5%

Jogador de futebol americano (20 anos)

Dados: peso corporal, 105,0 kg; estatura, 188 cm

%GC = 55,2 + (0,481 × P) − (0,468 × E)
  = 55,2 + (0,481 × 105) − (0,468 × 188)
  = 55,2 + 50,51 − 87,98
  = 17,7%

Menarca tardia e risco de câncer

A menarca tardia em jovens cronicamente ativas pode oferecer benefícios para a saúde. Atletas do sexo feminino que começam a treinar em um esporte específico antes ou durante o ensino médio apresentam menor ocorrência ao longo da vida de câncer de mama, ginecológicos e em outros sítios do corpo, além de apresentarem menos diabetes gestacional do que as mulheres menos ativas. Mesmo entre as mulheres mais velhas, o exercício regular protege contra cânceres do sistema reprodutivo. Mulheres que se exercitam em média 4 horas por semana após a menarca reduzem o risco de câncer de mama em 50% em comparação com mulheres inativas da mesma idade. Um mecanismo proposto para a redução do risco de câncer relaciona a menor produção total de estrogênio (ou uma forma menos potente de estrogênio) ao longo de toda a vida da atleta com menos ciclos ovulatórios por causa do início tardio da menstruação. Menores níveis de gordura corporal nas pessoas fisicamente ativas também podem contribuir para a redução do risco de câncer porque os tecidos adiposos periféricos convertem andrógenos em estrogênio.

Fontes:
MacMahon B et al. Age at menarche, probability of ovulation and breast cancer risk. Int J Cancer. 1982; 29:13.
Schoenaker DAJM, Mishra GD. Association between age at menarche and gestational diabetes melito: the Australian Longitudinal Study on Women's Health. Am J Epidemiol. 2017; 185:554.

Predição do percentual de gordura corporal

Utilize as equações a seguir para calcular o %GC para mulheres obesas (idade 20 a 60 anos; > 30%GC) e homens obesos (idade 24 a 68 anos; > 20%GC):

Mulheres:

%GC = 0,11077 (ABDO) − 0,17666 (E) + 0,14354 (P) + 51,03301

Homens:

%GC = 0,31457 (ABDO) − 0,10969 (P) + 10,8336

Em que ABDO representa a média de (1) a circunferência da cintura (medida horizontalmente ao nível da cintura natural – a porção mais estreita do torso, vista de frente) e (2) a circunferência do abdome (medida horizontalmente ao nível da maior extensão anterior do abdome; em geral, mas nem sempre, ao nível do umbigo); P é o peso corporal em quilogramas e E representa a estatura em centímetros. É calculada a média a partir das medidas tomadas em duplicata.

Exemplos

1. Mulher com excesso de gordura:
Circunferência da cintura = 115 cm
Circunferência do abdome = 121 cm; E = 165,1 cm; P = 97,5 kg

%GC = 0,11077 (ABDO) − 0,17666 (E) + 0,14354 (P) + 51,03301
= 0,11077 [(115 + 121)/2] − 0,17666 (165,1) + 0,14354 (97,5) + 51,03301
= 13,07 − 29,17 + 13,995 + 51,03301
= 48,9%

2. Homem com excesso de gordura:
Circunferência da cintura = 131 cm
Circunferência abdominal = 136 cm; P = 135,6 kg

%GC = 0,31457 (ABDO) − 0,10969 (P) + 10,8336
= 0,31457 [(131,0 + 136,0)/2] − 0,10969 (135,6) + 10,8336
= 41,995 − 14,873 + 10,8336
= 37,9%

Distribuição regional de gordura: a circunferência da cintura e a razão cintura-quadril

A distribuição do tecido adiposo corporal, independentemente da quantidade total de gordura do corpo, altera os riscos para a saúde de crianças, adolescentes e adultos. A **Figura 13.13** compara dois tipos de distribuição regional de gordura. O risco elevado para a saúde causado pela deposição de gordura na área abdominal (chamada de obesidade central ou **androide**; veja em Informações adicionais 13.1 "Como calcular e interpretar a razão cintura-quadril"), particularmente nos depósitos viscerais internos, pode ser resultante da lipólise ativa desse tecido, pela estimulação catecolaminérgica. A gordura armazenada nessa região apresenta uma responsividade

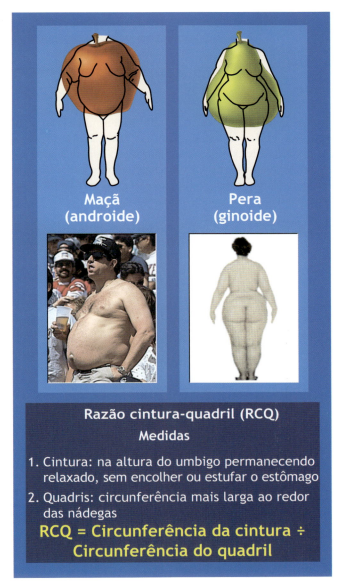

Figura 13.13 Padrões de gordura do homem (padrão androide) e da mulher (padrão ginoide), incluindo o limiar da razão entre as circunferências da cintura e do quadril para risco significativo para a saúde listado na Figura 13.14 e na tabela do boxe Informações adicionais.

metabólica maior do que a gordura nas regiões glútea e femoral (chamada de obesidade periférica ou **ginoide**). Os aumentos na gordura central sustentam com maior facilidade os processos que estão associados à doença cardiovascular (*www.health.harvard.edu/staying-healthy/abdominal-obesity-and-your-health*). Em homens, a quantidade de gordura localizada dentro da cavidade abdominal é conhecida como tecido adiposo visceral ou TAV e sua quantidade é cerca de duas vezes maior nos homens do que nas mulheres. Para os homens, o percentual de gordura visceral aumenta progressivamente com a idade; enquanto esse depósito de gordura nas mulheres começa a aumentar no início da menopausa. Para crianças e adolescentes, a distribuição de gordura corporal central está

SAÚDE PESSOAL E NUTRIÇÃO PARA O EXERCÍCIO 13.3

Predição do percentual de gordura corporal de hispânicos

Os hispânicos representam a segunda maior minoria na população dos EUA, mas existem poucas pesquisas de validação das equações de predição da composição corporal para esse grupo. As pesquisas disponíveis sugerem que a densidade da massa corporal livre de gordura das mulheres hispânicas seja diferente daquela das mulheres caucasianas.

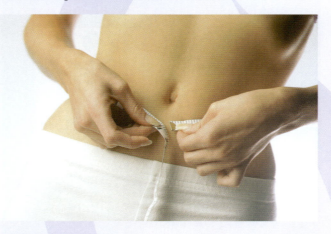

Variáveis

As equações gerais de dobras cutâneas de Jackson *et al.* têm sido utilizadas com sucesso em homens e mulheres hispânicos. As sete medidas de dobras cutâneas para homens e mulheres estão listadas a seguir e incluem os cinco locais mostrados na **Figura 13.11**. Tanto para os homens quanto para as mulheres, a dobra cutânea torácica é uma dobra diagonal, no ponto médio entre a axila e o mamilo. A dobra cutânea axilar média é a dobra horizontal diretamente abaixo da axila.

1. Abdome
2. Coxa
3. Tríceps
4. Subescapular
5. Suprailíaca
6. Axilar média
7. Torácica

Equações

Para homens e mulheres: DC = densidade corporal em g/cm³; Σ7DC compreende as dobras cutâneas de tórax + abdome + coxa + tríceps + subescapular + suprailíaca + linha axilar média em mm.

Homens (idades de 18 a 61 anos):

DC = 1,112 − (0,00043499 × Σ7DC) + [0,00000055 × (Σ7DC)²] − (0,00028826 × idade)

Para converter DC em %GC:

%GC = 495 ÷ DC − 450

Mulheres (idades de 18 a 55 anos):

DC = 1,0970 − (0,00046971 × Σ7DC) + [0,00000056 × (Σ7DC)²] − (0,00012828 × idade)

Para converter DC em %GC:

%GC = 487 ÷ DC − 441

Exemplos

Exemplo 1. Homem hispânico, idade de 24 anos

Dados das dobras cutâneas: tórax = 15,0 mm; abdome = 33,0 mm; coxa = 21,0 mm; tríceps = 18 mm; subescapular = 19 mm; suprailíaca = 30 mm; linha axilar média = 12,0 mm

DC = 1,112 − (0,00043499 × Σ7DC) + [0,00000055 × (Σ7DC)²] − (0,00028826 × idade)
 = 1,112 − (0,00043499 × 148) + [0,00000055 × 21.904] − (0,00028826 × 24)
 = 1,112 − 0,064378 + 0,012047 − 0,0069182
 = 1,0528 g/cm³

%GC = 495 ÷ DC − 450
 = 495 ÷ 1,0528 − 450
 = 20,2%

Exemplo 2. Mulher hispânica, idade de 30 anos

Dados das dobras cutâneas: tórax = 12,0 mm; abdome = 30,0 mm; coxa = 18,0 mm; tríceps = 20,0 mm; subescapular = 16,0 mm; suprailíaca = 30 mm; linha axilar média = 15,0 mm

DC = 1,0970 − (0,00046971 × Σ7DC) + [0,00000056 × (Σ7DC)²] − (0,00012828 × idade)
 = 1,0970 − (0,00046971 × 141) + [0,00000056 × 19.881] − (0,00012828 × 30)
 = 1,0970 − 0,066229 + 0,011133 − 0,003848
 = 1,0381 g/cm³

%GC = 487 ÷ DC − 441
 = 487 ÷ 1,0381 − 441
 = 28,2%

associada a níveis sanguíneos de colesterol e de triacilgliceróis mais elevados, além de níveis maiores de insulina e níveis menores de lipoproteína de alta densidade (HDL-colesterol). Além disso, também há relação com aumento da pressão arterial sistêmica e da espessura da parede ventricular esquerda.

O excesso de deposição de gordura central, independentemente do armazenamento de gordura em outras áreas anatômicas, reflete uma alteração no perfil metabólico que aumenta o risco dos oito listados problemas a seguir:

- Hiperinsulinemia (resistência à insulina)
- Intolerância à glicose
- Diabetes melito tipo 2
- Câncer de endométrio
- Hipertrigliceridemia
- Hipercolesterolemia e alterações negativas no perfil lipoproteico
- Hipertensão arterial sistêmica
- Aterosclerose.

Como uma regra geral, uma razão cintura-quadril acima de 0,80 para mulheres e 0,95 para homens aumenta o risco de morte, mesmo quando esses valores são ajustados pelo IMC. Uma limitação da razão é que ela captura mal os efeitos específicos das medidas de cada circunferência. As circunferências da cintura e do quadril refletem aspectos diferentes da composição corporal e da distribuição de gordura. Cada uma delas exerce um efeito independente e, frequentemente, oposto sobre o risco de doenças cardiovasculares. *Um aumento na circunferência da cintura coincide com uma forma de obesidade chamada de maligna, caracterizada por deposição de gordura central.* Essa região de deposição de gordura fornece uma indicação razoável do acúmulo de TAV intra-abdominal. *Isso faz com que a medida da circunferência do tronco seja uma escolha clínica para a avaliação prática dos riscos metabólicos e para a saúde, além do aumento da mortalidade relacionada com a obesidade.*

Ao longo de uma ampla faixa de valores de IMC, homens e mulheres com elevados valores de circunferência da cintura apresentam maior risco relativo para o desenvolvimento de doença cardiovascular, diabetes melito tipo 2, câncer, demência e catarata (a maior causa de cegueira no mundo) do que indivíduos com menor circunferências de cintura e obesidade periférica maior. Uma circunferência da cintura acima de 91 cm em homens e 82 cm em mulheres, com níveis de insulina sanguínea correspondentemente elevados, tem risco de câncer colorretal 2 vezes maior do que com valores menores de circunferência abdominal. A **Figura 13.14** categoriza três faixas de IMC e de medidas de circunferência da cintura (acima e abaixo de 102 cm para homens e de 88 cm para mulheres) para a avaliação do risco individual de doenças, do mais baixo até o mais elevado. Para crianças e adolescentes com idades entre 2 e 19 anos, o CDC recomenda um cálculo baseado no percentil correspondente de IMC por idade em uma curva de crescimento do CDC de IMC por idade (*http://nccd.cdc.gov/dnpabmi/Calculator.aspx*).[4]

A **Tabela 13.5** apresenta um esquema de classificação de sobrepeso e obesidade por IMC, circunferência da cintura e risco associado de doenças. A Força-Tarefa contra a Obesidade da OMS desenvolveu inicialmente esse sistema de classificação por IMC, que foi então adotado pelo NIH National Heart, Lung, and Blood Institute (*www.nhlbi.nih.gov*).

A documentação de um forte efeito da atividade física regular sobre a redução da circunferência da cintura seletivamente em homens pode explicar parcialmente por que a atividade física reduz o risco de doenças mais efetivamente em homens do que em mulheres. Tanto a atividade física quanto a ingestão energética predizem melhor a razão cintura-quadril em homens do que em mulheres.

---

[4] N.R.T.: No Brasil, o cálculo do risco para crianças e adolescentes se baseia em tabelas e gráficos de IMC/I da OMS.

Taxas alarmantes de obesidade infantil

De acordo com a compilação mais recente de estatísticas de obesidade infantil nos EUA (*https://stateofobesity.org/childhood-obesity-trends/*), uma em cada seis crianças é classificada como obesa, com um índice de massa corporal, ou IMC, igual ou superior ao percentil 95! Vários fatores ajudam a explicar a epidemia da obesidade e incluem o fato de que 91% das crianças norte-americanas consomem dietas inadequadas e, aproximadamente, 50% delas não atingem as orientações atuais de 60 minutos diários de atividade física. Além disso, cerca de dois terços das crianças consomem em excesso bebidas adoçadas diariamente, cerca de 25% delas passam em média três ou mais horas por dia assistindo televisão, ou permanecem inativas após um dia típico de escola e a maior parte das escolas têm substituído o tempo de "recreação" diário por aulas. As quatro fontes a seguir mostram pesquisas contínuas de monitoramento das condições nacionais e estaduais de obesidade infantil nos EUA:

- National Health and Nutrition Examination Survey (NHANES: www.cdc.gov/nchs/nhanes/index.htm)
- WIC Participant and Program Characteristics 2016, 2018 and 2020 (*https://insightpolicyresearch.com/wp-content/uploads/2016/08/FNS-WICPC-2016_2020.Final_.pdf*)
- National Survey of Children's Health (NSCH; *http://childhealthdata.org/learn/NSCH*)
- National Childhood Obesity Rates (NHANES: *www.cdc.gov/obesity/data/childhood.html*).

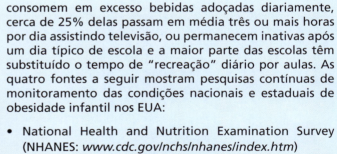

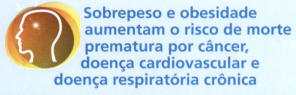

Figura 13.14 Aplicação do IMC e das medidas de circunferência da cintura para homens e mulheres adultos classificados do menor para o maior risco de desenvolvimento de problemas médicos que impactem a saúde e a longevidade. Para os homens, risco alto ≥ 102 cm; para mulheres, risco alto ≥ 88 cm. (Dados da literatura mundial, incluindo Douketis JD. Body weight classification. CMAJ. 2005; 172:995.)

Análise da bioimpedância elétrica

No modo único de baixa frequência da **análise de bioimpedância elétrica (BIA)**, uma pequena corrente alternada passando entre dois eletrodos flui mais rapidamente através de tecidos corporais livres de gordura e hidratados e da água extracelular do que através da gordura ou do tecido ósseo. Isso ocorre por causa do maior teor de eletrólitos, menor resistência elétrica, ou impedância do compartimento livre de gordura. Em essência, o teor corporal de água conduz o fluxo de cargas elétricas, de modo que, quando a corrente flui através do fluido, instrumentos sensíveis podem detectar a impedância da água. A impedância ao fluxo de corrente elétrica, calculada medindo corrente e voltagem, é baseada na lei de Ohm ($R = V/I$, em que R = resistência, V = voltagem e I = corrente). Essas relações podem identificar o volume de água dentro do corpo e, assim, o percentual de gordura corporal e a MLG (por subtração).

A BIA requer que a medida seja realizada por indivíduos treinados e sob condições estritamente padronizadas, particularmente a colocação dos eletrodos e a posição corporal, o

---

Sobrepeso e obesidade aumentam o risco de morte prematura por câncer, doença cardiovascular e doença respiratória crônica

Metanálise de grande escala com dados individuais de mais de 500 pesquisadores de 300 institutos de pesquisa incluiu 10,6 milhões de adultos em 239 estudos prospectivos. Essa coorte incomumente grande representou 32 países de quatro continentes – Ásia, Austrália e Nova Zelândia, Europa e América do Norte (com quatro milhões de não fumantes e sem doenças crônicas no início do estudo) – e confirmou que sobrepeso e obesidade aumentam o risco de morte prematura decorrente de câncer, doença cardiovascular e doença respiratória crônica. Indivíduos com sobrepeso ou obesidade possuíam uma desvantagem distinta para morte prematura porque eles eram três vezes mais passíveis de morrer de modo precoce por doenças em comparação com pessoas com IMC saudável. Além disso, o risco de doenças aumentou conforme o IMC aumentava. IMC acima de 25 kg/m² estava forte e positivamente correlacionado com doença arterial coronariana, acidente vascular encefálico e mortalidade por doença respiratória e apresentava uma correlação moderada com a mortalidade por câncer na Europa, na América do Norte e no leste Asiático. Em todas as regiões geográficas, estar *abaixo do peso* se associou a mortalidade substancialmente mais elevada por doenças respiratórias e se associou fracamente à mortalidade decorrente de doença arterial coronariana, acidente vascular encefálico e câncer. A mortalidade por todas as causas foi mínima em uma faixa de IMC entre 20,0 e 25,0 kg/m². O estudo concluiu de modo otimista que se a população com sobrepeso e obesidade tivesse nível de IMC definido como eutrófico pela OMS e seguisse medidas preventivas adequadas, a proporção de mortes prematuras que poderiam ser evitadas seria de 1 em 5 na América do Norte, 1 em 6 na Austrália e na Nova Zelândia, 1 em 7 na Europa e 1 em 20 no leste Asiático.

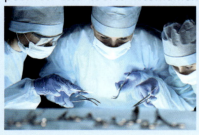

Fontes:
Roth GA et al. Estimates of global and regional premature cardiovascular mortality in 2025. Circulation. 2015; 132:1270.
Global BMI Mortality Collaboration; Di Angelantonio E et al. Body-mass index and all-cause mortality: individual-participant-data meta-analysis of 239 prospective studies in four continents. Lancet. 2016; 388:776.

TABELA 13.5

Classificação de sobrepeso e obesidade por IMC, circunferência da cintura e risco associado de doenças.

Classificação	IMC (kg/m²)	Grau de obesidade	Risco de doença* (em relação ao peso eutrófico e à circunferência da cintura)**	
			Homens ≤ 102 cm Mulheres ≤ 88 cm	Homens > 102 cm Mulheres > 88 cm
Baixo peso	< 18,5			
Eutrofia***	18,5 a 24,9			
Sobrepeso	25,0 a 29,9		Aumentado	Elevado
Obesidade	30,0 a 34,9	I	Elevado	Muito elevado
	35,0 a 39,9	II	Muito elevado	Muito elevado
	≥ 40,0	III	Extremamente elevado	Extremamente elevado

*Risco de doença para diabetes melito tipo 2, hipertensão arterial sistêmica e doença arterial coronariana. ** Circunferência da cintura aferida no nível da porção superior da crista ilíaca direita; a fita deve estar firme, mas não comprimindo a pele, e deve ser mantida paralela ao chão; a medição deve ser feita com respiração normal. ***O aumento da circunferência da cintura também pode ser um marcador para o aumento de risco mesmo em pessoas eutróficas. (Adaptada de Aronne LJ. Classification of obesity and assessment of obesity-related health risks. Obesity Res. 2002; 10:105.)

estado de hidratação, a ingestão prévia de alimentos e bebidas, a temperatura da pele e o grau de intensidade da atividade física mais recente realizada pelo indivíduo a ser analisado. Como ilustrado na **Figura 13.15**, a pessoa é deitada sobre uma superfície plana não condutora. Eletrodos injetores ou fonte são ligados às superfícies dorsais dos pés e dos punhos, e eletrodos detectores são ligados entre o rádio e a ulna (processo estiloide) e no tornozelo entre os maléolos medial e lateral. A **Figura 13.15C** ilustra a abordagem de medida segmentada, incluindo a configuração dos eletrodos. Para a avaliação da corrente elétrica (I) e da voltagem (V) para o braço direito, o tronco e a perna direita. A pessoa recebe uma corrente elétrica localizada e indolor e é determinada a impedância, ou resistência ao fluxo da corrente entre os eletrodos fonte e detector. A conversão do valor de impedância em densidade corporal – somando a massa corporal e a estatura, o sexo, a idade e, algumas vezes, a etnia, o nível de gordura e várias circunferências à equação – calcula o percentual de gordura corporal a partir da equação de Siri ou de outra equação de conversão de densidade semelhante.

O nível de hidratação afeta a precisão da BIA

O nível de hidratação corporal total afeta negativamente a precisão da BIA para a determinação do teor de gordura corporal. A hipoidratação e a hiperidratação alteram as concentrações normais de eletrólitos, que, por sua vez, afetam o fluxo de corrente independentemente de uma mudança real na composição corporal. Por exemplo, uma restrição voluntária na ingestão de fluidos diminui a medida da impedância. Isso reduz a estimativa do percentual de gordura corporal; enquanto a hiperidratação produz o efeito oposto e causa uma maior estimativa de gordura. A temperatura da pele, influenciada pelas condições ambientais, também afeta a resistência corporal e, consequentemente, a predição da gordura corporal a partir da BIA. A predição de gordura corporal é menor em um ambiente quente do que em um ambiente frio porque a umidade da pele causa menos impedância ao fluxo elétrico.

Mesmo em condições de temperaturas ambientais e hidratação normais, a predição da gordura corporal com esse método é menos satisfatória do que com a pesagem hidrostática. A BIA tende a *superestimar* o teor de gordura corporal em pessoas magras e em indivíduos atléticos e tende a *subestimar* a gordura corporal em indivíduos mais gordos, além de frequentemente predizer o teor de gordura corporal com menor precisão do que a análise das circunferências e das dobras cutâneas. Ainda não está claro se a BIA é capaz de detectar pequenas variações na composição corporal durante a perda ponderal, e sua tecnologia convencional não consegue avaliar a distribuição regional de gordura. De um ponto de vista positivo, essa impedância constitui uma maneira não invasiva, segura e relativamente fácil e confiável de avaliar o teor de água corporal total. A tendência de superestimar o percentual de gordura corporal aumenta quando a BIA é utilizada em atletas afrodescendentes e em indivíduos magros – inclusive foram desenvolvidas equações para a predição da gordura corporal utilizando essa análise para nativos norte-americanos, hispânicos e homens e mulheres caucasianos obesos e não obesos, além de outros grupos populacionais diversos. Com uma padronização adequada das medidas, o ciclo menstrual não afeta a avaliação da composição corporal pela BIA. A pesquisa científica relacionada a esse assunto continua ativa; uma pesquisa no PubMed sobre artigos publicados de janeiro de 2013 a janeiro de 2014 retornou mais de 3.428 artigos (termos de busca "*bioelectrical impedance body composition*") e 62 artigos adicionais quando o termo "*exercise*" foi incluído na busca. Em 3 de dezembro de 2017, a mesma pesquisa retornou 4.133 citações (um aumento de 17%) e 493 citações separadas quando o termo "*exercise*" foi adicionado.

Atenção ao utilizar BIA em atletas

Técnicos e atletas requerem uma ferramenta segura, fácil e válida para a avaliação da composição corporal e a detecção de *variações* causadas por restrição calórica ou

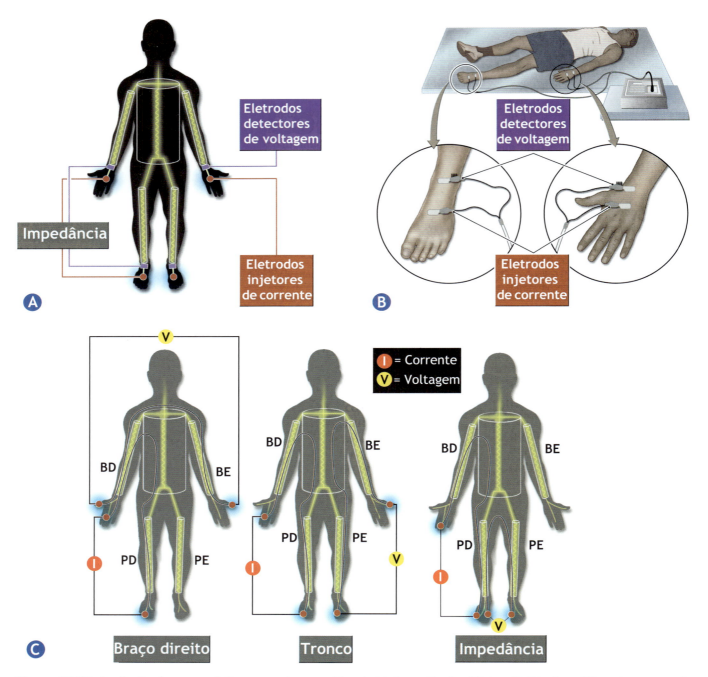

Figura 13.15 Avaliação da composição corporal por análise da bioimpedância elétrica. **A.** Técnica utilizando quatro eletrodos superficiais (impedância corporal total) que aplicam corrente por intermédio de um par de eletrodos distais (injetores) enquanto os eletrodos proximais (detectores) medem o potencial elétrico através do segmento de condução. **B.** Localização padrão dos eletrodos e posição corporal adequada durante a medição de impedância de corpo inteiro. **C.** Medida segmentada ilustrando a avaliação da corrente (*I*) e voltagem (*V*) para o braço direito, o tronco e a perna direita.

condicionamento físico nos atletas. Uma grande limitação para alcançar esses objetivos diz respeito à incapacidade de a BIA detectar pequenas mudanças na composição corporal, particularmente sem controle adequado sobre fatores que afetam a precisão e a confiabilidade da medida. Por exemplo, a desidratação induzida pela sudorese em corredores de *endurance* pela atividade física ou a redução das reservas de glicogênio, e a perda de água associada a essa molécula, por causa de uma sessão intensa de exercícios, aumenta a resistência corporal, ou a impedância, ao fluxo da corrente elétrica. Isso superestima a MLG e subestima o percentual de gordura corporal.

Informações adicionais: Como calcular e interpretar a razão cintura-quadril

A razão cintura-quadril (RCQ) indica a distribuição relativa de gordura em adultos e o risco de doenças (ver tabela a seguir). Uma razão elevada reflete maior proporção de gordura abdominal com um risco mais elevado de hiperinsulinemia, resistência à insulina, diabetes melito tipo 2, câncer de endométrio, hipercolesterolemia, hipertensão arterial sistêmica e aterosclerose.

A RCQ é calculada como a circunferência da cintura (centímetros) ÷ circunferência do quadril (centímetros); a circunferência da cintura representa a menor circunferência ao redor do abdome (a cintura natural), e a do quadril reflete a maior circunferência medida ao redor das nádegas, como mostrado nas imagens neste quadro.

Cálculo da RCQ

Exemplo 1

Homem: 21 anos de idade; circunferência da cintura, 101,6 cm; circunferência do quadril, 93,5 cm

RCQ = circunferência da cintura (cm) ÷ circunferência do quadril (cm)
 = 101,6 ÷ 93,5
 = 1,08 (risco muito elevado de doenças)

Exemplo 2

Mulher: 41 anos de idade; circunferência da cintura, 83,2 cm; circunferência do quadril, 101 cm

RCQ = circunferência da cintura (cm) ÷ circunferência do quadril (cm)
 = 83,2 ÷ 101
 = 0,82 (risco elevado de doenças)

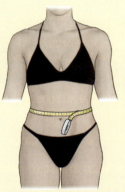
Abdome: menor circunferência; em pé, pés juntos

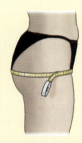
Quadris: circunferência máxima ao redor das nádegas; de pé, pés juntos

Razão cintura/quadril e risco de doenças.

	Idade (anos)	Baixo	Moderado	Elevado	Muito elevado
Homens	20 a 29	< 0,83	0,83 a 0,88	0,89 a 0,94	> 0,94
	30 a 39	< 0,84	0,84 a 0,91	0,92 a 0,96	> 0,96
	40 a 49	< 0,88	0,88 a 0,95	0,96 a 1,00	> 1,00
	50 a 59	< 0,90	0,90 a 0,96	0,97 a 1,02	> 1,02
	60 a 69	< 0,91	0,91 a 0,98	0,99 a 1,03	> 1,03
Mulheres	20 a 29	< 0,71	0,71 a 0,77	0,78 a 0,82	> 0,82
	30 a 39	< 0,72	0,72 a 0,78	0,79 a 0,84	> 0,84
	40 a 49	< 0,73	0,73 a 0,79	0,80 a 0,87	> 0,87
	50 a 59	< 0,74	0,74 a 0,81	0,82 a 0,88	> 0,88
	60 a 69	< 0,76	0,76 a 0,83	0,84 a 0,90	> 0,90

Tomografia computadorizada, ressonância nuclear magnética, DEXA e ultrassom

Tomografia computadorizada

A **tomografia computadorizada (TC)** revolucionou a medicina quando foi utilizada pela primeira vez na metade da década de 1970; ela fez com que os órgãos e ossos fossem visíveis pela primeira vez de modo detalhado e com alta qualidade de imagem. Utilizando uma série de emissores e detectores de raios X, a TC gera imagens radiográficas detalhadas, bidimensionais e transversais dos segmentos corporais quando um feixe de raios X de radiação ionizante passa através de tecidos com densidades diferentes. A TC produz informações visuais e quantitativas para a área tecidual total, as áreas totais compostas por gordura ou músculo e a espessura e o volume dos tecidos dentro de um órgão.

As **Figuras 13.16A** e **B** mostram imagens de TC das porções superiores das pernas e um corte transversal na região média da coxa de um andador profissional, Robert Sweetgall (Sweetgall

Informações adicionais: Circunferência da cintura e risco para a saúde com índice de massa corporal eutrófico

Muitas pessoas acreditam que uma circunferência da cintura elevada não é um risco para a saúde desde que o índice de massa corporal (IMC) esteja dentro da faixa de eutrofia (IMC 18,5 a 24,9 kg/m²) – ou seja, que o indivíduo não seja classificado como tendo sobrepeso (IMC 25,0 a 29,9 kg/m²) ou obesidade (IMC ≥ 30,0 kg/m²). Agora essa questão foi respondida. Pesquisadores da American Cancer Society avaliaram a associação entre a circunferência da cintura e a mortalidade global entre 48.000 homens e 56.343 mulheres com idade igual ou superior a 50 anos, que participaram do estudo Cancer Prevention Study II Nutrition Cohort. A circunferência da cintura estava relacionada intimamente com a quantidade de tecido adiposo visceral, que pode representar um risco maior para a saúde do que a gordura subcutânea. Ao longo do período de 14 anos do estudo, 9.315 homens e 5.332 mulheres evoluíram para o óbito. As análises dos dados foram ajustadas em relação ao IMC e a outros fatores de risco associados a doenças. As circunferências da cintura superiores a 120 cm nos homens e 110 cm nas mulheres estavam associadas a uma probabilidade quase duas vezes maior de morrer durante o período do estudo. Entretanto, o achado surpreendente foi de que cinturas maiores estavam associadas a maior mortalidade independentemente dos valores de IMC, mesmo para homens e mulheres classificados como eutróficos em relação ao IMC. Para os homens que não tinham sobrepeso, um acréscimo de 9,9 cm na cintura aumentou o risco de morte em 16% em relação aos participantes com o mesmo IMC, mas uma circunferência da cintura menor. Para as mulheres eutróficas, 9,9 cm adicionais na cintura aumentavam o risco em 25%. As mortes causadas por doenças respiratórias estavam mais associadas ao excesso de circunferência da cintura, seguidas por doenças cardiovasculares e câncer.

As diretrizes clínicas atuais do National Institutes of Health recomendam que a circunferência da cintura seja utilizada para identificar o risco de doenças *apenas* em indivíduos que se classifiquem como tendo sobrepeso ou obesidade pelo IMC. Essas diretrizes não recomendam perda de peso para indivíduos eutróficos com elevada circunferência da cintura a menos que eles tenham dois ou mais fatores de risco cardiovasculares. Mais da metade dos homens dos EUA com idades entre 50 e 79 anos possui uma circunferência da cintura considerada "obesidade abdominal" (≥ 102 cm), enquanto 70% das mulheres nessa faixa etária apresentam uma circunferência da cintura classificada da mesma forma (≥ 88 cm). Os pesquisadores concluíram que "independentemente do peso corporal, evitar a elevação da circunferência da cintura pode reduzir o risco de mortalidade prematura. Mesmo que você não tenha um ganho ponderal notável, se você reparar que sua cintura está aumentando, isso é um sinal importante de que está na hora de se alimentar melhor e de começar a se exercitar mais".

Fonte: Jacobs EJ et al. Waist circumference and all-cause mortality in a large US cohort. Arch Intern Med. 2010; 170:1293.

Bibliografia relacionada

Beleigoli AM et al. The effects of weight and waist change on the risk of long-term mortality in older adults- the Bambuí (Brazil) cohort study of aging. J Nutr Health Aging. 2017; 21:861.

Cerhan JR et al. A pooled analysis of waist circumference and mortality in 650,000 adults. Mayo Clin Proc. 2014; 89:335.

Lee JS et al. Survival benefit of abdominal adiposity: a 6-year follow-up study with dual x-ray absorptiometry in 3,978 older adults. Age (Dordr). 2012; 34:597.

Nunes PR et al. Effect of resistance training on muscular strength and indicators of abdominal adiposity, metabolic risk, and inflammation in post-menopausal women: controlled and randomized clinical trial of efficacy of training volume. Age (Dordr). 2016; 38:40.

Shah RV et al. Radiodensity, quantity and cardiometabolic risk: the Multi-Ethnic Study of Atherosclerosis. Nutr Metab Cardiovasc Dis. 2016; 26:114.

Tikkanen-Dolenc H et al. Physical activity reduces risk of premature mortality in patients with type 1 diabetes with and without kidney disease. Diabetes Care. 2017; 40:1727.

R et al. Fitness walking. New York: Perigee Books; 1985), que completou uma caminhada de 18.025 quilômetros em todos os 50 estados dos EUA em 50 semanas. As seções transversais total e muscular aumentaram, e a gordura subcutânea diminuiu na região média da coxa nas imagens "após" (dados não mostrados). A TC estabeleceu a relação entre dobras cutâneas e circunferências na região abdominal e o volume de tecido adiposo total medido a partir de "fatias" únicas ou múltiplas na região abdominal. Uma única "fatia" na região lombar de L4 a L5 minimiza a dose de radiação e fornece a melhor visão das gorduras visceral e subcutânea. Existe uma associação forte e positiva entre o **tecido adiposo visceral (TAV)** e a circunferência da cintura – pessoas com maiores circunferências de cintura possuem maior TAV. Um aumento na quantidade de tecido adiposo abdominal profundo (TAV) está relacionado com o maior risco de diabetes melito tipo 2, dislipidemias, doença pulmonar e hipertensão arterial sistêmica, além de fatores cardiometabólicos e doenças cardiovasculares.

Capítulo 13 • Avaliação da Composição Corporal e Observações Específicas para Esportes 467

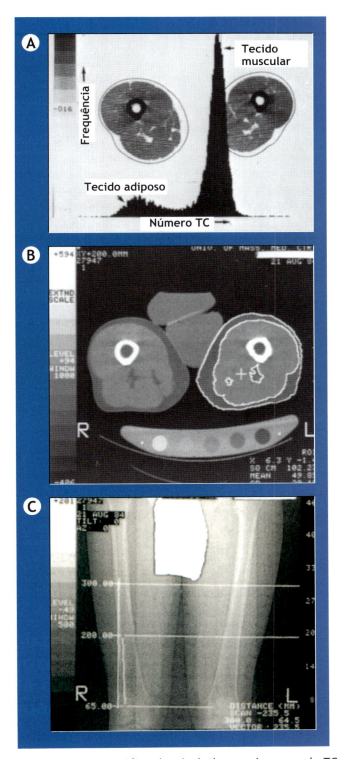

Figura 13.16 A. Gráfico de *pixels* de uma imagem de TC de ambas as coxas. A imagem em (**B**) ilustra a quantidade de tecido adiposo e de tecido muscular em um corte transversal das coxas direita e esquerda, e a imagem em (**C**) apresenta uma visão anterior da porção superior das pernas antes de uma caminhada de 1 ano pelos EUA, por um andador profissional. (Imagens de tomografia computadorizada de cortesia do dr. Steven Heymsfeld, Obesity Research Center, St. Luke's-Roosevelt Hospital, Columbia University, College of Physicians and Surgeons, New York.)

Ressonância nuclear magnética

A **ressonância nuclear magnética (RNM)** oferece uma avaliação valiosa e não invasiva dos compartimentos teciduais corporais. O médico e pesquisador R. V. Damadian (1936-) propôs a ideia da RNM pela primeira vez em 1969 para tentar gerar imagens de massas neoplásicas em tecidos moles. O primeiro artigo científico sobre esse tópico foi publicado em 1971 (Science. 1971; 171:1151). A RNM, patenteada em 1974 e construída pela primeira vez em 1976 no Downstate Medical Center no Brooklin, Nova York, fornece uma avaliação não invasiva de contrastes detalhados e em alta resolução dos compartimentos teciduais corporais sem o uso de radiações ionizantes, presentes nos raios X e TC. O desenho esquemático na **Figura 13.17A** mostra o arranjo de diferentes estruturas musculares. As *áreas em amarelo* ao redor da coxa correspondem às gorduras subcutânea e interna, com uma quantidade mínima de intrusão de gordura entre e dentro dos diferentes músculos. O fêmur aparece no centro do corte transversal. A **Figura 13.17B** mostra uma imagem transaxial da região média da coxa de um meio-fundista do sexo masculino com 30 anos de idade. Um programa de computador subtrai os tecidos contendo gordura ou ossos (as *áreas brancas*) para calcular a área transversal do músculo da coxa. Com a RNM, uma radiação eletromagnética em um forte campo magnético (p. ex., cerca de 0,2 a 3 unidades Tesla [T], cerca de 1.000 vezes mais forte do que um pequeno ímã) excita os núcleos (prótons) de todos os átomos de hidrogênio das moléculas de água e de lipídio dentro de partes específicas do corpo. Uma propriedade inerente dos prótons do hidrogênio é a sua tendência de rodar como se fosse um giroscópio, não apenas algumas vezes por segundo, mas cerca de 50 milhões de vezes por segundo! Como os prótons contêm uma carga elétrica, eles agem como pequenos ímãs. Se uma energia adicional, como uma onda de rádio, interage com os prótons girando, ela transmite a quantidade de energia injetada na forma de um sinal de rádio detectável. Um ímã muito forte, milhares de vezes mais forte do que o campo magnético da Terra, identifica as ondas de rádio (ou energia) que excitam os prótons girando dentro do tecido corporal. Sob o controle de um programa de computador, o aparelho de RNM alinha os sinais para localizar com precisão a área específica de origem. Músculos com teor considerável de água emitem um sinal forte, em comparação com o sinal mais fraco do osso, que tem um teor de água menor. Ao observar uma imagem de RNM como a mostrada na **Figura 13.17B**, a imagem em 3D apresenta vários tons de preto, passando pelo cinza e chegando ao branco. A RNM quantifica efetivamente o tecido adiposo total e o tecido adiposo subcutâneo em pessoas com graus variáveis de gordura corporal e as áreas transversais (volumes) de um segmento muscular ou ósseo em particular. Direcionando os sinais do escâner em uma região específica do corpo, uma imagem detalhada pode revelar uma fratura óssea, danos aos ligamentos, constrições dentro das estruturas da medula espinal ou uma massa tecidual não detectada previamente (p. ex., câncer ou coágulos sanguíneos).

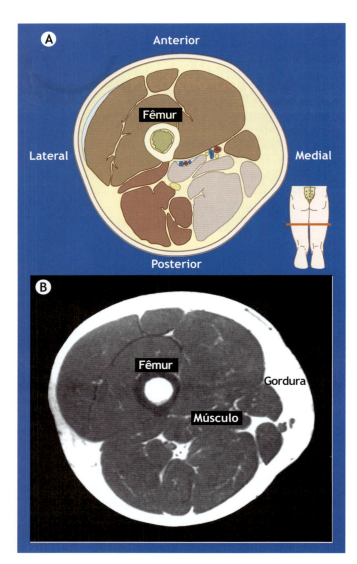

Figura 13.17 A. Organização das estruturas musculares da porção média da coxa como mostrada na porção **superior** do desenho transversal. As áreas *amarelas* que cercam a coxa correspondem às gorduras subcutânea e interna, com uma quantidade mínima de gordura localizada entre os diferentes músculos. O fêmur aparece no centro do corte transversal. **B.** Imagem transversal de RNM da coxa direita, correspondendo às estruturas vistas em **A**. (Adaptada, com permissão, de Moore KL et al. Clinically oriented anatomy. 7th ed. Baltimore: Wolters Kluwer Health, 2013.)

Qualquer um que já fez uma RNM dirá que o procedimento é barulhento, com "cliques" rápidos e alternados durante o exame. O barulho reflete o ligar e desligar de corrente elétrica por meio de fios enrolados (um eletroímã) cercado por fluidos refrigerantes que reduzem a temperatura do ímã até um nível adequado para a geração da imagem, que o computador, com seus programas e configurações específicos, reorganiza como uma "foto" anatômica detalhada do tecido analisado, como mostrado nessa introdução sobre RNM: *web.mit.edu/hst.583/www/course2001/LECTURES/physics_1_notes.pdf*.

Absorciometria de raios X de dupla energia

A **absorciometria de raios X de dupla energia (DEXA)** (Figura 13.18) quantifica com precisão a MCM regional não óssea e a gordura, incluindo o teor mineral das estruturas ósseas profundas do corpo. A DEXA se tornou uma ferramenta clínica aceitável para a avaliação da osteoporose espinal e para a avaliação da densidade mineral óssea (DMO) em triagens de osteoporose, além de também pode quantificar gordura e músculo ao redor de áreas ósseas do corpo, incluindo regiões sem osso. Quando utilizada para a avaliação da composição corporal, a DEXA não requer as premissas sobre a constância biológica da gordura e do componente livre de gordura, como ocorre na pesagem hidrostática.

Com a DEXA, dois feixes diferentes de raios X de baixa energia com exposição curta e baixa dose de radiação penetram os tecidos ósseo e moles em uma profundidade de aproximadamente 30 cm. O indivíduo se deita em posição supina sobre uma mesa, e as sondas emissoras e detectoras passam lentamente pelo corpo em um período curto de tempo (cerca de 12 minutos). Um programa de computador reconstrói os feixes atenuados de raios X, produzindo uma imagem dos tecidos subjacentes e quantificando a DMO, a massa total de gordura e a massa livre de gordura. As análises também incluem regiões selecionadas do tronco e dos membros para um estudo detalhado da composição tecidual e das possíveis relações com o risco de doenças, incluindo os efeitos do treinamento físico e da falta de treinamento.

As estimativas de DEXA apresentam uma concordância excelente com outras estimativas independentes sobre o conteúdo mineral ósseo. Existem relações fortes entre a gordura corporal total determinada por DEXA e por densitometria, por massa segmentada das extremidades superior e inferior, pelos teores corporais totais de potássio e nitrogênio e pela adiposidade abdominal. A taxa de erro da DEXA é inferior a 2% de unidades de gordura corporal, quando comparada com os resultados determinados por densitometria em grupos de homens e mulheres adultos de diversas faixas etárias.

Ultrassom

A tecnologia do **ultrassom** pode gerar imagens da espessura da gordura e dos músculos de tecidos profundos, como a área transversal de um músculo, incluindo a região abdominal para o monitoramento fetal durante a gravidez (*www.criticalecho.com/content/tutorial-2-modes-ultrasound*). Esse método converte a energia elétrica que passa por uma sonda em ondas sonoras pulsáteis de alta frequência, que penetram na superfície da pele, passando para os tecidos subjacentes. As ondas sonoras passam através do tecido adiposo e penetram a camada muscular, e são, então, refletidas contra os ossos até a interface entre gordura e músculo, produzindo um eco, que retorna para o detector dentro da sonda. O ultrassom mais simples, que corresponde ao modo A, não produz uma imagem dos tecidos subjacentes. Em vez disso, o tempo necessário para que a onda sonora seja transmitida através dos tecidos e

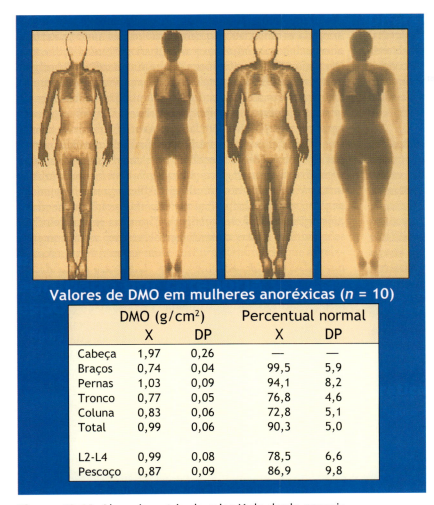

Figura 13.18 Absorciometria de raios X de dupla energia (DEXA). Exemplo de uma mulher anoréxica (*duas imagens da esquerda*) e de uma mulher típica (*duas imagens à direita*) cujo percentual de gordura corporal era de cerca de 25% de sua massa corporal total de 56,7 kg. A pessoa anoréxica pesava 44,4 kg, com teor de gordura corporal estimado por DEXA de 7,5% a partir dos percentuais de gordura nas regiões dos braços, pernas e tronco. Os valores da coluna à direita da tabela representam os valores percentuais médios de densidade mineral óssea (DMO) para diferentes áreas corporais no grupo anoréxico em comparação com um grupo de 287 mulheres eutróficas com idades entre 20 e 40 anos. (Utilizada, com permissão, de McArdle WD, Katch FI, Katch VL. Essentials of exercise physiology, 5th ed. Baltimore: Wolters Kluwer Health; 2016.)

retorne para o transdutor é convertido em uma pontuação de distância, indicando a espessura da gordura ou do músculo. Imagens coloridas e de múltiplas frequências permitem que os médicos acompanhem o fluxo sanguíneo pelos órgãos e tecidos ou, com o uso de sondas miniaturizadas, identifiquem tecidos, vasos e órgãos. Em pesquisas voltadas para o consumidor, imagens de ultrassom da profundidade da gordura da coxa forneceram evidências de que tratamentos utilizando dois cremes tópicos nas coxas e nas nádegas para a redução da "celulite" não conseguiram reduzir a espessura da gordura local em comparação com o controle.

O uso da ultrassonografia para mapear a espessura dos músculos e da gordura em diferentes regiões corporais pode quantificar as mudanças no padrão topográfico de gordura e servir como um auxílio valioso para a avaliação da composição corporal total. Em pacientes hospitalizados, a determinação da espessura dos músculos e da gordura ajuda na avaliação nutricional, durante perda ou ganho ponderal.

BOD POD®

Além da hidrodensitometria, existem outras técnicas que podem avaliar com precisão o volume corporal. A **Figura 13.19A** mostra o **BOD POD®**, um aparelho pletismográfico utilizado para avaliar o volume corporal e suas modificações em grupos que variam desde crianças até idosos, incluindo lutadores e atletas excepcionalmente grandes como jogadores profissionais de futebol americano e basquete. Essencialmente, o volume corporal é igual à redução do volume de ar da câmara quando o indivíduo entra na estrutura de fibra de vidro de câmara dupla com volume de 750 ℓ. O assento separa a unidade em câmaras frontal e traseira. Os circuitos eletrônicos localizados na câmara traseira contêm transdutores de pressão, um circuito respiratório e um sistema de circulação de ar. Mudanças na pressão entre essas câmaras oscilam um diafragma, que reflete diretamente qualquer mudança no volume da câmara. O indivíduo exala várias vezes em um circuito de ar para a determinação do volume gasoso torácico (que, quando subtraído do volume corporal medido, gera o volume corporal total). A densidade corporal é calculada como a massa corporal (medida em ar) ÷ volume corporal (medido no BOD POD®), incluindo uma correção para um pequeno volume negativo causado pelos efeitos isotérmicos relacionados com a área superficial da pele. A equação de Siri converte a densidade corporal em percentual de gordura corporal. Vários estudos têm avaliado a confiabilidade e a validade do BOD POD® em comparação com outros métodos de avaliação da composição corporal em crianças, adultos jovens, pessoas de meia-idade e idosos; vários grupos étnicos; indivíduos com deficiências e doenças, incluindo diabetes melito e obesidade; e diferentes categorias de atletas dos sexos masculino e feminino. A **Figura 13.19B** mostra a relação entre o percentual de gordura corporal avaliado pela pesagem hidrostática (eixo vertical *y*) *versus* o percentual de gordura corporal determinado pelo BOD POD® (eixo horizontal *x*). A excelente concordância entre os dois métodos para a estimativa do percentual de gordura corporal indica uma forte validade do método BOD POD®, que, em essência, avalia o que deve avaliar – a gordura corporal.

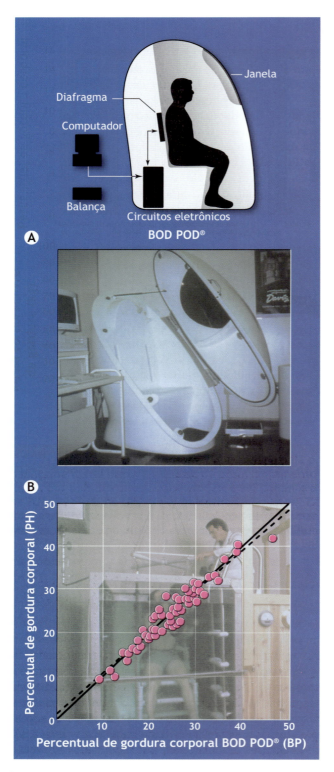

Figura 13.19 A. Um BOD POD® para a medida do volume corporal humano. (A foto é cortesia de dr. Megan McCrory, Purdue University, West Lafayette, IN.) **B.** Regressão do percentual de gordura corporal avaliado pela pesagem hidrostática (PH) *versus* a sua avaliação pelo método do BOD POD® (BP). (Dados de McCrory MA et al. Evaluation of a new air displacement plethysmograph for measuring human body composition. Med Sci Sports Exerc. 1995; 27:1686.)

Como estimar a gordura corporal em grupos de atletas

A avaliação precisa da composição corporal aumenta a precisão da determinação do peso corporal adequado de um competidor em um esporte com classificação de peso ou em um esporte que enfatize uma aparência física "necessária". Uma avaliação válida da composição corporal também é um primeiro passo importante para a *identificação* de transtornos alimentares e para a *formulação* e a *avaliação* das informações nutricionais durante uma sessão de aconselhamento.

As medidas das dobras cutâneas e das circunferências e a BIA estimaram a densidade corporal e o percentual de gordura corporal para vários grupos atléticos. Equações gerais utilizando esses métodos são aplicadas a atletas de todos os esportes, com equações esporte-específicas disponíveis para bailarinas, lutadores e jogadores de futebol americano. Equações adicionais para lutadores e para ginastas do sexo feminino no ensino médio estão disponíveis no Capítulo 14, *Balanço Energético, Atividade Física e Controle do Peso*. Quando não estão disponíveis equações esporte-específicas, as equações gerais populacionais (que levam em conta idade e sexo) fornecem uma alternativa aceitável para a estimativa da gordura corporal.

Valores populacionais médios de gordura corporal

A Tabela 13.6 apresenta os valores médios do percentual de gordura corporal em homens e mulheres de diferentes regiões geográficas dos EUA. A última coluna, intitulada "Limites de variação de 68%" indica a faixa para o percentual de gordura corporal que inclui ± 1 desvio padrão, ou cerca de 68 de cada 100 pessoas avaliadas. Como um exemplo, o percentual médio de gordura corporal de 15,0% para homens jovens da amostra de Nova Iorque inclui os limites de variação de ± 68%, que variam entre 8,9 e 21,1% de gordura corporal. Interpretando isso de um ponto de vista estatístico, para 68 de cada 100 homens jovens avaliados, o percentual de gordura variou entre 8,9 e 21,1%. Dos outros 32 homens jovens, 16 apresentavam mais do que 21,1% de gordura corporal e outros 16 apresentavam um valor de gordura corporal menor do que 8,9%. *Em geral, o percentual de gordura corporal para homens adultos jovens é, em média, de 12 a 15%; o valor médio de gordura para as mulheres se encontra entre 25 e 28%.*

Os dados disponíveis de composição corporal de homens e mulheres de diferentes idades indicam uma tendência clara de ampliação constante do percentual de gordura corporal com o aumento da idade. Essa tendência não significa necessariamente que a composição corporal mude de modo desejável com o envelhecimento. Pessoas que mantêm um perfil de atividade física e hábitos alimentares saudáveis durante a vida conseguem normalmente reduzir o acúmulo de gordura corporal com o envelhecimento. Infelizmente, isso não ocorre com frequência porque os norte-americanos típicos ficam cada vez mais sedentários com a idade, e sua ingestão energética não

TABELA 13.6

Valores médios de percentual de gordura corporal para mulheres e homens mais jovens e mais velhos a partir de estudos selecionados.

Estudo	Faixa etária (a)	Estatura (cm)	Massa corporal (kg)	Percentual de gordura	Limites de variação de 68%
Mulheres mais jovens					
Carolina do Norte, 1962	17 a 25	165,0	55,5	22,9	17,5 a 28,5
Nova York, 1962	16 a 30	167,5	59,0	28,7	24,6 a 32,9
Califórnia, 1968	19 a 23	165,9	58,4	21,9	17,0 a 26,9
Califórnia, 1970	17 a 29	164,9	58,6	25,5	21,0 a 30,1
Força Aérea, 1972	17 a 22	164,1	55,8	28,7	22,3 a 35,3
Nova York, 1973	17 a 26	160,4	59,0	26,2	23,4 a 33,3
Carolina do Norte, 1975	-	166,1	57,5	24,6	-
Recrutas do Exército, 1986	17 a 25	162,0	58,6	28,4	23,9 a 32,9
Massachusetts, 1994	17 a 30	165,3	57,7	21,8	16,7 a 27,8
Mulheres mais velhas					
Minnesota, 1953	31 a 45	163,3	60,7	28,9	25,1 a 32,8
	43 a 68	160,0	60,9	34,2	28,0 a 40,5
Nova York, 1963	30 a 40	164,9	59,6	28,6	22,1 a 35,3
	40 a 50	163,1	56,4	34,4	29,5 a 39,5
Carolina do Norte, 1975	33 a 50	-	-	29,7	23,1 a 36,5
Massachusetts, 1993	31 a 50	165,2	58,9	25,2	19,2 a 31,2
Homens mais jovens					
Minnesota, 1951	17 a 26	177,8	69,1	11,8	5,9 a 11,8
Colorado, 1956	17 a 25	172,4	68,3	13,5	8,2 a 18,8
Indiana, 1966	18 a 23	180,1	75,5	12,6	8,7 a 16,5
Califórnia, 1968	16 a 31	175,7	74,1	15,2	6,3 a 24,2
Nova York, 1973	17 a 26	176,4	71,4	15,0	8,9 a 21,1
Texas, 1977	18 a 24	179,9	74,6	13,4	7,4 a 19,4
Recrutas do Exército, 1986	17 a 25	174,7	70,5	15,6	10,0 a 21,2
Massachusetts, 1994	17 a 30	178,2	76,3	12,9	7,8 a 18,9
Homens mais velhos					
	24 a 38	179,0	76,6	17,8	11,3 a 24,3
Indiana, 1966	40 a 48	177,0	80,5	22,3	16,3 a 28,3
Carolina do Norte, 1976	27 a 50	-	-	23,7	17,9 a 30,1
Texas, 1977	27 a 59	180,0	85,3	27,1	23,7 a 30,5
Massachusetts, 1993	31 a 50	177,1	77,5	19,9	13,2 a 26,5

equivale ao seu gasto – perturbando o equilíbrio necessário para a manutenção de um peso corporal estável.

O estudante universitário típico de 20 anos de idade ganhará em média 450 gramas de peso corporal a cada ano durante os próximos 40 anos! O exemplo a seguir é deprimente – uma mulher com 20 anos de idade pesando 56,7 kg pode esperar pesar 74,8 kg aos 60 anos. O mesmo é verdade para seu namorado que, atualmente, pesa 72,6 kg – ele pode esperar ganhar 18 kg (principalmente de gordura) e pesar 90,7 kg quando alcançar os 60 anos de idade. A boa notícia – a tendência no aumento da adiposidade pode ser diminuída. A atividade física regular mantém ou aumenta a massa óssea e preserva a massa muscular. Já a manutenção de um estilo de vida sedentário durante o envelhecimento aumenta os depósitos de gordura, particularmente na região abdominal, e definitivamente reduz a massa muscular, mesmo se a ingestão energética diária permanecer inalterada.

Faixa desejável para a meta de peso corporal

Para objetivos práticos, recomenda-se uma "faixa desejável de massa corporal" em vez de um objetivo único de massa. Isso deve estar dentro da faixa de ± 0,9 quilograma da "meta de peso corporal" calculada. Por exemplo, se a meta de peso corporal for de 61,2 kg, a pessoa deve manter seu peso entre 60,3 e 62,1 kg.

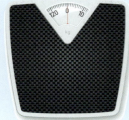

LIGAÇÕES COM O PASSADO

Dr. Albert Stunkard (1922-2014)

O Dr. Stunkard é lembrado pelas contribuições que deu ao longo de sua vida para a pesquisa sobre obesidade e transtornos alimentares, publicando 311 artigos listados no PubMed durante seus mais de 60 anos de carreira. Em 1955, ele e seus colegas da University of Pennsylvania foram os primeiros a desenvolver uma terapia comportamental cognitiva para a síndrome do comer noturno, além de estudos de imageamento cerebral e de farmacoterapia utilizando inibidores seletivos da recaptação de serotonina. Outras publicações notáveis incluem o tratamento comportamental da obesidade infantil; o papel extenso da herança genética no peso, o que levou à criação de estudos genéticos (alguns deles com gêmeos) para ajudar a refocar na influência dos fatores comportamentais na obesidade; e, mais importante, o estigma aplicado às pessoas obesas com transtornos alimentares específicos ao longo do espectro socioeconômico. Como médico, ele combinou estudos laboratoriais com a prática clínica, particularmente nas técnicas de modificação de comportamento para o tratamento do sobrepeso e da obesidade. O Dr. Stunkard defendia a cirurgia bariátrica porque essa abordagem cirúrgica coincidia com melhoras no controle do apetite e no desenvolvimento de hábitos alimentares saudáveis. Um fato marcante de sua carreira foi que ele obteve 50 anos de financiamento contínuo do National Institutes of Health! Seu livro, intitulado *The pain of obesity* (Bull Publishing Company, Boulder, CO, 1976), mostra com clareza a estigmatização (com sentimentos de incapacidade, fuga dos tratamentos e funcionamento psicoemocional) que atinge as pessoas com sobrepeso e obesidade e o papel que a sociedade deve desempenhar para responder e "aceitar" esse grupo malvisto. A frase a seguir descreve suas muitas realizações acadêmicas e clínicas:

Ele inspirou novas gerações de pesquisadores e médicos a realizarem seus trabalhos com a mente de um iniciante e a respeitar os pacientes que estudam e tratam, nunca esquecendo de escutar as suas experiências ao mesmo tempo que tentamos aprofundar nosso conhecimento para o tratamento da obesidade e dos transtornos alimentares associados.

Fonte: Kelly C et al. Albert J. Stunkard: his research on obesity and its psychological impact. Curr Obes Rep. 2016; 5:140.

Como determinar a meta de peso corporal

É extremamente difícil determinar o teor de gordura ou o peso corporal ótimo para uma pessoa em particular. Fatores genéticos hereditários influenciam grandemente a distribuição de gordura corporal e desempenham papel importante na programação do tamanho corporal e sua relação com o risco de doenças durante o envelhecimento. Os valores de percentual de gordura corporal para adultos jovens são de cerca de 15% para homens e 25% para mulheres. Homens e mulheres que se exercitam regularmente, ou que treinam para competições atléticas, ou ainda aqueles que possuem trabalhos com grandes demandas físicas, tipicamente possuem níveis de gordura corporal menores do que indivíduos sedentários com a mesma idade. Em atividades e esportes de contato, que enfatizam a potência muscular (p. ex., futebol americano, rúgbi), o sucesso do desempenho em

geral requer uma massa corporal maior do que a normal com uma quantidade baixa de gordura corporal. Já o sucesso em atividades de *endurance* com sustentação de peso geralmente requer uma massa corporal menor e menos gordura corporal (p. ex., corrida de *endurance* e natação, ginástica, dança). *A avaliação adequada da composição corporal, e não apenas do peso corporal, pode ajudar a determinar o peso corporal ideal de uma pessoa. Para os atletas, essa **meta de peso corporal** deve coincidir com as medidas ótimas de função fisiológica e de capacidade de realização de exercícios para aquela atividade específica.*

Aplique a equação a seguir para o cálculo da "meta" de peso corporal com base em um percentual de gordura corporal desejável (e prudente):

Meta de peso corporal = MLG ÷ (1,00 – % gordura desejado)

Suponha que um homem grande, com 23 anos de idade e 120 kg, com 24% de gordura corporal queira saber quanto peso de gordura deve perder para obter um percentual de gordura corporal de 15% (valor médio para homens jovens). Os cálculos a seguir fornecem essa informação para um homem cujo percentual de gordura corporal é de 24%:

Massa de gordura = Massa corporal, kg × % gordura corporal (no formato decimal)
= 120 kg × 0,24
= 28,8 kg

MLG = Massa corporal, kg – massa de gordura, kg
= 120 kg – 28,8 kg
= 91,2 kg

Meta de peso corporal = MLG, kg ÷ (1,00 – % gordura desejado)
= 91,2 kg ÷ (1,00 – 0,15)
= 91,2 kg ÷ 0,85
= 107,3 kg

Perda desejada de gordura = Peso corporal atual, kg – meta de peso corporal, kg
= 120 kg – 107,3 kg
= 12,7 kg

Se essa atleta perder 12,7 kg de gordura corporal, seu novo peso corporal de 91,2 kg conteria um percentual de gordura de 15% da massa corporal. Esses cálculos consideram que não ocorrem mudanças na MLG com a perda de peso. Uma restrição calórica moderada e um aumento do gasto energético diário por intermédio do exercício regular induzem a perda de gordura e conservam a massa magra.

Resumo

1. As tabelas padronizadas de peso para estatura revelam pouco sobre a composição corporal de uma pessoa. Estudos com atletas mostram claramente que o sobrepeso não coincide necessariamente com o excesso de gordura corporal.

2. O índice de massa corporal (IMC) está relacionado mais intimamente com a gordura corporal e com o risco de doenças do que as análises individuais da massa corporal e da estatura. O IMC não considera a composição proporcional de gordura e de massa livre de gordura corporais.

3. Pela primeira vez nos EUA, pessoas com sobrepeso (IMC 25 a 29 kg/m²) e obesidade (IMC ≥ 30 kg/m²) superaram em quantidade as pessoas com peso desejável.

4. A gordura corporal total consiste na gordura essencial e na gordura de armazenamento.

5. A gordura essencial contém a gordura presente na medula óssea, nos tecidos nervosos e nos órgãos; ela não é uma reserva energética, mas, sim, um componente importante para as funções biológicas normais.

6. A gordura de armazenamento representa a reserva energética que se acumula principalmente como tecido adiposo abaixo da pele e em depósitos viscerais.

7. A gordura de armazenamento representa, em média, 12% da massa corporal para os homens e 15% para as mulheres.

8. A gordura essencial representa, em média, 3% da massa corporal para os homens e 12% para as mulheres.

9. A maior quantidade de gordura essencial nas mulheres provavelmente está relacionada com as funções reprodutivas e hormonais.

10. Um lutador de sumô possui a maior massa corporal livre de gordura (MLG) relatada na literatura científica (121,3 kg); esse valor possivelmente representa o limite superior para os atletas do sexo masculino. Estimativas indicam que o limite superior de MLG para mulheres atléticas seja de 80 kg.

11. A disfunção menstrual frequentemente ocorre em atletas que treinam bastante e que mantêm níveis baixos de gordura corporal.

12. Os métodos indiretos mais populares para a avaliação da composição corporal incluem a pesagem hidrostática e os métodos de predição baseados nas dobras cutâneas e nas circunferências.

13. A pesagem hidrostática e o BOD POD® representam "padrões-ouro" para a avaliação da densidade corporal com a estimativa subsequente do percentual de gordura corporal em diferentes grupos populacionais de homens e mulheres.

14. A subtração da massa de gordura da massa corporal indica a MLG.

15. Parte do erro inerente à predição da gordura corporal a partir da densidade corporal total se encontra no quão corretas são as premissas a respeito das densidades da gordura corporal e do componente livre de gordura baseado em constantes definidas para etnia, idade e experiência atlética.

16. Avaliações comuns da composição corporal utilizam equações de predição a partir de relações entre dobras cutâneas e circunferências selecionadas e a densidade corporal e o percentual de gordura.

17. Equações específicas se mostram mais precisas para a predição da gordura corporal de indivíduos parecidos com aqueles que participaram da derivação original das equações.

18. Os tecidos corporais livres de gordura e hidratados e a água extracelular facilitam o fluxo elétrico (análise da bioimpedância elétrica) em comparação com o tecido adiposo, por causa do maior teor de eletrólitos do componente livre de gordura.

19. A tomografia computadorizada (TC), a ressonância nuclear magnética (RNM), a absorciometria de raios X de dupla energia (DEXA) e o ultrassom avaliam indiretamente a composição corporal.

20. O homem saudável médio possui aproximadamente 15% de gordura corporal e a mulher adulta jovem possui cerca de 25%.

21. A meta de peso corporal é calculada como MLG ÷ (1,00 − % gordura corporal desejado).

CONFIGURAÇÃO FÍSICA DOS ATLETAS CAMPEÕES

A composição corporal difere consideravelmente entre os atletas e os não atletas. Diferenças pronunciadas no biotipo também existem entre participantes de esportes do mesmo sexo, inclusive competidores olímpicos, especialistas em atletismo, lutadores, jogadores de futebol americano e competidores adolescentes altamente proficientes. As próximas seções abordarão as configurações físicas de atletas de elite em categorias esportivas e níveis de competição selecionados.

Somatotipagem e abordagem taxonômica de Sheldon

Os profissionais das ciências esportivas empregam diferentes métodos antropométricos para avaliar o biotipo de atletas de elite. Muitas vezes, os técnicos simplesmente olham para os atletas e os descrevem como pequenos, médios ou grandes, ou os categorizam como parecendo magros (ectomórficos), musculosos (mesomórficos) ou gordos (endomórficos). Essa abordagem taxonômica visual foi baseada primeiramente na observação de fotografias dos atletas nus de frente, de lado e de costas junto com uma escala de classificação e é chamada de "somatotipagem". Ela começou no início da década de 1920 com o trabalho do psicólogo norte-americano William H. Sheldon, PhD, MD (1898-1977; *www.age-of-the-sage.org/psychology/sheldon.html*). Sheldon descrevia o formato do corpo classificando os indivíduos dentro de uma de três categorias – magro, musculoso ou gordo (ou, mais politicamente correto, com sobrepeso). Seu texto, *The varieties of human physique: an introduction to constitutional psychology (Harper & Brothers, Nova York), foi publicado em 1940.*

Falha dos métodos de avaliação visual

Infelizmente, a avaliação visual não quantifica dimensões corporais como o tamanho do tórax ou dos ombros ou como o desenvolvimento do bíceps se compara com as coxas ou as panturrilhas, ou os ombros com os quadris. Apesar dessas limitações, a somatotipagem é um modo conveniente de técnicos, treinadores e pesquisadores avaliarem as características gerais do tamanho corporal de muitos atletas em diferentes esportes. Sheldon defendia que seu motivo original para o desenvolvimento do método somatográfico era relacionar os traços biológicos e físicos humanos com comportamentos sociais futuros. Trinta anos após a sua morte, os métodos de Sheldon foram rechaçados por pesquisadores em todo o mundo que ficaram impressionados com sua metodologia não ortodoxa, que foi desenvolvida ao longo de muitos anos com base em visões explicitamente racistas, sexistas e eugênicas, cuja intenção era discriminar mulheres e americanos não caucasianos. Sheldon acreditava que sua ciência da somatotipagem (parcialmente evoluída da pseudociência da postura "boa" e "má") identificaria configurações físicas humanas superiores e inferiores ligadas a traços de personalidade e de inteligência – em essência, relacionando a aparência física (atração) a características particulares relacionadas com moralidade, temperamento e características e comportamentos relacionados ao gênero. Sheldon também acreditava que o conhecimento a respeito do tipo físico de uma pessoa forneceria pistas sobre como abordar vários tratamentos para doenças – essencialmente promovendo a ideia de que a configuração física identificada pela somatotipagem determinaria o destino da pessoa, sendo que o resultado final seria livrar a sociedade dos corpos indesejáveis ou deficientes (*www.utpjournals.press/doi/pdf/10.3138/cbmh.24.2.291*)!

Informações adicionais sobre a somatotipagem e outras técnicas de avaliação da composição corporal podem ser encontradas em muitos *sites* (p. ex., *www.ncbi.nlm.nih.gov/pmc/articles/PMC2741386*; *www.ncbi.nlm.nih.gov/pmc/articles/PMC2769821/*; *www.brianmac.co.uk/bodytype.htm*). As seções a seguir focam nos componentes de gordura corporal e de massa livre de gordura em atletas homens e mulheres de diversos esportes.

Configuração física de atletas olímpicos e de elite

Estudos iniciais com atletas olímpicos revelaram que a sua configuração física estava relacionada com os níveis de sucesso esportivo. Também foram abordadas as diferenças de tamanho corporal entre diferentes grupos de atletas dentro de um esporte específico. A **Figura 13.20** (**porção superior**) compara a massa corporal, a estatura, a circunferência torácica e os comprimentos dos membros superiores e inferiores de 12 nadadores do sexo masculino que obtiveram as melhores classificações nas natações de estilo livre de 200 e 400 metros com as medidas de atletas menos bem-sucedidos. A **porção inferior** da figura também compara variáveis selecionadas sobre o tamanho corporal entre as "melhores" nadadoras de peito de 50, 100 e 200 m com as outras nadadoras. Os melhores nadadores do sexo masculino são mais pesados e mais altos e têm maiores circunferências do tórax, do braço e da coxa, além membros superiores e inferiores mais compridos do que os outros nadadores que não se classificaram nos 12 primeiros lugares. As melhores nadadoras de peito são mais altas e mais pesadas, possuem braços e pés mais compridos, maior envergadura e maior largura das mãos e dos punhos do que as competidoras de menor sucesso.

Diferenças de gênero

Jogadores de basquete, remadores e lançadores de peso do sexo masculino são mais altos e mais pesados do que as atletas femininas; eles também possuem maior MLG e percentual de gordura corporal.

Para os atletas de esportes aquáticos, as dobras cutâneas na maior parte dos locais são geralmente maiores nas mulheres do que nos homens. A morfologia de um nadador influencia os componentes horizontais de sustentação e arrasto. Algumas variáveis antropométricas desempenham papéis importantes nas forças propulsiva e resistiva que agem sobre o nadador, afetando o movimento para a frente. A influência combinada da amplitude e da frequência dos movimentos dos braços sobre a velocidade da natação também está relacionada com o tamanho e o formato do nadador. Em nadadores de estilo livre bem treinados, os comprimentos dos braços, das pernas e o tamanho das mãos e dos pés – fatores governados principalmente pela genética – influenciam a dimensão e a frequência dos movimentos.

A **Tabela 13.7** apresenta algumas comparações antropométricas entre atletas olímpicos dos sexos masculino e feminino em cinco esportes diferentes, inclusive a natação, avaliados nas Olimpíadas de Verão de Montreal em 1976.

Razão entre a massa livre de gordura e a massa de gordura

A **Figura 13.21** compara as razões entre MLG e massa de gordura (MLG ÷ MG) entre atletas dos sexos masculino e feminino obtidas a partir de dados da literatura científica mundial. As tabelas inseridas apresentam seus valores médios de massa

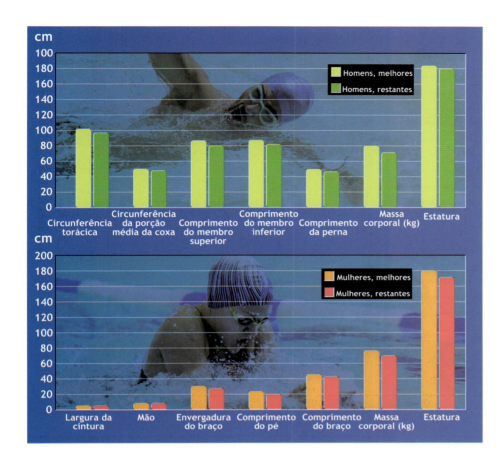

Figura 13.20 *Porção superior*: comparação entre nadadores do sexo masculino de estilo livre de 200 e 400 m para massa corporal, estatura, circunferência torácica, envergadura dos braços (os valores reais foram divididos por quatro) e os comprimentos dos membros superiores e inferiores e que foram categorizados como tendo os melhores desempenhos (ficaram dentro dos 12 primeiros lugares) com o restante dos competidores. *Porção inferior*: comparação das diferenças de variáveis do tamanho corporal entre nadadoras de peito de 50, 100 e 200 m (as que foram classificadas nos 12 primeiros lugares) e o restante das competidoras. Os dados no eixo *y* estão em centímetros para todos os dados, exceto massa corporal (quilograma). (Adaptada, com permissão, de Ackland TR, Bach TM, Cosolito P. Absolute body size. In: Carter JEL, Acklandd TR, eds. Kinanthropometry in aquatic sports: a study of world class athletes. Champaign, IL: Human Kinetics; 1994:28-29.)

TABELA 13.7

Medidas antropométricas selecionadas de homens e mulheres que competiram em cinco diferentes esportes nos Jogos Olímpicos de Montreal.

Medida*	Canoagem M	Canoagem F	Ginástica M	Ginástica F	Remo M	Remo F	Natação M	Natação F	Atletismo M	Atletismo F
Estatura, cm	185,4	170,7	169,3	161,5	191,3	174,3	178,6	166,9	179,1	168,5
Extremidade superior, C*	82,4	76,0	76,0	72,2	85,2	76,0	80,2	74,7	80,9	74,8
Extremidade inferior, C*	88,0	81,8	78,9	76,5	91,7	82,3	84,1	78,1	86,9	80,3
Biacromial, D	41,4	36,8	39,0	35,9	42,5	37,4	40,8	37,1	40,2	36,3
Bi-ilíaco, D	28,1	27,3	25,8	25,0	30,2	28,2	27,9	26,7	27,1	27,2
Braço relaxado, Circ	32,2	27,6	30,7	24,3	31,7	27,6	30,6	27,3	29,1	24,5
Braço flexionado, Circ	35,3	29,6	33,9	25,9	34,9	29,3	33,3	28,2	32,2	26,4
Antebraço, Circ	29,3	25,4	27,5	23,2	30,3	25,5	27,4	23,9	27,9	23,3
Tórax, Circ	102,6	88,9	95,1	83,5	103,7	89,6	98,6	88,0	94,3	83,8
Cintura, Circ	80,6	69,8	72,8	63,2	84,0	70,8	79,3	69,4	77,7	67,4
Coxa, Circ	54,6	54,0	51,0	49,9	60,2	57,5	55,4	52,8	55,0	53,9
Panturrilha, Circ	37,5	34,9	34,7	33,3	39,3	37,0	36,9	34,0	37,6	34,9

*C: comprimento; D: diâmetro; Circ: circunferência; todos os valores estão em centímetros. (Adaptada, com permissão, de Carter JE et al. Anthropometry of Montreal olympic athletes. In: Carter JEL, ed. Physical structure of olympic athletes. Part 1: The Montreal Olympic Games Anthropological Project. Basel: Karger; 1982. Copyright © 1982 Karger Publishers, Basel, Switzerland.)

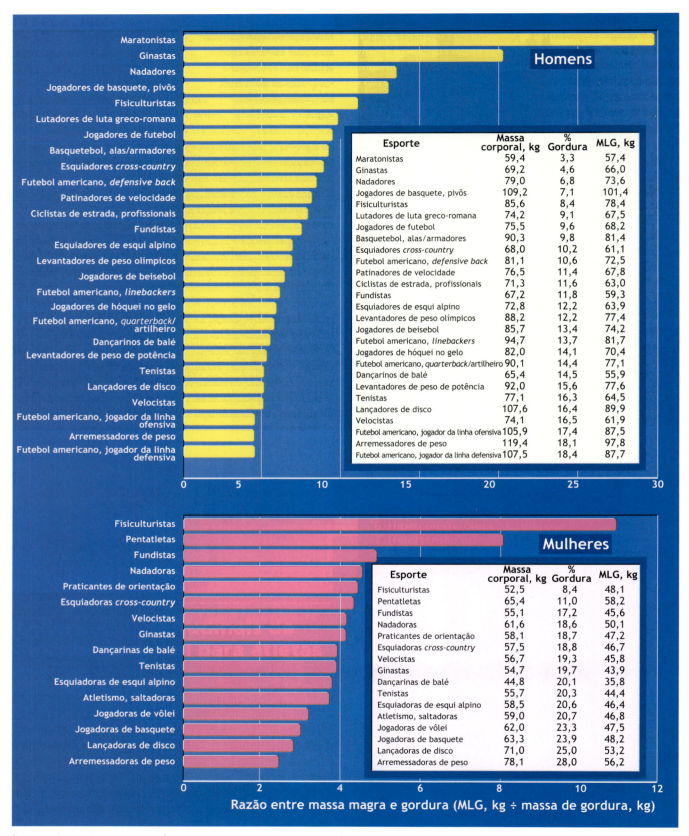

Figura 13.21 Comparação das razões entre massa magra e de gordura entre competidores dos sexos masculino e feminino de diversos esportes. Os valores são baseados nas médias de massa corporal e percentual de gordura corporal para cada esporte a partir de diversos estudos na literatura. A razão entre massa magra e de gordura é igual à MLG (kg) ÷ massa de gordura (kg). Os valores nas tabelas na figura representam as médias para a composição corporal se a literatura contiver duas ou mais citações sobre o esporte em questão.

corporal, percentual de gordura corporal, peso de gordura e MLG. O Apêndice C apresenta dados adicionais de composição corporal obtidos a partir de vários estudos em atletas dos sexos masculino e feminino. Esse tipo de dado ajuda a avaliar a variação típica na gordura corporal dentro e entre vários grupos atléticos. Maratonistas e ginastas do sexo masculino possuem a maior razão MLG ÷ MG enquanto os jogadores das linhas ofensiva e defensiva de futebol americano e arremessadores de peso apresentam as menores razões. Entre as mulheres, as fisiculturistas têm os maiores valores de razão MLG ÷ MG (igual à dos homens) enquanto as menores razões são encontradas em participantes de modalidades atléticas. Surpreendentemente, as ginastas e as bailarinas têm classificações intermediárias em relação às participantes de outros esportes.

Percentual de gordura corporal agrupado por categoria esportiva

A **Figura 13.22** apresenta seis classificações de atividades esportivas com base em características e exigências de desempenho comuns, com as classificações de percentual de gordura corporal dentro de cada categoria para os competidores dos sexos masculino e feminino (quando aplicável). Esses dados fornecem uma visão geral sobre o percentual de gordura corporal dos atletas dentro de um agrupamento abrangente de esportes relativamente semelhantes. O nutricionista esportivo deve achar esse tipo de informação útil para o aconselhamento de atletas em diferentes esportes para avaliar o grau de variabilidade no percentual de gordura corporal e combater as crenças que os atletas possam ter de que eles precisem alcançar um percentual específico de gordura corporal para a obtenção do sucesso.

Diferenças étnicas na configuração física afetam o desempenho atlético

Corredores e saltadores afrodescendentes possuem membros mais longos e quadris mais estreitos do que os atletas caucasianos. De uma perspectiva mecânica, um corredor afrodescendente com pernas e braços de tamanho idêntico a um corredor caucasiano teria um corpo mais leve, mais curto e mais magro para impulsionar. Algumas pessoas especularam que isso pode conferir uma razão entre potência e massa corporal mais favorável em qualquer tamanho corporal analisado. Uma maior geração de potência fornece uma vantagem para a realização de saltos e corridas, quando a geração rápida de energia por períodos curtos de tempo é essencial para o sucesso. Essa vantagem diminui em várias modalidades de lançamento. Em comparação com os atletas caucasianos e afrodescendentes, os atletas asiáticos possuem pernas mais curtas em relação aos componentes do torso superior, uma característica dimensional benéfica em corridas de distância curta ou longa e no halterofilismo. Na realidade, halterofilistas bem-sucedidos de todas as etnias (quando comparados com os outros grupos atléticos) possuem braços e pernas relativamente curtos para sua estatura.

Praticantes de atletismo

A **Figura 13.23** mostra dados de composição corporal para os 10 melhores atletas norte-americanos de lançamento de disco, arremesso de peso, lançamento de dardo e lançamento de martelo 2 anos antes das Olimpíadas de Moscou em 1980. Para comparação, os dados incluem valores obtidos para meio-fundistas e fundistas internacionais e o homem de referência de Behnke. Os arremessadores de peso claramente apresentaram o maior tamanho corporal (massa corporal e circunferências),

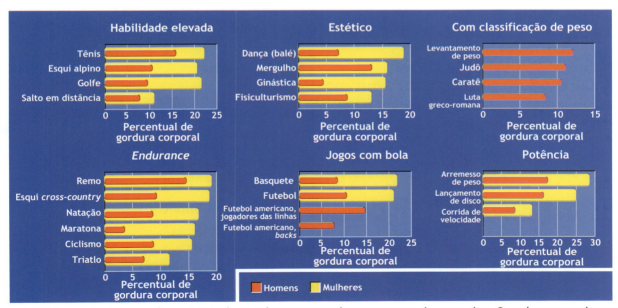

Figura 13.22 Percentual de gordura corporal em atletas agrupados por categoria esportiva. Os valores para homens são apresentados no interior das barras (*vermelho*) quando existe um valor correspondente para mulheres (*amarelo*). Os valores para o percentual de gordura corporal representam médias da literatura.

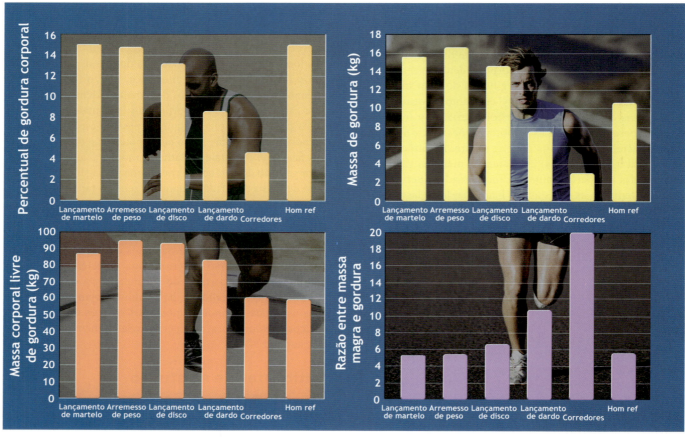

Figura 13.23 Composição corporal determinada pela pesagem hidrostática para os 10 melhores atletas norte-americanos no lançamento de disco, arremesso de peso, lançamento de dardo e lançamento de martelo do sexo masculino. (Dados coletados por dois dos autores do livro [FK e VK] durante a pré-temporada dos atletas olímpicos de arremesso e lançamentos dos EUA de 1978, na University of Houston, Houston, TX. Os dados incluem o medalhista de ouro Wilkins [lançamento de disco] e o detentor do recorde mundial Powell [lançamento de disco]). (Utilizada, com permissão, de McArdle WD, Katch FI, Katch VL. Exercise physiology: nutrition, energy, and human performance. 8th ed. Baltimore: Wolters Kluwer Health; 2015.)

seguidos pelos atletas de lançamento de disco, lançamento de martelo e lançamento de dardo.

Atletas de *endurance* do sexo feminino

Fundistas do sexo feminino de calibre nacional e internacional apresentaram em média 15,2% de gordura corporal (pesagem hidrostática), semelhantemente a um grupo de corredoras *cross-country* do ensino médio e a corredoras de elite quenianas, que apresentavam em média 16,0% de gordura corporal. Porém esses valores eram consideravelmente menores do que os 25% relatados tipicamente para mulheres sedentárias com a mesma idade, a mesma estatura e a mesma massa corporal. Em comparação com outros grupos atléticos femininos, as corredoras apresentavam relativamente menos gordura corporal do que jogadoras de basquete universitárias (20,9%), ginastas competitivas (15,5%), fundistas mais jovens (18%), nadadoras (20,1%) e tenistas (22,8%).

De forma interessante, a gordura corporal média das corredoras era igual ao valor de 15% relatado geralmente para homens não atletas e parecida com a quantidade de gordura essencial proposta pelo modelo de Behnke para a mulher de referência. Os níveis de gordura corporal de 6 a 9% de várias corredoras aparentemente saudáveis estavam dentro da faixa relatada para atletas de *endurance* de elite do sexo masculino. A mulher mais magra na população, com base nos padrões de referência de Behnke, tinha uma quantidade de gordura essencial igual a 12 e 14% da massa corporal. O teor relativamente elevado de gordura corporal (35,4%) de uma das melhores corredoras sugere que outros fatores devem compensar as limitações à corrida impostas pelo excesso de gordura corporal.

Benefícios de uma configuração física magra

Uma configuração física magra possivelmente influencia o sucesso na corrida a distância. Isso faz sentido por vários motivos: em primeiro lugar, uma dissipação efetiva do calor durante a corrida mantém o equilíbrio térmico – o excesso de gordura prejudica a dissipação do calor. Em segundo lugar, o excesso de gordura corporal representa um "peso morto"; ele é somado diretamente ao custo energético do exercício sem fornecer energia para a propulsão.

Capítulo 13 • Avaliação da Composição Corporal e Observações Específicas para Esportes

Atletas de *endurance* do sexo masculino

Maratonistas e meio-fundistas e fundistas de elite do sexo masculino tipicamente mantêm valores de gordura corporal extremamente baixos (3 a 5% da massa corporal). Esses competidores representam a extremidade inferior do contínuo de razão entre massa magra e de gordura para atletas de elite.

Em relação à dimensão e à estrutura corporais, os fundistas do sexo masculino geralmente têm diâmetros ósseos e circunferências menores do que os homens não treinados. As diferenças estruturais, particularmente os diâmetros ósseos, refletem uma influência "genética" semelhante a outras características antropométricas distintas dos atletas dos esportes aquáticos (ver **Figura 13.20**). Os melhores fundistas têm dimensões levemente grandes, não apenas na estatura, mas também nas características esqueléticas. Os principais ingredientes da composição corporal para um campeão misturam um perfil físico geneticamente ótimo com uma composição corporal magra, um sistema aeróbico altamente desenvolvido e uma atitude psicológica adequada para os treinamentos prolongados e intensivos.

Triatletas

O triatlo combina exercícios contínuos de *endurance* que envolvem natação, ciclismo e corrida. O extremo do triatlo, a competição de *ultraendurance* Iron Man (*www.ironman.com*), requer que os competidores nadem 3,9 km, pedalem 180,2 km e corram uma maratona de 42,2 km. Um treinamento sério para um triatleta chega a quase 4 horas diárias, perfazendo um total de 450 km percorridos por semana, sendo que a natação compreende 11,6 km em um ritmo de 18:64 min/km, o ciclismo corresponde a 365,3 km em um ritmo de cerca de 30,6 km por hora, e a corrida corresponde a 72,4 km em um ritmo de quase 4:40 min/km. Em um estudo inicial, os percentuais de gordura corporal de seis triatletas do sexo masculino e três do sexo feminino variaram entre 5,0 e 12,0% para os homens e entre 7,0 e 17,0% para as mulheres. A média de gordura corporal foi de 7,1% para os 15 primeiros lugares da competição masculina. Os triatletas atuais apresentam um teor de gordura corporal relativamente baixo e uma alta capacidade aeróbica, comparável àquela de outros atletas em esportes únicos de *endurance*. Em geral, os triatletas do sexo masculino têm uma capacidade aeróbica semelhante a nadadores competitivos altamente treinados; os valores de $VO_{2máx}$ para as mulheres se agrupam na faixa superior de corredoras de *endurance* de elite.

Nadadores *versus* corredores

Nadadores competitivos dos sexos masculino e feminino geralmente possuem mais gordura corporal do que os fundistas. Especulações sugerem que a

água fria do ambiente do treinamento produz temperaturas centrais menores do que um exercício de intensidade equivalente, mas praticado fora d'água. A menor temperatura corporal pode inibir o apetite que frequentemente acompanha um treinamento intenso realizado fora d'água, apesar das necessidades energéticas significativas do treinamento de natação.

Evidências limitadas indicam uma ingestão energética diária semelhante para nadadores (3.380 kcal) e fundistas (3.460 kcal) universitários do sexo masculino, balanceadas com o gasto energético diário. Já nadadoras apresentavam uma ingestão energética diária média mais elevada (2.490 kcal) em comparação com corredoras (2.040 kcal), mesmo que as nadadoras tenham um maior gasto energético diário estimado do que as corredoras. O gasto energético das nadadoras era até mesmo maior do que a ingestão energética, colocando-as em um equilíbrio energético levemente *negativo*. Desse modo, um equilíbrio energético positivo (ingestão maior do que gasto) não explica os níveis mais elevados de percentual de gordura corporal nos nadadores homens (12%) e mulheres (20%) do que nos corredores homens (7%) e mulheres (15%). Uma pesquisa subsequente avaliou o gasto energético e o uso de nutrientes como combustíveis por nadadores e corredores durante seus treinamentos (45 minutos a 75 a 80% $VO_{2máx}$) e durante duas horas de recuperação. Diferenças na resposta hormonal e no catabolismo de substratos entre as duas modalidades esportivas provavelmente contribuem para as diferenças de gordura corporal entre os grupos. Assim, as pequenas diferenças entre as atividades em relação ao gasto energético, ao uso de substratos e aos níveis hormonais *não* contribuiriam para as diferenças de gordura corporal.

Michael Phelps: As proporções corporais de um nadador campeão mundial

Uma anomalia nas proporções corporais parece aparente no nadador campeão Olímpico Michael Phelps, que ganhou 23 medalhas de ouro e 28 medalhas totais desde os Jogos Olímpicos de Atenas 2004. Dos 48 eventos de natação masculina em quatro jogos olímpicos (Atenas 2004, Pequim 2008, Londres 2012 e Rio 2016), Phelps conseguiu 46% das medalhas distribuídas. Isso significa que ele ganhou mais medalhas do que qualquer outro atleta que participou de vários jogos olímpicos e conseguiu ganhar medalhas em diferentes edições (Carl Lewis, atletismo; Mark Spitz, natação; Paavo Nurmi, corrida; e Larisa Latyina, ginástica). O que desperta a seguinte pergunta: o que faz de Michael Phelps tão vitorioso? Dados limitados sobre a sua composição corporal estão disponíveis para tentar

Michael Phelps, vencedor de 23 medalhas de ouro e 28 medalhas totais desde sua primeira vitória olímpica em Atenas 2004. Imagem © Mitch Gunn.

480   **Parte 6** • Composição Corporal, Controle de Peso e Transtornos Alimentares

responder a essa pergunta. A envergadura dos braços de Phelps mede 203 cm, 10 cm a mais do que sua estatura. Isso excede as proporções quase perfeitas de braço para perna para torso do *homem vitruviano* de Leonardo Da Vinci (ver "Realizações notáveis de cientistas europeus" na introdução a este texto). Isso, associado ao seu pé de tamanho 46, que relatos dizem dobrar 15° mais no tornozelo do que outros nadadores, faz com que seus pés sejam "nadadeiras" virtuais. Essa flexibilidade adicional aparentemente se aplica a seus joelhos e cotovelos, o que teoricamente deve aumentar a eficiência das características propulsivas de cada braçada. O tórax grande de Phelps em comparação com sua porção corporal inferior relativamente menor ajuda a explicar seu impulso superior na água, que é de cerca de 7,5 km por hora – a velocidade de uma caminhada rápida, mas nada perto da velocidade de um peixinho dourado, quando a velocidade é ajustada ao tamanho corporal.

Jogadores de futebol americano

A primeira análise detalhada de composição corporal de jogadores profissionais de futebol norte-americano no início dos anos 1940 demonstrou claramente a incapacidade de determinar a massa corporal "ótima" de uma pessoa a partir dos padrões de peso para estatura. Os jogadores como um grupo tinham um teor de gordura corporal que apresentava uma média de apenas 10,4% da massa corporal enquanto a MLG era de em média 81,3 kg. Certamente esses homens eram pesados, mas não gordos. O jogador de linha mais pesado pesava 118 kg (17,4% de gordura corporal e 97,52 kg de MLG) enquanto o jogador de linha com o maior teor de gordura corporal (23,2%, baixo para os padrões atuais) pesava "apenas" 115,4 kg. A massa corporal de um *defensive back* com o menor teor de gordura (3,3%) era de 82,3 kg, com uma MLG de 79,6 kg. Esses jogadores eram comparáveis em tamanho e composição corporais com *defensive backs* atuais da NFL.

Coletivamente, os jogadores profissionais de 76 anos atrás apresentavam menores teor de gordura corporal (10,4%), estatura, massa corporal total e MLG do que os profissionais contemporâneos. As exceções, *defensive* e *offensive backs* e recebedores, eram quase idênticas aos jogadores atuais em relação ao tamanho e à composição corporal. As maiores diferenças na estrutura física se encontram nos jogadores da linha de defesa; os jogadores atuais são 6,7 cm mais altos, 20 kg mais pesados e 4,2 pontos percentuais de gordura corporal mais gordos, com 12,3 kg de MLG a mais do que antigamente. Obviamente, o quão grande um jogador é não era um fator importante na linha de defesa durante a década de 1940. Para ilustrar esse ponto, a **porção superior** da **Figura 13.24** mostra o peso corporal médio para todos os jogadores dos elencos da NFL (*n* = 51.333) ao longo de um período de 76 anos. Entre 1920 e 1985, os jogadores da linha ofensiva eram os mais pesados; isso mudou a partir da temporada de 1990, quando os jogadores da linha defensiva alcançaram a mesma massa corporal dos jogadores da linha ofensiva e, então, os ultrapassaram nos anos subsequentes. Enquanto a massa corporal dos jogadores da linha ofensiva parecia se estabilizar em quase 127 kg, os jogadores da linha defensiva continuaram a aumentar em

peso, particularmente no período compreendido entre 1990 e 1996. Nessa época, eles passaram a pesar em média 7,2 kg a mais, ou o dobro do ganho de peso, do que os jogadores da linha ofensiva no mesmo intervalo de tempo. Em média, os jogadores da linha ofensiva ficavam 0,6 quilograma mais pesados por ano entre 1920 e 1996. Com essa taxa de aumento, eles deveriam alcançar um peso de 149,2 kg no ano de 2017 (com uma estatura média de 205,7 cm)! Com esse tamanho, seu IMC excederia 35,0 kg/m², colocando-os em uma classificação elevada para o risco de doenças (ver **Figura 13.14**).

Os pesos corporais dos jogadores das linhas ofensiva e defensiva de cada equipe da NFL durante a temporada de 1994 (**Figura 13.24A**) estão ordenados desde os mais pesados (Kansas City Chiefs; Super Bowl 1970) até os mais leves (San Francisco 49ers; Super Bowls 1990 e 1995). Para a temporada de 1994 (a data da comparação na **Figura 13.24B**), o peso corporal médio da linha ofensiva da equipe campeã do Super Bowl, os Dallas Cowboys, estava entre os cinco maiores entre as 28 equipes.

O tamanho corporal dos times do Super Bowl de 2016 Denver Broncos e Carolina Panthers

A **Figura 13.25** explora as diferenças de tamanho corporal entre 35 jogadores das linhas defensiva e ofensiva das equipes participantes do Super Bowl de 2016 Denver Broncos e Carolina Panthers. A média de IMC foi de 37,96 kg/m² (massa corporal, 141,4 kg; estatura, 193 cm), a maior média de massa corporal relatada para times do Super Bowl. A figura inserida mostra que 29 dos 35 jogadores das linhas ofensiva e defensiva em 2016 pesavam mais do que 136 kg, incluindo as médias para massa corporal, estatura e IMC. Para esse grupo de jogadores, 10 deles estavam na faixa entre 136,0 e 140,5 kg, 13 entre 140,5 e 145,0 kg, 2 entre 145 e 149,5 kg, 3 entre 149,5 e 155,0 kg e um deles pesava 156,5 kg. O jogador mais alto de ambos os times tinha 203,2 cm e o jogador de 156,5 kg tinha "apenas" 190,5 cm. Não existe motivo para acreditar que esses resultados de massa corporal mudarão no futuro próximo; ao contrário, um aumento de 10% na próxima década é completamente plausível. As pesquisas devem determinar se esse tipo de grupo relativamente homogêneo de atletas de elite fisicamente ativo com sobrepeso experimentará maiores taxas de mortalidade e morbidade do que atletas eutróficos. Essa tendência é evidente pelo aumento da quantidade de jogadores com mais de 135 kg nos intervalos de 10 anos entre 1970 e 2010 (os números acima de cada coluna).[1]

Tendência perigosa entre jogadores menos habilidosos e mais jovens

Os IMC excepcionalmente elevados também ocorrem em níveis de competições universitárias menos importantes. Os IMC médios de 33,1 kg/m² para a linha ofensiva da Divisão III de 1999 de Gettysburg (*n* = 15) (29,9 kg/m² para a linha

---

[1]N.E.: A última coluna da Figura 13.25 previu que, caso se mantivesse a mesma taxa de aumento da quantidade de jogadores com mais de 136 kg conforme observado entre 1970 e 2010, pelo menos 1.000 jogadores pesariam mais de 136 kg no Super Bowl XXV, em 2020. No entanto, a NFL divulgou que 427 jogadores pesaram mais de 135 kg em 2020, menos da metade da projeção.

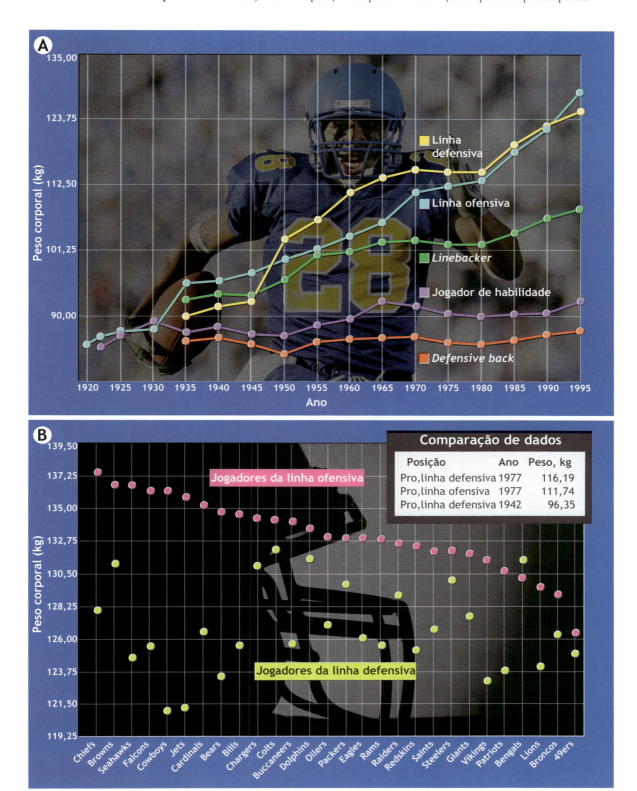

Figura 13.24 A. Média dos pesos corporais por posição para todos os jogadores dos elencos da NFL entre 1920 e 1995. **B.** Pesos corporais médios de todos os jogadores das linhas ofensiva e defensiva dos elencos da NFL em 1994. As posições das equipes variam dos mais pesados para os mais leves pesos corporais para os jogadores da linha ofensiva do time. (Para jogadores ativos do elenco de 28 equipes da NFL no primeiro fim de semana da temporada regular, 4 a 5 de setembro de 1994.) Comparações entre os dados de peso corporal para os profissionais das linhas ofensiva e defensiva (1977) mostrados no quadro combinam dados das equipes do New York Jets e do Dallas Cowboys (coletados pelos autores do livro FK e VK). Os dados de 1942 foram fornecidos pelo Dr. Albert Behnke a partir do seu estudo pioneiro de 1942. (JAMA. 1942; 118[7]:495). (Dados adicionais do National Football League Public Relations Department.)

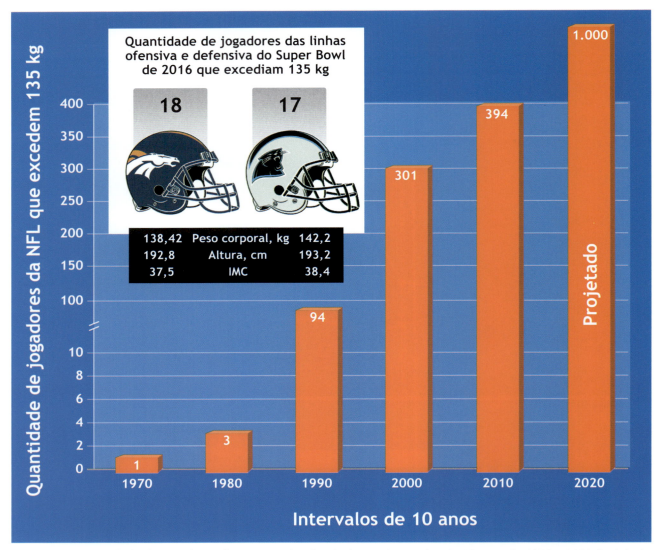

Figura 13.25 Quantidade de jogadores da NFL excedendo 135 kg em intervalos de 10 anos de 1970 a 2010, incluindo um valor projetado na última coluna para o ano de 2020. A figura inserida mostra o número de jogadores das linhas ofensiva e defensiva do Super Bowl de 2016 que excediam 136 kg, incluindo as médias de peso corporal, estatura e índice de massa corporal.

ofensiva de 2000, $n = 13$) e de 31,7 kg/m^2 para outros jogadores de linha da Divisão III da National Collegiate Athletic Association (NCAA) ($n = 26$; 1994-1995) levantam questões a respeito dos potenciais riscos para a saúde de homens jovens tão grandes (estatura, 1,84 m; massa corporal, 107,2 kg). Quando são analisados os jogadores de ensino médio, o IMC das equipes de futebol americano da *Parade Magazine* (www.parade.com) aumentou radicalmente desde o início da década de 1970 até 1989, e sua taxa foi ainda mais elevada no ano de 2016. O gráfico na **Figura 13.26** mostra um deslocamento claro em 1972 na inclinação da linha de regressão (*linha amarela*) que relaciona o IMC com o ano de competição e compara os dados com indivíduos da mesma idade não atletas que participaram de dados normativos epidemiológicos em grande escala (*linha vermelha*). Os dados mais recentes de 2016 são particularmente perturbadores para os jogadores das linhas ofensiva e defensiva do ensino médio, cujos IMC médios aumentaram de 34,2 kg/m^2 em 2010 para 36,3 kg/m^2 (estatura, 194,7 cm; massa, 137,6 kg). Enquanto a estatura permaneceu praticamente inalterada ao longo desse período de 6 anos, a massa corporal aumentou em 7,7 kg. Para a massa corporal, cinco dos nove melhores jogadores universitários de futebol americano pesavam mais de 136 kg. Os valores de IMC registrados pela *Parade Magazine* para jogadores de futebol americano de ensino médio são quase comparáveis aos dos times de 2016 da University of Alabama e da Clemson University College, que participaram do Football National Championship. Esses valores são parecidos com os IMC de 2016 dos times participantes do Super Bowl Denver Broncos e Carolina Panthers (ver **Figura 13.25**)! Esses dados também são consistentes com os obtidos dos jogadores das linhas ofensiva e defensiva atuais da NFL, indicando que mais de 60% dos jogadores são

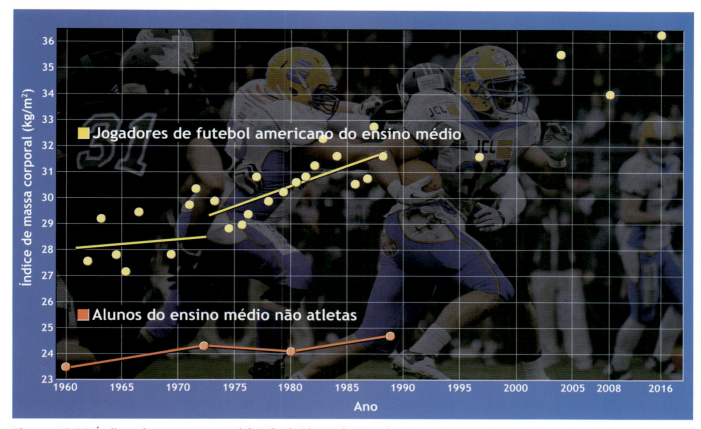

Figura 13.26 Índices de massa corporal (IMC) obtidos pela *Parade Magazine* para jogadores de futebol americano do ensino médio entre 1960 e 2011. Estão disponíveis dados comparativos entre estudantes de ensino médio de idades semelhantes entre 1960 e 1995. Os dados de 2006 incluíram 18 jogadores de linha cujas massas corporais variaram de 104,3 a 153,3 kg, e suas estaturas variaram entre 188,0 e 203,2 cm. O jogador de linha de 2011 com o maior IMC (39,06 kg/m^2) pesava 153,3 kg (estatura = 198,1 cm).

considerados obesos com base na classificação do IMC. As implicações para os riscos de doença dos jogadores de linha mais jovens (p. ex., hipertensão arterial sistêmica, resistência à insulina, diabetes melito tipo 2) e o quadro a longo prazo não são encorajadores.

Dois fatores ajudam a explicar o deslocamento na direção de um IMC mais elevado em jogadores de futebol americano do ensino médio: melhora da nutrição e do treinamento e/ou uso cada vez mais prevalente de fármacos para a melhora do desempenho como esteroides anabolizantes e hormônio do crescimento entre atletas de ensino médio.

Jogadores profissionais de golfe

Existem dados limitados a respeito do percentual de gordura e de massa corporal magra de jogadores profissionais de golfe, embora os dados de estatura e peso dos jogadores participantes do campeonato da Professional Golfer's Association (PGA) possam ser compilados a partir de um site popular da internet (*www.foxsports.com/golf/golfers?association=1&season=2016&grouping=0&page=1&sort=2016&sequence=0*). Não conseguimos coletar dados semelhantes para as jogadoras da Ladies Professional Golf Association (LPGA) porque apenas a estatura dessas jogadoras, mas não a massa corporal, é apresentada. Na edição anterior deste livro, apresentamos dados de estatura, peso e IMC dos atletas masculinos participantes do Tour dos Campeões e também dos campeões do Torneio da PGA, incluindo 19 dos 20 melhores competidores de 2011 da PGA (**Tabela 13.8**). Os dados do homem de referência de Behnke estão incluídos para comparação. Curiosamente, existem poucas diferenças nas características físicas e de IMC para os três grupos de jogadores da PGA. A taxa de mortalidade projetada para esses jogadores altamente habilidosos com base no IMC, mostrada na **Figura 13.1**, é classificada como muito baixa. Ao comparar os IMC desses jogadores com os participantes da Copa FedEx de 2016 (25 de março de 2016) podemos observar que existem poucas diferenças entre os dados de 2011 e de 2016. Na realidade, analisando toda a lista de massa e estatura dos jogadores da PGA (e dos IMC calculados), apenas 32 dos 325 jogadores pesavam mais de 90,7 kg (10%) e nenhum jogador pesava mais do que 113,4 kg. Isso é diferente dos jogadores profissionais e de ensino médio de futebol americano, que são classificados como obesos e caem dentro do risco elevado de mortalidade. Para os jogadores obesos da NFL, metade se enquadra na faixa de obesos grau III (IMC ≥ 35 kg/m^2) e aqueles com IMC acima de 40 kg/m^2 são classificados como tendo obesidade mórbida.

TABELA 13.8

Comparação de estatura, peso corporal e IMC entre os atletas do Tour dos Campeões e dos campeões do Torneio da PGA de 2005 e os 20 melhores jogadores da PGA de 2011.

Grupo*	Estatura (cm)	Peso (kg)	IMC (kg/m²)
Torneio da PGA (N = 33)	182,0	84,1	25,4
Tour dos Campeões (N = 18)	181,0	85,8	26,2
Tour da PGA 2011** (N = 19)	184,0	81,2	24,0
Homem de referência de Behnke	174,0	70,0	23,1

*Fonte: PGA Tour Annual 2006, publicado por Boston Hannah International, www.bostonhannah.com. **Jogadores de 2011: Casey, Donald, Els, Fowler, Furyk, D. Johnson, Kuchar, McDonwell, Michelson, Oglivy, Poulter, Rose, Schwartzel, Scott, Stricker, Watney, Watson, Wilson, Woods.

permaneceu dentro de uma faixa estreita de 0,8 kg/m², entre 23,6 e 24,4 kg/m². Os jogadores da MLB (apresentados em *vermelho* na mesma figura) revelaram valores médios um pouco mais altos do que os dos jogadores de basquete. Comparados com os jogadores profissionais e universitários de futebol americano, os atletas de beisebol e de basquete têm mantido seus IMC dentro das diretrizes consideradas relativamente saudáveis para a minimização dos riscos de mortalidade e doenças.

É possível perguntar se o grande tamanho corporal refletido pelo IMC está relacionado com as variáveis do desempenho esportivo. Por exemplo, os dados na Figura 13.27B mostram o IMC dos ganhadores do Prêmio Cy Young da Liga Americana e da Liga Nacional e suas médias de corridas limpas ao longo de um período de 5 anos de comparação. Essa comparação, embora seja interessante, não consegue delinear uma relação clara entre IMC e desempenho entre os melhores arremessadores de beisebol.

Estatura e distância da tacada de golfe

No mundo do golfe, é dado um bônus aos jogadores que conseguem jogar a bola mais longe. Seria possível imaginar que os jogadores mais altos alcançariam geralmente as maiores distâncias. O gráfico mostrado a seguir indica que, de fato, isso ocorre – como apresentado pela *linha geral de tendência* desenhada através dos pontos.

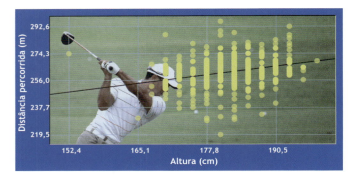

Tendências longitudinais do tamanho corporal para atletas de elite

Para obter um quadro maior a respeito das tendências longitudinais do tamanho corporal de atletas de elite, determinamos a estatura e a massa corporal de dois grupos de atletas profissionais: (1) todos os jogadores da National Basketball Association (NBA) de 1970 a 1993 (a quantidade variou entre 156 e 400) e (2) jogadores profissionais da Major League Baseball (MLB) de 28 equipes durante as temporadas de 1986, 1988, 1990, 1992 e 1995 (5.031 jogadores).

Para os jogadores da NBA (Figura 13.27A), a massa corporal média aumentou 1,7 kg, ou 1,8%, durante o intervalo de 23 anos. A estatura aumentou mais lentamente; ela variou apenas 2,54 cm, ou menos de 1%, ao longo do mesmo intervalo. O IMC dos jogadores da NBA durante esse intervalo

Local arriscado para armazenar excesso de gordura corporal

O excesso de deposição de gordura central, como mostrado na imagem, independentemente do excesso de gordura armazenada em outros locais do corpo, como nádegas e coxa, reflete uma alteração no perfil metabólico que aumenta o risco para as oito doenças a seguir:

1. Hiperinsulinemia (resistência à insulina).
2. Intolerância à glicose.
3. Diabetes melito tipo 2.
4. Câncer de endométrio.
5. Hipertrigliceridemia.
6. Hipercolesterolemia e dislipidemia.
7. Hipertensão arterial sistêmica.
8. Aterosclerose.

Além dos efeitos deletérios da alteração do perfil metabólico por causa da gordura abdominal excessiva, pesquisadores também estudaram a comunicação entre neuropeptídios e o tecido adiposo e como essas interações afetam a fisiologia da gordura intra-abdominal, a inflamação crônica, além de estudar como diversas doenças interagem com a gordura daquela região anatômica (p. ex., doença de Crohn e outras doenças do trato gastrintestinal).

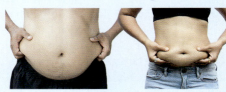

Fontes:
Bowman K et al. Central adiposity and the overweight risk paradox in aging: follow-up of 130,473 UK Biobank participants. Am J Clin Nutr. 2017; 106:130.
Dale CE et al. Causal associations of adiposity and body fat distribution with coronary heart disease, stroke subtypes, and type 2 diabetes melito: a Mendelian randomization analysis. Circulation. 2017; 135:2373.

Capítulo 13 • Avaliação da Composição Corporal e Observações Específicas para Esportes   485

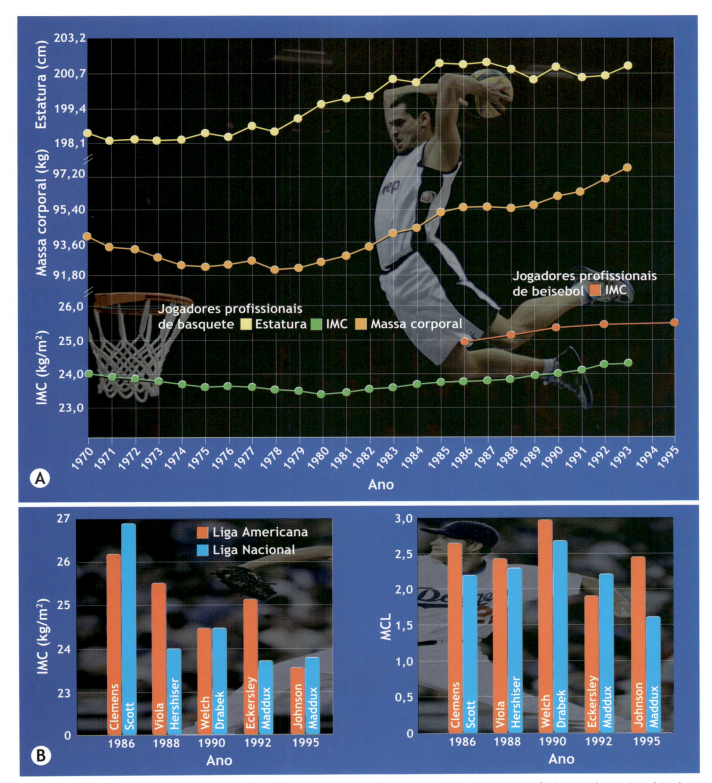

Figura 13.27 A. Índice de massa corporal (IMC), massa corporal e estatura de jogadores profissionais da National Basketball Association (NBA) (1970-1993) e IMC de jogadores da Major League Baseball (MLB) (1986-1995). **B.** IMC dos ganhadores do Prêmio Cy Young (melhor arremessador do beisebol) da Liga Americana e da Liga Nacional junto com suas médias de corridas limpas (MCL). (Dados dos jogadores de elencos da NBA compilados por F. Katch e V. Katch; os dados dos elencos da MLB são uma cortesia da Major League Baseball.)

Lutadores

Os lutadores representam um grupo atlético único, que treina intensamente e tenta manter um peso corporal baixo com a maior massa livre de gordura quanto for possível. A NCAA introduziu mudanças nas regras em resposta às mortes de três lutadores universitários em 1997 por causa de perda excessiva de peso (principalmente por desidratação) para desencorajar práticas perigosas de redução de peso e aumentar a participação segura no esporte. Outra mudança nas regras incluiu medidas da gravidade específica da urina (razão entre a densidade da urina e a densidade da água) para avaliar o estado de hidratação e garantir a boa hidratação de lutadores durante a certificação de peso. Os atletas com gravidade específica da urina igual ou inferior a 1,020 são considerados normo-hidratados, enquanto aqueles com gravidade específica maior do que 1,020 não podem ter seu percentual de gordura corporal avaliado para a determinação de um peso mínimo competitivo para a temporada. A gravidade específica da urina reflete o estado de hidratação, mas ela fica para trás do estado real de hidratação em períodos de modificação rápida de fluidos corporais durante uma desidratação aguda.

Halterofilistas e fisiculturistas

Homens

Atletas que treinam resistência, principalmente os fisiculturistas, os halterofilistas olímpicos e os halterofilistas de potência exibem um desenvolvimento muscular e uma MLG marcantes e uma configuração física relativamente magra. O percentual de gordura corporal obtido a partir da pesagem hidrostática foi de em média 9,3% nos fisiculturistas, 9,1% nos halterofilistas de potência e 10,8% nos halterofilistas olímpicos. Existe uma magreza considerável para cada grupo de atletas, embora as tabelas de peso para estatura classifiquem até 19% desses atletas como tendo sobrepeso. Os grupos não são diferentes no tamanho esquelético, na MLG, nas dobras cutâneas e nos diâmetros ósseos. As únicas diferenças ocorreram nas circunferências dos ombros, do tórax, do bíceps (relaxado e tensionado) e no antebraço, com os fisiculturistas tendo os maiores valores em cada um desses locais. Os fisiculturistas apresentaram quase 16 kg a mais de músculos do que o previsto para seu tamanho; os halterofilistas de potência, 15 kg; os halterofilistas olímpicos, 13 kg.

Mulheres

O fisiculturismo ganhou bastante popularidade entre as mulheres nos EUA a partir do final da década de 1970. Conforme as mulheres passaram a satisfazer as demandas vigorosas do treinamento de resistência, as competições se tornaram mais intensas e os níveis das façanhas aumentaram significativamente. O sucesso no fisiculturismo depende de uma configuração física magra, com uma musculatura bem definida, porém grande. Esses requisitos levantaram perguntas interessantes a respeito da composição corporal das mulheres. O quão magras as competidoras podem se tornar e como uma massa muscular relativamente grande acompanha seus baixos níveis de gordura corporal?

Existem dados escassos a respeito da composição corporal das atletas "magras" competitivas ou profissionais. Estão disponíveis alguns dados limitados a respeito da composição corporal de 10 fisiculturistas do sexo feminino, que apresentavam em média 13,2% de gordura corporal (a faixa era de 8,0 a 18,3%) e 46,6 kg de MLG. Exceto pelas ginastas campeãs, que também apresentavam uma média de 13% de gordura corporal, as fisiculturistas eram entre 3 a 4% mais baixas, 4 a 5% mais leves e tinham entre 7 e 10% menos massa de gordura total do que atletas do sexo feminino de outras modalidades. *As mulheres provavelmente conseguem alterar seus tamanhos musculares no mesmo grau relativo dos homens, pelo menos quando o ganho é corrigido pelo tamanho corporal.* O tamanho maior do quadril nas mulheres provavelmente está relacionado a maiores estoques de gordura nessa região. Uma característica notável da composição corporal da fisiculturista do sexo feminino é sua razão radicalmente elevada entre MLG e MG, de cerca de 7:1, que é quase o dobro da razão de outros grupos de atletas femininas – de 4,3:1. Essa diferença presumivelmente ocorreu sem o uso de esteroides (que foi avaliado por um questionário). De forma interessante, 8 entre 10 fisiculturistas relataram função menstrual normal a despeito de sua gordura corporal relativamente baixa.

Resumo

1. A avaliação da composição corporal revelou que os atletas geralmente têm características de configuração física singulares para seus esportes específicos.

2. O psicólogo constitucionalista William H. Sheldon descreveu o formato corporal (somatotipagem) com base em fotografias de atletas nus, classificando-os em uma de três categorias – magro, musculoso ou gordo –, mas seu trabalho foi criticado posteriormente porque ele tentou identificar tipos físicos humanos superiores e inferiores relacionados com traços de personalidade e de inteligência.

3. Os participantes de algumas modalidades de atletismo têm massa corporal livre de gordura (MLG) relativamente grande e um alto percentual de gordura corporal; os fundistas possuem os menores valores de MLG e de massa de gordura.

4. O desempenho campeão combina características físicas com sistemas fisiológicos de suporte altamente desenvolvidos.

5. Triatletas dos sexos masculino e feminino têm composição corporal e capacidade aeróbica semelhante a ciclistas de elite.

Capítulo 13 • Avaliação da Composição Corporal e Observações Específicas para Esportes

6. Jogadores de futebol americano e atletas de potência e força estão entre os atletas mais pesados, mas eles mantêm uma composição corporal relativamente magra.
7. Nos níveis mais elevados de competição, os jogadores de futebol americano profissionais e universitários têm composição e tamanho corporal similares.
8. Nadadores competitivos dos sexos masculino e feminino geralmente têm maiores níveis de gordura corporal do que os fundistas, provavelmente por causa de uma autosseleção relacionada com a economia do exercício em diferentes ambientes e não a um efeito metabólico real causado pelos ambientes.
9. A razão MLG/MG de fisiculturistas do sexo feminino é significativamente maior do que as razões MLG/MG de atletas do sexo feminino de outras categorias esportivas.
10. As fisiculturistas provavelmente conseguem alterar seu tamanho muscular no mesmo grau relativo dos fisiculturistas do sexo masculino.

Teste seu conhecimento: Respostas

1. **Falso.** A importância do IMC não é sua predição a respeito do nível de gordura corporal (embora ele esteja moderadamente relacionado com essa variável), mas sua relação curvilínea com a taxa de mortalidade por todas as causas. Conforme o IMC aumenta, o risco de complicações cardiovasculares, incluindo hipertensão arterial sistêmica e acidente vascular encefálico, diabetes melito tipo 2 e doença renal também aumenta. A categoria com menor risco para a saúde inclui indivíduos com IMC entre 20 e 25 kg/m² e a categoria de maior risco inclui indivíduos cujos IMC são maiores do que 40 kg/m².

2. **Verdadeiro.** Seu IMC = 31,6 kg/m² [97,1 ÷ (1,753)²], que excede a faixa superior dos valores de IMC (IMC: eutrofia, < 25,0 kg/m²; sobrepeso, 25,0 a 29,9 kg/m²; obesidade, ≥ 30,0 kg/m²). Isso o classifica como tendo obesidade.

3. **Falso.** Na população em geral, o homem médio é mais alto e mais pesado, seu esqueleto pesa mais e ele tem mais massa muscular e menos gordura total do que a mulher típica. Existem diferenças mesmo quando a quantidade de gordura, músculos e ossos é expressa como um percentual da massa corporal. Isso é particularmente verdadeiro para a gordura corporal, que representa 15% da massa corporal total para os homens e 27% para as mulheres. Essas diferenças de composição corporal foram observadas também em comparações entre atletas de elite de diversos esportes. Entre os competidores do sexo masculino mais magros, como maratonistas de elite, os níveis de gordura corporal variam entre 3 e 5%, enquanto para as maratonistas, o percentual de gordura corporal raramente é inferior a 12 a 15%. Esse nível de gordura corporal maior entre as mulheres ao longo de todo o espectro de aptidão física possivelmente está relacionado com a gordura essencial sexo-específica que possui papéis biologicamente importantes, como a gestação, e funções relacionadas com a produção hormonal.

4. **Falso.** Os dois principais locais ou depósitos de gordura corporal incluem a gordura essencial e a gordura de armazenamento. A gordura essencial compreende a gordura armazenada na medula óssea, no coração, nos pulmões, no fígado, no baço, nos rins, no intestino, nos músculos e nos tecidos ricos em lipídios do sistema nervoso central. Nas mulheres, a gordura essencial também inclui a gordura essencial sexo-específica. A gordura de armazenamento consiste no acúmulo de gordura nos tecidos adiposos. Isso inclui os tecidos adiposos viscerais que protegem os vários órgãos dentro das cavidades torácica e abdominal e o grande volume de tecido adiposo subcutâneo depositado abaixo da superfície da pele.

5. **Verdadeiro.** Arquimedes mostrou que um objeto submerso ou flutuando em água sofre um empuxo por uma força igual ao peso do volume de água deslocado. Essa força de empuxo ajuda a sustentar um objeto submerso contra a força da gravidade. Desse modo, diz-se que um objeto *perde* peso na água. A perda de peso de um objeto na água é igual ao peso do volume de água deslocado por ele; a gravidade específica neste caso se refere à *razão* do peso de um objeto no ar dividido pela sua perda de peso na água.

6. **Falso.** A partir da equação de Siri, o percentual de gordura corporal é calculado da seguinte maneira: 495 ÷ 1,0719 – 450 = 11,8%. A massa total de gordura corporal é igual a 85 kg × 0,118 = 10,0 kg.

7. **Falso.** Homens com uma circunferência da cintura igual ou superior a 102 cm, e mulheres com uma circunferência da cintura maior do que 88 cm têm risco elevado de várias doenças. Circunferências da cintura de 90 cm para homens e 83 cm para mulheres correspondem a um limiar de IMC de sobrepeso (IMC = 25 kg/m²), enquanto circunferências de 100 cm para homens e 93 cm para mulheres refletem o limiar de obesidade (IMC = 30 kg/m²).

8. **Verdadeiro.** Com base em cálculos realizados a partir de dados de diferentes estudos, o percentual de gordura corporal para um homem adulto jovem varia entre 12 e 15%, enquanto o valor de gordura média para as mulheres varia entre 25 e 28%.

9. **Falso.** Fornecidos os dados, a perda desejável de gordura se calcula da seguinte maneira:

$$Massa\ de\ gordura = 120\ kg \times 24\%\ (0,24)\ gordura\ corporal = 28,8\ kg$$

$$Massa\ corporal\ livre\ de\ gordura = 120\ kg - 28,8\ kg = 91,2\ kg$$

$$Meta\ de\ peso\ corporal = 91,2\ kg \div (1,00 - 0,15) = 91,2\ kg \div 0,85 = 107,3\ kg$$

$$Perda\ desejada\ de\ gordura = 120\ kg - 107,3\ kg = 12,7\ kg$$

10. Verdadeiro. A composição corporal de 10 fisiculturistas do sexo feminino foi de cerca de 13,2% de gordura corporal (a faixa foi de 8,0 a 18,3%) e a MLG de 46,6 kg. Exceto pelas ginastas campeãs, que também apresentaram média de 13% de gordura corporal, as fisiculturistas eram de 3 a 4% mais baixas, 4 a 5% mais leves e tinham entre 7 e 10% menos massa de gordura total do que outras atletas femininas de elite. A característica de composição corporal mais notável das fisiculturistas é sua razão MLG/MG radicalmente grande, de 7:1, quase o dobro da taxa de 4,3:1 de outros grupos atléticos femininos.

Bibliografia

Achamrah N et al. Validity of predictive equations for resting energy expenditure developed for obese patients: impact of body composition method. Nutrients 2018;10:1.

Al-Attar A et al. Human body composition and immunity: visceral adipose tissue produces il-15 and muscle strength inversely correlates with NK cell function in elderly humans. Front Immunol 2018;9:440.

Allen JM et al. Exercise alters gut microbiota composition and function in lean and obese humans. Med Sci Sports Exerc 2018;50:747.

Bang E et al. Effects of daily walking on intermuscular adipose tissue accumulation with age: a 5-year follow-up of participants in a lifestyle-based daily walking program. Eur J Appl Physiol 2018;118:785.

Behnke AR. Anthropometric evaluation of body composition throughout life. Ann N Y Acad Sci 1963;110:450.

Bilsborough JC et al. Longitudinal changes and seasonal variation in body composition in professional Australian football players. Int J Sports Physiol Perform 2016;12:10.

Briggs RA et al. Muscle quality improves with extended high-intensity resistance training after hip fracture. J Frailty Aging 2018;7:51.

Campbell SC, Wisniewski PJ. Exercise is a novel promoter of intestinal health and microbial diversity. Exerc Sport Sci Rev 2017;45:41.

Carl RL et al.; Council on Sports Medicine and Fitness. Promotion of healthy weight-control practices in young athletes. Pediatrics 2017;140:e20171871.

Cauble JS et al. Validity of anthropometric equations to estimate infant fat mass at birth and in early infancy. BMC Pediatr 2017;17:88.

Cheung AS et al. Correlation of visceral adipose tissue measured by Lunar Prodigy dual x-ray absorptiometry with MRI and CT in older men. Int J Obes (Lond) 2016;40:1325.

Chevalier T et al. Body mass prediction from femoral volume and sixteen other femoral variables in the elderly: BMI and adipose tissue effects. Am J Phys Anthropol 2018;166:26.

Choi YJ. Dual-energy X-ray absorptiometry: beyond bone mineral density determination. Endocrinol Metab (Seoul) 2016;31:25.

Clifton PM, Keogh JB. Effects of different weight loss approaches on CVD risk. Curr Atheroscler Rep 2018;20:27.

Daniels JL et al. Intestinal adaptations to a combination of different diets with and without endurance exercise. J Int Soc Sports Nutr 2016;13:35.

de Branco FMS et al. Comparison of predictive equations of lean mass in young and postmenopausal women. Clin Nutr ESPEN 2018;24:62.

Erlandson MC et al. Muscle analysis using pQCT, DXA and MRI. Eur J Radiol 2016;85:1505.

Ferri-Morales A et al. Agreement between standard body composition methods to estimate percentage of body fat in young male athletes. Pediatr Exerc Sci 2018;15:1.

Gavarry O et al. A cross-sectional study assessing the contributions of body fat mass and fat-free mass to body mass index scores in male youth rugby players. Sports Med Open 2018;4:17.

Gorostegi-Anduaga I et al. Effects of different aerobic exercise programmes with nutritional intervention in sedentary adults with overweight/obesity and hypertension: EXERDIET-HTA study. Eur J Prev Cardiol 2018;25:343.

Hamasaki H. Exercise and gut microbiota: clinical implications for the feasibility of Tai Chi. J Integr Med 2017;15:270.

Hector AJ, Phillips SM. Protein recommendations for weight loss in elite athletes: a focus on body composition and performance. Int J Sport Nutr Exerc Metab 2018;28:170.

Heydenreich J et al. Energy expenditure, energy intake, and body composition in endurance athletes across the training season: a systematic review. Sports Med Open 2017;3:8.

Hubers M et al. Definition of new cut-offs of BMI and waist circumference based on body composition and insulin resistance: differences between children, adolescents and adults. Obes Sci Pract 2017;3:272.

Irlbeck T et al. Quantification of adipose tissue and muscle mass based on computed tomography scans: comparison of eight planimetric and diametric techniques including a step-by-step guide. Eur Surg Res 2018;59:23.

Johnson MJ, Beattie RM. Making body composition measurement a part of routine care in children. Clin Nutr 2018;37:763.

Katch FI et al. Estimation of body fat from skinfolds and surface area. Hum Biol 1979;51:411.

Katch FI et al. The ponderal somatogram: evaluation of body size and shape from anthropometric girths and stature. Hum Biol 1987;59:439.

Katch VL et al. Contribution of breast volume and weight to body fat distribution in females. Am J Phys Anthropol 1980;53:93.

Kim J et al. Longitudinal changes in body composition throughout successive seasonal phases among Canadian university football players. J Strength Cond Res 2017 Oct 7 [Epub ahead of print].

Kondo E et al. Energy deficit required for rapid weight loss in elite collegiate wrestlers. Nutrients 2018;10:E536.

Lahav Y et al. A novel body circumferences-based estimation of percentage body fat. Br J Nutr 2018;119:720.

Lee DH et al. Development and validation of anthropometric prediction equations for lean body mass, fat mass and percent fat in adults using the National Health and Nutrition Examination Survey (NHANES) 1999-2006. Br J Nutr 2017;118:858.

Li C et al. Exercise coupled with dietary restriction reduces oxidative stress in male adolescents with obesity. J Sports Sci 2017;35:663.

Lozano Berges G et al. Body fat percentage comparisons between four methods in young football players: are they comparable? Nutr Hosp 2017;34:1119.

Macdonald EZ et al. Validity and reliability of assessing body composition using a mobile application. Med Sci Sports Exerc 2017;49:2593.

Mascherini G et al. Differences between the sexes in athletes' body composition and lower limb bioimpedance values. Muscles Ligaments Tendons J 2018;7:573.

Mazonakis M, Damilakis, J. Computed tomography: what and how does it measure? Eur J Radiol 2016;85:1499.

McKay NJ et al. Increasing water intake influences hunger and food preference, but does not reliably suppress energy intake in adults. Physiol Behav 2018;194:15.

Mckendry J et al. Muscle morphology and performance in master athletes: a systematic review and meta-analyses. Ageing Res Rev 2018;45:62. Review.

Meleleo D et al. Evaluation of body composition with bioimpedence. A comparison between athletic and non-athletic children. Eur J Sport Sci 2017;17:710.

Monda V et al. Exercise modifies the gut microbiota with positive health effects. Oxid Med Cell Longev 2017;2017:3831972.

Moretto TL et al. The effects of calorie-matched high-fat diet consumption on spontaneous physical activity and development of obesity. Life Sci 2017;179:30.

Murphy CH et al. Considerations for protein intake in managing weight loss in athletes. Eur J Sport Sci 2015;15:21.

Nickerson BS et al. Impact of measured vs. predicted residual lung volume on body fat percentage using underwater weighing and 4-compartment model. J Strength Cond Res 2017;31:2519.

Nymo S et al. Timeline of changes in adaptive physiological responses, at the level of energy expenditure, with progressive weight loss. Br J Nutr 2018;7:1.

Ohta M,. Validity of segmental bioelectrical impedance analysis for estimating fat-free mass in children including overweight individuals. Appl Physiol Nutr Metab 2017;42:157.

Pedersen S et al. The complexity of self-regulating food intake in weight loss maintenance. A qualitative study among short- and long-term weight loss maintainers. Soc Sci Med 2018;208:18.

Pomeroy E et al. Relationship between body mass, lean mass, fat mass, and limb bone cross-sectional geometry: Implications for estimating body mass and physique from the skeleton. Am J Phys Anthropol 2018;166:56.

Provencher MT et al. Body mass index versus body fat percentage in prospective national football league athletes: overestimation of obesity rate in athletes at the National Football League scouting combine. J Strength Cond Res 2018;32:1013.

Raymond CJ et al. Total and segmental body composition examination In collegiate football players using multifrequency bioelectrical impedance analysis and dual X-ray absorptiometry. J Strength Cond Res 2018;32:772.

Riyahi-Alam S et al. Development and validation of a skinfold model for estimation of body density for a safe weight reduction in young Iranian wrestlers. Sports Health 2017;9:564.

Schoenfeld BJ et al. Comparison of amplitude-mode ultrasound versus air displacement plethysmography for assessing body composition changes following participation in a structured weight-loss programme in women. Clin Physiol Funct Imaging 2017;37:663.

Schwartz MW et al. Obesity pathogenesis: an Endocrine Society Scientific statement. Endocr Rev 2017;38:267.

Straight CR et al. Reduced body weight or increased muscle quality: Which is more important for improving physical function following exercise and weight loss in overweight and obese older women? Exp Gerontol 2018;108:159.

Szmodis M et al. Bone characteristics, anthropometry and lifestyle in late adolescents. Anthropol Anz 2016;73:23.

Tinsley GM. Reliability and agreement between DXA-derived body volumes and their usage in 4-compartment body composition models produced from DXA and BIA values. J Sports Sci 2018;36:1235.

Trexler ET et al. Associations between BMI change and cardiometabolic risk in retired football players. Med Sci Sports Exerc 2018;50:684.

Trexler ET et al. Longitudinal body composition changes in NCAA Division I college football players. J Strength Cond Res 2017;31:1.

Whitaker KM et al. Sex differences in the rate of abdominal adipose accrual during adulthood: the Fels Longitudinal Study. Int J Obes (Lond) 2016;40:1278.

Williamson PJ et al. Interindividual differences in weight change following exercise interventions: a systematic review and meta-analysis of randomized controlled trials. Obes Rev 2018 Apr 27;19:960.

Wilmore JH, Behnke AR. An anthropometric estimation of body density and lean body weight in young men. J Appl Physiol 1969;27:25.

Wilmore JH, Behnke AR. An anthropometric estimation of body density and lean body weight in young women. Am J Clin Nutr 1970;2:267.

Wolfson JA et al. Attention to physical activity-equivalent calorie information on nutrition facts labels: an eye-tracking investigation. J Nutr Educ Behav 2017;49:35.

Xiao J et al. Sarcopenic obesity and health outcomes in patients seeking weight loss treatment. Clin Nutr ESPEN 2018;23:79.

Zemski A et al. Skinfold prediction equations fail to provide an accurate estimate of body composition in elite rugby union athletes of Caucasian and Polynesian ethnicity. Int J Sport Nutr Exerc Metab 2018;28:90.

Capítulo 14

Balanço Energético, Atividade Física e Controle do Peso

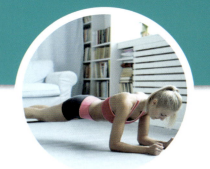

Destaques

Obesidade e estratégias para a regulação do peso
- Epidemia global de obesidade
- Desenvolvimento de estratégias adequadas de dieta e atividade física

Como desenvolver estratégias adequadas de dieta e atividade física
- Maximização das chances de a dieta ser bem-sucedida

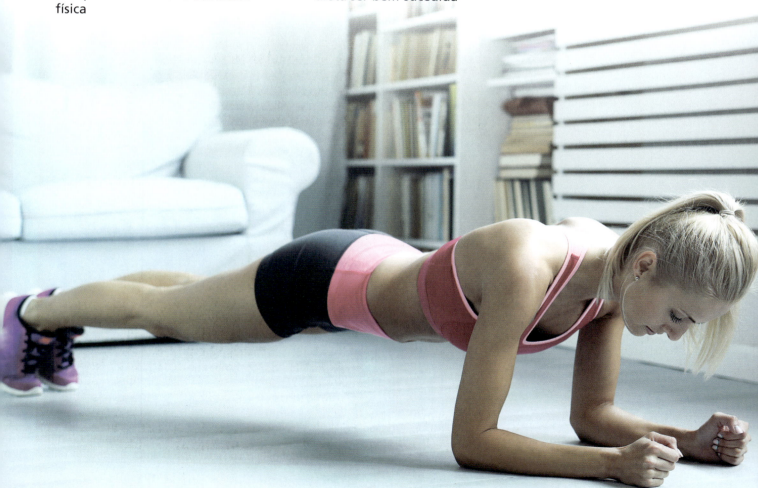

Teste seu conhecimento

Selecione verdadeiro ou falso para as 10 afirmações abaixo e confira as respostas que se encontram ao fim do capítulo. Refaça o teste após terminar de ler o capítulo; você deve acertar 100%!

		Verdadeiro	Falso
1.	Existe atualmente uma epidemia global de obesidade.	○	○
2.	Não existem diferenças "raciais" na prevalência da obesidade; o excesso de gordura não discrimina.	○	○
3.	As abordagens dietéticas oferecem a melhor defesa contra o retorno do peso corporal perdido.	○	○
4.	O ganho ponderal é uma consequência inevitável do envelhecimento.	○	○
5.	A abordagem mais prudente para o controle do peso combina restrição alimentar moderada com aumento da atividade física diária.	○	○
6.	O corpo reduz o gasto energético basal durante a perda ponderal por restrição alimentar.	○	○
7.	Dietas com teor calórico muito baixo (VLCD, do inglês *very low-calorie diet*) são o melhor método e o modo mais fácil de induzir com sucesso a perda ponderal.	○	○
8.	Dito de modo simples, a ingestão excessiva de alimentos produz ganho ponderal.	○	○
9.	O aumento da atividade física regular melhora o estado de saúde individual, mas não contribui para o controle de peso em função da pequena quantidade de calorias que são gastas durante a maior parte das atividades físicas.	○	○
10.	É preciso praticar exercícios aeróbicos para a perda ponderal; os exercícios de peso/resistência são pouco valiosos, já que eles queimam poucas calorias.	○	○

OBESIDADE E ESTRATÉGIAS PARA A REGULAÇÃO DO PESO

A ingestão energética diária nos EUA de indivíduos com idades acima de 19 anos é de quase 1.800 kcal para as mulheres e 2.700 kcal para os homens. Usando esses valores médios, uma mulher jovem em 1 ano terá consumido teoricamente 657.000 kcal e um homem, 985.500 kcal. Como um parâmetro de referência, isso se traduz em uma ingestão anual de cerca de 750 kg de alimentos, uma quantidade de comida equivalente a 3.308 hambúrgueres de 225 g sem pão e condimentos, ou 730 pizzas de queijo, cada uma com dez fatias (*www.ers.usda.gov/Data/FoodConsumption/*). Entre os 21 e os 50 anos de idade, o consumo dessa quantidade anual de alimentos excede 24 toneladas, ou uma ingestão energética total de 14 a 15 milhões de calorias! É fácil perceber que apenas um pequeno aumento (ou diminuição) no consumo alimentar, mesmo sem qualquer variação no gasto energético, pode modificar radicalmente o peso corporal de uma pessoa, tipicamente entre 225 e 450 g por ano. Isso significa que, para uma pessoa que aos 20 anos de idade em 2018 pese 68 kg, um ganho de peso de 0,45 kg por ano faria com que no ano de 2047, aos 50 anos de idade, essa pessoa pesasse 81,6 kg! Após os 50 anos de idade, a taxa de declínio na massa muscular acelera, o que pode mascarar os aumentos contínuos no peso corporal e, particularmente, no teor de gordura corporal.

Os homens e as mulheres fisicamente ativos frequentemente consomem 50% mais calorias do que indivíduos fisicamente inativos, mas ainda assim eles possuem um controle melhor de seu peso durante o envelhecimento. Quando as calorias dos alimentos excedem as necessidades energéticas diárias, o excesso de calorias é armazenado principalmente como gordura no tecido adiposo. Por exemplo, a ingestão de 57 g a mais de amendoins torrados por dia produziria teoricamente um ganho de peso de 7,7 kg em apenas 1 ano, por causa das 59.860 kcal adicionais. *O gasto energético deve se equilibrar com a ingestão energética para evitar essa disparidade.* Infelizmente, na maior parte dos casos, isso não ocorre. Isso levou a uma crise global e nacional de consumo energético excessivo e a uma epidemia assustadora de excesso de peso e de gordura (um termo mais gentil para obesidade).

Uma pesquisa com números aleatórios de telefone feita com quase 110 mil adultos norte-americanos descobriu que quase 70% deles lutam para perder peso (29% dos homens e 40% das mulheres) ou para mantê-lo. Apenas um quinto dos quase 50 a 80 milhões de norte-americanos que tentam perder peso segue a combinação recomendada de ingerir menos energia e praticar pelo menos 150 minutos semanais de atividade física moderada. Os indivíduos que tentam perder peso gastaram mais de US$ 100 bilhões em 2018 com produtos e serviços de redução de peso, frequentemente participando de práticas dietéticas potencialmente perigosas e utilizando fármacos

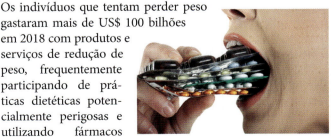

Parte 6 • Composição Corporal, Controle de Peso e Transtornos Alimentares

enquanto ignoram abordagens sensíveis para a manutenção da perda ponderal.

Mais de 2 milhões de norte-americanos gastaram coletivamente mais de US$ 150 milhões com remédios para a redução do apetite de venda irrestrita, sem mencionar as vendas por televisão, rádio, correio e internet. Infelizmente, para os fabricantes de produtos para perda ponderal, a Food and Drug Administration (FDA) tem estado atenta na identificação de mais de 100 produtos falsos de venda irrestrita contendo ingredientes ativos perigosos e não mencionados em seus rótulos (*www.fda.gov/Drugs/ResourcesForYou/Consumers/BuyingUsingMedicineSafely/MedicationHealthFraud/ucm234592.htm*). Os consumidores podem adquirir inadvertidamente produtos contendo quantidades variáveis de fármacos controlados e ingredientes farmacologicamente ativos testados ou não testados. Por exemplo, em novembro de 2017 foi encontrado o fármaco antidepressivo fluoxetina no produto para perda de peso dos EUA chamado Adipessum® Miracle Slimming Capsules. Essa substância é um fármaco aprovado pela FDA pertencente a uma classe chamada de inibidores seletivos da recaptação de serotonina (ISRS), utilizado para o tratamento de depressão, bulimia, transtorno bipolar, síndrome do pânico e transtorno disfórico pré-menstrual (TDPM). Esse produto representa uma ameaça à saúde porque o uso de ISRS está associado à presença de pensamentos suicidas, sangramentos anormais e convulsões. A FDA também recomendou que os consumidores não comprassem ou utilizassem o produto chamado Fruta-Planta-Life (Garcinia Cambogia Premium), um produto vendido para perda de peso, porque ele contém sibutramina, uma substância controlada removida do mercado norte-americano por motivos de segurança em outubro de 2010. Esse produto representa uma ameaça séria à saúde de pacientes com histórico de doença arterial coronariana, insuficiência cardíaca congestiva, arritmias ou acidente vascular encefálico porque esse fármaco aumenta substancialmente a pressão arterial e/ou a frequência cardíaca, além de interferir com a metabolização de outros fármacos.

Epidemia global de obesidade

A obesidade representa uma condição complexa com várias dimensões sérias, sociais e psicológicas, que impacta todos os grupos etários e socioeconômicos e ameaça tanto os países desenvolvidos quanto em desenvolvimento.

Um dos estudos mais notáveis sobre a obesidade mundial já realizado incluiu 19,2 milhões de participantes com idade igual ou superior a 18 anos (9,9 milhões de homens e 9,3 milhões de mulheres) em 186 dos 200 países e territórios organizados em 21 regiões. Esse estudo de 2016 forneceu o quadro mais longo e completo das tendências de IMC dos adultos, incluindo, pela primeira vez, indivíduos desnutridos (IMC < 18,5 kg/m²) e obesidade grave e mórbida (IMC ≥ 40 kg/m²). A **Figura 14.1** apresenta uma comparação de IMC ao redor do mundo, avaliado tanto em 1975 quanto em 2014. A mensagem mais óbvia é a mudança dramática na cor do mapa entre 1975 e 2014. Repare na mudança de cor nos EUA, na Austrália, no sul da América do Sul e muitos países europeus.

Até mesmo na maior parte dos países africanos e asiáticos, em que havia um alto percentual de pessoas com IMC relativamente baixo em 1975, o grau de aumento do IMC nesses locais é considerável, embora o IMC de muitos países da África subsaariana e do sul da Ásia apresentem as menores faixas de obesidade mundial (*www.thelancet.com/journals/lancet/article/PIIS0140-6736(16)30054-X/abstract*; ouça também o *podcast* da *Lancet* – The weight of the world – The Lancet; 1º de abril de 2016). Curiosamente, mais de 38% dos homens e mais de 50% das mulheres na Polinésia e na Micronésia tinham obesidade em 2014. A prevalência de obesidade também ultrapassou a faixa de 30% entre homens e mulheres de países de alta renda cuja língua principal é o inglês. Esse percentual de obesidade também é alcançado em mulheres no sul da África, no Oriente Médio e no norte da África. Mais de 20% dos homens na Índia, Bangladesh, Timor Leste, Afeganistão, Eritreia e Etiópia, além de 25% ou mais das mulheres em Bangladesh e na Índia, ainda estavam abaixo do peso em 2014. Em 1975, o percentual de pessoas desnutridas chegava a 37% das mulheres na Índia e em Bangladesh. Em 2014, havia mais homens com obesidade do que desnutridos em 136 dos 200 países (68%); em 113 desses países havia mais homens gravemente obesos do que desnutridos. Para as mulheres, a obesidade ultrapassa a desnutrição em 165 países (83%) e a obesidade grave ultrapassa pessoa desnutrição em 135 países. Outro achado importante é que em 2014 cerca de 266 milhões de homens (faixa de 240 a 295 milhões) e 375 milhões de mulheres (faixa de 344 a 407 milhões) tinham obesidade, em comparação com "apenas" 34 milhões de homens (faixa de 26 a 44 milhões) e 71 milhões de mulheres (faixa de 57 a 87 milhões) apenas 40 anos antes. Finalmente, 58 milhões de homens ao redor do mundo (faixa de 49 a 68 milhões) e 126 milhões de mulheres (faixa de 112 a 141 milhões) tinham obesidade grave em 2014.

Com base no dado volumoso a respeito do aumento do "peso mundial" em 1,5 kg por década ao longo dos últimos 40 anos, uma rede com mais de 700 cientistas e médicos colaborando entre si concluiu que:

> Se as tendências após os anos 2000 continuarem, a probabilidade de alcançar a meta global de obesidade é de virtualmente zero. Em vez disso, em 2025, a prevalência global de obesidade alcançará 18% em homens e passará de 21% em mulheres; a obesidade grave passará de 6% em homens e de 9% em mulheres. Ainda assim, haverá uma prevalência grande de pessoas desnutridas nas regiões mais pobres do mundo, especialmente no sul da Ásia (*www.oecd.org/els/health-systems/Obesity-Update-2017.pdf*).

Além desse prognóstico ruim a respeito da prevalência da obesidade, esse consenso tentou fornecer uma visão mais otimista sobre como os países podem lidar com esse problema (esse consenso não abordou o impacto positivo do aumento da atividade física).

> Os nossos resultados possuem muitas implicações. Em primeiro lugar, o foco na epidemia global da obesidade ofuscou a presença da desnutrição em alguns países. Nossos resultados mostram a necessidade de abordar o problema da desnutrição persistente e, desse modo, reduzir os riscos a gestantes e seus recém-nascidos, a mortalidade decorrente de tuberculose e de outras doenças respiratórias e a possibilidade de morte por todas as causas, que

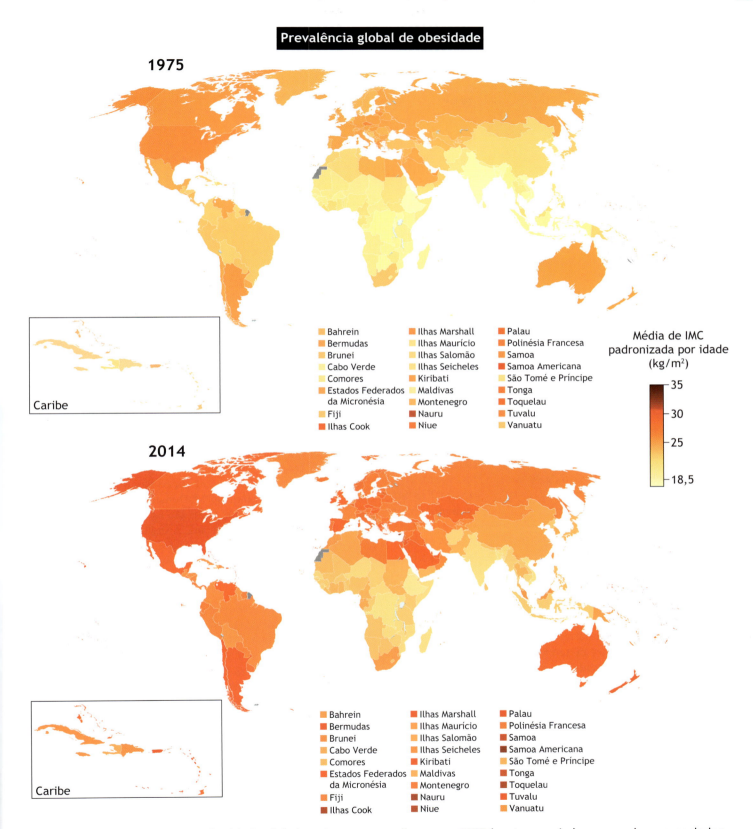

Figura 14.1 Prevalência da obesidade global em homens e mulheres em 1975 (*parte superior*) comparada com os dados correspondentes de 9,9 milhões de homens e 9,3 milhões de mulheres em 2014 (*parte inferior*). (Fonte: Ezotti M et al. Trends in adult body-mass index in 200 countries from 1975 to 2014: a pooled analysis of 1698 population-based measurement studies with 19.2 million participants-NCD Risk Factor Collaboration. Lancet. 2016; 387:1377.)

Parte 6 • Composição Corporal, Controle de Peso e Transtornos Alimentares

possui uma associação em curva J. Para abordar esse problema serão necessárias políticas sociais e nutricionais que garantam a segurança alimentar nos lares mais pobres, mas que também evitem o consumo excessivo de carboidratos processados e outros alimentos pouco saudáveis. Em segundo lugar, embora a adiposidade tenha sido constantemente mostrada como um fator de risco independente de várias doenças crônicas não transmissíveis (DCNT) em estudos epidemiológicos, em um nível populacional, o efeito do aumento do IMC no curso da redução da mortalidade tem sido pequeno em países com alta renda, possivelmente porque tratamentos farmacológicos ajudam a reduzir a pressão arterial e os níveis séricos de colesterol, além de controlarem as complicações do diabetes melito tipo 2, que são mediadores dos efeitos do IMC sobre as doenças cardiovasculares. Em países de baixa renda, em que os sistemas de saúde podem não ser capazes de identificar e tratar hipertensão arterial sistêmica, dislipidemia e diabetes melito tipo 2, a adiposidade pode ter um efeito mais preponderante sobre a saúde populacional. Além disso, nós mostramos que algumas regiões de renda alta ou média agora estão passando por uma epidemia de obesidade grave. Nem mesmo os fármacos anti-hipertensivos, as estatinas e os hipoglicemiantes serão capazes de reduzir completamente os riscos associados a níveis de IMC tão altos e a cirurgia bariátrica pode ser a intervenção mais eficiente para a perda ponderal e para a prevenção e a remissão dessas doenças.

Mudanças no IMC ao redor do mundo

Os resultados do NCD Risk Factor Collaboration fizeram com que um ponto ficasse perfeitamente claro sobre a mudança de IMC ao redor do mundo: entre 1975 e 2014, um período de tempo relativamente curto de 40 anos, o IMC médio corrigido pela idade aumentou de 21,7 kg/m^2 para 24,2 kg/m^2 em homens e de 22,1 kg/m^2 para 24,4 kg/m^2 em mulheres. O resultado desse aumento influencia a prevalência de obesidade em homens, que passou de 3,2% em 1975 para 10,8% em 2014; para as mulheres, a mudança correspondente foi de 6,4 para 14,9%. A prevalência de pessoas com IMC menor do que 16 kg/m^2 em países de renda baixa ou média ainda é alta e está relacionada fortemente com circunstâncias socioeconômicas adversas, além de problemas fisiológicos e metabólicos. Também é verdade que, em países de alta renda, as pessoas mais pobres têm mais chance de terem obesidade do que aquelas com maior poder econômico. O inverso é verdade em muitas outras partes do mundo – os pobres possuem menor IMC, o que pode comprometer gravemente a saúde global e a viabilidade econômica (*www.thelancet.com/journals/lancet/article/PIIS0140-6736(17)32129-3/fulltext?elsca1=tlpr*). Veja o Capítulo 9 para uma discussão sobre o paradoxo fome-obesidade.

Consequências negativas para a saúde causadas pela isenção de impostos sobre importações no México

Começando em 1980 e continuando por 24 anos, o México estimulou investimentos estrangeiros por intermédio de uma promoção significativa de importações de alimentos e produtos agrícolas. Isso foi seguido, em 1994, por um acordo comercial entre México, Canadá e EUA chamado de Acordo de Livre

Comércio da América do Norte (NAFTA; *www.naftanow.org*). O NAFTA criou a maior zona de livre comércio mundial para a promoção de um forte crescimento econômico entre esses três grandes países da América do Norte, principalmente seus fazendeiros e suas famílias, os produtores e os consumidores. Enquanto a maior parte dos economistas concordam que o NAFTA apresentou fortes benefícios econômicos, os profissionais de saúde chamam a atenção sobre as consequências inesperadas do NAFTA para os cidadãos mexicanos – o rápido aumento nos índices de obesidade, que passou de apenas 7% em 1980 para 20,3% em 2016 (*www.healthdata.org/about*), fazendo com que o diabetes melito tipo 2 tenha sido a doença que mais matou mexicanos em 2017 (80.000 mortes), como relatado pela OMS (*www.who.int/bulletin/volumes/95/6/17-020617/en/*). Infelizmente, o México agora possui uma das maiores taxas de hospitalização decorrentes de diabetes melito entre uma lista com mais 35 países (p. ex., Japão, Coreia, Reino Unido, EUA, Itália, Espanha e Portugal; *www.oecd.org/about/history*). Outra consequência do NAFTA foi a importação acelerada de alimentos ultraprocessados de baixo valor nutricional provenientes dos EUA e do Canadá para o México. Os baixos impostos de importação causaram um crescimento rápido em lojas de conveniência e redes de *fast-food* na indústria alimentícia mexicana. Os críticos a esse influxo citam as enormes quantidades de importações de carnes de menor qualidade, de xarope de milho com alto teor de frutose e de outros produtos derivados do milho, que impactaram nos consumidores mexicanos. Por exemplo, o Walmart do México (o maior revendedor de alimentos do México) possui 2.411 lojas, incluindo 262 superlojas, e 160 lojas Sam's Club, enquanto as franquias McDonald's (400 lojas), Pizza Hut (200 lojas) e KFC (300 lojas) são os maiores vendedores da indústria alimentícia mexicana. Antes do NAFTA, os EUA investiam US$ 2,3 bilhões em ofertas de alimentos e bebidas no México, mas esse valor aumentou em cinco vezes, para US$ 10 bilhões em 2012, e os números de 2017 são ainda maiores (*www.nytimes.com/2017/12/11/health/obesity-mexico-nafta.html?smprod=nytcoreiphone&smid=nytcore-iphone-share&_r=0*). Em 2016, o México importou US$ 345 milhões de xarope de milho com alto teor de frutose em comparação com os US$ 5 milhões antes do NAFTA. Esse aumento contribuiu para um consumo médio de 1.928 kcal diárias consumidas a partir de alimentos e bebidas industrializados, 380 kcal a mais do que é consumido nos EUA! Especialistas em políticas nutricionais e de saúde pública concordam que o efeito do consumo excessivo de refrigerantes e alimentos processados contribui para o aumento contínuo nas taxas de obesidade e das consequências do diabetes melito em cidadãos mexicanos.

Taxas de obesidade nos EUA: um desastre nacional

Apesar da quantidade cada vez maior de tentativas de perder peso, os norte-americanos têm mais sobrepeso do que há uma geração, com a obesidade crescendo em todas as regiões dos EUA. A **Figura 14.2** mostra a prevalência por estado de obesidade adulta nos EUA, incluindo Guam e Porto Rico.

Capítulo 14 • Balanço Energético, Atividade Física e Controle do Peso   **495**

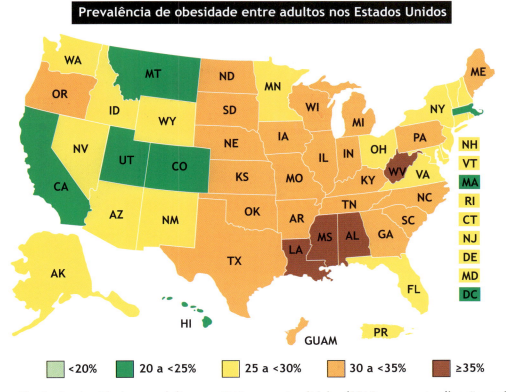

Figura 14.2 Prevalência de obesidade em adultos nos EUA e seus territórios (2016, com a atualização mais recente em 31 de agosto de 2017; *https://stateofobesity.org/adult-obesity/*). Ao contrário dos dados de 2011, em que o estado do Colorado era o único com uma taxa de prevalência abaixo de 20%, nenhum estado apresentou prevalência de obesidade menor do que 20%. O meio-oeste dos EUA apresentou a maior prevalência de obesidade (30,7%), seguido pelo sul (30,6%), pelo nordeste (27,3%) e pelo oeste (25,7%). Os estados Alabama, Arkansas, Mississippi, Louisiana e Virgínia Ocidental apresentaram as maiores taxas de obesidade, acima de 35,5%; Virgínia Ocidental apresentou 37,7%, seguida por Mississippi (37,3%) e, então, por Alabama e Arkansas (35,7%) e depois a Louisiana (35,5%) (*https://www.cdc.gov/obesity/data/prevalence-maps.html.* Acesso em: 20 ago. 2018).

Aproximadamente 80 milhões de norte-americanos estão obesos agora. Surpreendentemente, isso inclui quase 36% dos estudantes universitários! A taxa de obesidade é maior entre adultos de meia-idade, entre 40 e 59 anos (39,5%), do que em adultos mais jovens, com idades entre 20 e 39 anos (30,3%) ou idosos com mais de 60 anos (35,4%). Mais de 4 milhões de pessoas pesam mais do que 136 kg e mais de 550 mil pessoas (a maioria homens com IMC ≥ 40 kg/m²) pesam mais de 181 kg – com a mulher adulta média pesando agora um valor sem precedentes de 74,85 kg. *Os pesquisadores dizem que, se essa tendência continuar, mais de 75% da população norte-americana adulta pode alcançar o estado de sobrepeso ou obesidade no ano de 2020, com essencialmente toda a população adulta apresentando sobrepeso dentro de três gerações.* Essas estatísticas extraordinariamente tristes representam um verdadeiro desastre nacional. A ocorrência de sobrepeso afeta particularmente as mulheres e os grupos minoritários (hispânicos, afro-americanos e oriundos das ilhas do Pacífico). O principal aumento ocorre pela quase duplicação da faixa de obesidade, chegando a quase um em cada três norte-americanos ao longo das duas últimas décadas.

A **Figura 14.3** mostra os percentuais de adultos norte-americanos obesos por estado de 2012 a 2014 categorizados de acordo com sua etnia como afrodescendentes não hispânicos ou como hispânicos. Para os adultos afrodescendentes não hispânicos, nenhum estado apresentou uma taxa de obesidade menor do que 20%. As taxas de prevalência para oito estados e para o Distrito de Columbia variaram entre 30 e < 35% e 33 estados apresentaram prevalência ≥ 35%. Já a prevalência de obesidade entre hispânicos adultos, assim como ocorre com os adultos afrodescendentes não hispânicos, variou entre 30 e < 35% em 21 estados e Guam e nove estados apresentaram taxas maiores do que 35%. Os cinco estados com as maiores taxas de prevalência foram Arkansas (44,4%), Mississippi (43,0%), Carolina do Sul (42,7%), Indiana (42,5%) e Alabama (42,4%).

Prevalência perturbadora de sobrepeso e obesidade nas crianças norte-americanas

Um relatório de 2015, "The State of Obesity 2015", do Trust for America's Health (*http://healthyamericans.org/reports/stateofobesity2015/*), fornece dados ainda mais alarmantes sobre as estratégias atuais, incluindo as políticas escolares de nutrição e atividade física para o combate à epidemia da obesidade em crianças e adolescentes. Essa 12ª edição anual do relatório (chamado anteriormente de "F" da série de relatórios Fat) fornece os *rankings* estaduais de todas as categorias e mapas

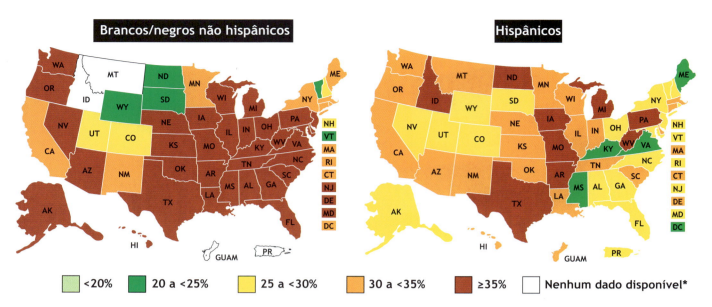

Figura 14.3 Percentuais específicos por estado de adultos norte-americanos categorizados como tendo obesidade por etnia afrodescendente/caucasiana ou etnia hispânica (*www.cdc.gov/obesity/data/prevalence-maps.html*. Acesso em: 12 set. 2018).

e gráficos interativos atualizados (*http://stateofobesity.org*). Os principais achados podem ser resumidos da seguinte maneira:

1. Entre os meninos latinos, 40,7% têm obesidade ou sobrepeso em comparação com 27,8% dos meninos caucasianos.
2. Os alunos de ensino médio do Kentucky possuem a maior taxa de obesidade dos EUA, de 18% – Utah tem a menor taxa, de 6,4%.
3. Dezoito estados apresentaram diminuição nas taxas de obesidade em crianças pequenas de famílias de baixa renda.
4. Sete dos 10 estados do sul apresentam as maiores taxas de obesidade para crianças com idade entre 10 e 17 anos.
5. Sete dos 10 estados do oeste possuem as menores taxas de obesidade para crianças com idade entre 10 e 17 anos.
6. Nos EUA, 16,9% das crianças têm obesidade e 31,8% têm sobrepeso ou obesidade.
7. Nos EUA, 20,2% das crianças afrodescendentes, 22,4% das crianças latinas e 14,3% das crianças caucasianas estão obesas.

Prevalência mundial de sobrepeso e obesidade infantil

De acordo com a Organização Mundial da Saúde (OMS; *www.who.int/*) as estatísticas mundiais sobre a quantidade de crianças e adultos com sobrepeso e obesidade são:

- As taxas de obesidade mundial mais do que dobraram desde 1980
- Em 2014 (com valores um pouco maiores na pesquisa de 2016; *https://www.oecd.org/els/health-systems/Obesity-Update-2017.pdf*), mais de 1,9 bilhão de adultos com mais de 18 anos de idade tinham sobrepeso. Dentre eles, mais de 600 milhões tinham obesidade
- Para adultos, 39% daqueles com 18 anos de idade ou mais tinham sobrepeso em 2014; 13% deles tinham obesidade

- A maior parte da população mundial vive em países em que sobrepeso e obesidade matam mais pessoas do que a desnutrição
- Em 2013, 42 milhões de crianças com menos de 5 anos tinham sobrepeso ou obesidade.

Uma criança ou um adolescente com um percentil alto de IMC apresenta um risco considerável de ter sobrepeso ou obesidade aos 35 anos de idade, e esse risco aumenta com a idade. Mais de 60% das crianças com idade entre 5 e 10 anos apresentam pelo menos um fator de risco para doenças cardiovasculares. O excesso de gordura na juventude representa um fator de risco maior para a fase adulta do que o desenvolvimento da obesidade posteriormente. Crianças e adolescentes com sobrepeso, independentemente do peso corporal final como adultos, apresentam risco maior para uma ampla gama de doenças quando adultos do que crianças que mantêm um peso corporal adequado para idade e gênero conforme envelhecem.

Riscos para a saúde e impacto financeiro da obesidade

O excesso de gordura corporal representa a segunda principal causa de morte prevenível dos EUA –, o tabagismo é a principal – com o custo das doenças relacionadas com a obesidade excedendo os US$ 190,2 bilhões anuais em 2016, o que corresponde a quase 21% dos gastos médicos anuais nos EUA; a obesidade infantil sozinha causa gastos médicos diretos da ordem de US$ 14 bilhões. Uma visita anual ao médico feita por 25% desse total da população de obesos norte-americanos custa mais de US$ 810 milhões, com base no custo médio de uma consulta médica de US$ 60. Além disso, a obesidade está associada ao absenteísmo no trabalho, com um custo de US$ 4,3 bilhões anuais e a menor produtividade no trabalho custa aos empregadores US$

506 anualmente para cada trabalhador obeso. Adicionalmente, os adultos obesos gastam 42% a mais com cuidados diretos com a saúde do que adultos que mantêm um peso adequado. Ainda mais desconcertante é a estimativa de mortes anuais atribuídas à obesidade em si, que varia entre 280 e 400 mil.

Do lado positivo, o aumento da atividade física exerce uma influência considerável na redução do risco de doenças cardiovasculares e tem um efeito mais moderado sobre o risco de diabetes melito tipo 2. Essencialmente, o aumento da adiposidade e a redução da atividade física predizem forte e independentemente o risco de morte por esses dois problemas. Essas consequências elevam os riscos de problemas de saúde de uma pessoa sedentária e com sobrepeso em qualquer nível de excesso de peso. Infelizmente, a prevalência crescente de obesidade reduziu o declínio das doenças arteriais coronarianas entre mulheres de meia-idade. Indivíduos com sobrepeso ou obesidade com dois ou mais fatores de risco de doenças cardiovasculares devem reduzir o excesso de peso. Indivíduos com sobrepeso e sem outros fatores de risco devem pelo menos tentar manter seu peso corporal atual. Mesmo uma redução de peso modesta melhora a sensibilidade à insulina e o perfil lipídico sanguíneo, além de prevenir ou atrasar o início do diabetes melito tipo 2 em pessoas com risco elevado. Evidências epidemiológicas corroboram que o excesso de peso corporal constitui um risco independente e poderoso para a insuficiência cardíaca congestiva. Em termos de risco de câncer, a manutenção de um IMC abaixo de 25 kg/m² poderia evitar uma de cada seis mortes por câncer nos EUA (14% em homens e 20% em mulheres), ou cerca de 90 mil mortes anuais.

O excesso de peso prediz a morte prematura

Homens e mulheres com sobrepeso, mas não obesos, que não fumam e se encontram entre a metade dos 30 e a metade dos 40 anos de idade morrem pelo menos 3 anos antes do que as pessoas com peso adequado – um risco tão prejudicial para a expectativa de vida quanto o tabagismo. *A má notícia para as pessoas com obesidade é elas podem contar com uma redução na longevidade de aproximadamente 7 anos.* Em nações industrializadas, fatores econômicos operam para não incentivar o aconselhamento da maior parte dos profissionais de saúde de comer menos e aumentar o tempo gasto em atividades físicas mais vigorosas durante a vida cotidiana. Os alimentos continuam a se tornar cada vez mais baratos e mais gordurosos e processados, enquanto os empregos reduziram suas demandas de esforço.

O aumento da atividade física modifica os aumentos na massa corporal e na gordura corporal relacionados com a idade

A manutenção de um nível elevado de atividade física modifica os aumentos de peso e de gordura corporal relacionados com a idade. Dados prospectivos de uma pesquisa de 7 anos com corredores dos sexos masculino e feminino que mantiveram relatos detalhados de peso corporal e das circunferências abdominal e do quadril durante 7 anos de treinamento contínuo de corrida confirmaram que as pessoas que acumularam mais quilômetros corridos (≥ 48 km/semana) reduziram a tendência normal do envelhecimento de ganhar peso corporal (e de aumentar o IMC) e de ganhar gordura corporal em relação aos corredores menos fisicamente ativos (≤ 24 km/semana). Por exemplo, o ganho de peso anual de homens com idade entre 18 e 24 anos que correram mais de 48 km/semana foi de 0,83 kg em comparação com um ganho de 1,56 kg para um grupo de homens com a mesma idade que correram menos do que 24 km/semana. Para as mulheres, a variação de peso corporal ao longo do intervalo de 7 anos foi cerca de três vezes menor (+ 0,39 kg/ano) nas mulheres que correram mais do que 48 km/semana do que as mulheres que correram distâncias menores (+ 0,91 kg/ano). O aumento da atividade física sustentado por períodos longos de tempo é mais importante como um fator independente para minimizar o aumento de peso corporal que ocorre normalmente com o envelhecimento. Isso é diferente de simplesmente reduzir o peso corporal repetidamente durante um período curto de tempo, de semanas ou até mesmo 1 ano, para normalizar qualquer excesso de peso acumulado. A mensagem para a saúde pública parece clara – o aumento da atividade física *regular* como uma escolha de estilo de vida, e não a prática crônica de dietas e/ou a realização de exercícios a curto prazo, deve se tornar uma consideração importante para a prescrição saudável de programas de controle de peso e de envelhecimento adequado.

A genética desempenha um papel importante na regulação do peso corporal

O *status* de peso corporal dever ser visto como o resultado final de interações complexas entre os genes e as influências ambientais e não a simples consequência de fatores psicológicos que afetam os comportamentos alimentares. Pesquisas com gêmeos, crianças adotadas e segmentos específicos da população atribuem até 80% do risco de se tornar obeso a fatores genéticos.

Geneticistas moleculares estão determinados a descobrirem os segredos da função subcelular relacionados com a obesidade, tentando responder a uma pergunta que parece simples: por que tantas pessoas se tornaram gordas e o que pode ser feito para resolver o problema? Pesquisadores britânicos em dezembro de 2009 forneceram evidências claras a respeito de um mecanismo biológico que ajuda a explicar por que algumas pessoas são mais suscetíveis ao ganho de peso em um mundo dominado por alimentos com alta densidade energética e um estilo de vida sedentário. O experimento focou o gene codificante da proteína *FTO* (dioxigenase dependente de α-cetoglutarato), localizado no cromossomo 16, que afeta o risco de um indivíduo apresentar obesidade ou sobrepeso. O gene *FTO* ocorre em duas variantes e todas as pessoas herdam duas cópias do gene. As crianças que herdaram duas cópias de uma variante eram 70% mais propensas a serem obesas do que aquelas que receberam duas cópias da variante selvagem. Cinquenta por cento das crianças que herdaram uma cópia de cada variante *FTO* apresentavam um risco de obesidade 30% maior. A porção inovadora do estudo envolveu um subgrupo de 76 crianças cujos metabolismos foram monitorados por 10 dias e que receberam refeições especiais para o teste na escola. O alimento disponível foi medido antes e após o consumo para saber quanto foi ingerido. Interessantemente, a variante *FTO* não reduziu o metabolismo e aumentou a tendência a comer mais alimentos com elevada densidade energética nas refeições fornecidas. Em cada um dos casos, o ganho de peso extra foi explicado inteiramente pelo acúmulo de gordura corporal e não pelo aumento da massa muscular ou por diferenças estruturais, como ser mais alto.

A genética reduz o limiar de obesidade. A constituição genética não causa necessariamente a obesidade, mas ela reduz o limiar para o seu desenvolvimento; ela contribui para as diferenças de ganho de peso em indivíduos que são alimentados com um excesso idêntico de energia diária. A **Figura 14.4** resume os achados obtidos a partir de uma grande quantidade de pessoas que representam nove tipos diferentes de origens. Os fatores genéticos determinaram cerca de 25% da variação transmissível entre as pessoas em relação ao percentual de gordura corporal e à massa total de gordura, enquanto a segunda maior variação transmissível estava relacionada com um efeito cultural. *Previsivelmente, o indivíduo geneticamente suscetível ganhará peso em um cenário indutor de obesidade associado a um ambiente sedentário e estressante com fácil acesso a alimentos com elevada densidade energética.*

Influência de fatores étnicos sobre a obesidade

Diferenças étnicas na ingestão alimentar e nos hábitos de atividade física, incluindo atitudes culturais relacionadas com o peso corporal, ajudam a explicar a maior prevalência de obesidade entre as mulheres afrodescendentes (cerca de 50%) em comparação com as mulheres caucasianas (33%). Estudos com mulheres obesas mostram que pequenas diferenças no metabolismo em repouso estão relacionadas com divergências na MLG e contribuem para as distinções étnicas de obesidade. Um efeito "étnico", que também é observado entre crianças e adolescentes, predispõe a mulher afrodescendente a ganhar peso e a retomá-lo mais rapidamente após uma perda ponderal. Em média, as mulheres afrodescendentes queimavam quase 100 kcal a menos por dia durante o repouso do que as mulheres caucasianas. Essa taxa menor de gasto energético persistiu mesmo após ajustes para as diferenças na massa corporal, no percentual de gordura corporal e na quantidade de massa livre de gordura. Uma redução de 100 kcal no metabolismo diário se traduz em quase 0,45 kg de gordura corporal acumulada todos os meses. O gasto energético diário total (GET) das mulheres afrodescendentes era, em média, 10% menor do que das mulheres caucasianas, por causa de uma redução de 5% no gasto energético em repouso (GER) e a uma redução de 19% no gasto energético durante a atividade física. Adicionalmente, mulheres afrodescendentes com excesso de peso apresentaram maiores reduções no GER do que as mulheres caucasianas com sobrepeso após restrição energética e perda ponderal. A combinação de um GER inicial menor e de uma depressão profunda no GER com a perda ponderal sugere que as mulheres afrodescendentes, incluindo as atletas, experimentam maior dificuldade em alcançar e manter a meta de peso corporal do que as mulheres caucasianas com sobrepeso.

Quando são avaliadas as supostas diferenças étnicas sobre características de composição corporal e suas implicações para a saúde e o desempenho físico, é preciso ser muito cuidadoso na avaliação dos métodos que exploram essas diferenças. Diferenças étnicas em tamanho e estrutura corporais, além do teor total de gordura corporal e de sua distribuição podem mascarar diferenças verdadeiras na gordura corporal em um dado IMC. É preciso pensar que o uso de modelos para o risco de doenças relacionado com o IMC que sejam únicos e não observem as diferenças étnicas reduz o potencial para o registro real dos riscos de doenças crônicas entre os diferentes grupos populacionais.

Um gene mutante e a leptina

Em 2013, pesquisadores relacionaram a obesidade humana com um **gene mutante**. Estudos realizados na Universidade de Cambridge, na Inglaterra, identificaram um defeito específico em dois genes que controlam o peso corporal. Dois primos de uma família paquistanesa na Inglaterra herdaram um defeito no gene que sintetiza a leptina, um hormônio crucial para a regulação do peso corporal produzido pelo tecido adiposo e liberado na corrente sanguínea, agindo sobre o hipotálamo. A ausência congênita da leptina produziu fome contínua e obesidade marcante nessas crianças. O segundo defeito genético observado em um paciente inglês afetou a resposta corporal ao "sinal" da leptina,

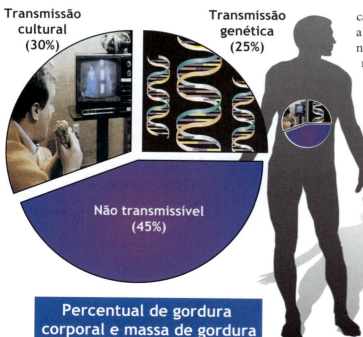

Figura 14.4 Variância transmissível total para a gordura corporal total e o percentual de gordura corporal determinado por pesagem hidrostática (Dados de Bouchard C et al. Inheritance of the amount and distribution of human body fat. Int J Obes. 1988; 12:205).

que controla fortemente o quanto uma pessoa come, quanta energia ela gasta e, em última análise, quanto ela pesa.

O modelo genético de obesidade na **Figura 14.5** propõe que o gene *ob* normalmente é ativado no tecido adiposo, e talvez no tecido muscular, onde ele codifica e estimula a produção de uma proteína semelhante a hormônio de sinalização de gordura, chamada de proteína *ob* ou leptina, que, então, entra na corrente sanguínea. Essa molécula sinalizadora da saciedade chega ao **núcleo arqueado**, um conjunto de neurônios especializados no hipotálamo médio-basal que controla o apetite e o metabolismo e se desenvolve logo após o nascimento. Normalmente, a leptina reduz a vontade de comer quando a ingestão energética mantém os estoques ideais de gordura. A leptina pode afetar alguns neurônios na região hipotalâmica que estimulam a produção de substâncias químicas que reduzem o apetite e/ou diminuem os níveis de substâncias neuroquímicas que estimulam o apetite. Esses mecanismos explicariam como a gordura corporal está intimamente "conectada" ao cérebro por uma via fisiológica, regulando o balanço energético. Essencialmente, a disponibilidade da leptina, ou sua ausência, afeta a neuroquímica do apetite e o funcionamento dinâmico do cérebro, possivelmente afetando o apetite e a obesidade na vida adulta. *A conexão entre anomalias genéticas e moleculares com a obesidade permite que os pesquisadores vejam o excesso de gordura como uma doença em vez de uma falha psicológica.* A identificação precoce da predisposição genética para a obesidade faz com que seja possível começar intervenções dietéticas e de atividade física antes que a obesidade se instale e que a perda de gordura seja muito difícil.

Atividade física: componente crucial para o controle do peso

A prática de dietas para alcançar a perda de peso, quando a ingestão energética é menor do que as necessidades atuais para a manutenção do peso, geralmente ajuda as pessoas com sobrepeso ou obesidade a perderem cerca de 0,5 kg de massa corporal por semana. O sucesso na prevenção da recuperação do peso é relativamente baixo, com médias de entre 5 e 20% dos indivíduos que perderam peso. Os profissionais que trabalham com perda de peso argumentam que a atividade física regular, seja recreativa ou ocupacional, contribui efetivamente para a prevenção do ganho de peso. Pessoas que mantêm a perda ponderal ao longo do tempo apresentam maior força muscular e participam de mais atividades físicas do que as pessoas que recuperaram o peso perdido. Variações apenas na atividade física contribuíram para mais de 75% da recuperação do peso corporal. Esses achados apontam para a necessidade de identificar e promover estratégias que aumentem a atividade física regular ao longo do dia. Diretrizes nacionais atuais dos EUA realizadas pelo Surgeon General (*www.surgeongeneral.gov/*) e Health and Medicine of the National Academy of Sciences (*www.nationalacademies.org/hmd/*) recomendam pelo menos 30 a 60 minutos de atividade física moderada por dia. Nós apoiamos um aumento para pelo menos 75 minutos de exercício diário total (preferivelmente 90 minutos além do que é necessário para a vida "normal") como uma possível estratégia para combater a epidemia da obesidade. Enquanto de 30 a 60 minutos de atividade física moderada parece prudente, a experiência com milhares de pacientes mostrou que, quando combinados com um plano alimentar diário individual, 90 minutos de atividade física alcançam resultados aceitáveis a longo prazo para a redução do peso e do teor de gordura corporal.

Homens e mulheres mais velhos que mantêm estilos de vida ativos reduzem o padrão "normal" de ganho de gordura na vida adulta. Fundistas do sexo masculino e de meia-idade permaneceram mais magros do que indivíduos sedentários. O tempo gasto com atividades físicas está inversamente relacionado com o nível de gordura corporal em homens de meia-idade ou jovens que se exercitam regularmente. Surpreendentemente, não foram encontradas relações entre o nível de gordura corporal e a ingestão energética dos corredores. Desse modo, o maior nível de gordura corporal encontrado em homens de meia-idade ativos em

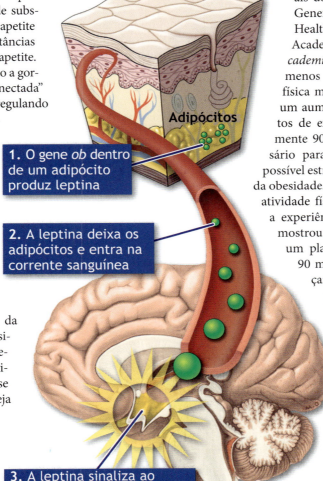

Figura 14.5 Modelo genético para a obesidade. Um mau funcionamento do gene da saciedade afeta a produção do hormônio da saciedade leptina. A baixa produção de leptina perturba a função adequada do hipotálamo (Etapa 3), o centro neurológico que regula o nível de gordura corporal (Modelo baseado na pesquisa conduzida na Rockefeller University, Nova York, NY).

Aumento de tamanho da América

Mudanças substanciais na constituição genética não conseguem explicar o rápido aumento na obesidade entre os norte-americanos nos últimos 20 anos. Mais de 69% da população norte-americana pode ser considerada como tendo sobrepeso ou obesidade, com cerca de 25 a 30% dessas pessoas alcançando a classificação de obesidade. Em agosto de 2018 (https://stateofobesity.org/rates/) as taxas de obesidade em adultos excederam 35% em cinco estados e alcançaram 30% em 25 estados. Além disso, a National Survey of Children's Health de 2016 (NSCH; http://www.cdc.gov/nchs/slaits/nsch.htm) encontrou taxas combinadas de sobrepeso e obesidade entre crianças e adolescentes de 10 a 17 anos variando de 19,2% em Utah até 37,7% no Tennessee. Muito provavelmente, os culpados pelo aumento do peso dos EUA são predominantemente um estilo de vida sedentário e a pronta disponibilidade de alimentos palatáveis e ricos em lipídios e calorias, que são oferecidos atualmente em porções cada vez maiores.

---

comparação com indivíduos mais jovens e mais ativos foi resultante de um treinamento menos vigoroso e não de uma maior ingestão energética!

Atividade física em bebês e crianças

Dos 3 meses de idade até o primeiro ano de vida, o gasto energético total dos bebês que mais tarde apresentaram sobrepeso foi em média 21% menor do que dos bebês com ganho de peso adequado. Para as crianças com idade entre seis e 9 anos, o percentual de gordura corporal foi relacionado inversamente com o nível de atividade física em meninos, mas não em meninas. Pré-adolescentes com excesso de gordura geralmente passam menos tempo praticando atividades físicas, mesmo as de baixa intensidade, do que crianças e adolescentes com peso adequado. Por volta da época em que as meninas chegam à adolescência, muitas delas não praticam atividade física em seus momentos de lazer. Para as meninas, a redução no tempo gasto com atividade física foi em média de quase 100% entre as afrodescendentes e 64% entre as caucasianas com idade de 9 a 10 e de 15 a 16 anos. Por volta dos 16 ou 17 anos de idade, 56% das meninas afrodescendentes e 31% das meninas caucasianas relataram que não praticavam nenhum tipo de atividade física no tempo livre. O gasto energético em 24 horas de nativos americanos adultos jovens foi relacionado inversamente com as mudanças de peso corporal ao longo de um período de 2 anos. Foi encontrado um risco quatro vezes maior de acumular mais de 7,5 kg em pessoas com menores gastos energéticos em 24 horas.

Resultados da atividade física durante a gestação

Pesquisas identificaram algumas sequências de DNA que podem predispor uma pessoa a uma vida inteira de atividade física aumentada, enquanto outras sequências de genes podem conferir uma vida inteira de comportamentos mais sedentários. De acordo com uma teoria de programação metabólica durante o desenvolvimento, experiências ambientais ainda no útero e imediatamente depois do parto podem afetar e, subsequentemente, alterar o DNA. É possível chegar à conclusão lógica de que essas mudanças podem influenciar positivamente o risco futuro de doenças, como a síndrome metabólica, ou mesmo qualidade geral de saúde.

Pesquisas experimentais verificaram que filhotes de camundongos nascidos de mães que tinham sobrepeso durante a gestação eram mais propensos a desenvolver obesidade e diabetes melito na vida adulta do que camundongos geneticamente idênticos de mães que tinham um peso adequado durante a gestação. O recado é o seguinte: a prole de camundongos cujas mães se exercitaram habitualmente durante a gestação cresceu e se tornou adulta gostando de atividade física. Roedores adultos sedentários produziram filhotes *sem* o desejo de aumento da atividade física na vida adulta. Camundongos-fêmeas adultas que realizaram atividade física repetitiva durante a gestação podem influenciar o código genético de sua prole a ser "programado" para uma vida de atividades físicas que começou durante essa gestação.

Essa mesma situação se aplica a seres humanos? A resposta geralmente é um "sim" qualitativo. Os padrões de atividade física de crianças com pais mais fisicamente ativos tendem a mimetizar o dos pais e elas crescem apreciando a atividade física, ao contrário de crianças com pais sedentários.

Explicação biológica. Pesquisadores relataram que pode haver uma explicação biológica para essas diferenças observadas no padrão de atividade física. Camundongos-fêmeas geneticamente idênticas foram colocadas em gaiolas com rodas giratórias, onde elas podiam correr entre 8 e 11,2 km por dia. Após correr por 1 semana, as fêmeas foram acasaladas com machos da mesma linhagem genética para a produção de novos filhotes. Metade das fêmeas grávidas foi impedida de correr à vontade durante a gestação. A outra metade continuou a correr durante a gestação, sendo limitada apenas pelos problemas causados pelo novo peso, o que reduziu significativamente a distância e a velocidade das corridas. Após o nascimento, a prole foi colocada em gaiolas sem rodas de corrida. Em alguns momentos durante a vida adulta, a nova geração de camundongos foi monitorada a respeito de seu nível geral de atividade física. Conforme eles envelheceram, os filhotes das mães corredoras se tornaram mais fisicamente ativos do que os filhotes das mães não corredoras. Essas diferenças aumentaram com a idade, de modo que os animais nascidos das mães corredoras foram mais ativos fisicamente durante o período do estudo e mais predispostos à atividade física durante a vida adulta. Essencialmente, a atividade física materna durante a gestação afetou a atividade física da prole por um evento de "programação". Os autores especularam que os movimentos físicos da mãe sacodem o útero levemente de maneira que afete o desenvolvimento cerebral dos fetos em partes relacionadas com o controle motor e o comportamento; ou que certas substâncias bioquímicas produzidas pelas mães por causa da atividade física passam pela placenta, afetando a fisiologia e a atividade genética da prole durante toda a sua vida.

Benefícios do aumento do gasto energético com o envelhecimento

A manutenção de um estilo de vida que inclui um nível regular e constante de exercícios de *endurance* atenua, mas não impede completamente, a tendência de ganhar peso após a meia-idade. Homens e mulheres sedentários que começam o regime de exercícios perdem peso e gordura corporal em comparação com aqueles que permanecem sedentários; aqueles que param de se exercitar ganham mais peso corporal em comparação com aqueles que permanecem fisicamente ativos. Além disso, a quantidade de variação no peso corporal é proporcional à mudança na dose do exercício. A **Figura 14.6** mostra a associação entre distância corrida, IMC e circunferência da cintura em todas as faixas etárias. Os homens ativos permaneceram tipicamente mais magros do que os sedentários em cada grupo etário; os homens que correram maiores distâncias todas as semanas pesavam menos do que aqueles que correram distâncias menores. O homem típico que manteve uma distância semanal de corrida constante ao longo dos anos ganhou 1,5 kg e a circunferência da cintura aumentou cerca de 1,9 cm, independentemente da distância percorrida. Por volta dos 50 anos de idade, um homem fisicamente ativo pode esperar pesar cerca de 4,5 kg mais (com uma cintura 5 cm maior) do que ele pesava aos 20 anos de idade, independentemente se ele manteve um nível constante de atividade física elevada. Para combater o ganho de peso na meia-idade, é preciso aumentar gradualmente a quantidade de exercício semanal pelo equivalente a correr 2,24 km a mais por semana todos os anos a partir dos 30 anos de idade. É possível alcançar o mesmo efeito sem exercício adicional reduzindo modestamente a ingestão energética (alimentar) e, ao mesmo tempo, fazer escolhas alimentares mais nutritivas.

Perda de peso: um dilema único para o atleta competitivo

Para muitos atletas "com sobrepeso" cujas carreiras competitivas terminaram, alcançar um peso corporal menor e uma composição corporal mais favorável (combinadas com práticas nutricionais adequadas) oferece benefícios para a saúde.

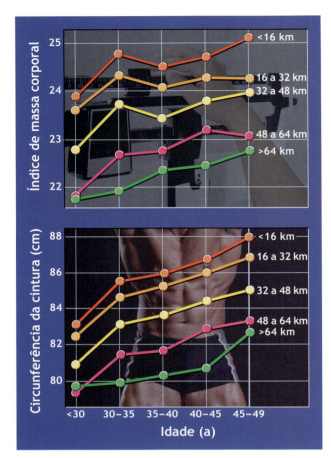

Figura 14.6 A relação entre o índice de massa corporal médio (*parte superior*) e a circunferência da cintura (*parte inferior*) e a idade para homens que mantiveram constantemente corridas semanais para distâncias variadas (< 16 a > 64 km/semana). Homens que anualmente aumentam as distâncias percorridas em 2,24 km por semana compensam o ganho de peso esperado durante a meia-idade. (Utilizada, com permissão, de McArdle WD, Katch FI, Katch VL. Exercise physiology: nutrition, energy, and human performance. 8th ed. Baltimore: Wolters Kluwer Health; 2015.)

Para o atleta que está competindo atualmente, o sucesso no desempenho depende de alcançar uma massa corporal e uma composição corporal "ideais" para o seu esporte em particular. Na patinação artística, no balé, no salto ornamental, na ginástica e no fisiculturismo o sucesso frequentemente requer uma "aparência estética magra" predefinida. Para complicar o assunto, a intensidade relativamente baixa do treinamento em alguns desses esportes contribui pouco para a perda de gordura.

A redução do tamanho corporal afeta o desempenho físico

Em exercícios competitivos de marcha atlética, corrida, esqui *cross-country* e patinação no gelo, o custo energético está diretamente relacionado com a massa corporal. Consequentemente, alcançar o menor peso sem comprometer a função

Gordura corporal boa e ruim

Três estudos realizados por pesquisadores de Boston, da Finlândia e da Holanda, publicados na revista científica *New England Journal of Medicine*, mostraram que alguma gordura marrom – a "gordura boa", que faz com que o corpo queime calorias para a geração de calor sem a produção de ATP (por causa de um desacoplamento com o metabolismo) – ainda permanece na vida adulta. Esse tipo de armazenamento de gordura gerador de energia se encontra principalmente ao redor do pescoço e sob as clavículas; já a gordura branca (ou amarelada) de armazenamento de energia se concentra ao redor da cintura para a liberação de energia e de substâncias químicas que controlam o metabolismo e o uso da insulina. Essas pesquisas mostram que:

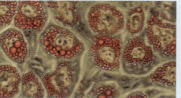

1. Pessoas magras possuem mais gordura marrom do que pessoas com sobrepeso.
2. A gordura marrom aumenta a liberação de energia em ambientes mais frios.
3. As mulheres tendem a ter mais gordura marrom do que os homens, com depósitos maiores e mais ativos.

A descoberta de maneiras de ativar completamente a gordura marrom do corpo pode representar um "Santo Graal" para o tratamento da obesidade.

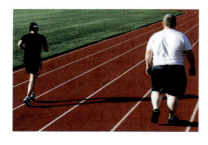

fisiológica e a capacidade metabólica deve melhorar o desempenho. Em esportes em que o peso é sustentado, como na natação, a redução do peso corporal pode não ter um efeito tão dramático sobre o desempenho, embora um tamanho corporal menor possa reduzir a força de atrito que impede o movimento na água.

Uma abordagem razoável para aumentar o desempenho em alguns atletas deve envolver a redução do peso corporal, particularmente da massa de gordura. Saltadores com vara e saltadores que reduzem o peso corporal sem comprometer a habilidade e a capacidade de geração de potência alcançam maior facilidade para superar a força gravitacional, que empurra seus corpos para baixo. O mesmo é verdade para corredores, skatistas, ciclistas e outros atletas que competem em altas velocidades. A resistência da gravidade não apenas diminui com um peso corporal menor, como também são reduzidos os efeitos da força de atrito gerada pelo ar (ou água) com menor área superficial corporal frontal.

Uma abordagem mais efetiva para a perda de peso

Um indivíduo consegue reduzir o peso corporal em um período de tempo relativamente curto restringindo a ingestão de alimentos e fluidos e suando excessivamente. A perda de peso nessa situação ocorre principalmente por causa da perda de água e da depleção das reservas de glicogênio no fígado e nos músculos. Tentativas de perda de peso em prazos mais longos por intermédio da privação alimentar aumentam os riscos de deprimir o metabolismo em repouso (fazendo com que a perda de peso contínua seja mais difícil) e aumentando a perda de tecido magro, das reservas de glicogênio e da força e potência musculares. A desidratação grave na tentativa de "alcançar o peso" por lutadores, por exemplo, também põe esses atletas em risco de lesões térmicas. A combinação de restrição alimentar moderada com atividade física diária adicional oferece a maior flexibilidade para alcançar a perda de gordura e de peso, mas ainda mantendo o indivíduo bem nutrido para o desempenho nos treinamentos e nas competições.

O potencial de aumentar o desempenho competitivo com a perda de peso considera que qualquer peso perdido não afeta negativamente a habilidade, a força ou a capacidade de geração de potência. Se esses determinantes importantes do desempenho pioram, o atleta piora em vez de melhorar. O programa de perda ponderal não deve afetar negativamente o treinamento diário. É preciso ver a perda de peso de uma perspectiva a longo prazo porque a contribuição da gordura corporal para um déficit energético aumenta conforme a duração da perda ponderal progride. Não mais do que 0,45 ou 0,90 kg (cerca de 1% da massa corporal) devem ser perdidos semanalmente, visando minimizar os efeitos adversos sobre a massa corporal livre de gordura (MLG), o estado nutricional, a saúde geral e o desempenho físico. Tabelas de composição alimentar, tabelas nutricionais na internet (p. ex., *www.nal.usda.gov/fnic/food-comp/search/*) ou ainda programas de computador adequados (p. ex., *https://www.nal.usda.gov/fnic*) devem avaliar o *status* nutricional da dieta para garantir a manutenção de um déficit energético diário predeterminado e da ingestão recomendada de carboidratos, proteínas e micronutrientes. Ao mesmo tempo, a avaliação da composição corporal pode acompanhar regularmente as características composicionais da perda de peso.

Como aplicar a equação de balanço energético para a perda ponderal

As diretrizes para a perda ponderal geralmente surgem a partir de estudos com indivíduos sedentários e com excesso de gordura corporal. Infelizmente, não existem recomendações mais precisas para homens e mulheres fisicamente ativos ou para atletas competitivos e o entendimento atual a respeito da perda prudente de gordura corporal também deve ser aplicada a esses indivíduos. O corpo humano funciona de acordo com as leis físicas e químicas estabelecidas pela termodinâmica (ver Capítulo 7, *Como Fazer Escolhas Nutricionais Recomendadas e Saudáveis para o Indivíduo Fisicamente Ativo*, Figura 7.1). Se as calorias totais diárias ingeridas nos alimentos excederem o gasto energético diário, as calorias em excesso se acumularão como gordura no tecido adiposo. Ao contrário, se o gasto energético exceder a energia obtida a partir da ingestão alimentar, o peso corporal diminui.

Três métodos desequilibram a equação do balanço energético produzindo perda de peso:

- Redução da ingestão energética abaixo das necessidades energéticas diárias
- Manutenção da ingestão energética diária e aumento do gasto energético por intermédio de atividade física adicional
- Diminuição da ingestão energética diária e aumento do gasto energético diário.

Ao considerar a sensibilidade do balanço energético como um todo, repare que se a ingestão energética diária exceder os gastos em apenas 100 kcal, as calorias em excesso consumidas em 1 ano serão de 36.500 kcal (365 × 100 kcal). Cada 0,454 kg de gordura corporal contém um teor lipídico de cerca de 87% (454 × 0,87 = 395 g × 9 kcal/g = 3.555 kcal [em geral arredondados para 3.500 kcal] para cada 0,45 kg). Esse excesso calórico causaria teoricamente um ganho anual de cerca de 4,7 kg de gordura corporal. Já se a ingestão alimentar diária diminuir em 100 kcal e o gasto energético aumentar em 100 kcal (p. ex., correndo em ritmo leve 1,6 quilômetro a mais todos os dias), então o déficit energético anual seria de cerca de 9,5 kg de gordura corporal.

Recomendação mais eficiente para a meta de peso corporal

O objetivo de perda de peso mudou dramaticamente nas últimas três décadas. A abordagem típica anterior determinava uma meta de peso corporal que coincidia com o peso "ideal" com base na estatura e na massa corporais. Alcançar a meta de peso corporal determinava o sucesso do programa de perda ponderal.

Atualmente, a OMS, National Academy of Sciences Health and Medicine Division, e National Heart, Lung and Blood Institute (*www.nhlbi.nih.gov*) recomendam que um indivíduo com sobrepeso reduza inicialmente seu peso corporal entre 5 e 15%. Essa perda de peso mais realista diminui as comorbidades e complicações relacionadas com o peso, como hipertensão arterial sistêmica, diabetes melito tipo 2 e dislipidemia, além de frequentemente exercer um efeito positivo sobre as complicações psicológicas e sociais. Estabelecer uma meta inicial de perda de peso além da recomendação de 5 a 15% frequentemente oferece aos pacientes uma meta irreal e, provavelmente, inatingível em face aos métodos terapêuticos atuais.

A dieta muda a equação do balanço energético

Muitas pessoas acreditam incorretamente que apenas as calorias provenientes dos lipídios dietéticos aumentam a gordura corporal. Essas pessoas reduzem a ingestão de lipídios (geralmente uma boa ideia), mas frequentemente aumentam desproporcionalmente a ingestão de carboidratos e proteínas de modo que a ingestão energética total permanece inalterada, ou até mesmo aumenta. *A perda de peso ocorre sempre que o gasto energético excede a ingestão energética, independentemente da mistura de macronutrientes na dieta, reafirmando a primeira lei imutável da termodinâmica, postulada pela primeira vez em 1850.*

Uma abordagem prudente baseada apenas na dieta visando à perda de peso desequilibra a equação do balanço energético, reduzindo a ingestão energética diária em 500 a 1.000 kcal abaixo do gasto energético diário. A ingestão alimentar moderadamente reduzida produz uma maior perda de gordura corporal em relação ao déficit energético do que restrições energéticas mais graves que exacerbam a perda de tecido magro. Além disso, as pessoas toleram pouco uma restrição calórica prolongada de mais de 1.000 kcal diárias; esse tipo de privação aumenta o risco de desnutrição, perda de tecido magro e depleção das reservas de glicogênio hepático e muscular. *A ingestão energética total, e não a composição da dieta, determina a eficácia da perda de peso com as dietas hipocalóricas.*

Suponha que um homem com sobrepeso que consome 3.800 kcal diárias e mantém uma massa corporal de 80 kg queira perder 5 kg com uma dieta. Ele mantém seu nível de atividade, mas reduz a ingestão alimentar de modo a gerar um déficit energético diário de 1.000 kcal. Desse modo, em vez de consumir 3.800 kcal, ele passa a ingerir apenas 2.800 kcal diárias. Em 7 dias, ele acumulou um déficit igual a 7.000 kcal, ou o equivalente energético a 0,9 kg de gordura corporal. Na realidade, ele perderia consideravelmente mais do que 0,9 kg durante a primeira semana porque inicialmente as reservas de glicogênio correspondem a uma porção substancial do déficit energético. O glicogênio armazenado contém menos energia por grama e consideravelmente mais água do que a gordura armazenada. Por esse motivo, períodos curtos de restrição energética frequentemente encorajam a pessoa que pratica uma dieta, mas produzem um grande percentual de perda de água e carboidratos por unidade de peso perdido e apenas uma pequena redução na gordura corporal. Conforme a perda ponderal continua, uma proporção maior de gordura corporal contribui para o déficit energético gerado pela restrição alimentar. Para reduzir a gordura corporal em mais 1,4 kg, o indivíduo em dieta deve manter a ingestão energética reduzida de 2.800 kcal por mais 10,5 dias; nesse momento, a gordura corporal teoricamente diminuiria em uma taxa de 0,45 kg a cada 3,5 dias.

Imprevisibilidade dos resultados da perda ponderal

A matemática da perda de peso por intermédio da restrição energética parece direta, mas os resultados nem sempre o são. Parte-se do princípio de que o gasto energético diário permanece relativamente inalterado ao longo do período da dieta. Algumas pessoas experimentam letargia com a redução do peso corporal, o que está frequentemente relacionado com a depleção dos estoques de glicogênio corporal. Esses efeitos opostos reduzem o gasto energético diário e também reduzem proporcionalmente o custo energético da atividade física. Isso diminui o gasto energético da equação do balanço energético. Como nós discutiremos na próxima seção, o corpo também se "defende" contra uma ingestão energética reduzida por intermédio da diminuição do metabolismo em repouso, o que prejudica ainda mais o esforço para a perda ponderal.

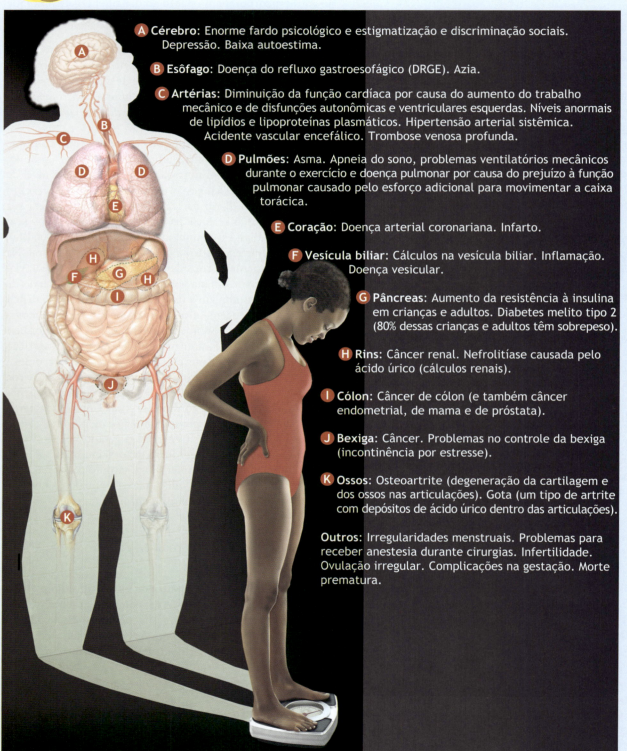

(Reproduzida, com permissão, de McArdle WD, Katch FI, Katch VL. Exercise physiology: nutrition, energy, and human performance. 8th ed. Baltimore: Wolters Kluwer Health; 2015.)

Controvérsia: é realmente possível perder 0,45 kg por semana com um déficit de 3.500 kcal?

A regra das 3.500 kcal diz que são "utilizadas" 3.500 kcal para cada 0,45 kg de peso perdido, partindo do princípio que toda perda de peso representa gordura corporal. Esse modelo tem sido utilizado neste livro, em *sites* governamentais e de saúde respeitados e em publicações científicas. Entretanto, essa regra das 3.500 kcal não é necessariamente verdadeira na maior parte das situações porque os músculos (*i. e.*, o tecido magro em que 0,45 kg contém apenas 600 kcal) também faz parte do déficit de 3.500 kcal. Se todo o déficit de 3.500 kcal fosse explicado apenas pela perda de tecido muscular, então o peso corporal total teoricamente diminuiria em quase 2,7 kg! O nível inicial de gordura corporal e o tamanho do déficit energético são os principais determinantes da perda verdadeira de tecido muscular. Em geral, pessoas magras perdem um percentual maior de tecido magro em relação ao déficit energético, enquanto pessoas gordas perdem mais gordura e retêm melhor seu tecido magro existente.

Uma pesquisa atual sugere que a regra das 3.500 kcal superestima grosseiramente a perda de peso real. Os autores de um estudo de 2013 demonstraram essa superestimativa com base em sete experimentos de perda de peso conduzidos em confinamento e sob supervisão total ou com ingestão energética medida objetivamente. Os pesquisadores forneceram aplicativos baixáveis, que simulam um modelo dinâmico rigorosamente validado para a mudança de peso esperada. O primeiro dos dois métodos disponíveis em www.pbrc.edu/sswcp oferece uma alternativa conveniente para o cálculo de estimativas projetadas de perda ou ganho de peso para indivíduos em resposta a modificações na ingestão energética dietética. O segundo método, disponível em www.pbrc.edu/mswcp, projeta estimativas de perda de peso simultaneamente para várias pessoas. Ambos os programas oferecem uma alternativa mais precisa à regra das 3.500 kcal incorporadas na maior parte dos aplicativos para *smartphone* e em programas de redução de peso.

Fonte: Thomas DM et al. Can a weight loss of one pound a week be achieved with a 3500-kcal deficit? Commentary on a commonly accepted rule. Int J Obes (Lond). 2013; 37:161.

Disfunções metabólicas na manutenção do peso perdido. Em um achado inesperado, pesquisadores do National Institutes of Health relataram que indivíduos que perdem uma quantidade substancial de peso corporal em um período curto de tempo acabam recuperando não apenas a maior parte do peso perdido, como também enfrentam dificuldades em novas tentativas de redução do peso. No programa popular de televisão *The Biggest Loser*, muitos participantes perdem dezenas de quilos com dietas restritas hipocalóricas, além de praticarem atividade física supervisionada (forçada) para queimar a maior quantidade possível de calorias extras. Quatorze participantes dos episódios da temporada 8 foram avaliados antes e depois do fim da competição em 2009 (www.amazon.com/The-Biggest-Loser-Season-8/dp/B002PACQEQ). A composição corporal foi avaliada por absorciometria de raios X de dupla energia e a calorimetria indireta avaliou a taxa metabólica em repouso (TMR) após um jejum noturno de 12 horas antes das intervenções (repouso supino por 30 minutos em uma sala escura), ao fim da competição de 30 semanas e 6 anos depois. A adaptação metabólica foi definida como a TMR residual ajustada para as mudanças na composição corporal e na idade. Medidas com água duplamente marcada com isótopos avaliaram o GET e também foram avaliados o perfil lipídico completo e marcadores endócrinos no sangue (p. ex., glicose, hormônios tireoidianos e resistência à insulina). A perda de peso no fim da competição foi de inacreditáveis 58,3 kg e a TMR diminuiu em 610 kcal/dia. A massa corporal livre de gordura (MLG) antes da competição foi de, em média, 75,5 kg e o percentual de gordura corporal foi de, em média, 49,3%. Após 6 anos, 41,0 kg do peso perdido foram recuperados; a MLG diminuiu para 70,2 kg e o percentual de gordura corporal caiu para 44,7%. Surpreendentemente, a TMR mudou para 704 kcal/dia *abaixo* da linha de base, enquanto a adaptação metabólica gerou −499 kcal/dia. A quantidade de peso recuperado não se correlacionou com a adaptação metabólica no final da competição ($r = -0,1$), mas os participantes que perderam mais peso experimentaram uma maior tendência de desaceleração metabólica ($r = 0,59$) em 6 anos. O GET diminuiu de 3.804 kcal na linha de base para 3.429 kcal após 6 anos. Os autores concluíram o seguinte:

> Nós observamos que os participantes do *The Biggest Loser* recuperaram uma quantidade substancial do peso perdido nos 6 anos seguintes à competição, mas ainda assim eles foram bem-sucedidos na perda de peso a longo prazo em comparação com o que é observado em outras intervenções no estilo de vida. Apesar dessa recuperação substancial de peso, foi detectada uma grande e persistente adaptação metabólica. Ao contrário das expectativas, o grau de adaptação metabólica ao fim da competição não foi associado à recuperação do peso, mas aqueles com a maior perda de peso a longo prazo também eram aqueles que apresentaram a maior desaceleração metabólica. Portanto, a perda de peso a longo prazo requer um combate vigilante contra a adaptação metabólica persistente que age para impedir os esforços para a redução do peso corporal. (Fothergill, E et al. Persistent metabolic adaptation 6 years after "The Biggest Loser" competition. *Obesity (Silver Spring)* 2016;24:1612.)

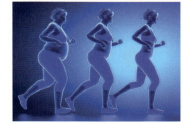

A teoria do ponto de equilíbrio: um argumento contra a dieta

É possível perder grandes quantidades de peso em um período de tempo relativamente curto simplesmente parando de comer. Porém, infelizmente, o sucesso é curto – eventualmente a vontade de comer vence e o peso perdido retorna com um aumento do consumo energético. Algumas pessoas argumentam que o motivo para esse fracasso se encontra em um "ponto de equilíbrio" determinado geneticamente para o peso e o teor de gordura corporais, e ele é diferente do que a pessoa que está praticando uma dieta espera. Os defensores da **teoria do ponto de equilíbrio** sustentam que todas as pessoas, gordas ou magras, possuem um mecanismo de controle interno bem regulado, semelhante a um termostato, localizado profundamente dentro do hipotálamo lateral. Esse centro neurológico modulador mantém um nível preestabelecido de peso corporal, gordura corporal ou ambos dentro de uma faixa estreita. De um ponto de vista prático, isso representa o peso corporal de uma pessoa quando ela não está contando calorias. A prática regular de atividades físicas e o uso de fármacos antiobesidade aprovados pela FDA podem reduzir o ponto de equilíbrio para um valor mais baixo, mas a dieta supostamente exerce pouco ou nenhum efeito sobre ele.

Um círculo vicioso de estabelecimento e restabelecimento do ponto de equilíbrio

Cada vez que a gordura corporal diminui até um valor abaixo do ponto de equilíbrio preestabelecido do indivíduo, ajustes internos na porção lateral do hipotálamo, o centro da fome no cérebro, afetam a ingestão alimentar para resistir à mudança e tentar conservar e/ou repor a gordura corporal. Frequentemente, a pessoa se torna obcecada por comer, incapaz de controlar sua vontade de comer. Além disso, a perda de peso reduz a TMB e a TMR ainda mais, para resistir à perda de peso (gordura). Mesmo quando uma pessoa come demais para ganhar peso acima do nível "preestabelecido", o corpo resiste a essa modificação aumentando o metabolismo em repouso e reduzindo a ingestão energética.

A teoria do ponto de equilíbrio fornece novidades pouco animadoras para aqueles com um ponto de equilíbrio "ajustado" muito alto, sem que eles tenham culpa disso, já que a base desse processo é sua composição genética. Felizmente, a atividade física regular pode ajustar o ponto de equilíbrio para um nível mais baixo – pelo menos temporariamente. Concomitantemente, a atividade física regular conserva e até mesmo aumenta a MLG, aumentando o metabolismo em repouso com o aumento da MLG e induzindo mudanças metabólicas que facilitam o catabolismo lipídico. Essas adaptações saudáveis e benéficas potencializam o esforço para a perda de peso. Se um estilo de vida fisicamente ativo se tornar realidade e a gordura corporal diminuir, a ingestão energética é equilibrada com as necessidades energéticas diárias e a massa corporal é estabilizada em um nível novo e *menor*. Mas não se engane – fazer com que isso aconteça não é uma tarefa fácil.

A **Figura 14.7** mostra as defesas corporais contra desvios no peso corporal, com base em um estudo clássico dos efeitos da ingestão energética sobre o peso e a composição corporais. Esse estudo monitorou cuidadosamente a massa corporal, a captação

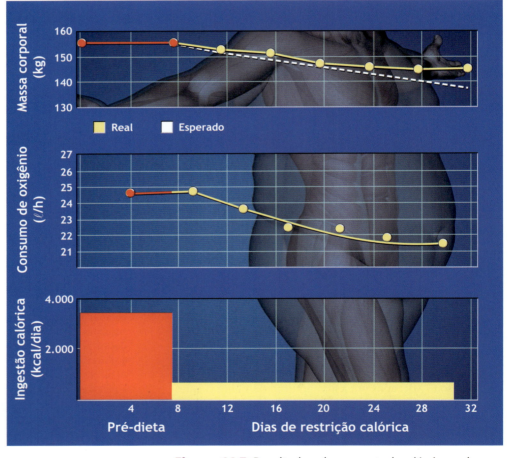

Figura 14.7 Resultados de um estudo clássico sobre os efeitos de dois níveis de ingestão energética na massa corporal e no consumo de oxigênio em repouso. A incapacidade de a perda de peso real se manter no ritmo que foi previsto com base na restrição alimentar (*linha tracejada*) frequentemente deixa as pessoas que fazem dieta frustradas e desencorajadas. (Utilizada, com permissão, de McArdle WD, Katch FI, Katch VL. Exercise physiology: nutrition, energy, and human performance. 8th ed. Baltimore: Wolters Kluwer Health; 2015.)

de oxigênio no repouso (necessidade energética mínima) e a ingestão energética de seis homens obesos durante 31 dias. Durante o período anterior à dieta, a massa corporal e a captação de oxigênio durante o repouso eram estáveis, com uma ingestão diária de 3.500 kcal. Quando os homens passaram a consumir uma dieta hipocalórica de 450 kcal, a massa corporal e o metabolismo em repouso diminuíram e o declínio percentual no metabolismo excedeu a redução de massa corporal. A *linha tracejada* representa a perda de peso esperada com a dieta de 450 kcal. O declínio no metabolismo em repouso (*gráfico do meio*) conservou energia, fazendo com que a dieta ficasse progressivamente menos eficaz. Mais da metade da perda total de peso ocorreu ao longo dos oito primeiros dias de dieta; a perda restante ocorreu durante os 16 dias finais. Um platô na curva de perda de peso teórica frequentemente frustra e desencoraja as pessoas que adotam dieta, fazendo com que elas abandonem o programa e retornem a comportamentos sedentários.

Efeitos da perda ponderal sobre o tamanho e a quantidade dos adipócitos

A **Figura 14.8** mostra os resultados de um estudo clássico sobre os efeitos da perda de peso em alterações da celularidade do tecido adiposo de adultos com excesso de gordura durante dois estágios de perda de peso. Dezenove pessoas com excesso de gordura, que pesavam inicialmente 149 kg, reduziram seus pesos corporais em 45,8 kg, passando a pesar 103 kg no fim da primeira parte do experimento. Antes da redução de peso, a quantidade de adipócitos era de, em média, 75 bilhões. Com a redução do peso, esse número permaneceu essencialmente o mesmo. Já o tamanho médio dos adipócitos diminuiu em 33%, de 0,9 µg de gordura por célula para um valor normal de 0,6 µg. Os participantes alcançaram um tamanho corporal adequado quando eles perderam 28 kg adicionais. A quantidade de adipócitos permaneceu inalterada, mas o tamanho deles continuou a diminuir até cerca de um terço do tamanho dos adipócitos de indivíduos com teor de gordura corporal médio. Outros experimentos confirmaram esses achados em crianças e adultos.

Uma pessoa que possuía excesso de gordura e que perde peso e gordura corporal até valores médios não é "curada" do excesso de gordura, pelo menos em termos de quantidade de adipócitos. A grande quantidade de adipócitos relativamente pequenos no indivíduo que perdeu gordura provavelmente está relacionada com o controle de apetite, de modo que essa pessoa passa a pensar constantemente em comer, se alimenta bastante e retoma o peso perdido na forma de gordura. Isso faz sentido quando pensamos na interação do hormônio da gordura corporal (leptina) com os processos de saciedade discutidos anteriormente.

A quantidade de adipócitos aumenta durante esses três períodos da vida:

- O último trimestre da gestação
- O primeiro ano de vida
- O estirão de crescimento durante a adolescência.

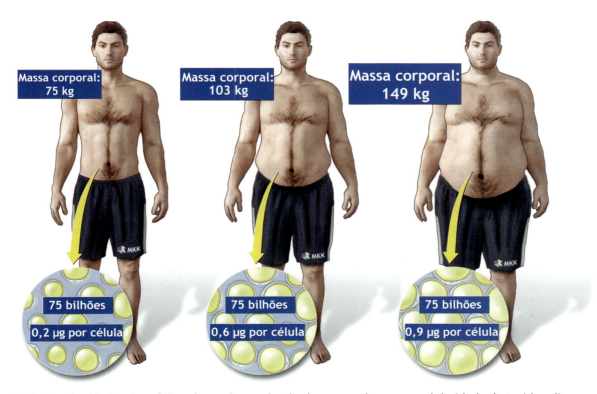

Figura 14.8 Estudo clássico dos efeitos da perda ponderal sobre as mudanças na celularidade do tecido adiposo em adultos obesos durante dois estágios da perda de peso. Repare na constância da quantidade de adipócitos, mas não de seu tamanho, quando os indivíduos perderam cerca de metade de seu peso corporal, de 149 para 75 kg. (Utilizada, com permissão, de McArdle WD, Katch FI, Katch VL. Essentials of exercise physiology. 5th ed. Baltimore: Wolters Kluwer Health; 2015.)

Lipoaspiração: remoção cirúrgica do excesso de gordura

A quantidade total de adipócitos provavelmente não pode ser alterada de modo significativo durante a vida adulta. Isso certamente não é uma boa notícia para as pessoas tentando reduzir seu peso corporal. A **lipoaspiração**, um procedimento cirúrgico que remove grandes quantidades de gordura em determinadas partes do corpo, constitui um modo invasivo para a eliminação do excesso de gordura. Em 2016, o custo médio de uma cirurgia de lipoaspiração nos EUA era de US$ 3.200 (variando de US$ 2.000 a US$ 4.000, excluindo os custos com anestesia, sala de cirurgia e outras despesas relacionadas) por procedimento, mas esse preço varia de acordo com a região geográfica (*www.plasticsurgery.org*).

Moda mundial de lipoaspiração. A quantidade de procedimentos cosméticos para a modificação do tecido adiposo em 2016 e 2017 (*www.isaps.org/wp-content/uploads/2017/10/GlobalStatistics2016-1.pdf*; *www.isaps.org/wp-content/uploads/2017/10/GlobalStatistics.PressRelease2016-1.pdf*), expresso em número de procedimentos totais em relação à população total do país (taxa para cada 10 mil pessoas, chamada de PP10K), incluem a Coreia do Sul (PP10K = 74), Brasil (55), Taiwan (44), EUA (42), Japão (32), Tailândia (11), China (9) e Índia (6). Para comparar as taxas entre dois países, divida seus respectivos PP10K. A Coreia do Sul (PP10K = 74), em comparação com os EUA (PP10K = 42), realiza 1,8 vez mais procedimentos de alteração de tecido adiposo.

A remoção cirúrgica de gordura ou sua redistribuição produzem efeitos permanentes? O desafio para o profissional de saúde, incluindo o nutricionista esportivo, é fornecer os fatos a respeito de duas opções desse tipo de procedimento eletivo:

1. A lipoescultura, ou outras cirurgias para a modificação ou redução do excesso de gordura de determinados locais do corpo, possui efeitos que provavelmente terão curta duração.
2. A mudança do estilo de vida para "modelar" o corpo e perder gordura com a atividade física regular e moderada e a restrição alimentar prudente.

Infelizmente, para as pessoas que buscam uma cura permanente para seus problemas de saúde, a lipoaspiração e a lipoescultura *não* mudam o perfil metabólico, incluindo a concentração de leptina, os níveis séricos de colesterol e de triacilgliceróis, a pressão arterial e os níveis de insulina. Mesmo a remoção cirúrgica de 9 kg de gordura abdominal em mulheres obesas graves não melhorou fatores de risco importantes para o desenvolvimento de doenças cardiovasculares. De um ponto de vista positivo, a combinação de um programa de condicionamento físico com exercícios aeróbicos e de força de intensidade moderada a alta pode atrasar a recuperação da gordura abdominal que foi removida cirurgicamente; a manutenção do estilo de vida sedentário após a cirurgia pode induzir um aumento compensatório no depósito de gordura visceral, o que é certamente uma estratégia improdutiva.

Novos adipócitos se desenvolvem com a progressão da obesidade

Nos casos de ganho massivo de gordura corporal na vida adulta (obesidade mórbida; IMC ≥ 40 kg/m²), novos adipócitos se desenvolvem além daqueles já existentes, combinado com uma hipertrofia das células existentes conforme a pessoa se torna mais gorda. Isso provavelmente ocorre porque os adipócitos possuem um limite superior de cerca de 1,0 µg de lipídios por célula. Em indivíduos com obesidade mórbida (aproximadamente 170% do peso considerado adequado e 60% de gordura

Desafio para a equação de perda de peso

Um novo modelo de perda de peso leva em consideração a desaceleração imediata e contínua da taxa metabólica conforme a perda de peso continua, limitando a perda de peso planejada. Esse modelo de perda de peso é baseado em estudos de alimentação controlada que mostram uma "desaceleração metabólica" e que a perda de peso contribui diretamente para a redução do gasto energético durante a atividade física. Por exemplo, cada redução na ingestão alimentar de 10 kcal/dia em um adulto típico com sobrepeso causaria uma perda de peso de apenas 0,225 kg/ano, e não a perda prevista de 0,45 kg no modelo clássico de perda de peso. Os 225 g restantes levariam mais de 2 anos para serem perdidos. A redução de 250 kcal/dia produz uma perda de peso de cerca de 11,3 kg em 3 anos. Essas observações geram dúvidas sobre estratégias que contam apenas com a restrição dietética para a perda ponderal, o que é frequentemente defendido por muitos médicos como o modo mais eficiente para emagrecer. O simulador *online* disponível no *site* do National Institute of Diabetes and Digestive and Kidney Diseases (*www.niddk.nih.gov*; *http://bwsimulator.niddk.nih.gov*) fornece uma ferramenta para que pessoas com peso corporal, dieta e hábitos de atividade física variáveis calculem uma taxa desejável de perda de peso com base em hábitos de atividade física em curto e longo prazos.

Fontes:

Franco RZ et al. A web-based graphical food frequency assessment system: design, development and usability metrics. JMIR Hum Factors. 2017; 4e13.

Hall KD. Prescribing low-fat diets: useless for long-term weight loss? Lancet Diabetes Endocrinol. 2015; 3:920.

Hall KD et al. Quantification of the effect of energy imbalance on body weight. Lancet. 2011; 378:826.

corporal) quase todos os adipócitos alcançam o limite hipertrófico; para que essa pessoa adicione mais gordura, novas células se desenvolvem a partir do conjunto de pré-adipócitos.

Futilidades dos ciclos de peso

A futilidade de ciclos repetidos de perda e ganho de peso, chamados de **efeito ioiô ou sanfona**, surgiu a partir de estudos de eficiência alimentar que avaliaram a relação entre as calorias ingeridas e perda-ganho de peso em animais. Existe um debate considerável a respeito desse assunto, mas a recuperação de peso pode ocorrer mais facilmente com ciclos repetidos de perda de peso. Por exemplo, animais precisam do dobro do tempo para perder o mesmo peso durante um segundo período de restrição energética e apenas um terço do tempo para recuperá-lo.

O excesso de gordura aumenta o risco de doença cardiovascular, mas a incapacidade de manter a perda de peso pode representar um risco adicional. Sessões repetitivas de perda-recuperação de peso aumentam a probabilidade de morte por infarto. O risco foi em média quase 70% maior para as pessoas que recuperaram o peso do que para aquelas que mantiveram a redução do peso corporal. Já dados provenientes de 6.500 homens japoneses saudáveis vivendo nos EUA não revelaram efeitos nocivos de um ciclo repetido de perda e recuperação de peso. Os períodos de perda e recuperação rápidas de peso comuns em praticantes de dietas não aumentam o risco de hipertensão arterial sistêmica em níveis maiores do que o risco elevado por ter sobrepeso ou por ter adquirido o excesso de peso em primeiro lugar. Além disso, ciclos repetidos de dietas não induziram efeitos psicológicos adversos sobre o nível de estresse, a ansiedade, a raiva e a depressão (mas certamente causa desapontamento).

De um ponto de vista de saúde pública, os riscos causados pelo sobrepeso e pela obesidade excedem aqueles da oscilação de peso. O indivíduo com obesidade não deve utilizar os perigos em potencial das dietas ioiô como uma desculpa para abandonar os esforços para a redução do excesso de gordura corporal. Particularmente, essa abordagem para a perda de peso deveria incluir esforços para aumentar consideravelmente as atividades físicas "extras" da vida cotidiana, além de esportes e atividades recreativas.

Desenvolvimento de estratégias adequadas de dieta e atividade física

Como selecionar um plano alimentar

O aspecto mais difícil de uma dieta envolve a decisão de como selecionar alimentos para incluí-los na alimentação diária. É possível escolher a partir de, literalmente, centenas de planos dietéticos – dietas líquidas, dietas *"zone"*, dietas à base de frutas ou vegetais, dietas de *fast-food*, dietas "coma para ganhar" e dietas nomeadas a partir de cidades (p. ex., South Beach, Hollywood, Beverly Hills), pessoas (p. ex., Robert Atkins, Jenny Craig, Dean Ornish, Nathan Pritikin, Richard Simmons, Nicholas Perricone, Kellyann Petrucci, Suzanne Somers, Mehmet Oz, Andrew Weil, Phil McGraw, Stephen

Gundry, e muitos outros) e até mesmo de homens das cavernas da idade da pedra (dieta paleolítica) ou seus contemporâneos (a revolução da refeição real, o paradoxo das plantas). Existem centenas de variações de dietas hiperlipídicas, hipoglicídicas ou a partir de proteínas líquidas (*www.webmd.com/diet/evaluate-latest-diets*). Alguns fanáticos até pregam que a ingestão energética total *não* deve ser levada em consideração e sim a ordem em que os alimentos são consumidos! Para as pessoas desesperadas para perder peso, a quantidade enorme de desinformação disponível nas mídias, na internet, nas redes sociais e nos comerciais de televisão acabam encorajando e reforçando comportamentos alimentares negativos, infelizmente causando outro ciclo de insucesso.

Consequências negativas de dietas extremas

Organizações profissionais fazem forte oposição contra algumas práticas dietéticas, particularmente extremos de jejum e dietas hipoglicídicas, hiperlipídicas e hiperproteicas. Essas práticas são preocupantes para profissionais de saúde na medicina esportiva, na fisiologia do exercício e na nutrição esportiva por causa de relatos documentando que os indivíduos fisicamente ativos frequentemente apresentam comportamentos de controle de peso bizarros e patogênicos e transtornos alimentares. Comportamentos alimentares imprudentes afetam negativamente a composição corporal, as reservas energéticas e o bem-estar físico e psicológico (ver Capítulo 15, *Transtornos Alimentares*).

Dietas cetogênicas

As **dietas cetogênicas** *enfatizam a restrição de carboidratos enquanto geralmente ignoram a energia total e os teores de colesterol e de gorduras saturadas na dieta*. Vendida como uma "revolução dietética" e defendida pelo falecido dr. Robert C. Atkins (1930-2003), a dieta foi promovida inicialmente na porção final do século XIX e tem reaparecido de várias formas desde então. Bastante desacreditada pelas convenções médicas, seus defensores argumentam que a restrição da ingestão diária de carboidratos para 20 g (80 kcal) ou menos durante as 2 semanas iniciais, com algum grau de liberdade após isso, faz com que o corpo mobilize uma quantidade considerável de gordura para a geração de energia e, desse modo, promova a perda de gordura corporal. Esse plano alimentar hipoglicídico, hiperlipídico e hiperproteico gera **corpos cetônicos** plasmáticos em excesso – os corpos cetônicos são subprodutos da clivagem incompleta dos lipídios decorrente de um catabolismo inadequado de carboidratos; as cetonas supostamente reduzem o apetite. Teoricamente, as cetonas perdidas na urina representam uma energia não utilizada que deveria facilitar ainda mais a perda de peso. Alguns defensores dizem que a perda energética na urina se torna tão grande, que os praticantes dessa dieta podem comer tudo o que quiserem desde que restrinjam os carboidratos.

O foco singular da dieta pobre em carboidratos da moda pode eventualmente reduzir a ingestão energética, apesar de argumentos de que os praticantes dessa dieta não precisem considerar a ingestão energética desde que os lipídios estejam em excesso. A perda de peso inicial também pode ser

Quando a realidade cai na estrada

A foto deste boxe ilustra a realidade encontrada diariamente por milhões de norte-americanos quando eles comem fora e reforça a grande dificuldade no combate ao excesso de ingesta e à epidemia da obesidade – as porções são enormes! Isso foi observado quando dois dos autores deste livro pararam para tomar café em uma lanchonete perto da estrada (restaurante Tony's I-75, *www.tony-si75restaurant.com/*) enquanto viajavam para um congresso nacional do American College of Sports Medicine. Eles ficaram surpresos quando a porção que eles pediram de ovos mexidos, torrada, batatas e *bacon* chegou. Eles chegaram a perguntar para a garçonete se houve um erro no tamanho da porção de *bacon*, mas ela confirmou que todos os acompanhamentos com *bacon* pesam 0,45 kg (o que equivale a 58 pedaços, cerca de 2.418 kcal com 184 g de lipídios – mais do que sete vezes a ingestão diária recomendada)! Um colega não conseguiu terminar sua omelete vegetariana por causa do tamanho dela. Ele foi informado que a omelete continha 12 ovos (888 kcal e cerca de 2.200 mg de colesterol apenas com os ovos)! Esse restaurante se orgulha de sua especialidade – *United States of Bacon*.

- Aumenta os níveis séricos de ácido úrico
- Potencializa o desenvolvimento de cálculos renais
- Altera as concentrações de eletrólitos que iniciam arritmias cardíacas
- Provoca acidose
- Agrava problemas renais existentes por causa da sobrecarga extra de solutos no filtrado renal
- Depleta as reservas de glicogênio, contribuindo para um estado de fadiga
- Reduz o equilíbrio do cálcio e aumenta o risco de perda óssea
- Causa desidratação
- Retarda o desenvolvimento fetal durante a gestação por causa de uma ingestão inadequada de carboidratos.

Para atletas de *endurance* que treinam em valores iguais ou superiores a 70% do esforço máximo, adotar uma dieta hiperlipídica é pouco recomendado porque o corpo fisicamente ativo precisa manter níveis adequados de glicemia e quantidades ótimas de glicogênio nos músculos ativos e no fígado. Apesar disso, essa posição não é aceita universalmente, uma vez que pesquisadores/médicos esportivos de renome defendem que atletas de *endurance* consumam dietas hiperlipídicas (*http://onketosis.com/medical-doctors-punished-silenced-for-giving-unapproved-high-fat-dietary-advice/*). Como resumido no Capítulo 12, *Avaliação dos Recursos Ergogênicos Nutricionais*, a fadiga durante o exercício intenso com duração maior do que 60 minutos ocorre mais rapidamente quando os atletas consomem regularmente refeições hiperlipídicas do que quando eles consomem refeições hiperglicídicas.

Dieta de South Beach: uma abordagem mais modesta em comparação com a dieta de Atkins

Semelhante à dieta de Atkins, a dieta de South Beach limita fortemente a ingestão de pães, batatas e outros carboidratos, enquanto permite o consumo maior de carnes, queijos e ovos, ricos em lipídios. Seus defensores argumentam que a maior parte dos carboidratos na dieta norte-americana são do tipo processado, altamente glicêmico, que é digerido e absorvido rapidamente e que aumenta a glicemia.

As duas primeiras semanas da dieta de South Beach (fase 1) focam a estabilização da glicemia pelo consumo apenas de alimentos com os menores índices glicêmicos. Carboidratos ricos em fibras e ácidos graxos insaturados são reintroduzidos gradualmente na fase 2, até que o peso desejado seja alcançado e, então, seja mantido na fase 3. Se ocorrer retorno do peso, o indivíduo volta para a fase 1. Essencialmente, a eficácia da dieta de South Beach se encontra em sua redução da ingestão energética, principalmente pela redução da vontade de comer, que é induzida pelas oscilações dramáticas na insulinemia. Exceto pela natureza extrema da fase 1, a dieta de South Beach é mais moderada do que a de Atkins porque ela oferece maior variedade e promove a ingestão de alimentos mais saudáveis.

Dietas hiperproteicas

As dietas hipoglicídicas e hiperproteicas podem promover a perda de peso a curto prazo, mas seu sucesso a longo prazo

resultante principalmente da desidratação causada por uma carga extra de soluto sobre os rins, aumentando a excreção de água. *A perda de água não reduz a gordura corporal!* A ingestão de baixos teores de carboidratos também promove a perda de tecido magro porque o corpo recruta os aminoácidos do músculo para manter a glicemia pela gliconeogênese – um efeito colateral indesejável para uma dieta projetada para induzir a perda de gordura corporal.

Ensaios clínicos compararam a dieta hipoglicídica de Atkins com dietas tradicionais hipolipídicas para a perda de peso. A dieta hipoglicídica foi mais eficaz para alcançar uma redução modesta de peso em indivíduos extremamente obesos. Algumas medidas da saúde cardiovascular também melhoraram, como refletido por um perfil lipídico mais favorável e por um controle glicêmico melhor naqueles que seguiram a dieta hipoglicídica por até 1 ano. Esses achados adicionam alguma credibilidade para as dietas hipoglicídicas e desafiam o conhecimento convencional a respeito dos perigos em potencial do consumo de uma dieta hiperlipídica. As dietas no estilo de Atkins, hiperlipídica e hipoglicídica requerem uma avaliação a longo prazo (até 5 anos) a respeito de sua segurança e de sua eficácia, particularmente no que diz respeito ao perfil lipídico sanguíneo. Essa dieta, que não limita a quantidade de carne, gordura, ovos e queijo que a pessoa pode consumir, representa nove perigos em potencial para a saúde:

é questionável e elas podem até mesmo representar riscos para a saúde. Essas dietas têm sido vendidas comercialmente como "dieta de última chance". As versões anteriores consistiam em proteínas em forma líquida vendidas como "líquido milagroso". Desconhecida pelo consumidor, a mistura proteica líquida frequentemente continha uma combinação de cascos e chifres de animais, com pele de porco misturada em um caldo com enzimas e amaciantes para supostamente "pré-digerir" esses compostos. Essas misturas colagenosas produzidas a partir da hidrólise da gelatina suplementada com pequenas quantidades de aminoácidos essenciais frequentemente não continham uma mistura de aminoácidos de alta qualidade e eram deficientes em vitaminas e minerais, particularmente em cobre. Um balanço negativo de cobre coincide com anomalias eletrocardiográficas e taquicardia.

Os alimentos ricos em proteína animal frequentemente contêm níveis elevados de gordura saturada, que por sua vez promove o aumento do risco de doença cardiovascular e de diabetes melito tipo 2. A segurança dessas dietas aumenta com a adição de proteínas vegetais de alta qualidade com carboidratos complexos, ácidos graxos essenciais e micronutrientes. Já dietas excessivamente ricas em proteínas animais aumentam a excreção urinária de oxalato, um composto que se combina principalmente com o cálcio, formando cristais, ou **cálculos renais**, que se acumulam nas superfícies internas dos rins, dos ureteres ou na pelve renal. Os cálculos podem ser tão pequenos quanto um grão de areia ou, em casos raros, do tamanho de uma bola de golfe! Em qualquer um desses casos, essa condição é frequentemente insuportável e requer intervenção imediata. Em alguns casos, um cálculo renal relativamente pequeno pode se mover ou "passar" pelo trato urinário sem a necessidade de uma ureteroscopia (remoção cirúrgica através da uretra), de nefrolitotomia (remoção a partir dos rins) ou de cirurgia com ondas ultrassônicas que pulverizam os cálculos, facilitando sua eliminação pela bexiga.

Algumas pessoas argumentam que a ingestão proteica excessivamente elevada reduz o apetite por causa do estímulo ao metabolismo de lipídios e à formação subsequente de corpos cetônicos. Além disso, o efeito térmico elevado da proteína dietética, com um coeficiente de digestibilidade relativamente baixo, particularmente para as proteínas vegetais, reduz as calorias disponíveis a partir da proteína ingerida em comparação com uma refeição equilibrada isocalórica. Esse argumento tem alguma validade, mas é preciso considerar outros fatores ao formular um bom programa de perda de peso, particularmente para o indivíduo fisicamente ativo. Uma dieta hiperproteica tem o potencial para os quatro resultados deletérios a seguir:

- Sobrecarga das funções hepática e renal e desidratação
- Desequilíbrio eletrolítico
- Depleção de glicogênio
- Perda de tecido magro.

Dietas de semi-inanição

As pessoas fisicamente ativas frequentemente se submetem a dietas de "inanição" para perder peso. Uma dieta terapêutica rápida ou uma **dieta com teor muito baixo de calorias**

Evidência a favor da redução da gordura animal dietética

Os resultados esperados de um estudo epidemiológico sueco de 25 anos concluíram que a redução do consumo de gordura animal diminui os níveis de colesterol sanguíneo. Já uma dieta hipoglicídica e hiperlipídica aumentou esses níveis. Em média, as pessoas que optaram por uma dieta hiperlipídica em detrimento a uma com menores teores de gordura apresentaram um aumento nos níveis sanguíneos de colesterol – apesar do aumento do uso de medicamentos redutores dos níveis de colesterol. Enquanto as dietas hipoglicídicas/hiperlipídicas podem ajudar na perda de peso a curto prazo, esses resultados mostram que a perda de peso a longo prazo não é mantida e elas causam um aumento nos níveis de colesterol sanguíneo, com um grande impacto no risco de doenças cardiovasculares.

Fontes:
Johansson I et al. Associations among 25-year trends in diet, cholesterol and BMI from 140,000 observations in men and women in Northern Sweden. Nutr J. 2012; 11:40. Winkvist A et al. Longitudinal 10-year changes in dietary intake and associations with cardiometabolic risk factors in the Northern Sweden Health and Disease Study. Nutr J. 2017; 16:20.

(VLCD) pode beneficiar pessoas com obesidade clínica grave, quando a gordura corporal corresponde de 40 a 50% da massa corporal. A dieta fornece entre 400 e 800 kcal diárias na forma de alimentos proteicos de alta qualidade ou de substitutos líquidos para as refeições. As prescrições dietéticas em geral duram até 3 meses, mas apenas como uma "última tentativa" antes da adoção de abordagens médicas mais extremas para a obesidade mórbida, inclusive vários tratamentos cirúrgicos (conhecidos coletivamente como **cirurgia bariátrica**: *www.asmbs.org/*; *www.niddk.nih.gov/health-information/weight-management/bariatric-surgery/types*). Os tratamentos cirúrgicos que reduzem consideravelmente o tamanho do estômago e reconfiguram o intestino delgado induzem uma perda de peso sustentada, mas eles são geralmente prescritos para pacientes com um IMC de pelo menos 40 kg/m^2 ou um IMC de pelo menos 35 kg/m^2 acompanhado por outras comorbidades.

As VLCD requerem supervisão atenta, em geral em um ambiente hospitalar. Os defensores dizem que a restrição alimentar grave quebra os hábitos dietéticos estabelecidos, o que, por sua vez, melhora as chances de sucesso a longo prazo. Essas dietas também podem reduzir o apetite para ajudar na adesão à dieta. Medicamentos diários que acompanham a VLCD incluem:

1. Carbonato de cálcio para náuseas.
2. Bicarbonato de sódio e cloreto de potássio para manter o equilíbrio dos fluidos corporais.

3. Enxaguantes bucais e gomas de mascar sem açúcar para o mau hálito (por causa de um nível elevado de cetonas a partir do metabolismo dos ácidos graxos).
4. Banhos de óleo para a pele seca.

Para muitas pessoas, as dietas de semi-inanição não são uma "dieta ideal" ou uma abordagem adequada para o controle do peso corporal. Essas dietas fornecem quantidades inadequadas de carboidratos, fazendo com que os depósitos de glicogênio no fígado e nos músculos diminuam rapidamente. Isso prejudica as atividades físicas que requerem um esforço aeróbico intenso ou uma geração de potência anaeróbica de curta duração. A perda contínua de nitrogênio com o jejum e a perda de peso resultante reflete uma perda exacerbada de tecido magro, que pode ocorrer desproporcionalmente a partir de órgãos críticos, como o coração. As taxas de sucesso permanecem pequenas para os jejuns prolongados.

Estratégias para a perda ponderal efetiva

O nível de hidratação e a duração do déficit energético afetam a quantidade e a composição do peso perdido.

Nível de hidratação: a perda de peso inicial é composta principalmente de água

A **Figura 14.9** apresenta a tendência geral da composição percentual da perda de peso diária durante 4 semanas de dieta. Aproximadamente 70% do peso perdido na primeira semana de déficit energético consiste em perda de água. Depois disso, a perda de água diminui progressivamente, representando apenas cerca de 20% do peso perdido na segunda e na terceira semanas; ao mesmo tempo, a perda de gordura corporal aumenta de 25 a 70%. Durante a quarta semana de dieta, reduções na gordura corporal constituem cerca de 85% do peso perdido, sem perda adicional de água corporal. A contribuição das proteínas para a perda de peso aumenta de 5% inicialmente para cerca de 15% a partir da quarta semana. Em termos práticos, os esforços de aconselhamento devem enfatizar que o peso perdido durante as tentativas iniciais de redução de peso, quando bem-sucedidas, são compostas principalmente por água e não gordura; leva aproximadamente 4 semanas para o estabelecimento do padrão desejável de perda de gordura para cada kg de peso perdido.

A restrição à ingestão de água durante os primeiros dias de um déficit energético aumenta a proporção de perda de água corporal e diminui a proporção de perda de gordura. Ocorre

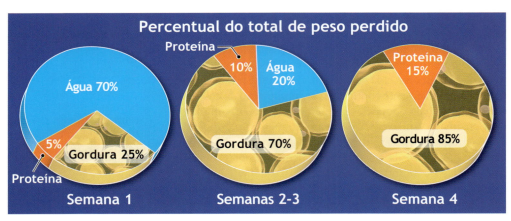

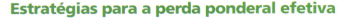

Figura 14.9 Tendência geral para a composição percentual do peso perdido durante 4 semanas de restrição energética. (Utilizada, com permissão, de McArdle WD, Katch FI, Katch VL. Exercise physiology: nutrition, energy, and human performance. 8th ed. Baltimore: Wolters Kluwer Health; 2015.)

maior perda de peso com a restrição da ingestão de água, mas essa perda adicional é proveniente exclusivamente da água perdida durante o processo de desidratação. *Indivíduos sob dieta perdem a mesma quantidade de gordura corporal independentemente do nível de ingestão de fluidos.*

O déficit a longo prazo promove a perda de gordura

A **Figura 14.10** reforça o importante conceito geral de que o equivalente calórico do peso perdido aumenta conforme a duração da restrição energética persiste. Após 20 semanas, o equivalente energético por unidade de peso perdido aumenta para cerca de 7.000 kcal/kg por causa da grande porção inicial de água no peso perdido inicialmente. Após 2 meses de dieta,

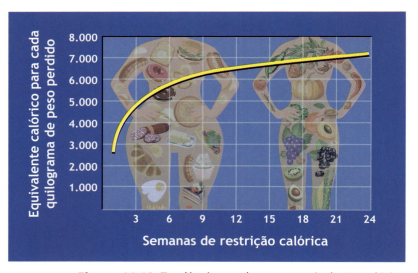

Figura 14.10 Tendência geral para o equivalente calórico do peso perdido em relação com a duração da restrição energética. (Utilizada, com permissão, de McArdle WD, Katch FI, Katch VL. Essentials of exercise physiology. 5th ed. Baltimore: Wolters Kluwer Health; 2015.)

o equivalente calórico do peso perdido é mais de duas vezes aquele da primeira semana. O aumento da perda de gordura e a redução da perda de massa magra seguem uma regra geral conhecida como "regra de um quarto de massa livre de gordura". Essa regra diz que a perda tecidual esperada de MLG segue o seguinte padrão: para cada kg de peso perdido, cerca de um quarto dele é na forma de MLG, e o restante é principalmente massa de gordura e algum fluido. Em termos matemáticos, a variação na MLG dividida pela variação do peso corporal (ΔMLG/ΔMG) = –0,25. Períodos mais curtos de restrição energética produzem um percentual mais elevado de perda de água e carboidratos por unidade de redução de peso, com uma diminuição mínima no teor de gordura corporal.

A atividade física desequilibra a equação do balanço energético

Apesar dos debates acerca das contribuições da inatividade física e da ingestão energética excessiva para o acúmulo de gordura corporal, um estilo de vida sedentário surge consistentemente como um fator chave para o ganho de peso em crianças, adolescentes e adultos.

Homens e mulheres fisicamente ativos em geral mantêm uma composição corporal desejável. Um aumento dos níveis de atividade física regular combinado com restrições dietéticas mantém a perda de peso mais eficientemente do que apenas a restrição energética a longo prazo. Um balanço energético negativo induzido pelo aumento do gasto energético desequilibra a equação do balanço energético, favorecendo a perda de peso e a melhora a aptidão física e o perfil de risco para a saúde. Isso também altera favoravelmente a composição corporal e a distribuição de gordura corporal em crianças e adultos. A atividade física regular produz menos acúmulo de tecido adiposo central relacionado com a idade. Mulheres com sobrepeso apresentam uma relação dose-resposta entre a quantidade de atividade física e a perda de peso a longo prazo. Adolescentes e adultos com excesso de gordura melhoram a composição corporal e a distribuição de gordura visceral com (1) a atividade física moderada ou (2) a atividade física mais vigorosa, sendo que a atividade física aeróbica mais intensa é mais eficiente. A atividade física regular possui cinco benefícios adicionais:

1. Reduz a perda de massa muscular relacionada com a idade.
2. Possivelmente previne a obesidade com início na vida adulta.
3. Melhora as comorbidades relacionadas com a obesidade.
4. Reduz a mortalidade.
5. Possui efeitos benéficos sobre as doenças crônicas existentes.

Dois equívocos a respeito da atividade física

Dois argumentos tentam contradizer a abordagem do exercício para a perda ponderal. Um deles diz que a atividade física aumenta inevitavelmente o apetite, produzindo um acréscimo proporcional na ingestão alimentar e reduzindo o déficit energético produzido pela atividade física. O segundo argumento diz que o pequeno efeito de queima de calorias de uma sessão normal de exercícios não reduz as reservas de gordura corporal tão efetivamente quanto a restrição alimentar.

Equívoco 1: aumento da atividade física e da ingestão alimentar

As pessoas sedentárias frequentemente não equilibram ingestão e gasto energético. A incapacidade de regular com precisão o balanço energético nos extremos inferiores do espectro de atividade física contribui para a "epidemia de obesidade" observada em sociedades altamente mecanizadas e tecnicamente avançadas. Já as pessoas que praticam exercícios regularmente mantêm o controle do apetite dentro de uma zona reativa em que a ingestão alimentar equilibra mais facilmente o gasto energético diário.

Ao considerar os efeitos do exercício sobre o apetite e a ingestão alimentar, é preciso distinguir entre o tipo de exercício e sua duração e o *status* de gordura corporal do participante. Lenhadores, trabalhadores agrícolas e atletas de *endurance* consomem aproximadamente o dobro das calorias diárias que um indivíduo sedentário consome. Mais especificamente, maratonistas, esquiadores *cross-country* e ciclistas do sexo masculino consomem cerca de 4.000 a 5.000 kcal diárias, mas eles são as pessoas mais magras da população. Obviamente, sua alta ingestão energética satisfaz as necessidades energéticas do treinamento e mantém uma composição corporal relativamente magra.

Para o indivíduo com sobrepeso, a energia extra necessária para a prática do exercício mais do que compensa o pequeno efeito compensatório de estímulo do apetite induzido pela atividade física moderada. Em algum grau, a grande reserva energética do indivíduo com sobrepeso faz com que seja mais fácil tolerar a perda de peso com o exercício sem aumentar obrigatoriamente a ingestão energética, o que é observado tipicamente em pessoas mais magras. Não foram observadas mudanças na ingestão de lipídios, carboidratos, proteínas ou calorias totais em homens e mulheres com sobrepeso durante 16 meses de treinamento supervisionado com atividades físicas de intensidade moderada em comparação com o grupo controle sedentário. *Essencialmente, existe uma associação fraca entre o déficit energético a curto prazo induzido pelo exercício e a ingestão energética. O aumento da atividade física por indivíduos sedentários e com sobrepeso não altera necessariamente as necessidades fisiológicas ou produz automaticamente aumentos compensatórios na ingestão alimentar para equilibrar o gasto energético adicional.*

Equívoco 2: baixo estresse energético da atividade física

O segundo equívoco diz respeito à contribuição negligenciável das calorias queimadas em um exercício típico para a perda de peso. Algumas pessoas argumentam corretamente que é necessária uma quantidade grande de exercício para perder apenas 0,45 kg de gordura corporal. Exemplos incluem cortar madeira por 10 horas, jogar golfe por 20 horas, realizar exercícios calistênicos leves por 22 horas, jogar tênis de mesa por 28 horas ou jogar vôlei por 32 horas – tudo isso sem parar. Consequentemente, um regime de atividades físicas de 2 ou 3 meses produz apenas uma pequena perda de gordura em um indivíduo obeso. De uma perspectiva diferente, se uma pessoa jogar golfe sem carrinho por duas horas diariamente (350 kcal) 2 vezes/semana

(700 kcal), levaria cerca de 5 semanas para perder 0,45 kg de gordura corporal. Considerando que a pessoa joga o ano inteiro, a prática de golfe 2 vezes por semana produz uma perda de gordura corporal anual de 4,5 kg, desde que a ingestão alimentar permaneça relativamente constante. Mesmo uma atividade tão inócua quanto mastigar um chiclete queima 11 kcal a mais por hora, um aumento de 20% no metabolismo normal de repouso. *Dito de modo simples, os efeitos de gasto energético da atividade física se somam. Um déficit energético de 3.500 kcal equivale a uma perda de gordura corporal de 0,45 kg, mesmo se o déficit ocorrer rápida ou sistematicamente ao longo do tempo.*

Efetividade da atividade física regular

Adicionar atividade física a um programa de perda de peso modifica favoravelmente a composição do peso perdido na direção de maior perda de gordura e de manutenção, ou mesmo aumento da MLG e da capacidade de realização de exercícios físicos. A **Figura 14.11** mostra o efeito poupador de músculos da atividade física regular, comparando o efeito de uma perda de peso de cerca de 4,5 kg ao longo de 12 meses induzida *apenas* pela restrição energética ou *apenas* pela atividade física sobre o volume do músculo da coxa avaliado por RNM em homens e mulheres com idade entre 50 e 60 anos. Ocorreram reduções no volume muscular da coxa da ordem de 6,8% e da força da flexão do joelho (−7,2%) e do $VO_{2máx}$ (−6,8%) no grupo da restrição energética, porém o $VO_{2máx}$ aumentou 15,5% no grupo de perda de peso com atividade física. Claramente, a massa muscular, a força muscular e a capacidade aeróbica reduziram em resposta aos 12 meses de perda de peso por restrição energética, mas não em resposta a uma perda de peso semelhante induzida pelo aumento da atividade física.

A efetividade da atividade física regular para a perda ponderal está intimamente relacionada com o grau de excesso de gordura corporal. Pessoas com sobrepeso geralmente perdem peso e gordura corporal mais facilmente com o aumento da atividade física do que pessoas eutróficas. Além disso, a atividade aeróbica e o treinamento de resistência, mesmo sem a restrição dietética, constituem efeitos colaterais positivos para o esforço de perda ponderal. Eles alteram a composição corporal favoravelmente com uma redução no percentual de

Baixo teor de gordura corporal em maratonistas

Os baixos níveis de gordura corporal de maratonistas, que variam de 1 a 8% do peso corporal, provavelmente refletem uma adaptação ao treinamento a longo prazo de corridas de distância e a uma redução na ingestão energética em relação ao gasto energético decorrente do treinamento intenso. Um teor de gordura corporal relativamente baixo reduz o custo energético da atividade física com sustentação de peso; ele também fornece um gradiente efetivo para a dissipação do calor metabólico gerado durante a atividade física prolongada. Maratonistas de alto nível devem aderir a práticas dietéticas cuidadosas para a manutenção de um peso corporal suficiente que sustente as sessões árduas de treinamento, as quais costumam variar entre 128 e 192 km/semana. Ao longo dos últimos 60 anos, o tamanho corporal dos maratonistas competitivos tem diminuído – eles permanecem magros e com baixos níveis de gordura corporal. A ganhadora da maratona de Nova York de 2017 (2:26:53), a norte-americana de 36 anos Shalane Flanagan, pesava 48,1 kg (estatura 165,1cm).

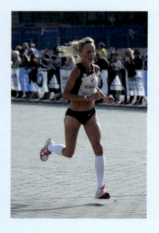

Fontes:
Clemente-Suarez VJ, Nikolaidis PT. Use of bioimpedanciometer as predictor of mountain marathon performance. J Med Syst. 2017; 41:73.
Stellingwerff T. Contemporary nutrition approaches to optimize elite marathon performance. Int J Sports Physiol Perform. 2013; 8:573.
Yang XG et al. Anthropometric characteristics of Chinese professional female marathoners and predicted variables for their personal bests. Coll Antropol. 2015; 39:899.

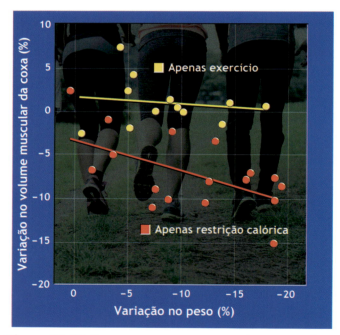

Figura 14.11 Conserve a massa magra e perca a gordura. Relação entre a magnitude do peso perdido e a mudança no volume muscular da coxa (soma das coxas direita e esquerda) em um grupo que perdeu peso apenas por restrição energética e em outro grupo que perdeu peso apenas com exercícios. (Adaptada, com permissão, de Weiss EP et al. Lower extremity muscle size and strength and aerobic capacity decrease with caloric restriction but not with exercise-induced weight loss. J Appl Physiol. 2007; 102(2):634-640. Copyright © 2007 The American Physiological Society.)

gordura corporal e um aumento na MLG em crianças, adolescentes, adultos, mulheres na pós-menopausa, pacientes cardiopatas e indivíduos com limitações físicas. A atividade física regular também influencia o excesso de acúmulo de gordura na área abdominal visceral de forma mais intensa do que os depósitos de gordura periférica. Essa resposta diminui a tendência para o desenvolvimento de resistência à insulina e, consequentemente, a predisposição ao diabetes melito tipo 2.

Efeitos generalizados da atividade física sistemática (p. ex., sessões de caminhada de 90 minutos cada, 5 dias por semana, por 16 semanas) para a perda de peso incluem perdas de cerca de 4,5 a 6,8 kg de peso corporal, reduções no teor de gordura corporal de 4 a 5%, aumentos na capacidade física avaliada pelo $VO_{2máx}$, melhoras na concentração do colesterol associado à lipoproteína de alta densidade (HDL) da ordem de 14 a 16% e um aumento de 20 a 30% na razão de HDL-colesterol:LDL-colesterol (associado à lipoproteína de baixa densidade).

A maior parte das melhorias metabólicas para a saúde causadas pela atividade física regular em pessoas com sobrepeso estão relacionadas com o volume total de atividade física e com a quantidade de gordura perdida e não com melhoras na aptidão cardiorrespiratória. A atividade física ideal consiste em atividades contínuas que envolvem grandes grupos musculares e com um custo energético moderado a elevado (p. ex., treinamento de circuito de resistência, caminhada, corrida, pular corda, subir escadas, ciclismo e natação). Um gasto extra de 300 kcal/dia (p. ex., corrida leve por 30 minutos) deve produzir uma perda de 0,45 kg de gordura corporal em cerca de 12 dias. Isso representa um déficit energético anual equivalente à energia contida em 13,6 kg de gordura corporal.

A **Figura 14.12** mostra as mudanças de composição corporal em 40 mulheres com excesso de gordura que foram alocadas em um dos quatro grupos a seguir: (1) grupo-controle, sem exercícios ou dietas; (2) grupo apenas dieta, sem exercícios (AD); (3) grupo dieta e exercício de resistência (D+E); e (4) grupo apenas exercício de resistência, sem dieta (AE). Os grupos com exercícios treinaram 3 dias por semana durante 8 semanas e realizaram 10 repetições em cada um dos três conjuntos de oito exercícios de força. A massa corporal diminuiu para os grupos AD (–4,5 kg) e D+E (–3,9 kg) em comparação com os grupos AE (+0,5 kg) e controle (–0,4 kg). Um aspecto importante é que a MLG aumentou significativamente no grupo AE (+1,1 kg), enquanto o grupo AD perdeu 0,9 kg de MLG. Claramente, aumentar um programa de restrição energética com treinamento de exercício de resistência preserva a MLG em comparação com a restrição dietética sozinha.

Relação dose-resposta

O gasto energético total durante a atividade física está relacionado de modo dose-resposta com a efetividade da atividade física para a perda ponderal. Um objetivo razoável aumenta progressivamente a atividade física moderada para 60 a 90 minutos ao dia ou um nível que queime entre 2.100 e 2.800 kcal por semana.

Uma pessoa com excesso de gordura que comece com uma caminhada lenta alcança um gasto energético considerável simplesmente aumentando a duração do exercício, aumentando de 30 para 60 minutos e, eventualmente, para 90 minutos (ou mais). O foco na duração da atividade física deve eliminar a prática desaconselhável de fazer com que o indivíduo sedentário e com excesso de gordura comece um programa com atividades físicas extenuantes. O custo energético da atividade física com sustentação de peso está relacionado quase diretamente com a massa corporal, permitindo que a pessoa com sobrepeso gaste uma quantidade de calorias consideravelmente maior do que quando uma pessoa com peso corporal menor realiza a mesma atividade física. Por exemplo, caminhar 1,6 km em um ritmo agradável em um terreno plano a 4,8 quilômetros por hora para uma pessoa que pesa 53 kg faz com que ela gaste 4,2 kcal por minuto; enquanto uma pessoa com 98 kg caminhando no mesmo ritmo deve gastar 7,3 kcal por minuto.

Frequência ótima de atividade física

Para determinar a frequência ótima de atividade física para a redução do peso, indivíduos participaram de sessões de 30 a 47 minutos de caminhada ou corrida durante 20 semanas, com a intensidade mantida entre 80 e 95% da frequência cardíaca máxima. O treinamento 2 vezes por semana não produziu mudanças no peso corporal, nas dobras cutâneas ou no percentual de gordura corporal em comparação com treinos de 3 a 4 dias por semana. As pessoas que treinaram 4 dias por semana reduziram seus pesos corporais e dobras cutâneas mais do que as pessoas que treinaram 3 dias por semana. O percentual de gordura corporal diminuiu de maneira semelhante em ambos os grupos. Esses achados sugerem que uma frequência *mínima* de 3 dias por semana altera favoravelmente a composição corporal; o gasto energético adicional com atividade física mais frequente produz resultados ainda melhores. O limiar de gasto energético para a perda de peso provavelmente permanece altamente individualizado. O efeito de queima calórica de cada sessão deve eventualmente alcançar

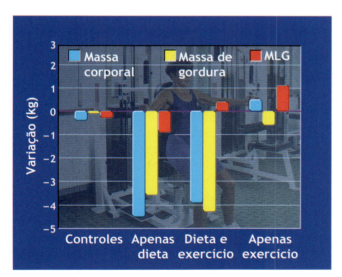

Figura 14.12 Mudanças na composição corporal com combinações de exercício de resistência e/ou dieta em mulheres com obesidade. (Utilizada, com permissão, de McArdle WD, Katch FI, Katch VL. Essentials of exercise physiology. 5ª ed. Baltimore: Wolters Kluwer Health; 2015.)

Parte 6 • Composição Corporal, Controle de Peso e Transtornos Alimentares

pelo menos 300 kcal sempre que possível. Isso geralmente ocorre com 30 minutos de corrida, natação, ciclismo ou circuito de resistência de intensidade moderada a vigorosa ou 60 minutos de caminhada rápida, em geral ao ar livre ou em uma esteira, com uma velocidade de entre 5,3 e 7,2 km/h, sem passar por aclives/declives ou mudar a inclinação da esteira.

Gastos energéticos escolhidos: o tipo de atividade física

Não existe efeito seletivo entre os diversos tipos de atividade física aeróbica que envolvem grandes grupos musculares para reduzir favoravelmente o peso corporal, o percentual de gordura corporal, a espessura das dobras cutâneas e as circunferências, mas podem ocorrer algumas outras diferenças. Para pessoas sem limitações físicas, correr em um ritmo relativamente lento a moderado, entre 5 minutos e 37,5 segundos por km e 9 minutos e 22,5 segundos por km em geral consiste no tipo de atividade física ao ar livre mais adequado para maximizar o gasto energético durante atividades físicas de intensidade selecionada pelo próprio indivíduo.

Combinação ideal para o sucesso: restrição energética e aumento da atividade física

Combinações entre aumento da atividade física e restrição energética oferecem uma flexibilidade consideravelmente maior para alcançar um balanço energético negativo do que apenas atividade física ou apenas dieta. A restrição dietética e o aumento da atividade física causados por mudanças no estilo de vida conferem benefícios para a saúde e para a perda de peso semelhantes àqueles provenientes da combinação de autocontrole dietético e um programa vigoroso de atividade física estruturada. A adição de atividade física de intensidade moderada a um programa de controle de peso facilita a manutenção a longo prazo da perda de gordura mais do que a restrição alimentar sozinha ou o aumento da atividade física sozinho.

Uma abordagem de contagem de calorias para a perda de peso deve fornecer um plano dietético adequado contendo todos os nutrientes essenciais. Gerando um déficit energético e mantendo-o, a composição da dieta exerce pouco efeito sobre a magnitude do peso perdido. As dietas de perda de peso devem conter as quantidades recomendadas de micronutrientes e proteínas, com redução na ingestão de colesterol, gorduras saturadas e essencialmente nenhum ácido graxo *trans*. Para as pessoas fisicamente ativas, a ingestão energética total restante deve consistir predominantemente em carboidratos complexos, não refinados e ricos em fibras. *As calorias contam*; o truque está em mantê-las dentro do limite diário especificado para uma taxa desejada de perda de gordura.

Dois fatores influenciam grandemente o gasto energético diário de uma pessoa:

- Necessidade energética em repouso
- Energia gasta em atividades físicas diárias.

A perda de peso ocorre se houver um déficit energético verdadeiro e o gasto energético *exceder* a ingestão energética. Períodos curtos de restrição energética encorajam o praticante

da dieta, mas não produzem a redução desejada nos níveis de gordura corporal. Em vez disso, o indivíduo perde principalmente água e carboidrato em cada unidade de peso perdido. Conforme a perda de peso progride, uma proporção cada vez maior de gordura corporal é queimada para manter o déficit energético gerado pela restrição alimentar.

Manutenção da meta de peso corporal

A literatura popular e científica, incluindo programas de *reality show* da televisão, exaltam histórias de sucesso de indivíduos que perderam quantidades consideráveis de peso utilizando diferentes intervenções, que incluem abordagens nutricionais, comportamentais e de atividade física, mas eles raramente mostram o que acontece a longo prazo, quando as luzes das câmeras se apagam.

Um projeto realizado pelo National Weight Control Registry (NWCR; *www.nwcr.ws*) recrutou 784 pessoas (629 mulheres, 155 homens) que atingiram uma perda de peso prolongada bem-sucedida para estudar os fatores em comum para esse sucesso. Os critérios do NWCR incluíam ter 18 anos de idade ou mais e conseguir manter uma perda ponderal de pelo menos 13,6 kg por 1 ano ou mais. Os participantes tinham perdido em média 30 kg e 14% deles perderam mais do que 45,4 kg. Eles mantiveram a perda necessária mínima de 13,7 kg por, em média, 5,5 anos e 16% deles mantiveram essa perda por 10 anos ou mais. A maior parte dos participantes tinha sobrepeso desde a infância; quase 50% deles tinham pelo menos um dos pais com sobrepeso e 25% deles tinham ambos os pais com sobrepeso. *A constituição genética pode ter predisposto essas pessoas à obesidade, mas a perda de peso impressionante e sua manutenção mostra que a hereditariedade sozinha não predestina uma pessoa à condição de sobrepeso.*

Cerca de 55% dos participantes do NWCR utilizaram ou um programa formal ou ajuda profissional para a redução do peso, enquanto o restante teve sucesso por conta própria. Em relação aos métodos para a perda de peso, 89% deles modificaram sua ingestão alimentar e mantiveram níveis relativamente altos de atividade física (2.800 kcal/semana em média) para alcançar a meta de perda de peso. Muitos caminharam rapidamente por pelo menos 1 hora ao dia e cerca de 92% deles se exercitavam em casa, sendo que um terço deles se exercitava regularmente com amigos. Enquanto as mulheres principalmente caminhavam e faziam danças aeróbicas, os homens escolheram esportes de competição e treinamento de resistência. Apenas 10% deles contaram apenas com a dieta e 1% utilizou apenas atividade física. A estratégia dietética de quase 90% deles era a restrição da ingestão de alguns tipos ou quantidade de comida –44% deles contavam calorias, 33% limitaram a ingestão de lipídios e 25% restringiram o consumo de lipídios em no máximo alguns gramas. Quarenta e quatro por cento passaram a ingerir os mesmos alimentos que eles comiam anteriormente, mas em quantidades menores.

A atividade física direcionada pode reduzir seletivamente depósitos locais de gordura?

*A noção de uma redução seletiva na gordura corporal, tipicamente chamada de **redução local**, é derivada da ideia de que* o *aumento da atividade metabólica muscular estimula uma mobilização de gordura relativamente maior a partir do tecido adiposo próximo ao músculo ativo.* Desse modo, exercitar uma área corporal específica para "esculpi-la" deve reduzir seletivamente mais gordura daquela área do que se diferentes grupos musculares são exercitados na mesma intensidade metabólica. Defensores da redução localizada induzida pelo exercício recomendam grandes repetições de abdominais, levantamentos alternados das pernas e inclinação lateral para uma pessoa com gordura abdominal e no quadril excessivas. A promessa da atividade física redutora localizada parece atraente de um ponto de vista estético e para a saúde – infelizmente, uma avaliação crítica das evidências científicas não sustenta sua eficácia.

Para avaliar as declarações da redução localizada, os pesquisadores compararam as circunferências e os depósitos de gordura subcutânea dos antebraços direito e esquerdo de tenistas de alto padrão. Como esperado, a circunferência do braço dominante era bem maior do que do braço não dominante por causa de uma hipertrofia muscular moderada causada pela sobrecarga do jogo de tênis. As medidas de espessura das dobras cutâneas demonstraram claramente que a prática regular e prolongada de tênis não reduziu a gordura subcutânea no braço dominante.

Outro estudo avaliou biopsias de gordura abdominal, subescapular e das nádegas antes e após 27 dias de treinamento de exercícios de abdominais. A quantidade diária de abdominais aumentou de 140 no fim da primeira semana para 336 no dia 27. Apesar dessa quantidade considerável de exercício localizado, os adipócitos na região abdominal não eram menores do que nas regiões não exercitadas das nádegas e na região subescapular.

Sem dúvida, um balanço energético negativo gerado pela atividade física regular reduz a gordura corporal total. A sabedoria convencional diz que a atividade física estimula a mobilização de ácidos graxos por intermédio de hormônios e enzimas que agem sobre os depósitos de gordura em todo o corpo, não apenas das áreas mais próximas às massas musculares ativas.

Tecido adiposo subcutâneo. Avanços recentes nas medidas microinvasivas de tecido adiposo subcutâneo (SCAT) fazem com que seja possível estudar a lipólise localizada durante atividades físicas também localizadas (*www.ncbi.nlm.nih.gov/pmc/articles/PMC3473928/*). Um estudo estimou o fluxo sanguíneo e a lipólise no SCAT femoral adjacente ao músculo esquelético em atividade durante uma atividade de extensão de joelho a 25% da carga máxima. O fluxo sanguíneo e a lipólise no SCAT foram maiores próximos aos músculos contraídos em relação aos músculos adjacentes em repouso, independentemente da intensidade da atividade física. Ainda não se sabe se isso se traduz em uma perda de gordura sustentada em um determinado local do corpo e experimentos adicionais certamente são necessários.

Ganho de peso

Para a maior parte das pessoas, a perda de peso para a redução da gordura corporal e a melhora da saúde global e da aparência estética é o principal objetivo para mudar a composição corporal. Muitas pessoas desejam *ganhar* peso para melhorar esses três elementos:

1. O perfil de composição corporal.
2. O desempenho em esportes ou atividades que requerem força e potência musculares.
3. O estado de saúde por causa de baixo peso corporal.

Esses três objetivos representam um dilema único que não é facilmente resolvido. O ganho de peso em si ocorre muito facilmente modificando o balanço energético para favorecer uma maior ingestão energética. Em um indivíduo sedentário, uma ingestão excessiva acumulada de 3.500 kcal produz um ganho teórico de gordura corporal de 0,45 kg na forma de adipócitos que armazenam as calorias extras. O ganho de peso em atletas deve ocorrer idealmente como tecido magro, especificamente na massa muscular e nos tecidos conjuntivos adjacentes. Geralmente, esse tipo de ganho de peso ocorre se um aumento na ingestão energética com quantidades adequadas de carboidratos para energia e para poupar proteínas estiverem disponíveis, além de proteína suficiente para a síntese tecidual que acompanha um regime adequado de atividade física. Atletas que tentam aumentar a massa muscular frequentemente são presas fáceis de produtores de suplementos dietéticos e de alimentos saudáveis que vendem substâncias para "aumentar a potência e a massa muscular", como cromo, boro, sulfato de vanadila, β-hidroxi β-metilbutirato e várias proteínas e misturas de aminoácidos, sendo que nenhum deles aumenta de modo confiável a massa muscular.

Aumento da massa magra com o aumento da ingestão proteica diária

O treinamento de *endurance* em geral aumenta a MLG apenas levemente, mas o efeito global é a redução do peso corporal por causa da perda de gordura pela queima energética e, possivelmente, pelos efeitos redutores de apetite das atividades de *endurance*. Já a sobrecarga muscular causada pelo treinamento de resistência, sustentado com a ingestão adequada de energia e proteínas e com períodos suficientes de recuperação, promove aumento de massa e força musculares. A ingestão energética adequada garante que não ocorra catabolismo proteico por causa de um déficit energético. *A atividade física aeróbica intensa não deve coincidir com o treinamento de resistência para o aumento da massa muscular.* Possivelmente, as demandas energéticas e proteicas adicionais causadas pelos treinamentos concomitantes de resistência e aeróbico impõem um limite para o crescimento muscular e a responsividade ao treinamento de resistência. Em um nível molecular, o treinamento aeróbico pode inibir a sinalização de síntese proteica no músculo esquelético. Isso poderia afetar negativamente as respostas musculares adaptativas ao treinamento de resistência. Nós recomendamos aumentar a ingestão diária de proteínas para cerca de 1,6 g/kg de massa corporal durante a fase de treinamento de resistência com o consumo de fontes variadas de proteínas animais e vegetais.

Expectativas para o ganho de tecido magro

Um programa de 1 ano de treinamento intenso de resistência para homens jovens e atléticos pode aumentar a massa corporal em cerca de 20%, sendo a maioria desse crescimento proveniente do ganho de tecido magro. A taxa de ganho de tecido magro rapidamente alcança um platô conforme o treinamento ultrapassa o primeiro ano. Para mulheres atléticas, os ganhos de tecido magro no primeiro ano são de, em média, entre 50 e 75% dos valores absolutos dos homens, provavelmente por causa da menor massa de tecido magro inicial das mulheres. Diferenças individuais na quantidade diária de nitrogênio incorporado às proteínas corporais e a proteína incorporada ao músculo também limitam e explicam as diferenças individuais nos ganhos de massa muscular com o treinamento de resistência.

A Figura 14.13 apresenta oito fatores específicos (não listados em ordem de importância) que afetam a responsividade da síntese de tecido magro ao treinamento de resistência. Pessoas com razões relativamente elevadas de andrógenos/estrógenos e maiores percentuais de fibras musculares de contração rápida provavelmente ganham tecido magro em um grau maior em resposta ao treinamento de resistência. Os ganhos de massa muscular ocorrem mais facilmente no início do treinamento em pessoas com as maiores MLG relativas, corrigidas por estatura e gordura corporal. Para quantificar o ganho de tecido magro é necessário o monitoramento regular do peso corporal em conjunto com um método válido de avaliação do teor de gordura corporal. Esse tipo de registro verifica se a combinação de treinamento e de ingestão alimentar está aumentando o tecido magro e não os depósitos de gordura corporal.

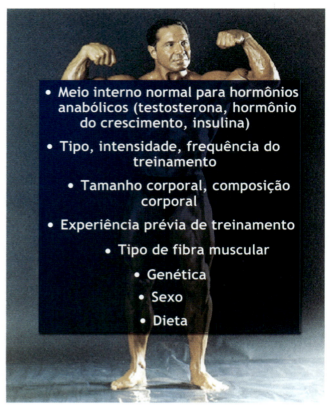

Figura 14.13 Oito fatores específicos que impactam a responsividade da síntese de tecido magro ao treinamento de resistência. (Utilizada, com permissão, de McArdle WD, Katch FI, Katch VL. Exercise physiology: nutrition, energy, and human performance. 8th ed. Baltimore: Wolters Kluwer Health; 2015. Foto de Bill Pearl, cortesia de Bill Pearl.)

Resumo

1. O gasto energético deve equilibrar a ingestão energética para interromper o pequeno, porém prolongado, excesso energético que pode eventualmente produzir um ganho de peso substancial.
2. Quase 70% dos norte-americanos lutam para perder peso (29% dos homens e 40% das mulheres), mas apenas um quinto utiliza a combinação recomendada de ingerir menos calorias e se exercitar regularmente.
3. Quase 65% da população norte-americana é classificada como tendo sobrepeso (IMC 25,0 a 29,9 kg/m²) ou obesidade (IMC ≥ 30 kg/m²). Desse total, 30,5% é classificado como tendo obesidade.
4. A epidemia da obesidade contribui significativamente para o aumento do diabetes melito tipo 2, do câncer e das doenças cardiovasculares.
5. Entre os jovens dos EUA, a obesidade mais do que duplicou nos últimos 15 anos, com uma lacuna cada vez maior entre as pessoas classificadas como tendo excesso de peso e aquelas classificadas como magras.
6. O excesso de gordura corporal é particularmente prevalente em crianças pobres de minorias.
7. Os fatores genéticos provavelmente contribuem para de 25 a 30% do acúmulo excessivo de gordura corporal.
8. A predisposição genética não causa necessariamente a obesidade, mas, dado o ambiente permissivo, as pessoas geneticamente suscetíveis ganham gordura corporal.
9. Alterações substanciais no conjunto genético populacional não explicam o enorme aumento da epidemia mundial de obesidade.
10. Um gene defeituoso para a produção de leptina pelos adipócitos e/ou para a insensibilidade hipotalâmica à leptina (além de defeitos na produção e/ou na sensibilidade a outras substâncias químicas) faz com que o cérebro avalie o *status* de tecido adiposo inadequadamente e gere um estado crônico de balanço energético positivo.

11. Uma abordagem dietética padronizada para a perda de peso que diminua a ingestão energética abaixo do necessário para a manutenção do peso atual geralmente ajuda os pacientes obesos a perderem cerca de 0,5 kg/semana.

12. O sucesso na prevenção do reganho do peso é relativamente baixo, sendo de em média entre 5 e 20% daqueles que perdem peso. Tipicamente, entre um terço e dois terços do peso perdido voltam em 1 ano e quase todo ele volta em 5 anos.

13. A redução da gordura corporal geralmente melhora o desempenho físico porque ela aumenta diretamente a força e a potência musculares relativas (por unidade de tamanho corporal).

14. A redução da força de atrito, que impede o movimento para frente no ar e na água, também representa um efeito positivo da perda de peso sobre o desempenho físico.

15. Três métodos desequilibram a equação do balanço energético para a produção de perda de peso: (1) redução da ingestão energética abaixo do gasto energético diário, (2) manutenção da ingestão energética normal e aumento do gasto energético e (3) diminuição da ingestão energética e aumento do gasto energético.

16. Um déficit energético de 3.500 kcal, gerado por intermédio de dieta ou exercício, representa as calorias contidas em 0,45 kg de tecido adiposo.

17. Uma modificação adequada nos comportamentos alimentares e de atividades físicas aumenta a chance de sucesso na perda de peso.

18. Uma dieta prudente promove efetivamente a perda de peso.

19. As desvantagens da semi-inanição incluem perda de massa livre de gordura (MLG), letargia, possível desnutrição e redução do metabolismo em repouso, quando o indivíduo mantém um déficit energético.

COMO DESENVOLVER ESTRATÉGIAS ADEQUADAS DE DIETA E ATIVIDADE FÍSICA

Uma abordagem de contagem de calorias para a perda de peso deve fornecer estratégias dietéticas adequadas que incluam todos os nutrientes essenciais, além de estratégias de atividade física. Mantendo um déficit energético, a composição da dieta exerce pouco efeito sobre a magnitude da perda de peso.

Maximização das chances de a dieta ser bem-sucedida

Os seres humanos comem por dois motivos. Em primeiro lugar, nós consumimos o alimento porque sinais fisiológicos internos disparam a sensação de fome para manter a energia e os monômeros para abastecer os processos vitais do corpo e para sustentar a vida. Em segundo lugar, o comportamento alimentar está intimamente relacionado com fatores externos (ambientais) e internos (fisiológicos) que sinalizam a necessidade real de comer. Esses "sinais alimentares" externos incluem ver a comida; sua embalagem e sua propaganda; o tempo e o ambiente físico para comer; o paladar, o olfato, a visão e a sensação de textura e, principalmente, o tamanho da porção.

Avaliação pessoal: o primeiro passo importante

A avaliação precisa da ingestão alimentar e do gasto energético fornece um ponto de partida para desequilibrar a equação do balanço energético de modo a modificar favoravelmente a massa e a composição corporais.

Estimativas da ingestão energética a partir de registros cuidadosos da ingestão diária de alimentos (Apêndice A, *Avaliação da Ingestão Energética e de Nutrientes: Diário Alimentar de 3 Dias*) em geral têm um nível aceitável de erro de precisão de 10% em relação à quantidade real de calorias consumidas. Por exemplo, suponha que o valor energético da ingestão alimentar diária medida diretamente na bomba calorimétrica seja de em média 2.130 kcal. Com um registro dietético cuidadoso de 3 dias para a estimativa da ingestão energética, os valores diários normalmente se encontram na faixa de cerca de 1.920 a 2.350 kcal.

Os registros cuidadosos da ingestão alimentar servem a dois objetivos:

- Fornecer uma lista objetiva dos alimentos que são realmente consumidos pelo indivíduo, e não uma "suposição" da ingestão alimentar
- Traz consciência a respeito dos hábitos alimentares atuais e das preferências alimentares, dois aspectos importantes das estratégias de controle de peso.

Fatores psicológicos influenciam os comportamentos alimentares

Depressão, frustração, tédio, sensações de ansiedade, culpa, tristeza e raiva frequentemente disparam a vontade de comer. O indivíduo deve aprender a avaliar com precisão o comportamento alimentar, não apenas a quantidade e a frequência das refeições, mas também circunstâncias específicas relacionadas com a ingestão alimentar. A autoanálise requer a consciência a respeito de todos os aspectos que influenciam as escolhas alimentares. Uma vez feito isso, um novo conjunto de respostas alimentares desejáveis pode substituir os comportamentos alimentares "indesejáveis" aprendidos anteriormente.

Como modificar o comportamento alimentar

O primeiro passo para a **modificação do comportamento alimentar** envolve a descrição dos vários comportamentos

Parte 6 • Composição Corporal, Controle de Peso e Transtornos Alimentares

Perda de gordura é melhor com a atividade aeróbica

Diretrizes gerais para um programa ótimo e balanceado de atividades físicas recomendam uma mistura de atividades aeróbicas, treinamento de resistência, equilíbrio e movimentos de flexibilidade articular. O treinamento de resistência ajuda a minimizar a perda muscular (sarcopenia) causada pelo envelhecimento. O aumento da atividade aeróbica é importante por seus efeitos de queima de calorias e no combate ao excesso de gordura corporal; ela também muito possivelmente reduz a resistência à insulina que aumenta o risco de diabetes melito e de doenças cardiovasculares. O aumento da atividade aeróbica também reduz o depósito de gordura abdominal (visceral). Homens e mulheres de meia-idade com níveis de LDL-colesterol elevados ou HDL-colesterol baixos foram designados para a realização de treinamento aeróbico, treinamento de resistência ou ambos. O treinamento aeróbico consistia em uma corrida de 19,2 km por semana em uma intensidade vigorosa sobre esteira, treinamento em elíptico ou bicicleta ergométrica. O treinamento de resistência 3 vezes por semana consistia em oito exercícios com séries de 8 a 12 repetições. Após 8 meses de treinamento, o grupo de treinamento de resistência perdeu apenas gordura subcutânea na região abdominal, enquanto o grupo de treinamento aeróbico perdeu tanto gordura subcutânea quanto gordura visceral, incluindo a gordura ao redor do fígado. O treinamento aeróbico também reduziu a tendência para a resistência à insulina. A mensagem que deve ficar é a seguinte: combine atividade física aeróbica regular para a perda de gordura e o aumento da sensibilidade à insulina com o treinamento de resistência para reduzir a perda de massa muscular que ocorre com o envelhecimento.

Fontes:
Slentz CA et al. Effects of aerobic vs. resistance training on visceral and liver fat stores, liver enzymes, and insulin resistance by HOMA in overweight adults from STRRIDE AT/RT. Am J Physiol Endocrinol Metab. 2011; 301:E1033.
Villareal DT et al. Aerobic or resistance exercise or both, in dieting obese older adults. N Engl J Med. 2017; 376:1943.

alimentares do indivíduo que deseja perder peso em vez de modificar imediatamente a dieta. O indivíduo faz anotações meticulosas e responde às oito perguntas a seguir:

1. Horário do dia em que as refeições são ingeridas.
2. Local em que são ingeridas.
3. O humor, a sensação ou o estado psicológico antes e durante o consumo de alimentos.

4. Tempo gasto comendo.
5. Atividades realizadas durante a refeição (p. ex., assistir à televisão, navegar na internet, dirigir, ler ou durante ou após uma sessão de exercícios).
6. Outras pessoas presentes durante a refeição.
7. Alimentos específicos consumidos.
8. Registro preciso dos alimentos consumidos.

Esse registro que consome tempo e é frequentemente entediante fornece informações objetivas a respeito dos comportamentos alimentares de uma pessoa e revela alguns padrões recorrentes associados à alimentação. A ideia básica é tentar identificar todos os fatores associados ao consumo alimentar. Por exemplo, considere estes cinco padrões de comportamento alimentar:

1. Comer doces ou outros alimentos "de conforto" frequentemente acompanha a sensação de depressão.
2. Assistir à televisão resulta em aumento do consumo de lanches.
3. A fome é prevalente em um momento particular do dia ou após uma atividade física.
4. A vontade de comer alimentos "de conforto" em geral acontece após uma briga.
5. Desjejum e almoço nunca são consumidos à mesa.

Com padrões claros identificados, o próximo passo é substituí-los por comportamentos *alternativos*.

Como substituir por padrões alimentares alternativos

Muitos comportamentos aceitáveis podem substituir um conjunto estabelecido de comportamentos indesejáveis. Muitas das substituições recomendadas são incentivadas para a população em geral, mas elas também se aplicam a atletas competitivos. O principal objetivo dessa abordagem é gerar novas associações mais positivas para substituir os comportamentos alimentares inadequados.

Como mudar os comportamentos alimentares

1. **Faça com que o ato de comer seja um ritual.** Limite a alimentação a apenas um cômodo da casa. Não importa quantos alimentos você coma, siga uma rotina estabelecida. Por exemplo, utilize uma toalha de mesa, utilize os melhores talheres e os mesmos pratos em cada refeição. Faça isso tanto para as refeições principais quanto para os lanches. Uma pessoa que faz lanches frequentes entre as refeições pode reduzir esse hábito fazendo com que todos os lanches e refeições tenham um ar de formalidade, incluindo se vestir melhor para cada refeição e lanche (uma inconveniência óbvia), e logo os beliscos pararão! Para desencorajar a ingestão de pães, pegue uma fatia de cada vez e ponha na torradeira antes de comê-la. Para cada fatia, levante da mesa, abra o pão e tire uma fatia, feche a embalagem do pão e retorne-a para o lugar de origem, torre a fatia e volte para a mesa para comê-la. Seguir uma rotina inconveniente para obter algum item alimentar "especial" frequentemente reduz o desejo pelo alimento.

Capítulo 14 • Balanço Energético, Atividade Física e Controle do Peso

2. **Use pratos menores.** O ímpeto para terminar uma refeição pode não ser o alimento em si, mas o desejo inato de ver o prato ou o copo vazio.

3. **Coma devagar.** Lute contra a tendência de comer muito rapidamente, gastando mais tempo nas refeições. Corte o alimento em pedaços menores e mastigue cada pedaço de 10 a 15 vezes antes de engolir. Além disso, coloque o garfo, a colher ou a faca sobre a mesa após duas ou três mordidas e permita uma pausa de um a dois minutos entre essas mordidas.

4. **Escolha cuidadosamente o conteúdo das refeições.** Modificações simples na seleção dos alimentos dentro da mesma categoria alimentar afetam consideravelmente a densidade energética de uma refeição. A **Tabela 14.1** fornece substitutos hipocalóricos dentro de várias categorias alimentares.

5. **Siga um plano alimentar.** Seguir um plano alimentar diário altamente estruturado (o que, quando e onde o alimento será ingerido) reduz o risco de ingerir alimentos com elevada densidade energética por "impulso".

Como desenvolver novas técnicas para controlar o consumo alimentar

Muitas técnicas úteis podem controlar os comportamentos alimentares, uma vez que os fatores ambientais e os comportamentos associados tenham sido identificados. O **adiamento**, a **substituição** e a **evitação** representam três estratégias comportamentais para a interrupção de hábitos alimentares ruins:

1. **Adiamento.** Adicione tempo ou passos entre os elos da cadeia comportamental:
   - Reduza o ritmo da alimentação
   - Aumente o caminho até a cozinha
   - Compre embalagens de lanches para uma única porção
   - Evite a alimentação não planejada tanto quanto for possível – escreva um *e-mail*, leia um livro, apare a grama ou faça abdominais ou flexões.

2. **Substituição.** Quebre a cadeia comportamental com atividades incompatíveis com a alimentação:

TABELA 14.1

Como substituir alimentos por outros com menor densidade energética.

Tipo de alimento	Selecione mais frequentemente	Selecione moderadamente	Selecione menos frequentemente
Proteína animal	Cortes magros de carne bovina/suína Salmão, linguado (grelhado) Atum enlatado em salmoura Aves (sem pele) Ovo Caranguejo	Carnes e peixes Carne bovina/suína cuja gordura não foi retirada Atum enlatado em óleo Aves (com pele) Lagosta, camarão Lombinho canadense	Carne bovina/de cordeiro/suína gordurosa Frios/salsichas Frango frito Peixe frito Fígado, rins
Laticínios	Iogurte desnatado Leite desnatado (ou 0,5%) Leite em pó desnatado *Frozen yogurt* desnatado	Queijos com gordura reduzida ou semidesnatados Queijo *cottage* semidesnatado Leite semidesnatado Iogurte semidesnatado *Frozen yogurt* 95% livre de gordura	Queijo integral (*cheddar*, *muenster*) Leite integral Creme azedo, sorvete Creme, *half-and-half*
Proteína vegetal	Feijões e ervilhas secos (feijão-vermelho, feijão-de-lima e soja; lentilhas; ervilha em vagem) Tofu (queijo de soja)	Nozes e sementes cruas ou secas e tostadas Manteiga de amendoim e outras manteigas (quantidades moderadas)	Nozes e sementes processadas com óleo
Vegetais	Crus, frescos Frescos ou congelados, levemente cozidos	Vegetais em conserva Tomates em conserva ou suco de vegetais	Vegetais em molhos cremosos ou amanteigados Vegetais fritos
Frutas	Frutas frescas, cruas Frutas desidratadas Sucos de frutas congelados ou frescos	Sucos de frutas enlatados Sucos de frutas em caixa Fruta congelada	Bebidas com sabor de fruta Frutas em calda Abacates Azeitonas
Produtos à base de grãos	Trigo triturado, aveias Cereais de grãos integrais Pães de grãos integrais Arroz integral Farelo de trigo, farelo de aveia *Bagels* Barra recheada de polpa de fruta	Cereais refinados Pães brancos enriquecidos Massas refinadas Arroz branco Granola Torrada com margarina Biscoitos simples	Biscoitos, bolos, tortas Cereais adoçados Tortilhas Biscoitos processados com óleo *Donuts* recheados com creme *Croissants*, donuts
Outros	Pipoca (sem óleo)	Molho para salada pobre em gordura Maionese com baixo teor de gordura *Pretzels*	Molho para salada rico em gordura Maionese Molhos cremosos Batatas *chips*

Utilizada, com permissão, de Wardlaw GM et al. Contemporary nutrition issues and insights. 2nd ed. St. Louis, MO: Mosby; 1992. Copyright© 1992 Elsevier.

522 Parte 6 • Composição Corporal, Controle de Peso e Transtornos Alimentares

A atividade física intensa pode aumentar o metabolismo durante a recuperação

Uma sessão de atividade física vigorosa pode aumentar a captação de oxigênio durante a recuperação por até 14 horas. Dez homens adultos jovens se exercitaram em bicicletas por 45 minutos em um ritmo vigoroso, equivalente a 73% do $VO_{2máx}$. O gasto energético foi então medido por 24 horas enquanto os homens se recuperavam em uma câmara metabólica. No período de 14 horas após o exercício, os homens queimaram 190 calorias a mais do que em 1 dia em que eles permaneceram sedentários (ver a discussão a respeito do excesso de consumo de oxigênio após o exercício no Capítulo 6, *Medida da Energia nos Alimentos e Durante a Atividade Física*). Esse bônus de queima de energia de 37% durante a recuperação ocorreu além das 520 kcal queimadas durante o exercício.

Fontes:
Knab AM et al. A 45-minute vigorous exercise bout increases metabolic rate for 14 hours. Med Sci Sports Exerc. 2011; 43:1643.
Woods AL et al. The effects of intensified training on resting metabolic rate (RMR), body composition and performance in trained cyclists. PLoS One. 2018; 13(2):e0191644.

- Atividades agradáveis: ler, caminhar, ouvir música, ter um *hobby*, navegar na internet
- Atividades necessárias: planejar o orçamento, pagar contas, ir ao mercado, limpar a casa.

3. **Evitação**. Identifique situações para o reconhecimento fácil dos alimentos:
- Fique fora da cozinha ou de outras áreas associadas à alimentação
- Não combine comer com outras atividades, como ler, assistir à televisão, dirigir, trabalhar ou navegar na internet
- Quando terminar de comer, remova os pratos e os alimentos da mesa
- Remova o excesso de alimentos diretamente para o lixo.

Atividade física regular para o controle de peso

Um estilo de vida sedentário surge consistentemente como um fator importante para o ganho de peso.

Ganho de peso: não apenas um problema de gula

O conhecimento popular vê a ingestão alimentar excessiva como a principal causa para a condição de obesidade e sobrepeso. A maior parte das pessoas acredita que o único modo para reduzir a gordura corporal indesejada é a prática da restrição energética pelas dietas. Essa estratégia demasiadamente simplista contribui parcialmente para o pouco sucesso na manutenção da perda de peso a longo prazo, redirecionando o debate sobre a contribuição da ingestão alimentar para a obesidade.

A ingestão energética *per capita* nos EUA não aumentou o bastante para contribuir totalmente para o aumento crescente no peso corporal durante o último século, um ganho de peso equivalente a 13,5 kg para um homem com 183 cm. Apenas na última década a ingestão energética diária aumentou acima do nível relatado para a última parte do século XX. A observação de que as pessoas excessivamente gordas frequentemente comem o mesmo ou até menos do que as pessoas mais magras é verdadeira para uma grande quantidade de adultos com excesso de gordura em uma ampla faixa etária, conforme eles se tornam menos ativos e ganham peso lentamente. O excesso de ganho de peso frequentemente acompanha uma redução na atividade física em vez de um aumento na ingestão energética. Aproximadamente 27% dos adultos norte-americanos não participa de atividades físicas diárias e outros 28% não participam de nenhum tipo de atividade física. Entre os homens que participam ativamente de treinamento de *endurance*, a gordura corporal está inversamente relacionada com o gasto energético (baixa gordura corporal, alto gasto energético e vice-versa); não foram encontradas relações entre a gordura corporal e a ingestão alimentar. Surpreendentemente, as pessoas fisicamente ativas que comem mais geralmente pesam menos e apresentam níveis maiores de aptidão física e menores riscos para a saúde.

Grande aumento do peso corporal em crianças

A ingestão alimentar excessiva não explica completamente o aumento do peso corporal em crianças. As crianças obesas não consomem caracteristicamente mais energia do que os padrões dietéticos recomendados. Para crianças com idades entre 4 e 6 anos um nível reduzido de atividade física contribui principalmente para seu gasto energético diário 25% menor do que o recomendado para essa idade. Mais especificamente, 50% dos meninos e 75% das meninas nos EUA não participam de atividade física nem mesmo moderada três ou mais vezes por semana. Crianças e jovens com idade entre 6 e 17 anos têm consumido 4% menos energia nos últimos 30 anos, mas a prevalência de obesidade infantil continua a aumentar consideravelmente. As crianças fisicamente ativas tendem a ser mais magras do que as crianças menos ativas. Para as crianças em idade pré-escolar, não foi observada a relação entre ingestão energética total ou a composição de gorduras, carboidratos e proteínas da dieta e o percentual de gordura corporal. O acompanhamento dos padrões de atividade dos estudantes das escolas primárias mostrou que as crianças com sobrepeso eram menos fisicamente ativas do que as crianças com peso adequado. Nesses estudos, o excesso de peso corporal não estava relacionado com a ingestão alimentar. Meninas e meninos obesos no ensino médio na realidade consomem menos calorias do que os não obesos. O excesso de gordura e a incidência de diabetes melito tipo 2 estão relacionados diretamente com a quantidade de horas gastas assistindo à televisão, um marcador consistente de *inatividade física*, entre as pessoas de todas as idades. Por exemplo, assistir à televisão durante

Capítulo 14 • Balanço Energético, Atividade Física e Controle do Peso

3 horas por dia foi associado a um aumento de duas vezes no excesso de gordura e de 50% no diabetes melito tipo 2. Cada aumento de 2 horas ao dia em frente à televisão coincidia com um aumento de 23% no excesso de gordura e de 14% no risco de diabetes melito tipo 2. A estrutura familiar (p. ex., a presença ou ausência de irmãos e sua quantidade, famílias com um pai *versus* dois pais) também influencia a atividade física das crianças e o tempo que elas passam assistindo à televisão. O excesso de tempo assistindo à televisão, jogando *videogames* populares como Xbox, Playstation e Nintendo, além de assistir a vídeos no YouTube e em outras atividades com inatividade física caracteriza especialmente os adolescentes pobres. A redução do tempo devotado a esses comportamentos ajuda a combater o acúmulo de gordura na infância.

Eficácia do aumento do gasto energético

A atividade física regular desempenha um papel central na mitigação do ganho de peso. Homens e mulheres de todas as idades que mantêm um estilo de vida fisicamente ativo (ou passam a se envolver em programas regulares de atividade física) mantêm um nível mais desejado de composição corporal do que as pessoas menos ativas. Para mulheres adultas com sobrepeso, existe uma relação de dose-resposta entre a quantidade de atividade física e a perda de peso a longo prazo. Adolescentes e adultos obesos melhoram a composição corporal e a distribuição de gordura visceral com a atividade física moderada regular ou com exercícios mais vigorosos que melhoram a aptidão cardiovascular. Para meninos e meninas com excesso de peso, as mudanças mais favoráveis de composição corporal ocorreram com exercícios aeróbicos de longa duração e baixa intensidade combinados com treinamento de resistência de alta repetição, ou ainda com programas que combinavam um componente de modificação comportamental. Para aqueles que perdem peso, a atividade física regular facilita a manutenção da perda de peso mais efetivamente do que os programas que dependem apenas de dieta. Esse efeito positivo ocorre parcialmente porque a atividade física regular antagoniza o declínio típico na oxidação de gorduras após a dieta em indivíduos que perdem peso apenas pela restrição energética.

Mesmo para os indivíduos atualmente ativos, a atividade física adicional desequilibra a equação energética favorecendo a perda de peso, alterando positivamente a composição corporal e a distribuição de gordura e melhora ainda mais a aptidão física. Um resultado adicional da atividade física regular inclui os quatro benefícios seguir:

1. Reduz a perda de massa muscular relacionada com a idade.
2. Melhora as comorbidades relacionadas com a obesidade.
3. Reduz a mortalidade.
4. Possui efeitos benéficos sobre as doenças crônicas existentes.

Resplendor da recuperação. Durante a atividade física de intensidade baixa ou moderada, como as realizadas pela maior parte das pessoas, o metabolismo durante a recuperação – o chamado "resplendor da recuperação" – contribui minimamente para o gasto energético total porque a recuperação em geral ocorre muito rapidamente. Além disso, a atividade física regular promove ajustes mais rápidos na energética após o exercício, reduzindo assim o consumo de oxigênio total durante a recuperação. *A energia queimada durante a atividade física representa o fator mais importante do gasto energético total do exercício e não a energia gasta durante a recuperação.*

Solução ideal: conservar a massa magra e reduzir a gordura

A atividade física regular com ou sem restrição dietética protege contra o ganho de peso e modifica favoravelmente a massa e a composição corporais. Isso ocorre porque o treinamento físico aumenta a mobilização de lipídios a partir dos depósitos adiposos e aumenta a clivagem de gordura pelo músculo ativo. A atividade física retém as proteínas musculares esqueléticas mantendo um balanço positivo de nitrogênio e, ao mesmo tempo, retardando a clivagem das proteínas. O efeito poupador das proteínas causado pela atividade física regular explica parcialmente por que a maior parte da perda de peso é proveniente da gordura em um programa que utilize a atividade física e menor em programas que utilizam apenas a restrição alimentar. As pessoas com as maiores quantidades de excesso de gordura perdem peso e gordura corporais mais facilmente com a atividade física do que as pessoas mais magras. Mesmo sem as restrições dietéticas, a atividade física regular fornece um resultado positivo alterando favoravelmente a composição corporal, reduzindo o teor de gordura corporal e mantendo ou mesmo aumentando a MLG.

Melhores tipos de atividades físicas para a perda de peso

Ao utilizar atividades físicas extras para perder peso, considere o acrônimo **FITT**: **F**requência, **I**ntensidade, **T**empo e **T**ipo de atividade. As atividades aeróbicas ideais que possuem um custo energético moderado ou alto incluem caminhada rápida, corrida, futebol, pular corda, subir escadas, circuito de treinamento de resistência, ciclismo e natação. Muitos esportes e jogos recreativos também promovem um déficit energético efetivo para a perda de peso, mas a quantificação precisa e a regulação do gasto energético permanecem difíceis nessas atividades. Ao utilizar a caminhada de baixo impacto como o único tipo de atividade física, o gasto energético aumenta adicionando pesos às mãos ou adotando técnicas de corrida-caminhada. Um gasto energético adicional de 300 kcal induzido pela corrida diária moderada durante 30 minutos teoricamente produz uma perda de gordura de 0,45 kg em aproximadamente 12 dias, ou um déficit energético anual equivalente à energia contida em 13,6 kg de gordura corporal.

Treinamento de resistência. O treinamento de resistência fornece uma ferramenta adicional importante para o treinamento aeróbico na promoção da perda de peso e da manutenção do peso. A energia gasta em um circuito de treinamento de resistência – atividade física contínua utilizando baixa resistência e muitas repetições – é de em média 9 kcal por minuto. Consequentemente, esse tipo de atividade queima uma quantidade substancial de calorias durante uma sessão típica de 30 a 60 minutos. Até mesmo o treinamento de resistência convencional que envolve um gasto energético total menor afeta a força muscular e a MLG mais positivamente durante programas de perda de peso do que aqueles que contam apenas com a restrição alimentar. As pessoas que mantêm níveis elevados de força muscular tendem a ganhar menos peso do que as pessoas mais fracas. Além disso, o treinamento de resistência padrão realizado regularmente reduz o risco de doença arterial coronariana, melhora o controle glicêmico e modifica favoravelmente o perfil lipoproteico, além de aumentar a taxa metabólica em repouso (se a MLG aumentar). A **Tabela 14.2** ilustra os efeitos de 12 semanas de treinamento de *endurance* ou treinamento de resistência em homens jovens sem praticar dieta. O treinamento de *endurance* reduziu o percentual de gordura corporal por reduzir a massa de gordura (–1,6 kg; nenhuma mudança na MLG), enquanto o treinamento de resistência reduziu a massa de gordura corporal (–2,4 kg) e aumentou a MLG (+2,4 kg). Conservar e/ou aumentar a MLG mantém um nível mais elevado de metabolismo durante o repouso, independentemente da idade, mas esse nível é relativamente pequeno. Algumas estimativas indicam que 0,45 kg de músculo em repouso queima em média 6 kcal/dia, o que é apenas marginalmente mais elevado por dia do que as 2 kcal queimadas por 0,45 kg de gordura. Desse modo, malhar de modo consistente e perder 13,5 kg de gordura corporal, adicionando 9,0 kg de músculo, significa que a perda de gordura queima 60 kcal a menos diariamente em repouso (13,5 ÷ 0,45 × 2). O ganho em massa muscular contribui para 120 kcal (9,0 ÷ 0,45 × 6), um ganho líquido diário de 60 kcal, uma contribuição positiva, porém relativamente pequena, para o esforço de perda de peso. Por sua vez, para os atletas, a manutenção da MLG durante a redução de peso compensa os possíveis efeitos negativos da perda ponderal sobre o desempenho físico.

Relação dose-resposta

Algumas pessoas acreditam que a atividade física aeróbica leve induz maior perda de peso efetiva porque a gordura contribui com um percentual maior para as calorias totais gastas na atividade física em comparação com atividades físicas mais intensas em que os carboidratos representam o principal combustível. A oxidação das gorduras fornece maior percentual para o metabolismo energético total durante o exercício leve em comparação com atividades aeróbicas intensas (ver Capítulo 5, *Metabolismo dos Macronutrientes Durante o Exercício e o Treinamento*). Uma *quantidade total* maior de oxidação de gordura ocorre em atividades aeróbicas de intensidade mais elevada realizadas por um período de tempo equivalente. *A quantidade total de calorias gastas para gerar um déficit energético durante o exercício, e não o percentual da mistura de macronutrientes oxidados, determina a eficácia da atividade física para a promoção da perda ponderal.*

Existe uma relação dose-resposta direta entre o tempo gasto se movimentando em atividades físicas e a perda de peso. A pessoa que caminha queima consideravelmente mais calorias simplesmente aumentando a duração da caminhada (p. ex., aumentando de 30 minutos para 75 minutos). Além disso, existe uma relação linear entre o custo energético da caminhada e o peso corporal; significando que o indivíduo com sobrepeso gasta consideravelmente mais calorias ao caminhar no mesmo ritmo e com a mesma duração total de tempo do que alguém que pese menos.

Como maximizar o sucesso pelo aumento da atividade física: modificação dos comportamentos

Uma pessoa queima energia adicional por intermédio do aumento da atividade física simplesmente aumentando a duração da atividade, mesmo se ela for realizada em uma intensidade baixa. Outra estratégia eficaz para a queima de calorias substitui períodos diários de inatividade por atividades físicas adicionais que requeiram um maior gasto energético.

Descrição do comportamento a ser modificado

Qualquer esperança de modificar o perfil de atividade física depende de uma avaliação precisa das atividades diárias.

TABELA 14.2

Mudanças na composição corporal após 12 semanas de treinamento de resistência ou treinamento de *endurance*.

Variável	Controles		Treinamento de resistência		Treinamento de *endurance*	
	Antes do tratamento	Após o tratamento	Antes do tratamento	Após o tratamento	Antes do tratamento	Após o tratamento
Gordura corporal relativa (%)	20,1 ± 8,5	20,2 ± 8,5	21,8 ± 6,2	18,7 ± 6,6*	18,4 ± 7,9	16,5 ± 6,4*
Massa de gordura (kg)	16,2 ± 10,8	16,3 ± 10,5	17,2 ± 7,6	14,8 ± 6,2*	14,4 ± 7,9	12,8 ± 7,1*
Massa corporal livre de gordura (kg)	64,3 ± 5,4	64,4 ± 6,6	61,9 ± 8,3	64,4 ± 9,0*	64,1 ± 8,2	64,7 ± 8,6
Massa corporal total (kg)	80,5 ± 8,1	80,7 ± 8,5	79,1 ± 8,3	79,2 ± 7,6	78,5 ± 8,2	77,5 ± 7,9

Todos os valores são expressos como média ± DP. *Diferença significativa entre medidas antes e após o teste ($P \leq 0,05$). (Fonte: Broeder CE et al. Assessing body composition before and after resistance or endurance training. Med Sci Sports Exerc. 1997; 29:705.)

O primeiro passo na modificação do comportamento determina o padrão diário de atividade, incluindo as necessidades mínimas para o sono, a alimentação, ir ao banheiro e tomar banho. O Apêndice C, *Registro de Atividade Física de 3 Dias*, ilustra um perfil de atividade física a partir de registros diários do tempo gasto em várias atividades durante 3 dias consecutivos. Os registros devem descrever a atividade, a duração e as necessidades energéticas estimadas.

Substituição por comportamentos alternativos

Existem várias opções para aumentar o gasto energético dentro do tempo gasto com as rotinas diárias. A consideração importante envolve a determinação de quando e como fazer as alterações por comportamentos alternativos.

Maximização do sucesso

Quatro técnicas podem ajudar a maximizar o sucesso ao utilizar o exercício para a promoção da perda de peso:

- **Progrida lentamente**: adicione gradualmente atividades extras
- **Inclua variedade**: em vez de realizar a mesma atividade repetidamente ao longo de um dado período de tempo, varie o tipo de exercício e a quantidade de repetições. Para um atleta competitivo, a atividade física adicional para a perda ponderal não precisa ser no esporte que ele pratica
- **Tenha uma meta**: estabeleça uma meta específica e realista para o aumento da atividade física. Quatro modos gerais para aumentar a atividade física utilizando um comportamento baseado em metas incluem:
  - Realizar uma atividade durante um período determinado de tempo
  - Continuar a se exercitar até alcançar uma quantidade predeterminada de repetições ou distância
  - Manipular a duração do exercício e as repetições ou a distância
  - Ser sistemático e permanecer comprometido. Dedicar alguns momentos do dia para se movimentar. Não permitir que fatores externos (p. ex., assistir à televisão, fazer compras, cuidar da casa) interfiram na atividade física diária.

Estratégias para a promoção de comportamentos alternativos de atividade física

1. Ao dirigir para a escola, o trabalho ou a academia, estacione a 800 m de distância e caminhe; a caminhada rápida do carro e para o carro todos os dias, cinco dias por semana, queima o equivalente energético a cerca de 3,2 kg de gordura corporal em 1 ano.
2. Ao utilizar transporte público, desça alguns pontos antes e caminhe o restante da distância.
3. Ao percorrer distâncias relativamente curtas, caminhe, corra ou ande de bicicleta em vez de dirigir.

4. Pule o restaurante no almoço; em vez disso, peça uma comida "para viagem" e então participe de algum tipo de atividade física por 15 a 30 minutos.
5. Acorde uma hora antes e faça uma caminhada, ande de bicicleta, reme, ande de patins ou nade antes do desjejum.
6. Substitua a *happy hour* ou a cerveja após o trabalho por 20 minutos de atividade física.
7. Substitua os intervalos de 15 minutos para o café por intervalos de 15 minutos para a prática de atividades.
8. Suba e desça vários lances de escada após cada hora no trabalho ou na escola.
9. Varra a calçada em frente da sua casa, apartamento ou dormitório.
10. Separe um tempo para a prática de atividades físicas ao viajar com a família. Desça do carro antes de chegar ao seu destino; deixe um amigo ou familiar dirigir o resto do caminho enquanto você caminha ou corre.
11. Em vez de comer nos intervalos de um evento esportivo, caminhe pelo estádio ou arena; no aeroporto, no estádio, no *shopping* ou na estação de trem, suba ou desça as escadas em vez de utilizar a escada rolante ou o elevador.
12. Substitua a ajuda externa e realize você mesmo as seguintes tarefas:
    - Jardinagem
    - Aparar a grama
    - Pintar a casa
    - Lavar e encerar o carro
    - Recolher as folhas do quintal
    - Varrer a garagem
    - Retirar a neve.
13. Corra sem sair do lugar, pule corda, suba e desça escadas ou realize exercícios calistênicos vigorosos durante comerciais de televisão.
14. Levante-se e se mova a cada 15 a 20 minutos durante 30 a 60 segundos; ande no mesmo lugar; caminhe ao redor da sala; faça alguns abdominais; faça qualquer coisa para substituir a condição sedentária.

O ideal: restrição alimentar associada ao aumento da atividade física

Entre membros por muito tempo de uma organização comercial para a perda ponderal que promove uma restrição energética prudente, a modificação comportamental, o apoio grupal e a atividade física moderada, mais da metade deles manteve sua meta de peso após 2 anos e mais de um terço manteve após 5 anos. Combinações entre atividade física e restrição dietética com substituição do padrão alimentar por carboidratos menos refinados e de baixo índice glicêmico com menor ingestão lipídica oferece consideravelmente mais flexibilidade para alcançar um balanço energético negativo do que apenas a dieta ou apenas a atividade física. Perdas de gordura corporal de até 0,9 kg por semana estão dentro dos limites aceitáveis, mas uma perda mais constante de 0,225 a 0,450 kg/semana é mais desejável.

LIGAÇÕES COM O PASSADO

Claude Bernard (1813-1878)

Claude Bernard (1813-1878) geralmente é aclamado como o maior fisiologista de todos os tempos antes de 1900. Ele descobriu propriedades fundamentais da fisiologia e da ciência nutricional, além de participar da explosão do conhecimento científico na metade do século XIX. Sua adesão à verdade exata era absoluta e ele estava sempre disposto a reconhecer as limitações e os erros do que pareciam ideias promissoras até que elas fossem testadas em laboratórios para que fossem confirmadas ou rejeitadas. Bernard acreditava fortemente na necessidade de sempre ter uma hipótese de trabalho derivada do acompanhamento da literatura científica e da observação de fenômenos naturais antes de iniciar um experimento formal. A partir de seus resultados, ele extraía as conclusões mais gerais e abrangentes que podiam ser concluídas a partir deles; daí seu papel como pai de muitos ramos das ciências biológicas. Bernard conduziu pesquisas sobre o suco gástrico e seu papel na nutrição e documentou a presença de açúcar na veia hepática de um cão cuja dieta não continha carboidratos. Em 1848, ele descobriu uma nova função do fígado – a "secreção interna" de glicose para o sangue; 1 ano depois, ele induziu diabetes melito perfurando o assoalho do quarto ventrículo cerebral. Nutricionistas do exercício devem uma grande gratidão à perseguição implacável de Bernard à excelência na descoberta científica.

Após a morte de Bernard, o renomado fisiologista francês e "pai da medicina da aviação" Paul Bert (1833-1886) ofereceu o seguinte elogio "*Bernard não era somente um fisiologista, ele era a fisiologia. Essa luz, que acabou de apagar, não pode ser substituída.*"

Estabeleça uma meta de tempo realista

Suponha que 20 semanas representem a meta de tempo para alcançar uma perda de gordura de 9 kg. Dentro desse objetivo, o déficit energético semanal deve ser de, em média, 3.500 kcal, ou um valor diário de 500 kcal (3.500 kcal ÷ 7 dias). Com a dieta, o indivíduo reduziria sua ingestão energética diária em 500 kcal todos os dias durante 5 meses (déficit semanal de 3.500 kcal) para alcançar a perda de gordura desejada de 9 kg. Em vez disso, se o indivíduo praticar 30 minutos a mais de atividade física moderada, equivalendo a 350 kcal "extras" 3 dias/semana, o déficit energético semanal aumenta em 1.050 kcal (3 dias × 350 kcal/sessão). Desse modo, a ingestão semanal de alimentos teria que diminuir em apenas 2.400 kcal (cerca de 350 kcal/dia) em vez das 3.500 kcal para alcançar a perda de gordura semanal desejada de 0,45 kg. O aumento da quantidade de dias de atividade semanais de três para cinco faria com que a redução da ingestão alimentar diária fosse de apenas 250 kcal. Se a duração das sessões extras de atividade 5 dias/semana passar de 30 minutos para uma hora, então a perda de peso desejada ocorrerá sem reduzir a ingestão alimentar porque a atividade física extra produziria todo o déficit semanal de 3.500 kcal.

Como desequilibrar a equação do balanço energético. Se a intensidade da atividade de uma hora realizada 5 dias/semana aumentar em apenas 10% (praticar exercício de ciclismo a 35,2 km/h em vez de 32 km/h; correr 1,6 km em 9 minutos em vez de 10 minutos; nadar 45 metros em 54 segundos em vez de 60 segundos), a quantidade de calorias semanais queimadas durante o exercício aumenta em 350 kcal (3.500 kcal/semana × 10%). Esse novo déficit semanal de 3.850 kcal, ou 550 kcal/dia, permitiria que a pessoa aumentasse a sua ingestão alimentar diária em 50 kcal e ainda assim perdesse 0,45 kg de gordura por semana, um claro exemplo de "coma mais, pese menos"!

O uso efetivo da atividade física por si só ou em combinação com uma restrição dietética moderada desequilibra a equação do balanço energético, produzindo uma perda de peso significativa. Essa abordagem coordenada deve reduzir a sensação de fome intensa e de estresse psicológico mais do que a perda de peso baseada exclusivamente na restrição energética. A prática prolongada de dietas aumenta as chances de desenvolver uma variedade de deficiências nutricionais que prejudicam o treinamento físico e o desempenho esportivo competitivo. A combinação de atividade física com perda ponderal produz reduções desejáveis na pressão arterial durante o repouso e em situações que tipicamente aumentam a pressão arterial, como uma atividade física intensa ou um estresse emocional.

Onde ocorre a perda de gordura corporal?

As mudanças na gordura corporal e na distribuição da gordura em mulheres obesas com aumentos sucessivos de 2,3 kg de perda de peso ao longo de um período de 14 semanas avaliaram a pergunta que é feita frequentemente: "Em que local do corpo ocorre perda de gordura quando o peso é perdido?". Uma perda de peso de 4,5 kg produziu aproximadamente duas vezes a mudança de composição corporal que foi obtida com a perda de 2,3 kg. A mudança correspondente na composição corporal quase triplicou quando a perda de peso passou de 4,5 para 9,1 kg. As dobras cutâneas e as circunferências na região do tronco diminuíram quase duas vezes o que foi reduzido nas extremidades. As diminuições na gordura corporal induzidas pela atividade física e/ou pela restrição energética ocorrem preferencialmente nos depósitos de gordura subcutânea da região superior do corpo e na gordura abdominal profunda, sendo que os depósitos de gordura nas regiões glúteas e femorais são mais "resistentes".

Possíveis diferenças de gênero nos efeitos da atividade física sobre a perda ponderal

Uma pergunta interessante diz respeito à possibilidade da existência de uma diferença de gênero na responsividade à perda de peso após a prática de atividade física regular. Uma meta-análise feita com 53 estudos científicos sobre esse tópico concluiu que os homens geralmente respondem mais favoravelmente do que as mulheres aos efeitos da atividade física sobre a perda ponderal. Uma explicação possível envolve diferenças de gênero na distribuição da gordura corporal e diferenças no aumento da ingestão energética em resposta à atividade física e no menor gasto energético durante a atividade nas mulheres em comparação com os homens. A capacidade de mobilização de triacilgliceróis para a geração de energia depende da localização anatômica. A gordura distribuída nas regiões abdominal e da porção superior do corpo (gordura central) apresenta uma lipólise ativa em resposta ao estímulo do sistema nervoso simpático e mobiliza preferencialmente a gordura durante as atividades físicas em relação a outras áreas. A maior distribuição de tecido adiposo na porção superior do corpo nos homens do que nas mulheres pode contribuir para sua maior sensibilidade à perda de gordura com a atividade física regular.

Efeitos da dieta e da atividade física sobre a composição corporal durante a perda de peso

O Boxe intitulado "Oito benefícios de adicionar exercício à restrição dietética para a perda de peso" resume os benefícios da atividade física para a perda de peso. Adicionar atividade física ao programa de perda de peso modifica favoravelmente a composição do peso perdido na direção de uma maior perda de gordura. Em um estudo pioneiro nessa área, três grupos de mulheres adultas mantiveram um déficit energético diário de 500 kcal durante 16 semanas de perda de peso. O grupo que fez dieta reduziu a ingestão alimentar diária em 500 kcal, enquanto as mulheres no grupo de atividades físicas mantiveram a ingestão energética diária, mas aumentaram o gasto energético em 500 kcal com um programa supervisionado de condicionamento físico e caminhadas. As mulheres que fizeram dieta e se exercitaram geraram um déficit energético diário de 500 kcal reduzindo a ingestão alimentar em 250 kcal e aumentando o gasto energético com o exercício em 250 kcal. Não surgiram diferenças na perda ponderal entre os três grupos; cada grupo perdeu aproximadamente 5 kg de peso corporal. Esse achado mostra que um déficit energético reduz o peso corporal, independentemente do método utilizado para gerar o desequilíbrio energético. Uma observação interessante para a perda de peso diz respeito à MLG. O grupo que se exercitou *aumentou* a MLG em

0,9 kg e o grupo combinado aumentou a MLG em 0,5 kg, mas o grupo que fez só dieta *perdeu* 1,1 kg de tecido magro! Para a redução de gordura corporal, a combinação entre dieta e atividade física se mostrou mais efetiva.

Recomendações de perda ponderal para lutadores e outros atletas de potência

Halterofilistas, ginastas e alguns competidores de atletismo requerem grande força e potência musculares em relação à massa corporal. Esses atletas frequentemente têm que perder gordura corporal sem afetar negativamente a massa corporal magra e, consequentemente, o desempenho no esporte. Para eles, aumentos na força muscular relativa (força por quilograma de peso corporal) e na capacidade de geração de potência a curto prazo devem melhorar o desempenho competitivo. Para reduzir lesões e complicações médicas decorrentes de períodos curtos e longos de perda de peso e desidratação, o American College of Sports Medicine (ACSM; *www.acsm.org*), o National Collegiate

Mais gordura e menos músculo com o reganho do peso

Tipicamente, a recuperação de peso após uma perda ponderal representa mais gordura e menos músculo em comparação com a composição do peso perdido. Um experimento questionou se a composição do peso corporal que retorna após uma perda intencional de peso corresponde à composição do peso perdido. Setenta e oito mulheres na pós-menopausa, obesas e sedentárias perderam, em média, 11,8 kg ao longo de 5 meses pela redução da ingestão energética diária em 400 kcal 3 dias/semana. Em média, 67% do peso foi perdido na forma de gordura e 33% na forma de tecido magro. Um ano após o fim do programa, 54 mulheres recuperaram pelo menos 2,0 kg. Para elas, 81% do peso recuperado ocorreu na forma de gordura corporal e 19% como tecido magro. Especificamente, para cada 1 kg de gordura corporal perdida durante a intervenção para a perda ponderal, foi perdido também 0,26 kg de tecido magro; para cada 1 kg de gordura recuperada no ano seguinte, foi recuperado apenas 0,12 kg de tecido magro.

Fontes:
Beavers KM et al. Is lost lean mass from intentional weight loss recovered during weight regain in postmenopausal women? Am J Clin Nutr. 2011; 94:767.
Beavers KM et al. Effect of exercise type during intentional weight loss on body composition in older adults with obesity. Obesity (Silver Spring). 2017; 25:1823.

Parte 6 • Composição Corporal, Controle de Peso e Transtornos Alimentares

Athletic Association (NCAA; *www.ncaa.org*) e o American Medical Association (AMA; *www.ama-assn.org*) recomendam a avaliação da composição corporal de cada lutador utilizando uma variedade de técnicas de aferição para a determinação da gordura corporal, conforme discutido no Capítulo 15, *Transtornos Alimentares*. A **Tabela 14.3** destaca uma aplicação prática para a determinação de um peso mínimo de luta e uma classe de peso apropriada para a competição. O ACSM também recomenda que a perda de peso, se necessária, deve ocorrer gradualmente e não exceder a faixa entre 0,45 e 0,90 kg por semana para evitar comprometer a saúde, a segurança e o desempenho.

Peso mínimo para a luta: lutadores de ensino médio dos sexos masculino e feminino.
A National Federation of State High School Associations (*www.nfhs.org*) solicitou a adoção da certificação de peso a partir da temporada competitiva de 2005 para a determinação de um peso mínimo de luta obrigatório com base no percentual de gordura corporal mínima de 7% para homens e 12% para mulheres (*https://www.nchsaa.org/*

sites/default/files/attachments/2017-18_Wrestling_Rules_Powerpoint_-_Final-updated.pdf*). Muitos estados requerem pesagens e diretrizes de gordura corporal rigorosas para os lutadores, o que gera uma classificação de peso mínimo para a luta com base em pontos de corte de gordura corporal antes que o atleta compita em uma das 14 classes de peso a seguir (em kg) – 45,45; 47,70; 49,95; 52,20; 54,45; 56,70; 58,95; 61,65; 64,35; 67,50; 72,00; 76,50; 85,05; 105,75. A quantidade de participantes do sexo masculino incluía aproximadamente 250.000 competidores anualmente, mas em 2017 esse número diminuiu para 244.804 competidores em relação aos 250.653 em 2016 (*www.statista.com/statistics/268028/participation-in-us-high-school-wrestling/*). A participação feminina começou em 2009 com 6.134 participantes e essa quantidade quase dobrou em 2017 para 14.587 lutadoras representando 2.091 escolas dos EUA.

Ginastas adolescentes do sexo feminino

Assim como para lutadores dos sexos masculino e feminino, os técnicos devem considerar, mas não exigir, um peso corporal

---

TABELA 14.3

Como usar equações antropométricas para predizer um peso mínimo para lutadores e para selecionar uma classe de peso competitiva.

A. Para predizer a densidade corporal (DC) use uma das equações a seguir (para cada dobra cutânea, registre a média de no mínimo três aferições em mm):
1. Equação de Lohman*
   DC = 1,0982 – (0,00815 × [dobras cutâneas do tríceps + subescapular + abdominal]) + (0,00000084 × [dobras cutâneas do tríceps + subescapular + abdominal]²)
2. Equação de Katch e McArdle**
   DC = 1,09448 – (0,00103 × dobra cutânea do tríceps) – (0,00056 × dobra cutânea subescapular) – (0,00054 × dobra cutânea abdominal)
3. Equação de Behnke e Wilmore***
   DC = 1,05721 – (0,00052 × dobra cutânea abdominal) + (0,00168 × diâmetro ilíaco) + (0,00114 × circunferência do pescoço) + (0,00048 × circunferência do tórax) + (0,00145 × circunferência abdominal)
4. Equação de Thorland#
   DC = 1,0982 – (0,000815 × [dobras cutâneas do tríceps + abdominal]) + (0,00000084 × [dobras cutâneas do tríceps + abdominal])

B. Para determinar o percentual de gordura use a equação de Brožek: % gordura = [4,570 ÷ DC – 4,142] × 100

C. Para determinar o peso livre de gordura e para identificar uma classificação mínima de peso, siga os exemplos a seguir:
1. Jonathan, um lutador de 15 anos que pesa 59,9 kg, tem uma densidade corporal de 1,075 g/cm³ e espera competir na categoria de 54,00 kg
2. O percentual de gordura corporal de Jonathan é (4,570 ÷ 1,075 – 4,142) × 100 = 10,9%
3. O peso de gordura e o peso livre de gordura de Jonathan são:
   a. 59,9 × 0,109 = 6,53 kg de peso de gordura
   b. 59,9 – 6,53 = 53,37 kg de peso livre de gordura

D. Para calcular um peso mínimo para o lutador:
1. Note que o peso mínimo recomendado para aqueles com 15 anos ou menos contém 93% (0,93) de peso livre de gordura e 7% (0,07) de gordura
2. Divida o peso livre de gordura calculado para o lutador pela maior fração admissível de peso livre de gordura para estimar o peso mínimo do lutador: 53,37 ÷ (93/100) = 53,37 ÷ 0,93 = 57,39 kg

E. Para permitir um erro de 2%, realize os cálculos a seguir:
1. Peso mínimo de 57,39 × 0,02 = 1,15 kg de tolerância de erro
2. 57,37 – 1,15 = 56,22 kg de peso mínimo do lutador

F. Conclusão: Jonathan não pode lutar na categoria de 54 kg; ao contrário, ele deve competir na categoria de até 56,7 kg

G. A estratégia revisada para o peso mínimo da NCAA pode ser acessada neste *site* da internet: *http://fs.Ncaa.org/Docs/rules/wrestling/2010/WM_preseason_mailing.pdf*

*Lohman TG. Skinfolds and body density and their relationship to body frames: a review. Hum Biol. 1981; 53:181. **Katch FI, McArdle WD. Prediction of body density from simple anthropometric measurements in college-age men and women. Hum Biol. 1973; I45:445. ***Behnke AR, Wilmore JH. Evaluation and regulation of body build and composition. Englewood Cliffs, NJ: Prentice Hall; 1974. #Thorland W et al. New equations for prediction of a minimal weight in high school wrestlers. Med Sci Sports Exerc. 1989; 21:S72.

mínimo seguro para a competição de ginastas; jogadoras de golfe; nadadoras e mergulhadoras; jogadoras de vôlei, softbol e futebol; líderes de torcida; dançarinas; e competidoras de atletismo, muitas das quais adotam transtornos alimentares para alcançar a perda de peso (ver Capítulo 15, *Transtornos Alimentares*). Com base em uma análise de validação de 11 equações de dobras cutâneas para a predição do percentual de gordura corporal, a equação a seguir estima com maior precisão a composição corporal em ginastas no ensino médio do sexo feminino.

Ginastas no ensino médio do sexo feminino:

%Gordura corporal = [457 ÷ 1,0987 − 0,00122 (ΣDobras cutâneas do tríceps, subescapular e suprailíaca em mm) + 0,00000263 (ΣDobras cutâneas do tríceps, subescapular e suprailíaca em mm)^2] − 414,2

Essa equação de predição consegue avaliar a composição corporal na pré-temporada (um erro padrão da estimativa é igual a ± 2,4% de gordura corporal). As ginastas do sexo feminino devem conter não menos do que de 14 a 16% de gordura corporal (o percentual de gordura corporal das atletas universitárias é de, em média, 25 a 27% ± 2,4).

A **Tabela 14.4** apresenta as diretrizes e as recomendações gerais para atletas que desejem perder peso (especificamente a gordura corporal) sem prejudicar a saúde, a segurança, a capacidade de realização de exercícios e a responsividade ao treinamento. Essas recomendações foram formuladas originalmente para atletas em esportes de alta potência, mas elas também se aplicam a outros atletas.

Oito benefícios de adicionar exercício à restrição dietética para a perda de peso

1. Aumenta o tamanho global do déficit energético.
2. Facilita a mobilização e a oxidação de gordura, especialmente do tecido adiposo visceral.
3. Aumenta a perda relativa de gordura corporal por preservar a massa corporal livre de gordura.
4. Por conservar e até mesmo aumentar a massa corporal livre de gordura, reduz a queda no metabolismo em repouso, que frequentemente acompanha a perda de peso.
5. Requer menos dependência da restrição energética para gerar um déficit energético.
6. Contribui para o sucesso a longo prazo do esforço para a perda ponderal.
7. Fornece benefícios únicos e significativos para a saúde.
8. Pode causar uma supressão moderada do apetite.

TABELA 14.4

Recomendações para atletas de alta potência que desejem reduzir o excesso de peso corporal.

Muitos atletas perderão peso de um modo ou de outro em uma tentativa de aumentar a força e a potência relativas para seu esporte. Essas recomendações ajudam o atleta a perder peso de uma maneira que minimize os riscos para a saúde e maximize o desempenho esportivo e o treinamento.
1. **Procure profissionais qualificados (fisiologistas do exercício, nutricionistas, médicos ou treinadores atléticos) para:** a. Determinar o percentual de gordura corporal e a massa corporal livre de gordura b. Calcular o peso mínimo a 5% de gordura (homens) ou 12% de gordura (mulheres). Os autores deste livro recomendam de 16 a 17% de gordura para mulheres A diferença entre o peso atual e o peso mínimo é a quantidade de peso que pode ser perdida
2. **Comece a perder peso logo, antes que a temporada de competição comece, e aumente lentamente para maximizar a perda de gordura e minimizar a perda de músculos e água; a taxa máxima de perda de peso deve ser de 0,5 a 1,0 kg/semana**
3. **Aumente o gasto energético fazendo treinamento aeróbico pelo menos 2 vezes por semana antes e no início da temporada competitiva**
4. **Reduza a ingestão de calorias pela diminuição dos lipídios, proteínas e carboidratos na dieta, mas NÃO elimine totalmente um desses três nutrientes. Consuma pelo menos 1.500 kcal/dia para evitar deficiências vitamínicas e minerais. As recomendações específicas incluem:** a. Evite sobremesas, manteiga e margarina, molhos e coberturas b. Ingira alimentos ricos em carboidratos complexos (frutas, vegetais e cereais integrais) c. Grelhe, asse, ferva ou cozinhe em vapor; não frite
5. **Afira seu peso corporal antes e após cada sessão de treinos para manter registros da perda de água corporal. Especificamente:** a. Não restrinja o consumo de água durante o treinamento intenso, especialmente ao treinar em ambientes quentes b. Consuma água, bebidas esportivas ou outros fluidos após o treino para restabelecer pelo menos 80% do peso perdido na sessão c. Beba fluidos com baixo teor energético (p. ex., leite desnatado em vez de leite integral)

Baseada parcialmente nas recomendações da National Athletic Trainer's Association statement on safe weight loss and maintenance practices in sport and exercise (J Athl Train. 2011; 46:322); American Dietetic Association (J Am Diet Assoc. 2009; 109:509); e American College of Sports Medicine (Med Sci Sports Exerc. 2009; 41:709. Review).

Parte 6 • Composição Corporal, Controle de Peso e Transtornos Alimentares

Resumo

1. Ciclos repetidos de perda e reganho de peso (efeito ioiô ou sanfona) podem aumentar a habilidade corporal de conservar energia, fazendo com que a perda de peso em dietas subsequentes seja menos efetiva.

2. O gasto energético diário consiste na soma do metabolismo em repouso, das influências termogênicas (particularmente o efeito térmico dos alimentos) e da energia gerada durante a atividade física.

3. A atividade física afeta mais profundamente a variabilidade no gasto energético diário entre os seres humanos.

4. As calorias queimadas na atividade física se acumulam, permitindo que a atividade física extrarregular gere um déficit energético considerável ao longo do tempo.

5. O papel preciso da atividade física na supressão do apetite ou no seu estímulo ainda não está claro, mas aumentos moderados na atividade física podem reduzir o apetite e a ingestão energética de uma pessoa previamente sedentária e com sobrepeso.

6. A maior parte dos atletas consome calorias suficientes para equilibrar o gasto energético imposto pelo treinamento.

7. A combinação entre atividade física e restrição energética oferece uma maneira flexível e eficaz para a perda ponderal.

8. A atividade física aumenta a mobilização e o catabolismo das gorduras, permitindo que a participação em atividades aeróbicas regulares retarde a perda de tecido magro; o treinamento de resistência aumenta a MLG.

9. A perda rápida de peso durante os primeiros dias de um déficit energético reflete principalmente a perda de água corporal e dos estoques de glicogênio; ocorre uma perda maior de gordura por unidade de peso perdido conforme a restrição energética continua.

10. A atividade física seletiva em áreas corporais específicas não é mais eficaz para a perda de gordura localizada do que uma atividade física mais geral.

11. Áreas com maior concentração de gordura e/ou atividade das enzimas mobilizadoras de lipídios fornecem a maior parte da energia para a atividade física, independentemente da área exercitada.

12. Diferenças na distribuição corporal da gordura podem explicar parcialmente as diferenças de gênero na perda de peso induzida por atividade física.

13. A gordura depositada na região abdominal e na porção superior do corpo (padrão de obesidade masculino) responde mais facilmente ao estímulo neuro-humoral e é mobilizada preferencialmente durante a atividade física em comparação com a gordura depositada nas regiões glútea e femoral (padrão feminino de obesidade).

14. As dobras cutâneas e as circunferências da região do tronco diminuem duas vezes mais do que as dobras cutâneas e as circunferências das extremidades do corpo.

15. Diminuições na gordura corporal com a atividade física e/ou restrição energética ocorrem preferencialmente no tecido adiposo subcutâneo da porção superior do corpo e nos depósitos abdominais profundos de gordura em relação aos depósitos mais "resistentes" das regiões glútea e femoral.

16. Lutadores passam por treinamento intenso e por sessões repetitivas de perda de peso a curto prazo, enquanto mantêm a gordura corporal acima de 5%.

17. Um total de 700 a 1.000 kcal extras por dia sustenta um ganho semanal de 0,5 a 1,0 kg de tecido magro e as necessidades energéticas do treinamento de resistência.

18. As variações fisiológicas individuais e os fatores de treinamento afetam os ganhos de massa muscular.

Teste seu conhecimento | Respostas

1. **Verdadeiro.** A Organização Mundial da Saúde, a International Obesity Task Force e outras organizações de saúde declararam a existência de uma epidemia global de obesidade. A obesidade representa agora a segunda maior causa de morte prevenível nos EUA, com um custo anual acima de US$ 190,2 bilhões, ou aproximadamente 12% dos gastos com saúde nos EUA. Homens e mulheres com sobrepeso, e não obesidade, e não fumantes com idades entre 35 e 45 anos morrem pelo menos 3 anos antes do que as pessoas com peso adequado, um risco tão danoso para a expectativa de vida quanto o tabagismo. Pessoas com obesidade podem esperar uma redução de cerca de 7 anos na expectativa de vida.

2. **Falso.** Ocorre maior prevalência de obesidade entre as mulheres afrodescendentes (cerca de 50%) do que entre as mulheres caucasianas (33%). Estudos com mulheres obesas afrodescendentes e caucasianas mostraram pequenas diferenças no metabolismo em repouso; em média, as mulheres afrodescendentes queimam quase 100 kcal a menos por dia durante o repouso do que as caucasianas. Essa taxa menor de processamento de calorias persiste mesmo após ajustar as diferenças de massa e composição corporal. A maior economia energética das mulheres afrodescendentes durante a atividade física e ao longo do dia muito possivelmente reflete um traço hereditário, já que ela persiste antes e após a perda

Capítulo 14 • Balanço Energético, Atividade Física e Controle do Peso **531**

ponderal. Esse efeito, que também ocorre em crianças e adolescentes, predispõe a mulher afrodescendente a ganhar e recuperar peso mais facilmente.

3. **Falso.** A abordagem dietética padronizada para a perda ponderal reduz a ingestão energética abaixo do necessário para a manutenção do peso atual e geralmente ajuda os pacientes obesos a perderem cerca de 0,5 kg/semana. O sucesso na prevenção do reganho do peso é relativamente baixo, sendo de, em média, de 5 a 20%. A atividade física regular, seja por intermédio de atividades recreativas ou ocupacionais, contribui efetivamente para a prevenção do ganho de peso e reduz a tendência de recuperação do peso perdido.

4. **Falso.** Homens e mulheres mais velhos que mantêm estilos de vida ativos impedem o padrão "normal" de ganho de gordura observado na maior parte dos adultos. Pesquisas mostram que o tempo gasto em atividades físicas está inversamente relacionado com o nível de gordura corporal em homens jovens e de meia-idade que se exercitam regularmente. O nível mais elevado de gordura corporal entre os homens ativos de meia-idade comparado com homens mais jovens e mais ativos foi resultante de um treinamento menos vigoroso e não de uma ingestão energética maior.

5. **Verdadeiro.** Combinar restrição alimentar moderada com atividade física diária adicional oferece a maior flexibilidade para a perda ponderal. Essa combinação também permite que as pessoas se mantenham bem nutridas para o treinamento físico e o pico de desempenho.

6. **Verdadeiro.** O metabolismo em repouso diminui quando a restrição alimentar produz progressivamente perda ponderal. Esse hipometabolismo frequentemente excede a redução atribuída à perda de massa corporal ou de massa corporal livre de gordura. A redução do metabolismo conserva energia, fazendo com que a dieta seja menos eficaz apesar da ingestão energética reduzida. Isso produz um platô na perda de peso em que perdas adicionais se tornam consideravelmente menores do que o previsto a partir dos cálculos de diminuição da ingestão energética.

7. **Falso.** Para a maior parte das pessoas, a semi-inanição com uma dieta com teor muito baixo de calorias (VLCD) não representa a "dieta final" ou uma abordagem adequada para o controle do peso. Como uma VLCD fornece uma quantidade inadequada de carboidratos, os depósitos de glicogênio no fígado e nos músculos são depletados rapidamente. Isso prejudica as tarefas físicas que requerem um esforço aeróbico de alta intensidade ou uma geração de potência anaeróbica

de duração mais curta. A perda contínua de nitrogênio com o jejum e a perda de peso resultantes refletem uma perda exacerbada de tecido magro, que pode ocorrer desproporcionalmente a partir de órgãos críticos, como o coração. A taxa de sucesso permanece baixa com o uso prolongado da VLCD.

8. **Falso.** O excesso de ganho de peso frequentemente acompanha uma redução na atividade física, e não um aumento na ingestão energética. Aproximadamente 27% dos adultos nos EUA não participam de atividades físicas diariamente e outros 28% não participam regularmente de atividades físicas. Entre os homens ativos com treinamento de *endurance*, a gordura corporal está relacionada inversamente com o gasto energético (baixo teor de gordura corporal, alto gasto energético e vice-versa); não foram observadas relações entre gordura corporal e ingestão alimentar. Surpreendentemente, as pessoas fisicamente ativas que comem mais geralmente pesam menos e apresentam os maiores níveis de aptidão física. Além disso, a ingestão alimentar excessiva não explica completamente o aumento da obesidade entre as crianças. Crianças obesas não consomem caracteristicamente mais energia do que os padrões dietéticos recomendados. Para crianças com idades entre 4 e 6 anos, uma redução no nível de atividade física contribui para seu gasto energético diário 25% menor do que o recomendado para essa idade.

9. **Falso.** A atividade física regular pode desempenhar um papel particularmente importante na proteção contra o ganho de peso. Homens e mulheres de todas as idades que mantêm um estilo de vida fisicamente ativo (ou que se envolvem com regimes de atividades regulares) mantêm um nível de composição corporal mais desejável. Para as mulheres adultas com sobrepeso, existe uma dose-reposta entre a quantidade de atividade física e a perda de peso a longo prazo.

10. **Falso.** O treinamento de resistência constitui um auxílio importante para o treinamento aeróbico em programas de perda e de manutenção de peso. A energia gasta em um circuito de treinamento de resistência (exercício contínuo utilizando baixa resistência e muitas repetições) é de em média 9 kcal/min. Esse tipo de atividade "queima" calorias substanciais durante uma sessão típica de 30 a 60 minutos. Mesmo o treinamento de resistência convencional que envolve menos gasto energético total afeta a força muscular e a massa corporal livre de gordura durante a perda ponderal mais positivamente do que os programas que contam apenas com a restrição alimentar.

Bibliografia

Beavers KM, et al. Effect of exercise type during intentional weight loss on body composition in older adults with obesity. Obesity (Silver Spring) 2017;25:1823.

Bidulescu A, et al. Gender differences in the association of visceral and subcutaneous adiposity with adiponectin in African Americans: the Jackson Heart Study. BMC Cardiovasc Disord 2013;13:9.

Booth AO, et al. Diet-induced weight loss has no effect on psychological stress in overweight and obese adults: a meta-analysis of randomized controlled trials. Nutrients 2018;10:5.

Burke LM, et al. Low carbohydrate, high fat diet impairs exercise economy and negates the performance benefit from intensified training in elite race walkers. J Physiol 2017;595:2785.

Burn N, et al. Changes in physical activity behaviour and health risk factors following a randomised controlled pilot workplace exercise intervention. AIMS Public Health 2017;4:189.

Carl RL, et al. COUNCIL ON SPORTS MEDICINE AND FITNESS. Promotion of healthy weight-control practices in young athletes. Pediatrics 2017;140:3.

Chang HW, et al. Association of body mass index with all-cause mortality in patients with diabetes: a systemic review and meta-analysis. Cardiovasc Diagn Ther 2016;6:109.

Clifton PM. Relationship between changes in fat and lean depots following weight loss and changes in cardiovascular disease risk markers. J Am Heart Assoc 2018;7:8.

Clifton PM, Keogh JB. Effects of different weight loss approaches on CVD risk. Curr Atheroscler Rep 2018;20:27. de Luis DA, et al. Biochemical, anthropometric and lifestyle factors related with weight maintenance after weight loss secondary to a hypocaloric Mediterranean diet. Ann Nutr Metab 2017;71:217.

Gepner Y, et al. Effect of distinct lifestyle interventions on mobilization offfat storage pools: the Central Magnetic Resonance Imaging randomized controlled trial. Circulation 2018;137:1143.

Heatherly AJ, et al. Effects of ad libitum low carbohydrate high-fat dieting in middle-age male runners. Med Sci Sports Exerc 2018;50:570.

Hübers M, et al. Definition of new cut-offs of BMI and waist circumference based on body composition and insulin resistance: differences between children, adolescents and adults. Obes Sci Pract 2017;3:272.

Igel LI, et al. Why weight? An analytic review of obesity management, diabetes prevention, and cardiovascular risk reduction. Curr Atheroscler Rep 2018;20:39.

Jakicic JM, et al. Role of physical activity and exercise in treating patients with overweight and obesity. Clin Chem 2018;64:99.

Keating SE, et al. A systematic review and meta-analysis of interval training versus moderate-intensity continuous training on body adiposity. Obes Rev 2017;18:943.

Kilpeläinen TO, et al. Genome-wide meta-analysis uncovers novel loci influencing circulating leptin levels. Nat Commun 2016;7:10494.

Khammassi M, et al. Impact of a 12-week high-intensity interval training without caloric restriction on body composition and lipid profile in sedentary healthy overweight/obese youth. J Exerc Rehabil 2018;14:118.

Kondo E, et al. Energy deficit required for rapid weight loss in elite collegiate wrestlers. Nutrients 2018;10:E536.

Lauche R, et al. A systematic review and meta-analysis on the effects of yoga on weight-related outcomes. Prev Med 2016;87:213.

Levitsky DA, et al. Lack of negative autocorrelations of daily food intake on successive days challenges the concept of the regulation of body weight in humans. Appetite 2017;116:277.

Lu Y, et al. New loci for body fat percentage reveal link between adiposity and cardiometabolic disease risk. Nat Commun 2016;7:10495.

Ma C, Effects of weight loss interventions for adults who are obese on mortality, cardiovascular disease, and cancer: systematic review and meta-analysis. BMJ. 2017;359:j4849.

Maffetone PB, Laursen PB. The prevalence of overfat adults and children in the US. Front Public Health 2017;5:290.

Maillard F, et al. Effect of high-intensity interval training on total, abdominal and visceral fat mass: a meta-analysis. Sports Med 2018;48:269.

McKay NJ, et al. Increasing water intake influences hunger and food preference, but does not reliably suppress energy intake in adults. Physiol Behav 2018;194:15.

McSwiney FT, et al. Keto-adaptation enhances exercise performance and body composition responses to training in endurance athletes. Metabolism 2017 Dec 5 [Epub ahead of print].

Morris AA, et al. Race/ethnic and sex differences in the association of atherosclerotic cardiovascular disease risk and healthy lifestyle behaviors. J Am Heart Assoc 2018;7:10.

Murata H, et al. Characteristics of body composition and cardiometabolic risk of Japanese male heavyweight Judo athletes. J Physiol Anthropol 2016;35:10.

Myers A, et al. Associations among sedentary and active behaviours, body fat and appetite dysregulation: investigating the myth of physical inactivity and obesity. Br J Sports Med 2017;51:1540.

Noakes TD, Windt J. Evidence that supports the prescription of low-carbohydrate high-fat diets: a narrative review. Br J Sports Med 2017;51:133.

Nymo S, et al. Timeline of changes in adaptive physiological responses, at the level of energy expenditure, with progressive weight loss. Br J Nutr 2018;7:1.

Obert J, et al. Popular weight loss strategies: a review of four weight loss techniques. Curr Gastroenterol Rep 2017;19:61.

Pak TY, et al. Measuring and tracking obesity inequality in the United States: evidence from NHANES, 1971–2014. Popul Health Metr 2016;14:12.

Pearlman M, et al. Obert J, et al. Popular weight loss strategies: a review of four weight loss techniques. Curr Gastroenterol Rep 2017;19:61. Review.

Pedersen S, et al. The complexity of self-regulating food intake in weight loss maintenance. A qualitative study among short- and long-term weight loss maintainers. Soc Sci Med 2018;208:18.

Pihl AF, et al. The role of the gut microbiota in childhood obesity. Child Obes 2016;12:292.

Capítulo 15

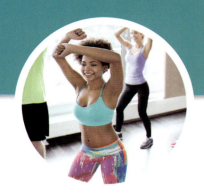

Transtornos Alimentares

Destaques

- Transtornos alimentares: um *continuum*
- Dismorfia muscular: complexo de Adônis
- O viciado em exercícios
- Transtornos alimentares clínicos
- O papel do esporte nos transtornos alimentares: causa ou efeito?
- Transtornos alimentares afetam o desempenho atlético
- Transtornos alimentares afetam a densidade mineral óssea
- Como os atletas administram os transtornos alimentares
- Recomendações de senso comum para que treinadores e técnicos ajudem atletas com transtornos alimentares
- Métodos terapêuticos para o tratamento dos transtornos alimentares

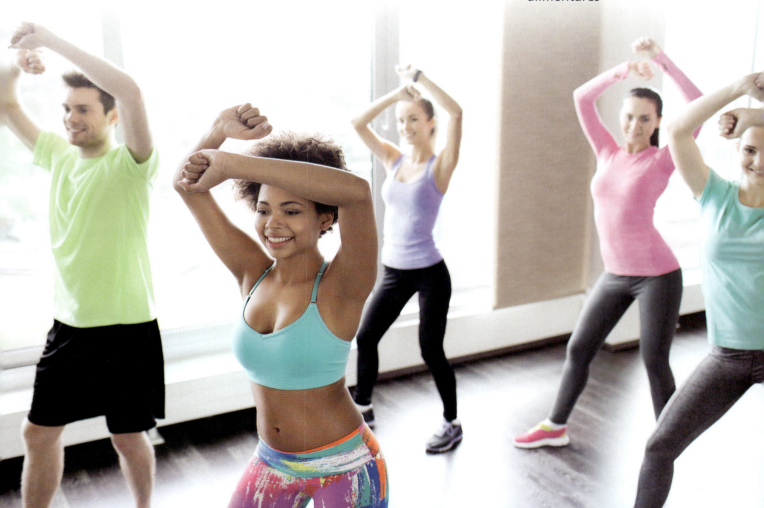

Teste seu conhecimento

Selecione verdadeiro ou falso para as 10 afirmações abaixo e confira as respostas que se encontram ao fim do capítulo. Refaça o teste após terminar de ler o capítulo; você deve acertar 100%!

	Verdadeiro	Falso
1. As participantes do concurso de Miss Estados Unidos são um bom exemplo da referência perfeita de massa e gordura corporais para as mulheres.	○	○
2. Em geral, os atletas não possuem maior risco de desenvolvimento de distúrbios alimentares do que os não atletas.	○	○
3. Uma subclasse única de transtornos alimentares possivelmente existe entre as atletas do sexo feminino.	○	○
4. Os transtornos alimentares não parecem afetar os homens.	○	○
5. Duas das principais características da anorexia nervosa incluem uma obsessão com a comida e a prática excessiva de exercícios.	○	○
6. O principal objetivo do tratamento da anorexia nervosa é normalizar o comportamento alimentar.	○	○
7. Duas das principais características da bulimia nervosa incluem uma obsessão com a perda ponderal e a prática excessiva de exercícios.	○	○
8. A hospitalização forçada é o principal tratamento dos transtornos alimentares.	○	○
9. O exercício não é útil para o tratamento da anorexia nervosa, mas ele é útil no tratamento da bulimia nervosa.	○	○
10. A dismorfia muscular se refere à fraqueza muscular induzida por comportamentos repetitivos e compulsivos de purgação.	○	○

Transtornos alimentares e *distúrbios alimentares* não descrevem o mesmo fenômeno. Anorexia nervosa e bulimia nervosa representam **transtornos alimentares** que interferem seriamente com as atividades cotidianas. Já os **distúrbios alimentares** representam uma modificação temporária ou leve nos *comportamentos* alimentares. Frequentemente, ocorrem distúrbios nos padrões alimentares após uma doença, um evento estressante ou uma mudança dietética visando à melhora da saúde ou da aparência. Os distúrbios nos comportamentos alimentares raramente persistem e usualmente não requerem intervenção profissional; já distúrbios alimentares contínuos frequentemente levam a um transtorno alimentar clinicamente diagnosticado.

Para aqueles com transtornos alimentares, o foco no alimento se torna uma fonte de estresse e ansiedade constantes e requer intervenção profissional. *Os transtornos alimentares incluem um espectro de doenças emocionais que variam desde autoinanição até a compulsão alimentar periódica crônica.* Essas doenças produzem distorções graves no processo da alimentação e podem ter consequências físicas e psicológicas graves.

Muitas pessoas já comeram até sentir desconforto durante uma refeição em família em datas como o Natal. Encher-se de comida em um feriado e seguir um plano de restrição alimentar ocasional não constitui um transtorno alimentar. De acordo com o *Manual of Clinical Dietetics*, "*uma característica que define um transtorno alimentar é a incapacidade persistente de comer com moderação*".

Transtornos alimentares: um *continuum*

O Diagnostic and Statistical Manual of Mental Disorders, 5ª edição (DSM-5; *www.dsm5.org/Pages/Default.aspx*), da American Psychiatric Association, divide os transtornos alimentares em três categorias, com áreas de sobreposição pequenas, porém significativas. Essas categorias formam um *continuum* com a autoinanição em um extremo e a superalimentação compulsiva na outra extremidade (**Figura 15.1** e **Tabela 15.1**).

Histórico

A anorexia nervosa, embora seja considerada como um transtorno relativamente recente, tem um histórico que remonta à antiguidade. Exemplos de autoinanição apareceram na era Helênica (aproximadamente 323-146 a.C.) e, posteriormente, nas traduções extensas para o latim dos escritos de São Jerônimo (347-420 d.C.), um padre e teólogo, encontram-se relatos da morte dolorosa de uma menina romana por autoinanição (*www.ncbi.nlm.nih.gov/pmc/articles/PMC4939998/*). Para permanecerem "sagradas", mulheres anoréxicas abusavam de

Capítulo 15 • Transtornos Alimentares 535

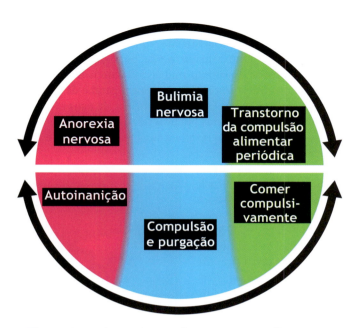

Figura 15.1 O *continuum* dos transtornos alimentares.

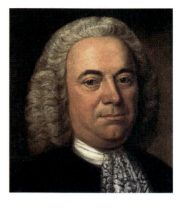

neurologistas descrevendo separadamente em 1873 a condição que é agora chamada de **anorexia nervosa**. O renomado médico francês Ernest Charles Lasègue (1816-1883; estudou com o aspirante a fisiologista Claude Bernard [ver Capítulo 14, *Balanço Energético, Atividade Física e Controle do Peso*] na Faculté de Médecine em Paris), escreveu a recusa alimentar por uma mulher que "pode ser prolongada indefinidamente". Outro pioneiro no campo emergente da autoinanição, Sir William Gull (1816-1890; médico da rainha Vitória da Inglaterra) estudou uma mulher que se recusava a comer. Gull é creditado como a primeira pessoa a utilizar formalmente o termo "anorexia nervosa", em 1868, durante uma aula sobre mulheres que se recusavam a comer e acabavam sofrendo consequências médicas. O texto de Gull, *Anorexia nervosa* (*Apepsia hysterica, anorexia hysterica*, publicado na revista da Sociedade Clínica *Transactions*, volume VII, 1874) continuou a avançar seus achados a respeito de desnutrição extrema e inanição em três mulheres jovens.

seus corpos, rejeitavam o matrimônio e buscavam asilo religioso, onde, infelizmente, muitas morriam. Durante a era Vitoriana (o reino da rainha Vitória, de 1837 a 1901), quantidades enormes de mães e filhas evitavam comer por medo de dar a impressão de que seu apetite físico estava relacionado com seu apetite sexual. Acreditava-se que as mulheres que consumiam muita comida tinham um grande apetite sexual!

O importante médico inglês Richard Morton (1637-1698), um membro do prestigioso Royal College of Physicians, Londres, geralmente recebe o crédito por ter feito a primeira descrição médica em 1689 de uma doença de perda de massa muscular (anoréxica) associada à tuberculose. No início dos anos 1800, apareceram relatos pontuais na literatura médica inglesa a respeito dos transtornos alimentares, com dois

A **Figura 15.2** A apresenta o que pode ser a primeira foto publicada, no início do século XX, de uma mulher jovem francesa sofrendo de anorexia nervosa. As primeiras fotografias publicadas foram apresentadas por Fred

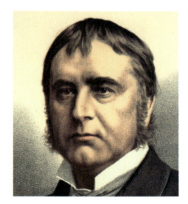

TABELA 15.1
Características que distinguem os transtornos alimentares.

Fator	Anorexia nervosa	Bulimia nervosa	Transtorno da compulsão alimentar periódica
Peso corporal	Abaixo do adequado (< 85% do peso recomendado)	Usualmente adequado	Acima do adequado
Compulsão alimentar	Possível	Sim, pelo menos duas vezes durante três meses	Sim, pelo menos duas vezes durante seis meses
Purgação	Possível	Sim, pelo menos duas vezes durante três meses	Não
Restrição da ingestão alimentar	Sim	Sim	Sim
Imagem corporal	Insatisfação com o corpo e imagem distorcida do tamanho corporal	Insatisfação com o corpo e imagem distorcida do tamanho corporal	Insatisfação com o corpo
Temor de ser gordo	Sim	Sim	Não excessivo
Autoestima	Baixa	Baixa	Baixa
Anormalidades menstruais	Ausência de pelo menos três ciclos menstruais consecutivos	Não	Não

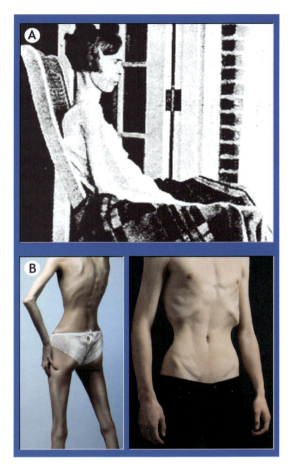

Figura 15.2 Antes do uso comum do termo "anorexia nervosa", essa doença era conhecida como *jejum prolongado* ou *autoinanição*. (Fonte: [A] Clow FE. Fasting girls. N Engl J Med. 1932; 207:813.)

Ellsworth Clow (1881-1933), um médico formado em 1904 na Escola de Medicina de Harvard, que praticava medicina interna em Wolfeboro, NH, no encontro anual da Sociedade Médica de New Hampshire, em Manchester, NH, em 17 de maio de 1932, e foi publicada no mesmo ano no *New England Journal of Medicine* (1932;207-613). As duas imagens de baixo mostram uma condição "emaciada" anoréxica em uma mulher e em um homem sofrendo com essa doença. A anorexia já foi conhecida como *jejum prolongado* ou *autoinanição*.

Foi apenas no início dos anos 1970 que a mídia norte-americana começou a cobrir o tópico complexo, mas até então desconhecido, dos transtornos alimentares. A partir de 1974, artigos descreviam como mulheres jovens se recusavam a comer, mas sem explicar realmente a seriedade da condição. Em 1983, a famosa cantora norte-americana Karen Carpenter (1950-1983; formou o grupo musical *The Carpenters* com seu irmão Richard; www.npr.org/2013/02/04/171080334/remembering-karen-carpenter-30-years-later; www.theguardian.com/books/2010/oct/24/karen-carpenter-anorexia-book-extract) morreu de insuficiência cardíaca resultante de anorexia nervosa. Ela experimentou perda ponderal extrema, chegando a pesar 35,4 quilogramas. Há relatos de que na época de sua morte ela consumia de 80 a 90 comprimidos laxantes por dia, além de remédios para a tireoide – para tentar acelerar seu metabolismo e induzir maior perda ponderal. Esse evento gerou um grande escrutínio midiático sobre o histórico e a seriedade dos transtornos alimentares em geral e da anorexia nervosa em particular. Esse evento divisor de águas fez com que outras atrizes e figuras públicas falassem sobre suas batalhas para alcançar a magreza (e a sua busca por amor e afeto por trás dos bastidores).

Em 1978, a famosa psicanalista alemã Hilde Bruch (1904-1984; professora de psiquiatria na Baylor Medical School, em Houston) publicou o influente livro *The Golden Cage: the Enigma of Anorexia Nervosa*. Essa publicação forneceu detalhes importantes sobre a anorexia com base em relatos de 70 mulheres jovens, coletados durante

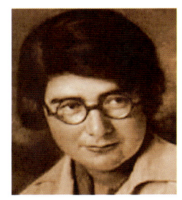

três décadas de experiência na prática clínica para o tratamento dos transtornos alimentares. Em 1973, Bruch também publicou o livro *Eating Disorders: Obesity, Anorexia Nervosa and the Person Within* (Nova York: Basic Books), em que ela afirmou "quando o alimento é utilizado para acalmar todas as vezes em que a criança está aborrecida ou quando ele é utilizado como castigo, a criança será incapaz de diferenciar entre suas diferentes necessidades, se sentindo incapaz de controlar suas vontades biológicas e impulsos emocionais".

A respeito da prevalência da anorexia nervosa e de outros transtornos alimentares, Bruch dizia que a doença havia se tornado um problema crescente nas escolas e nas universidades norte-americanas. Pesquisas agora confirmam suas percepções, particularmente em esportes individuais femininos (p. ex., ginástica, natação, mergulho e dança), nas quais magreza e "boa aparência" são uma vantagem (ver Capítulo 14, *Balanço Energético, Atividade Física e Controle do Peso*). Felizmente, muitas organizações particulares e públicas têm focado nos esforços científicos devotados para as causas e a etiologia dos transtornos alimentares. Uma busca no banco de dados PubMed com o termo "anorexia nervosa" resulta em 14.991 artigos publicados entre 1911 e 2017 (acesso em 11 dez. 2017) e 37.201 entradas para o termo "*eating disorders*", de 1945 até 2017.

Prevalência e incidência dos transtornos alimentares

O termo "prevalência" dos transtornos alimentares se refere à estimativa da quantidade de pessoas afligidas por um transtorno alimentar em um determinado período de tempo. O termo "incidência" se refere à taxa anual de diagnósticos ou à quantidade de novos casos diagnosticados todos os anos. Essas duas estatísticas são diferentes; uma doença que dure pouco tempo, como uma gripe, pode ter uma taxa de incidência anual elevada, mas uma baixa prevalência; e uma doença que dure uma vida inteira, como o diabetes melito, pode ter uma baixa taxa de incidência anual, mas uma alta prevalência.

Ao longo da vida, estima-se que entre 0,5 e 3,7% das mulheres norte-americanas (7 a 10 milhões) sofrerão anorexia nervosa, assim como um milhão de homens, e entre 1,1 e 4,2% sofrerão de bulimia nervosa. Isso significa uma em cada 200 mulheres norte-americanas, incluindo aproximadamente 10% das estudantes universitárias. Pesquisas populacionais estimam que entre 2 e 5% dos norte-americanos tiveram um transtorno da compulsão alimentar periódica em qualquer período de seis meses. A taxa de mortalidade entre as pessoas com anorexia nervosa é de, em média, 0,6% ao ano, ou aproximadamente 5,6% por década, principalmente por suicídio – cerca de 12 vezes maior do que a taxa anual de mortes por todas as causas entre mulheres com idades entre 15 e 24 anos na população geral!

Foco excessivo no peso corporal

Foram estudadas quase 3.000 crianças do ensino fundamental a respeito de suas imagens corporais e práticas dietéticas; entre essas crianças, 55% das meninas no 8º ano acreditavam que eram gordas (13% eram de fato) e 50% já tinham feito dieta. Para os meninos, 28% se consideravam gordos (13% eram de fato) e 15% já haviam feito dieta. Entre 869 meninas australianas com idades entre 14 e 17 anos, 335 relataram pelo menos um distúrbio no comportamento alimentar, enquanto episódios de compulsão mensais ocorriam em 8% delas e a indução do vômito, em 27%. A **Tabela 15.2** lista a prevalência mensal de práticas extremas e não saudáveis para a redução do peso dessas meninas adolescentes. Do grupo estudado, 57% praticavam dietas não saudáveis e 36% praticavam comportamentos alimentares considerados como extremos (p. ex., jejum, uso de pílulas para emagrecer, diuréticos, laxantes e cigarros).

TABELA 15.2
Prevalência de práticas extremas e não saudáveis de redução de peso entre adolescentes do sexo feminino.

Comportamento (mensal)	Prevalência (%)
Sem laticínios*	16
Sem carnes*	18
Sem comidas com amido*	13
Uso de biscoitos para emagrecimento	15
Uso de bebida para emagrecimento	11
Pular refeições	46
Dieta da moda	14
Dieta radical**	22
Jejum**	21
Pílulas para emagrecer	5
Uso de diurético**	2
Uso de laxante**	5
Uso de cigarro**	12

*Esses alimentos são eliminados e não compensados com uma dieta balanceada (p. ex., uma dieta vegetariana balanceada). **Dieta extrema é definida como a prática de dieta radical, jejum ou uso de pílulas para emagrecer, diuréticos, laxantes ou cigarros. (Adaptada, com permissão, de Grigg M et al. Disordered eating and unhealthy weight-reduction practices among adolescent females. Prev Med. 1996; 25(6):748-56. Copyright © 1996 American Health Foundation e Academic Press.)

Os distúrbios no comportamento alimentar geralmente afetam mulheres com idades entre 15 e 35 anos, embora nos Estados Unidos as mulheres entre os 30 e os 50 anos de idade consistam em até um terço dos pacientes com transtornos alimentares. A prevalência na população em geral varia de 1 a 5% das alunas de ensino médio e universidade e chega a de 12 a 15% das mulheres em escolas de medicina e em pós-graduações. A preocupação em ter um corpo magro e a pressão social nas meninas adolescentes representam fatores de risco importantes para o desenvolvimento dos transtornos alimentares. Traços apresentados na infância que reflitam uma personalidade obsessivo-compulsiva também parecem ser um fator de risco importante. Meninas adolescentes que sofreram violência física e sexual apresentam uma taxa relativamente elevada de comportamentos anormais para o controle do peso, que incluem o uso de laxantes e/ou vômitos sistemáticos para eliminar os alimentos. Ao contrário da crença convencional de muitos profissionais de saúde, as mulheres afro-americanas não são imunes aos transtornos alimentares. Uma pesquisa com mulheres universitárias afro-americanas encontrou uma prevalência de transtornos alimentares semelhante à das mulheres caucasianas; 2% apresentavam um transtorno alimentar completo e 23% apresentavam algum sintoma de transtorno alimentar. Diferenças culturais na visão do que é atraente em uma mulher – mulheres afro-americanas magras são frequentemente consideradas não atraentes – frequentemente fazem com que algumas mulheres afro-americanas ganhem peso por intermédio da ingestão compulsiva de alimentos.

A **Figura 15.3** mostra a relação entre a classificação de peso corporal real de meninas adolescentes determinada pelo índice de massa corporal (ver Capítulo 13, *Avaliação da Composição*

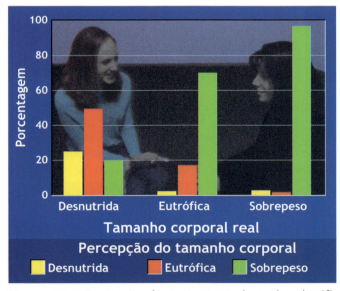

Figura 15.3 Percepção do peso corporal atual e classificação real do peso corporal determinada pelo IMC em 851 meninas adolescentes. (Utilizada, com permissão, de Grigg M et al. Disordered eating and unhealthy weight-reduction practices among adolescent females. Prev. Med. 1996; 25(6):748-56. Copyright © 1996 American Health Foundation e Academic Press. Com permissão.)

Os transtornos alimentares afetam milhões de norte-americanos, incluindo membros ativos das Forças Armadas

- Os transtornos alimentares afetam pelo menos 30 milhões de norte-americanos
- Quase metade de todos os norte-americanos conhece pessoalmente alguém com um transtorno alimentar
- A anorexia nervosa é a terceira doença crônica mais comum em adolescentes
- Os transtornos alimentares não discriminam: eles afetam homens e mulheres, jovens e velhos, e todas as classes econômicas e etnias
- Entre 15 e 62% das atletas universitárias experimentaram distúrbios alimentares
- Quarenta e um por cento dos militares da Marinha norte-americana em serviço ativo, do sexo masculino, preenchiam os critérios para transtornos alimentares; 6,8% sofriam de bulimia nervosa
- Noventa e um por cento das mulheres dos Fuzileiros Navais em serviço ativo se encaixam nos critérios para transtorno alimentar. Antes de se juntarem aos Fuzileiros, elas não tinham histórico prévio de transtorno alimentar.

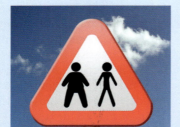

Os transtornos alimentares são perigosos:

- A cada 62 minutos alguém morre como resultado direto de um transtorno alimentar
- Os transtornos alimentares possuem a maior taxa de mortalidade de todas as doenças mentais
- As pessoas que sofrem de anorexia nervosa são 57 vezes mais propensas a se suicidarem do que os indivíduos não afetados pela anorexia
- A quantidade de crianças com menos de 12 anos atendidas em ambiente hospitalar por causa de transtornos alimentares aumentou 119% em menos de uma década
- Os transtornos alimentares constituem 4% de todas as hospitalizações infantis
- Os transtornos alimentares causam complicações médicas como arritmia cardíaca, parada cardíaca, danos cerebrais, osteoporose, infertilidade e morte
- A angústia causada por um transtorno alimentar é tremenda e persiste além das consequências médicas; é comum a ocorrência concomitante de depressão e ansiedade.

Fonte: Eating Disorder Coalition (*http://eatingdisorderscoalition. org.s208556.gridserver.com/couch/uploads/file/Eating%20Disorders%20Fact%20Sheet.pdf*). Último acesso em 11 de dezembro de 2016.

Corporal e Observações Específicas para Esportes) e a percepção do peso corporal. Independentemente da categorização objetiva do peso, 47% de todas as meninas tentaram ativamente perder peso, incluindo 19% das meninas desnutridas e 56% das meninas eutróficas. Quando foi solicitado que elas categorizassem seu peso atual, 63% consideraram-se como tendo sobrepeso, mas apenas 16% delas tinham sobrepeso; 28% disseram que "estavam bem" (55% eutróficas) e 9% concluíram que estavam desnutridas (30% estavam). Esses achados têm um significado adicional porque tentativas prévias de dietas frequentemente se manifestam em um transtorno alimentar completamente desenvolvido.

Miss EUA e IMC – modelos desnutridas

Em 1967, existia uma diferença de apenas 8% no peso corporal entre as modelos profissionais e a mulher norte-americana média. Hoje em dia, o peso corporal de uma modelo é, em média, 10,43 kg abaixo da média nacional para as mulheres (180 cm, 53,07 kg *versus* 162,5 cm, 63,50 kg). Isso faz com que o IMC da maior parte das modelos seja menor do que de 98% das mulheres norte-americanas. O foco na magreza se tornou particularmente aparente nos concursos de Miss EUA. Muitos consideram que as participantes do concurso de beleza Miss Estados Unidos possuam a combinação ideal entre beleza, graça e talento. Cada competidora passa pelos rigores dos concursos estaduais e locais, convencendo os jurados de que as finalistas possuem as "qualidades ideais" dignas de uma modelo. Em algum grau, a imagem da constituição física da Miss Estados Unidos modela o "ideal" generalizado da sociedade a respeito do tamanho e do formato femininos. O concurso, televisionado mundialmente, com 5,6 milhões de telespectadores em 2018, reforça essa noção. Durante o concurso de 2018, as redes sociais Twitter e Facebook produziram 1,34 milhão de interações. Como uma nota histórica, a data do primeiro concurso de Miss EUA televisionado foi há 65 anos, em 1954, e alcançou 27 milhões de telespectadores, um número sem precedentes. Isso corresponde a quase o dobro dos 15 milhões de telespectadores do programa de televisão mais popular daquele ano, *I Love Lucy*! Muitos profissionais de saúde fariam a seguinte pergunta: as imagens que as mulheres apresentam durante um concurso de beleza projetam ou reforçam uma mensagem não saudável para as mulheres que tentam imitar essas participantes?

A **Figura 15.4** mostra os IMC das participantes do concurso de Miss Estados Unidos a partir dos dados disponíveis entre 1922 e 1999 (não existem dados para os anos entre 1927 a 1933, quando os concursos não foram realizados). Os pesos corporais e as diferentes circunferências das Miss Estados

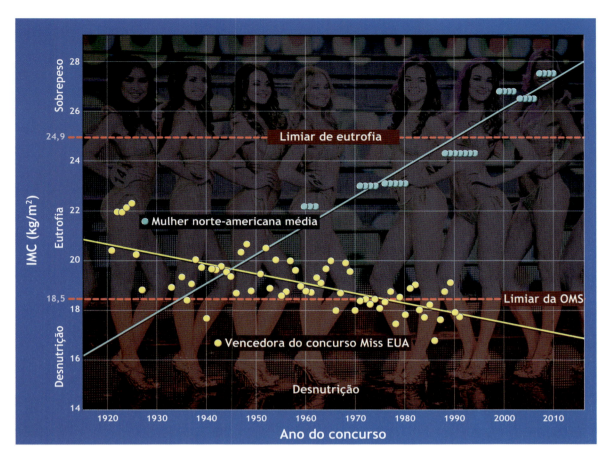

Figura 15.4 IMC da mulher norte-americana média, com idade entre 20 e 29 anos, em comparação com as participantes do concurso Miss Estados Unidos. A *linha horizontal vermelha superior* representa a demarcação de IMC da OMS para eutrofia e a *linha vermelha inferior* representa a demarcação para a classificação de desnutrição.

Unidos eram publicados pelos organizadores dos concursos entre os anos 1921 e 1986. A partir de 1987, a organização do concurso parou de relatar os dados das medidas das participantes. Nós conseguimos obter pelo menos alguns dos pesos e estaturas de várias vencedoras recentes buscando nos arquivos dos jornais locais.

A *linha tracejada horizontal inferior* mostra o limite de desnutrição estabelecido pela Organização Mundial da Saúde (OMS; www.who.int/) como um IMC de 18,5 kg/m². A *linha horizontal superior* representa o ponto de corte de IMC proposto pela OMS para eutrofia. A linha azul ascendente com pontos representa a média do IMC para a mulher norte-americana média com idade entre 20 e 29 anos. A inclinação descendente da linha de regressão para as participantes do concurso Miss EUA entre 1922 e 1999 mostra uma clara tendência para subnutrição relativa a partir da metade dos anos 1960 até aproximadamente os anos 2000. Utilizando o ponto de corte da OMS, o IMC de 30% ($n = 14$) de 47 vencedoras do concurso Miss EUA era menor do que 18,5 kg/m². O aumento do limite de IMC para 19,0 kg/m² faz com que mais 18 mulheres sejam incluídas, ou seja, um total de 48% das vencedoras apresentava valores indesejáveis. Aproximadamente 24% das vencedoras tinham IMC entre 20,0 e 21,0 kg/m² e nenhuma vencedora a partir de 1924 apresentava um IMC maior do que 21 kg/m²! O IMC médio da mulher norte-americana aumentou progressivamente ao longo dos anos, com os dados mais recentes mostrando que o IMC de mais de 50% das mulheres norte-americanas é maior do que 25 e mais de 30% delas possui IMC acima de 30 kg/m².

Está claro que a Miss EUA média não reflete a aparência da maior parte das mulheres norte-americanas. Enquanto a prevalência de transtornos alimentares entre as vencedoras do concurso Miss EUA não é conhecida, o estudo de seus pesos continua a apontar para uma expectativa não realista a respeito do corpo médio feminino – um padrão basicamente inatingível[1] para a maior parte das mulheres.

Influência da boneca Barbie. Contribuindo para o mito de que a maior parte das meninas poderia alcançar o visual da Barbie adolescente no início de 1959 (https://fortune.com/2016/03/09/barbie-doll-body-photos/) estavam a promoção da magreza e a ingestão conservadora de alimentos. Naquele ano, as caixas de Barbie vinham com um livro de dietas para que as meninas pudessem obter o visual extremamente magro desejado. A Barbie adolescente original incluía também uma balança de brinquedo já marcada nos seus 50 kg ideais. Nas décadas seguintes, a evolução da aparência da Barbie e a imagem que ela tenta passar mudaram consideravelmente. Em 2018, os modelos passaram a incluir 40 novas bonecas (incluindo 15 tipos de bonecos Ken redesenhados [largos, magros e o desenho original], com 7 tons de pele e 9 tipos de cabelo), com 11 tons de pele, 28 estilos de cabelo e várias roupas trocáveis para refletir um padrão mais diverso e jovem e alcançar grupos étnicos mais diversos. Inclusive, agora são vendidas bonecos Barbie e Ken fashionistas e suas companhias "falantes", inclusive com uma boneca usando hijabe em homenagem à esgrimista olímpica Ibtihaj Muhammad.

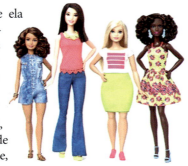

As atletas femininas apresentam risco mais elevado

Muitos estudos documentando distúrbios no comportamento alimentar entre atletas utilizaram pesquisas ou questionários anônimos de autorrelato, com relativamente poucos dados a partir de entrevistas mais aprofundadas. As generalizações surgem principalmente a partir de cópias instantâneas de pequenas quantidades de atletas do ensino médio e nas universidades em esportes específicos, sem levar em consideração o nível de habilidade da atleta, sua experiência e o quão bem-sucedida ela é. Apesar dessas limitações nas estratégias de pesquisa, as atletas do sexo feminino claramente passam por um conjunto único de circunstâncias que fazem com que elas sejam particularmente vulneráveis a distúrbios no comportamento alimentar. Esses comportamentos surgem quando fortes conotações estéticas negativas sobre o excesso de gordura corporal se misturam com a crença da atleta de que *qualquer* gordura corporal prejudica o desempenho. Mesmo na Olimpíada de Munique de 1972, a ginasta russa, que ganhou a medalha de ouro, Olga Korbut (1956-) pesava apenas 37 kg (medindo 149,9 centímetros), enquanto a medalhista de ouro norte-americana Alexandra "Aly" Raisman (1994-) pesava 52

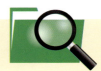

Informações adicionais: Um pouco de excesso de peso pode ser aceitável acima dos 70 anos de idade

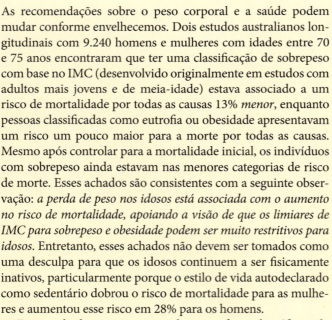

As recomendações sobre o peso corporal e a saúde podem mudar conforme envelhecemos. Dois estudos australianos longitudinais com 9.240 homens e mulheres com idades entre 70 e 75 anos encontraram que ter uma classificação de sobrepeso com base no IMC (desenvolvido originalmente em estudos com adultos mais jovens e de meia-idade) estava associado a um risco de mortalidade por todas as causas 13% *menor*, enquanto pessoas classificadas como eutrofia ou obesidade apresentavam um risco um pouco maior para a morte por todas as causas. Mesmo após controlar para a mortalidade inicial, os indivíduos com sobrepeso ainda estavam nas menores categorias de risco de morte. Esses achados são consistentes com a seguinte observação: *a perda de peso nos idosos está associada com o aumento no risco de mortalidade, apoiando a visão de que os limiares de IMC para sobrepeso e obesidade podem ser muito restritivos para idosos.* Entretanto, esses achados não devem ser tomados como uma desculpa para que os idosos continuem a ser fisicamente inativos, particularmente porque o estilo de vida autodeclarado como sedentário dobrou o risco de mortalidade para as mulheres e aumentou esse risco em 28% para os homens.

Esses achados intrigantes sobre os efeitos benéficos de algum excesso de peso nos idosos estão condizentes com um estudo controverso de 2007 feito pelos Centers for Disease Control and Prevention e por pesquisadores do National Cancer Institute, que mostrou que adultos com sobrepeso tinham uma taxa menor de morte por doença pulmonar, infecção e mal de Alzheimer. Uma hipótese diz que a disponibilidade de uma reserva de gordura nutricional e metabólica relativamente grande fornece algum benefício para evitar e/ou se recuperar de doenças sérias durante a velhice. De acordo com o principal autor da pesquisa australiana, *"Nosso estudo sugere que as pessoas que chegam aos 70 anos de idade com saúde considerável possuem um conjunto diferente de riscos e benefícios associados à quantidade de gordura corporal em comparação com pessoas mais jovens. Idosos com sobrepeso não têm o risco de mortalidade maior e há pouca evidência de que a prática de dietas nesse grupo confira qualquer benefício".*

Fontes:

Appiah D, Capistrant BD. Cardiovascular disease risk assessment in the United States and low- and middle-income countries using predicted heart/vascular age. Sci Rep. 2017; 7:16673.

Flicker L et al. Body mass index and survival in men and women aged 70 to 75. J Am Geriatr Soc. 2010; 58:234.

Hotchkiss JW, Leyland AH. The relationship between body size and mortality in the linked Scottish Health Surveys: cross-sectional surveys with follow-up. Int J Obes. 2011; 35:838.

Paganini-Hill A. Lifestyle practices and cardiovascular disease mortality in the elderly: the Leisure World Cohort Study. Cardiol Res Pract. 2011; 35:838.

Power BD et al. Body adiposity in later life and the incidence of dementia: the Health in Men Study. PLoS One. 2011; 6:e17902.

Singh PN et al. Does excess body fat maintained after the seventh decade decrease life expectancy? J Am Geriatr Soc. 2011; 59:1003.

kg e media 157,5 cm (circunferência abdominal de 58,4 cm e quadris medindo 76,2 cm) quando participou das Olimpíadas de Londres de 2012.

Observações clínicas indicam uma prevalência de transtornos alimentares entre 15 e 70% entre as atletas, com alguns grupos apresentando risco mais elevado do que outros. Mais especificamente, transtornos alimentares e metas de peso irreais (e uma insatisfação geral com o próprio corpo) ocorrem com maior frequência entre atletas femininas em esportes que envolvem a estética, como balé, fisiculturismo, mergulho, patinação, liderança de torcida e ginástica, esportes nos quais o sucesso frequentemente coincide com magreza extrema. Também ocorre uma preocupação exagerada com a alimentação entre nadadoras adolescentes.

Uma estatística perturbadora diz respeito à prevalência de transtornos alimentares entre corredoras de *endurance*. Os dados mostram uma prevalência de transtornos alimentares de quase 26%, indicado por índices elevados no Eating Disorders Inventory (EDI). Os treinadores frequentemente fazem parte do problema. Sessenta e sete por cento das ginastas universitárias relataram que seus treinadores disseram que elas estavam muito pesadas e 75% dessas atletas utilizaram estratégias para a perda de peso que envolviam vômitos e uso de laxantes ou diuréticos. As tentativas de redução de peso foram observadas, em média, em 85% das atletas de esportes com classificação de peso e em 93% dos homens que participam desses esportes. Entre 27 e 37% das mulheres em esportes que envolvem estética, *endurance* ou classificação de peso experimentaram distúrbios menstruais, em comparação com apenas 5% das atletas de outros esportes. Infelizmente, a redução do peso corporal muito abaixo dos valores adequados também coincide com uma ingestão inadequada de nutrientes.

Entre os atletas classificados como "em risco" para o desenvolvimento de um transtorno alimentar, 92% satisfaziam os critérios de anorexia nervosa, bulimia nervosa ou anorexia atlética (próxima seção). Oitenta e cinco por cento dos atletas fizeram dietas em comparação com 27% dos controles. Dançarinos e patinadores adolescentes apresentavam mais frequentemente padrões de distúrbios no comportamento alimentar do que outros grupos atléticos e não atletas. Em uma pesquisa feita com atletas universitárias, 14% das mulheres relataram vômito induzido, enquanto 16% indicaram o uso de laxantes para o controle de peso. Entre as ginastas universitárias, todas elas estavam fazendo dieta e 25% delas relataram indução de vômito. Outros estudos também indicam que as ginastas femininas apresentam uma maior incidência de distúrbios no comportamento alimentar, mas as taxas de prevalência não foram diferentes de controles não atletas da mesma idade.

Chances magras em uma sociedade gorda

Ao longo dos últimos cinco anos, várias modelos de alto nível sofreram doenças relacionadas a transtornos alimentares, incluindo doença cardiovascular e sarcopenia considerável, destacando até onde as pessoas vão para alcançar um peso corporal extremamente baixo. Isso fez com que a indústria da moda exigisse que as modelos submetessem provas de que elas não sofrem de transtornos alimentares. O Council of Fashion Designers of America (CFDA), em 2010, recomendou que as agências de modelos (1) não contratem mulheres com menos de 16 anos de idade, (2) forneçam às suas modelos lanches saudáveis nos camarins durante os ensaios fotográficos e (3) forneçam a elas educação nutricional e sobre aptidão física. Porém, o CFDA não endossou as recomendações feitas por nutricionistas e pesquisadores de que qualquer modelo com um IMC abaixo de 18,5 kg/m² seja proibida de desfilar nas passarelas. Na indústria da moda, a magreza é o que conta. Frequentemente, os estilistas produzem apenas um tamanho de roupa para os participantes do desfile e, na última década, houve uma redução considerável no tamanho dos modelos de algumas grifes famosas, apesar dos pedidos para que eles representassem "mulheres reais". As mulheres estão sobre forte pressão para serem cada vez mais magras e jovens. A indústria da moda contrata adolescentes com aparência pré-púbere como modelos de roupas de adultos, o que contribui para os padrões inatingíveis; quadris e seios, as curvas que definem o corpo feminino, estão ausentes. A maior parte das modelos apresenta dificuldade de manter esse corpo "ideal" conforme elas deixam a adolescência e entram na vida adulta, aumentando seu risco de apresentar comportamentos alimentares não saudáveis. Isso leva, em última análise, aos transtornos alimentares. Os ideais de moda são estabelecidos pelas classes sociais mais altas e pelos editores das revistas de moda, que acreditam que roupas vestindo meninas magras (tamanhos 36-38) parecem mais bonitas. A indústria atrai mulheres que fantasiam que elas podem parecer modelos se vestirem aquelas roupas que estão sendo vendidas. Mesmo embora mais da metade das mulheres norte-americanas utilizem um tamanho 48 ou maior, elas querem ser menores ou, pelo menos, tentam parecer menores, e a indústria da moda promove esse sonho. Há 20 anos, um vestido que, atualmente, é de tamanho 36 era de tamanho 40 e um tamanho 42 atual equivalia a um tamanho 46. Essa distorção de tamanho, que ocorre apenas no vestuário feminino, é planejada para vender mais roupas para mulheres que desejem ser menores quando, na realidade, elas são consideravelmente maiores.

542 **Parte 6** • Composição Corporal, Controle de Peso e Transtornos Alimentares

A preocupação com o peso corporal e com os transtornos alimentares associados entre as ginastas durante a fase universitária surge muito antes da interrupção da prática esportiva.

A Tabela 15.3 resume um apanhado de resultados de 23 estudos a respeito dos comportamentos alimentares de atletas.

Em geral, a incidência de transtornos alimentares é maior entre os grupos de atletas do que na população em geral ou em grupos de não atletas.

Um estudo feito em conjunto com a National Collegiate Athletic Association mostra claramente maior prevalência de

TABELA 15.3

Resumo de alguns estudos sobre transtornos alimentares em atletas.

Esporte	Indivíduos	Medidas*	Desfecho
Homens e mulheres atletas de oito esportes	695 atletas (55% do sexo feminino) de oito esportes. Média de idade, 19 anos (faixa de 16 a 25 anos)	Questionário de 41 itens enviado por correios para os treinadores de 21 universidades do Meio-Oeste norte-americano; os treinadores administraram-no aos atletas	59% perderam peso por exercício "excessivo", 24% consumindo menos de 600 kcal/dia, 12% com jejum, 11% utilizando dietas da moda, 6% vomitando, 4% usando laxantes e 1% usando enemas; relativamente poucas diferenças de sexo, mas houve uma tendência de os homens se exercitarem e de as mulheres usarem dietas para a perda ponderal
Mulheres/homens atletas de sete esportes	79 atletas femininas de esportes que enfatizam a magreza (balé, fisiculturismo, animação de torcida, ginástica) ou esportes sem ênfase na magreza (natação, atletismo, vôlei); 101 controles não atletas	EDI	Sem grandes diferenças entre atletas e controles; as atletas de esportes enfatizando a magreza apresentavam maior percentual de pontuações elevadas do que as atletas dos outros esportes
Bailarinas	55 bailarinas de companhias nacionais e regionais	EAT-26	33% tiveram anorexia ou bulimia no passado; 50% das mulheres amenorreicas relataram anorexia em comparação com 13% das mulheres com ciclos normais
Vários esportes	64 mulheres atletas em esportes que enfatizam a magreza (p. ex., ginástica); 62 mulheres em esportes que não enfatizam a magreza (p. ex., vôlei); 64 controles universitárias	EDI	As pontuações globais no EDI não foram diferentes entre os grupos; atletas em esportes que enfatizam a magreza tinham maiores preocupações com o peso, maior insatisfação corporal e faziam mais dietas do que as outras atletas e do que as mulheres controles, mesmo que seus pesos corporais fossem menores
Nadadores	487 meninas e 468 meninos, idade entre 9 e 18 anos em um acampamento de natação	Questionário sobre práticas de dieta e controle de peso	15,4% das meninas (24,8% das meninas pós-menarca) e 3,6% dos meninos utilizaram práticas perigosas de perda ponderal; as meninas eram mais propensas a se perceberem mais pesadas do que de fato eram
Lutadores, nadadores e praticantes de esqui nórdico	26 lutadores homens, 21 nadadores masculinos e praticantes de esqui cross-country	EAT-40, questionário de restrições, avaliação da imagem corporal	Maior pontuação no EAT pelos lutadores por causa de maiores pontuações de variação do peso e da prática de dietas; sem grandes diferenças nas estimativas de tamanho corporal; um pequeno subgrupo de lutadores com pontuação alta de restrição e de EAT apresentava distorções no tamanho corporal
Dançarinas	21 dançarinas universitárias e 29 mulheres universitárias controles	EAT-40	33% das dançarinas e 14% dos controles tiveram pontuações na faixa da anorexia sintomática no EAT; as diferenças nas pontuações globais de EAT não foram significativas
Bailarinas	10 bailarinas com fraturas por estresse, 10 sem fraturas e 10 controles não bailarinas	EAT-26, entrevista estruturada nos critérios do DSM-III para transtornos alimentares	As bailarinas com fraturas por estresse apresentaram uma tendência não significativa de apresentar maior pontuação no EAT dos que os outros dois grupos; maior incidência de transtornos alimentares no grupo com fratura por estresse

(continua)

TABELA 15.3 (Continuação)

Resumo de alguns estudos sobre transtornos alimentares em atletas.

Esporte	Indivíduos	Medidas*	Desfecho
Bailarinas	35 alunas de balé com idade entre 11 e 14 anos, acompanhamento de 2 a 4 anos	EDI	Durante o acompanhamento, 26% das participantes desenvolveram anorexia nervosa e 14% bulimia nervosa ou uma "síndrome parcial"; os tópicos "vontade de ficar magra" e "insatisfação corporal" no EDI prediziam os transtornos alimentares durante o acompanhamento
Bailarinas	55 bailarinas caucasianas e 11 bailarinas afrodescendentes em companhias nacionais e regionais (média de idade, 24,9 anos)	EAT-26	15% das bailarinas caucasianas relataram anorexia e 19%, bulimia; nenhuma bailarina afrodescendente relatou anorexia ou bulimia
Bailarinas	32 bailarinas de quatro companhias de balé dos EUA, 17 bailarinas de uma companhia nacional da China (média de idade, 24,6 anos)	Variação do EAT-26; as entrevistadas recebiam descrições dos transtornos alimentares e eram questionadas se tinham o problema	As bailarinas norte-americanas das companhias menos importantes tinham mais problemas alimentares, mais comportamentos anoréxicos e mais obesidade do que as bailarinas de companhias norte-americanas ou do que as bailarinas chinesas
Balizas	11 participantes de times de colégio	Recordatório alimentar de 24 horas sobre as práticas alimentares e de controle de peso; sem medidas padronizadas	Com base nas observações clínicas, todas elas tinham imagem corporal distorcida por causa de padrões de peso muito baixos. As participantes relataram comer e beber menos vários dias antes das pesagens, prática de altos níveis de exercícios e uso de sauna, emagrecedores e diuréticos
Corredores	4.551 (1.911 mulheres, 2.640 homens) responderam a um questionário na revista *Runners World*	EAT-26; perguntas sobre alimentação e preocupações sobre a dieta	Pontuação média EAT = 9,0 para os homens e 14,1 para as mulheres; 8% dos homens e 24% das mulheres tiveram uma pontuação de 20 no EAT; 15% dos homens que corriam 72 km/semana pontuaram 20, em comparação com 7% dos homens que corriam menos; 24% das mulheres que corriam 64 km/semana pontuaram 20, em comparação com 23% das mulheres que corriam menos
Jóqueis	10 jóqueis masculinos da Inglaterra (média de idade, 22,9 anos; média de peso, 48,8 kg)	EDI, EAT-26	Baixa taxa de resposta a uma bateria completa de testes (dos 58 selecionados, apenas 10 pessoas responderam); a pontuação média de EAT foi de 14,9, maior do que o esperado para homens jovens; a maior parte relatou evitar comer, frequentar saunas e abusar de laxantes; diuréticos e emagrecedores foram utilizados; compulsões foram comuns, mas a prática de vômitos era incomum
Atletas de esportes não especificados	126 mulheres atletas de esportes não especificados, 590 estudantes de outros grupos (p. ex., irmandades, turmas)	Questionário EDI com perguntas para o diagnóstico de transtornos alimentares	As atletas geralmente apresentavam menores pontuações em todas as medidas de transtornos alimentares do que os outros grupos, mas não foram feitos testes estatísticos
Atletas femininas de diferentes esportes	87 mulheres praticantes de atletismo, nadadoras, ginastas e bailarinas; 41 mulheres com transtornos alimentares, 120 mulheres controles no ensino médio e dos anos finais do ensino fundamental	Autorrelatos sobre a prática de dietas, indução de vômito e transtornos alimentares	Prática frequente de dietas, vômitos e anorexia autorrelatada foram mais comuns em atletas do que nos controles não atletas, mas elas apresentavam menor incidência de transtornos alimentares, porém não foram realizadas comparações estatísticas

(continua)

TABELA 15.3 (Continuação)

Resumo de alguns estudos sobre transtornos alimentares em atletas.

Esporte	Indivíduos	Medidas*	Desfecho
Corredores e halterofilistas	15 homens e 15 mulheres em cada um dos três grupos; corredores, halterofilistas e controles sedentários	Estimativa do tamanho corporal, três subescalas do EDI	Corredores e halterofilistas tinham mais distúrbios alimentares do que os controles; as mulheres tinham mais patologias alimentares do que os homens
Ginastas	42 mulheres ginastas universitárias	Questionário sobre as práticas de dieta e controles de peso	Todas as mulheres estavam fazendo dieta (50% por motivos estéticos e 50% para modificar o desempenho); 62% utilizaram pelo menos um método patogênico para o controle do peso (p. ex., vômitos, emagrecedores, jejum); 66% ouviram dos treinadores que eram muito pesadas
Mulheres atletas universitárias de 10 esportes	182 mulheres atletas universitárias	Questionário sobre práticas de dieta e de controle de peso	32% participaram de pelo menos uma prática patogênica para o controle do peso; desse total, 14% consistiam na indução do vômito, 16% no uso de laxantes, 25% no uso de emagrecedores, 5%, diuréticos, 20% praticavam compulsão regular e 8% recorriam à perda excessiva de peso
Patinadores no gelo	17 patinadores (média de idade, 21,1 anos) e 23 patinadoras (média de idade, 17,6 anos) de estabelecimentos de treinamento de estados do Médio Atlântico	EAT-40	As pontuações médias do EAT foram de 29,3 para as mulheres e de 10 para os homens; 48% das mulheres e nenhum homem obtiveram pontuações de EAT na faixa da anorexia (> 30)
Lutadores	63 lutadores universitários e 378 lutadores do ensino médio	Questionário sobre as práticas de dieta e de controle do peso	63% dos lutadores universitários e 43% dos lutadores do ensino médio estavam preocupados com a alimentação durante a temporada (19% e 14% no período entre as temporadas); 41% dos lutadores universitários e 29% do ensino médio relataram comer descontroladamente entre as lutas; 52% dos universitários e 26% dos lutadores do ensino médio relataram jejuar pelo menos uma vez por semana
Mulheres atletas de sete esportes	82 mulheres atletas de ginástica, esqui *cross-country*, basquete, golfe, vôlei, natação e tênis; 52 controles não atletas	EAT-40, EDI	Nenhuma das atletas teve pontuações na faixa dos transtornos; não foram encontradas diferenças entre atletas e controles; as esquiadoras *cross-country* apresentavam menos distúrbios alimentares do que as controles e as ginastas apresentavam mais distúrbios, mas apenas em alguns pontos
Corredoras	125 mulheres fundistas, 25 controles não corredoras	EAT-26, EDI	Não houve incidência maior de distúrbios alimentares nas corredoras do que nos controles; as corredoras de elite eram mais propensas a terem problemas

Fonte: Brownell KD, Rodin J. Prevalence of eating disorders in athletes. In: Bronwell KD et al., eds. Eating, body weight and performance in athletes. Philadelphia: Lea & Febiger; 1992. *EAT-40, Teste de Atitudes Alimentares [Eating Attitudes Test] contendo 40 questões em que os indivíduos classificam o quão bem uma determinada declaração se aplica a eles em uma escala de seis pontos; EAT-26, modificação do EAT-40 contendo 26 questões; EDI, Questionário de Transtornos Alimentares [Eating Disorder Inventory] contendo 64 questões em oito subescalas para avaliar os comportamentos e as atitudes em relação à imagem corporal, aos comportamentos alimentares e às práticas de dietas.

transtornos alimentares entre as atletas femininas do que nos homens. Entre as mulheres, 1,1% satisfez os critérios para o diagnóstico clínico de bulimia nervosa; nenhuma delas satisfez os critérios diagnósticos de anorexia nervosa, mas 9,2% apresentaram bulimia subclínica ou anorexia subclínica. Para os atletas masculinos, nenhum deles satisfez os critérios diagnósticos de anorexia, bulimia ou anorexia subclínica e apenas 0,01% apresentou bulimia subclínica. É difícil determinar a prevalência real porque os transtornos alimentares passam muitas vezes despercebidos por treinadores, pais ou profissionais de saúde.

Anorexia atlética

O conjunto de traços de personalidade dos atletas frequentemente apresenta fatores em comum com pacientes com transtornos alimentares clínicos. Os mesmos traços que fazem com que um atleta se destaque em um esporte – compulsão, motivação, pensamento dicotômico, perfeccionismo, competição, complacência e vontade de agradar ("ser treinável") – aumentam o risco de desenvolvimento de um transtorno alimentar. Provavelmente, o maior risco ocorre em pessoas cujos tamanho e formato corporais determinados geneticamente são diferentes do "ideal" imposto pelo esporte. O termo **"anorexia atlética"** descreve o espectro de comportamentos alimentares subclínicos que não satisfazem os critérios de um transtorno alimentar verdadeiro e que são praticados por pessoas fisicamente ativas, que apresentam pelo menos um método não saudável para o controle do peso ou um distúrbio no comportamento alimentar. Isso inclui jejum, vômitos (chamado de "vômito instrumental" quando utilizado para perder peso) e o uso de emagrecedores, laxantes ou diuréticos ("remédios para perder água").

Um estudo realizado com atletas norueguesas com idades entre 12 e 35 anos avaliou os fatores de risco e os gatilhos para os transtornos alimentares. A **Tabela 15.4** lista os critérios para a identificação da anorexia atlética. Com base no Questionário de Transtornos Alimentares (EDI), 117 das 522 atletas estavam classificadas como "em risco". O acompanhamento desse grupo revelou uma incidência significativa de anorexia nervosa ($n = 7$), bulimia nervosa ($n = 42$) e anorexia atlética ($n = 43$). A **Tabela 15.5** mostra características selecionadas para o agrupamento esporte específico de 92 atletas com transtornos alimentares. As características principais incluíam o volume semanal de treinamento e o percentual de cada subgrupo atlético com grandes pontuações no questionário. Interessantemente, as atletas atribuíam seu transtorno alimentar a uma de três causas:

- Episódios de dietas prolongadas e flutuações no peso corporal (37%)
- Um novo treinador (30%)
- Lesão ou doença (23%).

Todas as atletas e os controles (atletas sem transtornos alimentares) fizeram dietas para melhorar o desempenho. Sessenta e sete por cento das atletas com um transtorno alimentar fizeram dieta sob a recomendação do treinador, enquanto 75% das atletas do grupo controle fizeram dietas por causa da influência do treinador. Essa última informação revela que a maior parte das atletas, tenham ou não um distúrbio no comportamento alimentar, é influenciável pela figura de autoridade, tentando agradar os treinadores seguindo suas recomendações.

Para muitos atletas, os distúrbios nos padrões alimentares coincidem com a temporada competitiva e passam quando a temporada termina. Para eles, a preocupação com o peso corporal pode não refletir uma doença verdadeira, mas sim um desejo de alcançar uma função fisiológica ótima e melhoras competitivas. Para uma pequena quantidade de atletas, a temporada "nunca termina" e eles podem desenvolver um transtorno alimentar clínico.

Transtornos alimentares também afetam homens

A maior parte das pessoas considera os transtornos alimentares um "problema feminino", embora uma quantidade cada vez maior de homens compartilhe desse problema. A questão que permanece sem resposta é se esses números maiores são resultantes de um aumento real na incidência desses transtornos ou se mais homens com essas condições agora passaram a buscar tratamento. Em um centro de tratamento hospitalar de Nova York, o percentual de pacientes do sexo masculino internados com transtornos alimentares aumentou de 4% em 1988 para 13% em 1995.

As estatísticas norte-americanas mais recentes sobre a prevalência de transtornos alimentares em homens revelam que (*www.nationaleatingdisorders.org/research-males-and-eating-disorders*):

- Os homens possuem uma prevalência ao longo da vida de 0,3% para anorexia nervosa, 0,5% para bulimia nervosa e 2% para transtorno de compulsão alimentar, com base nos critérios DSM-V
- Dez milhões de homens sofrerão de um transtorno alimentar clinicamente significativo em algum momento de suas vidas
- Entre 1.383 adolescentes, a prevalência de transtornos alimentares baseados em DSM-5 foi de 1,2% aos 14 anos, 2,6% aos 17 anos e 2,9% aos 20 anos
- Entre 2.822 estudantes universitários, 3,6% dos homens tinham testes positivos para transtornos alimentares, enquanto a taxa de mulheres para homens com esses transtornos foi de 3:1

TABELA 15.4

Critérios para a identificação da anorexia atlética.

Características comuns	Anorexia atlética
Perda de peso*	+
Atraso na puberdade**	(+)
Disfunção menstrual***	(+)
Queixas gastrintestinais	+
Ausência de problemas médicos ou outros distúrbios que expliquem a redução de peso	+
Problemas de imagem corporal	(+)
Medo excessivo de se tornar obeso	+
Purgação#	(+)
Compulsão#	(+)
Prática compulsiva de exercícios#	(+)
Restrição da ingestão energética##	+

+, critérios que todos os atletas têm que satisfazer; (+), atletas com anorexia atlética pontuaram pelo menos um dos critérios listados. *Maior do que 5% do peso corporal esperado. **Nenhum fluxo menstrual aos 16 anos de idade (amenorreia primária). ***Amenorreia primária, amenorreia secundária ou oligomenorreia. #Definida na DSM-III-R(1). ##Uso de dietas com 1.200 kcal ou menos por durações não especificadas.

Parte 6 • Composição Corporal, Controle de Peso e Transtornos Alimentares

---

TABELA 15.5

Características do atleta com transtorno alimentar representando os diversos grupos esportivos (*n* = 522).

Trinta indivíduos controles foram selecionados a partir de uma amostragem aleatória de atletas sem pontuações elevadas no Questionário de Transtornos Alimentares (EDI) com a mesma idade, vivendo na mesma comunidade e praticando o mesmo esporte dos atletas estudados. Indivíduos em risco foram classificados com base em pontuações de EDI acima da média para pacientes com anorexia nas subescalas de "vontade de estar magro" e "insatisfação corporal" do EDI.

Grupo esportivo (veja nota de rodapé)	N	Idade (anos)	IMC (kg/m²)	Volume de treinamento (km/semana)	EDI elevado (%)
Esportes técnicos	13	19 (14 a 30)	21 (17 a 26)	14 (12 a 19)	21
Esportes de *endurance*	24	22 (15 a 28)	20 (15 a 22)	21 (19 a 26)	20
Esportes estéticos	22	17 (12 a 24)	18 (15 a 21)	18 (17 a 23)	40
Esportes com dependência de peso	11	21 (15 a 23)	21 (17 a 23)	14 (11 a 16)	37
Esportes com bola	21	20 (17 a 27)	21 (19 a 27)	15 (12 a 17)	14
Amostra total	92	20 (13 a 28)	21 (15 a 27)	17 (12 a 26)	22
Controles atléticos	30	20 (13 a 28)	22 (18 a 24)	15 (10 a 22)	0

Esportes técnicos: esqui alpino, boliche, golfe, salto em altura, equitação, salto em distância, tiro esportivo, vela, paraquedismo; ***endurance***: biatlo, esqui *cross-country*, ciclismo, corrida de fundo e de meio fundo, orientação, marcha atlética, remo, patinação de velocidade, natação; **estética**: mergulho, patinação, ginástica, ginástica rítmica, esportes com dança; **esportes dependentes de peso**: judô, caratê, luta greco-romana; **esportes com bola**: *badminton, bandy* (hóquei sobre o gelo em terra), basquete, futebol, tênis de mesa, handebol, tênis, vôlei, rúgbi subaquático. Os valores de idade, IMC e volume de treinamento são mostrados como médias com as faixas entre parênteses. (Utilizada, com permissão, de Springer: Sundgot-Norgen J. Eating disorders in female athletes. Sports Med. 1994; 17(3):176-88. Copyright © Adis International Limited.)

- Ao avaliar a sexualidade masculina e os transtornos alimentares, foi observado que homossexuais apresentavam maior prevalência de transtornos alimentares (15%) do que os homens heterossexuais (5%). Porém, como a maior parte dos homens é heterossexual, mais heterossexuais são diagnosticados
- Comportamentos de pacientes com transtornos alimentares subclínicos (p. ex., alimentação compulsiva, inanição, abuso de laxantes e jejum para a perda ponderal) são quase tão comuns entre os homens quanto entre as mulheres
- Os homens apresentam maior risco de mortalidade decorrente de transtornos alimentares do que as mulheres.

Prevalência em atletas

Atividades com dependência do peso como luta, hipismo, remo, corrida de fundo e fisiculturismo potencialmente criam condições para o desenvolvimento de padrões de distúrbios alimentares, particularmente a prática de purgação. De 25 lutadores universitários da categoria de menor peso (IMC, 21,1 kg/m²) e de 59 remadores de peso leve (IMC, 21,0 kg/m²), 52% relataram compulsão alimentar; 8% dos remadores e 16% dos lutadores apresentaram perfis patológicos do EDI. A taxa de 52% para o comportamento de compulsão representa aproximadamente o dobro da incidência da população masculina normal. Uma pesquisa feita com lutadores do ensino médio de Michigan mostrou que 72% fizeram uso de pelo menos uma prática potencialmente perigosa para a perda de peso ao longo da temporada, independentemente de seu nível de sucesso esportivo. Jejum e diversos métodos para a desidratação representaram os principais métodos para a perda rápida de peso. Lutadores que perderam peso todas as semanas tinham mais propensão à compulsão. Cinquenta por cento dos lutadores perderam mais do que 2,25 kg e 27% perderam 4,5 kg. Dois por cento dos lutadores relataram o uso semanal de laxantes, emagrecedores ou diuréticos e outros 2% utilizaram a prática de indução de vômitos para a perda ponderal. Com as mudanças nas regras a respeito da perda de peso de lutadores durante a temporada, possivelmente essas práticas se tornarão menos prevalentes.

Ortorexia nervosa: ênfase exagerada na alimentação saudável

Entre 1970 e 1990, a ciência nutricional assumiu um papel central na consciência norte-americana e surgiu uma nova era de consciência nutricional, que foi prejudicada pela explosão da publicidade nutricional "negativa". Jornalistas, publicitários e grandes companhias alimentares introduziram o conceito de alimentos "bons" e "maus". Foi dito à população que é necessário evitar os alimentos "maus" com base em estudos supostamente mostrando que:

- Alimentos ricos em gorduras saturadas e colesterol estavam relacionados com doenças cardiovasculares
- Alimentos doces aumentavam a probabilidade de desenvolvimento de diabetes melito tipo 2 e de cáries dentárias
- O excesso de sal aumentava a pressão arterial
- Flavorizantes e corantes artificiais aumentavam o risco de desenvolvimento de alguns tipos de câncer.

SAÚDE PESSOAL E NUTRIÇÃO PARA O EXERCÍCIO 15.1

Como calcular o peso corporal recomendado (ótimo)

O principal objetivo da determinação da composição corporal de uma pessoa está relacionado com a recomendação de um peso corporal "ótimo" (PCO). Usualmente isso se refere a um peso recomendado para questões de saúde, necessidades de desempenho ocupacionais ou esportivas ou simplesmente por estética (avaliada com base na aparência). O cálculo do PCO é baseado na comparação entre um percentual ótimo de gordura corporal (%GCO). A determinação do %GCO é subjetiva porque não há padrões absolutos por idade, grau de aptidão física, etnia ou qualquer outra variável disponível. Várias classificações de referência sobre a composição corporal podem servir como diretrizes para o estabelecimento de níveis de %GCO para diferentes idades (ver na tabela a seguir). A seleção de um %GCO deve refletir o percentual de gordura corporal atual de uma pessoa e seus objetivos pessoais.

Classificação de composição corporal por idade de acordo com o percentual de gordura corporal encontrado em dados típicos da literatura científica

Idade, anos	Abaixo da média	Média	Acima da média
Homens			
≤ 19	12 a 17	17 a 22	22 a 27
20 a 29	13 a 18	18 a 23	23 a 28
30 a 39	14 a 19	19 a 24	24 a 29
40 a 49	15 a 20	20 a 25	25 a 30
≥ 50	16 a 20	21 a 26	26 a 31
Mulheres			
≤ 19	17 a 22	22 a 27	27 a 32
20 a 29	18 a 23	23 a 28	28 a 33
30 a 39	19 a 24	24 a 29	29 a 34
40 a 49	20 a 25	25 a 30	30 a 35
≥ 50	21 a 26	26 a 31	31 a 36

Procedimentos

1. Determine o peso corporal (PC) em quilogramas e o %GC utilizando técnicas válidas disponíveis (ver Capítulos 13, *Avaliação da Composição Corporal e Observações Específicas para Esportes*, e 14, *Balanço Energético, Atividade Física e Controle do Peso*).
2. Calcule o peso de gordura corporal (PG) em quilogramas:

$$PG = PC \times \%GC$$

Em que %GC é expresso na forma decimal (p. ex., 23,0% = 0,23)

3. Determine a massa corporal livre de gordura (MLG) em quilogramas:

$$MLG = PC - PG$$

4. Selecione um percentual ótimo de gordura corporal (GCO) expresso na forma decimal (p. ex., 15,0% = 0,15).
5. Calcule o PCO em quilogramas:

$$PCO = MLG \div (1,00 - \%GCO)$$

Exemplo de cálculos

1. Dados: mulher; 19 anos de idade; peso corporal = 66,0 kg; %GC a partir de pesagem hidrostática = 30,0% (forma decimal = 0,30); %GCO escolhido = 25,0% (0,25)
2. Calcule o PG em quilogramas:

$$\begin{aligned} PG &= PC \times \%GC \\ &= 66,0 \text{ kg} \times 0,30 \\ &= 19,8 \text{ kg} \end{aligned}$$

3. Determine a MLG em quilogramas:

$$\begin{aligned} MLG &= PC - PG \\ &= 66,0 \text{ kg} - 19,8 \text{ kg} \\ &= 46,2 \text{ kg} \end{aligned}$$

4. Selecione um %GCO expresso na forma decimal:

$$\%GCO = 0,25$$

5. Calcule o PCO em kg:

$$\begin{aligned} PCO &= MLG \times (1,00 - \%GCO) \\ &= 46,2 \text{ kg} \times (1,00 - 0,25) \\ &= 61,6 \text{ kg} \end{aligned}$$

Cálculo da perda recomendada de gordura

A partir dos cálculos anteriores, a quantidade de perda de gordura em quilogramas necessária para alcançar o PCO (no %GCO escolhido de 25,0%) é calculada da seguinte maneira:

$$\begin{aligned} \text{Perda de gordura} &= PC - PCO \\ &= 66,0 \text{ kg} - 61,6 \text{ kg} \\ &= 4,4 \text{ kg} \end{aligned}$$

Em 1977, foram desenvolvidos os Objetivos Dietéticos para Norte-americanos, incluindo a primeira publicação do *Guia alimentar para norte-americanos* três anos depois; ambos os documentos traziam a mensagem de que determinados alimentos não deveriam ser ingeridos ou que sua ingestão deveria ser rara. A American Heart Association e a American Cancer Society também publicaram recomendações dietéticas com uma mensagem semelhante – "evitar alimentos maus". Essa tendência aumentou nos anos seguintes e o público se tornou cada vez mais bombardeado com mensagens incentivando a "comer melhor", "comer direito", "comer de modo saudável" e "comer bem". Mesmo o programa Eatright da American Dietetic Association (*www.eatright.org*) enfatiza a mesma mensagem.

Uma ênfase exagerada na alimentação saudável pode fazer com que as pessoas se tornem tão obcecadas com os alimentos saudáveis, que elas passam a apresentar um distúrbio no comportamento alimentar chamado de "**ortorexia nervosa**". Essa condição, descrita pela primeira vez em 1996 por Steven Bratman, MD, MPH (*www.orthorexia.com/original-orthorexia-essay/*), começa com um interesse aguçado na alimentação saudável. O indivíduo pode escolher parar de comer carne vermelha, mas eventualmente elimina todos os tipos de carne, depois, todos os alimentos processados e, eventualmente, passa a ingerir apenas alimentos específicos que tenham sido preparados também de maneira altamente específica. A adoção desse tipo de atitude e de restrições dietéticas extraordinárias parece normal para muitas pessoas; as prateleiras das livrarias estão repletas de livros recomendando esses tipos de comportamentos alimentares.

A ortorexia nervosa representa um tipo de transtorno obsessivo-compulsivo e o fato de que ele está baseado em uma fixação obsessiva na alimentação, assim como a anorexia nervosa ou a bulimia nervosa, faz com que ela seja colocada na categoria de distúrbio alimentar. Uma pessoa com ortorexia nervosa gasta o mesmo tempo e energia pensando na sua alimentação que uma pessoa com bulimia ou anorexia. Elas podem até não focar as calorias, mas enfatizam os benefícios para a saúde globais – como o alimento foi processado, preparado e cultivado. Acredita-se agora que a ortorexia seja uma doença própria, mas ainda não foi descrita no DSM-5. Essencialmente, os indivíduos com anorexia ou bulimia ficam obcecados com a quantidade de calorias e com seus pesos corporais, enquanto os ortoréxicos ficam obcecados em comer de maneira saudável e não com perder peso para ficar magro.

A ortorexia não traz as mesmas ameaças para a saúde do que a anorexia ou a bulimia, mas ela pode causar distúrbios mais sérios, eventualmente se transformando em anorexia. A dieta limitada dessas pessoas aumenta o risco de desnutrição e poderia facilitar a compulsão e, em seguida, a purgação por culpa – abrindo caminho para a bulimia. Várias características da personalidade das pessoas com anorexia e ortorexia são parecidas (p. ex., baixa autoestima, poucas habilidades de enfrentamento, percepção de perda de controle, perfeccionismo e traços obsessivo-compulsivos). A prevalência da ortorexia varia entre 1 e 7% da população norte-americana e inclui estudantes universitários e indivíduos que se consideram veganos.

Dismorfia muscular: complexo de Adônis

Um componente importante da obsessão corporal diz respeito à **dismorfia muscular**, ou "complexo de Adônis" – uma preocupação patológica com alcançar a perfeição física por meio de tamanho dos músculos e com quão musculosa a pessoa é. *Esses indivíduos se veem como pequenos e frágeis, quando na realidade muitos são maiores e musculosos.* A dismorfia muscular representa uma condição psicológica que foi conceitualizada como um transtorno alimentar e, subsequentemente, foi categorizada como um tipo de transtorno de dismorfia corporal. A característica comum tem uma base psicogênica da presença de sintomas físicos indicativos de uma condição médica, mas não completamente explicada por uma condição médica generalizada. Isso coincide com uma mudança no modo em que muitos homens veem a constituição física masculina ideal. Homens austríacos, franceses e norte-americanos projetam o corpo masculino "ideal" como tendo cerca de 12,6 quilogramas a mais de músculos do que os seus próprios corpos. Essa percepção discrepante coincide com três características:

- Aumento do uso de esteroides anabólicos
- Presença comum de transtornos alimentares
- Sofrimento com obsessões corporais.

De muitas maneiras, a dismorfia muscular e a anorexia nervosa compartilham quatro traços comuns:

1. Histórico de depressão e ansiedade.
2. Hiperculturalização da imagem corporal.
3. Vergonha sobre o próprio corpo.
4. Comportamentos autodestrutivos.

Tanto os grupos anoréxicos quanto os dismórficos agem sobre seus corpos para que eles sejam aceitos e controlam suas vidas por meio de seus corpos. Eles frequentemente arriscam a própria saúde pela prática excessiva de exercícios, rituais de compulsão e purgação, abuso de esteroides e dependência incomum de suplementos nutricionais e dietéticos para tentar alterar sua aparência. Uma grande quantidade desses homens come compulsivamente ou apresenta um foco extraordinário no consumo de dietas hiperproteicas e hipolipídicas.

A Tabela 15.6 lista as características comuns apresentadas na dismorfia muscular, embora não exista um critério diagnóstico formal para a identificação de uma pessoa em risco de dismorfia muscular.

O viciado em exercícios

Em algum grau, influências culturais geram semelhanças entre anorexia nervosa e comportamento de vício em exercícios. Aproximadamente 50% das mulheres com transtornos alimentares praticam exercícios compulsivamente. Algumas

TABELA 15.6

Sinais e sintomas de dismorfia muscular.

- Preocupação com a ideia de que o corpo não é suficientemente magro e musculoso. Os comportamentos associados a essa preocupação incluem pesagem frequente; checagem constante da aparência em espelhos/janelas; crítica persistente em relação ao peso, tamanho e/ou formato do corpo; uso de roupas largas para disfarçar o corpo; ou, ao contrário, modificar as roupas para que elas destaquem o quão musculosa a pessoa é (como adicionar botões para que a manga de uma camisa fique mais apertada)
- A preocupação com os músculos causa um estresse clinicamente significativo ou prejuízos a áreas sociais, profissionais ou outros campos importantes da vida (p. ex., relações pessoais), como demonstrado por pelo menos duas das práticas a seguir:
  1. Desistir frequentemente de atividades sociais, profissionais ou recreativas importantes por causa de uma necessidade compulsiva de manter os regimes de exercícios e a dieta
  2. Evitar situações em que o corpo seria exposto a outras pessoas (p. ex., ir à praia ou a uma piscina) ou ir a esses lugares apenas com ansiedade intensa ou estresse marcante
  3. Preocupação com a inadequação do tamanho corporal ou da quantidade de músculos causando estresse significativo ou prejuízo a áreas importantes da vida, como a vida social ou profissional
  4. Continuar a se exercitar, fazer dietas ou utilizar suplementos/fármacos para a melhora do desempenho, apesar de saber as consequências negativas físicas e/ou psicológicas
- Participar de exercícios em excesso, demonstrar preocupação com a alimentação, seguir regimes dietéticos rígidos (p. ex., evitar alimentos ou grupos de alimentos específicos, manter dietas com teores excessivamente baixos de gordura ou excessivamente altos de proteína) ou abusar do uso de esteroides e/ou suplementos dietéticos, particularmente aqueles que são vendidos para aumentar o tamanho corporal (p. ex., creatina, β-hidroxi-β-metilbutirato [HMB], desidroepiandrosterona [DHEA], androstenediona) e/ou para a diminuição da gordura corporal (efedrina, ma huang, guaraná).

Fonte: Utilizada, com permissão, de Pope HG Jr et al. Muscle dysmorphia: an unrecognized form of body dysmorphic disorder. Psychosomatics. 1997; 38(6):548-57. Copyright © 2011 The Academy of Psychosomatic Medicine.

pessoas que se exercitam excessivamente – chamadas de **viciadas em exercício** ou dependentes de exercício – frequentemente fazem o que for necessário para passar algum tempo a mais se exercitando. Isso pode variar desde a "facilidade" de caminhadas diárias de uma a três horas no *shopping*, passando por atividade física repetitiva diária de intensidade moderada a vigorosa (AFMV), caminhada por horas em montanhas e aulas diárias de ioga, seguidas por natação, depois por boxe e depois pela prática de artes marciais! Uma agenda diária rígida de exercícios frequentemente é mantida em detrimento às relações familiares, profissionais e interpessoais. Um senso de valor se torna ligado intrinsecamente ao volume de exercício realizado. A interrupção da rotina diária de exercícios frequentemente promove sintomas convencionais de abstinência que incluem ansiedade, depressão, inquietude e alterações de humor, traços que diminuem apenas quando o exercício é

retomado. Regimes típicos do indivíduo dependente de exercícios incluem corridas de manhã e à tarde, atividade anaeróbica, zumba, dança, boxe ou aulas de artes marciais pela tarde, além da participação em pelo menos duas ou mais aulas durante os fins de semana.

Faltar a uma sessão planejada de exercícios frequentemente produz frustração extrema e culmina com restrição alimentar. Eventualmente, a vida se torna inadministrável por causa de um impulso fanático para a prática de exercícios ou uma busca implacável de um nível elevado de aptidão física. As pessoas que se exercitam compulsivamente frequentemente apresentam as mesmas características psicológicas dos bulímicos e dos anoréxicos. Desse modo, alguns médicos veem a necessidade de incluir o **vício em exercícios** como uma categoria diagnóstica individual. Essa inclusão pode ajudar a identificar comportamentos psicológicos potencialmente perigosos associados a um transtorno alimentar.

A **Figura 15.5** compara as pontuações de dependência de exercícios entre dançarinas, maratonistas e ultramaratonistas e jogadoras de hóquei sobre a grama. A variável essencial para a comparação, a escala negativa de vício, reflete um nível extraordinário de dependência de exercícios. Ela consiste em 14 componentes com mesmo peso relacionados a questões motivacionais, emocionais e comportamentais para a prática do exercício. Dançarinas e corredoras pontuaram significativamente mais nessa escala de dependência do que as participantes de hóquei sobre a grama, sendo que as dançarinas alcançaram as maiores pontuações. Os pesquisadores concluíram que as atletas dependentes de exercícios, particularmente as dançarinas, apresentam uma grande quantidade de comportamentos autodestrutivos. Esses achados destacam a necessidade de monitoramento cuidadoso das mulheres que participam de esportes com níveis acima do normal de comportamento de dependência de exercícios (ver **Figura 15.9**, mais adiante). A prática compulsiva de exercícios, associada à preocupação de alcançar uma constituição física ideal para a competição, deve servir como um alerta para a busca de aconselhamento profissional e/ou intervenção clínica.

Não apenas um problema atlético

Um dos nossos laboratórios administrou o **Teste de Atitudes Alimentares** (**EAT-26**) com 26 pontos de escolha forçada de itens para a avaliação dos comportamentos alimentares de mulheres não atletas matriculadas em uma academia dentro de uma universidade (veja o quadro Saúde pessoal e nutrição para o exercício 15.2, ao fim deste capítulo). Uma pontuação no EAT de 20 ou mais identifica indivíduos com as seguintes condições:

1. Um transtorno alimentar que satisfaça os critérios diagnósticos.

2. Uma síndrome parcial indicando restrição dietética marcante, preocupação com o peso, compulsão, vômitos e outros sintomas de significância clínica, mas que não satisfaçam todos os critérios diagnósticos de um transtorno alimentar.
3. Indivíduos "obcecados por dietas" ou "preocupados com o peso" que expressam preocupações a respeito do peso e do formato do corpo, mas que não apresentam as preocupações anormais dos indivíduos com "síndrome parcial".

Das 100 mulheres, 24 tiveram pontuações altas no EAT (pontuação média, 30,5; IMC, 22,2 kg/m^2) do que as outras 76 mulheres, cuja pontuação média foi de 6,8 (IMC, 22,4 kg/m^2).

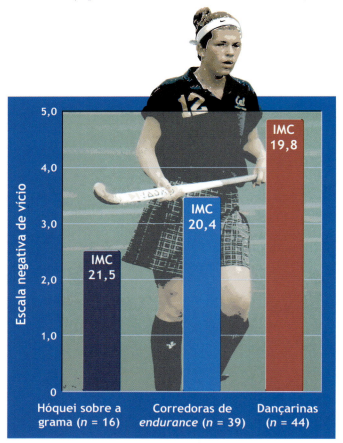

Figura 15.5 Comparação de pontuações de dependência de exercícios entre mulheres universitárias praticantes de balé e de dança moderna, corredoras de maratonas e de ultramaratonas (distâncias > 80 km) e atletas de hóquei sobre a grama. As dançarinas pontuaram significativamente mais do que as corredoras; as atletas de hóquei sobre a grama pontuaram significativamente menos na escala de dependência de exercícios do que os outros dois grupos. Interessantemente, as dançarinas apresentavam os menores IMC médios (19,8 kg/m^2), seguidas pelas corredoras (20,4 kg/m^2) e pelas atletas de hóquei sobre a grama (21,5 kg/m^2). Comportamentos autodestrutivos incluíam a persistência no treinamento apesar de lesões sérias, priorização da atividade física sobre outras responsabilidades e alterações significativas do humor. (Fonte: Sachs ML, Pearman D. Running addiction: a depth interview examination. J Sports Behav. 1979; 2:143.)

Mulheres com pontuações elevadas no EAT apresentam comportamentos de exercícios mais extremos. Um aspecto perturbador diz respeito ao percentual relativamente elevado de mulheres "não atletas" com pontuações altas ou baixas no EAT e que apresentam comportamentos compulsivos de exercícios, semelhantes aos encontrados em ginastas, praticantes de dança e outras pessoas preocupadas com a alimentação e a administração do peso. A síndrome do vício em exercícios provavelmente afeta muitas mulheres universitárias e não é apenas uma característica exclusiva de atletas competitivos.

Transtornos alimentares clínicos

Psiquiatras tradicionalmente limitam a definição de transtornos alimentares a comportamentos que produzem efeitos negativos para a saúde ou que fazem com que a pessoa busque tratamento. Mudanças no **Manual Estatístico e Diagnóstico para Transtornos Mentais** (DSM-5, do inglês *Diagnostic and Statistical Manual of Mental Disorders*) refletem os achados de novas pesquisas clínicas e consensos mais amplos a respeito das diferentes apresentações dos transtornos alimentares. O DSM-5 inclui mudanças em relação ao DSM-4, para representar melhor os comportamentos e os sintomas dos transtornos alimentares. Uma mudança notável é que, pela primeira vez, o transtorno de compulsão alimentar (TCA) foi reconhecido como uma entidade individual. Essa mudança deve aumentar o conhecimento a respeito das diferenças entre TCA e problemas comuns de excesso de alimentação.

O DSM-5 contém agora duas novas categorias:

- Outros transtornos alimentares especificados (OTAE)
- Transtorno alimentar não especificado (TANE).

Essas novas categorias foram incluídas para reconhecer e categorizar mais apropriadamente problemas que não se encaixam nas classificações de anorexia nervosa, bulimia nervosa e TCA ou de outros transtornos alimentares.

Outra mudança significativa é a inclusão de alguns tipos de **transtornos alimentares** listados previamente em outros capítulos do DSM-4 e agora listados juntos dentro da categoria de Transtornos Alimentares, mais ampla. A seção a seguir lista os transtornos alimentares do DSM-5, com informações clínicas, critérios diagnósticos e outras informações para que atletas e treinadores aprendam como lidar com os transtornos alimentares.

Como avaliar as subcategorias da anorexia nervosa (compulsão alimentar e purgação)

Critérios diagnósticos

- Restrição persistente da ingestão energética levando a um peso corporal significativamente baixo (dentro do contexto do que é minimamente esperado para idade, sexo, trajetória do desenvolvimento e saúde física)

- Um medo intenso de ganhar peso (ou de ficar gordo) ou um comportamento persistente que interfere com o ganho de peso (mesmo que o indivíduo tenha um peso corporal significativamente baixo)
- Distúrbios no modo como o indivíduo percebe seu peso corporal ou seu formato, influência indevida do formato e do peso corporais na autoavaliação ou falta persistente de reconhecimento da seriedade de seu baixo peso corporal.

Características

- Distorção da imagem corporal
- Grande obsessão em tentar manter um tamanho corporal menor
- Preocupação com dieta e magreza
- Recusa em comer o suficiente para manter um peso corporal minimamente adequado.

Percepções distorcidas, negação e segredos. Uma busca implacável pela magreza (presente em cerca de 1 a 2% da população geral) pode culminar nos seguintes três resultados:

1. Desnutrição grave.
2. Alteração da composição corporal caracterizada pela depleção da massa de gordura e da massa corporal livre de gordura (MLG).
3. Interrupção do ciclo menstrual (amenorreia).

Mesmo quando o peso corporal diminui até valores abaixo do recomendado para a idade e a estatura, as pessoas com anorexia se percebem como gordas apesar de sua magreza óbvia. Essas percepções distorcidas e os distúrbios persistentes no comportamento alimentar frequentemente persistem durante a recuperação, apesar das melhoras no comportamento alimentar e nos sintomas psicológicos, que produzem sensações extremas de vulnerabilidade e de inadequação pessoal. *Negação e sigilo se tornam uma parte importante do problema.* Muitos anoréxicos não acreditam que eles estejam passando fome – eles comem, mas consomem muito menos do que o necessário para a manutenção do balanço energético.

Fixação na atividade física

Os comportamentos compulsivos em relação à atividade física caminham de mãos dadas com a anorexia nervosa. Em vez de passar fome ou vomitar, os anoréxicos gastam fanaticamente tantas calorias quanto possível por intermédio da atividade física, para contrabalancear a energia consumida. Um erro comum sobre os anoréxicos diz respeito a seu estado de fome. Na realidade, eles muitas vezes permanecem continuamente com fome; sua habilidade de superar a vontade de comer dá a eles um senso de poder e autocontrole, que é reconfortante. Se não forem tratados, entre 6 e 21% dos anoréxicos morrem prematuramente por suicídio, insuficiência cardíaca ou infecções. Em cerca de um terço dos pacientes, a doença cronifica, sendo marcada por relapsos frequentes que muitas vezes requerem hospitalização.

O ganho de peso é o principal objetivo do tratamento da anorexia nervosa. Quando os pacientes retomam peso com hospitalização ou supervisão ambulatorial, a maior parte desse peso vai para a região do tronco em vez das extremidades e até 70% desse peso é ganho na forma de gordura corporal. Por exemplo, ao fim de um tratamento que produziu um ganho de peso de 11,9 kg (gordura corporal pré-tratamento, 9,8%; gordura corporal pós-tratamento, 22,6%) a razão entre MLG e massa corporal é de em média 3,4:1, com a gordura representando 55% do peso ganho.

Um estudo longitudinal de nove meses avaliou serialmente a composição corporal de mulheres anoréxicas acompanhadas em ambulatório. As pacientes exibiram uma composição corporal anormal durante os momentos de baixo peso corporal e após o ganho de peso em comparação com um grupo-controle formado por mulheres eutróficas. Durante a fase de baixo peso corporal, as mulheres anoréxicas apresentavam um percentual de gordura corporal no tronco em relação à gordura corporal total semelhante aos controles, mas o percentual de gordura corporal nas extremidades era menor do que nos controles. Após um ganho de peso modesto de 4,1 kg, o percentual de gordura corporal nas extremidades mudou pouco, mas o percentual de gordura corporal no tronco aumentou significativamente.

Ao contrário dos resultados com outros grupos de mulheres, a terapia com estrogênio não protegeu contra o ganho de gordura no tronco durante o ganho de peso espontâneo em mulheres anoréxicas. Os pesquisadores não sabem por que os pacientes com anorexia nervosa e com os maiores receios de ganhar peso durante a recuperação (particularmente gordura abdominal) possuem a maior razão entre gordura no tronco e gordura periférica ou por que eles ganham a maior quantidade de gordura no tronco quando eles reganham peso.

Meninas adolescentes hospitalizadas com anorexia nervosa possuem uma perda de massa magra corporal significativa indicada por teores extremamente baixos de gordura corporal e de MLG, como indicado pelo nitrogênio corporal total.

A espessura da dobra cutânea do tríceps constituiu o preditor antropométrico mais significativo para o percentual de gordura corporal, explicando 68% da variação na gordura corporal.

Consequências físicas e clínicas da anorexia nervosa

A **Figura 15.6** mostra as consequências físicas e clínicas em potencial da anorexia nervosa. Esses sinais de alerta podem ajudar técnicos e treinadores a identificar atletas com anorexia nervosa. Infelizmente, a inanição prolongada acaba em morte para cerca de 7% dos pacientes anoréxicos ao longo de um período de 10 anos; entre 18 e 20% morrem em até 30 anos. Também ocorrem um conjunto de outros males físicos sérios, incluindo anomalias cardíacas (p. ex., arritmias, bloqueio cardíaco), distúrbios de eletrólitos, prejuízos à função renal, diminuição da densidade mineral óssea, disfunção gastrintestinal (p. ex., sangramentos, úlceras, distensão, constipação) e anemia. Muitos efeitos, como a redução da taxa metabólica basal (TMB) e das concentrações de leptina, não são explicados pelas mudanças na composição corporal. Essas reduções

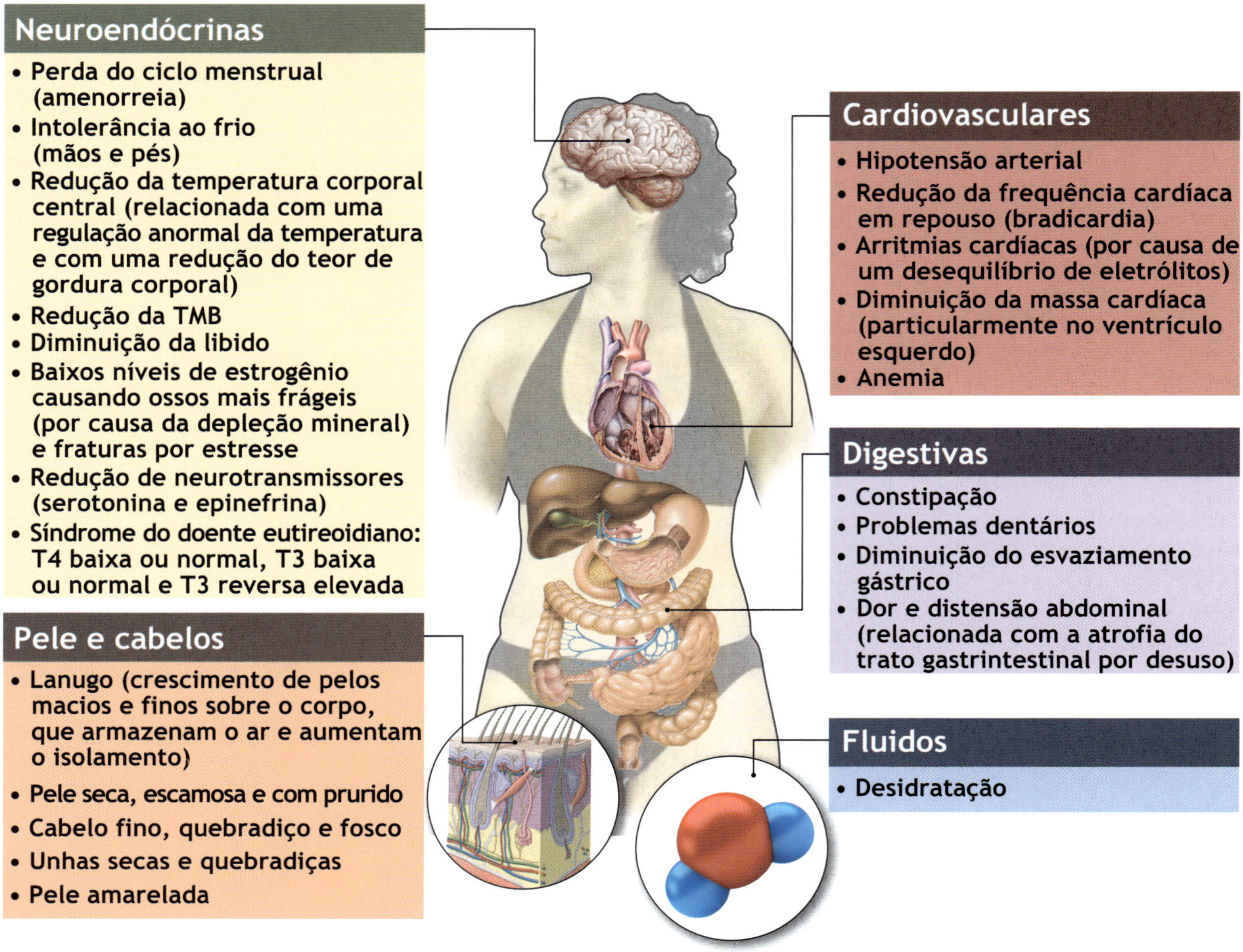

552 Parte 6 • Composição Corporal, Controle de Peso e Transtornos Alimentares

Neuroendócrinas

- Perda do ciclo menstrual (amenorreia)
- Intolerância ao frio (mãos e pés)
- Redução da temperatura corporal central (relacionada com uma regulação anormal da temperatura e com uma redução do teor de gordura corporal)
- Redução da TMB
- Diminuição da libido
- Baixos níveis de estrogênio causando ossos mais frágeis (por causa da depleção mineral) e fraturas por estresse
- Redução de neurotransmissores (serotonina e epinefrina)
- Síndrome do doente eutireoidiano: T4 baixa ou normal, T3 baixa ou normal e T3 reversa elevada

Pele e cabelos

- Lanugo (crescimento de pelos macios e finos sobre o corpo, que armazenam o ar e aumentam o isolamento)
- Pele seca, escamosa e com prurido
- Cabelo fino, quebradiço e fosco
- Unhas secas e quebradiças
- Pele amarelada

Cardiovasculares

- Hipotensão arterial
- Redução da frequência cardíaca em repouso (bradicardia)
- Arritmias cardíacas (por causa de um desequilíbrio de eletrólitos)
- Diminuição da massa cardíaca (particularmente no ventrículo esquerdo)
- Anemia

Digestivas

- Constipação
- Problemas dentários
- Diminuição do esvaziamento gástrico
- Dor e distensão abdominal (relacionada com a atrofia do trato gastrintestinal por desuso)

Fluidos

- Desidratação

Figura 15.6 Consequências físicas e clínicas da anorexia nervosa.

refletem resultados previsíveis da conservação energética conforme o corpo protege vigorosamente seus processos metabólicos internos contra a privação energética prolongada.

Bulimia nervosa

O termo **"bulimia"**, significando literalmente "fome de boi", se refere a um "apetite insaciável". Durante um certo tempo, algumas pessoas acreditavam que a bulimia nervosa refletisse manifestação da anorexia nervosa por causa de semelhanças e sobreposições entre essas duas doenças. Por exemplo, alguns anoréxicos experimentam episódios de bulimia, enquanto alguns bulímicos experimentam episódios de anorexia. Com base na avaliação mais cuidadosa desses transtornos, a bulimia nervosa surgiu no fim da década de 1970 como uma classificação separada de transtorno alimentar. A doença, muito mais comum do que a anorexia nervosa, é caracterizada por seis comportamentos típicos:

- Episódios frequentes de compulsão alimentar
- Purgação
- Uso de laxantes
- Jejum
- Atividades físicas extremas
- Sensações intensas de culpa ou vergonha.

A bulimia afeta entre 2 e 4% dos adolescentes e adultos da população geral (principalmente as mulheres, incluindo cerca de 5% das mulheres universitárias). Um grande percentual do total é obeso e participa de programas de perda de peso comerciais ou por conta própria. Provavelmente existe uma diferença de sexo nos gatilhos emocionais para a superalimentação. Em comparação com os homens, as mulheres com problemas de peso apresentam maior frequência de compulsão alimentar durante períodos de emoções negativas – ansiedade, frustração, depressão ou raiva.

Extremos de compulsão

Ao contrário da semi-inanição contínua que ocorre na anorexia nervosa, a bulimia nervosa frequentemente inclui ingestão compulsiva de alimentos com elevada densidade energética

– frequentemente à noite e usualmente entre 1.000 e 10.000 kcal ingeridas em poucas horas. Entre um e quatro comportamentos listados na seção anterior ocorrem após o episódio de compulsão. Os anoréxicos se orgulham do seu senso de controle sobre a alimentação, enquanto lutam para alcançar um nível que eles consideram como a perfeição física. Já os bulímicos perdem o controle; eles reconhecem seu comportamento compulsivo como anormal. A ingestão de quantidades extremas de comida frequentemente é uma maneira de reduzir o estresse e a purgação para eles é a única maneira de retomar o controle por causa de sua incapacidade de parar de comer voluntariamente.

Comportamentos bizarros de compulsão. Existe uma variação considerável no tipo de alimento que é consumido durante os episódios compulsivos. Alguns bulímicos, que frequentemente tentam fazer dietas com uma alimentação saudável, ingerem grandes quantidades de alimentos não saudáveis "proibidos" (biscoitos, batata frita e chocolate). Outros têm compulsão por alimentos que são consumidos regularmente, mas que nesses episódios passam a ser ingeridos em quantidades extremas.

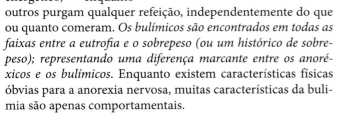

Alguns bulímicos frequentemente comem em excesso alimentos dietéticos, com baixo teor energético, enquanto outros purgam qualquer refeição, independentemente do que ou quanto comeram. *Os bulímicos são encontrados em todas as faixas entre a eutrofia e o sobrepeso (ou um histórico de sobrepeso); representando uma diferença marcante entre os anoréxicos e os bulímicos.* Enquanto existem características físicas óbvias para a anorexia nervosa, muitas características da bulimia são apenas comportamentais.

Critérios diagnósticos

A maior parte das pessoas com bulimia nervosa possui características dos principais transtornos depressivos – perda de interesse, mau humor, redução da atenção, padrões de sono com distúrbios e pensamentos de suicídio. Os bulímicos também abusam do álcool e de drogas em frequências maiores do que a população em geral. A bulimia inclui quatro características diagnósticas:

1. Episódios recorrentes de alimentação compulsiva. Um episódio de alimentação compulsiva é caracterizado por:
   - Comer, em um período curto de tempo (p. ex., dentro de um período de 2 horas) uma quantidade de comida que é significativamente maior do que o que a maior parte das pessoas comeria durante um período semelhante de tempo e em circunstâncias iguais
   - Uma sensação de falta de controle sobre a alimentação durante o episódio (p. ex., uma sensação de que não é possível parar de comer ou controlar o que ou quanto está sendo ingerido).

2. Comportamento compensatório inadequado recorrente para evitar o ganho de peso (p. ex., vômitos autoinduzidos; uso de laxantes, diuréticos ou outros medicamentos; jejum ou atividade física excessiva).
3. A alimentação compulsiva e os comportamentos compensatórios inadequados ocorrem, em média, pelo menos uma vez por semana durante três meses.
4. A autoavaliação é influenciada indevidamente pelo tamanho e peso corporais.

Características da bulimia

Existe uma dificuldade para o diagnóstico da bulimia nervosa porque existem poucos sinais notáveis. Em público, os bulímicos permanecem conscientes do quanto e do que estão comendo e, geralmente, nunca comem em excesso. A maior parte dos bulímicos expressam sensações de comportamento perfeccionista, depressão, baixa autoestima, falta de controle e insatisfação com o tamanho e o formato corporais. Frequentemente, aqueles mais próximos aos bulímicos não sabem do problema. *Outro aspecto perturbador da bulimia diz respeito ao abuso de substâncias ilícitas.* Em comparação com as mulheres com anorexia nervosa, as bulímicas tendem a abusar de álcool, anfetaminas, barbitúricos, maconha, tranquilizantes e cocaína em maior quantidade. Outros sinais e sintomas adicionais incluem:

- Preocupação excessiva em relação ao peso, ao tamanho e à composição corporais
- Ganho e perda frequentes de peso
- Visitas frequentes ao banheiro após as refeições
- Comer quando se está deprimido
- Flutuações graves na depressão e na solidão
- Alimentações compulsivas secretas, mas nunca na frente das outras pessoas
- Autocrítica frequente em relação ao tamanho e ao formato do corpo
- Problemas pessoais ou familiares por causa de álcool ou drogas
- Ciclo menstrual irregular (oligomenorreia)
- Olhos vermelhos
- Sensação de fragilidade
- Tonturas.

Consequências físicas

A **Figura 15.7** mostra vários sintomas e sinais físicos que são experimentados por pessoas com bulimia nervosa.

Transtorno de compulsão alimentar (TCA)

Em 1959, o pesquisador e psiquiatra dr. Albert Stunkard (1922-2014; ver Boxe Ligações com o passado) descreveu pela primeira vez o transtorno de compulsão alimentar (TCA) como um padrão de comportamento alimentar específico em um subgrupo de pacientes obesos passando por um tratamento para perder peso. Ele chamou o distúrbio de *síndrome da alimentação noturna*. Estudos no início dos anos 1980

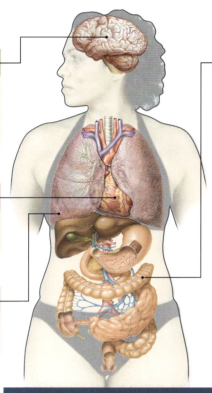

Figura 15.7 Consequências físicas e clínicas da bulimia nervosa.

identificaram o TCA em 20 a 50% dos pacientes obesos. Essas pessoas não apenas apresentavam dificuldades com o comportamento alimentar compulsivo, como também ganhavam peso mais rapidamente do que os obesos sem o comportamento compulsivo, e eles tinham maior propensão a não conseguir seguir o tratamento.

Cinco critérios diagnósticos de TCA

1. Episódios recorrentes de alimentação compulsiva que incluem:
   - Comer em um período curto de tempo (p. ex., dentro de um período de 2 horas) uma quantidade de comida que é significativamente maior do que o que a maior parte das pessoas comeria durante um período semelhante de tempo e em circunstâncias iguais
   - Uma sensação de falta de controle sobre a alimentação durante o episódio (p. ex., uma sensação de que não é possível parar de comer ou controlar o que ou quanto está sendo ingerido).
2. Os episódios de compulsão alimentar estão associados a três ou mais das seguintes características:
   - Comer muito mais rápido do que o normal
   - Comer até se sentir desconfortavelmente cheio
   - Ingerir grandes quantidades de comida quando não está sentindo fome
   - Comer sozinho por se sentir envergonhado pela quantidade de comida
   - Sentir nojo de si mesmo, deprimido ou muito culpado após o episódio.
3. O indivíduo sente grande estresse a respeito do comportamento compulsivo.

4. A alimentação compulsiva ocorre pelo menos uma vez por semana durante três meses consecutivos.
5. A alimentação compulsiva não está associada com o uso recorrente de comportamentos compensatórios inadequados.

Oito características do TCA

1. Alimentação compulsiva recorrente, frequentemente sem o uso subsequente de comportamentos de purgação ou consumo de laxantes, como ocorre na bulimia.
2. Comer mais rápido do que o normal, até que não seja possível ingerir alimentos adicionais; altos níveis de ingestão alimentar, que excedem o ímpeto fisiológico da fome.
3. O comportamento alimentar compulsivo é feito reservadamente porque o indivíduo se sente envergonhado, culpado, deprimido ou com nojo de si mesmo.
4. Sensações de raiva de si mesmo, vergonha, falta de controle e frustração mais frequentes do que o visto em indivíduos obesos não compulsivos; eles também experimentam taxas relativamente mais elevadas de abuso físico e sexual, além de *bullying* do que o restante da população.
5. Frequentemente acompanha a obesidade.
6. Taxas de TCA 50% mais elevadas nas mulheres do que nos homens e mais episódios de alimentação compulsiva em resposta a ansiedade, raiva, frustração e depressão.
7. Cinquenta por cento dos pacientes sofre de depressão, que pode contribuir para o transtorno.
8. Taxas mais elevadas de pânico ao longo da vida, além de bulimia nervosa, transtornos de personalidade *borderline* e transtorno de personalidade esquiva.

Outros transtornos alimentares

Alotriofagia

A **alotriofagia** (pica) representa um transtorno alimentar que envolve a ingestão de substâncias que não são vistas normalmente como comidas, com baixo valor nutricional para os seres humanos (p. ex., cabelo [tricofagia], gelo [pagofagia], solo [geofagia], papel [xilofagia], pedras esmagadas [litofagia], vidro [hialofagia], fezes [coprofagia], sujeira, giz, tinta ressecada [pode conter níveis perigosos de mercúrio]). A pica frequentemente ocorre em associação a outros transtornos da saúde mental com prejuízos ao funcionamento biológico.

Quatro critérios diagnósticos

1. Ingestão persistente de substâncias não nutritivas por pelo menos um mês.
2. A ingestão de substâncias não nutritivas prejudica o desenvolvimento normal.
3. Práticas não apoiadas cultural ou socialmente aceitas.
4. Se estiver presente com outro transtorno mental (p. ex., transtorno do espectro autista) ou durante uma condição médica (p. ex., gestação), pode requerer atenção clínica independente.

Transtorno de ruminação

O transtorno de ruminação envolve a regurgitação regular de alimentos por um período prolongado de tempo, por pelo menos um mês.

Quatro critérios diagnósticos

1. Regurgitação repetitiva por um período de pelo menos um mês; os alimentos regurgitados podem ser remastigados, reengolidos ou cuspidos.
2. A regurgitação repetitiva não é decorrente de problemas médicos (p. ex., problemas gastrintestinais).
3. O comportamento não ocorre exclusivamente de modo concomitante com anorexia nervosa, bulimia nervosa, TCA ou transtorno alimentar restritivo evitativo.
4. Se estiver presente com outro transtorno mental (p. ex., problemas do desenvolvimento intelectual) pode precisar de atenção clínica independente.

Transtorno alimentar restritivo evitativo

Esse problema se refere à mais nova categoria do DSM-5, substituindo o termo transtorno alimentar sem outra especificação (TASOE), do DSM-4. Esse transtorno se refere a distúrbios alimentares caracterizados pela incapacidade de satisfazer adequadamente as necessidades nutricionais e/ou energéticas em associação com um ou mais dos critérios descritos a seguir.

Oito critérios diagnósticos

1. Perda de peso significativa (ou incapacidade de alcançar um ganho de peso esperado ou retardo de crescimento em crianças).
2. Deficiência nutricional significativa.
3. Dependência de alimentação enteral ou de suplementos nutricionais orais.
4. Interferência importante com o funcionamento psicossocial.
5. O comportamento não é explicado por falta de alimentos disponíveis ou por práticas culturalmente validadas.
6. O comportamento não ocorre exclusivamente de modo concomitante com anorexia nervosa ou bulimia nervosa e não há evidência de distúrbios no modo como o indivíduo percebe seu peso ou formato corporal.
7. Não é atribuído a um problema médico e não é explicado por outro transtorno mental.
8. Se estiver presente em conjunto com outro transtorno mental, pode precisar de atenção clínica independente.

Outros transtornos alimentares especificados

Para ser diagnosticado com um outro transtorno alimentar especificado (OTAE), o indivíduo deve apresentar comportamentos alimentares que causem desconforto clinicamente significativo e que prejudiquem determinadas áreas da vida, ainda que esses comportamentos não se encaixem completamente nos critérios diagnósticos de outros transtornos alimentares.

Cinco critérios diagnósticos

1. Anorexia nervosa atípica: satisfaz todos os critérios de anorexia nervosa, exceto pelo fato de que o peso do indivíduo está dentro ou acima da faixa da normalidade, apesar de perda de peso significativa.
2. Transtorno da compulsão alimentar (baixa frequência e/ou duração limitada): satisfaz todos os critérios, exceto

pela frequência mais baixa e/ou duração menor do que três meses.

3. Bulimia nervosa (baixa frequência e/ou duração limitada): satisfaz todos os critérios diagnósticos de bulimia nervosa, exceto pelo fato de que a alimentação compulsiva e o comportamento compensatório inadequado ocorrem com frequência menor e/ou com duração menor do que três meses.

4. Distúrbio de purgação: comportamento de purgação recorrente para influenciar o peso ou o formato do corpo, porém na ausência de compulsão alimentar.

5. Síndrome da alimentação noturna: episódios recorrentes de alimentação noturna – comer depois de acordar do sono – ou o consumo excessivo de alimentos após a refeição noturna. Essa condição não pode ser explicada por influências ambientais ou normas sociais, causando estresse/prejuízos significativos que não são explicados por outro transtorno mental (p. ex., TCA).

Transtorno alimentar não especificado

Essa categoria se aplica aos comportamentos alimentares que causam desconforto clinicamente significativo ou prejuízos funcionais, mas que não se encaixam nos critérios diagnósticos de outros transtornos alimentares. Essa categoria pode ser utilizada quando um médico escolhe não especificar quais critérios não são satisfeitos, incluindo apresentações em que podem faltar informações suficientes para a realização de um diagnóstico mais específico (p. ex., em ambientes de emergência médica).

O papel do esporte nos transtornos alimentares: causa ou efeito?

É possível que a dedicação ao treinamento de um esporte específico gere um transtorno alimentar ou as pessoas com preocupações potencialmente patológicas a respeito do formato e do tamanho corporais são atraídas para o esporte? A **hipótese de atração para o esporte** diz que as pessoas com um transtorno alimentar preexistente (ou com um alto risco para o desenvolvimento de um) encontram recompensas na participação em um esporte que envolva estética e que enfatize uma aparência excessivamente magra. Quando o treinamento começa no início da vida (como ocorre na ginástica e no balé), é difícil avaliar a hipótese de atração para o esporte (*i. e.*, se as meninas jovens participavam por causa do foco do esporte na magreza e na aparência). Para essas meninas, os distúrbios nos comportamentos alimentares provavelmente se desenvolveram progressivamente conforme as atletas jovens percebiam uma incompatibilidade entre as necessidades corporais do esporte e suas predisposições genéticas de tamanho e estrutura corporais.

A **Tabela 15.7** apresenta um questionário curto para a avaliação do grau de restrições que uma pessoa percebe em relação a questões relacionadas com escolhas alimentares, planejamento dietético e manutenção do peso corporal. Frequentemente, as pessoas que tendem para distúrbios nos padrões alimentares apresentam preocupações extremas a respeito do que elas comem e como isso afeta o peso corporal. Se elas "cedem" (por causa de uma sensação de falta de autocontrole) e comem alimentos "maus", que elas acreditam que contribuam para o ganho de peso, elas frequentemente reduzem o estresse resultante desse consumo pela purgação ou pelo exercício excessivo. As perguntas na **Tabela 15.7** não determinam se uma pessoa tem ou não um transtorno alimentar, mas aumentam a consciência a respeito dos padrões de restrições dietéticas e os comportamentos que podem acabar conduzindo a um transtorno alimentar.

Purgação e calorias: você não consegue expelir o total de calorias consumidas

Indivíduos que sofrem de transtornos de compulsão alimentar frequentemente consomem quantidades enormes de comida, muitas vezes mais de 15.000 kcal de uma só vez. Para contextualização, mesmo uma ceia de Natal incomumente grande, com sobremesa dupla, possui cerca de 5.000 kcal. Infelizmente, durante a purgação não é possível se livrar completamente da refeição. Em um estudo, o consumo de um almoço com teor energético de "apenas" 3.530 kcal seguido pela prática de vômitos não removeu completamente a refeição do estômago – permaneceram, em média, cerca de 1.200 kcal no trato intestinal. A purgação após um episódio de compulsão não é a mesma coisa que vomitar durante uma doença. A pessoa com bulimia não se sente mal, ela se sente desesperada e compelida. Compulsão e purgação removem temporariamente o estresse, como os efeitos de uma droga. Também há o "bem-estar" físico de estar com a cabeça para baixo e de praticar um esforço físico cansativo. Sensações de limpeza, renovação, relaxamento, cabeça vazia e dormência emocional são comuns. O foco para o combate dessa doença deve estar no ciclo, tentando evitar um episódio de compulsão, não cedendo à vontade, nem planejando ou executando o processo.

Fontes:

Haynos AF, Roberto CA. The effects of restaurant menu calorie labeling on hypothetical meal choices of females with disordered eating. Int J Eat Disord. 2017; 50:275.

Simpson CC, Mazzeo SE. Calorie counting and fitness tracking technology: Associations with eating disorder symptomatology. Eat Behav. 2017; 26:89.

Sysko R et al. Impulsivity and test meal intake among women with bulimia nervosa. Appetite. 2017; 112:1.

TABELA 15.7

Como você se classifica em termos de comedimento alimentar?

Circule o número que melhor descreve seus sentimentos ou comportamentos em relação a cada questão

1. Com que frequência você pratica dieta? 0 = nunca 1 = raramente 2 = às vezes 3 = frequentemente 4 = sempre	**6. Você come sensatamente em frente aos outros e extravagantemente sozinho?** 0 = nunca 1 = raramente 2 = frequentemente 3 = sempre
2. Qual é a maior quantidade de peso (em quilogramas) que você perdeu em um mês? 0 = 0 a 1,8 1 = 2,25 a 4,05 2 = 4,5 a 6,3 3 = 6,75 a 8,55 4 = 9+	**7. Você dedica muito tempo e pensamento para o alimento?** 0 = nunca 1 = raramente 2 = frequentemente 3 = sempre
3. Qual é o maior peso (em quilogramas) que você já perdeu em uma semana? 1 = 0,495 a 0,9 2 = 0,945 a 1,35 3 = 1,395 a 2,25 4 = 2,295+	**8. Você tem sentimento de culpa depois de comer demasiadamente?** 0 = nunca 1= raramente 2 = frequentemente 3 = sempre
4. Em uma semana típica, em quanto o seu peso (em quilogramas) varia? 0 = 0 a 0,45 1 = 0,495 a 0,9 2 = 0,945 a 1,35 3 = 1,395 a 2,25 4 = 2,295+	**9. O quão consciente você é em relação ao que você está comendo?** 0 = de modo nenhum 1 = levemente 2 = moderadamente 3 = extremamente
5. Uma variação de peso de 2,25 kg afetaria o modo como você vive sua vida? 0 = de modo nenhum 1 = levemente 2 = moderadamente 3 = muito	**10. Quantos quilogramas acima do seu peso desejado você esteve quando no seu máximo peso?** 0 = 0 a 0,45 1 = 0,45 a 2,25 2 = 2,7 a 4,5 3 = 4,95 a 9,0 4 = 9,45+

Some os números que você circulou e selecione a categoria que melhor descreve você

0 a 15 Relativamente não comedido
16 a 23 Moderadamente comedido
24 a 35 Altamente comedido

Utilizada, com permissão, de Herman CP, Policy J. Restrained eating. In: Stunkard AJ, ed. Obesity. Philadelphia: WB Saunders; 1980. Copyright © 1980 Elsevier. Com permissão.

Transtornos alimentares afetam o desempenho atlético

Os atletas com transtorno alimentar enfrentam um paradoxo: o comportamento necessário para alcançar um peso corporal adequado para o sucesso em determinados esportes – semi-inanição, purgação, exercício excessivo – afetam negativamente a saúde, as reservas energéticas, a função fisiológica e a habilidade de treinar e competir em um nível ótimo. No Capítulo 14, *Balanço Energético, Atividade Física e Controle do Peso*, nós destacamos que os atletas frequentemente reduzem a gordura corporal para aumentar a geração de potência durante o exercício em relação à massa corporal e para reduzir as forças de atrito que impedem o movimento para frente no ar ou na água. Para os indivíduos com transtornos alimentares, a restrição crônica da ingestão energética (como ocorre na anorexia nervosa) ou a redução na disponibilidade energética por causa da purgação (como na bulimia nervosa) depletam rapidamente as reservas de glicogênio. Como enfatizado ao longo deste texto, a quantidade normalmente limitada de glicogênio muscular e hepático fornece energia rápida para o exercício anaeróbico de alta intensidade e para o exercício aeróbico. Consequentemente, mesmo períodos curtos de distúrbios alimentares podem depletar as reservas de glicogênio, afetando profundamente a capacidade de treinamento e de recuperação. A redução da ingestão de proteínas e de carboidratos que usualmente acompanha um transtorno alimentar também contribui para a perda de tecido magro. Uma ingestão abaixo do adequado das vitaminas e dos minerais necessários para o metabolismo energético, o crescimento e o reparo tecidual facilita a diminuição do desempenho físico e aumenta o potencial para o estabelecimento de lesões musculoesqueléticas.

Transtornos alimentares afetam a densidade mineral óssea

A absorciometria de raios X de dupla energia (DEXA; ver Capítulo 13, *Avaliação da Composição Corporal e Observações Específicas para Esportes*) pode avaliar as características de composição corporal regional e esquelética de pacientes com anorexia nervosa. Em um estudo, a massa corporal de 10 mulheres anoréxicas foi de, em média, 44,4 kg. A **Figura 15.8** mostra uma mulher anoréxica (*as duas imagens à esquerda*) e uma mulher típica cujo percentual de gordura corporal era de cerca de 25% de sua massa corporal de 56,7 kg. Embora a MLG das mulheres anoréxicas esteja próxima da média normal de 43,0 kg, a gordura corporal equivalia a apenas 7,5%, um valor mais de três vezes menor do que o encontrado em mulheres jovens típicas. Essas mulheres tinham anorexia por pelo menos um ano e a duração da amenorreia era de em média 3,1 anos (faixa de 1 a 8 anos). A *tabela inserida* compara as densidades minerais ósseas (DMO, g/cm^2) regionais das mulheres anoréxicas e de 287 mulheres eutróficas com idades entre 20 e 40 anos. Os valores da *coluna à direita* representam o percentual de DMO para o grupo anoréxico em relação ao grupo de comparação. A DMO do corpo inteiro foi em média 10% menor, a DMO da região da coluna vertebral lombar L2-L4 foi em média 27% menor e a DMO do colo do fêmur foi cerca de 13% menor do que a DMO do grupo de mulheres eutróficas. A DMO vertebral no grupo anoréxico jovem foi igual à DMO média encontrada em mulheres com 70 anos de idade! A redução da DMO na anorexia nervosa, além de reduzir o tamanho esquelético, pode fazer com que essas mulheres jovens sejam particularmente vulneráveis a fraturas osteoporóticas em uma idade relativamente jovem.

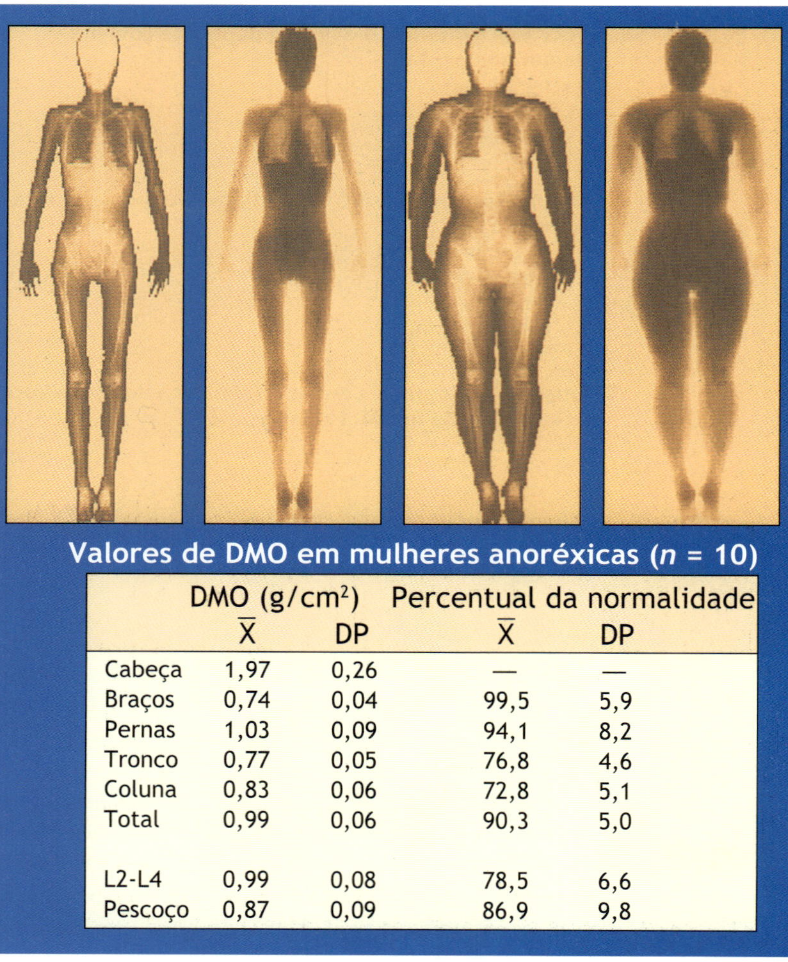

Valores de DMO em mulheres anoréxicas (*n* = 10)

	DMO (g/cm^2)		Percentual da normalidade	
	$\overline{X}$	DP	$\overline{X}$	DP
Cabeça	1,97	0,26	—	—
Braços	0,74	0,04	99,5	5,9
Pernas	1,03	0,09	94,1	8,2
Tronco	0,77	0,05	76,8	4,6
Coluna	0,83	0,06	72,8	5,1
Total	0,99	0,06	90,3	5,0
L2-L4	0,99	0,08	78,5	6,6
Pescoço	0,87	0,09	86,9	9,8

Figura 15.8 Exemplo de mulher anoréxica (*as duas imagens à esquerda*) e de mulher típica (*as duas imagens à direita*), cujo percentual de gordura corporal era de cerca de 25% de sua massa corporal de 56,7 kg. A mulher anoréxica pesava 44,4 kg e tinha 7,5% de gordura corporal, que foi estimada pela absorciometria de raios X de dupla energia (DEXA). Os valores da coluna à direita na tabela apresentam os valores percentuais de densidade mineral óssea (DMO) para diferentes regiões do corpo no grupo anoréxico em comparação com 287 mulheres normais com idades entre 20 e 40 anos.

Como os atletas administram os transtornos alimentares

Os transtornos alimentares não desaparecem simplesmente; não há uma causa simples e nem uma solução simples. Os transtornos alimentares representam não apenas um problema, como também uma tentativa de solução para outro problema. Em seu aspecto mais leve, o transtorno surge a partir de informações nutricionais mal elaboradas. Se não forem tratados, os comportamentos alimentares anormais frequentemente acabam se transformando em transtornos alimentares crônicos, que ameaçam a vida. Também existe uma vulnerabilidade familiar porque os parentes dos indivíduos com transtornos alimentares também apresentam um risco mais elevado para o desenvolvimento de um transtorno. Os parentes também apresentam taxas mais elevadas de depressão e de transtorno obsessivo-compulsivo do que a população em geral.

Os distúrbios dos comportamentos alimentares frequentemente produzem problemas nutricionais além da perda do esmalte dos dentes por causa do ácido gástrico durante a indução do vômito por pacientes bulímicos. O tratamento efetivo foca principalmente a esfera psicológica e as tentativas de reverter os efeitos negativos desses distúrbios nos comportamentos alimentares. Dependendo da idade do paciente, da gravidade do transtorno e de seu efeito sobre a saúde e o bem-estar, a terapia pode ser tanto ambulatorial quanto hospitalar. Em atletas adolescentes, os pais devem se envolver. As pessoas com transtornos alimentares frequentemente resistem a tentativas externas de intervenção e tratamento. Nenhuma abordagem ou teoria única se provou eficaz para o tratamento das pessoas com transtornos alimentares.

Frequentemente os tratamentos que parecem ter uma alta possibilidade de sucesso acabam tendo resultados opostos.

O tratamento bem-sucedido usualmente envolve uma abordagem de equipe utilizando apoio psicoterapêutico, médico, nutricional e familiar. A **Figura 15.9** destaca um modelo de intervenção para transtornos alimentares em um estabelecimento atlético. O processo consiste em quatro passos:

- **Passo 1**: identificar e isolar os fatores que contribuem para o transtorno
- **Passo 2**: formular metas adequadas para intervenção e prevenção
- **Passo 3**: formular estratégias a longo prazo para lidar com o problema
- **Passo 4**: iniciar programas a longo prazo para abordar a situação.

A **Figura 15.10** ilustra a abordagem multidisciplinar para lidar com distúrbios do comportamento alimentar em atletas universitários. Nessa abordagem, os técnicos estão proibidos de pesar as atletas mulheres ou falar com elas sobre peso corporal ou composição corporal. Essa abordagem consiste em três componentes importantes:

1. Educação para fornecer informações a respeito dos transtornos alimentares e suas consequências.
2. Automonitoramento para fornecer uma compreensão clara a respeito dos comportamentos e dos padrões alimentares atuais.
3. Planejamento alimentar para ajudar a controlar os padrões alimentares e a estabelecer um padrão alimentar saudável.

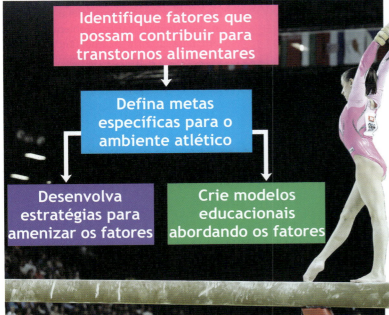

Figura 15.9 Modelo de intervenção para lidar com distúrbios no comportamento alimentar em um estabelecimento atlético. (Fonte: Ryan R. Management of eating problems in athletic settings. In: Brownell KD et al., eds. Eating, body weight and performance in athletes. Philadelphia: Lea & Febiger; 1992.)

Recomendações de senso comum para que treinadores e técnicos ajudem atletas com transtornos alimentares

Técnicos e treinadores, se suspeitarem que um atleta tenha um transtorno alimentar, devem primeiramente consultar um profissional da área para revisar as técnicas adequadas para ajudar o atleta. Técnicos e treinadores atléticos pode desempenhar um papel importante nas vidas dos atletas que apresentam sintomas de transtornos alimentares, se levarem em consideração essas 12 recomendações sensíveis:

1. Não observe atletas comendo à mesa ou durante um treino e evite discutir a respeito de alimentos, peso corporal ou composição corporal.
2. Não se envolva com assuntos a respeito de alimentos e peso corporal, porque isso é uma maneira por intermédio da qual os atletas manipulam os treinadores e a equipe de treinamento, e isso chama a atenção para preocupações a respeito de como o atleta se sente em relação ao alimento e ao peso corporal.
3. Fique livre de culpa a respeito das atitudes do atleta e de seus comportamentos em relação ao alimento ou ao peso corporal.
4. Encoraje aconselhamento por um profissional externo a respeito de preocupações com alimentos, tamanho corporal e composição corporal.
5. Não aconselhe atletas a respeito dos transtornos alimentares. Reserve essa função para um psicólogo, um psiquiatra ou outro especialista treinado.
6. Não dê atenção adicional para um atleta com transtorno alimentar porque isso exacerba o problema dele e não resolve suas questões a respeito da alimentação ou do peso corporal.
7. Esteja preparado para "ignorar" o atleta em relação à alimentação ou ao peso corporal; não se torne tão envolvido de modo que os colegas de equipe percebam que os atletas com transtorno alimentar estejam recebendo uma atenção "extra".
8. Evite falar para o atleta sobre amigos ou outros atletas "bem-sucedidos" que superaram o transtorno alimentar. Não faça este tipo de perguntas: "Como você está se sentindo?", "Como está o seu peso hoje?", "Você comeu um bom café da manhã?", "Você está comendo o bastante?"
9. Confie que o atleta desenvolva seus próprios padrões e valores em vez de insistir que ele adote os seus.
10. Encoraje o atleta a desenvolver iniciativas, ser autossuficiente e tomar decisões. Dê escolhas, mas não soluções para os problemas dele. Isso encoraja a independência e a autonomia.
11. Mostre paciência extrema ao lidar com atletas que apresentam sintomas de transtornos alimentares. Não existem curas ou soluções rápidas, sendo assim, não espere isso.

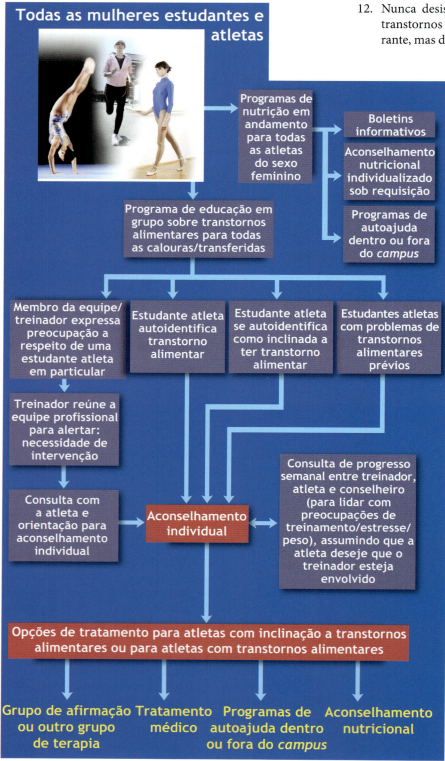

Figura 15.10 Fluxograma para prevenir transtornos alimentares e prover serviços para atletas que sofrem de transtornos alimentares. (Fonte: Ryan R. Management of eating problems in athletic settings. In: Brownell KD et al., eds. Eating, body weight and performance in athletes. Philadelphia: Lea & Febiger; 1992.)

12. Nunca desista de um atleta que apresente sintomas de transtornos alimentares. Seja firme, mas justo; seja tolerante, mas decisivo, e mostre respeito e não desaprovação.

Métodos terapêuticos para o tratamento dos transtornos alimentares

Várias abordagens terapêuticas tratam os transtornos alimentares para dar aos pacientes um senso de equilíbrio, objetivo e futuro. Uma abordagem, a **terapia cognitivo-comportamental**, que é particularmente eficiente para o tratamento da bulimia nervosa, foca ensinar o paciente a identificar, monitorar e modificar atitudes disfuncionais, crenças e hábitos alimentares para reduzir as compulsões e "retreinar" as respostas normais de fome e saciedade. Um componente importante dessa abordagem terapêutica de redirecionamento ensina as pessoas a mudarem erros conceituais e a desenvolverem estratégias de enfrentamento para modificar respostas disfuncionais a situações estressantes.

A **psicoterapia interpessoal** ajuda o paciente e a família a avaliarem as relações interpessoais para afetar positivamente algumas áreas problemáticas. O terapeuta enfatiza a importância da gordura corporal para o retorno dos ciclos menstruais e para a normalização das funções reprodutivas. Para pacientes mais jovens, o terapeuta destaca os efeitos do baixo peso corporal sobre a maturação, o crescimento e a massa óssea. Paradoxalmente, o terapeuta precisa reconhecer que normalização da gordura corporal pode aumentar o medo que o paciente tem da gordura corporal, que o levou inicialmente a perseguir magreza extrema.

A maior parte dos pacientes responde favoravelmente ao **tratamento farmacológico** (p. ex., fluoxetina e outros antidepressivos). Ensaios com várias classes de **medicamentos psicotrópicos** para melhorar o humor e aumentar o ganho de peso em pacientes com anorexia nervosa geralmente apresentam pouco efeito. Os psiquiatras têm prescrito recentemente dois fármacos anticonvulsionantes, a zonisamida e o topiramato, aprovados nos EUA para o tratamento da epilepsia e da enxaqueca, para o tratamento de pessoas cujos transtornos alimentares satisfaçam os critérios de TCA. Esses fármacos requerem um uso cuidadoso, com supervisão médica, e são necessárias pesquisas adicionais para determinar sua eficácia.

Não existe um tratamento que seja melhor do que os outros atualmente. Estratégias combinadas e multidisciplinares utilizando pessoas com *expertise* nas áreas da psiquiatria, dos transtornos alimentares, das questões relacionadas com a imagem corporal, da medicina e da nutrição frequentemente apresentam os melhores resultados. A melhora ocorre lentamente, com relapsos sendo comuns. Alcançar o sucesso frequentemente é difícil em três tipos de situações:

1. Pessoas com transtornos alimentares de longa duração.
2. Pessoas que não conseguiram se tratar anteriormente.
3. Pessoas com um histórico de relações familiares com distúrbios e poucos ajustes individuais.

Pesquisas relacionam substâncias químicas cerebrais com os transtornos alimentares

Várias linhas de pesquisa sugerem que distúrbios em uma ou mais vias químicas cerebrais estão relacionados com a patogênese e com a fisiopatologia da anorexia nervosa e da bulimia nervosa. Por exemplo, a liberação de dopamina induzida por anfetaminas aumenta a ansiedade em pessoas que estão se recuperando de anorexia nervosa. A **via da serotonina (5-HT)** contribui para a modulação de vários comportamentos comuns a pessoas com transtornos alimentares. Imageamento cerebral com o uso de radioligantes (uma substância bioquímica radioativa) para estudar os sistemas de receptores corporais oferece o potencial para a compreensão da função do neurotransmissor 5-HT e de sua relação dinâmica com os comportamentos humanos, o que era impossível anteriormente.

Estudos utilizando radioligantes específicos de 5-HT mostraram consistentemente que os receptores 5-HT (1A) e 5-HT (2A) e os transportadores de 5-HT estão alterados dentro de estruturas corticais e límbicas de anoréxicos e bulímicos, o que pode estar relacionado com a ansiedade, a inibição comportamental e as distorções de imagem corporal. Esses distúrbios estão presentes quando as pessoas estão doentes e persistem após a recuperação, sugerindo que esses traços possam ser independentes do estado da doença. Claramente, a melhor compreensão da neurobiologia possivelmente possibilitará terapias de intervenção química para pessoas com transtornos alimentares.

LIGAÇÕES COM O PASSADO

Thomas Kirk Cureton (1901-1993)

Os campos da fisiologia do exercício e da nutrição esportiva devem bastante aos pioneiros do movimento de "aptidão física" e "nutrição esportiva" nos EUA. Um líder desse movimento foi Thomas K. Cureton, PhD (um dos 50 membros do American College of Sports Medicine [ACSM]; recebeu em 1969 o prestigioso prêmio honorário ACSM), professor de educação física da Universidade de Illinois, Champaign, IL, entre 1941 e 1969. Cureton foi um educador físico prolífico e inovador e um pesquisador pioneiro no campo da aptidão física e dos auxílios nutricionais para o aumento do desempenho e de sua avaliação (*www.youtube.com/watch?v=9gdAHC7qq70*). O professor Cureton atuou no Conselho de Aptidão Física Presidencial durante cinco mandatos presidenciais dos Estados Unidos; ele também era um nadador campeão, e chegou a deter 14 recordes mundiais. Em 1980, ele foi incluído no Hall da Fama da Natação Internacional e atuou como diretor científico do Congresso Aquático da YMCA dos EUA por 25 anos. Cureton trabalhou diligentemente ao longo de sua vida para melhorar a aptidão física da "pessoa comum", do atleta campeão e do jovem. Ele foi um dos primeiros cientistas a defender o aumento dos níveis diários de atividade física, para a promoção de um estilo de vida mais saudável, com atividades na maior parte dos dias da semana. O legado de Cureton inclui o estabelecimento de um campo de pesquisa relacionado com a participação em atividades físicas para a melhora do bem-estar e da saúde geral. O professor Cureton orientou quatro gerações de alunos de mestrado e doutorado, muitos dos quais alcançaram excelência nas ciências nutricionais e esportivas em universidades ao redor do mundo.

A atividade física como estratégia para o tratamento da bulimia

Pesquisadores avaliaram 16 semanas de atividade física regular *versus* um tempo equivalente de aconselhamento nutricional ou terapia cognitivo-comportamental para o tratamento da bulimia nervosa. Pacientes do sexo feminino eutróficas com bulimia receberam aleatoriamente o tratamento ou o controle; um segundo grupo de controles era formado apenas por mulheres saudáveis. O aconselhamento nutricional educou as pacientes a respeito dos princípios da nutrição, das necessidades nutricionais e da relação entre dieta e superalimentação. As técnicas de planejamento das refeições estabeleceram e mantiveram padrões alimentares regulares. A terapia cognitivo-comportamental focou permitir que os pacientes conseguissem:

1. Identificar as sensações e os eventos relacionados com os episódios de compulsão e como esses episódios afetam o *status* emocional.
2. Identificar e modificar as crenças que influenciam o comportamento bulímico.
3. Aplicar técnicas de modificação comportamental para combater o comportamento bulímico e desenvolver estratégias mais saudáveis para lidar com os distúrbios nos pensamentos e nas emoções.
4. Desenvolver habilidades gerais para a solução dos problemas.

A atividade física consistia em uma sessão em grupo semanal de uma hora de atividades físicas moderadas para a promoção da aptidão física, a redução das sensações de estar gordo e inchado, que eram associadas à alimentação, a adoção de uma imagem corporal mais positiva e a prevenção da compulsão e da purgação. Essas pessoas também foram incentivadas a se exercitar por pelo menos 35 minutos duas vezes por semana por conta própria. A **Figura 15.11** compara os diferentes tratamentos em relação às 26 subescalas do EDI de "insatisfação corporal", "bulimia" e "vontade de estar magro" antes e após o tratamento e 6 e 18 meses após o fim do tratamento. O aconselhamento nutricional não foi mais efetivo do que a terapia cognitivo-comportamental. A atividade física regular mostrou-se superior em relação à terapia cognitivo-comportamental na redução da busca pela magreza, das sensações de insatisfação corporal, na frequência de compulsão e purgação e no abuso de laxantes. A atividade física reduziu as tensões corporais das pacientes bulímicas e melhorou sua tolerância ao estresse.

A **Figura 15.12** fornece um quadro geral a respeito dos fatores gerais e esportivos que podem servir como gatilhos para os transtornos alimentares. Pais, técnicos, treinadores e colegas de equipe devem olhar para os sete fatores de alto risco. *Nós recomendamos que os treinadores pesem a balança entre saúde e sucesso atlético para o lado da saúde.*

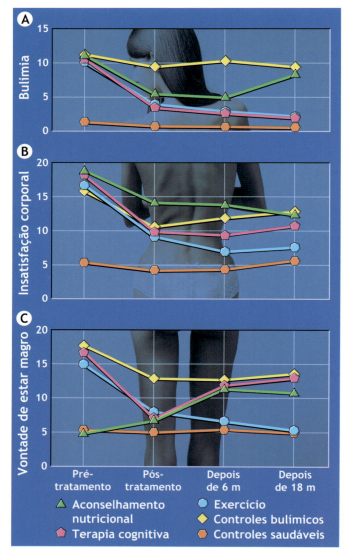

Figura 15.11 Exercício, terapia cognitiva e aconselhamento nutricional no tratamento da bulimia nervosa. **A.** Pontuações médias na subescala "bulimia" do Questionário de Transtornos Alimentares. **B.** Pontuações médias na subescala de "insatisfação corporal" do Questionário de Transtornos Alimentares antes do tratamento, após o tratamento e 6 e 18 meses após o tratamento. **C.** Pontuações médias na subescala "vontade de estar magro" do Questionário de Transtornos Alimentares. (Fonte: Sundgot-Borgen J et al. The effect of exercise, cognitive therapy, and nutritional counseling in treating bulimia nervosa. Med Sci Sports Exerc. 2002; 34:190.)

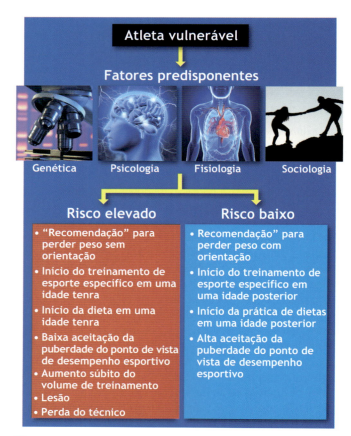

Figura 15.12 Fatores gerais e de esporte específico que levam aos transtornos alimentares em atletas. (Adaptada, com permissão, de Springer: Sundgot-Borgen J. Eating disorders in female athletes. Sports Med. 1994; 17(3):176-88. Copyright © 1994 Adis International Limited.)

Os técnicos devem formular percepções prudentes e realistas a respeito do que constitui uma imagem ou um formato corporal desejável (aceitável). Aconselhar um atleta sem fornecer informações objetivas a respeito da composição corporal (p. ex., meta realista para os níveis de gordura corporal, MLG desejável, razão de massa magra para massa gorda, IMC, além de avaliações adequadas a respeito da imagem corporal e dos comportamentos alimentares atuais dos atletas) frequentemente estabelece um caminho certeiro para o desastre. Em áreas como ginástica e balé clássico, alcançar extremos de magreza não deveria ser um objetivo, mesmo quando se levam em consideração a saúde e a segurança do participante. É claro que essa abordagem requer uma reorganização das prioridades a respeito de parâmetros estéticos e atléticos. *A luta perpétua para alcançar um ideal que recompensa a magreza frequentemente constitui a raiz para os problemas clínicos agudos e crônicos relacionados com os transtornos alimentares.*

SAÚDE PESSOAL E NUTRIÇÃO PARA O EXERCÍCIO 15.2

Teste de Atitudes Alimentares (Eating Attitudes Test; EAT-26) para os transtornos alimentares

O Teste de Atitudes Alimentares (EAT-26) foi o instrumento de triagem utilizado pelo National Eating Disorders Screening Program de 1998 e provavelmente é a medida padronizada utilizada mais amplamente para a identificação de sintomas e preocupações característicos dos transtornos alimentares.

O EAT-26 sozinho não fornece um diagnóstico específico de um transtorno alimentar. Nem o EAT-26 nem qualquer outro instrumento de triagem foi estabelecido como uma ferramenta tão altamente eficiente, que poderia ser a única maneira para a identificação dos transtornos alimentares. Entretanto, estudos mostraram que o EAT-26 pode ser um instrumento eficiente de triagem como parte de um processo de identificação de transtornos em dois estágios no qual as pessoas que apresentam uma pontuação igual ou acima do ponto de corte de 20 são conduzidas para uma entrevista diagnóstica. Se a sua pontuação no EAT-26 for maior do que 20, por favor entre em contato com o seu médico ou com um especialista em transtornos alimentares para uma avaliação.

Idade: _____ Sexo: _____ Estatura: _____ cm

Peso atual: _____ Maior peso: _____ Menor peso na vida adulta: _____

Escolaridade | Se você está matriculado atualmente em uma faculdade/universidade, você está no:

☐ Primeiro ano ☐ Segundo ano ☐ Terceiro ano ☐ Quarto ano ☐ Pós-graduação

Se você não está estudando, o seu nível completo de escolaridade é:

☐ Ensino fundamental ☐ Ensino médio ☐ Graduação ☐ Pós-graduação

Grupo étnico:

☐ Afro-americano ☐ Asiático ☐ Europeu ☐ Hispânico ☐ Indiano ☐ Outro

Você participa de atividades físicas em qualquer um dos níveis a seguir:

☐ Dentro da universidade ☐ Competições entre faculdades ☐ Recreativas ☐ Competições no ensino médio

Marque uma resposta para cada uma das seguintes declarações:	Sempre	Usualmente	Frequentemente	Algumas vezes	Raramente	Nunca
1. Eu tenho muito medo de ter sobrepeso.	3	2	1	0	0	0
2. Eu evito comer quando tenho fome.	3	2	1	0	0	0
3. Eu me vejo muitas vezes preocupado com a alimentação.	3	2	1	0	0	0
4. Já comi compulsivamente e senti que não era capaz de parar.	3	2	1	0	0	0
5. Eu corto meu alimento em pedaços pequenos.	3	2	1	0	0	0
6. Eu estou ciente do teor energético dos alimentos que como.	3	2	1	0	0	0
7. Eu evito particularmente alimentos com um alto teor de carboidratos (pães, arroz, batatas etc.).	3	2	1	0	0	0
8. Eu percebo que as outras pessoas preferem que eu coma mais.	3	2	1	0	0	0
9. Eu vomito após comer.	3	2	1	0	0	0
10. Eu me sinto extremamente culpado após comer.	3	2	1	0	0	0
11. Eu estou preocupado com um desejo de ser mais magro.	3	2	1	0	0	0
12. Eu penso em queimar calorias quando pratico exercícios.	3	2	1	0	0	0

(continua)

SAÚDE PESSOAL E NUTRIÇÃO PARA O EXERCÍCIO 15.2

Teste de Atitudes Alimentares (Eating Attitudes Test; EAT-26) para os transtornos alimentares (*continuação*)

Marque uma resposta para cada uma das seguintes declarações:	Sempre	Usualmente	Frequentemente	Algumas vezes	Raramente	Nunca
13. Outras pessoas acham que eu sou muito magro.	3	2	1	0	0	0
14. Eu estou preocupado com a ideia de ter gordura no meu corpo.	3	2	1	0	0	0
15. Eu demoro mais do que as outras pessoas para comer minhas refeições.	3	2	1	0	0	0
16. Eu evito alimentos que tenham açúcar.	3	2	1	0	0	0
17. Eu consumo alimentos dietéticos.	3	2	1	0	0	0
18. Eu sinto que a comida controla minha vida.	3	2	1	0	0	0
19. Eu mostro autocontrole perto dos alimentos.	3	2	1	0	0	0
20. Eu sinto que as outras pessoas me pressionam para comer.	3	2	1	0	0	0
21. Eu gasto bastante tempo e penso bastante sobre os alimentos.	3	2	1	0	0	0
22. Eu me sinto desconfortável comendo doces.	3	2	1	0	0	0
23. Eu pratico dietas.	3	2	1	0	0	0
24. Eu gosto que meu estômago esteja vazio.	3	2	1	0	0	0
25. Eu tenho impulso de vomitar após as refeições.	3	2	1	0	0	0
26. Eu gosto de experimentar novos alimentos calóricos.	3	2	1	0	0	0

Por favor, responda a cada uma das questões a seguir:

1. Você já teve comportamentos de compulsão alimentar e sentiu que não era capaz de parar? (Comer muito mais do que as outras pessoas comeriam nas mesmas circunstâncias).

    ☐ Não   ☐ Sim, se SIM, em média, quantas vezes por mês nos últimos 6 meses?_____

2. Você já induziu o vômito para controlar o seu peso ou formato corporal?

    ☐ Não   ☐ Sim, se SIM, em média, quantas vezes por mês nos últimos 6 meses? _____

3. Você já usou laxantes, pílulas emagrecedoras ou diuréticos para controlar seu peso ou formato corporal?

    ☐ Não   ☐ Sim, se SIM, em média, quantas vezes por mês nos últimos 6 meses? _____

4. Você já foi tratado para um transtorno alimentar?

    ☐ Não   ☐ Sim, se SIM, quando? _____

5. Você já pensou ou tentou suicídio recentemente?

    ☐ Não   ☐ Sim, se SIM, quando? _____

Sistema de pontuação para o EAT-26

As respostas para cada item (números 1 a 26) são ponderadas de 0 a 3, com a pontuação de três sendo designada para as respostas mais próximas da direção "sintomática", uma pontuação de 2 para a resposta imediatamente adjacente, uma pontuação de 1 para a próxima resposta adjacente e uma pontuação de 0 designada para as três respostas mais próximas da direção "assintomática".

Pontuação total: some os valores encontrados para as perguntas 1 a 26:

Total _____

Os itens são divididos em três subescalas da seguinte maneira:

Itens da subescala de dietas: 1, 6, 7, 10, 11, 12, 14, 16, 17, 22, 23, 24, 25

    Pontuação da subescala: _____

Itens da subescala de bulimia e preocupação com os alimentos: 3, 4, 9, 18, 21, 26

    Pontuação da subescala: _____

Itens da subescala de controle oral: 2, 5, 8, 13, 15, 19, 20

    Pontuação da subescala: _____

Para determinar as pontuações das subescalas, some as pontuações de todos os itens daquela subescala em particular.

Triagem rápida

- O EAT-26 não deve ser utilizado isoladamente como um instrumento diagnóstico, mas ele pode ser o primeiro passo em um processo com dois estágios no qual as pessoas que pontuam mais alto são entrevistadas
- Uma pontuação de corte de 20 no EAT-26 é adequada para a maioria dos objetivos: essa pontuação é alcançada por aproximadamente 15% das mulheres universitárias e do ensino médio, entre 10 e 40% dessas mulheres podem ter um transtorno alimentar clinicamente significativo
- As pontuações de corte podem ser ajustadas para cima ou para baixo, dependendo do objetivo da triagem
- A soma de alguns itens a partir de um teste como a Lista de Checagem de Sintomas EDI-2 (Garner, 1991) pode melhorar a discriminação do EAT-26 e adicionar informações relevantes para o diagnóstico.

Fontes:
Barry DT, Garner DM. Eating concerns in East Asian immigrants: relationships between acculturation, self-construal, ethnic identity, gender, psychological functioning and eating concerns. Eat Weight Disord. 2001; 6:90.

Beumont PJ et al. Diagnoses of eating or dieting disorders: what may we learn from past mistakes? Int J Eat Disord. 1994; 16:349. Review.

Franko DL et al. Measuring eating concerns in Black and White adolescent girls. Int J Eat Disord. 2004; 35:179.

Garner DM. The eating attitudes test: psychometric features and clinical correlates. Psychol Med. 1982; 12:871.

Garner DM, Garfinkel PE. The eating attitudes test: an index of the symptoms of anorexia nervosa. Psychol Med. 1979; 9:273.

Garner DM, Garfinkel PE. Socio-cultural factors in the development of anorexia nervosa. Psychol Med. 1980; 10:647.

Garner DM et al. Anorexia nervosa "restricters" who purge: implications for subtyping anorexia nervosa. Int J Eat Disord. 1993; 13:171.

Resumo

1. Os transtornos alimentares descrevem um espectro amplo de comportamentos complexos, atitudes centrais, estratégias de enfrentamento e condições que compartilham em comum uma base emocional que possui um foco patológico e extraordinário no formato e no peso corporais.

2. Uma em cada 200 mulheres norte-americanas sofre de anorexia e entre duas e três em cada 100 mulheres norte-americanas sofrem de bulimia.

3. As participantes do concurso de Miss EUA exibem uma imagem de magreza extrema. Trinta por cento das vencedoras se encontram abaixo do limiar de desnutrição da Organização Mundial da Saúde (IMC < 18,5 kg/m²).

4. Alguns atletas são mais vulneráveis aos transtornos alimentares do que outros, e comportamentos indesejáveis ocorrem com a associação entre conotações estéticas fortemente negativas relacionadas ao excesso de gordura corporal e a crença de que qualquer gordura corporal os destinará ao fracasso.

5. As estimativas de prevalência de transtornos alimentares variam entre 15 e 62% entre as atletas mulheres, com a maior prevalência entre atletas de esportes estéticos (p. ex., balé, fisiculturismo, mergulho, patinação, liderança de torcida e ginástica), em que o sucesso frequentemente coincide com magreza extrema.

6. A anorexia atlética descreve um contínuo de comportamentos alimentares subclínicos adotados por indivíduos fisicamente ativos e que não satisfazem os critérios para um transtorno alimentar verdadeiro, mas que representam pelo menos um método não saudável para o controle do peso.

7. Os hábitos não saudáveis para o controle do peso incluem jejum, vômitos e uso de pílulas emagrecedoras, laxantes ou diuréticos.

8. Uma ênfase exagerada em "comer direito" pode fazer com que as pessoas se tornem obcecadas com alimentos saudáveis e passem a exibir um distúrbio do comportamento alimentar chamada de "ortorexia nervosa".

9. Aproximadamente 50% das mulheres com transtornos alimentares se exercitam compulsivamente.

10. O termo "viciado em exercícios" descreve uma pessoa que se exercita excessivamente e que frequentemente faz "o que for preciso" para conseguir tempo adicional durante o dia para se exercitar ainda mais.

11. Muitos homens projetam o corpo masculino ideal como tendo cerca de 12,6 kg a mais de músculos do que seus próprios corpos. Essa discordância de percepção coincide com um aumento na quantidade de homens utilizando esteroides anabólicos, sofrendo de transtornos alimentares e de obsessão corporal.

12. A obsessão corporal está relacionada com dismorfia muscular ou preocupação patológica com o quão musculoso o indivíduo é.

13. A anorexia nervosa, presente em cerca de 1 a 2% da população geral, é caracterizada por obsessão assustadora com o tamanho corporal, preocupação com a magreza e a dieta e a recusa de comer o suficiente para manter um peso corporal minimamente adequado.

14. Para os anoréxicos, o peso corporal diminui significativamente abaixo do que é recomendado para a idade e a estatura, frequentemente levando à morte por causa de problemas cardiovasculares ou por suicídio.

15. Episódios frequentes de compulsão alimentar seguidos por purgação e sensações intensas de culpa ou vergonha caracterizam a bulimia nervosa.

16. Aproximadamente entre 2 e 4% de todos os adolescentes e adultos na população geral sofrem de bulimia nervosa.

17. O transtorno da compulsão alimentar (TCA) ocorre frequentemente em pacientes obesos que estão passando por um tratamento para a perda de peso.

18. Os distúrbios nos comportamentos alimentares – semi-inanição, purgação, exercício excessivo – são utilizados para alcançar um peso corporal para a obtenção de sucesso em alguns esportes estéticos.

19. Os transtornos alimentares podem ser evitados em pessoas em alto risco com um programa de intervenção *online* que inclua monitoramento e retroalimentação contínuos.

20. A terapia cognitivo-comportamental, a psicoterapia comportamental e o tratamento farmacológico atualmente são utilizados para o tratamento dos transtornos alimentares e para dar aos pacientes um senso de equilíbrio, objetivo e futuro.

21. Novas pesquisas sobre as relações entre algumas vias de substâncias químicas cerebrais e os transtornos alimentares apontam a serotonina e seu precursor 5-HT como ligações possíveis na patogênese e na fisiopatologia da anorexia nervosa e da bulimia nervosa.

Teste seu conhecimento | Respostas

1. **Falso.** As participantes dos concursos de Miss Estados Unidos podem representar um modelo de desnutrição. O IMC das participantes desse concurso geralmente é menor do que 18,5 kg/m², uma linha de corte abaixo dos padrões da OMS que caracterizam desnutrição relativa.

2. **Falso.** As observações clínicas indicam prevalência de 15 a 60% de distúrbios do comportamento alimentar

entre atletas, com alguns grupos em risco mais elevado do que os outros. Mais especificamente, os distúrbios nos comportamentos alimentares e metas irreais de peso (uma insatisfação generalizada com o próprio corpo) ocorrem mais frequentemente em mulheres atletas em esportes estéticos como balé, fisiculturismo, mergulho, patinação, liderança de torcida e ginástica, esportes nos quais o sucesso frequentemente coincide com magreza extrema. Uma preocupação extraordinária com a alimentação também ocorre entre nadadoras adolescentes. Existe controvérsia sobre a prevalência de transtornos alimentares entre corredores de *endurance*.

3. **Verdadeiro.** O termo "anorexia atlética" descreve o contínuo de comportamentos alimentares subclínicos adotados por indivíduos fisicamente ativos e que não satisfazem os critérios para um transtorno alimentar verdadeiro, mas que exibem pelo menos um método não saudável para o controle do peso – jejum, indução de vômito (chamada de "vômito instrumental", quando é utilizado para alcançar um peso) e uso de pílulas emagrecedoras, laxantes e diuréticos.

4. **Falso.** Muitas pessoas consideram os transtornos alimentares um "problema feminino", embora uma quantidade cada vez maior de homens apresente esse padecimento. Uma questão não respondida diz respeito a se esse aumento é resultante de um aumento na incidência da doença ou se mais homens passaram a buscar tratamento.

5. **Falso.** A anorexia nervosa, particularmente comum e com prevalência crescente entre meninas adolescentes e mulheres jovens, é caracterizada por distorções na imagem corporal, obsessão assustadora com o tamanho corporal, preocupação com dietas e magreza e a recusa de comer o bastante para manter um peso corporal minimamente normal. Uma busca implacável pela magreza culmina em desnutrição grave, alteração da composição corporal caracterizada pela depleção da massa de gordura e da massa corporal livre de gordura e ausência

de ciclos menstruais (amenorreia) em mulheres. O peso corporal diminui até valores abaixo do recomendado para a idade e a estatura.

6. **Falso.** O ganho de peso é o principal objetivo no tratamento da anorexia nervosa.

7. **Falso.** A bulimia nervosa, muito mais comum do que a anorexia nervosa, é caracterizada por episódios frequentes de compulsão por alimentos de alta densidade energética (frequentemente à noite e usualmente entre 1.000 e 10.000 kcal), seguidos por purgação nas próximas horas, uso de laxantes, jejum ou prática excessiva de exercícios. Sensações intensas de culpa ou vergonha acompanham esses comportamentos.

8. **Falso.** Os principais componentes para o tratamento dos transtornos alimentares incluem educação (fornecendo informações a respeito do transtorno alimentar e de suas consequências), automonitoramento (fornecendo uma compreensão clara dos comportamentos e padrões alimentares atuais) e planejamento das refeições (ajudando a ganhar controle sobre os padrões alimentares e a estabelecer um padrão saudável de alimentação).

9. **Verdadeiro.** Foi mostrado que o exercício é útil para o tratamento da bulimia nervosa. A atividade física regular reduz a busca pela magreza, as sensações de insatisfação corporal e a frequência dos eventos de compulsão, purgação e do uso de laxantes. A participação em exercícios melhora a tolerância ao estresse.

10. **Falso.** A dismorfia muscular, ou "complexo de Adônis", compreende uma preocupação patológica com o tamanho dos músculos e com quão musculosa a pessoa é. Essas pessoas se veem como pequenas e frágeis, quando na realidade muitas delas são grandes e musculosas. De muitas maneiras, a dismorfia muscular e a anorexia nervosa compartilham traços em comum – histórico de depressão e ansiedade, hiperculturalização da imagem corporal, vergonha sobre o próprio corpo e comportamentos autodestrutivos.

Bibliografia

Arthur-Cameselle JN et al. Factors that assist and hinder efforts towards recovery from eating disorders: a comparison of collegiate female athletes and non-athletes. Eat Disord. 2018; 29:1.

Blair L et al. Association between athletic participation and the risk of eating disorder and body dissatisfaction in college students. Int J Health Sci (Qassim). 2017; 11:8.

Boyd HK et al. Relationship between desired weight and eating disorder pathology in youth. Int J Eat Disord. 2017; 50:963.

Bundros J et al. Prevalence of orthorexia nervosa among college students based on Bratman's test and associated tendencies. Appetite. 2016; 101:86.

Calugi S et al. Starvation symptoms in patients with anorexia nervosa: a longitudinal study. Eat Disord. 2018; 8:1.

Chatterton J et al. Bulimic symptomatology among male collegiate athletes: a test of an etiological model. J Sport Exerc Psychol. 2017; 39:313.

Dos Santos Filho CA et al. Systematic review of the diagnostic category muscle dysmorphia. Aust N Z J Psychiatry. 2015; 50:522.

Dunn TM et al. Prevalence of orthorexia nervosa is less than 1%: data from a US sample. Eat Weight Disord. 2017; 22:185.

Elzakkers IF et al. Compulsory treatment in anorexia nervosa: a review. Int J Eat Disord. 2014; 47:845.

Folscher LL et al. Ultra-marathon athletes at risk for the female athlete triad. Sports Med Open. 2015; 1:29.

Giel KE et al. Eating disorder pathology in elite adolescent athletes. Int J Eat Disord. 2016; 49:553.

Giel KE et al. Understanding the reward system functioning in anorexia nervosa: crucial role of physical activity. Biol Psychol. 2013; 94:575.

Harrington BC et al. Initial evaluation, diagnosis, and treatment of anorexia nervosa and bulimia nervosa. Am Fam Physician. 2015; 91:46.

Hughes EK et al. Parent-focused treatment for adolescent anorexia nervosa: a study protocol of a randomised controlled trial. BMC Psychiatry. 2014; 14:105.

Joy E et al. 2016 update on eating disorders in athletes: a comprehensive narrative review with a focus on clinical assessment and management. Br J Sports Med. 2016; 50:154.

Kroshus E et al. Collegiate athletic trainers' knowledge of the female athlete triad and relative energy deficiency in sport. J Athl Train. 2018; 53:51.

Lichtenstein MB et al. Exercise addiction in adolescents and emerging adults—validation of a youth version of the Exercise Addiction Inventory. J Behav Addict. 2018; 7:117.

Martin K et al. Binge eating and emotional eating behaviors among adolescents and young adults with bipolar disorder. J Affect Disord. 2016; 195:88.

Martinsen M, Sundgot-Borgen J. Higher prevalence of eating disorders among adolescent elite athletes than controls. Med Sci Sports Exerc. 2013; 45:1188.

Matzkin E et al. Female athlete triad: past, present, and future. J Am Acad Orthop Surg. 2015; 23:424.

McArdle S et al. Exploring attitudes toward eating disorders among elite athlete support personnel. Scand J Med Sci Sports. 2016; 26:1117.

Mörkl S et al. Gut microbiota and body composition in anorexia nervosa inpatients in comparison to athletes, overweight, obese, and normal weight controls. Int J Eat Disord. 2017; 50:1421.

Mountjoy M et al. IOC consensus statement on relative energy deficiency in sport (RED-S): 2018 update. Br J Sports Med. 2018; 52:687.

Mulkens S et al. To deliver or not to deliver cognitive behavioral therapy for eating disorders: replication and extension of our understanding of why therapists fail to do what they should do. Behav Res Ther. 2018; 106:57.

Murray SB et al. Treatment outcome reporting in anorexia nervosa: time for a paradigm shift? J Eat Disord. 2018; 6:10.

Peric M et al. Disordered eating, amenorrhea, and substance use and misuse among professional ballet dancers: preliminary analysis. Med Pr. 2016; 67:21.

Phillips C et al. Replacement of sedentary time with physical activity: effect on lipoproteins. Med Sci Sports Exerc. 2018; 50:967.

Phillipou A, Castle D. Body dysmorphic disorder in men. Aust Fam Physician. 2015; 44:798.

Phillipou A et al. Muscling in on body image disorders: what is the nosological status of muscle dysmorphia? Aust N Z J Psychiatry. 2015; 50:380.

Plateau CR et al. Detecting eating psychopathology in female athletes by asking about exercise: use of the compulsive exercise test. Eur Eat Disord Rev. 2017a; 25:618.

Plateau CR et al. Female athlete experiences of seeking and receiving treatment for an eating disorder. Eat Disord. 2017b; 25:273.

Singhal V et al. Body composition, hemodynamic, and biochemical parameters of young female normal-weight oligo-amenorrheic and eumenorrheic athletes and nonathletes. Ann Nutr Metab. 2014; 65:264.

Sundgot-Borgen C. The Norwegian healthy body image programme: study protocol for a randomized controlled school-based intervention to promote positive body image and prevent disordered eating among Norwegian high school students. BMC Psychol. 2018; 6:8.

Trexler ET et al. Longitudinal body composition changes in NCAA Division I college football players. J Strength Cond Res. 2017; 31:1.

Vancampfort D et al. Changes in physical activity, physical fitness, selfperception and quality of life following a 6-month physical activity counseling and cognitive behavioral therapy program in outpatients with binge eating disorder. Psychiatry Res. 2014; 219:361.

Zeeck A et al. Psychotherapeutic treatment for anorexia nervosa: a systematic review and network meta-analysis. Front Psychiatry. 2018; 9:158.

Apêndice A

Avaliação da Ingestão Energética e de Nutrientes: Diário Alimentar de 3 Dias

O diário alimentar de 3 dias representa um método simples, porém acurado, para a determinação da qualidade nutricional e das calorias totais dos alimentos que são consumidos diariamente. A chave para alcançar esses objetivos com sucesso requer um registro diário da ingestão alimentar durante 3 dias que representem o padrão alimentar normal (incluindo pelo menos um fim de semana).

Estudos mostraram que os cálculos de ingestão calórica feitos a partir dos registros de consumo diário de alimentos em geral estão dentro de uma faixa de erro de 10% em relação às calorias consumidas realmente. Como exemplo, considere que uma bomba calorimétrica tenha determinado que a sua ingestão alimentar diária é de 2.130 kcal. Se você tivesse mantido um histórico dietético de 3 dias e estimado sua ingestão calórica, o valor diário estaria dentro de uma faixa de erro de 10% em relação ao valor real (entre 1.920 e 2.350 kcal).

Utilize os quatro itens a seguir para medir os alimentos: (1) régua de plástico, (2) xícara para medida-padrão, (3) colheres de medida e (4) balança de pesagem de alimentos (disponível em diversos *sites* de compras, com precisão de mais ou menos 1 g; *www.amazon.com/Scales-Measuring- Tools-Cooks-Gadgets/b?ie=UTF8&node=289787*). Consulte uma das várias fontes que listam o teor nutricional dos alimentos, incluindo Pennington JAT, Douglas JP. Bowes & church's food values of portions commonly used. 19th ed. Baltimore: Lippincott Williams & Wilkins; 2014. Você também pode consultar o seguinte *site* da Internet: *http://nat.crgq.com/mainnat.html*).

Meça ou pese cada um dos itens alimentares da sua dieta. Esse é o único modo confiável para obter uma estimativa precisa do tamanho da porção de alimento. Garanta que você fará o seguinte:

1. Liste tipos, marcas e métodos de preparação específicos

Exemplos:	Liste como:
Leite	237 ml, leite com 2% de gordura
1/2 peito de frango	85 g de peito de frango, cozido, sem pele
Margarina	Uma colher de sopa de margarina *light* Fleishmann's

2. Utilize as seguintes diretrizes para estimar os tamanhos das porções cozidas para as seguintes categorias de alimentos:
   - **Carnes e peixes**: determine a espessura, o comprimento e a largura da porção de carne ou peixe, ou registre o peso em uma balança de pesagem de alimentos
   - **Vegetais, batatas, arroz, cereais e saladas**: meça a porção em uma xícara ou verifique o peso em uma balança de pesagem de alimentos
   - **Creme ou açúcar adicionado ao café ou chá**: use colheres de medida antes de adicionar à bebida, ou verifique o peso na balança
   - **Líquidos e bebidas engarrafadas**: confira os rótulos para anotar os volumes ou esvazie o recipiente em uma xícara de medida. Se você pesar o fluido, tenha certeza de ter subtraído o peso da xícara ou do copo. Refrigerantes sem açúcar normalmente possuem os valores de quilocalorias listados em seus rótulos
   - **Biscoitos, bolos e tortas**: meça o diâmetro e a espessura com uma régua ou pese na balança de pesagem de alimentos. Avalie os molhos e as coberturas separadamente
   - **Frutas**: corte-as na metade antes de comer e meça o diâmetro ou pese-as na balança. Para as frutas que tenham de ser descascadas ou que tenham caroço, tenha certeza de ter subtraído o peso da porção não comestível do peso total do alimento. Faça isso para itens como laranja, maçã e banana
   - **Geleia, molho de salada, *ketchup*, maionese**: meça o tempero com a colher de medida ou pese a porção na balança.

Registre todos os alimentos que você consome utilizando os registros em branco de 3 dias nas páginas finais deste apêndice. Aconselhamos que você mantenha as folhas com você e registre as informações pertinentes à medida que os alimentos são consumidos.

Instruções para registrar o seu diário alimentar de 3 dias

Passo 1: prepare uma tabela (semelhante à Tabela A.1) indicando a ingestão dos alimentos durante 1 dia.

Inclua a quantidade (gramas); o valor calórico; o teor de carboidratos, lipídios e proteínas; os minerais Ca e Fe; as vitaminas C, B_1 (tiamina) e B_2 (riboflavina); a quantidade de fibras; o colesterol.

Passo 2: liste cada alimento que você consumir no desjejum, no almoço, no jantar, o que você come entre as refeições e os petiscos. Inclua os itens alimentares que são utilizados para a preparação da refeição (p. ex., manteiga, óleo, margarina, pedaços de pão, ovos para passar sobre os alimentos).

Passo 3: pese, meça ou calcule aproximadamente o tamanho de cada porção de alimento que você come. Registre esses valores no seu quadro diário de registro (p. ex., 85 g de salada com azeite, fatia de 1/8 de uma torta de maçã [um pedaço]).

Passo 4: registre sua ingestão diária de calorias e nutrientes em uma tabela semelhante à Tabela A.1, que foi preenchida por um estudante universitário de 21 anos de idade. Registre os totais diários para os itens de calorias e de nutrientes no "Quadro de resumo diário médio" (Tabela A.2). Quando você completar o seu diário alimentar de 3 dias, calcule o total para os 3 dias somando os valores dos dias 1, 2 e 3; então, divida por três para determinar a média diária de cada categoria de nutriente.

Passo 5: utilizando os valores diários médios de cada nutriente, calcule o percentual da ingestão dietética recomendada (RDA, do inglês *recommended dietary allowance*) que foi consumido para aquele nutriente em particular e faça um gráfico com os resultados, como mostrado na Figura A.1. Um exemplo para o cálculo do percentual da RDA é mostrado na Tabela A.3, junto com os valores de RDA específicos para homens e mulheres.

Passo 6: seja o mais preciso e honesto possível. Não inclua dias atípicos no seu diário (p. ex., dias em que você esteja doente, ocasiões especiais, como aniversários, ou um dia em que você saia para comer em um restaurante, a menos que isso seja recorrente).

Passo 7: lembre-se de que a RDA para proteínas é de 0,8 g de proteína por quilograma de massa corporal.

Passo 8: calcule o percentual das suas calorias totais proveniente de carboidratos, lipídios e proteínas. Por exemplo, se a ingestão calórica diária média for de 2.450 kcal/dia e 1.600 kcal forem provenientes de carboidratos, o percentual das calorias diárias provenientes dos carboidratos será: 1.600/2.450 × 100 = 65%.

Passo 9: não existe RDA específica para lipídios ou carboidratos; uma recomendação prudente é que os lipídios não devem exceder 30% da sua ingestão calórica total; para homens e mulheres ativos, os carboidratos devem contribuir para aproximadamente 60% das calorias totais ingeridas. Por exemplo, se 50% das suas calorias diárias médias forem provenientes de lipídios, você está ingerindo 167% da RDA para esse nutriente: 50% divididos por 30% (percentual recomendado) × 100 = 167%.

Passo 10: assim como ocorre para os lipídios e os carboidratos, não existe RDA para a ingestão calórica diária média. Qualquer recomendação de ingestão energética deve levar em consideração o nível de gordura corporal e o gasto energético diário atual. Entretanto, foram publicados valores médios para a ingestão calórica diária para um adulto jovem típico, que são de cerca de 2.100 kcal para mulheres jovens e de 3.000 kcal para homens jovens. Desse modo, para fazer gráficos como na Figura A.1, você pode avaliar sua ingestão calórica diária média em relação aos valores "médios" para seu sexo e sua idade.

TABELA A.1

Exemplo de ingestão calórica e de nutrientes de 1 dia por um estudante universitário de 21 anos de idade.

Item alimentar	Quantidade	kcal	Proteí-na (g)	CHO (g)	Lipídio (g)	Ca (mg)	Fe (mg)	Fibra (g)	Colesterol (mg)	Tiamina (mg)	Riboflavina (mg)
Desjejum											
Ovos – fervidos, duros	2 (56,8 g)	160	14,1	1,4	11,2	55,2	1,9	0,0	452,0	0,06	0,53
Suco de laranja	236 m*l*	104	0,9	86,4	0,5	72,4	0,8	0,9	0,0	0,20	0,06
Cereal de flocos de milho	1 xícara/28,4 g	110	2,3	24,4	0,5	1,0	1,8	0,6	0,0	0,37	0,42
Leite desnatado	236 m*l*	80	7,8	10,6	0,6	279,2	0,1	0,0	3,7	0,08	0,32
Lanche Nenhum											
Almoço											
Atum – enlatado em óleo	56,8 g	112	16,5	0,0	68,0	7,8	0,8	0,0	10,0	0,02	0,06
Pão branco – torrado	2 pedaços	168	5,3	31,4	2,5	81,2	1,8	1,3	0,0	0,24	0,21
Maionese	28,4 g	203	0,3	0,8	22,6	5,7	0,2	0,0	16,8	0,01	0,01
Leite desnatado	236 m*l*	80	7,8	10,6	0,6	279,2	0,1	0,0	3,7	0,08	0,32
Ameixas	4 (56,8 g)	128	1,8	29,5	1,4	10,3	0,2	4,4	0,0	0,10	0,22
Lanche											
Milk-shake de chocolate	236 m*l*	288	7,7	46,4	8,4	256,0	0,7	0,3	29,6	0,13	0,55
Jantar											
Bife de contrafilé – sem gordura	227,2 g	456	64,8	0,0	20,2	18,6	5,8	0,0	173,6	0,21	0,47
Batata frita – em óleo vegetal	170,4 g	540	6,8	67,2	28,1	34,2	1,3	3,4	0,0	0,30	0,05
Salada de repolho	113,6 g	80	1,4	14,1	3,0	51,2	0,7	2,3	9,2	0,08	0,07
Pão italiano	56,8 g	156	5,1	32,0	1,0	9,4	1,5	0,9	0,0	0,23	0,13
Cerveja *light*	236 m*l*	96	0,6	8,8	0,0	11,2	0,1	0,5	0,0	0,02	0,06
Ceia											
Iogurte, integral	177 m*l*	102	5,9	7,9	5,5	205,8	0,1	0,0	22,1	0,05	0,24
Total diário		**2.863**	**149,1**	**371,5**	**174,1**	**1.378,4**	**17,2**	**14,6**	**720,7**	**2,18**	**3,72**

TABELA A.2

Quadro de resumo diário médio da ingestão de calorias e de nutrientes específicos.

Dia	kcal	Proteína* (g)	Lipídio* (g)	CHO* (g)	Ca (mg)	Fe (mg)	Tiamina (mg)	Riboflavina (mg)	Fibra (g)	Colesterol (mg)
#1										
#2										
#3										
Total dos 3 dias										
Valor diário médio**										

*Use as transformações calóricas a seguir para converter seu consumo médio de carboidratos (CHO), lipídio e proteínas em gramas para a média de calorias diárias: 1 g CHO = 4 kcal; 1 g lipídio = 9 kcal; 1 g proteína = 4 kcal. **Use o valor diário médio para determinar o percentual da RDA para o seu gráfico. Veja a Tabela A.1 para exemplos de cálculo. A Figura A.1 mostra um gráfico de barras para os valores de nutrientes como um percentual do valor médio ou recomendado para cada item.

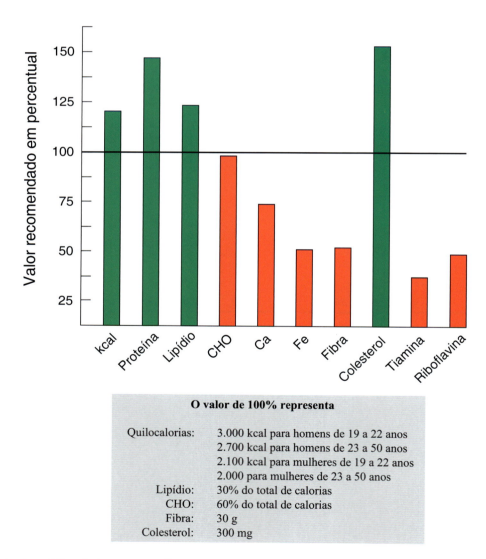

Figura A.1 Exemplo de gráfico de barras para ilustrar a ingestão alimentar e de nutrientes expressa como um percentual dos valores recomendados.

Apêndice A • Avaliação da Ingestão Energética e de Nutrientes: Diário Alimentar de 3 Dias

TABELA A.3

Valores de RDA para nutrientes selecionados incluindo exemplos de cálculos para a determinação do percentual da RDA a partir do seu diário alimentar.

Homens

Idade	kcal*	Proteína (g/kg)	Ca (mg)	Fe (mg)	Tiamina (mg)	Riboflavina (mg)	Fibra* (g)	Colesterol* (mg)
19 a 22	3.000	0,8	1.200	10	1,5	1,7	30	300
23 a 50	2.700	0,8	800	10	1,5	1,7	30	300

Mulheres

Idade	kcal*	Proteína (g/kg)	Ca (mg)	Fe (mg)	Tiamina (mg)	Riboflavina (mg)	Fibra* (g)	Colesterol* (mg)
19 a 22	2.100	0,8	1.200	15	1,1	1,3	30	300
23 a 50	2.000	0,8	800	15	1,1	1,3	30	300

Fonte: Recommended Dietary Allowances, Revised 1989, Washington, DC: Food and Nutrition Board, National Academy of Sciences-National Research Council; 1989. *Não existe RDA para ingestão calórica diária ou para a ingestão de fibras ou colesterol. Os valores para a ingestão calórica representam a média para os norte-americanos adultos, enquanto os valores de fibra e de colesterol são os recomendados como prudentes para a manutenção de uma boa saúde.

Quando ingerir um alimento, tente fazer uma estimativa em relação à sua composição e à quantidade que foi consumida. É melhor superestimar a quantidade de alimento consumido do que subestimar ou não fazer nenhuma estimativa. Se você sair para jantar em um restaurante ou na casa de um amigo, onde pode ser inadequado medir o alimento, omita esse dia do procedimento de registro e retome o registro no dia seguinte.

Manter o registro por 3 dias é extremamente importante para que seja feita uma estimativa precisa da ingestão diária média de energia e de nutrientes. **Tenha certeza de registrar tudo o que come.** Se você não for completamente honesto, estará perdendo o seu tempo. A maior parte das pessoas acha que é mais fácil manter registros precisos se elas anotarem os itens alimentares durante a preparação da refeição ou imediatamente após seu consumo. Para isso, atualmente, existem aplicativos móveis que fazem um acompanhamento adequado dos alimentos consumidos e seus tamanhos de porção. Por exemplo, se você é uma mulher de 20 anos de idade e consome em média 2.400 kcal diárias, sua ingestão energética seria igual a 114% da média RDA para sua idade e sexo [2.400 kcal divididos por 2.100 kcal (média) × 100 = 114%]. Isso não significa que você precisa fazer uma dieta ou reduzir sua ingestão alimentar para ficar igual ao valor médio dos EUA. A sua ingestão calórica acima da média pode ser necessária para satisfazer seu estilo de vida ativo, contribuindo para a manutenção de massa e composição corporais desejáveis.

Como determinar o percentual de RDA a partir de sua pesquisa dietética

- Exemplo 1: percentual da RDA para proteína para uma pessoa de 70 kg:
  - Ingestão diária de proteína = 68 g
  - RDA = (70 × 0,8 g/kg) = 56 g
  - % RDA = 56/68 × 100 = 121%
- Exemplo 2: percentual da RDA para ferro (mulheres):
  - Ingestão diária de ferro = 7,5 mg
  - RDA = 15 mg
  - % RDA = 7,5/15 × 100 = 50%.

Exemplo de registro alimentar

Hora	Local	Quantidade	Descrição (incluindo preparo)	Comentários/questões
8 h	Casa	3/4 de xícara	Corn Flakes®, da Kellogg's	Desjejum
		1/2 xícara	Leite desnatado	
		1 grande	Laranja	
		236 mℓ	Café preto	
		2 colheres de chá	Açúcar refinado	
11h30	Fora	1/2 xícara	Atum – enlatado em água	Almoço
		2 colheres de sopa	Maionese *light*	
		2 fatias	Pão branco	
		1 xícara	Sopa de tomate Campbell's®	
		4 redondas	Torrada Melba®	
		28,4 g	Batatas chips Lay's®	
		1 pedaço	Torta de maçã	
15 h	Fora	1 grande	Maçã argentina	Lanche
18 h	Casa	113,6 g	Peito de frango – cozido, sem pele	Jantar
		1 média	Batata assada – com casca	
		3 colheres de chá	Margarina *light*	
		1 xícara	Brócolis – cozido no vapor, simples	
		1 xícara	Salada de alface romana	
		3 inteiros	Tomate-cereja	
		5 fatias	Pepino	0,64 cm cada
		2 colheres de sopa	Molho *ranch* – normal	
		2 xícaras	Água	
20h30	Casa	3 xícaras	Pipoca – estourada em ar, simples	Lanche
		Lata de 355 mℓ	Refrigerante de laranja – normal	
		1	*Donut* – chocolate	Dunkin' Donuts®
22 h		2 xícaras	Sorvete – chocolate	Rich But Good®
22h45		113,6 g	Barra de chocolate – normal	Hershey's®
23h10		1 grande	Maçã McIntosh	
23h30		177 mℓ	Cidra de maçã	Quente
23h35		1 pequeno	Biscoito – gotas de chocolate	

Diário alimentar de 3 dias: Dia 1

Hora	Local	Quantidade	Descrição (incluindo preparo)	Comentários/questões

Diário alimentar de 3 dias: Dia 2

Hora	Local	Quantidade	Descrição (incluindo preparo)	Comentários/questões

Diário alimentar de 3 dias: Dia 3

Hora	Local	Quantidade	Descrição (incluindo preparo)	Comentários/questões

Apêndice B

Composição Corporal Característica de Atletas de Diferentes Esportes

Esporte	Sexo	N	Idade (a)	Estatura (cm)	Massa (kg)	Gordura corporal (%)	Número da referência
Balé	F	34	21,9 ± 4,3	168 ± 6,8	54,4 ± 6,0	16,9 ± 4,7	3
Beisebol e *softbol*							
Beisebol	M	(não publicado)	27,4	183,1	88,0	12,6	39
Softbol	F	14	22,6 ± 4,1	167,1 ± 6,1	59,6 ± 5,8	19,1 ± 5,0	41
Basquete	F	49	19,3 ± 1,4	176,5 ± 8,8	± 6,8 ± 6,7	19,2 ± 4,6	34
	M	10	20,9 ± 1,3	194,3 ± 10,2	87,5 ± 7,2	10,5 ± 3,8	27
Biatlo	F	9	25,1 ± 5,3	165,9 ± 7,1	59 ± 7,1	15 ± 2,2	2
Ciclismo	M	11	22,2 ± 3,6	176,4 ± 7,1	± 8,5 ± 6,4	10,5 ± 2,4	40
Esportes de campo							
Decatlo	M	3	22,5 ± 2,2	186,3 ± 1,4	84,1 ± 9,2	8,4 ± 5,1	40
Lançamento de disco	M	7	28,3 ± 5,0	186,1 ± 2,6	104,7 ± 13,2	16,4 ± 4,3	6
Lançamento de disco, elite	M	10	23,5 ± 4,5	191,7 ± 4,7	108,2 ± 6,9	13,2 ± 4,6	20
Lançamento de martelo, elite	M	10	24,8 ± 3,2	187,3 ± 3,1	104,2 ± 9,1	15,1 ± 4,2	20
Lançamento de dardo, elite	M	10	21,9 ± 3,7	186,0 ± 5,1	90,6 ± 6,1	8,5 ± 3,2	20
Salto	F	13	17,4 ± 0,9	173,6 ± 8,0	57,1 ± 6,0	12,9 ± 2,5	33
	M	16	17,6 ± 0,8	181,7 ± 6,1	± 9,2 ± 7,2	8,5 ± 2,1	33
Pentatlo	F	9	21,5 ± 3,1	175,4 ± 3,0	± 5,4 ± 5,7	11,0 ± 3,3	15
Arremesso de peso	M	5	27,0 ± 3,9	188,2 ± 3,6	112,5 ± 7,3	16,5 ± 4,3	6
Arremesso de peso, elite	M	10	23,5 ± 4,2	187,0 ± 4,0	112,3 ± 6,2	14,8 ± 3,4	20
Arremesso	F	9	18,8 ± 3,0	173,9 ± 6,9	80,8 ± 21,1	27,0 ± 8,4	38
Hóquei sobre a grama	F	13	19,8 ± 1,4	159,8 ± 5,5	58,1 ± 6,6	21,3 ± 7,2	31
Futebol americano							
Defensive backs, profissionais	M	26	24,5 ± 3,2	182,5 ± 4,5	84,8 ± 5,2	9,6 ± 4,2	37
Universitário	M	15		178,3	77,3	11,5	18
Universitário	M	12		179,9	83,1	8,8	
Universitário	M	15		183,0	83,7	9,6	
Profissional, atual	M	26		182,5	84,8	9,6	
Profissional, mais antigo	M	25		183,0	91,2	10,7	
Jogadores das linhas defensivas, profissionais	M	32	25,7 ± 3,4	192,4 ± 6,5	117,1 ± 10,3	18,2 ± 5,4	37
Universitário	M	15		186,6	97,8	18,5	36
Universitário	M	8		188,8	114,3	19,5	18

(continua)

Apêndice B • Composição Corporal Característica de Atletas de Diferentes Esportes

Esporte	Sexo	N	Idade (a)	Estatura (cm)	Massa (kg)	Gordura corporal (%)	Número da referência
Universitário	M	13		191,1	109,3	14,7	
Profissional, atual	M	32		192,4	117,1	18,2	
Profissional, mais antigo	M	25		185,7	97,1	14,0	
Linebackers, profissional	M	28	24,2 ± 2,4	188,6 ± 2,9	102,2 ± 6,3	14,0 ± 4,6	37
Universitário	M	7		180,1	87,2	13,4	36
Universitário	M	17		186,1	97,1	13,1	18
Universitário	M	17		185,6	98,8	13,2	
Profissional, atual	M	28		188,6	102,2	14,0	
Offensive backs e recebedores, profissionais	M	40	24,7 ± 3,0	183,8 ± 4,1	90,7 ± 8,4	9,4 ± 4,0	37
Universitário	M	15		179,7	79,8	12,4	36
Universitário	M	29		181,8	84,1	9,5	18
Universitário	M	18		185,6	86,1	9,9	
Profissional, atual	M	40		183,8	90,7	9,4	
Profissional, mais antigo	M	25		183,0	91,7	10,0	
Jogadores das linhas ofensivas, profissionais	M	38	24,7 ± 3,2	193,0 ± 3,5	112,6 ± 6,8	15,6 ± 3,8	37
Universitário	M	13		186,0	99,2	19,1	36
Universitário	M	23		187,5	107,6	19,5	18
Universitário	M	25		191,1	106,5	15,3	
Profissional, atual	M	38		193,0	112,6	15,6	
Quarterbacks, profissionais	M	16	24,1 ± 2,7	185,0 ± 5,4	90,1 ± 11,3	14,4 ± 6,5	37
Toda a equipe							
Universitário	M	65		182,5	88,0	15,0	36
Universitário	M	91		184,9	97,3	13,9	18
Universitário	M	88		186,6	96,6	11,4	
Dallas-Jets	M	107		188,2	100,4	12,6	
Profissional, atual	M	164		188,1	101,5	13,4	
Profissional, mais antigo	M	25		183,1	91,2	10,4	
Ginástica	F	44	19,4 ± 1,1	160,6 ± 4,4	53,7 ± 5,9	15,3 ± 4,0	30
	F	97	15,7 ± 1,1	162,4 ± 5,6	54,0 ± 6,5	8,2	5
	M	19		168,7 ± 6,7	± 5,8 ± 4,3	± 0,5 ± 2,4	32
Lacrosse	F	17	24,4 ± 4,5	166,3 ± 7,5	± 0,6 ± 7,3	19,3 ± 5,7	41
	M	26	26,7 ± 4,2	177,6 ± 5,5	74,0 ± 8,6	12,3 ± 4,3	40
Corrida de orientação	M	7	25,9 ± 8,5	176,2 ± 6,8	± 4,7 ± 5,0	10,7 ± 2,9	40
Esportes com raquete							
Badminton	F	6	23,0 ± 5,3	167,7 ± 2,5	± 1,5 ± 2,6	21,0 ± 2,1	41
	M	7	24,5 ± 3,6	180,0 ± 5,2	71,2 ± 5,6	12,8 ± 3,1	40
Squash	M	9	22,6 ± 6,8	177,5 ± 4,1	71,9 ± 8,3	11,2 ± 3,7	40
Tênis	F	7	21,3 ± 0,9	164,7 ± 4,2	59,6 ± 4,6	22,4 ± 2,0	31
	M	9		179,1 ± 4,5	73,8 ± 7,3	11,3 ± 5,2	32
Remo	M	18	20,6 ± 1,9	185,8 ± 2,2	86,3 ± 6,4	12,2 ± 4,1	13
Patinação							
Hóquei no gelo	M	27	24,9 ± 3,6	182,9 ± 6,1	85,6 ± 7,1	9,2 ± 4,6	1

(continua)

Apêndices

Esporte	Sexo	N	Idade (a)	Estatura (cm)	Massa (kg)	Gordura corporal (%)	Número da referência
Patinação de velocidade	F	9	19,7 ± 3,0	165,0 ± 6,0	± 1,2 ± 6,9	16,5 ± 4,1	23
	M	6	22,2 ± 4,1	178,0 ± 7,1	73,3 ± 7,1	7,4 ± 2,5	23
Esqui	M	18	20,6 ± 1,9	185,8 ± 2,2	86,3 ± 6,4	12,2 ± 4,1	13
Alpino	F	6	19,6	165,0	± 3,6	16,6	35
	F	5	20,2	164,7	± 0,1	18,5	12
	M	8	19,8	173,0	72,6	± 0,5	35
	M	5	21,2	175,5	73,0	7,2	12
	M	11	22,8 ± 1,9	179,0 ± 5,0	71,8 ± 5,4	7,2 ± 1,9	29
Nórdico	F	5	23,5 ± 4,7	164,5 ± 3,3	56,9 ± 1,1	16,1 ± 1,6	29
Futebol	F	11	22,1 ± 4,1	164,9 ± 5,6	± 1,2 ± 8,6	22,0 ± 6,8	41
	M	19		176,8 ± 6,6	72,4 ± 8,9	9,5 ± 4,9	32
Natação	F	9	13,5 ± 0,9	164,5 ± 7,4	53,3 ± 5,3	17,2 ± 3,6	19
	F	13	16,4 ± 0,9	168,8 ± 7,1	57,9 ± 5,5	15,6 ± 4,0	
	F	19	19,2 ± 0,8	169,6 ± 4,7	56,0 ± 3,1	16,1 ± 3,7	
	M	27		178,3 ± 6,4	71,0 ± 5,9	8,8 ± 3,2	32
Natação no Canal da Mancha	M	11	38,2 ± 10,2	173,8 ± 7,4	87,5 ± 10,4	22,4 ± 7,5	24
Atletismo de pista							
Corrida de distância	F	15	27	161,0 ± 4,0	47,2 ± 4,6	14,3 ± 3,3	8
	M	20		177,0 ± 6,0	± 3,1 ± 4,8	4,7 ± 3,1	22
Veteranos e competidores	M	11	40 a 49	180,7	± 3,1	4,7	21
		5	50 a 59	174,2	± 7,2	10,9	
		6	60 a 69	175,4	± 7,1	11,3	
		3	70,8	175,6	± 6,7	13,6	
Velocistas e saltadores de obstáculos	F	8	15,8 ± 2,7	166,5 ± 9,3	54,0 ± 8,4	10,9 ± 3,6	38
	M	5	28,4 ± 0,1	179,9 ± 0,7	± 6,8 ± 0,9	8,3 ± 5,2	40
Triatlo	F	16	24,2 ± 4,3	162,1 ± 6,3	55,2 ± 4,6	16,5 ± 1,4	16
	M	14	36,0 ± 9,9	176,4 ± 8,6	73,3 ± 8,6	12,5 ± 5,9	17
	M	8	29,6 ± 2,6	180,0 ± 2,4	73,9 ± 2,1	7,9 ± 0,5	26
Marcha atlética	F	4	24,9 ± 6,3	163,4 ± 3,9	51,7 ± 4,8	18,1 ± 4,4	41
	M	3	20,3 ± 2,0	178,4 ± 2,1	± 6,1 ± 1,8	7,3 ± 1,3	40
Vôlei	F	14	21,6 ± 0,8	178,3 ± 4,2	70,5 ± 5,5	17,9 ± 3,6	25
	M	11	20,9 ± 3,7	185,3 ± 10,2	78,3 ± 12,0	9,8 ± 2,9	40
Levantamento de peso e fisiculturismo							
Fisiculturistas	F	10	30,4 ± 8,2	165,2 ± 5,6	56,5 ± 0,9	13,5 ± 1,5	10
	F	10	27,0	160,8	53,8	13,2	7
	M	16	28,0 ± 1,8	175,1 ± 1,7	86,2 ± 3,1	12,5 ± 3,4	4
	M	18	27,8 ± 1,8	177,1 ± 1,1	82,4 ± 1,0	9,3 ± 0,8	11
	M	14	31,6 ± 6,7	170,8 ± 5,6	83,8 ± 9,2	10,9 ± 2,4	14
Levantamento de potência	F	10	25,2 ± 6,0	164,6 ± 3,7	± 8,6 ± 3,6	21,5 ± 1,3	10
	M	13	24,8 ± 1,6	173,5 ± 2,8	80,8 ± 3,2	9,1 ± 1,2	11
Lutadores							
Adultos	M	37	19,6 ± 1,34	174,6 ± 7,0	74,8 ± 12,2	8,8 ± 4,1	28
Adolescentes	M	409	16,2 ± 1,0	171,0 ± 7,1	± 3,2 ± 10,0	11,0 ± 4,0	9
Sumô (seki-tori)	M	37	21,1 ± 3,6	178,9 ± 5,2	115,9 ± 27,4	26,1 ± 6,4	14

Os valores são apresentados como médias ± DP. (Adaptada de Sinning WE. Body composition in athletes. In: Roche AF *et al.*, eds. Human body composition. Champaign, IL: Human Kinetics; 1996.)

Referências bibliográficas dos estudos de composição corporal

1. Agre JC et al. Professional ice hockey players: Physiologic, anthropometric, and musculoskeletal characteristics. Arch Phys Med Rehab. 1988; 69:188.
2. Bacharach DW et al. Relationship of blood urea nitrogen to train- ing intensity of elite female biathlon skiers. J Strength Cond Res. 1996; 10:105.
3. Calabrese LH et al. Menstrual abnormalities, nutrition patterns, and body composition in female classical ballet dancers. Phys Sportsmed. 1983; 11:86.
4. Cordain L et al. Variability of body composition assessment in men exhibiting extreme muscular hypertrophy. J Strength Cond Res. 1995; 9:85.
5. Eckerson JM et al. Validity of bioelectrical impedence equations for estimating fat-free weight in high school female gymnasts. Med Sci Exerc Sports. 1997; 29:962.
6. Fahey TD et al. Body composition and V.o$_{2\,max}$ of exceptional weight trained athletes. J Appl Physiol. 1975; 39:559.
7. Freedson PF et al. Physique, body composition, and psychological characteristics of competitive female body builders. Phys Sportsmed. 1983; 11:85.
8. Graves JE et al. Body composition of elite female distance runners. Int J Sports Med. 1987; 8:96.
9. Housh TJ et al. Validity of anthropometric estimations of body composition in high school wrestlers. Res Q Exerc Sport. 1989; 60:239.
10. Johnson GO et al. A physiological profile comparison of female body builders and power lifters. J Sports Med Phys Fitness. 1990; 30:361.
11. Katch FI. Body composition of elite male and female alpine skiers. Unpublished data. University of Massachusetts; 1998.
12. Katch FI. Physiological characteristics of lightweight and heavyweight male collegiate rowers. Unpublished data. University of Massachusetts; 1999.
13. Katch VL et al. Muscular development and lean body weight in body builders and weight lifters. Med Sci Sports. 1980; 12:340.
14. Kondo M et al. Upper limit of fat-free mass in humans: a study on Japanese Sumo wrestlers. Am J Human Biol. 1994; 6:613.
15. Krahenbuhl GS et al. Characteristics of national and world class female pentathletes. Med Sci Sports. 1979; 11:20.
16. Leake CN, Carter JE. Comparison of body composition and somatotype of trained female triathletes. J Sports Sci. 1991; 9:125.
17. Lofton M et al. Peak physiological function and performance of recreational triathletes. J Sports Med Phys Fitness. 1988; 28:33.
18. McArdle WD et al. Exercise physiology. 4th ed. Baltimore: Williams & Wilkins; 1996. p. 590.
19. Meleski BW et al. Size, physique and body composition of competitive female swimmers 11 through 20 years of age. Human Biol. 1982; 54:609.
20. Morrow JR et al. Anthropometric strength, and performance characteristics of American world class throwers. J Sports Med Phys Fitness. 1982; 22:73.
21. Pollock ML et al. Body composition of elite class distance runners. Ann New York Acad Sci. 1977; 301:361.
22. Pollock ML et al. Comparison of male and female speedskating candidates. In: Landers DM, ed. Sports and Elite Performance. Champaign, IL: Human Kinetics; 143-52.
23. Pollock ML et al. Physiological characteristics of champion American track athletes 40 to 75 years of age. J Gerontol. 1974; 29:645.
24. Pugh LG et al. A physiological study of channel swimming. Clin Sci. 1955; 19:257.
25. Puhl J et al. Physical and physiological characteristics of elite volleyball players. Res Q Exerc Sport. 1982; 53:257.
26. Rowbottom DG et al. Training adaptation and biological changes among well-trained male triathletes. Med Sci Sports Exerc. 1997; 29:1233.
27. Siders WA et al. Effects of participation in a collegiate sport season on body composition. J Sports Med Phys Fitness. 1991; 31:571.
28. Sinning WE. Anthropometric estimation of body density, fat, and lean body weight in women gymnasts. Med Sci Sports. 1978; 10:243.
29. Sinning WE. Body composition assessment of college wrestlers. Med Sci Sports. 1974; 6:139.
30. Sinning WE et al. Body composition and somatotype of male and female Nordic skiers. Res Q. 1977; 48:741.
31. Sinning WE et al. Validity of generalized equations for body composition analysis in male athletes. Med Sci Sports Exerc. 1985; 17:124.
32. Sinning WE, Wilson JR. Validity of "generalized" equations for body composition analysis in women athletes. Res Q Exerc Sports. 1984; 55:153.
33. Thorland WG et al. Body composition and somatotype characteristics of junior olympic athletes. Med Sci Sports Exerc. 1981; 13:332.
34. Walsh FK et al. Estimation of body composition of female intercollegiate basketball players. Phys Sportsmed. 1984; 12:74.
35. White A, Johnson S. Physiological comparison of international, national, and regional alpine skiers. Int J Sports Med. 1991; 12:374.
36. Wickkiser JD, Kelly JM. The body composition of a college football team. Med Sci Sports. 1975; 7:199.
37. Wilmore JH. Body composition in sport and exercise: Directions for future research. Med Sci Sports Exerc. 1983; 15:21.
38. Wilmore JH et al. Body physique and composition of the female distance runner. Ann New York Acad Sci. 1977; 301:764.
39. Wilmore JH et al. Football pro's strengths and CV weaknesses charted. Phys Sportsmed. 1976; 4:45.
40. Withers RT et al. Relative body fat and anthropometric prediction of body density of male athletes. Eur J Appl Physiol. 1987; 56:191.
41. Withers RT et al. Relative body fat and anthropometric prediction of body density of female athletes. Eur J Appl Physiol. 1987; 56:169.

Bibliografia adicional de pesquisas sobre composição corporal

Belinchon-de Miguel P, Clemente-Suárez VJ. Psychophysiological, body composition, biomechanical and autonomic modulation analysis procedures in an ultraendurance mountain race. J Med Syst 2018;42:32.

Boudreaux BD et al. Validity of wearable activity monitors during cycling and resistance exercise. Med Sci Sports Exerc 2018;50:624.

Cavedon V et al. Anthropometry, body composition, and performance in sport-specific field test in female wheelchair basketball players. Front Physiol 2018;9:568.

Costello N et al. Collision activity during training increases total energy expenditure measured via doubly labelled water. Eur J Appl Physiol 2018;118:1169.

Gillinov S et al. Variable accuracy of wearable heart rate monitors during aerobic exercise. Med Sci Sports Exerc 2017;49:1697.

Heydenreich J et al. Total energy expenditure, energy intake, and body composition in endurance athletes across the training season: a systematic review. Sports Med Open 2017;1:8.

Hosseinzadeh J et al. Evaluation of dietary intakes, body composition, and cardiometabolic parameters in adolescent team sports elite athletes: a cross-sectional study. Adv Biomed Res 2017;6:107.

Houska CL et al. Comparison of body composition measurements in lean female athletes. Int J Exerc Sci 2018;11:417.

Lozano Berges G et al. Body fat percentage comparisons between four methods in young football players: are they comparable? Nutr Hosp 2017;34:1119.

Øvretveit K. Anthropometric and physiological characteristics of Brazilian Jiu-Jitsu athletes. J Strength Cond Res 2018;32:997.

Ploudre A et al. Comparison of techniques for tracking body composition changes across a season in college women basketball players. Int J Exerc Sci 2018;11:425.

Pons V et al. Calorie restriction regime enhances physical performance of trained athletes. J Int Soc Sports Nutr 2018;15:12.

Pribyslavska V et al. Impact of EPOC adjustment on estimation of energy expenditure using activity monitors. J Med Eng Technol 2018;18:1.

Provencher CMT et al. Body mass index versus body fat percentage in prospective National Football League athletes: overestimation of obesity rate in athletes at the National Football League scouting combine. J Strength Cond Res 2018;32:1013.

Raymond CJ et al. Total and segmental body composition examination in collegiate football players using multifrequency bioelectrical impedence analysis and dual X-ray absorptiometry. J Strength Cond Res 2018;32:772.

Takai Y et al. Body shape indices are predictors for estimating fat-free mass in male athletes. PLoS One 2018;13:e0189836.

Trexler ET et al. Longitudinal body composition changes in NCAA Division 1 college football players. J Strength Cond Res 2017;31:1.

Wright SP et al. How consumer physical activity monitors could transform human physiology research. Am J Physiol Regul Integr Comp Physiol 2017;312:R358.

Apêndice C

Registro de Atividade Física de 3 Dias

Um registro de 3 dias das atividades físicas é um modo relativamente simples, porém preciso, de avaliação do gasto energético diário médio. Use esse método, em vez de um aplicativo ou uma calculadora de *smartphone*, para obter *insights* sobre os cálculos.

Passo 1: revise a Tabela C.1, que fornece o exemplo de um registro diário de atividade física de um dos autores deste livro. Repare que a lista inclui as atividades típicas da vida diária.

Passo 2: registre suas atividades físicas diárias em cada uma das linhas do registro para 3 dias típicos. Seja específico nos momentos de início e de término da atividade; tente contar cada minuto.

Passo 3: consolide a informação a partir dos três formulários (Passo 2) para o registro principal na Tabela C.2. Se você dedicar mais de 120 minutos a uma das atividades recreativas e esportivas, marque no boxe "120 minutos". Para as atividades domésticas comuns, liste as atividades em minutos e horas.

Passo 4: determine sua taxa metabólica basal (TMB) em quilocalorias por hora (kcal/h), da seguinte maneira:

Homens

TMB (kcal/h) = 38 kcal/m²/h × área superficial (m²)

Mulheres

TMB (kcal/h) = 38 kcal/m²/h × área superficial (m²)

- Exemplo de cálculo de TMB
  - Dados: homem
  - Idade: 40 anos
  - Estatura: 182 cm
  - Massa corporal: 86,4 kg
  - Área superficial corporal: 2,08 m²
  - kcal/m²/h: 38,0
- Cálculos
  kcal/h = 38,0 × 2,08 = 79,0
  kcal/min = 79,0 ÷ 60 = 1,3

Passo 5: determine o gasto energético (kcal/min) para cada uma das atividades no registro principal (Tabela C.2). Determine o gasto energético por minuto. Os dados representam valores brutos, pois contêm os valores de repouso. Se uma atividade não estiver incluída, liste a que for mais semelhante à realizada. A porção inferior do registro diário inclui um boxe para o registro das quilocalorias totais diárias.

Passo 6: multiplique o gasto energético de cada atividade pelo número de minutos em que ela foi realizada.

Passo 7: some o gasto energético total de cada atividade, incluindo os valores relacionados ao sono, para chegar ao seu gasto energético diário **total**.

Passo 8: repita os passos 5 a 7 para os dias 2 e 3. Calcule as calorias diárias médias somando as calorias totais gastas nos 3 dias; em seguida, divida esse valor por três.

Gasto energético total (kcal) = kcal do dia 1 + kcal do dia 2 + kcal do dia 3

=___ kcal + ___ kcal + ___ kcal

Média do gasto energético diário = kcal total ÷ 3

= ___ kcal ÷ 3

Calcule a área superficial corporal (ASC [m²]) como:
Massa corporal (kg^{0,425}) × estatura (cm^{0,725}) × 0,007184
Exemplo:
Massa corporal = 73,5 kg; estatura = 175,3 cm
ASC (m²) = 73,5^{0,425} × 175,3^{0,725} × 0,007184
= 6,210 × 42,332 × 0,007184
= 1,89

Apêndice C • Registro de Atividade Física de 3 Dias

TABELA C.1

Exemplo de registro de atividade física diária.

Atividade	Hora de início	Hora de término	Tempo total (min)	Atividade semelhante*	kcal/min	kcal totais
Acordar, usar o banheiro	6:45	6:53	8	Ficar quieto em pé	2,3	18,4
Voltar para a cama	6:53	7:30	38	TMB	1,3	48,1
Tomar café da manhã	7:30	7:50	20	Comer, sentado	2,0	40,0
Usar o banheiro	7:50	8:00	10	Ficar quieto em pé	2,3	23,0
Vestir-se	8:00	8:06	6	Ficar quieto em pé	2,3	13,8
Dirigir até a escola	8:06	8:17	11	Sentar-se quieto	2,0	22,0
Andar até o escritório	8:17	8:25	8	Caminhar, ritmo normal	6,9	55,8
Trabalhar no escritório, pegar a correspondência	8:25	10:00	95	Escrever, sentado	2,5	237,5
Subir/descer escadas	10:00	10:10	10	Ritmo de 11 min, 30 s	11,7	117,0
Trabalhar no escritório	10:10	12:10	120	Escrever, sentado	2,5	300,0
Andar até o armário	12:10	12:12	2	Caminhar, ritmo normal	6,9	13,8
Vestir-se	12:12	12:16	4	Ficar quieto em pé	2,3	9,2
Caminhar até a pista	12:16	12:20	4	Caminhar, ritmo normal	6,9	27,6
Esperar pelo amigo	12:20	12:30	10	Ficar quieto em pé	2,3	23,0
Correr até o parque, ida e volta	12:30	14:00	90	Corrida em ritmo de 12 km/h	17,2	1.553,0
Andar até o armário	14:00	14:04	4	Caminhar, ritmo normal	6,9	27,6
Tomar banho, vestir-se	14:04	14:20	16	Ficar quieto em pé	2,3	36,8
Andar até o escritório	14:20	14:24	4	Caminhar, ritmo normal	6,9	27,6
Reunião/almoço	14:24	15:00	36	Comer, sentado	2,0	72,0
Trabalhar no escritório	15:00	17:05	125	Escrever, sentado	2,5	312,5
Andar até a biblioteca	17:05	17:12	7	Caminhar, ritmo normal	6,9	48,3
Trabalhar na biblioteca	17:12	18:05	53	Escrever, sentado	2,5	132,5
Andar até o reitor	18:05	18:10	5	Caminhar, ritmo normal	6,9	34,5
Reunião, reitor	18:10	18:35	25	Escrever, sentado	2,5	62,5
Andar até o escritório	18:35	18:43	8	Caminhar, ritmo normal	6,9	55,2
Andar até o carro	18:43	18:51	8	Caminhar, ritmo normal	6,9	55,2
Dirigir para casa	18:51	19:03	12	Sentar-se quieto	1,8	21,6
Mudar de roupa	19:03	19:07	4	Ficar quieto em pé	2,3	9,2
Lavar-se	19:07	19:11	4	Ficar quieto em pé	2,3	9,2
Cozinhar o jantar	19:11	20:00	49	Cozinhar	4,1	200,9
Assistir à TV	20:00	20:30	30	Sentar-se quieto	1,8	54,0
Comer o jantar	20:30	21:00	30	Comer, sentado	2,0	60,0
Enviar carta	21:00	21:05	5	Caminhar, ritmo normal	6,9	34,5
Escutar música	21:05	21:30	25	Sentar-se quieto	1,8	45,0
Assistir à TV	21:30	22:30	60	Sentar-se quieto	1,8	108,0
Lavar-se	22:30	22:38	8	Ficar quieto em pé	2,3	18,4
Ler na cama	22:38	23:15	37	Deitar-se à vontade	1,9	70,3
					Total diário =	**4.583**

Dia 2: Registro de atividade física

Atividade	Hora de início	Hora de término	Tempo total (min)	Atividade semelhante*	kcal/min	kcal total

Total diário =

Apêndice C • Registro de Atividade Física de 3 Dias

Dia 3: Registro de atividade física

Atividade	Hora de início	Hora de término	Tempo total (min)	Atividade semelhante*	kcal/min	kcal total

Total diário =

*Atividades semelhantes às da primeira coluna. quando você não conseguir inferir o gasto de uma atividade específica, selecione uma atividade semelhante e se baseie no valor de quilocalorias dela.

TABELA C.2

Registro principal de atividade física.

Atividade	Dia			Minutos												kcal
	1	2	3	0 a 10	10 a 20	20 a 30	30 a 40	40 a 50	50 a 60	60 a 70	70 a 80	80 a 90	90 a 100	100 a 110	110 a 120	
Ginástica aeróbica	☐	☐	☐	☐	☐	☐	☐	☐	☐	☐	☐	☐	☐	☐	☐	___
Basquete	☐	☐	☐	☐	☐	☐	☐	☐	☐	☐	☐	☐	☐	☐	☐	___
Academia	☐	☐	☐	☐	☐	☐	☐	☐	☐	☐	☐	☐	☐	☐	☐	___
Máquina de remo	☐	☐	☐	☐	☐	☐	☐	☐	☐	☐	☐	☐	☐	☐	☐	___
Stair Master	☐	☐	☐	☐	☐	☐	☐	☐	☐	☐	☐	☐	☐	☐	☐	___
Bicicleta ergométrica	☐	☐	☐	☐	☐	☐	☐	☐	☐	☐	☐	☐	☐	☐	☐	___
Esteira	☐	☐	☐	☐	☐	☐	☐	☐	☐	☐	☐	☐	☐	☐	☐	___
Levantamento de peso	☐	☐	☐	☐	☐	☐	☐	☐	☐	☐	☐	☐	☐	☐	☐	___
_____	☐	☐	☐	☐	☐	☐	☐	☐	☐	☐	☐	☐	☐	☐	☐	___
_____	☐	☐	☐	☐	☐	☐	☐	☐	☐	☐	☐	☐	☐	☐	☐	___
_____	☐	☐	☐	☐	☐	☐	☐	☐	☐	☐	☐	☐	☐	☐	☐	___
_____	☐	☐	☐	☐	☐	☐	☐	☐	☐	☐	☐	☐	☐	☐	☐	___
Ciclismo	☐	☐	☐	☐	☐	☐	☐	☐	☐	☐	☐	☐	☐	☐	☐	___
Hóquei sobre a grama	☐	☐	☐	☐	☐	☐	☐	☐	☐	☐	☐	☐	☐	☐	☐	___
Caminhada	☐	☐	☐	☐	☐	☐	☐	☐	☐	☐	☐	☐	☐	☐	☐	___
Cooper/corrida	☐	☐	☐	☐	☐	☐	☐	☐	☐	☐	☐	☐	☐	☐	☐	___
Futebol	☐	☐	☐	☐	☐	☐	☐	☐	☐	☐	☐	☐	☐	☐	☐	___
Softbol	☐	☐	☐	☐	☐	☐	☐	☐	☐	☐	☐	☐	☐	☐	☐	___
Natação	☐	☐	☐	☐	☐	☐	☐	☐	☐	☐	☐	☐	☐	☐	☐	___
Esportes com raquete	☐	☐	☐	☐	☐	☐	☐	☐	☐	☐	☐	☐	☐	☐	☐	___
Artes marciais	☐	☐	☐	☐	☐	☐	☐	☐	☐	☐	☐	☐	☐	☐	☐	___
_____	☐	☐	☐	☐	☐	☐	☐	☐	☐	☐	☐	☐	☐	☐	☐	___
_____	☐	☐	☐	☐	☐	☐	☐	☐	☐	☐	☐	☐	☐	☐	☐	___
_____	☐	☐	☐	☐	☐	☐	☐	☐	☐	☐	☐	☐	☐	☐	☐	___
_____	☐	☐	☐	☐	☐	☐	☐	☐	☐	☐	☐	☐	☐	☐	☐	___
_____	☐	☐	☐	☐	☐	☐	☐	☐	☐	☐	☐	☐	☐	☐	☐	___
_____	☐	☐	☐	☐	☐	☐	☐	☐	☐	☐	☐	☐	☐	☐	☐	___

				Minutos						Horas								
	1	2	3	0 a 10	10 a 20	20 a 30	30 a 40	40 a 50	50 a 60	1	2	3	4	5	6	7	8	
Dormir	☐	☐	☐	☐	☐	☐	☐	☐	☐	☐	☐	☐	☐	☐	☐	☐	☐	___
Caminhar	☐	☐	☐	☐	☐	☐	☐	☐	☐	☐	☐	☐	☐	☐	☐	☐	☐	___
Descansar	☐	☐	☐	☐	☐	☐	☐	☐	☐	☐	☐	☐	☐	☐	☐	☐	☐	___
Higiene pessoal	☐	☐	☐	☐	☐	☐	☐	☐	☐	☐	☐	☐	☐	☐	☐	☐	☐	___
Assistir à TV	☐	☐	☐	☐	☐	☐	☐	☐	☐	☐	☐	☐	☐	☐	☐	☐	☐	___
Assistir à aula	☐	☐	☐	☐	☐	☐	☐	☐	☐	☐	☐	☐	☐	☐	☐	☐	☐	___
Trabalho doméstico	☐	☐	☐	☐	☐	☐	☐	☐	☐	☐	☐	☐	☐	☐	☐	☐	☐	___
Computador	☐	☐	☐	☐	☐	☐	☐	☐	☐	☐	☐	☐	☐	☐	☐	☐	☐	___
Comer	☐	☐	☐	☐	☐	☐	☐	☐	☐	☐	☐	☐	☐	☐	☐	☐	☐	___
_____	☐	☐	☐	☐	☐	☐	☐	☐	☐	☐	☐	☐	☐	☐	☐	☐	☐	___
_____	☐	☐	☐	☐	☐	☐	☐	☐	☐	☐	☐	☐	☐	☐	☐	☐	☐	___
_____	☐	☐	☐	☐	☐	☐	☐	☐	☐	☐	☐	☐	☐	☐	☐	☐	☐	___
_____	☐	☐	☐	☐	☐	☐	☐	☐	☐	☐	☐	☐	☐	☐	☐	☐	☐	___
_____	☐	☐	☐	☐	☐	☐	☐	☐	☐	☐	☐	☐	☐	☐	☐	☐	☐	___

Índice Alfabético

A

AACR, 363
Abordagem
- DASH, 88
- taxonômica de Sheldon, 473
- vegetariana à nutrição saudável, 35
Absorção
- de água, 115
- de ferro, 81
- de fluidos, 282
- de vitaminas, 114
- mineral, 115
Absorciometria de raios X de dupla energia, 468
Abuso de esteroides, 373
Ácido(s)
- ascórbico, 50
- fenólicos, 182
- fólico, 49, 56, 245
- graxo(s), 20, 113, 158, 159, 283
- - de cadeia curta, 421
- - de cadeia longa, 421
- - de cadeia média, 421
- - de cadeia muito longa, 421
- - essenciais, 26
- - insaturados, 22
- - livres, 155
- - monoinsaturado, 23
- - poli-insaturado, 23
- - saturados, 21
- - *trans*, 23
- láctico, 134, 136
- - e pH, 171
- lipoico, 363
- nicotínico, 50
- pantotênico, 50, 54, 245
Acidulantes, 237
Aclimatação, 330
- ao calor, 345
- - ajustes fisiológicos durante a, 346
- ao frio, 353
- total, 345
Acomodação, 330
Actinobactérias, 8
Açúcar(es)
- das frutas, 5
- fornecem sabor e doçura aos alimentos, 6
- na obesidade, 16
- simples, 5
Adequação das medidas, 367
Adiamento, 521
Adipócitos, 155, 157
Adipômetro, 453
- e locais de medida, 452
Aditivos
- alimentares, 236, 310
- - categorias diferentes de, 236
- seguros, 310
Adoçantes, 236
Agências governamentais de vigilância, 301

Agente(s)
- antiaglomerantes, 237
- de firmeza, 237
- fermentadores, 237
- oxidante, 134
- para o controle do pH, 237
- redutor, 134
Agonistas β_2-adrenérgicos, 375, 376
Água, 89, 227, 281
- duplamente marcada, 199
- funções, 89
- ingestão de, 90
- metabólica, 90
- oculta nos alimentos, 272
- pura absorvida pelo intestino, 346
Ajustes hormonais, 335
Albuterol, 376
Álcool, 388
- cafeína e, 389
- e reposição de fluidos, 390
- efeitos psicológicos e fisiológicos, 390
- em bebidas e no corpo, 389
- entre os atletas, 388
Aldosterona, 85, 255, 335
Alimentação saudável, ênfase exagerada na, 546
Alimento(s), 245, 292
- associações positivas e negativas, 293
- com base
- - em seus valores nutricionais, 295
- - na densidade nutricional, 295
- conveniência e disponibilidade dos, 294
- custo dos, 295
- funcional, 365
- medo dos, 293
- padronizados, 309
- para bebês, 311
- primeiras experiências, emoção e família, 293
- que compõem uma dieta saudável, 244
- ricos em carboidratos, 266
Alocação aleatória, 367
Alopecia, 373
Alotriofagia, 555
Alta potência, 305
Amargo, 294
Amenorreia, 445
American College of Sports Medicine, 374
Amido, 7
Amilase pancreática, 109
Amilose, 7
Aminoácidos, 34
- após a remoção do nitrogênio, 41
- cetogênicos, 162
- de cadeia ramificada, 408
- glicogênicos, 162
- indispensáveis ou essenciais, 35
- não essenciais, 35
- tipos e fontes, 35
Amostragem, 367
AMP cíclico, 157, 161

Anabolismo, 40
Anaerobiose, 391
Análise
- da ingestão alimentar, 122
- estatística adequada, 368
Androstenediona, 379, 380
Anemia
- clínica, 84
- esportiva, 83
- ferropriva, 81
- funcional, 84
- verdadeira, 83
Anfetamina(s), 381
- e desempenho atlético, 382
- perigos graves das, 382
Angioplastia coronariana, 61
Animais, 366
Anomalia genética, 85
Anorexia
- atlética, 545
- nervosa, 534, 535
- - atípica, 555
- - consequências físicas e clínicas da, 551
- - subcategorias da, 550
Anormalidades menstruais, 535
Anti-hipertensivos, 85
Anti-inflamatórios não esteroides, 120
Antioxidante(s), 249, 305
- benefícios dos, 59
- e papel de proteção contra doenças de vitaminas específicas, 57
Aparência reestilizada, 307
Apetite, 297
Aplicação de habilidades de análise crítica, 124
Apoenzima, 49
Apoptose, 251
Aptidão mitocondrial, 134
Ar
- complementar, 196
- de respiração, 196
Arco-íris nutricional, 248
Área superficial corporal, 347
Arroto, 121
Asfixia, 121
Aspartato de zinco, 364
Ataques cardíacos, 114
Aterosclerose, 29
Atividade(s) física(s), 57, 67, 69, 207, 222, 251, 257, 490
- absorção de nutrientes e, 117
- baixo estresse energético da, 513
- como estratégia para o tratamento da bulimia, 561
- controle do peso e, 499
- de sustentação de peso, 209
- depósitos locais de gordura e, 516
- dieta e, 519
- durante a gestação, 500
- efetividade da, 514

588 Índice Alfabético

- em clima frio e termorregulação, 350
- equação do balanço energético e, 513
- espectro energético da, 168
- exaustiva, 253
- extenuante e coração, 175
- fosfatos de alta energia durante a, 141
- frequência ótima de, 515
- funções gastrintestinais e, 116
- gasto energético
- - durante a, 204, 208
- - escolhidos, 516
- - para a classificação da, 208
- ingestão alimentar e, 256, 513
- intensa, 171
- - e metabolismo durante a recuperação, 522
- medida da energia nos alimentos e durante a, 186
- minerais-traço e, 256
- mobilização
- - de lipídios durante a, 176
- - de proteínas durante a, 179
- moderada, 171, 253
- para a perda de peso, 523
- prolongada, 171
- promove a saúde óssea, 76
- radicais livres e, 250
- refeições com carboidratos
- - antes da, 270
- - durante a, 271
- regular, 172, 225
- - para o controle de peso, 522
- - reduz a diminuição do metabolismo com a idade, 205
- requerimentos hídricos durante a, 93
- restrição energética e aumento da, 516
- risco de câncer e, 250
- sem sustentação de peso, 209
Atletas
- com transtornos alimentares, 559
- de competição, 382
- de *endurance*
- - do sexo feminino, 478
- - do sexo masculino, 479
- femininas, 540
Átomos, 3
Atrofia testicular, 373
Atwater, Wilbur Olin, 173
Aumento
- da ingestão proteica diária, 517
- da massa
- - magra, 517
- - muscular, 180
- do armazenamento de glicogênio
- - modificação no procedimento de carga, 405
- - plano dietético clássico com duas etapas, 403
- do estímulo de insulina, 280
- do gasto energético e envelhecimento, 501
- do metabolismo, 57
Ausência de resposta normal de insulina durante a atividade física, 272
Autoestima, 535
Autosseleção, 367
Avaliação
- da composição corporal, 433
- da frequência alimentar, 122
- da ingestão alimentar, 122
- direta, 446
- do estresse
- - causado pelo ambiente frio, 354
- - térmico ambiental, 335
- dos recursos ergogênicos nutricionais, 401

- dos suplementos ergogênicos farmacológicos e químicos, 360
- indireta, 447
- individual, 231
- nutricional, 122
- pessoal, 519
Azedo, 294
Azia, 121

B

Bacteroidetes, 8
Baixo
- peso e magreza, 445
- teor de gordura corporal em maratonistas, 514
Balanço
- energético, 490
- - negativo, 257
- hídrico, 90
- nitrogenado, 41
- - negativo, 42
- - positivo, 41
Barra(s), 266
- energéticas esportivas, 269
- hiperproteica, 267
- nutritivas, 266
Beaumont, William, 101
Bebida(s)
- adoçadas com açúcar, 278
- de reidratação oral, 284
- energéticas, 267, 268
- - e esportivas para atletas e não atletas, 267
- esportivas, 267, 283, 284
- flavorizadas, 341
- nutritivas, 267
- ricas em carboidratos, 269
Benedict, Francis Gano, 374
Benefícios de uma configuração física magra, 478
Bernard, Claude, 526
Betacaroteno, 59, 251
Beterraba, 423
Bicarbonato, 390, 391
Bile, 108
Biodisponibilidade mineral, 66
Bioenergética, 130
Bioimpedância elétrica
- análise da, 462
- em atletas, 463
- nível de hidratação afeta a precisão da, 463
Bioma intestinal, 8
Biossíntese, 133
Biotina, 50, 54, 245
Bisfosfonatos, 74
Boca, 104
BOD POD®, 469
Bomba(s)
- calorimétricas, 188
- sódio-potássio, 102
Bulimia nervosa, 535, 552, 556
- características da, 553
- tratamento da, 561
Bureau of Alcohol, Tobacco, Firearms and Explosives, 305

C

Cadeia(s)
- de lipídios, 421
- lateral específica para cada aminoácido, 34
- respiratória, 134, 142
Cafeína, 383, 386, 419

- e álcool, 389
- efeitos ergogênicos da, 384
- em pó, 388
Câimbras, 351
Cálcio, 63, 66
Calcitonina, 69, 74
Cálculo(s)
- da perda recomendada de gordura, 547
- das necessidades energéticas (calóricas) diárias, 222
- do gasto energético, 211
- renais, 511
Calor, 189
- de combustão, 188
- - das proteínas, 189
- - dos carboidratos, 189
- - dos lipídios, 189
- problemas de saúde causados pelo, 350
- sinais e sintomas de distúrbios relacionados com o, 351
Calorias, 187, 192
Calorimetria
- direta, 188, 194, 200
- indireta, 194, 195, 200
Caminhada em uma esteira, 213
Caminhar para o bem-estar e a saúde, 172
Câncer, 251, 315, 458
- dieta e prevenção do, 59
Capacete moderno de ciclismo, 348
Capacidade de *endurance*, 173
Capsaicina, 182
Captação de oxigênio, 143
- e tamanho corporal, 202
Carboidrato(s), 2, 159, 239, 266
- alimentação antes, durante e após atividade física intensa, 270
- alimentos ricos em, 266
- complexo, 7
- dietéticos, 13
- digestão e absorção de, 109
- e resultados cirúrgicos, 403
- facilita a carga com creatina, 416
- fisiologicamente iguais, 16
- liberação de energia a partir dos, 146
- mobilização durante a atividade física, 170
- modificação da ingestão de, 402
- na síndrome do *overtraining*, 246
- natureza dos, 4
- papel no corpo, 16
- quociente respiratório para os, 201
- recomendações mais específicas de, 241
- tipo certo de, 280
- - e fontes, 4
Carbonato de magnésio, 363
Carbono, 4
Cárdia, 105
Carga
- de fosfato, 392
- de impacto sobre as articulações, 76
- glicêmica, 13, 275
Carne vermelha, 39
Carotenoides, 181, 245
Carotenos, 48
Casca
- de ioimbina, 364
- de quebracho, 364
Caseína, 408
Catabolismo
- da glicose, 154, 407
- de lipídios, 159
Catalase, 57

Índice Alfabético **589**

CCK, 98
Células
- parietais, 105
- T-*helper*, 253
Center for Food Safety and Applied Nutrition, 303
α-cetoglutarato, 408
Cetose, 19, 160
Cevada, 363
Chittenden, Russel Henry, 242
Ciclo(s)
- alanina-glicose, 42
- de Cori, 150
- de Krebs, 151
- do ácido
- - cítrico, 151
- - tricarboxílico, 151
- menstrual, 452
Ciência nutricional, 306
Circulação, 334
- porta hepática, 110
Círculo vicioso de estabelecimento e restabelecimento do ponto de equilíbrio, 506
Circunferência(s)
- da cintura, 459, 466
- utilidade das, 456
Cirurgia bariátrica, 439, 511
Citocromos, 80
Citrato de cálcio, 70
Claras ou gemas de ovos, 284
Clembuterol, 375
Clima, 207
Clivagem
- das proteínas e perda de água, 163
- de glicerol e ácidos graxos, 158
Cloreto, 63
- de potássio, 364
Cloro, 63, 85
Cobalamina, 50
Cobre, 63, 256, 257
Coca-Cola, 279
Coeficiente de digestibilidade, 190
Coenzima(s), 49
- Q 10, 415
Colecistocinina, 98, 112
Colesterol, 26, 60
- "bom", 26
- consumo dietético de, 283
- dieta *versus* medicamentos para diminuir o, 33
- endógeno, 28
- exógeno, 28
- funções do, 28
- limites na dieta, 29
- "ruim", 26
- sérico e doença cardiovascular, 28
Colina, 419, 420
Cólon, 108
Colostro, 363
Comparação dos calores de combustão, 189
Competição(ões)
- de corrida de *ultraendurance*, 258
- esportiva, 264
Complexo de Adônis, 548
Complicações provenientes do estresse térmico excessivo, 350
Comportamentos
- alimentares, 519, 520
- - e fatores psicológicos, 519
- bizarros de compulsão, 553
Composição corporal, 441
- durante a perda de peso, 527

Composto(s)
- anticortisol, 394
- de fosfato de alta energia, 136
Compulsão
- alimentar, 535, 550
- comportamentos bizarros de, 553
- extremos de, 552
Concentração dos fluidos, 283
Condensação, 21
Condicionadores, 237
Configuração física de atletas
- campeões, 473
- olímpicos e de elite, 474
Conflito de interesses, 368
Congelamento, 353
Conservação de energia, 130
Conservantes, 236
Constipação intestinal, 117
Consumo
- alimentar, 521
- de alimentos contendo alto ou baixo teor de lipídios, 281
- de café
- - e risco de diabetes, 15
- - e tipos agressivos de câncer, 387
- de carne, 298
- - nos EUA, 231
- de uma variedade de alimentos saudáveis, 59
- excessivo de proteínas, 37
- lipídico recomendado, 29
Conteúdo calórico, 116
Contrações intestinais, 107
Controle
- de fatores estranhos, 367
- do peso, 490
Conveniência dos alimentos, 294
Conversão de proteínas em lipídios, 162
CoQ$_{10}$, 363
Corantes, 236
Cordyceps, 363
Corpos cetônicos, 509
Corrida
- de 160 km de Hard Rock, 170
- em uma esteira, 213
Cotransportador, 103
Coxa, 453
Creatina, 415, 417, 419
Creatinoquinase, 138
Cromatografia gasosa-espectrometria de massa, 365
Cromo, 63, 256, 257, 363, 413
- benefícios associados ao, 413
- efeitos colaterais potenciais do, 414
Cronologia dos nutrientes para a otimização do desempenho, 193
Custo
- dos alimentos, 295
- energético de atividades recreativas e esportivas, 209

D

Dados
- antropométricos, 123
- laboratoriais, 124
Declarações
- aprovadas sobre a saúde, 311
- sobre a saúde, 311
- sobre as relações entre nutrientes e doenças, 311
Defesa contra a perda mineral, 255

Deficiência(s)
- de cálcio, 67
- marginal de ferro, 84
- nutricionais típicas, 51
- relativa de insulina, 14
Déficit a longo prazo promove a perda de gordura, 512
Densidade
- corporal, 448
- de todo o corpo, 447
- nutricional, 295
- óssea, 72, 78
Dentes, 98
Department of Agriculture, 306
Desafio aeróbico máximo, 170
Descrição do comportamento a ser modificado, 524
Descritores da composição de nutrientes, 308
Desempenho
- de ultramaratona, 90
- em *endurance* de alta intensidade, 392
- físico, 286
Desenho experimental, 367
Desidratação, 283, 338
DEXA, 465
DHEA, 363, 378
- segurança da, 379
Diabetes, 14
- melito tipo 2, 15, 446, 522
Diário alimentar, 122
Diarreia, 118, 121
- do viajante em atletas, 92
Dieta(s)
- americana padrão, 221
- cetogênicas, 509
- com teor muito baixo de calorias, 511
- DASH, 88
- de Atkins, 510
- de semi-inanição, 511
- de South Beach, 510
- e atividade física, 519
- e microbioma intestinal, 108
- e prevenção do câncer, 59
- extremas, consequências negativas de, 509
- hiperlipídica, 286, 287
- hiperproteicas, 510
- hipolipídicas, 286
- lactovegetariana, 36
- mediterrânea, 228
- muda a equação do balanço energético, 503
- *versus* medicamentos para diminuir o colesterol, 33
Dietary Supplement Health and Education Act de 1994, 298
Diferenças
- de gênero, 474
- étnicas na configuração física afetam o desempenho atlético, 477
Difosfato de adenosina, 136
Difusão
- facilitada, 101
- simples (passiva), 100
Digestão, 98
- dos nutrientes dos alimentos, 109
- e absorção
- - de carboidratos, 109
- - de lipídios, 110
- - de nutrientes, 96, 97
- - de proteínas, 113
- mecânica, 104
Digestibilidade dos alimentos, 265

590 Índice Alfabético

Dinucleotídio nicotinamida e adenina, 134
Dipeptídio, 34
Diretrizes nutricionais para a população em geral, 224
Disfunções metabólicas na manutenção do peso perdido, 505
Dismorfia muscular, 548
Dispepsia funcional, 120
Disponibilidade
- dos alimentos, 294
- mineral corporal, 115
Dissacarídeos, 5
Disseminação dos achados, 368
Distorção no tamanho das porções, 317, 318
Distribuição regional de gordura, 459
Distúrbio(s)
- de motilidade intestinal inferior, 118
- de purgação, 556
- do sistema digestório, 117
- menstruais, 76
- no comportamento alimentar, 537
- - em atletas femininas, 540
Diuréticos, 340, 396
Diversidade nutricional, 37
Diverticulite, 118
Dobras cutâneas, 452, 454
- aferição na obesidade, 455
- aspecto técnico da aferição das, 455
- utilidade das, 453
Doce, 294
Doença(s)
- arterial coronariana, 60
- cardiovascular, 28, 462
- causadas pelo calor, 350, 351
- de refluxo gastresofágico, 118
- infecciosas, 251
- respiratória crônica, 462
DRGE, 120
Duodeno, 107

E

Efedrina, 386-388
Efeito(s)
- anabólicos, 409
- antioxidantes das vitaminas C e E, 254
- crônicos e atividade das células T-*helper*, 253
- da dieta no armazenamento de glicogênio, 173
- do calor e da atividade física sobre as necessidades
- - de vitaminas, 350
- - minerais, 348
- do peso corporal, 209
- ergogênicos
- - da cafeína, 384
- - do hormônio do crescimento humano, 377
- estimulador da insulina, 277
- independentes, 163
- ioiô ou sanfona, 509
- osteogênico generalizado dos exercícios, 72
- sobre a excitabilidade motoneural, 385
- sobre o desempenho cognitivo e o humor, 385
- sobre o músculo, 385
- térmico dos alimentos, 207
Eficácia questionada, 372
Eletrólitos, 85, 281
Embalagens, 299
Emissão de gases do efeito estufa, 298
Emulsificantes, 237
Endocitose, 104
Energia, 130, 189

- cinética, 132
- liberada pelo corpo, 194
- na ligação fosfato, 135
- potencial, 132
Envelhecimento
- aumento do gasto energético e, 501
- e reidratação, 341
- esquelético, 72
- ingestão de proteínas e, 38
- preservação da massa muscular, 156
Enxofre, 63
Enzima(s)
- desidrogenases, 141
- digestivas, 98, 363
- fosfatase, 12, 148
- fosfofrutoquinase, 148
- lipases, 21
- - lingual, 110
- salivar alfa-amilase, 109
Epidemia global de obesidade, 492
Epimédio, 363
Epoetina (EPO) recombinante, 396
Equação
- de balanço energético, 219
- - para a perda ponderal, 502
- de perda
- - de peso, 508
- - ponderal, 232
- de Siri, 449
- do balanço energético, 220, 526
Equilíbrio
- acidobásico, 40
- de cálcio, 67
- térmico, 330
Equivalente metabólico, 212
Ergogênico, 361
Eritropoetina, 396
Erva-mate, 364
Escolhas alimentares, 293
Esfíncter(es)
- esofágico inferior, 105
- no trato digestivo, 106
- que controlam a passagem dos alimentos, 105
Esôfago, 104
Especificidade, 77
Espectro energético da atividade física, 168
Espectrômetro de massa da taxa dos isótopos, 200
Espessantes, 237
Espirometria
- de circuito
- - aberto, 197
- - fechado, 196, 197
- - portátil, 197
Espirômetro, 196
- de água, 196
Esporte(s)
- de alto risco, 259
- nos transtornos alimentares, 556
Estabilizantes, 237
Estado
- de saúde, 117
- emocional, 117
- nutricional, 178
- pós-absortivo, 204
Estatura e distância da tacada de golfe, 484
Esterificação, 23
Esteroides
- abuso de, 373
- anabolizantes, 370, 371, 374
- - riscos para a saúde dos, 372

- - substitutos para, 375
- e doenças com risco para a vida, 373
- e lipoproteínas plasmáticas, 374
- estrutura e ação dos, 370
Estimativa
- das necessidades proteicas individuais, 144
- do gasto energético diário em repouso, 205
Estômago, 105
Estoques de ferro, 80
Estratégia(s)
- adequadas de dieta e atividade física, 509
- para a regulação do peso, 491
- para reduzir o sal, 87
Estresse
- ambiental, 329
- térmico, 425
- - ajustes fisiológicos durante o, 351
- - excessivo, 350
Estrogênio, 67, 69, 76
Estudo(s)
- do National Cancer Institute dos EUA, 250
- duplo-cego, placebo-controlado, 367
Esvaziamento gástrico, 282
Eucômia, 363
Evaporação, 335
- do suor, 334
Evitação, 521
Exame físico, 123
Exaustão, 351
Excesso
- de gordura corporal, 439, 440, 484, 504
- de macronutrientes, 160
- de peso e morte prematura, 497
- de vitamina B, 249
Excreção
- de água, 91
- de nitrogênio, 144
Exercício
- aeróbico, 412
- de resistência, 156
- e restrição dietética para a perda de peso, 529
- para diabéticos tipo 2, 18
- prolongado, 249
Exocitose, 103
Expectativas para o ganho de tecido magro, 518
Experimento(s)
- de semi-inanição de Minnesota, 444
- duplo-cego, 367
Extrato
- de guaraná, 363
- de testículo, 363
Extremos de compulsão, 552

F

Fadiga, 280
- atlética crônica, 242
- relacionada com os nutrientes, 172
- - durante o exercício prolongado, 402
Falha dos métodos de avaliação visual, 474
Fase
- anabólica, 193
- de crescimento, 193
- energética, 193
Fatores
- étnicos e obesidade, 498
- gerais de Atwater, 191
- psicológicos influenciam os comportamentos alimentares, 519
Federal Trade Commission, 301
Fenilalanina, 35

Índice Alfabético **591**

Ferramentas psicológicas da publicidade, 245
Ferritina, 80
Ferro, 63, 80, 256
- elementar não heme, 81
- heme e não heme, fontes alimentares de, 83
- importância da fonte, 81
Fezes, 93
Fibras, 8
- dietéticas, 9
- insolúveis em água, 9
- mucilaginosas solúveis em água, 9
Fígado, 99
Filoquinona, 49, 54
Filtração, 102
Financiamento da indústria, 368
Firmicutes, 8
Fisiculturistas, 423, 486
Fitoesteróis, 364
Fitoestrógenos, 181
Fitoquímicos, 180, 181
- vegetais não vitamínicos, 59
Fitosteróis, 182
Fixação na atividade física, 551
Flato, 120
Flavina-adenina dinucleotídio, 141
Flavonoides, 181
Fluido
- cerebrospinal, 89
- extracelular, 89
- intracelular, 89
Flúor, 63
Foco excessivo no peso corporal, 537
Folato, 50, 54, 245
Fome, 297, 319
Fontes
- de proteína, 40
- étnicas da má nutrição, 318
Food and Drug Administration, 300, 303
Força muscular, 78
Fortalecedores, 237
Fosfagênios, 138
Fosfatidilserina, 363, 394
Fosfatos
- de alta energia, 137, 415
- - durante a atividade física, 141
- de inositol, 182
- intramusculares de alta energia, 140
Fosfocreatina, 138
Fosfolipídios, 26
Fosforilação, 141
- no nível do substrato, 148
- - na glicólise anaeróbica rápida, 148
- oxidativa, 142, 143
Fósforo, 63, 79
Fotossíntese e respiração, 130
Frequência ótima de atividade física, 515
Fresco, termo, 310
Frutas, 227, 521
- e vegetais auxiliam no controle do peso, 60
- secas oleaginosas, 288
Frutose, 5
- antes do exercício, 270
Função imunológica ótima, 254
Futilidades dos ciclos de peso, 509

G

Ganho de peso, 8, 517, 522
Gás gastrintestinal, 119
Gás(ases), 237
- do efeito estufa, 298

- gastrintestinal, 119
Gasto
- considerável de energia durante uma maratona, 201
- energético, 180, 523
- - bruto, 208
- - diário médio, 209
- - durante a atividade física, 204, 208
- - durante a gestação, 207
- - durante o repouso, 204
- - líquido, 208
- - para a classificação da atividade física, 208
Gastrenterite aguda, 121
- causada por vírus e bactérias, 120
Gastrina, 98, 113
Gastrite, 120
Geleia real, 364
Gene mutante, 498
Gênero, 366
Genética, 69
- e limiar de obesidade, 498
- e regulação do peso corporal, 497
Gestação, 208
- gasto energético durante a, 207
Ginastas adolescentes do sexo feminino, 528
Ginseng, 386
- americano, 363
- siberiano, 364
GIP, 98, 112
Glândulas
- gástricas, 99
- intestinais, 99
- salivares, 99, 109
- sudoríparas (écrinas), 92, 334
Glicerol, 20, 158, 425
Glicogênese, 11, 13
Glicogênio, 11, 12, 242
- cerebral, 412
- em glicose, conversão de, 146
- fosforilase, 171
- muscular armazenado, 240
- sintetase, 403
Glicogenogênese, 146
Glicogenólise, 12, 146, 148
Glicolipídios, 26
Glicólise
- aeróbica, 146
- - lenta, 151
- anaeróbica, 146, 148
- - rápida, 148
- - - fosforilação no nível do substrato na, 148
- - - liberação de hidrogênio na, 148
Gliconeogênese, 4, 41
Glicose, 159, 281
- em glicogênio, conversão de, 146
- pós-exercício, 410
- sanguínea, 240
Glicosinolatos, 182
Glucagon, 13
GLUT5, 109
Glutamina, 394, 408
- e resposta imunológica, 254
Glutationa peroxidase, 57
Gordura(s), 283
- animais, 288
- corporal, 160, 448, 454, 497
- - boa e ruim, 502
- - em grupos de atletas, 470
- - valores populacionais médios de, 470
- de armazenamento, 442
- essencial, 441

- - sexo-específica, 441
- poli-insaturada, 25
- saturada reavaliada, 22
- *trans*, 22
Grande aumento do peso corporal em crianças, 522
Grãos integrais, 227
- valor nutritivo dos, 241
Gravidade específica, 447
Grupo heme, 80
Guia alimentar, 221
- de 2015-2020, 297
- para norte-americanos de 2015, 221
- para alimentação saudável dos EUA, 226
- prático nutricional para a prevenção da fadiga atlética crônica, 242

H

Hábito(s)
- alimentares das pessoas fisicamente ativas, 232
- asiático de ingerir refeições balanceadas, 240
Halterofilistas, 486
Harvey, William, 335
HDL, 26
Healthy Eating Plate, 227
Helicobacter pylori, 120
Hematócrito, 80
Hemocromatose hereditária, 85
Hemoglobina total, 83
Hemólise por impacto, 83
Hemorroidas, 112
Hemossiderina, 80
Hidratação, 512
- antes da atividade física, 340
- terminologia da, 286
Hidrodensitometria, 445
Hidrogenação, 23
β-hidroxi-β-metilbutirato, 394
Hiper-hidratação/hiperidratação, 286, 340
Hipercalcemia, 67
Hiperglicemia pós-hipoglicêmica, 16
Hiperinsulinemia acentuada, 270
Hiperlipidemia em adultos, 43
Hipertensão arterial sistêmica induzida pelo sódio, 86
Hipervitaminose A, 49
Hipo-hidratação, 286
Hipocalcemia, 67
Hipocalemia, 85
Hipoglicemia, 19
- de rebote, 16
Hiponatremia, 87, 343
- fatores que melhoram a, 345
- redução da concentração de sódio nos líquidos corporais, 343
Hipopotassemia, 85
Hipotálamo, 332
Hipótese
- da disponibilidade energética, 445
- da janela, 253
- de atração para o esporte, 556
- de modificação oxidativa, 58
- do estresse induzido pelo exercício, 445
Histidina, 35
Histórico
- de dieta, 122
- médico, 122
- - e social da família, 123
- - pessoal, 122
Homeostase neuroendócrina, 411

592 Índice Alfabético

Homocisteína, 60
Homocistinúria, 60
Hopkins, Frederick Gowland, 409
Hormônio(s), 161
- antidiurético, 335
- do crescimento humano, 376
- - efeitos ergogênicos, 377
- que regulam a digestão, 98
Humor
- aquoso, 89
- vítreo, 89
Hutchinson, John, 196

I

Idade, 366, 454
Íleo, 107
Imagem corporal, 535
Impacto do clima sobre o desempenho na
  corrida, 336
Implícitos, 308
Imunidade
- adquirida, 252
- inata, 252
Inadequação nutricional, 122, 123
Inanição, 249
Índice(s)
- de alimentação saudável, 232
- de densidade de nutrientes agregados, 296
- de insulina dos alimentos, 277
- de massa corporal, 436, 449
- - eutrófico, 466
- - limitações para os atletas, 437
- de qualidade
- - dietética, 231, 232
- - nutricional, 295
- de resfriamento pelo vento, 354
- glicêmico, 274, 276
- térmico, 336
Indivíduos, 367
Indústria de alimentos e bebidas, 301
Infecções do trato respiratório superior, 248, 252
Influência
- da boneca Barbie, 539
- do tamanho corporal e do gênero, 205
Ingestão
- adequada, 52
- alimentar durante a exposição ao calor, 348
- de cálcio, 67, 69, 72
- de carne vermelha e gases do efeito estufa, 298
- de nitrogênio, 144
- de proteínas e envelhecimento, 38
- de sódio baixa, 87
- diária de referência, 307
- dietética
- - de referência, 38, 64, 307
- - - de vitaminas, 52
- - diária estimada como segura e
      adequada, 38, 52
- - recomendada, 13, 38
- e gastos energéticos extremos, 258
- energética, 180
- proteica diária recomendada, 37
Inhame-selvagem mexicano, 363
Inibidores de ECA, 86
Inosina, 419
Insegurança alimentar, 319
Insolação causados pelo calor, 351
Insônia, 434
Instrumentação computadorizada, 199
Insulina, 13

Integração dos mecanismos de dissipação de
  calor, 334
Intensidade da atividade física, 177
Intensificadores de sabor, 237
Interação
- de nutrição e energia, 130
- fibra-mineral, 66
- mineral-mineral, 66
- vitamina-mineral, 66
Intestino
- delgado, 106, 107
- grosso, 108
Intolerância transitória à lactose, 109
Intoxicação pela água, 343
Iodeto, 63
Iodo, 63
Irregularidade menstrual, 445
Isoleucina, 35

J

Jejuno, 107
Jogadores
- de futebol americano, 480
- profissionais de golfe, 483
Joules, 188

K

Krogh, August, 276

L

L-carnitina, 363, 412
L-glutamina, 363
L-lisina, 363
Lactase, 109
Lactato, 134, 136, 148, 150
- sanguíneo como fonte de energia, 151
Lacteais, vasos, 107
Lactose, 5
Laticínios, 288, 521
Lavoisier, Antoine-Laurent de, 190
LDL, 26
Lecitina, 26
Lei da conservação da energia, 195, 220
Leptina, 498
Leucina, 35, 408
Levulose, 5
Liberação
- de energia
- - a partir da glicose, 148
- - a partir das proteínas, 161
- - a partir dos carboidratos, 146
- - a partir dos lipídios, 155
- - a partir dos macronutrientes, 145
- - mais lenta a partir dos lipídios, 160
- - pela glicólise aeróbica lenta, 151
- de hidrogênio na glicólise anaeróbica
    rápida, 148
Licopeno, 59
Ligação(ões)
- de alta energia, 136
- peptídicas, 34
- química, 4
Língua, 98
Lipase
- gástrica, 112
- lipoproteica, 26, 113
- pancreática, 112
Lipídio(s), 2, 20, 157, 159, 239

- classificação, 21
- compostos, 26
- consumo com moderação, 30
- derivados, 28
- dietético(s), 411
- - adequado, 288
- digestão e absorção de, 110
- durante a atividade física, 30
- fonte e reserva energética, 31
- na dieta, 24
- natureza dos, 20
- papel no corpo, 31
- para a dieta, 288
- quociente respiratório para os, 201
- significam mais energia, 220
- simples, 20
- tipos e fontes, 20
Lipoaspiração, 508
Lipoproteínas, 26
- de alta densidade e risco de câncer, 28
- de alta e de baixa densidade, 26
- de muito baixa densidade, 26
Líquidos, 266
Lisina, 35
Lutadores, 486

M

Macronutrientes, 2, 166
- do sangue, 155
- liberação de energia a partir dos, 145
Magnésio, 63, 79
Magnitude da perda de líquidos, 339
Magreza, 445
Maltase, 109
Maltose, 6
Manganês, 256
Manipulação dietética cuidadosa, 404
Manobra de Heimlich, 121
Manteiga, 23
Manual
- da Coca-Cola, 369
- estatístico e diagnóstico para transtornos
    mentais, 550
Manutenção
- da meta de peso corporal, 516
- do peso, 222
Máquinas de vendas automáticas, 312
Maratona das areias, 170
Margarina, 23
Massa corporal, 347, 497
- livre de gordura, 433, 443, 448, 474
- - limite superior da, 443
- magra, 443, 523
- mínima, 443, 445
- de gordura, 433, 448, 474
Maximização das chances de a dieta ser
    bem-sucedida, 519
Mecanismos
- de geração de ATP, 138
- de regulação da temperatura, 331
- proposto para a ação ergogênica, 384
Medicamentos
- antirreabsortivos, 74
- psicotrópicos, 560
Medição
- da temperatura corporal, 330
- do balanço nitrogenado, 144
Medidas
- da capacidade de geração de energia, 204
- da energia dos alimentos, 187

Índice Alfabético 593

- - e durante a atividade física, 186
- das dobras cutâneas, 452
- de circunferência, 455
- do gasto energético humano, 194
Medo dos alimentos, 293
Megadoses de vitamínicos, 249
Megajoule, 188
Meio de transporte facilitado, 109
Menarca tardia, 458
Menopausa, 69
Meta
- de peso corporal, 471, 472, 503
- de tempo realista, 526
Metabolismo
- aeróbico, 145, 155, 250
- basal corporal, 66
- de carboidratos, 172
- do álcool em
- - altas concentrações sanguíneas de álcool, 393
- - baixas concentrações sanguíneas de álcool, 393
- e uso do álcool, 393
- em condições de baixos teores de carboidratos, 159
- em repouso, 205
- lipídico, 161, 178
Metionina, 35
Método(s)
- da circunferência para a predição do percentual de gordura corporal para indivíduos grandes, 456
- de Weir, 211
- diretos e indiretos para avaliação de tamanho e composição corporais, 446
- proibidos, 369
Micelas, 112
Microbioma intestinal, 108
Micronutrientes e água, 46
Microvilosidades, 107
Minerais, 62, 63
- desempenho físico e, 254
- metálicos, 115
- natureza dos, 62
- principais, 62
- tipo(s)
- - de alimento, 66
- - fontes e funções, 62
Minerais-traço, 62
- atividade física e, 256
- perdas de, 256
Mobilização
- de carboidratos durante a atividade física, 170
- de lipídios durante a atividade física, 176
- de proteínas durante a atividade física, 179
Modelamento ósseo, 67
Modelos desnutridas, 538
Modificação
- da dieta mediterrânea pode beneficiar a saúde cerebral, 228
- da ingestão de carboidratos, 402
- dietéticas para redução do risco de doenças, 231
- do(s) comportamento(s), 524
- - alimentar, 519
- na ingestão recomendada de proteínas, 235
Moduladores seletivos do receptor de estrogênio, 74
Monofosfato de adenosina 3'5'-cíclico, 157, 161
Monoidrato de creatina, 363
Monossacarídeos, 4
Monoterpeno, 182

Morte(s)
- prematura por câncer, 462
- relacionada à hipertermia, 329
- relacionadas ao calor em jogadores de futebol americano de ensino médio e universitários, 255
Movimento orgânico, 322
Mudanças no IMC ao redor do mundo, 494
Muirapuama, 363
Mulheres
- e deficiência de ferro, 81
- veganas e estado de ferro, 82
Multivitaminas, 114
Multivitamínico diário, 58
MyPlate, 226

N

NAC, 363
Nadadores *versus* corredores, 479
Natação, 479
National Institutes of Health dos EUA, 440
Necessidade(s)
- de avaliação crítica, 366
- de macronutrientes para o aumento da atividade física, 232
- média estimada, 52
Negação, 551
Niacina, 50, 54, 245
Nível(is)
- basal da nutrição, 367
- de gordura corporal, 347
- hipoglicêmicos, 171
- máximo de ingestão tolerável, 52, 53
Normo-hidratação, 286
Novos adipócitos e progressão da obesidade, 508
Noz-de-cola, 363
Núcleo arqueado, 499
Nutracêutica transgênica, 365
Nutrição
- em ambientes quentes, 348
- marginal, 259
Nutrientes, 237
- acessórios, 48
- na bioenergética, 128
- para levedura, 237

O

Obesidade, 8, 276, 439, 462, 491
- central ou androide, 459
- fatores étnicos e, 498
- genética e limiar de, 498
- infantil, 461, 522
- periférica ou ginoide, 459
- riscos para a saúde e impacto financeiro da, 496
- sarcopênica, 436
Oleaginosas, 288
Óleo(s)
- comuns, 283
- de peixe, 24
- hidrogenados, 288
- saudáveis, 227
- vegetais, 288
- - tropicais, 288
Olfato, 98
Oligomenorreia, 75, 445
Oligossacarídeos, 5, 6
Ômega-3, 24
Orgânicos, 4
Organização Mundial da Saúde, 440

Ortorexia nervosa, 546
Osmolalidade, 102
- da refeição, 116
Osmose, 101
Osso
- cortical, 67
- trabecular, 67
Osteoclastos, 67
Osteopenia, 67, 68
Osteoporose, 67-69
- fatores de risco para, 71
Otimização da reposição de glicogênio, 279
Oxidação, 141
- celular, 141
- e redução, 133
- lipídica, 159
β-oxidação, 158, 159
Oxigênio no metabolismo energético, 145

P

Padrão(ões)
- alimentares
- - alternativos, 520
- - saudáveis, 297
- de gordura, 456
- mínimos para a magreza, 444
- para os alimentos orgânicos, 323
PAK, 363
Paladar, 98, 294
Pâncreas, 99, 108
Paradoxo fome-obesidade, 319
Peixe, 24
Pepsi, 279
Pepsina, 113
Peptídio gástrico inibitório, 98
Percentual
- de gordura corporal, 449
- - a partir das circunferências para homens e mulheres com excesso de gordura, 456
- - agrupado por categoria esportiva, 477
- de nutrientes em um alimento, 312
- livre de gorduras, 308
Percepções distorcidas, 551
Perda(s)
- de água
- - corporal, 91
- - no calor, 338
- de calor, 333
- - em umidades elevadas, 334
- - por condução, 333
- - por convecção, 333
- - por evaporação, 334
- - por irradiação, 333
- de gordura
- - corporal, 425, 526
- - e atividade aeróbica, 520
- de massa óssea, 77
- de peso, 222, 501, 502
- evaporativa de calor em altas temperaturas ambientais, 334
- minerais no suor, 255
- muscular durante o envelhecimento, 156
- ponderal, 503, 527
- - adipócitos e, 507
- - efetiva, 512
- - para lutadores e outros atletas de potência, 527
Peristalse, 105
Permaneça ativo, 228
Permease, 101
Pesagem hidrostática, 446, 447
Pescovegetarianos, 36

594 Índice Alfabético

Peso
- corporal, 535
- - recomendado (ótimo), 547
- livre de tecido adiposo, 447
- mínimo para a luta, 528
pH, 116
Phelps, Michael, 479
Picolinato, 363
Pirâmide da dieta
- mediterrânea, 228
- vegetariana, 229
Piridoxina, 50
Pirose, 118
Piruvato, 423
Placas ricas em colesterol, 29
Plano alimentar, 509
Pobreza e obesidade, 319
Polissacarídeos, 6
- animais, 11
- vegetais, 7
Políticas
- alimentares e nutricionais, 297
- farmacológicas dos esportes profissionais, 370
Pós, 266, 267
Potássio, 63, 85
Prática de atividades físicas no inverno, 353
Praticantes de atletismo, 477
Prato da alimentação saudável, 227
Prazer, 294
Pré-diabetes, 14
Predição
- da gordura corporal a partir das medidas de dobras cutâneas, circunferências e BIA para diferentes grupos atléticos, 457
- do gasto energético
- - durante caminhada e corrida em uma esteira, 213
- - em repouso a partir de massa, estatura e idade, 206
- - em repouso diário, 206
- do percentual de gordura corporal, 449, 459
- - de hispânicos, 460
Preferências alimentares, 265
Preparações
- de aminoácidos livres, 238
- enzimáticas, 237
Pressão
- arterial, 86
- - redução com intervenção dietética, 88
- osmótica, 102
Prevalência e incidência dos transtornos alimentares, 536
Prevenção
- da fadiga atlética crônica, 242
- da perda óssea com a dieta, 70
Primeira lei da termodinâmica, 130, 220
Primeiros socorros para asfixia, 121
Princípio(s)
- da boa alimentação, 221
- de Arquimedes, 447
Prisão de ventre, 121
Probióticos, 406
Problemas
- de saúde causados pelo calor, 350
- gastrintestinais comuns, 121
Procedimento de carga rápida, 405
Processos
- de transporte
- - ativo, 102
- - passivo, 100
- digestivo, 97

- - e metabólicos, 113
Produtos à base de grãos, 521
Programa atlético universitário, 381
Proibição
- do esteroide, 380
- para medicamento para a tireoide, 378
Promoção
- de bebidas açucaradas, 6
- de comportamentos alternativos de atividade física, 525
- de isolamento térmico, 32
Proteção dos órgãos vitais, 32
Proteína(s), 2, 34, 233, 266
- animal, 521
- atletas precisam de mais, 39
- classificação de, 35
- digestão e absorção de, 113
- dinâmica do metabolismo das, 41
- do soro do leite, 408
- estruturais, 40
- globulares, 40
- ingerida durante a atividade de *endurance*, 280
- ingestão durante a recuperação, 277
- liberação de energia, 161
- modificação na ingestão recomendada de, 235
- natureza das, 34
- papel no corpo, 40
- polipeptídica, 34
- quociente respiratório para as, 201
- requisitos para pessoas fisicamente ativas, 39
- saudáveis, 227
- vegetal, 521
Provitamina, 48
Pseudoanemia, 83
Psicoterapia interpessoal, 560
Publicação em uma revista com avaliação por pares, 368
Publicidade, 299, 300
Purgação, 535, 550
- e calorias, 556

Q

Quadro
- de "informações do suplemento", 305
- de informações nutricionais para produtos derivados de carne e aves, 310
- psicológico, 265
Quebra de ligações químicas transfere energia, 141
Queima de lipídios induzida pelo treinamento aeróbico, 176
Queimadura induzida pelo frio, 352, 353
Quilocaloria, 187
Quilojoules, 188
Quilomícrons, 26, 113
Química e metabolismo do álcool, 393
Quimo, 106
Quociente respiratório, 201
- não proteico, 201, 202
- para as proteínas, 201
- para os carboidratos, 201
- para os lipídios, 201
- para uma dieta mista, 202

R

Racional científico, 366
Radicais livres, 57, 155, 249, 250
- e atividade física, 250
Radix

- *angelicae*, 364
- *astragali*, 364
Raiz
- de alcaçuz, 363
- de urtiga, 363
Raloxifeno, 74
Randomização, 367
Razão
- cintura-quadril, 459, 465
- MCM para gordura corporal, 445
Reabsorção, 67
Reação(ões)
- aeróbica, 130
- anaeróbicas, 130
- da adenilato quinase, 140
- da creatinoquinase, 140
- de oxidação, 133, 141
- de redução, 133, 141
- redox, 134
Recomendação(ões)
- da American Heart Association, 221
- das diretrizes dietéticas de 2015 a 2020, 57
- dietética(s)
- - específicas, 224
- - populacional, 52, 295, 308
- mais específicas de carboidratos, 241
- nutricionais, evolução das, 244
Recordatório dietético de 24 horas, 122
Recursos ergogênicos nutricionais, 425
Redução
- da gordura animal dietética, 511
- da ingestão de sal, 87
- de risco
- - com alimentos ricos em potássio, 79
- - de fraturas, 78
- do tamanho corporal afeta o desempenho físico, 501
- no risco de câncer, 315
Refeições
- com carboidratos
- - antes da atividade física, 270
- - após a atividade física, 273
- - durante a atividade física, 271
- e pratos principais, 309
- líquidas, 266
- pré-atividade física, 281
- pré-competição, 265, 266
- pré-embaladas, 266
Reforço hormonal sanguíneo, 396
Refrigerantes, 295
Região
- abdominal, 453
- subescapular, 453
- suprailíaca (crista ilíaca), 453
Regulação
- do metabolismo energético, 163
- hipotalâmica da temperatura central, 332
- metabólica e fisiológica, 40
Reidratação, 286, 340
- envelhecimento e, 341
- sódio e, 342
Relação dose-resposta, 515, 524
Remodelamento ósseo, 67
Renina, 255
Reposição
- de água, 340
- do glicogênio, 279
Requerimentos hídricos durante a atividade física, 93
Resfriamento
- circulatório, 346

Índice Alfabético · 595

- evaporativo, 346
Resistência
- à fadiga, 412
- à insulina, 14
Respiração celular, 131, 145
Resposta
- glicêmica, 274, 281
- hormonal ao exercício de resistência, 409
- imunológica, 251
- insulinêmica, 281
Ressonância nuclear magnética, 465, 467
Restaurantes de *fast-food*, 318
Restrição
- alimentar associada ao aumento da atividade física, 525
- da ingestão alimentar, 535
Retinol, 49, 54
Retornos decrescentes, 77
Reversibilidade, 77
Revisão pelos pares, 368
Riboflavina, 49, 50, 245
Ribose, 419
Ritmo circadiano, 92
RNA-DNA, 364
Rotulagem dos ingredientes, 311
Rótulo(s)
- alimentar, 306
- de cardápios, 312

S

Saborizantes, 236
Sacarase, 109
Sacarose, 5
Sal(is)
- biliares, 108
- e reidratação, 342
Salgado, 294
Sarcopenia, 38, 156
Saúde óssea, 74
Schisandra chinensis, 364
Secreções digestivas, 99
- que controlam a digestão, 98
Secretina, 98, 112
Segredos, 551
Selênio, 63, 257, 364
Sementes, 288
Serenoa repens, 364
Seres humanos, 366
Sete sugestões para melhorar o *MyPlate*, 226
Significado estatístico *versus* prático, 368
Simportador, 103
Sinais e sintomas
- de inadequação nutricional, 122, 123
- da síndrome do *overtraining*, 246
- de distúrbios relacionados com o calor, 351
Síncope, 351
Síndrome
- da alimentação noturna, 556
- da obesidade, 440
- do intestino irritável, 119
- do *overtraining*, 246
- - carboidratos na, 246
- - sinais e sintomas da, 246
- metabólica, 15, 427
Síntese de glicose, 161
Sistema
- digestório, anatomia do, 104
- nervoso central, 19
Smilax, 364

Smith, Edward, 303
Sobrecarga, 77
- de ferro, 80
Sobrepeso, 439, 462
- e obesidade
- - infantil, 496
- - nas crianças norte-americanas, 495
Sódio, 63, 85, 86, 283
- e reidratação, 342
Solução
- hipertônica, 102
- hipotônica, 102
- isotônica, 102
Soluções-tampão, 390
Somatotipagem, 473
Sono, 434
Status
- de saúde, 367
- de treinamento, 366
Stunkard, Albert, 472
Substâncias
- e métodos proibidos em competições, 369
- e métodos sempre proibidos, 369
- ergogênicas, 362
- proibidas em suplementos, 366
Substituição, 521
- por comportamentos alternativos, 525
Substitutos de gordura, 237
Substrato(s)
- durante a atividade física, 172
- metabólico, 19
Sudorese, 346
Sulfetos, 182
Sumagre, 364
Supercompensação de glicogênio, 407
Superóxido dismutase, 57
Suplementação
- com antioxidantes, 251
- com carboidratos e proteínas, 409
- lipídica com triacilgliceróis de cadeia média, 420
Suplemento(s), 143, 245
- alimentares líquidos, 269
- com ferro, 83
- de aminoácidos, 408
- de ferro, 85
- de vitamina D, 51
- dietético(s), 304, 421
- - perigosos, 300
- - regras para os, 304
- e doenças, 287
- em diferentes grupos atléticos, 277
- herbais/botânicos, 424
- nutricionais, 253
- vitamínicos, 247
Supressão da fadiga central, 280
Surfactantes, 113
Sustentação de peso, 72

T

Tabelas de peso/estatura, 434
- limitações das, 434
Tamanho
- corporal, 143
- - para atletas de elite, 484
- da porção, 229
- extra, 317
Taninos, 182
Tapering, 246
Taxa(s)

- de esvaziamento gástrico, 116
- de obesidade nos EUA, 494
- de oxidação de ácidos graxos, 412
- de troca respiratória, 202
- metabólica
- - basal, 204
- - em repouso, 206
Tecido
- adiposo
- - subcutâneo, 517
- - visceral, 466
- para drenar a umidade, 347
Técnica
- da água duplamente marcada, 199
- da bolsa, 198
- da campânula ventilada, 198
Temor de ser gordo, 535
Temperatura, 116
- central, 352
- - durante a atividade física, 338
- global de bulbo úmido, 336
Temperos, 236
Teor
- de açúcar em diferentes bebidas, 279
- de água corporal, 89
- de água dos alimentos, 91
- de carboidratos, 13
Teoria do ponto de equilíbrio, 506
Terapia
- cognitivo-comportamental, 560
- de reposição de estrógenos, 74
- de reposição hormonal, 74
Termodinâmica no repouso e durante a atividade física, 331
Termogênese
- dependente do tremor, 208
- induzida pela dieta, 207
Termorregulação, 330, 347
- durante a atividade física no calor, 338
- durante o estresse térmico, 333
- no calor, efeitos do vestuário sobre, 347
Teste de atitudes alimentares, 549, 563
Tetra-hidrogestrinona, 380
Texturizantes, 237
The New York Times, 368
Tiamina, 49, 50, 54, 245
Tióis, 182
Tocoferol, 49, 54
Tolerância ao calor, 345
Tomografia computadorizada, 465
Tonicidade, 102
Tour de France, 258
Trabalho, 189
- biológico, 131
- de transporte, 132
- mecânico, 131
- químico, 132
Tradições seculares, 293
Transaminação, 41
Transferência de energia, 130
- líquida, 154
- total, 159
Transferrina, 81
Transformação calórica para o oxigênio, 195
Transpiração insensível, 92
Transporte
- acoplado, 103
- ativo, 99, 102, 132
- de elétrons, 141, 143
- de nutrientes através das membranas celulares, 99

596 Índice Alfabético

- de vitaminas e supressão da fome, 33
- do lactato, 151
- em massa, 103
- passivo, 99
- reverso de colesterol, 26
Transtorno(s)
- alimentar(es), 75, 239, 533, 534, 538, 550
- - afetam a densidade mineral óssea, 558
- - afetam o desempenho atlético, 557
- - clínicos, 550
- - como atletas administram, 558
- - em atletas, 542
- - em homens, 545
- - especificados, 555
- - não especificado, 556
- - prevalência em atletas, 546
- - restritivo evitativo, 555
- - substâncias químicas cerebrais e, 561
- - tratamento dos, 560
- de compulsão alimentar, 553, 555
- - periódica, 535
- de ruminação, 555
Tratamento farmacológico, 560
Trato respiratório durante a atividade física em
    climas frios, 354
Treinamento, 281
- aeróbico, 18
- de *endurance*, 286
- de flexibilidade, 18
- de força, 18
- de resistência, 253, 523
- - e suplementos de vitamina D, 51
- físico, 178
- intenso, 264
- sobre o uso de substratos, 173
Treino do sistema de energia imediata, 140
Treonina, 35
Triacilglicerol, 155, 161
- de cadeia média, 422
Tríade
- da mulher atleta, 75
- feminina, 75
Triatletas, 479
Tríceps, 453
Trifosfato de adenosina, 136, 137
Triglicerídeo(s), 20
- de cadeia média, 113
- formação do, 23
Tripeptídio, 34
Tripsina, 113
Tripsinogênio, 113
Triptofano, 35

U

Ubiquinona, 415
Úlcera, 121
- péptica, 120
Ultramaratona Badwater, 170
Ultrassom, 465, 468
Umami, 99, 294
Umectantes, 237
Umidade relativa, 93, 334
Umidificação, 93
Uniformes de futebol americano, 348, 349
Ureia, 190
Urina, 91
Usina metabólica, 163
Uso e abuso de suplementos entre
    atletas de elite, 369

V

Valina, 35
Valor(es)
- biológico, 35
- calóricos de bebidas populares, 342
- diário, 307
- - de referência, 307
- energético
- - bruto, 190
- - - dos alimentos, 188
- - de uma refeição, 191
- - líquido dos alimentos, 190
- iniciais, 77
- nutricionais, 295
- nutritivo dos grãos integrais, 241
Vanadil sulfato, 364
Vanádio, 423
Vantagem
- competitiva, 247
- ergogênica distinta na atividade física aeróbica
    intensa, 273
Vapor d'água no ar expirado, 92
Vasopressina, 255
Vasos linfáticos do tipo capilar, 107
Veganos, 36
Vegetais, 227, 521
Vegetarianos, 36, 322
- consumo de proteína, 284
- e benefícios para a saúde, 37
Vendas atuais de suplementos dietéticos, 243
Vesícula biliar, 99, 108
Via da serotonina, 561
Viciado em exercícios, 548, 549

Vilosidades, 107
Vinte e quatro horas de movimentos para
    crianças e adolescentes, 225
Virilização, 373
Vitamina(s), 47, 245
- A, 49, 54, 245
- absorção de, 114
- antioxidantes, 251
- armazenamento no corpo, 50
- B, 54
- - excesso de, 249
- B_1, 50, 54, 245
- B_2, 50, 54, 245
- B_3, 50, 54, 245
- B_5, 50
- B_6, 50, 245
- B_7, 50
- B_{12}, 50, 245
- benefícios para a saúde, 58
- C, 50, 54, 60, 245, 248, 251, 364
- - efeitos antioxidantes das, e E, 254
- classificação, 48
- coenzimas, 49
- D, 48, 49, 54, 245
- definição das necessidades nutricionais, 51
- E, 49, 54, 60, 245, 251, 364
- e desempenho físico, 242
- e efeitos antioxidantes das, 254
- hidrossolúveis, 49, 114
- K, 49, 54, 245
- lipossolúveis, 48, 114
- natureza das, 47
- papel no corpo, 51
- se comportam como substâncias
    químicas, 249
VLDL, 26
Volume
- corporal, 451
- de solução, 116
- intracelular, 89
- pulmonar residual, 451, 452
- total de fluidos, 89

W

Whey protein, 163, 408
Wild oats, 364

Z

Zinco, 63, 256, 257
Zona de atividade de queima de gordura, 157